U0218909

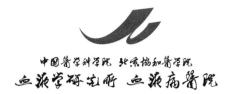

中国血液病
专|科|联|盟
Chinese Alliance for Blood Disease

血液系统疾病实验诊断规范

Practice for Laboratory Diagnosis of Blood Diseases

主编　肖志坚

中国协和医科大学出版社

北　京

图书在版编目（CIP）数据

血液系统疾病实验诊断规范 / 肖志坚主编. —北京：中国协和医科大学出版社，2023.5
ISBN 978-7-5679-2179-5

Ⅰ.①血…　Ⅱ.①肖…　Ⅲ.①血液病－实验室诊断－规范　Ⅳ.①R552.04-65

中国国家版本馆CIP数据核字（2023）第058116号

血液系统疾病实验诊断规范

主　　编：肖志坚
责任编辑：杨小杰
封面设计：邱晓俐
责任校对：张　麓
责任印制：张　岱

出版发行：**中国协和医科大学出版社**
　　　　　（北京市东城区东单三条9号　邮编100730　电话010－65260431）
网　　址：www.pumcp.com
经　　销：新华书店总店北京发行所
印　　刷：小森印刷（北京）有限公司

开　　本：889mm×1194mm　　1/16
印　　张：45.25
字　　数：1360千字
版　　次：2023年5月第1版
印　　次：2023年5月第1次印刷
定　　价：298.00元

ISBN 978－7－5679－2179－5

编者名单

主　编　肖志坚

副主编　孙　琦　朱国庆　王慧君　夏永辉

编　者　（按姓氏笔画排序）

万　丽	马　娇	马兆勇	马艳萍	王　冲	王　君
王　朝	王　森	王　赟	王玉华	王乐乐	王守磊
王晓丹	王晓雪	王晓静	王浩旭	王继英	王慧君
尹　冬	孔鑫垚	左志宇	田志颖	田稷馨	付　雪
吕燕霞	朱国庆	任彦松	刘　斌	刘　燕	刘旭平
刘振云	刘慧娟	许议丹	许新童	孙　雪	孙　琪
孙　琦	孙佳丽	孙新苑	贡金英	杜瑞辉	李　勇
李　强	李　楠	李　鹏	李　震	李占琦	李庆华
李承文	李晋文	肖　静	肖志坚	肖继刚	何　帅
沈　琳	宋　鸽	宋燕燕	张　岩	张冬雷	张洪菊
陈树英	苗文娟	范玉龙	林青松	周雪丽	郑迎春
房　阔	赵玉平	茹永新	段中潮	段浩清	姜春俊
班宁溥	贾玉娇	夏永辉	徐方运	徐春晖	高　欣
陶　媛	黄丙庆	黄伦辉	崔成华	章　萍	梁效理
宿　扬	彭先稳	董树旭	韩　聪	覃　莉	傅　炟
缐　霖	慕悦意	蔡小矜	廖应熙	霍茜瑜	魏红媛

秘　书　宋　鸽

序

  相较于其他系统的疾病，血液系统疾病（简称"血液病"）相对缺少系统内可资鉴别的临床表现，其诊断、治疗更多地依赖实验室检查。近年来，实验室检查新技术不断涌现，推动血液病的诊疗进入精准时代。这些新技术也已在我国逐渐推广应用，促进我国血液病的总体诊断治疗水平显著提升。

  由于我国医疗基础状况存在地域间和层级上的不平衡，虽然具备条件的医疗机构已经使用这些实验诊断手段，但在实际操作、确切了解技术方法本身，以及准确解读和评估检验结果等方面，还有待统一规范。

  本书主编肖志坚教授多年来一直密切关注血液病实验诊断新技术的进展与应用，在这一领域有着丰富的实践经验。本书的编者都是从事各专业多年的资深专家，他们结合自己的实践经验和心得体会，努力编写出规范、实用的内容，突显了本书的实用性和可操作性。本书对于从事血液病诊疗工作的检验人员和临床医生都是一本极有指导和参考价值的专著。

  祝贺本书的成功问世。

中国医学科学院血液病医院 原院所长 郝玉书

（中国医学科学院血液学研究所）

2023 年 4 月

前　言

　　实验诊断对血液系统疾病的诊断尤显重要，但我国现阶段医院开展的大部分血液病诊断实验尚属实验室自建检测（laboratory development test，LDT），为了达到各实验室对同一诊断实验的标准化和同质化，我组织中国医学科学院血液病医院（中国医学科学院血液学研究所）临床检测中心和病理中心长期在一线从事实验诊断的同事编写了本书。

　　本书与国内现有同类书籍相比，具有以下几个显著特征：第一，我们参考了临床和实验室标准研究所（Clinical and Laboratory Standards Institute，CLSI）的相关指南、美国病理学家协会（College of American Pathologists，CAP）认证和国际标准化组织（International Organization for Standardization，ISO）15189认可标准来组织编写有关实验操作流程；第二，用较大篇幅来进行实验结果解读，希望临床医生阅读本书后能更好地理解每个诊断实验在某种血液病诊断中的作用和定位，以及如何对实验结果进行解读，达到实验诊断与临床诊治之间的无缝连接；第三，近年来，新的实验技术已从实验室走向了临床，如二代测序技术、二代流式细胞检测技术、病原宏基因组二代测序、高效液相色谱法血药浓度监测等，均已列入本书编写内容；第四，诊断实验，特别是LDT，室内质量控制和室间质量评价是关键，本书也辟出了专章进行介绍。

　　尽管我们的愿望是编写一本新颖、实用、具有高引导价值的书，但由于知识水平受限，书中不可避免地存在一些不足，殷切期望读者批评指正，以便再版时改进。此外，本书的出版得到中国医学科学院医学与健康科技创新工程项目（2022-I2M-1-022）和第二批天津市人才发展特殊支持计划"血液系统疾病精准诊断体系研究团队"项目（TJTZJH-GCCCXCYTD-2-18）的支持，谨此致谢。

肖志坚

2023年4月

目 录

第一章
血液常规检查

第一节 | 采血方式

一、静脉血采集

（一）采集部位

首选手臂肘前区静脉，优先顺序依次为正中静脉、头静脉及贵要静脉，也可选择手背的浅表静脉。

（二）采集材料

1. 真空采血管　常用乙二胺四乙酸二钾（ethylenediamine tetraacetic acid-K_2，EDTA-K_2）抗凝管。如果怀疑EDTA引起的血小板假性减少时，可选用枸橼酸钠抗凝管或肝素抗凝管。

2. 采血针　常规宜使用直针采血，根据静脉的特点、位置及采血量，选择合适的采血针针号，宜选用22G采血针。

3. 其他　一次性止血带、一次性垫巾或消毒巾；止血用品，如创可贴、无菌棉球或棉签、无菌医用胶带；利器盒等。

（三）采集前准备

1. 被采集人要求　被采集人在采血前不宜改变饮食习惯，24小时内不宜饮酒和剧烈运动；采血当天被采集人避免情绪激动，采血前宜静息至少5分钟；门诊患者采用坐位采血，病房患者采用卧位采血；对于长期服药者，需要咨询医生合适的采集时间和影响因素；输液患者宜在输液结束3小时后采血，紧急情况下必须在输液时采血的，宜在输液的对侧肢体或同侧肢体输液点的远端采血，并告知检验人员。

2. 采集人员准备　戴好口罩、医用帽子和一次性手套等。宜在完成每一位被采集人血液标本采集后更换新的手套；如果条件不允许，至少在完成每一位被采集人血液标本采集后使用速干手消毒剂进行消毒；如果手套沾染了血迹或破损，需及时更换。

3. 唯一性标识确认和注意事项　核对被采集人的姓名、性别、年龄、住院号、诊疗卡、身份证等信息，被采集人基本信息与检测项目信息无误；确认被采集人是否有消毒用品或乳胶等过敏史，对于过敏患者需更换不致敏的消毒剂。

（四）采集过程

1. 消毒　应以穿刺点为圆心，以同心圆方式自内向外进行消毒，消毒范围直径约5cm，消毒2次。消毒剂与皮肤保持接触至少30秒，待自然晾干后进行穿刺采血。

2. 采集方法

（1）使用真空采血装置时，按照说明书的步骤依次摆放各个组件。

（2）调整被采集人的采血姿势，系紧压脉带，消毒穿刺位置。

（3）保持针头斜面向上，使采血针与手臂成30°穿刺入静脉，沿静脉走向适当推进，保持采血针在静脉中稳定。

（4）使用多个真空采血管时，达到规定用量后换管，采集结束后先拔采血管，后拔针头。

（5）使用EDTA抗凝采血管，在血液采集后宜立即轻柔颠倒混匀8次。

（6）拔出采血针后，在穿刺部位粘贴无菌棉签、创可贴或用纱布或棉球等按压直至出血停止。

（五）采集后

1. 采血完成后立即记录采集时间。

2. 标本采集后应在2小时内完成送检。

3. 医疗废物处理　将采血针弃入锐器盒中，消毒和止血所用的棉球、棉签等弃入具有生物危险标识的废物箱。

4. 如发生意外暴露，立即处理伤口。由医疗机构中分管职业防护的部门进行分析评估，并做相应处理和记录。按照《血源性病原体职业接触防护导则》（GBZ/T 213—2008）要求进行随访追踪。

5. 检验人员需评估标本质量，对于不合格标本，如冷凝集标本、溶血标本等应及时通知临床医生，必要时重新采集并登记。

二、末梢血采集

（一）采集部位

成人优先选择中指或环指远端指节两侧，新生儿推荐选择足跟两侧。禁止在感染部位、小指及6个月以下婴儿手指采血，避免在烧伤部位、耳垂、拇指采血。

（二）采集材料

一次性采血针或末梢采集器、毛细采血管、消毒液、无菌棉球、速干手消毒液、利器盒等。

（三）采集前准备

1. 被采集人一般无须禁食。

2. 采集人员需评估被采集人的身体状态、穿刺部位皮肤及血液供应状况。

3. 采集人员戴好口罩、医用帽子和一次性手套等，协助被采集人取舒适体位，充分暴露其采血部位。

4. 采集人员应安抚被采集人的情绪，保持其情绪稳定。

（四）采集过程

1. 消毒

（1）采血前轻轻按摩采集部位，促进局部组织血液循环。

（2）使用含75%酒精或70%异丙醇溶液的棉签或棉片对穿刺点进行消毒，消毒后不应提前拭去消毒液，应待自然干燥以使消毒剂发挥作用。

2. 采集方法

（1）紧紧握住被采集人的手指或足跟，以防突然移动。紧握一次性采血针或末梢采集器，置于足跟部或指尖皮面，同时告知被采集人即将进行穿刺。

（2）使用一次性采血针或启动末梢采集器进行穿刺，然后弃于利器盒中。

（3）用干净的纱布或棉球拭去第一滴血。

（4）使用毛细采血管收集连续形成的血滴。必要时对被采集人的手指或足跟以一定频率施压和释放，以保证血液重新充盈毛细血管，同时须避免用力过大引起溶血或混入组织液。

（5）采集过程中须不时混匀血样，避免凝集。如果采集不顺利，需要重新采集时，应重复消毒步骤，并使用新的末梢血采集管。不得将2个未收集满的采集管中的采集物混合在一起。

（6）采集完成后将采集管封盖，上下颠倒或轻弹混匀，避免剧烈振摇导致溶血。

（7）用干净的纱布或棉球按压出血点至少30秒进行止血。采集后，指尖部位采血者可稍抬高采血手臂，足跟部位采血者应将足抬至高于身体的位置。

（五）采集后

采血完成后立即记录采集时间，并按检测项目要求的时间尽快运送末梢血标本，运送标本时应将血液标本固定在架子上保持直立，应采取防震荡措施避免血液震荡引起细胞破坏、溶血等情况发生。其他要求同静脉血采集。

（黄伦辉　李　震）

第二节｜血液抗凝剂的选用

进行全血和血浆标本检测时，需要加入抗凝剂去除或抑制某种凝血因子的活性，以阻止血液凝固。血液抗凝剂的用途和特点见表1-2-1。医学实验室常用的有肝素、枸橼酸盐、草酸盐和EDTA盐等。

表1-2-1　血液抗凝剂的用途及特点

管帽颜色	抗凝剂	主要用途	注意事项
紫色	乙二胺四乙酸盐	全血细胞计数、交叉配血	须注意抗凝剂用量与血液的比例，须颠倒混匀6～8次
红色	无	化学、血清学、交叉配血	凝块形成约需30分钟
淡蓝色	枸橼酸钠	凝血功能、血小板功能检查	须颠倒混匀
绿色	肝素	快速生化检查、血气分析、红细胞渗透脆性试验	电极法测血钾与血清结果有偏差
灰色	氟化钠、草酸钾	葡萄糖、糖耐量测定	
橘红色	促凝剂	快速生化检查	采血后须颠倒混匀8次，静置5分钟离心
深蓝色	乙二胺四乙酸或肝素锂或血凝活化剂	毒理学、微量金属检查	
黑色	枸橼酸钠	红细胞沉降率测定	抗凝剂与血液比例为1:4
白色	无	化学、免疫学检查	

一、肝素

肝素是用于血液化学检查的首选抗凝剂。肝素是一种含有硫酸基团的黏多糖，平均分子质量为15 000kD。其抗凝原理主要是通过与抗凝血酶结合引起抗凝血酶构型发生变化，加速凝血酶－抗凝血酶复合体形成而产生抗凝作用。此外，肝素还能借助血浆辅助因子来抑制凝血酶。常用的肝素抗凝剂有肝素钠、肝素钾、肝素锂、肝素铵，其中肝素锂的抗凝效果最好，但成本较高；肝素钠、肝素钾可增加血液中的钠、钾含量，肝素铵可增加尿素氮含量。用肝素抗凝的剂量通常为10.0～12.5IU/ml血液。肝素对血液成分干扰较少，不影响红细胞体积，不引起溶血，适用于红细胞渗透脆性试验、血气、血浆渗透压、红细胞压积及普通生化测定。但肝素具有抗凝血酶作用，可引起白细胞聚集，并造成血涂片蓝色背景，故不适合进行凝血检查及血液学常规检查。

二、枸橼酸盐

枸橼酸是一种三羧酸，其常见形式为三钠盐。含2个水分子的三钠盐（pH 8.0）相对分子质量为294。其他枸橼酸盐（二钠盐、氢二钠盐，pH 4.9～5.2）也可使用。枸橼酸钠和枸橼酸合并使用即枸橼酸钠缓冲液。枸橼酸钠与血液的抗凝比例为1:9或1:4（用于红细胞沉降率测定）。

枸橼酸钠主要通过与钙离子螯合起到抗凝作用。钙是凝血瀑布式反应中的必备因子之一，去除凝血酶复合物中的钙可以阻止凝血酶原转化为凝血酶，从而抑制纤维蛋白原转化为纤维蛋白。枸橼酸钠不影响凝血因子，对细胞及血小板的影响也极其微小。枸橼酸钠适用于红细胞沉降率、凝血检查，是输血保养液的成分。

三、草酸盐

草酸盐也是常用的抗凝剂之一，优点是溶解度高，其作用原理是溶解后解离的草酸根与血液中的Ca^{2+}形成草酸钙沉淀，从而阻断凝血过程。常用的草酸盐抗凝剂有草酸钠、草酸钾和草酸铵，草酸钠的常用浓度为0.1mol/L，与血液的比例为1:9。常用于凝血测定，但不适用于K^+、Ca^{2+}浓度的测定。由于生成草酸钙沉淀，红细胞容易出现锯齿状，白细胞容易出现空泡，淋巴细胞及单核细胞容易变形，草酸盐不宜用于血涂片检查。草酸盐可使血小板聚集，并影响白细胞形态，因此，草酸盐不能用于白细胞和血小板分类计数。

四、乙二胺四乙酸盐

乙二胺四乙酸（EDTA）（相对分子质量是292）及其盐是一种氨基多羧基酸，可以有效地螯合血液中的Ca^{2+}，阻断Ca^{2+}发挥凝血酶的辅因子作用，从而防止血液凝固。EDTA盐有钾、钠、锂盐，国际血液学标准化委员会推荐使用EDTA-K_2，其溶解度最高，抗凝速度最快。全血细胞分析建议用EDTA-$K_2 \cdot 2H_2O$，1.5～2.2mg可阻止1ml血液凝固。

EDTA盐不适用于钙离子、铁离子、碱性磷酸酶、肌酸激酶和亮氨酸氨基肽酶的测定及聚合酶链反应（polymerase chain reaction，PCR）试验。EDTA盐可以保护血液中的细胞成分，对血小板计数影响很小，适用于血液学检查，尤其是血小板计数。但由于影响血小板聚集及凝血因子检测，EDTA盐不适用于凝血和血小板功能检查。

（王乐乐　慕悦意）

第三节｜血细胞分析

一、全自动血液分析仪

（一）简介

全自动血液分析仪是目前临床检验最常用的血细胞分析仪器。主要利用半导体激光流式细胞术（flow cytometry，FCM）、鞘流直流阻抗法及十二烷基硫酸钠（sodium lauryl sulfate，SLS）－血红蛋白（Hb）法等方法和原理，借助一系列报告参数和研究参数，通过散点图和预警等方式，为疾病诊断、鉴别诊断和随访监测提供重要信息。

1．检测项目清单　不同的检测模式可检测不同的指标，见表1-3-1和表1-3-2。

（1）全血模式（表1-3-1）

表1-3-1　全自动血液分析仪全血模式下的检测项目

通道	项目
WNR	白细胞计数
	嗜碱性粒细胞计数
	嗜碱性粒细胞比例
	有核红细胞计数
	有核红细胞比例（/100WBC）
WDF	中性粒细胞计数
	中性粒细胞比例
	淋巴细胞计数
	淋巴细胞比例
	单核细胞计数
	单核细胞比例
	嗜酸性粒细胞计数
	嗜酸性粒细胞比例
WPC	异常淋巴细胞
	原始细胞
RET	网织红细胞计数
	网织红细胞比例
	未成熟网织红细胞指数
	低荧光强度网织红细胞比例
	中荧光强度网织红细胞比例
	高荧光强度网织红细胞比例
	网织红细胞血红蛋白含量
	血小板计数
PLT-F	血小板计数
RBC/PLT	红细胞计数
	红细胞压积
	平均红细胞体积
	红细胞分布宽度－标准差
	红细胞分布宽度－变异系数
	血小板计数
	血小板分布宽度
	平均血小板体积
	血小板压积
	大型血小板比例

续　表

通道	项目
RBC/PLT&Hb	平均红细胞血红蛋白含量
	平均红细胞血红蛋白浓度
Hb	血红蛋白含量

（2）体液模式（表1-3-2）

表1-3-2　全自动血液分析仪体液模式下的检测项目

通道	项目
WDF	白细胞计数（体液）
	单个核细胞计数（体液）
	单个核细胞比例（体液）
	多个核细胞计数（体液）
	多个核细胞比例（体液）
RBC	红细胞计数（体液）

2. 套餐设置　实验室按有无网织红细胞计数，将血细胞分析的检测套餐分为2类：血常规检查、血常规检查＋网织红细胞计数检查。

（二）基本工作原理

利用半导体激光流式细胞术，检测专用试剂处理后的血细胞形态变化和染色特点，对目标细胞进行辨别和计数。利用鞘流直流阻抗法进行红细胞、血小板识别和计数。利用SLS-Hb测定法检测血红蛋白浓度。各通道工作原理如下。

1. WNR通道　可进行白细胞计数、有核红细胞计数和嗜碱性粒细胞计数。在该通道中，Lysercell™ WNR可裂解红细胞，从而减少红细胞对白细胞计数的干扰；同时该通道轻微损伤白细胞的细胞膜，由于嗜碱性粒细胞的细胞膜抵抗性较其他白细胞强，可通过前向散射光捕捉该差异，进而从白细胞中识别出嗜碱性粒细胞并计数（图1-3-1A）。

Fluorocell™ WNR对白细胞和有核红细胞的核酸和细胞器进行荧光染色，白细胞的荧光强度强于有核红细胞，最终通过从各种细胞获得的前向散射光和荧光强度集合在二维散点图中进行分析，从而得知白细胞和有核红细胞计数。

2. WDF通道　可对中性粒细胞、淋巴细胞、单核细胞和嗜酸性粒细胞进行分类和计数；可以检出异常淋巴细胞和幼稚白细胞等异常细胞。其原理是使用Lysercell™ WDF中的表面活性剂，裂解红细胞和血小板，同时轻微损伤白细胞的细胞膜。通过侧向散射光区分不同白细胞的形态特征变化。同时，Fluorocell™ WDF中的荧光染料对细胞器和核酸染色，各种白细胞的荧光强度因为其核酸种类和细胞器含量不同而产生差异。其差异通过侧向散射光强度和侧向荧光强度的二维散点图展示，并通过算法进行聚类，进而对白细胞计数、分类和报警异常细胞的出现进行分析（图1-3-1B）。

3. WPC通道　主要检测异常淋巴细胞和原始细胞。在该通道中，Lysercell™ WPC可以裂解红细胞和血小板，同时轻微损伤白细胞的细胞膜。Fluorocell™ WPC通过对细胞内的核酸染色来检出白细胞和异常细胞。根据疾病的不同，所出现的异常淋巴细胞和原始细胞的性质是不同的，这些差异反映在侧向荧光强度、侧向散射光强度和前向散射光强度，可以根据独特的算法检出这些异常细胞

（图 1-3-1C）。

4. RET 通道　由 CELLPACK DFL 处理的网织红细胞和白细胞内的核酸可在 Fluorocell™ RET 通道中进行荧光染色标记，被荧光染色的网织红细胞根据荧光强度的强弱可分为 4 类：高荧光强度网织红细胞、中荧光强度网织红细胞、低荧光强度网织红细胞和成熟红细胞。其中将高荧光强度和中荧光强度网织红细胞称为未成熟网织红细胞指数（图 1-3-1D）。

5. PLT-F 通道　是检测血小板的专用通道。该通道所用的改良试剂与以往分析仪（XE 系列）的 PLT-O 检测用试剂相比，可对血小板特异性染色，从而更精确地检测血小板。与网织红细胞检测相同，XE 系列的 PLT-O 检测使用的试剂是 RET-SEARCH®（Ⅱ）荧光染色液，可使红细胞和血小板染色，而 XN 系列 PLT-F 通道的 Fluorocell™ PLT 只用于血小板染色，因而可清晰地区分血小板。将血小板中荧光强度和前向散射光强度较强的部分作为未成熟血小板计数，未成熟血小板又称网织血小板（图 1-3-1E）。

6. RBC/PLT 通道　利用鞘流直流阻抗法的电阻值变化对红细胞和血小板进行计数。鞘流直流阻抗法是利用鞘液流动的管内装置，将采血管吸取的血样按一定的比例稀释后，从血样喷头的前端喷向检测区。喷出的血细胞被喷头周围流向检测区的鞘液（鞘流直流）包在里面，排成一列灌入"小孔"（间隙/开口部）狭窄的检测区中央。"小孔"上施加有直流电压，仅在鞘液流动时有恒定电流流过，由于血细胞不易传导电流，当血细胞通过此处时，电阻变大。电阻大小与血细胞体积大体上成正比，血小板、红细胞可以根据电阻大小加以辨别。通过"小孔"的血细胞随着鞘液一起被回收至回收管内，不会被重复计数。

7. Hb 通道　是基于 SLS 检测血红蛋白浓度的方法。反应机制为：①第一阶段，SLS 和红细胞膜发生溶血反应。SLS 与红细胞膜间主要是形成离子结合，其次是通过疏水基吸附结合，磷脂溶解，红

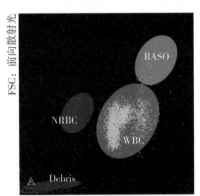

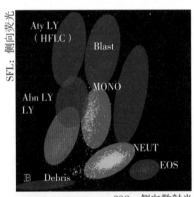

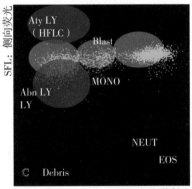

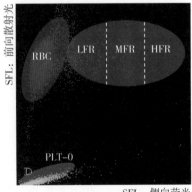

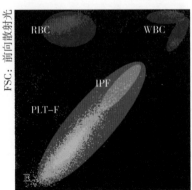

Abn LY，异常淋巴细胞；Aty LY，不典型淋巴细胞；BASO，嗜碱性粒细胞；Blast，原始细胞；Debris，碎片；EOS，嗜酸性粒细胞；HFLC，高荧光大细胞；HFR，高荧光强度网织红细胞比例；IPF，幼稚血小板；LFR，低荧光强度网织红细胞比例；MFR，中荧光强度网织红细胞比例；MONO，单核细胞；NEUT，中性粒细胞；NRBC，有核红细胞；PLT-F，血小板计数（PLT-F 通道）；PLT-O，血小板计数（RET 通道）；RBC，红细胞；WBC，白细胞

图 1-3-1　全自动血液分析仪通道散点图

注：A.WNR 散点图；B.WDF 散点图；C.WPC 散点图；D.RET 散点图；E.PLT-F 散点图。

细胞膜结构发生变化，血红蛋白流出（溶血）。②第二阶段，溶血时游离出的血红蛋白，其珠蛋白与SLS的疏水基结合，导致珠蛋白的立体结构发生变化。③第三阶段，亚铁血红素结合氧。珠蛋白的立体结构发生变化的同时，亚铁血红素中的 Fe^{2+} 被与亚铁血红素结合着的氧和溶解氧氧化成 Fe^{3+}。④第四阶段，Fe^{3+} 血红素与SLS的亲水基配对，形成稳定的SLS-Hb。用波长为555nm的激光照射，测定其吸光度，换算出血红蛋白浓度。

（三）标准操作规程

1. 仪器自检　仪器开机后检查本底计数是否符合要求，如不能满足要求，须单独进行本底检测直至符合要求。

2. 试剂准备　检查仪器试剂是否符合上机条件。

3. 室内质控　质控品从冰箱取出放置15～20分钟平衡到室温后，再放置于混匀仪混匀合格后自动上机检测。检查质控合格后方可进行标本检测，如不合格须按实验室失控标准作业程序（standard operation procelure，SOP）处理。

4. 标本准备　须用 $EDTA-K_2$ 抗凝的新鲜全血标本，如EDTA依赖患者可换用枸橼酸抗凝（报告须按照抗凝剂比例进行纠正）。

5. 标本上机检测　根据标本类型选择末梢血模式或静脉血模式自动上样。

6. 报告结果确认　仪器检测结果传输到实验室信息系统（laboratory information system，LIS）后，由初审者对结果进行分析，当触发复检规则时须按SOP进行复检，对复检结果确认无误后方可审核。如遇标本与患者病情不符，须与临床医生沟通，必要时须重新采集标本复查。

7. 报告审核　报告单发放前复审者须对结果再次审核，无误后方可发放。

二、血常规检查

（一）红细胞计数

红细胞（RBC）是血液中数量最多的有形成分，主要功能是运送氧气到组织。成熟红细胞直径为7～8μm，寿命为120天。正面呈圆盘形，侧面呈单凹或双凹状。红细胞可灵活变形。成熟红细胞没有细胞核和细胞器。

1. 计数方法　血液分析仪法（鞘流直流阻抗法）。

（1）标本处理和保存：血液标本采集后，务必在4小时内完成测定，否则应将标本储存在2～8℃的冰箱内，且须在8小时内完成测定。分析冷藏过的标本时，要在分析前15分钟将标本从冰箱取出平衡到室温，并在测定之前将标本充分混匀。

（2）测定方法：按照全自动血液分析仪的标准操作规程进行测定。

2. 结果解读

（1）参考区间：见表1-3-3。

（2）临床意义

生理性变化：①红细胞计数升高见于新生儿、精神亢奋、剧烈运动、长时间气压降低、缺氧等。②红细胞计数降低主要见于妊娠中后期。

病理性变化：①红细胞计数相对升高见于血容量减小、血液浓缩（如腹泻、呕吐、多汗、多尿、高热、大面积烧伤）。绝对升高见于良性家族性红细胞增多症、真性红细胞增多症、长时间组织缺氧（如严重慢性肺心病、发绀型先天性心脏病、某些异常血红蛋白病）、异常分泌促红细胞生成素（如某些肾癌、肝癌、卵巢癌等）。②红细胞计数降低见于骨髓衰竭（如再生障碍性贫血、急性造血功能停滞）、缺铁性贫血、铁粒幼细胞贫血、巨幼细胞贫血、遗传性球形红细胞增多症、遗传性椭圆形红细胞增多症、遗传性口形红细胞增多症、葡萄糖-6-磷酸脱氢酶缺乏症、丙酮酸激酶缺乏症、珠蛋白生成障碍性贫血、不稳定血红蛋白病、异常血红蛋白病、自身免疫性溶血性贫血、新生儿溶血症、血型不合输血、行军性血红蛋白尿。

（3）注意事项：标本溶血、红细胞冷凝集可使红细胞计数假性降低，白细胞过度增多、冷球蛋白血症可使红细胞计数假性升高。

表1-3-3　红细胞计数的正常参考区间　　　　　　　　　　　　　　　　　　　　　×10^{12}/L

年龄	静脉血RBC		末梢血RBC	
	男	女	男	女
28天～＜6月	3.3～5.2		3.5～5.6	
6月～＜6岁	4.0～5.5		4.1～5.5	
6岁～＜13岁	4.2～5.7		4.3～5.7	
13岁～18岁	4.5～5.9	4.1～5.3	4.5～6.2	4.1～5.7
＞18岁	4.3～5.8	3.8～5.1	4.3～5.8	3.8～5.1

注：本参考区间适用于静脉血和末梢血仪器检测。此参考区间来源于中华人民共和国卫生行业标准《血细胞分析参考区间》（WS/T 405—2012）和《儿童血细胞分析参考区间》（WS/T 779—2021）。

（二）血红蛋白测定

血红蛋白（Hb）是红细胞内的主要蛋白质，占红细胞总蛋白含量的90%，由珠蛋白肽链和血红素组成。正常人红细胞中含有的血红蛋白种类各不相同。其主要功能是吸收肺部的大量氧气，并将氧气运送到全身，再将组织的二氧化碳运送至肺部。

1．实验方法　SLS-Hb。

（1）标本处理和保存：同红细胞计数。

（2）仪器：全自动血液分析仪。

（3）标准操作规程：参照全自动血液分析仪的标准操作规程。

2．结果解读

（1）参考区间：见表1-3-4。

表1-3-4　血红蛋白的参考区间　　　　　　　　　　　　　　　　　　　　　　　　　g/L

年龄	静脉血Hb		末梢血Hb	
	男	女	男	女
28天～＜6月	97～183		99～196	
6月～＜1岁	97～141		103～138	
1岁～＜2岁	107～141		104～143	
2岁～＜6岁	112～149		115～150	
6岁～＜13岁	118～156		121～158	
13岁～18岁	129～172	114～154	131～179	114～159
＞18岁	130～175	115～150	130～175	115～150

注：本参考区间适用于静脉血和末梢血仪器检测。此参考区间来源于中华人民共和国卫生行业标准《血细胞分析参考区间》（WS/T 405—2012）和《儿童血细胞分析参考区间》（WS/T 779—2021）。

（2）临床意义：血红蛋白测定的临床意义与红细胞计数相似，但判断贫血程度优于红细胞计数。根据血红蛋白浓度，将贫血分为 4 度。轻度贫血：Hb＜120g/L（女性：Hb＜110g/L），中度贫血：Hb＜90g/L，重度贫血：Hb＜60g/L，极重度贫血：Hb＜30g/L。

生理性变化：Hb 的生理性变化与红细胞计数相似。

病理性变化：血红蛋白测定的临床意义和红细胞计数相似。《临床基础检验学》提到以下几点注意事项：某些病理情况血红蛋白和红细胞浓度不一定能准确反映全身红细胞的总容量，如大量失血时，在补充液体前，虽然循环血容量减小，但血液浓度尚未发生变化，血红蛋白浓度很难反映出贫血状况。如水潴留时血浆容量增大，即使红细胞容量正常，但血液浓度降低，从血红蛋白浓度来看已存在贫血；反之，失水时血浆容量减小，即使血液浓度升高，但红细胞容量减小，从血红蛋白浓度来看贫血不明显。大细胞性贫血或小细胞低色素性贫血时，红细胞计数与血红蛋白浓度可不成比例。大细胞性贫血的血红蛋白浓度相对偏高，小细胞低色素性贫血的血红蛋白浓度降低，但红细胞计数可正常。

（3）注意事项：SLS-Hb 测定法不能将高铁血红蛋白转化为氧合血红蛋白，因此，对含有大量高铁血红蛋白的标本（如质控品标本），就会导致测量值低于真实值。当重度黄疸、高脂血症、WBC＞30×10^9/L、PLT＞700×10^9/L 等时，可使标本产生浊度，干扰血红蛋白测定。另外，静脉血比毛细血管血测定值低10%～15%。

（三）红细胞压积

红细胞压积（HCT）指一定体积的全血中红细胞所占的相对比例。HCT 的高低与红细胞数量、平均体积及血浆量有关。HCT 主要用于贫血、真性红细胞增多症和其他红细胞增多疾病的诊断，以及血液稀释和血液浓缩变化的测定，并可用来计算平均红细胞体积（MCV）和平均红细胞血红蛋白浓度（MCHC）等。

1. 实验原理　采用 RBC 累积脉冲高度检测法。其原理是当细胞通过计数小孔时，形成相应大小的脉冲，脉冲的多少反映细胞数量的多少，脉冲的高低反映细胞体积的大小，通过 MCV 和 RBC 计数可得出 HCT，计算公式为 HCT＝MCV×RBC。

2. 方法学——血流分析仪法

（1）标本处理和保存：同红细胞计数。

（2）试剂：全血稀释液、血红蛋白溶血素、清洗液。

（3）仪器：显微镜、全自动血液分析仪。

（4）标准操作规程：参照全自动血液分析仪的标准操作规程。

3. 结果解读

（1）参考区间：见表1-3-5。

表1-3-5　红细胞压积的参考区间　　　　　　　　　　　　　　　　　　　%

年龄	静脉血HCT		末梢血HCT	
	男	女	男	女
28天～＜6月	28～52		29～57	
6月～＜1岁	30～41		32～45	
1岁～＜2岁	32～42		32～43	
2岁～＜6岁	34～43		35～45	
6岁～＜13岁	36～46		37～47	
13岁～18岁	39～51	36～47	39～53	38～48
＞18岁	40～50	35～45	40～50	35～45

注：本参考区间适用于静脉血和末梢血仪器检测。此参考区间来源于中华人民共和国卫生行业标准《血细胞分析参考区间》（WS/T 405—2012）和《儿童血细胞分析参考区间》（WS/T 779—2021）。

（2）临床意义：与红细胞计数相似。HCT升高见于各种原因导致的血液浓缩（如失血、真性红细胞增多症、继发性红细胞增多症等）。HCT降低见于各种贫血。HCT可以作为临床输血及输液疗效的观察指标。

（3）注意事项：白细胞、网织红细胞计数明显升高，标本存放24小时后会导致HCT检测结果升高；自身凝集、冷凝集、EDTA浓度过高、体外溶血等会导致HCT检测结果降低。

（四）红细胞平均指数

红细胞平均指数包括平均红细胞体积（MCV）、平均红细胞血红蛋白含量（MCH）和平均红细胞血红蛋白浓度（MCHC）。红细胞平均指数有助于了解红细胞特征，为贫血的鉴别诊断提供线索。

1. 计算方法　计算公式如下：

$$MCV（fl）=\frac{HCT}{RBC}; MCH（pg）=\frac{Hb}{RBC}; MCHC（g/L）=\frac{Hb}{HCT}$$

2. 方法学——血液分析仪法

（1）标本处理和保存：同红细胞计数。

（2）试剂：全血稀释液、血红蛋白溶血素、清洗液。

（3）仪器：显微镜、全自动血液分析仪。

（4）标准操作规程：参照全自动血液分析仪的标准操作规程。

3. 结果解读

（1）参考区间：见表1-3-6。

表1-3-6　MCV、MCH、MCHC的参考区间

项目	年龄	静脉血	末梢血
MCV/fl	28天～<6月	73～104	73～105
	6月～<2岁	72～86	71～86
	2岁～<6岁	76～88	76～88
	6岁～<13岁	77～92	77～92
	13岁～18岁	80～100	80～98
	>18岁	82～100	82～100
MCH/pg	28天～<6月	24～37	24～37
	6月～<6岁	24～30	24～30
	6岁～18岁	25～34	26～34
	>18岁	27～34	27～34
MCHC/（g·L⁻¹）	28天～<6月	309～363	305～361
	6月～18岁	310～355	309～359
	>18岁	316～354	316～354

注：本参考区间适用于静脉血和末梢血仪器检测。此参考区间来源于中华人民共和国卫生行业标准《血细胞分析参考区间》（WS/T 405—2012）和《儿童血细胞分析参考区间》（WS/T 779—2021）。

（2）临床意义：用于贫血分类。红细胞平均指数增大多见于巨幼细胞贫血，减小多见于小细胞性贫血（如严重缺铁性贫血）和遗传性球形红细胞增多症，正常多见于正细胞性贫血。贫血的形态学分类鉴别见表1-3-7。

表1-3-7　贫血形态学分类鉴别

贫血的形态学分类	MCV/fl	MCH/pg	MCHC/ (g·L⁻¹)	病因
正细胞性贫血	82～100	27～34	316～354	急性失血、急性溶血、造血功能低下（如再生障碍性贫血）
大细胞性贫血	＞100	＞34	316～354	叶酸、维生素B₁₂缺乏导致的巨幼细胞贫血
单纯小细胞性贫血	＜82	＜27	316～354	尿毒症、慢性病贫血
小细胞低色素性贫血	＜82	＜27	＜316	缺铁性贫血

（3）注意事项：红细胞冷凝集可使MCV假性增大，严重黄疸、高血脂及红细胞冷凝集的标本都会对MCH的测定造成影响。

（五）红细胞体积分布宽度

红细胞体积分布宽度（RDW）反映标本中红细胞体积大小的异质程度，常用变异系数（coefficient of variation，CV）、标准差（standard deviation，SD）表示。

1. 实验原理　由血液分析仪的红细胞体积直方图导出。

2. 方法学——血液分析仪法

（1）标本处理和保存：同红细胞计数。

（2）试剂：全血稀释液、血红蛋白溶血素、清洗液。

（3）仪器：显微镜、全自动血液分析仪。

（4）标准操作规程：参照全自动血液分析仪的标准操作规程。

3. 结果解读

（1）参考区间：RDW-CV 11%～14.1%，RDW-SD 39～46fl。

（2）临床意义：RDW减小见于单纯杂合子珠蛋白生成障碍性贫血（轻型）、某些继发性贫血；增大见于小细胞不均一性缺铁性贫血、血红蛋白H病、血红蛋白病性贫血、珠蛋白生成障碍性贫血（非轻型）、骨髓纤维化、铁粒幼红细胞贫血、巨幼细胞贫血、某些肝病性贫血。可作为缺铁性贫血（iron deficiency anemia，IDA）筛选诊断和疗效观察的指标，RDW增大对IDA的检测灵敏度达95%以上，但特异性不强；当铁剂治疗有效时，RDW开始增大，随后逐渐降至正常。

（3）注意事项：RDW异常受标本中红细胞凝集、红细胞碎片、双相性红细胞等因素的影响。

（六）白细胞计数

人体外周血中的白细胞（WBC）包括粒细胞、淋巴细胞和单核细胞。白细胞计数时所得的粒细胞数值仅为循环池中的粒细胞计数。边缘池及循环池的粒细胞之间可以互相换位，保持动态平衡。由于某种因素的影响，这两个池中的粒细胞可一过性地从一方转向另一方，从而导致白细胞计数结果呈较大幅度的波动，这一点在分析白细胞计数时必须予以考虑。进入外周血循环的粒细胞停留约10小时之后，即逸出血管壁进入组织内或者体腔中，以行使其防御功能，这些细胞一般不再返回血管，在组织中发挥功能，1～2天后即消亡。消亡的粒细胞由骨髓释放的新生粒细胞加以补充，进而保持外周血中白细胞数量的相对恒定。

1. 实验原理

（1）显微镜法：用白细胞计数稀释液（多为稀乙酸溶液）将血液稀释一定倍数并破坏成熟红细胞后，充入血细胞计数盘中，在显微镜下计数相应范围内的白细胞，经换算得到每升血液中的白细胞计数。

（2）血液分析仪法：荧光染色流式细胞计数法。

2．方法学

（1）标本处理和保存：同红细胞计数。

（2）试剂

显微镜法：白细胞稀释液。

血液分析仪法：全血稀释液、WNR溶血剂、WDF溶血剂、WNR染液、WDF染液、清洗液。

（3）仪器

显微镜法：显微镜、改良牛鲍计数板、盖玻片、微量吸管。

血液分析仪法：显微镜、全自动血液分析仪。

（4）标准操作规程

显微镜法：①取1支试管，加入0.38ml白细胞稀释液。②用洁净干燥的微量吸管取20μl血液，并擦去管外血液，将20μl血液加至白细胞稀释液底部，再轻轻吸取上清液清洗吸管2～3次，然后立即混匀。③待红细胞完全破坏，液体变为棕褐色后，再次混匀后充池，避免气泡充入计数池，静置2～3分钟后计数。④低倍镜下依次计数四角4个大方格内的白细胞。计数原则：计上不计下、计左不计右。

血液分析仪法：参照全自动血液分析仪的标准操作规程。

3．结果解读

（1）参考区间：见表1-3-8。

表1-3-8　白细胞计数的参考区间　　　　　　　　　　　　　　　　　　　$\times 10^9/L$

年龄	静脉血WBC	末梢血WBC
28天～<6月	4.3～14.2	5.6～14.5
6月～<1岁	4.8～14.6	5.0～14.2
1岁～<2岁	5.1～14.1	5.5～13.6
2岁～<6岁	4.4～11.9	4.9～12.7
6岁～<13岁	4.3～11.3	4.6～11.9
13岁～18岁	4.1～11.0	4.6～11.3
>18岁	3.5～9.5	3.5～9.5

注：本参考区间适用于静脉血和末梢血仪器检测。此参考区间来源于中华人民共和国卫生行业标准《血细胞分析参考区间》（WS/T 405—2012）和《儿童血细胞分析参考区间》（WS/T 779—2021）。

（2）临床意义：白细胞计数生理性升高见于妊娠后期、月经期、饭后、剧烈运动后。病理性升高见于急性细菌性感染、某些病毒性感染（传染性单个核细胞增多症、流行性乙型脑炎等）、急性大出血、组织损伤、白血病、某些恶性肿瘤等。病理性降低见于病毒性感染、伤寒及副伤寒、疟疾、再生障碍性贫血、急性粒细胞缺乏症、自身免疫性疾病、脾功能亢进、肿瘤放化疗及药物反应。

（3）注意事项：红细胞冷凝集可使白细胞计数假性升高（鞘流直流阻抗法）或假性降低（激光法）。某些人为因素（如抗凝不充分）、病理情况（如出现有核红细胞、巨大血小板、血小板凝集等）可干扰白细胞计数。

（七）白细胞分类计数

白细胞分类是根据外周血中各种白细胞的特征，测定其百分比、绝对值及观察其质量变化的一种检测方法。

1．实验原理

（1）显微镜法：能准确地根据细胞形态进行分类，并可发现细胞形态及染色有无异常，是白细胞分类计数的参考方法，但比较耗时，准确性和重复性较差。

（2）血液分析仪法：荧光染色流式细胞计数法。

2．方法学

（1）标本处理和保存：同红细胞计数。

（2）试剂

显微镜法：血涂片、瑞特染液、盖玻片、微量吸管。

血液分析仪法：全血稀释液、WNR溶血剂、WDF溶血剂、WPC溶血剂、WNR染液、WDF染液、WPC荧光染液、清洗液。

（3）仪器

显微镜法：显微镜。

血液分析仪法：显微镜、全自动血液分析仪。

（4）标准操作规程（血液分析仪法）：参照全自动血液分析仪的标准操作规程。

3．结果解读

（1）参考区间：见表1-3-9。

表1-3-9　白细胞绝对值计数和百分比参考区间

项目	年龄	静脉血	末梢血
NEUT绝对值（×10⁹/L）	28天～＜6月	0.6～7.5	0.6～7.1
	6月～＜1岁	0.8～6.4	0.8～6.1
	1岁～＜2岁	0.8～5.8	0.9～5.5
	2岁～＜6岁	1.2～7.0	1.3～6.7
	6岁～＜13岁	1.6～7.8	1.7～7.4
	13岁～18岁	1.8～8.3	1.9～7.9
	＞18岁	1.8～6.3	1.8～6.3
LY绝对值（×10⁹/L）	28天～＜6月	2.4～9.5	3.2～10.7
	6月～＜1岁	2.5～9.7	2.8～10.0
	1岁～＜2岁	2.4～8.7	2.7～9.1
	2岁～＜6岁	1.8～6.3	2.0～6.5
	6岁～＜13岁	1.5～4.6	1.7～4.7
	13岁～18岁	1.2～3.8	1.5～4.2
	＞18岁	1.1～3.2	1.1～3.2
MONO绝对值（×10⁹/L）	28天～＜6月	0.15～1.56	0.25～1.89
	6月～＜1岁	0.17～1.06	0.15～1.24
	1岁～＜2岁	0.18～1.13	0.20～1.14
	2岁～＜6岁	0.12～0.93	0.16～0.92
	6岁～＜13岁	0.13～0.76	0.15～0.86
	13岁～18岁	0.14～0.74	0.15～0.89
	＞18岁	0.1～0.6	0.1～0.6

续　表

项目	年龄	静脉血	末梢血
EOS绝对值（×10⁹/L）	28天～<1岁	0.07 ～ 1.02	0.06 ～ 1.22
	1岁～18岁	0.00 ～ 0.68	0.04 ～ 0.74
	>18岁	0.02 ～ 0.52	0.02 ～ 0.52
BASO绝对值（×10⁹/L）	28天～<2岁	0.00 ～ 0.10	0.00 ～ 0.14
	2岁～18岁	0.00 ～ 0.07	0.00 ～ 0.10
	>18岁	0.00 ～ 0.06	0.00 ～ 0.06
NEUT%	28天～<6月	7 ～ 56	7 ～ 51
	6月～<1岁	9 ～ 57	9 ～ 53
	1岁～<2岁	13 ～ 55	13 ～ 54
	2岁～<6岁	22 ～ 65	23 ～ 64
	6岁～<13岁	31 ～ 70	32 ～ 71
	13岁～18岁	37 ～ 77	33 ～ 74
	>18岁	40 ～ 75	40 ～ 75
LY%	28天～<6月	26 ～ 83	34 ～ 81
	6月～<1岁	31 ～ 81	37 ～ 82
	1岁～<2岁	33 ～ 77	35 ～ 76
	2岁～<6岁	23 ～ 69	26 ～ 67
	6岁～<13岁	23 ～ 59	22 ～ 57
	13岁～18岁	17 ～ 54	20 ～ 54
	>18岁	20 ～ 50	20 ～ 50
MONO%	28天～<6月	3 ～ 16	3 ～ 18
	6月～2岁	2 ～ 13	2 ～ 14
	2岁～18岁	2 ～ 11	2 ～ 11
	>18岁	3 ～ 10	3 ～ 10
EOS%	28天～<1岁	1 ～ 10	0.8 ～ 11.0
	1岁～18岁	0 ～ 9	0.5 ～ 9.0
	>18岁	0.4 ～ 8.0	0.4 ～ 8.0
BASO%	≥28天	0 ～ 1	0 ～ 1

注：本参考区间适用于静脉血和末梢血仪器检测。此参考区间来源于中华人民共和国卫生行业标准《血细胞分析参考区间》（WS/T 405—2012）和《儿童血细胞分析参考区间》（WS/T 779—2021）。

（2）临床意义

1）中性粒细胞：中性粒细胞在白细胞中占比最大，为50%～70%，其增多和减少直接影响白细胞总数的变化。因此，在临床检查中绝大多数病例白细胞总数实际反映中性粒细胞的变化。

中性粒细胞生理性波动受运动、年龄、昼夜、妊娠与分娩等影响。

中性粒细胞计数病理性升高见于：①急性感染。急性化脓性感染时，中性粒细胞计数升高的程度取决于感染的严重程度、感染微生物的种类、感染灶的范围、患者的反应能力，如感染很局限且轻微，白细胞总数仍可正常，但分类检查时可见中性分叶核粒细胞百分比有所升高；中度感染时，白细胞总数升高，常大于$10×10^9$/L，并伴有轻度核左移；严重感染时，总数常明显升高，可达$20×10^9$/L以上，且伴有明显核左移。②严重的损伤或大量血细胞破坏。如较大手术后12～36小时，白细胞计数可达$10×10^9$/L以上，增多的细胞以中性分叶核粒细胞为主。③急性溶血反应。也可出现白细胞计数升高，可能与心肌损伤和手术创伤等应激条件下所产生的蛋白分解、急性溶血所导致的相对缺氧及促进骨髓贮备池释放增加有关。

2）淋巴细胞：淋巴细胞生理性波动受年龄影响。淋巴细胞病理性增多可分为原发性淋巴细胞增多和继发性（反应性）淋巴细胞增多，原发性淋巴细胞增多见于急性淋巴细胞白血病、淋巴瘤、单克隆性B淋巴细胞增多症等，继发性淋巴细胞增多见于传染性单核细胞增多症、百日咳杆菌感染、自然杀伤（natural killer，NK）细胞增多症、应激性淋巴细胞增多症、超敏反应、持续性淋巴细胞增多症。淋巴细胞病理性减少由遗传因素（遗传免疫缺陷症者）和获得性病因两个方面引起，获得性病因主要见于感染性疾病（病毒或细菌，最常见的为人类免疫缺陷病毒感染）、医源性（免疫抑制剂、放化疗）、霍奇金淋巴瘤、原发性骨髓纤维化、自身免疫性疾病、营养和饮食等。

3）单核细胞：单核细胞生理性波动受年龄影响。病理性增多可见于髓系肿瘤（急性单核细胞白血病、急性粒-单核细胞白血病、慢性粒-单核细胞白血病等）、粒细胞缺乏恢复期。病理性减少见于再生障碍性贫血、毛细胞白血病、某些髓系或淋系恶性疾病。

4）嗜酸性粒细胞：嗜酸性粒细胞生理性波动受年龄、昼夜、运动、精神等因素影响。嗜酸性粒细胞增多可见于寄生虫感染、过敏性疾病、某些皮肤病、传染病、肿瘤（如肺癌）、某些血液病（如慢性粒细胞白血病、嗜酸性粒细胞白血病、嗜酸性粒细胞增多症等）。嗜酸性粒细胞计数还可用于评估急性传染病的预后、手术观察和烧伤患者的预后、肾上腺皮质功能等。

5）嗜碱性粒细胞：增多见于过敏性或炎症性疾病（如荨麻疹、溃疡性结肠炎）、骨髓增殖性肿瘤、嗜碱性粒细胞白血病。

（3）注意事项：红细胞冷凝集可使白细胞计数假性升高（鞘流直流阻抗法）或假性降低（激光法）。

（八）血小板计数

血小板（PLT）由骨髓中的巨核细胞产生。成人每天约产生$100×10^9$/L血小板，在外周血中的寿命约为10天。血小板计数是测定单位容积血液中的血小板数量，是止血、凝血检查的筛选试验之一。正常血小板呈双面微凸的类圆状，直径1.5～3μm，新生的血小板体积较大，成熟血小板体积较小。在血涂片上血小板往往散在分布，其形态多数为圆形、椭圆形或略不规则形；胞质呈淡蓝或淡红色，散在有细小的紫红色颗粒，无细胞核。

1. 实验原理

（1）显微镜法：用适当的稀释液将血液进行一定量稀释，混匀后充入计数池，在显微镜下计数一定体积内的血小板数量，经过换算得出每升血小板数。

（2）血液分析仪法：鞘流直流阻抗法、荧光染色流式细胞计数法。

2. 方法学

（1）标本处理和保存：血标本应保存于室温且在采集后1小时内检测。

（2）试剂

显微镜法：血小板稀释液、显微镜。

血液分析仪法：全血稀释液、RET染液、PLT荧光染液、清洗液。

（3）仪器

显微镜法：血小板稀释液、显微镜。

血液分析仪法：显微镜、全自动血液分析仪。

（4）标准操作规程

显微镜法：①取1支试管，加入10g/L草酸铵稀释液0.38ml。②取20μl血液，擦去管外血液，加至上述稀释液中，吸取上清液洗2～3次立即混匀。③待完全溶血后再混匀1分钟，置室温10分钟。④取混匀血小板悬液1滴充入计数池，避免气泡充入，静置10～15分钟，使血小板充分下沉。⑤高倍镜下计数中央大方格内的四角和中央方格共计5个中方格内的血小板数量。⑥计算。每升血小板数＝5个中方格内血小板数×10⁹/L。

血液分析仪法：参照全自动血液分析仪的标准操作规程。

3．结果解读

（1）参考区间：见表1-3-10。

表1-3-10　血小板计数的参考范围　　　　　　　　　　　　　　×10⁹/L

年龄	静脉血PLT	末梢血PLT
28天～＜6月	183～614	203～653
6月～＜1岁	190～579	172～601
1岁～＜2岁	190～524	191～516
2岁～＜6岁	188～472	187～475
6岁～＜12岁	167～453	177～446
12岁～18岁	150～407	148～399
＞18岁	125～350	

注：本参考区间适用于静脉血和末梢血仪器检测。此参考区间来源于中华人民共和国卫生行业标准《血细胞分析参考区间》（WS/T 405—2012）和《儿童血细胞分析参考区间》（WS/T 779—2021）。

（2）临床意义：血小板生理性轻微波动受季节、昼夜、地域、月经周期、妊娠、药物等影响。血小板病理性增多可分为原发性增多和反应性增多，原发性增多见于慢性髓细胞性白血病、原发性血小板增多症等；反应性增多见于急性感染、急性失血、溶血性疾病、慢性炎症性疾病、恶性肿瘤、脾切除后、药物反应等。病理性减少可由于生成障碍、破坏增多、分布异常，生成障碍见于先天性和获得性骨髓疾病（如骨髓增生异常综合征、白血病、骨髓瘤、淋巴瘤、再生障碍性贫血、实体瘤骨髓转移、免疫性血小板减少症、药物毒性副作用），破坏过多见于免疫性血小板减少症、血栓性微血管病、弥散性血管内凝血、巨大血管瘤等，分布异常可见于低体温、大量输血、输液等。

（3）血液分析仪检测后核准PLT的方法有：①用同一份标本制备血涂片染色后显微镜检查PLT，正常可见8～15个/油镜视野，无大量血小板凝块和大血小板等，同时注意有无异常增多的白细胞及红细胞碎片等，否则易干扰PLT计数的准确性。②用参考方法核对：同一份标本计数2次，误差＜10%，取2次均值出具报告，若误差＞10%，需做第3次计数，取2次相近结果的均值出具报告。

（4）注意事项：采血不畅、EDTA依赖的血小板聚集、冷凝集标本可导致血小板假性减少；血标本应保存于室温，因为低温可激活血小板；储存时间过久可导致血小板计数偏低。在计数血小板数量的同时，建议采用显微镜观察血涂片中血小板的形态和分布情况，这对分析血小板相关疾病具有重要意义。

三、网织红细胞分析

网织红细胞（RET）是介于晚幼红细胞和成熟红细胞之间尚未完全成熟的红细胞。其胞质内仍存留线粒体和少量的核糖体、中心粒及高尔基体。经煌焦油蓝、新亚甲蓝活体染色后，嗜碱性物质凝聚成颗粒，颗粒又可联缀成线构成网织状，此种红细胞即网织红细胞。通常网织红细胞比成熟红细胞稍大，直径为8～9.5μm，继续成熟还需要48～72小时。RET中的网织结构越多，表示细胞越年轻。

1. 实验原理

（1）显微镜法：网织红细胞内RNA的磷酸基带负电荷，染色后能与新亚甲蓝、煌焦油蓝等带正电荷的碱性染料结合，使RNA胶体间的负电荷减少，分子间排斥力下降，从而失去分散力，形成核酸与碱基染料复合物的多聚体，呈深染的颗粒状或网状结构。含有两个以上深染颗粒或具有网状结构的无核红细胞即网织红细胞。在显微镜下计数1000个红细胞中网织红细胞的比例。

（2）血液分析仪法：荧光染色流式细胞计数法。

2. 方法学

（1）标本处理和保存：同红细胞计数。

（2）试剂

显微镜法：煌焦油蓝。

血液分析仪法：全血稀释液（DCL）、全血稀释液（DFL）、RET染液、清洗液。

（3）仪器

显微镜法：显微镜。

血液分析仪法：全自动血液分析仪。

（4）标准操作规程

显微镜法（显微镜试管法操作）：①加染液。于试管中加入10g/L煌焦油蓝生理盐水溶液2滴，再加新鲜血2滴，立即混匀，置37℃下15～20分钟。②制片。取1小滴制成薄血涂片，自然干燥。③计数。在低倍镜下选择红细胞分布均匀的部位，在油镜下计数至少1000个红细胞中网织红细胞的数量。④计算。网织红细胞百分数＝（计数的网织红细胞数）/1000，网织红细胞绝对值（×10⁹/L）＝红细胞数×10¹²/L×网织红细胞百分数。⑤分型。根据网织红细胞发育阶段分为4型，分别是：Ⅰ型（丝球型），红细胞胞质内充满网织状物，见于骨髓；Ⅱ型（网型），红细胞胞质内网织状物结构松散，见于骨髓；Ⅲ型（破网型），红细胞胞质内网织状物结构稀少，呈不规则枝点状，见于外周血；Ⅳ型（点粒型），红细胞胞质内为分散的细颗粒、短丝状网织状物，见于外周血。

血液分析仪法：参照全自动血液分析仪的标准操作规程。

3. 结果解读

（1）参考区间：实验室可采用行业标准，分析厂家或其他实验室提供的参考区间。以《临床基础检验学技术》（人民卫生出版社，2021）中网织红细胞的参考区间为例：网织红细胞比例0.5%～1.5%；网织红细胞绝对值（24～84）×10⁹/L。

（2）临床意义：网织红细胞计数（尤其是网织红细胞绝对值）是反映骨髓红系造血功能的重要指标。正常情况下，骨髓中网织红细胞均值为150×10⁹/L，外周血中为65×10⁹/L。当骨髓中网织红细胞增多而外周血中减少时，提示释放障碍；骨髓和外周血网织红细胞均增加，提示释放增加。网织红细胞成熟类型可反映红细胞生成活性的其他信息，正常情况下，外周血Ⅲ型网织红细胞占总网织红细胞的20%～30%，Ⅳ型占70%～80%。当骨髓增生活跃时，外周血可出现Ⅰ型和Ⅱ型网织红细胞。其具体临床意义如下：①判断骨髓红细胞生成情况。增多见于溶血性贫血、放疗和化疗后；减少见于再生障碍性贫血、溶血性贫血的再障危象等。②判断贫血疗效。缺铁性贫血、巨幼细胞贫血患者治疗前，RET计数可轻度升高（也可正常或降低），在相应给予铁剂或维生素B₁₂、叶酸治疗后3～5天，

19

RET计数开始升高，7～10天达峰值，2周左右后，RET计数逐渐下降，表明治疗有效。③辅助判断造血干细胞移植（hematopoietic stem cell transplantation，HSCT）是否成功植入。HSCT后第21天，如RET＞15×10⁹/L，提示可能无移植并发症；而小于15×10⁹/L且伴中性粒细胞和血小板计数升高，提示HSCT可能失败。④网织红细胞生成指数（RPI）。RPI是网织红细胞生成相当于正常人的倍数。在不同生理、病理情况下，RET从骨髓释放到外周血所需时间不同，故RET计数值不能如实反映骨髓红系造血功能。因此，需同时考虑RET生存期。通常RET生存期约为2天，若未成熟网织红细胞提前释放入血，RET生存期将延长，为了纠正网织红细胞提前释放引起的偏差，须用RPI来反映RET的生成速率。计算公式为：

$$RPI = \frac{患者HCT}{正常人HCT} \times \frac{被测RET\%}{RET成熟天数} \times 100$$

（3）注意事项：标本溶血、脂血、红细胞冷凝集等可影响测定结果。

显微镜法：玻片法容易使血液中的水分蒸发，染色时间偏短，因此结果可偏低，建议使用试管法。室温低时应放37℃恒温箱。宜制血涂片2张，每张计数1000个红细胞，避免分布不均引起误差。涂片要薄而均匀，避免红细胞重叠。试剂应新鲜配制，以免发生变质，产生沉淀物。用瑞氏或瑞氏-姬姆萨染液复染后，可使网织红细胞计数降低。一般染液与血液比约为1:1，严重贫血时可适量增加血液比例。

血液分析仪法：出现豪-乔小体（Howell-Jolly body）、有核红细胞、巨大血小板会使结果假性升高。

四、网织血小板计数

网织血小板是骨髓释放入血的新生血小板，体积较正常血小板大且RNA含量高，是反映血小板群体中尚未成熟的部分，与骨髓血小板生成活性相关。与网织红细胞计数相似，在外周血循环中的未成熟血小板比例可作为骨髓造血活跃程度的一个指数。

1. 实验原理　荧光染色流式细胞计数法。

2. 方法学

（1）标本处理和保存：血标本应保存于室温且在采集后1小时内检测。

（2）试剂：全血稀释液、PLT荧光染液、清洗液。

（3）仪器：全自动血液分析仪。

（4）血液分析仪标准操作规程：参照全自动血液分析仪的标准操作规程。

3. 结果解读

（1）参考区间：0～6.77%。

（2）临床意义：鉴别血小板减少症。网织血小板在血小板减少性疾病的鉴别诊断中具有重要意义，如因骨髓原因造成的血小板生成减少，网织血小板减少；如因血小板破坏或消耗增加造成的血小板降低，网织血小板则增加。

在血小板破坏增多或生成不足所致的疾病中，网织血小板的比例和绝对值均显著变化，在临床上可作为原发免疫性血小板减少症诊断的重要指标。原发免疫性血小板减少症患者血小板破坏增加，骨髓生成血小板加快，外周血中新生血小板增多，使网织血小板比率升高，但由于血小板寿命缩短，使网织血小板绝对值减少。脾功能亢进虽有血小板减少，但网织血小板比例接近正常，网织血小板绝对值亦低于正常水平。

网织血小板在辅助判断骨髓被抑制后血小板生成功能恢复方面具有一定意义。白血病、再生障碍性贫血及其他血液肿瘤患者由于骨髓受抑制，血小板总数减少，而网织血小板比率基本正常。化疗后的患者，在血小板上升前4～5天，网织血小板比率明显升高，因此，网织血小板较血小板能更早地反映血小板再生情况。

（3）注意事项：采血不畅、EDTA依赖的血小板聚集、冷凝集标本可导致血小板计数假性降低。

（慕悦意 黄伦辉 夏永辉）

第四节｜血液其他检查

一、C反应蛋白测定

（一）实验原理

C反应蛋白（C-reactive protein，CRP）是一种急性期蛋白，由5个相同的23kD的多肽组成，主要在受IL-6刺激后于肝脏中合成。除与退化细胞和微生物表面的溶血磷脂酰胆碱结合，激活补体系统的作用外，还可以激活经典的补体途径、刺激吞噬作用以及与免疫球蛋白受体结合。在评估诊断标志物的指南中，美国食品和药物管理局指出，CRP为一种单一蛋白质，可作为涉及宿主防御炎症反应的任何疾病相关诊断分子标志物，可以使用各种定性、半定量方法从血液中可靠地检测。对CRP水平的解释必须包括特定临床背景的评估。

其经典测定方法为免疫散射比浊法。在一定波长的光照射下，标本中的CRP与抗-CRP抗体结合形成免疫复合物颗粒致使光线偏转，散射光角度与抗原抗体复合物颗粒结果呈正相关，即散射光越强，形成的颗粒越多，待测抗原含量越多。

（二）方法学——免疫散射比浊法

1. 标本类型 全血或血清。
2. 试剂 商品化试剂盒。
3. 仪器 全自动特定蛋白分析仪。
4. 标准操作流程 严格按照蛋白分析仪产品说明书操作。

（三）结果解读

1. 生物参考区间 实验室可采用行业标准，分析厂家或其他实验室提供的参考区间，以普门试剂盒提供的参考区间为例：CRP正常参考值＜10mg/L。

2. 临床意义 实验室数值参差不齐，目前没有标准。一般情况下，结果以mg/dl或mg/L报告。①CRP＜0.3mg/L：CRP水平正常（见于大多数健康成人）。②0.3～1.0mg/L：CRP水平正常或轻微升高（可见于肥胖、怀孕、糖尿病、普通感冒、吸烟等）。③1.0～10.0mg/L：CRP水平中度升高（见于炎症、恶性肿瘤、心肌梗死、胰腺炎、支气管炎等）。④＞10.0mg/L：CRP水平显著升高（见于急性细菌感染、病毒感染、全身性血管炎、严重创伤等）。⑤＞50.0mg/L：CRP水平严重升高（见于急性细菌感染等）。较高的CRP水平提示大B细胞淋巴瘤预后不良。

3. 注意事项

（1）某些药物，如非甾体抗炎药、他汀类药物、镁补充剂会导致CRP水平假性降低。

（2）在没有任何全身性疾病或炎症性疾病的情况下，CRP水平可轻度升高。女性和老年人的CRP水平较高。肥胖、失眠、抑郁、吸烟和糖尿病都可能导致CRP水平轻度升高，在患有这些合并症的个体中解释结果应谨慎。

二、红细胞沉降率测定

（一）实验原理

红细胞沉降率（erythrocyte sedimentationrate，ESR）（简称"血沉"）不是任何一种疾病的特异性指标，而是与其他检测方法结合使用以确定炎症活动程度的指标。离体抗凝血静置后，根据红细胞在标准垂直管内沉降的速度，分为缗钱状红细胞形成期、快速沉降期和细胞堆积期（缓慢沉降期）。

（二）方法学——魏氏手工法

1. 标本类型　全血。
2. 试剂　无。
3. 仪器　魏氏血沉管或动态血沉仪。
4. 标准化操作流程　以魏氏手工法为例。
（1）将静脉血收集在含有柠檬酸钠抗凝剂的血沉管，上下颠倒混匀8～10次。
（2）吸去多余标本至刻度"0"，直立于血沉架上。
（3）1小时后记录血浆高度，结果报告单位为毫米/小时（mm/h）。

（三）结果解读

1. 参考区间　实验室可采用行业标准，分析厂家或其他实验室提供的参考区间。以魏氏手工法提供的参考区间为例：男性0～15mm/h，女性0～20mm/h。
2. 临床意义
（1）生理性ESR增快：女性高于男性。老年人ESR增快。月经期、妊娠3个月以上者ESR可增快。
（2）病理性ESR增快：多见于炎症性疾病、全身性或局部性感染、恶性肿瘤、巨球蛋白血症、严重贫血、各种胶原性疾病。
（3）ESR减慢：多见于真性或相对性红细胞增多症、化疗或放疗治疗有效时、弥散性血管内凝血消耗性低凝血期等。
3. 注意事项
（1）技术因素，如室温的季节性变化、标本采集时间、测试管倾斜度和振动，都会影响结果。较高的室温、阳光直射会使ESR增快。
（2）某些药物（丙戊酸、他汀类药物、非甾体抗炎药）可能会使ESR减慢。
（3）测定ESR必须在抽取血液后2小时内进行。红细胞大小不均和异型红细胞增多会干扰红细胞堆积，从而使ESR减慢。

（黄伦辉）

参 考 文 献

［1］中华人民共和国卫生部医政司. 全国临床检验操作规程［M］. 南京：东南大学出版社，2010.
［2］KENNETH KAUSHANSKY, MARSHALL A LICHTMAN, JOSEF T PRCHAL, 等. 威廉姆斯血液学［M］. 9版. 陈竺，陈赛娟，译. 北京：人民卫生出版社，2018.
［3］王建祥，肖志坚，沈志祥，等. 邓家栋临床血液学［M］. 2版. 上海：上海科学技术出版社，2020.

［4］崔巍，王青. 临床血液和体液检验标准化操作程序［M］. 上海：上海科学技术出版社，2020.

［5］许文荣. 临床基础检验学技术［M］. 北京：人民卫生出版社，2021.

［6］全国卫生专业技术资格考试用书编写专家委员会. 临床医学检验技术（中级）［M］. 北京：人民卫生出版社，2022.

［7］KRATZ A，PLEBANI M，PENG M，et al. ICSH recommendations for modified and alternate methods measuring the erythrocyte sedimentation rate［J］. International Journal of Laboratory Hematology，2017，39（5）：448-457.

第二章
体液常规检查

02

第一节 | 尿液常规检查

尿液常规检查是体检和疾病检查的一项必查项目。尿常规出现异常往往早于肾功能的变化，有助于发现早期的肾脏疾病，为评估治疗效果和优化治疗方案提供参考。

一、尿液化学检查

（一）实验原理

尿液中化学成分与尿多联试带上各种特殊试剂的模块发生反应，产生颜色变化，颜色深浅与尿液中该化学成分浓度成正比；将多联试带置于尿液分析仪比色，各模块依次受到仪器光源照射产生不同的反射光，仪器接收不同强度的光信号后将其转换为相应的电讯号，电讯号传送至模拟数字转换器转换成数值，经微处理控制器处理，自动显示结果。以尿干化学分析仪检测平台为例，各检测指标实验原理如下。

1. 比重　干化学试带法又称干化学法。试带模块中含有多聚电解质、酸碱指示剂（溴麝香草酚蓝）及缓冲物。电解质共聚体含有随标本中离子浓度变化而解离的酸性基团。离子越多，酸性基团解离越多，释放出氢离子使pH改变，通过酸碱指示剂颜色改变换算为尿液电解质浓度，将电解质浓度再换算成比重。此方法操作简单、快速，不易受高浓度葡萄糖、尿素或放射对比剂的影响，但受强酸、强碱及尿液蛋白质影响较大；灵敏度低、精密度差、检测范围窄；只能作为尿比重的筛选试验，不能作为评价肾脏浓缩稀释功能的指标。

2. 酸碱度（pH）　采用双指示剂法。膜块反应区含甲基红（pH 4.6～6.2）和溴麝香草酚蓝（pH 6.0～7.6）两种酸碱指示剂，其适量配比可反映尿pH 5.0～9.0的变化范围，反应60秒后，仪器以双波长反射法（检测波长635nm，参考波长760nm）进行不同颜色的反射率测定。变化范围为黄色（pH 5.0）—绿色（pH 7.0）—蓝色（pH 9.0）。将尿液滴在试纸条的pH试带上，立即与标准比色板测定，通常由仪器判读，也可经肉眼观察与标准色板进行比较后判断。试带法配套应用于尿液分析仪，是目前临床尿pH检查最广泛应用的筛检方法。

3. 尿白细胞　利用粒细胞的酯酶能水解吲哚酚酯，生成吲哚酚和有机酸，吲哚酚可进一步氧化形成靛蓝；或吲哚酚和重氮盐反应生成重氮色素。胞质含嗜苯胺蓝颗粒的细胞，如中性粒细胞、嗜酸性粒细胞、嗜碱性粒细胞、单核细胞和巨噬细胞均有白细胞酯酶，试带法呈阳性，而淋巴细胞呈阴性；容易漏检肾移植早期排斥反应出现的淋巴细胞。

4. 亚硝酸盐　尿液中革兰阴性细菌把硝酸盐还原成亚硝酸盐，亚硝酸盐与对氨基苯砷酸反应生成重氮化合物，再与萘基乙二胺二盐酸发生偶联反应，形成重氮色素，呈桃红色。当尿液中含有产硝酸盐还原酶的细菌（如大肠埃希菌）时，即可呈阳性反应。但对支原体、真菌、假单胞菌属和革兰阳性菌等无反应，因此，易出现尿道感染的漏诊。

5. 蛋白质（Pro）　试带法采用pH指示剂蛋白质误差原理进行尿蛋白定性或半定量的检查。各种指示剂都有一定的pH变色范围，在缓冲溶液中，指示剂显示的颜色较为稳定；蛋白质具有正负两极离子的电荷性，在溶液中，能被指示剂相反电荷吸引，生成蛋白指示剂复合物，引起指示剂的进一步电离，从而使其所显示的pH指示剂颜色发生转变，这种色泽变化与蛋白质的含量成正比。在pH 3.2的条件下，酸碱指示剂（溴酚蓝）产生阴离子与带阳离子的蛋白质结合生成复合物，引起指示剂进一步解离，当超越缓冲范围时，指示剂发生颜色改变，颜色的深浅与蛋白质含量成正比。试带法可用于尿蛋白定性或半定量测定。不同类型试带的灵敏度可有一定差异，一般为70～100g/L，可能与使用的酸碱指示剂有关；对清蛋白较为灵敏，对球蛋白的灵敏度仅为清蛋白的1/100～1/50，故试带法不适用于肾脏疾病的疗效观察及预后判断；试带法对本周蛋白无反应，故不适于骨髓瘤患者的检查。此方法适于健康普查或临床筛检。假阳性见于尿pH≥9.0，如口服奎宁丁、奎宁、嘧啶等药物或尿中含氯己定、聚乙烯、吡咯酮、磷酸盐、季铵盐消毒剂等，致尿液呈强碱性。假阴性见于大剂量滴注青霉素或庆大霉素、磺胺、含碘对比剂等。

6. 葡萄糖（Glu） 试带法采用葡萄糖氧化酶-过氧化物酶法。试带膜块中含有葡萄糖氧化酶、过氧化物酶、色素原等。尿液中葡萄糖在试带中葡萄糖氧化酶的催化下与O_2作用生成葡萄糖酸内酯及过氧化氢，过氧化物酶催化过氧化氢，以过氧化氢为电子受体使色素原氧化而呈现色泽变化，色泽深浅与葡萄糖含量成正比。常见色素原有邻联甲苯胺、碘化钾、4-氯-1-萘酚、4-氨基安替比林等，不同的色素原反应后颜色不同，有蓝色、红色、红褐色等。尽管色素原不同可能导致反应呈色不尽相同，但大多不与非葡萄糖还原物质发生反应，故试带法检测特异性强，灵敏度高，简便快速，适用于自动化分析。假阳性可见于尿标本容器残留漂白粉、次亚氯酸等强氧化性物质，尿液比密过低，尿液含左旋多巴、大量水杨酸盐等。假阴性可见于标本久置后、尿液酮体浓度过高（＞0.4g/L）、尿液含低浓度葡萄糖（14mmol/L）且存在维生素C时。

7. 酮体 干化学法基于传统湿化学亚硝基铁氰化钠法，含酮体的尿液中加入亚硝基铁氰化钠后，与氨液接触时出现紫色环。假阳性见于尿中含较多量肌酐、肌酸；尿中含酞、苯丙酮、左旋多巴代谢物；高色素尿；服用含有H基药物（谷胱甘肽制剂、布西拉明等）时等；假阴性最主要原因是标本收集和保存不当，其次是试带暴露于湿度大、热度高或光线强的地方。如尿中存在大量苯基丙酮酸、丙酮酸、草酰乙酸、α酮戊二酸、酚红，可能会出现假阴性或异常显色。

8. 尿胆原 基于偶氮反应原理的试带，在酸性条件下，尿胆原与重氮盐反应，形成红色叠氮染料，颜色强度反映尿胆原浓度。阳性结果并不能说明标本中一定存在尿胆原。Ehrlich试剂也可与内源性物质产生颜色反应，如与吲哚类化合物产生红色物质；与药物，如磺胺类、对氨基水杨酸类产生金黄色沉淀。应对尿胆原阳性尿样进一步鉴别，判定其是否存在尿胆原。尿胆原模块灵敏度比Harrison手工法低。

9. 胆红素（Bil） 试带法多采用重氮反应原理。在强酸介质中，葡萄糖醛酸胆红素（结合胆红素）与试纸中含有的2,4,2-三氯苯胺重氮盐发生偶联反应呈紫红色。颜色深浅与胆红素含量成正比。偶氮法尿液颜色过深可影响结果判断。假阳性可见于患者接受大剂量氯丙嗪治疗或尿中含有盐酸苯偶氮吡啶代谢产物、5-羟基吲哚乙酸、大量尿胆原时。服用依托度酸制剂和代谢物苯酚衍生物反应，呈粉红色，因此也可能会出现假阳性。假阴性见于尿液中存在维生素C和亚硝酸盐时、尿标本保存不当导致尿胆红素遇光氧化。

10. 隐血 试带法基于过氧化物酶法。血红素混合物（血红蛋白和/或肌红蛋白）具有过氧化物酶样活性，以试纸中的过氧化氢作为电子受体分解释放出新生态氧，从而使邻甲苯胺变成邻甲联苯胺，发生颜色变化，其颜色的深浅与血红蛋白含量成正比，又称尿隐血试验。隐血模块检测的目标是血红蛋白过氧化物酶，对完整的红细胞及血红蛋白均有反应，故很难判断尿液红细胞的形态特征，高渗性尿液中的红细胞容易被漏检；不稳定酶、肌红蛋白、菌尿可导致假阳性结果。抗坏血酸使结果出现假阴性。某些品牌试纸条有抗坏血酸作用，因此不受此物质影响。

（二）方法学

1. 标本处理和保存

（1）应留取新鲜尿液，以清晨第一次尿为宜。急诊患者可随时留取。

（2）使用清洁有盖容器（一次性容器更佳），要求容器由透明且不与尿液发生反应的惰性材料制成。容器不可重复使用。

（3）尿标本应避免经血、白带、精液、粪便等混入。

2．试剂

（1）进口专用试纸条，避免阳光直射，2～30℃保存，按照厂家说明保存。

（2）配套的浓缩清洗液，4～30℃保存，有效期内使用。

3．仪器　全自动尿液干化学分析仪。

4．标准操作规程

（1）开机前检查：检查仪器中管路和电缆的连接，确保进样器上无任何异物，确保清洗液瓶中洗液充足。确保预留了当日处理标本数所需的试纸。

（2）开机后进行标本检测：将含有标本的试管竖直插入试管架后，将管架置于进样器右槽，标本开始自动检测。

（3）关机前维护：检测流程结束后执行日常关机维护。

（三）结果解读

1．参考区间　见表2-1-1。

表2-1-1　尿液化学检测的参考区间（全自动干化学分析仪）

项目	参考区间
比重	1.003～1.030
酸碱度	4.5～8.0
白细胞	阴性
亚硝酸盐	阴性
蛋白质	阴性
葡萄糖	阴性
酮体	阴性
尿胆原	正常
胆红素	阴性
隐血	阴性

2．临床意义

（1）比重：尿量较少时比重可升高，可见于高热、脱水、急性肾小球肾炎、心功能不全等；尿量增多同时比重增加常见于糖尿病；比重降低可见于肾功能不全、慢性肾小球肾炎、尿崩症等。连续测定尿比重比单次测定更有价值。

（2）浊度：浑浊尿可见于尿酸盐结晶、碳酸盐结晶、磷酸盐结晶、草酸盐结晶、脓尿、脂肪尿、菌尿等。

（3）酸碱度（pH）：正常饮食下，晨尿多偏弱酸性，随机尿pH 4.6～8.0。除药物影响外，病理性尿pH降低见于慢性肾小球肾炎、白血病、糖尿病、痛风、低血钾性碱中毒、酸中毒等；病理性尿pH升高见于呼吸性碱中毒、尿路感染、肾小管性酸中毒、严重呕吐、应用利尿剂等。

（4）尿白细胞：常见于尿路感染患者。

（5）亚硝酸盐：尿路感染者亚硝酸盐常呈阳性。注意，亚硝酸盐结果阳性与致病菌数量没有直接关系。

（6）蛋白质（Pro）：尿蛋白定性试验为尿蛋白的过筛试验，正常情况为阴性。

生理性蛋白尿：一般尿蛋白定性试验不超过（＋），分为功能性蛋白尿（见于剧烈运动后、发热、寒冷刺激、过度紧张等，2～3天后可自行消退）、直立性蛋白尿（见于站立时间过长，多发生于青少年）、其他生理性蛋白尿（如摄入性蛋白尿、妊娠性蛋白尿、老年性蛋白尿）。

病理性蛋白尿分为肾前性蛋白尿、肾性蛋白尿和肾后性蛋白尿。

肾前性蛋白尿：血液系统疾病中多见于多发性骨髓瘤、巨球蛋白血症、浆细胞白血病、阵发性睡眠性血红蛋白尿、急性单核细胞白血病导致尿溶菌酶水平升高等。

肾性蛋白尿可分为肾小球性蛋白尿和肾小管性蛋白尿。肾小球性蛋白尿见于肾病综合征、原发性肾小球肾炎（如急性肾炎、慢性肾炎、膜性肾炎、膜增生性肾炎、肾衰竭等）、继发性肾小球疾病（如糖尿病肾病、狼疮性肾炎、妊娠中毒症等）。

肾小管性蛋白尿：可见于肾小管间质病变、重金属中毒、药物中毒、器官移植等。

肾后性蛋白尿：可见于泌尿、生殖系统炎症反应；泌尿系统结石、结核、肿瘤；泌尿系统邻近器官疾病和阴道分泌物污染等。

（7）葡萄糖（Glu）：正常人尿液几乎不含葡萄糖，一般尿糖定性试验为阴性。当血糖浓度超过肾糖阈（＞8.88mmol/L）或肾小管重吸收能力下降时，尿糖定性试验呈阳性，称为糖尿。血糖升高性糖尿见于糖尿病、摄性糖尿、应激性糖尿、其他内分泌异常（如甲状腺功能亢进、肢端肥大症、嗜铬细胞瘤、库欣综合征等）。血糖正常性糖尿通常与肾小管功能障碍有关，常见于范科尼综合征、半乳糖血症、半胱氨酸病、铅中毒和骨髓瘤等。

（8）酮体：尿酮体是尿液中乙酰乙酸（20%）、β羟丁酸（78%）及丙酮（2%）的总称。酮体是由机体脂肪氧化代谢产生的一种中间代谢产物，当糖代谢发生障碍、脂肪分解增多时，酮体产生速度超过机体组织利用速度，此时可出现酮血症，酮体血浓度一旦越过肾阈值，即可产生酮尿。可用于监测糖尿病酮症酸中毒。新生儿出现尿酮体强阳性，怀疑为遗传性疾病。非糖尿病性酮症者常见于禁食过久、应激状态、剧烈运动、饮食缺乏糖类或为高脂肪饮食，感染性疾病如败血症、肺炎、伤寒、结核等发热期，严重腹泻、呕吐（包括妊娠剧吐）、全身麻醉后、恶病质状态等均可出现酮尿。中毒（如氯仿、磷中毒等）、乙醚麻醉后也可出现酮尿。服用双胍类降糖药等，由于药物抑制细胞呼吸，可出现血糖降低而尿酮体阳性的现象。

（9）尿胆原：血清胆红素、尿胆红素和粪胆原等检查与尿胆原结合，主要用于黄疸的诊断和鉴别诊断。正常尿液尿胆原为阴性。尿胆原阳性可见于阻塞性黄疸（如胆石症、胆管癌、胰头癌、原发性胆汁性肝硬化、门脉周围炎、纤维化及药物所致胆汁淤滞等）、肝细胞性黄疸（如急性黄疸性肝炎、病毒性肝炎、肝硬化、中毒性肝炎、败血症）、先天性高胆红素血症等。溶血性黄疸尿胆红素阴性。

（10）胆红素（Bil）：血浆中有3种胆红素：间接胆红素（又称未结合胆红素）、直接胆红素（又称结合红素）和胆红素。血清胆红素、尿胆红素和粪胆原等检查与尿胆原结合，主要用于黄疸的诊断和鉴别诊断。

（11）隐血：尿血红蛋白检查，主要用于辅助诊断血管内溶血性疾病和泌尿系统疾病。

3．注意事项

（1）尿液标本必须新鲜，并按要求留取。尿液排出2小时内完成检测，否则会影响尿化学成分及尿有形成分的分析。如不能及时检测，应置于4℃冰箱冷藏保存，但冷藏时间不得超过6小时。有些尿标本冷藏后可能有结晶析出，应从冰箱中取出尿标本平衡到室温后再行混匀、检测。

（2）注意药物对试带测定的干扰。维生素C可使尿糖、胆红素及隐血呈假阴性。为避免维生素C对结果的影响，可选择抗维生素C的试带或用含有维生素C膜块的试带（如尿11项试带）。

二、尿液人工镜检

（一）实验原理

1．红细胞　正常人尿液中可偶见红细胞，尿液显微镜检查平均每个高倍镜视野超过3个（＞3个/HPF）

红细胞称为镜下血尿。依据红细胞的形态可鉴别血尿的来源。

（1）红细胞大小：尿液红细胞根据大小分为正常红细胞、大红细胞、小红细胞。由于受红细胞来源、尿渗透压及pH等因素影响，尿液红细胞与血液红细胞大小会出现不一致。将尿液正常红细胞大小定义为直径6～8μm。

（2）异常红细胞：①棘细胞，包括芽孢样红细胞、出芽形红细胞、棘形红细胞。②锯齿状红细胞，即车轮状红细胞。③皱缩红细胞，包括桑葚状红细胞、星芒状红细胞、草莓样红细胞、颗粒状红细胞。④环形红细胞，即面包圈样红细胞。⑤影红细胞。

（3）均一性与非均一性红细胞：按照《尿液检验有形成分名称与结果报告专家共识》（2021年）的要求，其最初来源于仪器对红细胞的形态学分类。①正常形态红细胞：即均一性红细胞，指镜下形态、大小及血红蛋白含量较一致的红细胞≥70%。少数情况下，可因尿液渗透压、pH等因素影响出现丢失血红蛋白的影红细胞或外观轻微改变的锯齿状红细胞，但形态不超过2种。②异常形态红细胞：即红细胞形态不均一，以异常形态为主，大小不等，血红蛋白含量丢失或分布不均，外形呈两种以上的多相性改变，且相对数量≥70%。③混合性红细胞：指镜下既含有正常形态红细胞，又含有异常形态红细胞，其数量介于上述两者之间，不符合任何一种判别标准。

2. 白细胞 《尿液检验有形成分名称与结果报告专家共识》（2021年）规定，正常人尿液显微镜检查每高倍镜视野不超过5个（≤5/HPF），以中性粒细胞为主。正确地识别白细胞种类（必要时增加染色鉴别），对疾病的诊断具有重要价值。吞噬细胞：根据来源和大小分为小吞噬细胞和大吞噬细胞，小吞噬细胞主要来源于中性粒细胞，多吞噬细菌等微小物质；大吞噬细胞来源于单核细胞，又称巨噬细胞，多吞噬细胞碎片等相对较大的物质。

3. 上皮细胞 尿液中的上皮细胞包括尿路上皮细胞、肾小管上皮细胞、柱状上皮细胞和尿路鳞状上皮细胞等。

（1）尿路上皮细胞：《尿液检验有形成分名称与结果报告专家共识》（2021年）将尿移行上皮细胞改称为尿路上皮细胞，即将原使用的移行上皮细胞表层（大圆上皮细胞）、移行上皮细胞中层（尾形上皮细胞或肾盂上皮细胞、纺锤形上皮细胞）和移行上皮细胞底层（小圆上皮细胞）统称为尿路上皮细胞。

（2）诱饵细胞：是肾小管上皮细胞或尿路上皮细胞感染多瘤病毒后出现的特征性变化细胞，容易被误认为是肿瘤细胞，所以称为"诱饵细胞"。疾病情况下，尿液中的上皮细胞中可出现空泡、颗粒及脂肪滴等，建议将脂肪颗粒细胞、复粒细胞和卵圆脂肪小体统称为脂肪颗粒细胞。此外，尿液中还能见到诱饵细胞、含铁血黄素颗粒细胞、多核巨细胞、肾小囊脏层上皮细胞（即足细胞）等，建议使用偏振光显微镜或脂肪染色、铁染色法进行鉴别；发现可疑足细胞时建议做特殊染色。

4. 管型 管型是尿液中一类有重要价值的有形成分，正常人尿液显微镜检查偶见透明管型，平均每个低倍镜视野不超过1个。不同管型有不同诊断价值，建议按照管型形态和包含物不同进行细致分类报告。

（1）脂肪管型和脂肪颗粒细胞管型：根据两种管型中均含有脂肪（三酰甘油、胆固醇，或两者并存）可进行确定。苏丹Ⅲ染色时三酰甘油（中性脂肪）脂滴呈橙色或橘红色；偏振光显微镜观察，胆固醇酯具有双折射现象并呈现"马耳他十字"结构。

（2）宽大管型：分为宽大透明管型、宽大蜡样管型、宽大颗粒管型、宽大红细胞管型、宽大白细胞管型等。

（3）泥棕色管型和胆红素管型：泥棕色管型包括泥棕色颗粒管型、土黄色管型或色素管型。胆红素管型包括黄染管型、色素管型。

5. 结晶 尿液中结晶形态各异，且受尿液pH、浓度及温度影响而形态多变。

（1）结晶的鉴别：推荐鉴别时首先关注尿液外观或沉淀物颜色、pH、形态，推荐使用pH计法，因为常规的干化学试纸法检测pH精准度和敏感度明显不足。

（2）主要的药物结晶：使用磺胺类、青霉素类、抗病毒类、解热镇痛类和头孢类药物时可能会出现结晶，疑为药物结晶时应了解临床用药情况，包括剂量与用量、不良反应、输注要求等，并应及时报告。

6．病原体

（1）细菌或真菌：一旦发现细菌或真菌时，首先需排除污染的可能。应结合尿液化学分析中粒细胞酯酶、亚硝酸盐试验及尿液白细胞综合判断是否为污染所致。若排除污染可能，尿液中细菌增多伴白细胞增多，多提示泌尿系统感染。若疑似泌尿系统感染，建议再次无菌采集中段尿，进行微生物学检查。

（2）污染病原体：尿液标本中可能出现被阴道分泌物、粪便或环境等污染的病原体，如溶组织内阿米巴、粪类圆线虫、蓝氏贾第鞭毛虫、鞭虫卵、肝片吸虫卵、日本血吸虫卵、蛔虫卵、钩虫卵、蛲虫卵、猪带绦虫卵等。如果检查发现上述病原体，说明尿液标本可能被阴道分泌物、粪便或环境等污染，且阴道分泌物、粪便或环境中存在此类病原体。

（二）方法学

1．标本处理和保存　同尿液化学检查。

2．仪器　光学显微镜、有盖水平式离心机。

3．标准操作规程

（1）在离心管中倒入充分混匀的尿液至10ml刻度处，400×g（1200～1300次/分）离心5分钟。

（2）离心后倾倒或吸去上清液，离心管底部残留尿液量应在0.2ml处，使之浓缩50倍。

（3）沉渣液混匀后，取1滴（15～20μl）充池到标准尿沉渣计数板内（按说明书操作）。

（4）先用10倍镜观察，再用高倍镜，显微镜检查内容应包括：①红细胞，包括大红细胞、小红细胞、棘形红细胞、球状突起样红细胞、锯齿样红细胞、皱缩红细胞、红细胞碎片、环形红细胞、影红细胞。②白细胞，包括中性粒细胞或分叶细胞、中性粒细胞-闪光细胞、中性粒细胞-脓细胞、中性粒细胞-小吞噬细胞、淋巴细胞、嗜酸性粒细胞、单核细胞、巨噬细胞。③上皮细胞，包括鳞状上皮细胞、表层尿路上皮细胞、中层尿路上皮细胞、底层尿路上皮细胞、肾小管上皮细胞、柱状上皮细胞、脂肪颗粒细胞、诱饵细胞、含铁血黄素颗粒细胞、多核巨细胞、精子、非典型尿路上皮细胞。④管型，包括透明管型、红细胞管型、血液管型、血红蛋白管型、白细胞管型、肾小管上皮细胞管型、脂肪颗粒细胞管型、颗粒管型、蜡样管型、脂肪管型、蛋白管型、混合管型、结晶管型、空泡变性管型、泥棕色管型、胆红素管型等。⑤结晶，包括磷酸盐结晶、草酸钙结晶、尿酸结晶、马尿酸结晶、碳酸钙结晶、胆红素结晶、胱氨酸结晶、亮氨酸结晶和药物结晶等。⑥病原体，细菌包括杆菌、球菌、分枝杆菌等；真菌包括酵母样真菌、镰刀菌等；寄生虫包括班氏丝虫、微丝蚴、埃及血吸虫、阴道毛滴虫、艾氏小杆线虫等。

（5）结果判断：计数细胞或管型，按cells/μl报告；尿结晶、细菌、真菌、寄生虫等以（＋）～（＋＋＋）报告。

（三）结果解读

1．参考区间

（1）红细胞：0～4.5cells/μl。

（2）白细胞：0～6cells/μl。

（3）上皮细胞：0～3.25cells/μl。

（4）结晶：0。

（5）管型：0。

2. 临床意义

（1）细胞：尿沉渣常见的细胞成分包括红细胞、白细胞、上皮细胞和吞噬细胞。①根据红细胞形态可将血尿分为3种：均一性红细胞血尿（非肾小球源性血尿）、非均一性红细胞血尿（肾小球源性血尿）和混合性血尿。肾源性血尿见于急性或慢性肾小球肾炎、肾盂肾炎、狼疮性肾炎、肾病综合征。非肾源性血尿可见于暂时性镜下血尿，泌尿系统各部位的炎症、肿瘤、结核、结石、创伤，肾移植排异反应，以及各种原因引起的出血性疾病（如原发免疫性血小板减少症、血友病、再生障碍性贫血和白血病合并血小板减少、弥散性血管内凝血）、高血压、动脉硬化、某些免疫性疾病（如系统性红斑狼疮等）、泌尿系统邻近器官的疾病（如前列腺炎、精囊炎、盆腔炎）等。非肾性血尿的特点为尿红细胞增多而尿蛋白不增多或增多不明显。②尿白细胞检查主要用于泌尿系统及邻近组织器官感染或炎症疾病的诊断。主要见于肾盂肾炎、膀胱炎、肾移植后排斥反应（尿中可出现大量淋巴细胞及单核细胞）和药物性急性间质性肾炎等，女性还见于阴道炎、宫颈炎和附件炎等。③尿上皮细胞来源：主要来自肾小管、肾盂、肾盏、输尿管、膀胱和尿道等。根据形态可分为肾小管上皮细胞、移形上皮细胞（具体分为大圆上皮细胞、尾形上皮细胞和小圆上皮细胞）和鳞状上皮细胞。肾小管上皮细胞见于急性肾小管肾炎、慢性肾小球肾炎、肾小管间质性炎症、肾病综合征、肾移植术后1周或发生排斥反应等。移行上皮细胞增多提示有相应部位的炎症或坏死性疾病如膀胱炎、肾盂肾炎等。鳞状上皮细胞增多常见于尿道炎，女性患者应排除阴道分泌物的污染。④尿中出现吞噬细胞提示泌尿道急性炎症，可见于急性肾盂肾炎、膀胱炎、尿道炎等。

（2）结晶：尿液中结晶分为生理性结晶和病理性结晶。①生理性结晶多来自食物及机体的正常代谢，一般无临床意义。常见的生理性结晶包括草酸钙结晶、尿酸结晶、非晶形颗粒状沉淀物、磷酸盐结晶和尿酸铵结晶。②病理性结晶除与各种疾病因素相关外，还与某些药物在体内代谢异常有关，包括胆红素结晶、胆固醇结晶、含铁血黄素结晶、胱氨酸结晶、亮氨酸与酪氨酸结晶和药物结晶等。

（3）管型：正常尿液中无管型。疾病状态下，尿沉渣中常见的管型有透明管型、细胞管型（包括红细胞管型、白细胞管型和上皮细胞管型）、颗粒管型、蜡样管型、脂肪管型、宽大管型、细菌管型和真菌管型、结晶管型、血红蛋白管型、血小板管型、肌红蛋白管型、胆红素管型。①红细胞管型：提示肾小球疾病和肾单位内有出血，如急性肾小球肾炎、慢性肾炎急性发作，也可见于狼疮性肾炎、亚急性心内膜炎、IgA肾病等。②白细胞管型：主要见于急性肾盂肾炎、肾脓肿、间质性肾炎、急性肾小球肾炎、非感染性炎症的肾病综合征、红斑狼疮肾炎、肾移植排斥反应（可见淋巴细胞管型）等。③肾上皮细胞管型：常见于肾小管病变，如急性肾小管坏死、急性肾小球肾炎、重金属（如镉、汞、铋等）及其他化学物质、药物中毒等。肾移植患者在移植术后3天内，尿液中出现肾小管上皮细胞管型为排斥反应的可靠指标之一。④颗粒管型：提示肾脏有实质性病变，可见于脱水、发热，尤其多见于急性或慢性肾小球肾炎、肾盂肾炎、病毒性疾病、肾小管硬化症、慢性铅中毒、肾移植术后急性排斥反应、药物中毒等。⑤蜡样管型：提示肾小管有严重病变，预后差。可见于慢性肾小球肾炎晚期、长期无尿和少尿、尿毒症肾病综合征、肾移植术后慢性排斥反应等。⑥脂肪管型：提示肾小管损伤、肾小管上皮细胞脂肪变性。可见于亚急性肾小球肾炎、慢性肾小球肾炎、中毒性肾病等，尤多见于肾病综合征。⑦宽大管型：又称肾衰竭管型，见于重症肾病急性肾衰竭患者多尿早期、慢性肾炎晚期尿毒症。⑧细菌或真菌管型：表明肾脏有病原体感染。⑨结晶管型：临床意义类似相应的结晶尿，多见于代谢性疾病、中毒或药物所致的肾小管内结晶沉积伴急性肾衰竭、肾病综合征。⑩血红蛋白管型：临床意义同红细胞管型。⑪血小板管型：主要见于弥散性血管内凝血。⑫肌红蛋白管型：见于急性肌肉损伤引起的肌红蛋白尿症和急性肾衰竭等。⑬胆红素管型：见于严重阻塞性黄疸患者，尿胆红素试验常呈强阳性反应，可伴亮氨酸和酪氨酸结晶。

三、尿液有形成分分析

（一）实验原理

尿液有形成分通过尿液有形成分分析仪进行分析，其原理是：用红色半导体激光束照射经过核酸荧光染色后在鞘流贯流分析池中形成的鞘流标本，并通过对从各粒子产生的前向散射光、侧向散射光和侧向荧光信号转换成的光电信号进行分析，从而对各个粒子进行识别。全自动尿液有形成分分析仪使用流式细胞计数法技术来获得尿液中细胞前向散射光及侧向荧光的强度参数。在对细胞中的特定物质进行荧光染色并调节到悬浮状后，使用鞘液包围此物质然后通过喷嘴以单柱形式喷出。此时尿液中每个细胞都将暴露在高度密集的激光束照射之下。单个细胞会按不同角度发出荧光和散射光。系统对这些电信号进行分析，为尿液中各个细胞按照荧光强度生成一维直方图，并按照荧光强度和散射光强度生成二维散点图，以便对尿液中的各个细胞进行识别，从激光源向前至侧面发出的散射光称为散射光。从前向散射光的发光度即可获知细胞的大小和表面状态等。由于荧光标记抗体的性质和荧光色素的作用，从染色细胞发出的荧光能够反映量化的细胞表面和胞质内的性状，以及细胞核的性质（核糖核酸和脱氧核糖核酸的数量）。尿液有形成分分析仪可分析尿样中的5种有机成分，如红细胞、白细胞、上皮细胞、管型和细菌，并可进行定量。

（二）方法学——流式细胞术检测方法

1. 标本处理和保存　同尿液化学检查。
2. 试剂　鞘液、染色液、稀释液。
3. 仪器　全自动尿液有形成分分析仪。
4. 标准操作规程

（1）仪器开机：仪器开机后进行自检，当部件初始化完成、温度稳定、自动清洗及本底检查合格后，仪器进入就绪状态。

（2）试剂准备：检查仪器试剂是否符合上机条件。

（3）室内质控：质控品从冰箱取出放置15～20分钟平衡到室温再自动上机检测。检查质控合格后方可进行标本检测，如不合格需按实验室失控SOP处理。直到质控合格后方可进行标本检测。

（4）标本准备：不离心新鲜尿液。

（5）标本上机检测：标本分析可分为手动模式和自动进样模式，当仪器处于就绪状态时选择相应模式进行标本检测。

（6）报告结果确认：仪器检测结果传输到实验室信息系统后，由初审者对结果进行分析，当触发复检规则时需按SOP进行复检，对复检结果确认无误后方可审核。如遇标本与患者病情不符时需与临床沟通，必要时需重新留取标本复查。

（7）报告审核：报告单发放前需复审者对结果再次审核无误后，方可发放报告。

（三）结果解读

1. 参考区间　实验室可采用行业标准，分析厂家或其他实验室提供的参考区间，以《临床基础检验质量管理与标准操作程序》（人民军医出版社，2011）参考区间为例，见表2-1-2。

表2-1-2　全自动尿液有形成分分析仪的尿液有形成分检测的参考区间

项目	男性	女性
白细胞	0～7.1cells/μl	0～13.4cells/μl
红细胞	0.2～13.8cells/μl	0.8～27.4cells/μl
上皮细胞	0～3.9cells/μl	0.2～15.6cells/μl
管型	0～1.13cells/μl	0～1.13cells/μl
细菌	0～32.8cells/μl	0～300cells/μl
结晶	0～0.3cells/μl	0～0.3cells/μl
类酵母菌	0～10cells/μl	0～10cells/μl
小圆细胞	0～3cells/μl	0～3cells/μl
病理管型	0～0.25cells/μl	0～0.25cells/μl
黏液丝	0～0.25cells/μl	0～0.25cells/μl
电导率	3.9～29.9mS/cm	3.9～29.9mS/cm

2．临床意义

（1）白细胞：泌尿系统炎症时均可见到尿中白细胞增多，尤其在细菌感染时为甚，如急/慢性肾盂肾炎、膀胱炎、尿道炎、前列腺炎、肾结核、肾移植术后排斥反应等；女性阴道炎、宫颈炎或附件炎时可因分泌物进入尿中，而见白细胞增多，常伴大量扁平上皮细胞。参见尿液人工镜检部分相关内容。

（2）红细胞：正常人特别是青少年在剧烈运动、急行军、冷水浴、久站或重体力劳动后可出现暂时性镜下血尿，这种一过性血尿属于生理性变化。女性患者还应注意月经污染问题。泌尿系统各部位的炎症、肿瘤、结核、结石、创伤、肾移植术后排斥、先天畸形等均可引起不同程度的血尿。全身系统疾病如特发性血小板减少性紫癜、血友病、弥散性血管内凝血、再生障碍性贫血和白血病合并有血小板减少可发生血尿。某些免疫性疾病如系统性红斑狼疮也可发生血尿。泌尿系统邻近器官的疾病，如前列腺炎、精囊炎、盆腔炎等患者尿中也偶见红细胞。参见尿液人工镜检部分相关内容。

（3）上皮细胞：正常女性的尿液中可出现少量上皮细胞，上皮细胞大量出现提示泌尿系统炎症。参见尿液人工镜检部分相关内容。

（4）管型：正常人清晨浓缩尿液可偶见透明管型，当有轻度或暂时性肾功能改变时，尿液中可有少量透明管型；尿液中管型的出现常提示存在肾实质性病变，可见于急/慢性肾小球肾炎、慢性肾衰竭等。具体参见尿液人工镜检部分相关内容。

（5）细菌：参见尿液人工镜检部分相关内容。

（6）结晶：参见尿液人工镜检部分相关内容。

（7）类酵母菌：参见尿液人工镜检部分相关内容。

（8）小圆细胞：参见尿液人工镜检部分相关内容。

（9）病理管型：参见尿液人工镜检部分相关内容。

（10）黏液丝：妇科疾病引起的阴道炎导致尿道刺激症状，使黏液丝大量增加，黏液丝可对尿液中管型的检测产生干扰。

（11）电导率：表达电流通过导体难易程度的指标。尿液电导率与摩尔渗透压浓度之间有较高的相关性（$\gamma = 0.928$），是反映肾脏功能和尿液浓缩功能好坏的重要指标。

四、尿含铁血黄素试验

（一）实验原理

含铁血黄素是不稳定的铁蛋白聚合体，为含铁质的棕色色素，当尿中存在含铁血黄素时，其中的铁离子（Fe^{3+}）与亚铁氰化物相互作用，在酸性环境中，产生蓝色的亚铁氰化铁沉淀，称为普鲁士蓝反应。

（二）方法学

1. 标本处理和保存　同尿液化学检查。
2. 试剂
（1）20g/L亚铁氰化钾水溶液：取亚铁氰化钾0.2g，溶于10ml蒸馏水中，加热助溶。每次使用前需新鲜配制。
（2）3%盐酸。
3. 标准操作规程
（1）取混匀的新鲜尿液5ml，以2000r/min离心5分钟，弃去上清液。
（2）在沉渣中加入新鲜配制的20g/L亚铁氰化钾溶液1ml，3%盐酸液1ml，充分混匀，室温静置10分钟。
（3）再次2000r/min离心5分钟，取沉淀物涂片，加盖玻片后在显微镜高倍镜下观察，必要时转到油镜下观察。
（4）如见有分散或成堆蓝色折光颗粒（直径1～3μm）即为阳性，如在细胞内则更为可信。

（三）结果解读

1. 参考区间　阴性。
2. 临床意义　含铁血黄素为含有铁质的棕色色素颗粒，是一种不稳定的铁蛋白聚合体，当尿液中存在含铁血黄素时则为含铁血黄素尿。当发生血管内溶血时，大部分血红蛋白自尿中排出，另有部分被肾小管上皮细胞重吸收，并在细胞内分解成含铁血黄素，而后细胞脱落随尿液排出；当尿液中细胞分解时含铁血黄素也可被释放到尿液中。阳性表示肾实质有铁沉积，可见于慢性血管内溶血、阵发性睡眠性血红蛋白尿、行军性肌红蛋白尿、自身免疫性溶血性贫血、恶性贫血、严重肌肉疾病等。

（宿　扬　王晓雪）

第二节｜浆膜腔积液常规检查

浆膜腔积液指在疾病情况下，胸腔、腹腔或心包腔（总称为浆膜腔）内积聚过多液体。

一、浆膜腔积液理学检查

（一）实验原理

因漏出液与渗出液产生机制不同，其理学性质如颜色、透明度、凝固性等也有所不同，可通过肉眼和感官方法进行区别。

（二）方法学

1. 标本处理和保存
（1）浆膜腔积液的采集由临床相关科室医生穿刺获得，放置引流的患者直接从引流管内接取，留取中段液体置于无菌容器内。

（2）标本留存量：常规检测及细胞学检查留取2ml，厌氧菌培养留取1ml，化学分析留取2ml，检查抗酸杆菌则需留取10ml。

（3）为防止积液凝固，进行细胞涂片检查时应加入100g/L EDTA钠盐或钾盐进行抗凝处理，每0.1ml抗凝剂可抗凝6ml浆膜腔积液；生化检查及pH测定采用肝素抗凝处理；除留取上述标本，还需另留1管不添加抗凝剂，观察有无凝块。

（4）为防止细胞变性、出现凝块或细菌破坏自溶等，由穿刺取得的标本需及时送检。若无法及时送检，可加入10%酒精置于2～4℃保存，保存时间不宜超过2小时。

（5）检验后标本和容器均需消毒处理。

2．试剂 pH试纸或pH计。

3．仪器 比重计、折射仪、双目电光显微镜。

4．标准操作规程

（1）标本编号。

（2）颜色：肉眼观察浆膜腔积液颜色并直接记录。

（3）透明度：观察透明度时可轻摇标本，肉眼观察浆膜腔积液透明度的变化。

（4）凝固性：倾斜浆膜腔积液试管，肉眼观察有无凝块形成。

（5）比重：测比重前，标本应充分混匀，其测量方法与尿比重相同。

（6）酸碱度测定：采用pH试纸或pH计测量浆膜腔积液的酸碱度。

（三）结果解读

1．参考区间

（1）量：正常浆膜腔内均有少量的液体。

（2）颜色：正常浆膜腔液为淡黄色。

（3）透明度：正常浆膜腔液清晰透明。

（4）凝块：正常浆膜腔液无凝块。

（5）比重：漏出液比重常小于1.015，而渗出液比重常大于1.018。

（6）酸碱度：通常漏出液pH为7.40～7.55。

2．临床意义

（1）量：病理情况下液体量增多，且与病变部位和病情严重程度有关，可达数毫升至上千毫升。

（2）颜色：通常漏出液呈亮、淡黄色。红色见于恶性肿瘤、结核病急性期等，黄色见于各种原因引起的黄疸，绿色见于铜绿假单胞菌感染，乳白色见于化脓性感染、胸导管或淋巴管阻塞性疾病，黑色见于曲霉感染，棕色或咖啡色见于恶性肿瘤、内脏损伤、出血性疾病、穿刺损伤和阿米巴脓肿破溃入浆膜腔等，草绿色多见于尿毒症引起的心包积液。

（3）透明度：透明度与积液所含细胞、细菌及蛋白质的量有关。渗出液因含细菌、细胞、蛋白质呈不同程度的混浊；漏出液因含细胞、蛋白质少，无细菌而清晰透明。

（4）凝块：渗出液含有纤维蛋白原等凝血因子易自行凝固或有凝块产生；漏出液不易凝固。

（5）比重：渗出液因含蛋白质、细胞较多，比重常大于1.018；漏出液因含溶质少，比重常小于1.015。

（6）酸碱度：漏出液pH一般为7.40～7.55。降低见于感染性浆膜炎及风湿性疾病等继发性浆膜炎。①胸膜腔积液：pH＜7.4提示炎性积液；如pH＜7.3且伴有葡萄糖含量降低，提示类风湿积液、恶性积液或有并发症的炎性积液等；如pH＜6.0，多因胃液进入胸膜腔使pH降低所致，见于食管破裂或严重脓胸。②腹膜腔积液：腹膜腔积液并发感染时，细菌代谢产生酸性物质增多，使pH降低。pH＜7.3见于自发性细菌性腹膜炎。③心包膜腔积液：pH明显降低可见于风湿性、结核性、化脓性、恶性、尿毒症性等心包炎，其中恶性、结核性积液pH降低程度较明显。

二、黏蛋白定性试验

（一）实验原理

黏蛋白定性试验又称李凡他（Rivalta）试验。黏蛋白是一种酸性糖蛋白，浆膜间皮细胞受炎症刺激时分泌增加，其等电点为pH 3～5，在稀乙酸溶液（pH 3～5）中产生白色雾状沉淀蛋白质。

（二）方法学

1. 标本处理和保存　参见浆膜腔积液理学检查。
2. 试剂　蒸馏水100ml、冰乙酸0.1ml。
3. 标准操作规程

（1）于100ml量筒中加蒸馏水100ml，其中滴入冰乙酸0.1ml，充分混匀并静止数分钟，将积液靠近量筒液面逐滴轻轻滴入，在黑色背景下观察白色雾状沉淀的发生及其下降速率等。

（2）结果判定：在滴下穿刺液后，如见浓厚白色云雾状沉淀快速下降，而且形成较长的沉淀物，即试验阳性；如产生白色浑浊不明显，下沉缓慢，并较快消失者则为阴性反应。

阴性：清晰不显雾状。

可疑：（±）渐呈白雾状。

阳性：（＋）呈白雾状；（＋＋）呈白薄云状；（＋＋＋）呈白浓云状。

（三）结果解读

1. 参考区间　非炎性积液为阴性；炎性积液为阳性。
2. 临床意义　主要用于漏出液和渗出液的鉴别，漏出液为阴性，渗出液为阳性。①胸膜腔积液：蛋白质对鉴别积液的性质有一定误诊率，需要结合其他指标综合判断，如胸膜腔积液与血清蛋白质浓度比值＞0.5，多为渗出液。②心包积液：蛋白质对鉴别积液的性质意义不大。

三、浆膜腔积液有形成分分析

（一）实验原理

根据浆膜腔积液中的各种细胞形态特点，通过计算一定体积的浆膜腔液体内细胞数或将标本染色分类计数，计算出浆膜腔积液中各种细胞的数量或百分比。因穿刺损伤引起的血性浆膜腔积液，白细胞计数结果必须进行校正。校正公式：WBC（校正）＝WBC（未校正）－RBC（浆膜腔积液）×WBC（血液）/RBC（血液）

（二）方法学

1. 标本处理和保存　见浆膜腔积液理学检查。
2. 试剂及仪器

（1）试管、吸管、玻棒、改良纽鲍尔（Neubauer）计数板、盖玻片和显微镜。

（2）冰醋酸、白细胞稀释液、瑞特染液或瑞特－吉姆萨染液。

3. 标准操作规程

（1）细胞总数及有核细胞计数方法与脑脊液相同，如细胞数较多应用稀释法进行检查。

（2）细胞形态学检查及分类：①直接分类法。高倍镜下根据有核细胞的细胞核有无分叶分别计数单个核细胞和多个核细胞，计数100个有核细胞，以比例或百分比表示。②染色分类法。穿刺液应在抽出后立即离心，用沉淀物涂片3～5张，也可用细胞玻片离心沉淀收集细胞，以瑞特或瑞特－吉姆萨染色法进行分类。必要时，制备稍厚涂片，湿固定30分钟，用苏木精－伊红或巴氏染色查找癌细胞。恶性肿瘤性积液主要为腺癌，其次为鳞癌、间皮瘤等。漏出液中细胞较少，以淋巴细胞和间皮细胞为主；渗出液中细胞种类较多。③其他有形成分，包括结晶、染色体检查。④病原微生物检查，包括细菌、真菌、寄生虫及虫卵。

（三）结果解读

1. 参考区间与临床意义

（1）正常浆膜腔积液中无红细胞。少量红细胞多见于穿刺损伤，对渗出液和漏出液的鉴别意义不大；大量红细胞提示为出血性渗出液，主要见于恶性肿瘤（最常见）、穿刺损伤及肺栓塞等。

（2）通常漏出液WBC＜100×10^6/L，渗出液WBC＞500×10^6/L。

（3）中性粒细胞增多（＞50%）：常见于急性炎症，如类肺炎性胸腔积液、化脓性积液、早期结核性积液、肺梗死、膈下脓肿。

（4）淋巴细胞增多（＞50%）：常见于漏出液、结核、肿瘤、病毒、冠状动脉分流术、淋巴增生性疾病和乳糜性积液、结缔组织疾病等。

（5）浆细胞：多见于充血性心力衰竭、反应性浆细胞增多、恶性肿瘤或多发性骨髓瘤浸润浆膜所致积液。

（6）嗜酸性粒细胞增多（＞10%）：胸腔积液常见于气胸、肺栓塞、外伤性血胸、真菌或寄生虫感染、间皮瘤、过敏综合征、变应性肉芽肿性血管炎；腹水见于腹膜透析、血管炎、淋巴瘤、充血性心力衰竭等。

（7）间皮细胞：主要见于漏出液，提示浆膜受刺激或损伤。

（8）源自实体肿瘤的肿瘤细胞：常见于转移性肿瘤。

（9）原始细胞：常见于造血系统恶性肿瘤。

（10）里－施细胞（Reed-Sternberg cell，RS cell）：见于淋巴瘤。

（11）巨核细胞：见于骨髓增生性疾病。

（12）胆固醇结晶：见于陈旧性胸腔积液和胆固醇胸膜炎积液。

（13）乳糜性积液：离心后沉淀物中可查有无微丝蚴；包虫性胸腔积液可查有无棘球蚴头节和小钩；阿米巴性积液可查有无阿米巴滋养体。

（14）含铁血黄素颗粒：见于浆膜腔出血。

2. 注意事项

（1）计数前，标本必须混匀。

（2）因穿刺损伤血管，可引起血性浆膜腔积液，白细胞计数结果必须校正，以排除因出血刺激引起的白细胞大量增多。

（3）涂片染色分类计数时，离心速度不宜太快，否则影响细胞形态，涂片固定时间过长和高温固定均会导致细胞皱缩。

（宿　扬）

第三节 ｜ 脑脊液常规检查

脑脊液常规检查主要是脑脊液细胞学检查。正常人脑脊液中可见少量淋巴细胞和单核细胞，偶见异常中性粒细胞。脑脊液常规检查对脑膜白血病/淋巴瘤的诊断具有重要意义。

一、实验原理

脑脊液形态学分类主要通过细胞玻片法或自然沉淀法收集细胞，经迈格吉（May-Grunwald Giemsa，MGG）方法染色后在显微镜下观察。MGG是评估细胞学特征的标准染色剂，由曙红亚甲基蓝Ⅱ、甲醇和吉姆萨染料组成，胞质颜色可呈红色、蓝色和紫色，胞核颜色常比胞质深。也可通过细胞计数池（不染色）和全自动血液分析仪进行细胞分类。

二、方法学

1. 标本的处理和保存　送检标本1小时内处理。处理后的标本可置2～8℃冰箱短暂保存。
2. 试剂
（1）显微镜法（染色）：MGG染液。
（2）显微镜法（不染色）：无。
（3）血细胞分析仪法：全血稀释液、WDF溶血剂、WDF染液、清洗液。
3. 仪器
（1）显微镜法（染色）：显微镜。
（2）显微镜法（不染色）：显微镜。
（3）血细胞分析仪：全自动血细胞分析仪。
4. 标准操作流程
（1）显微镜法（染色）：①自然干燥的细胞涂片水平置于染色架上，细胞涂片预先用甲醇固定，效果更佳。②将Ⅰ液（用缓冲液或蒸馏水5～10倍稀释）滴盖于涂片上，静置10～30分钟。③弃去涂片上的Ⅰ液，用自来水漂洗干净。④立即滴盖Ⅱ液（用缓冲液或蒸馏水5～10倍稀释）于涂片上，染色10～30分钟。⑤弃去涂片上的Ⅱ液，用自来水漂洗干净。⑥趁湿加盖玻片或待晾干后镜检。
（2）显微镜法（不染色）：光镜下直接观察细胞形态，鉴别正常细胞或异常细胞。
（3）血细胞分析仪：参照全自动血液分析仪的标准操作规程。

三、结果解读

1. 参考区间　正常人脑脊液中可见淋巴细胞和单核细胞，偶见异常中性粒细胞。
2. 临床意义
（1）急性和慢性炎症性疾病：中枢神经系统感染一般分为3个阶段。①急性期：以中性粒细胞为主。②亚急性再生期：淋巴细胞聚集并被激活。③慢性期：单核细胞变得更加丰富并分化为消化细胞碎片的巨噬细胞。因此，从出现症状到腰椎穿刺的时间间隔不同，脑脊液细胞组成不同。反应性淋巴细胞增多是病毒性脑膜炎的标志。
（2）肿瘤性脑膜炎：在显微镜下，肿瘤细胞通常表现为具有不规则形状、深染细胞核的大细胞，具有明显的核仁和深色的嗜碱性细胞质，密集排列且相对单一的淋巴样细胞提示为淋巴瘤。
（3）蛛网膜下腔和/或颅内出血：急性蛛网膜下腔出血时，最早可在30分钟后从腰椎穿刺标本中检测到血细胞，在症状发作后可检测巨噬细胞，其胞质呈空泡状，内含红细胞碎片和/或血红蛋白降解产生的淡蓝色含铁血黄素。
（4）中枢神经系统白血病（central nervous system leukemia，CNSL）中，成人急性淋巴细胞白血病中枢神经系统受累程度可根据脑脊液中原淋巴细胞数目分为3组：CNS1，脑脊液中无原淋巴细胞；CNS2，脑脊液WBC＜5cells/μl，可见原淋巴细胞；CNS3，脑脊液WBC≥5cells/μl，可见原淋巴细胞。原发中枢神经系统淋巴瘤（primary central nervous system lymphoma，PCNSL）中，可见非霍奇金淋巴瘤细胞。

3．注意事项

（1）脑脊液细胞学的最佳检测时间是采集后1小时内，因为2小时后细胞会快速裂解，即使保存在4℃也不可避免。

（2）多管连续收集有助于区分是与手术本身相关的创伤性血液污染还是真正的蛛网膜下腔出血。

（3）化脓性脑膜炎或严重血液污染的标本在离心前应稀释，以保证分散的细胞均匀分布。否则密集的细胞簇无法进行清晰的形态学评估。

（4）活化的淋巴细胞和成熟浆细胞之间的区分有时可能很困难。这两种细胞都可能存在于病毒感染或自身免疫性疾病中。

（黄伦辉　马艳萍）

参 考 文 献

［1］张时民，陈静．检验与临床诊断［M］．北京：人民军医出版社，2009．

［2］中华人民共和国卫生部医政司．全国临床检验操作规程［M］．南京：东南大学出版社，2010．

［3］刘馨，关有良，刘洪新．医学检验的临床分析［M］．北京：人民军医出版社，2011．

［4］石玉玲．实用医学实验室信息管理系统［M］．北京：人民军医出版社，2011．

［5］张秀明，杨志钊，杨有业．临床基础检验质量管理与标准操作程序［M］．北京：人民军医出版社，2011．

［6］葛君琍，李宝．影响尿液常规干化学分析结果的因素及改进措施［J］．中国卫生检验杂志，2011，21（1）：240-241．

［7］崔巍，王青．临床血液和体液检验标准化操作程序［M］．上海：上海科学技术出版社，2020．

［8］中华医学会检验医学分会血液学与体液学学组．尿液检验有形成分名称与结果报告专家共识［J］．中华检验医学杂志，2021，44（7）：574-586．

［9］许文荣．临床基础检验学技术［M］．北京：人民卫生出版社，2021．

［10］全国卫生专业技术资格考试用书编写专家委员会．临床医学检验技术（中级）［M］．北京：人民卫生出版社，2022．

第三章
血液生物化学检查

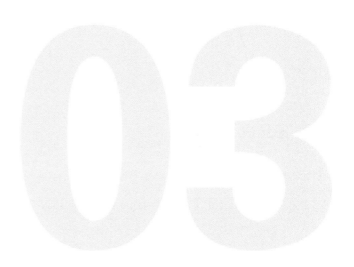

血液生物化学分析是临床实验室常用的一类检测项目。当前，全自动生化免疫分析系统越来越受到业界的欢迎，一方面，它可节约人力、物力；另一方面，可减少人为操作误差，提高实验室检测效率。

全自动生化分析仪涵盖分析前的标本预处理、分析中的标本测试、分析后的标本存放和查找，以及信息系统结果处理的整个分析流程，形成全检验过程的自动化，可同步实现肝肾功能、心肌酶、血脂、特殊蛋白、部分铁代谢指标、电解质等多种指标检测。其标准操作规程可归纳为：根据实时掌握的仪器状况分配标本，定位追踪所有标本，自动复检或追加测试，自动审核，红外线检测血清量和石墨传导吸样头实现智能分杯，自定义实现出样单元分选标本。它还支持9个预设韦斯塔格（Westgard）质控规则，基于单个或多个水平的质控监测和用户定义的质控范围的结果偏倚，以利维-詹宁斯（Levey-Jennings）质控图直观展示质控数据。

第一节 | 标本采集、处理和保存

1. 标本采集　用黄色帽采血管采集空腹静脉血，血标本应该在2小时内送到实验室。注：标本类型也可为胸腔积液、腹水或脑脊液。

2. 标本处理　$1500 \times g$ 离心10分钟后留取血清，也可离心后直接用分离胶管中的血清进行后续检测。

3. 未检标本保存　分离后的血清在室温放置不可超过8小时。如果不能在8小时内完成检测分析，应离心后将血清保存于 $2 \sim 8℃$；如果不能在48小时内完成检测分析，或分离的标本需储存48小时以上，应将血清冻存于 $-20 \sim -15℃$。冷冻的标本只可解冻1次，反复冻融标本可使分析物变质。应避免使用溶血和脂血标本。由于在一天当中，铁代谢指标浮动较大，应在早晨空腹采血后尽快进行铁代谢相关指标检测。

4. 已检标本保存　已检标本存放在 $2 \sim 8℃$ 冰箱保存2天。

（李　勇）

第二节 | 肝功能检查

一、总蛋白

（一）实验原理

2个尿素（脲）分子缩合后生成的双缩脲（$H_2N-OC-NH-CO-NH_2$），在碱性溶液中可与 Cu^{2+} 络合生成紫红色络合物，称为双缩脲反应。所有蛋白质中都含有肽键，含有2个以上肽键（—NH—CO—）的肽、蛋白质分子中的肽键在碱性溶液中亦可与 Cu^{2+} 发生类似双缩脲反应，生成紫红色络合物。紫红色络合物在540nm的吸光度与肽键数量成正比，据此可计算总蛋白（TP）含量。能够产生双缩脲反应的试剂称为双缩脲试剂。反应式为：蛋白质＋$Cu^{2+} \xrightarrow{OH^-}$ 紫红色络合物。

（二）方法学——双缩脲法

1. 试剂　总蛋白测定试剂盒。
2. 仪器　全自动生化分析仪、离心机。
3. 标准操作规程　参照全自动生化分析仪的标准操作规程。

（三）结果解读

1. 参考区间　实验室可采用行业标准，分析厂家或其他实验室提供的参考区间。以贝克曼试剂盒提供的参考区间为例：成人66～83g/L；儿童57～80g/L。

2. 临床意义

（1）血清总蛋白浓度升高：①血浆中水分丢失而浓缩，总蛋白浓度相对升高。呕吐、腹泻、高热大汗等急性失水时，TP可高达100～150g/L；使用脱水、利尿药，以及休克、慢性肾上腺皮质功能减退患者，亦可出现血浆浓缩。②血清蛋白质合成增多。多见于多发性骨髓瘤、瓦尔登斯特伦巨球蛋白血症患者，这种情况多是球蛋白增多，总蛋白可大于100g/L。

（2）血清总蛋白浓度降低：①血浆中水分增多，血浆被稀释。如各种原因所致水潴留，总蛋白浓度相对降低。②营养不良和消耗增加。长期低蛋白饮食，或慢性肠道疾病所引起的吸收不良，体内蛋白质合成原料缺乏；甲状腺功能亢进、长期发热和恶性肿瘤等均可造成血浆蛋白大量消耗。③合成障碍。严重肝功能损伤致蛋白质合成减少，以白蛋白水平下降最显著。④血浆蛋白大量丢失。肾病综合征时大量蛋白（主要是白蛋白）从尿中丢失；严重烧伤时大量血浆渗出；大出血、溃疡性结肠炎等均可使蛋白丢失。

（3）渗出液中含较多浆膜黏蛋白，李凡他试验呈阳性，而漏出液的李凡他试验为阴性，但如漏出液经长期吸收蛋白浓缩后，也可呈阳性反应。有学者主张用高血清腹水白蛋白梯度（serum ascites albumin gradient，SAAG，血清白蛋白浓度减去腹水白蛋白浓度）来鉴别漏出液与渗出液，漏出液为高SAAG（≥11g/L），渗出液为低SAAG（＜11g/L）。SAAG≥11g/L常会出现门脉高压，梯度越大门脉压越高；SAAG＜11g/L，一般不会出现门脉高压。

（4）感染性疾病（化脓性、结核性等）胸腔积液、腹水时，TP多大于40g/L；肝静脉血栓形成综合征时，TP为40～60g/L；淤血性心功能不全、肾病综合征患者的胸腔积液、腹水中TP浓度最低，为1～10g/L；肝硬化腹水时，TP多为5～20g/L。

3. 注意事项　本法灵敏度较低。以血浆为标本时，因血浆中含有大量的纤维蛋白原，不宜用血清的参考区间。当血清标本存在脂浊（或静脉输注右旋糖酐时测定管混浊）、溶血、严重黄疸时，对本法有干扰。检测此类血清标本，应设血清0.1ml加双缩脲空白试剂5ml的标本空白管，用双缩脲空白试剂调零，检测标本空白管吸光度。以测定管吸光度减去标本空白管吸光度后的净吸光度，作为计算总蛋白浓度的测定管吸光度。若标本空白管吸光度过高，会影响测定的准确度。

二、白蛋白

（一）实验原理

人白蛋白（Alb）的等电点（pI）为4～5.8，在pH4.2的缓冲液中带正电荷，在非离子型表面活性剂存在时，可与阴离子染料溴甲酚绿快速结合，生成在628nm处有吸收峰的绿色复合物，复合物的吸光度与Alb含量成正比关系，据此可计算标本中Alb含量。反应式如下：

$$白蛋白＋溴甲酚绿 \xrightarrow{pH4.2} 绿色复合物$$

（二）方法学——溴甲酚绿法

1. 试剂　白蛋白测定试剂盒。
2. 仪器　全自动生化分析仪。
3. 标准操作规程　参照全自动生化分析仪的标准操作规程。

（三）结果解读

1. 参考区间　实验室可采用行业标准，分析厂家或其他实验室提供的参考区间。以贝克曼试剂盒提供的参考区间为例：35 ～ 52g/L。
2. 临床意义　人血清Alb异常的临床意义，应结合血清TP、球蛋白（Glb）和A/G值进行分析。①急性Alb浓度降低伴TP浓度降低但A/G正常，见于大出血、严重烫伤时血浆大量丢失或短期内大量补液。②慢性Alb浓度降低伴TP浓度降低但A/G正常，见于长期营养不良蛋白质合成不足。③慢性Alb浓度降低但TP正常或略微减少，而Glb浓度升高、A/G降低甚至倒置，提示肝纤维化导致肝实质细胞Alb生成受损、肝间质细胞球蛋白表达上调。④慢性Alb及TP浓度降低，Glb正常而A/G降低，提示为血浆Alb大量丢失所致，如肾病综合征等致Alb从尿中丢失。另外，妊娠晚期，由于对Alb需求增加，又伴有血容量增加，亦可见上述改变，但分娩后可迅速恢复正常。⑤由于Alb为维持血浆胶体渗透压的主要成分，当Alb＜20g/L时，常发生水肿。⑥Alb伴TP浓度升高但A/G正常，见于脱水等导致的血浆浓缩。尚未发现单纯导致Alb浓度升高的疾病。⑦Glb浓度降低主要是合成减少。长期大剂量使用肾上腺皮质激素或其他免疫抑制剂，会导致球蛋白合成减少。低γ-Glb血症或无γ-Glb血症患者，血清中γ-Glb极度低下或缺如，先天性患者仅见于男性婴儿，而后天获得性患者男女均可发生。正常婴儿出生至3岁，肝脏与免疫系统尚未发育完善，可出现生理性Glb浓度降低。⑧单纯性Glb浓度升高多以γ-Glb为主，见于感染性疾病、自身免疫性疾病及多发性骨髓瘤，后者γ-Glb在电泳时形成M蛋白区带。
3. 注意事项　在罕见的病例（丙种球蛋白病，特别是单克隆IgM，如瓦尔登斯特伦巨球蛋白血症）中，可能产生不可靠结果。

三、谷丙转氨酶

（一）实验原理

血清谷丙转氨酶（GPT）催化L-丙氨酸与α-酮戊二酸的氨基转移反应，生成丙酮酸和L-谷氨酸，丙酮酸在乳酸脱氢酶（LDH）作用下氧化还原型烟酰胺腺嘌呤二核苷酸（NADH）为氧化型烟酰胺腺嘌呤二核苷酸（NAD$^+$）。NADH在340nm波长处有较强光吸收，而NAD$^+$无吸收。在底物过量的情况下，丙酮酸的生成速率与血清GPT浓度成正比，NADH下降速率与丙酮酸的生成速率成正比，因此，可通过监测NADH下降速率测定血清GPT活性浓度。反应式如下：

$$L-丙氨酸 + \alpha-酮戊二酸 \xrightarrow{GPT} 丙酮酸 + L-谷氨酸$$

$$丙酮酸 + NADH + H^+ \xrightarrow{LDH} L-乳酸 + NAD^+$$

（二）方法学——连续监测法

1. 试剂　谷丙转氨酶测定试剂盒。
2. 仪器　全自动生化分析仪。

3. 标准操作规程 参照全自动生化分析仪的标准操作规程。

（三）结果解读

1. 参考区间 实验室可采用行业标准，分析厂家或其他实验室提供的参考区间。以贝克曼试剂盒提供的参考区间为例：男性 0 ～ 50U/L；女性 0 ～ 35U/L。

2. 临床意义 血清 GPT 检测主要用于肝脏疾病的辅助诊断。GPT 是反映肝损伤的灵敏指标，急性传染性肝炎及药物或酒精中毒等急性肝损伤时，血清 GPT 水平可在临床症状（如黄疸）出现之前急剧升高，并与病情轻重和恢复情况相平行；多种肝脏疾病如慢性肝炎、肝硬化、脂肪肝、肝癌、肝淤血等，血清 GPT 水平也可升高。另外，胆石症、胆囊炎、胰腺炎及服用某些药物（如氯丙嗪、异烟肼、奎宁、水杨酸制剂）时也可见血清 GPT 水平升高。

3. 注意事项 样品 GPT 浓度过去常用由 NADH 的摩尔吸光系数推导的校准因子计算，但各种常规方法很难完全重复国际临床化学和实验室医学联盟（International Federation of Clinical Chemistry and laboratory medicine，IFCC）推荐方法的试剂组成和反应条件，由此会造成测定结果的差异。目前认为，GPT 测定需用定值可溯源至 IFCC 参考方法的定值标准品校准。

四、谷草转氨酶

（一）实验原理

血清谷草转氨酶（GOT）催化 L-天门冬氨酸与 α-酮戊二酸的氨基转移反应，生成草酰乙酸和 L-谷氨酸，草酰乙酸在苹果酸脱氢酶（MDH）作用下将 NADH 氧化成 NAD^+。NADH 在 340nm 波长处有较强吸收，而 NAD^+ 无吸收。在底物过量的情况下，草酰乙酸的生成速率与血清 GOT 浓度成正比，NADH 水平下降速率与草酰乙酸的生成速率成正比，因此，可通过检测 NADH 水平下降测定血清 GOT 活性浓度。反应式如下：

$$L-天门冬氨酸 + α-酮戊二酸 \xrightarrow{GOT} 草酰乙酸 + L-谷氨酸$$

$$草酰乙酸 + NADH + H^+ \xrightarrow{MDH} L-苹果酸 + NAD^+$$

（二）方法学——速率法

1. 试剂 谷草转氨酶测定试剂盒。
2. 仪器 全自动生化分析仪。
3. 标准操作规程 参照全自动生化分析仪的标准操作规程。

（三）结果解读

1. 参考区间 实验室可采用行业标准，分析厂家或其他实验室提供的参考区间。以贝克曼试剂盒提供的参考区间为例：男性 0 ～ 50U/L；女性 0 ～ 35U/L。

2. 临床意义 血清 GOT 测定主要用于肝脏疾病的实验诊断。急性肝损伤时，血清 GOT 水平升高，但不如 GPT 水平升高明显，慢性肝炎、肝硬化、肝癌等情况时，GOT 水平升高明显，可超过 GPT。GOT/GPT 常用于急慢性肝脏疾病的鉴别诊断。心脏疾病、胆道疾病及服用某些药物时也可见血清 GOT 水平升高。GOT 心肌分布较多，过去曾用于心肌梗死的实验诊断，由于其自身的局限性及更佳的心肌标志物（如肌钙蛋白）出现，目前已基本不用于此临床目的。

3. 注意事项 磷酸吡哆醛是转氨酶的辅基，是转氨酶发挥催化活性的必要物质。IFCC 推荐方法试剂中含有磷酸吡哆醛，但目前多数常规方法试剂中不含磷酸吡哆醛。一般而言，含磷酸吡哆醛的试剂GOT测定结果偏高。健康人血清中磷酸吡哆醛含量正常，试剂中磷酸吡哆醛升高GOT活性的作用不明显；但在某些病理状态（如慢性肾病）下血清磷酸吡哆醛含量偏低，试剂中的磷酸吡哆醛可显著升高血清GOT活性。因此，选用含磷酸吡哆醛的试剂更为合理。

五、总胆红素

（一）实验原理

稳定的重氮盐3,5-对甲苯磺酸四氟硼酸重氮盐（DPD）直接与直接胆红素（DBil）发生反应，在有促进剂存在的情况下，与间接胆红素（IBil）发生反应，形成偶氮胆红素。540nm处的吸光度升高与标本中总胆红素（TBil）的浓度成正比。反应式如下：

$$胆红素 + DPD \xrightarrow{\text{咖啡因}} 重氮胆红素$$

（二）方法学——改良重氮法

1. 试剂　总胆红素测定试剂盒。
2. 仪器　全自动生化分析仪。
3. 标准操作规程　参照自动生化分析仪的标准操作规程。

（三）结果解读

1. 参考区间　实验室可采用行业标准，分析厂家或其他实验室提供的参考区间。以贝克曼试剂盒提供的参考区间为例：5.0 ～ 21.0μmol/L。

2. 临床意义　胆红素是卟啉类化合物分解代谢生成的脂溶性有毒物质，通过肝脏的摄取、结合、排泌等一系列过程解毒并代谢。正常情况下血中胆红素浓度相对恒定；当胆红素代谢发生异常时：①间接胆红素和/或直接胆红素生成增加。②肝细胞摄取间接胆红素能力降低。③肝细胞结合胆红素的能力降低。④肝细胞及肝内外胆红素分泌排泄功能障碍等，均会造成胆红素水平升高，引起黄疸。根据黄疸形成的原因，可分为溶血性黄疸、肝细胞性黄疸和胆汁淤积性黄疸。胆红素测定对黄疸的诊断和鉴别诊断、黄疸程度及分类判断（表3-2-1）、黄疸原因分析、预后评估等有重要的价值。

表3-2-1　正常及3种原因黄疸时胆红素的代谢检查

正常及3种原因黄疸	血清				尿液		粪便
	TBil/ ($\mu mol \cdot L^{-1}$)	DBil/ ($\mu mol \cdot L^{-1}$)	IBil/ ($\mu mol \cdot L^{-1}$)	DBil/TBil	尿胆红素	尿胆原/ ($\mu mol \cdot L^{-1}$)	颜色
正常	1.7 ～ 17.1	0 ～ 6.8	1.7 ～ 10.2	0.2 ～ 0.4	一或弱+	0.84 ～ 4.20	浅黄
溶血性黄疸	↑	↑	↑↑↑	< 0.2	一	↑↑↑	变深
胆汁淤积性黄疸	↑↑～↑↑↑	↑↑↑	↑	> 0.5	++	↓或一	变浅或白
肝细胞性黄疸	↑～↑↑	↑↑	↑↑	0.2 ～ 0.5	+	↑或正常	浅或正常

注：↑，轻度增加；↑↑，中度增加；↑↑↑，明显增加；（-），阴性；（+），阳性；（++），强阳性。

（1）判断有无黄疸及黄疸程度：TBil 17.1 ～ 34.2μmol/L为隐性黄疸或亚临床黄疸；TBil ＞ 34.2μmol/L为临床肉眼可见的显性黄疸，其中，TBil 34.2 ～ 171μmol/L为轻度黄疸，TBil 171 ～ 342μmol/L为中度黄疸，TBil＞342μmol/L 为重度黄疸。

（2）分析黄疸原因

1）溶血性黄疸：是由于红细胞遭到破坏后，大量的血红蛋白被单核－巨噬细胞吞噬，转变成间接胆红素。由于间接胆红素过量，肝细胞不能将间接胆红素全部结合为直接胆红素，致使血清中间接胆红素增多。溶血性黄疸通常为轻度黄疸，TBil＜85.5μmol/L，间接胆红素水平升高较肝细胞性黄疸及胆汁淤积性黄疸明显。溶血性黄疸见于遗传性溶血性贫血（地中海贫血、遗传性球形红细胞增多症等）和获得性溶血性贫血（自身免疫性溶血性贫血、新生儿溶血病、阵发性睡眠性血红蛋白尿等）。亦见于输血反应、大面积烧伤、大血肿吸收等。

2）肝细胞性黄疸：是因为肝细胞受损，对胆红素的摄取、结合以及排泻发生障碍，导致血中 IBil 水平升高；同时，肝内毛细胆管受压或堵塞，使生成的 DBil 反流入血，血中的 DBil 水平也升高。肝细胞性黄疸为轻、中度黄疸，TBil 17.1～171μmol/L，见于各种肝实质性损伤，如急、慢性肝炎，肝硬化，药物性、中毒性肝损伤等。

3）胆汁淤积性黄疸：是各种原因引起的胆汁排泄受阻，使胆小管和毛细胆管扩张、通透性增加，甚至破裂，肝内转化生成的 DBil 逆流入血而使血中胆红素水平升高。胆汁淤积性黄疸通常为中、重度黄疸，TBil 及 DBil 水平升高较前两者明显，见于肝内、外胆道阻塞性疾病和肝内胆汁淤积，如胆石症、胰头癌、胆道肿瘤、胆管炎、胆道闭锁，以及病毒性肝炎、原发性胆汁性肝硬化、肝内泥沙样结石和癌栓、华支睾吸虫病、肝细胞损害、迪宾－约翰逊（Dubin-Johnson）综合征和 Rotor 综合征等。

（3）判断黄疸类型：溶血性黄疸时 IBil 水平升高明显；胆汁淤积性黄疸时 DBil 水平明显升高；肝细胞性黄疸时 IBil 和 DBil 水平均升高。

（4）解释临床现象：δ胆红素是血清中与白蛋白牢固结合、分子量大、半衰期长（同白蛋白，为21天），不被肾小球滤过的胆红素。δ胆红素一般只见于高 DBil 血症患者。在一些肝炎恢复期的患者中，因为其血清中存在较多的δ胆红素，可出现血清 TBil 及 DBil 水平很高（高胆红素血症），但尿胆红素阴性的现象。

3 种不同类型的黄疸其 TBil、IBil 及 DBil 等有不同的表现。根据 TBil 水平是否升高可判断有无黄疸；根据 TBil 水平升高的程度并结合尿胆红素、尿胆原及粪便检查，可判断黄疸的程度、类型及原因，区别结合胆红素血症与非结合胆红素血症。

3. 注意事项　叠氮钠或抗坏血酸（40g/L）都能破坏重氮试剂，终止偶氮反应。凡用叠氮钠作防腐剂的质控血清或在静脉注射抗坏血酸后抽取静脉血，均可引起偶氮反应不完全，甚至不显色，进而影响检测结果。

六、直接胆红素

（一）实验原理

在酸性介质中，稳定的重氮盐3,5-对甲苯磺酸四氟硼酸重氮盐（DPD）直接与直接胆红素结合，形成重氮胆红素。570nm 下的吸光度升高与直接胆红素的浓度成正比。反应式为：

$$胆红素＋DPD→重氮胆红素$$

（二）方法学——改良重氮法

1. 试剂　直接胆红素测定试剂盒。
2. 仪器　全自动生化分析仪。
3. 标准操作规程　参照全自动生化分析仪的标准操作规程。

（三）结果解读

1. 参考区间　实验室可采用行业标准，分析厂家或其他实验室提供的参考区间。以贝克曼试剂盒提供的参考区间为例：0 ～ 3.4μmol/L。

2. 临床意义　同总胆红素。

3. 注意事项

（1）碱性偶氮胆红素在598nm的吸光度最强，且可避免其他有色物质的干扰。应控制反应温度在10 ～ 37℃，在该范围的温度条件下检测结果受温度影响最小，呈色在2小时内比较稳定。该方法的反应时间具有不确定性，各实验室应根据自身实验室条件摸索最佳反应时间。

（2）其他同总胆红素。

七、碱性磷酸酶

（一）实验原理

血清碱性磷酸酶（ALP）在碱性条件下将对硝基苯酚磷酸酯（NPP）的磷酰基转移至水和2-氨基-2-甲基-1-丙醇（AMP），生成对硝基苯酚。在碱性条件下，对硝基苯酚以呈黄色的对硝基苯氧离子形式存在，在405nm波长处有较强吸收，而NPP无色。在底物过剩的情况下，对硝基苯氧离子的生成速率与血清ALP浓度成正比，因此，可通过监测对硝基苯氧离子浓度测定血清ALP活性浓度。反应式为：

$$NPP + H_2O + AMP \xrightarrow{ALP} 对硝基苯氧离子 + 磷酸盐 + AMP-PO_4$$

（二）方法学——连续监测法

1. 试剂　碱性磷酸酶测定试剂盒。
2. 仪器　全自动生化分析仪。
3. 标准操作规程　参照全自动生化分析仪的标准操作规程。

（三）结果解读

1. 参考区间　实验室可采用行业标准，分析厂家或其他实验室提供的参考区间。以贝克曼试剂盒提供的参考区间为例：30 ～ 120U/L。

2. 临床意义　生理情况下，ALP活性升高主要与骨生长、妊娠、成长和脂肪餐后分泌等相关。病理情况下血清ALP测定主要用于肝胆疾病和骨骼代谢相关疾病的实验诊断。

急性肝炎（病毒性及中毒性）时血清ALP水平轻中度升高，肝硬化、胆石症、肿瘤等引起胆汁淤积时血清ALP水平大幅升高，肝外胆道阻塞时ALP水平升高更为明显，且升高程度经常与阻塞程度呈正相关。

血清骨ALP是成骨活动的指标，出现成骨活动相关疾病时血清ALP水平升高，维生素D缺乏、甲状腺功能亢进、纤维性骨炎、骨折修复等时，血清ALP水平升高；佩吉特（Paget）病、骨肿瘤等时，血清ALP水平大幅升高。

营养不良、严重贫血、重金属中毒、胃和/或十二指肠损伤等时，ALP水平也有不同程度的升高。

血清ALP水平降低比较少见，主要见于呆小病、ALP缺乏症等。

3. 注意事项　ALP测定需用定值可溯源至IFCC参考方法的定值标准品校准。

八、γ-谷氨酰基转移酶

（一）实验原理

γ-谷氨酰基转移酶（GGT）催化γ-谷氨酰基团从底物L-γ-谷氨酰-3-羧基-4-硝基苯胺转移到甘氨酰替甘氨酸，形成5-氨基-2-硝基苯甲酸，引起410/480nm处吸光度变化。吸光度变化率与标本中的GGT活性成正比。反应式如下：

$$\text{L-γ-谷氨酰-3-羧基-4-硝基苯胺 + 甘氨酰替甘氨酸} \xrightarrow{GGT} \text{L-γ-谷氨酰甘氨酰替甘氨酸 + 5-氨基-2-硝基苯甲酸}$$

（二）方法学——连续监测法

1. 试剂　γ-谷氨酰基转移酶测定试剂盒。
2. 仪器　全自动生化分析仪。
3. 标准操作规程　参照全自动生化分析仪的标准操作规程。

（三）结果解读

1. 参考区间　实验室可采用行业标准，分析厂家或其他实验室提供的参考区间。以贝克曼试剂盒提供的参考区间为例：男性0～55U/L（37℃）；女性0～38U/L（37℃）。

2. 临床意义　血清GGT主要来源于肝胆系统，主要用于肝胆疾病的实验诊断。血清GGT是肝脏疾病的灵敏指标，各种原因引起的肝脏疾病可见血清GGT水平升高。

（1）肝内或肝外胆管阻塞时血清GGT水平升高明显，其升高程度与阻塞程度成正相关。但血清GGT和机体成骨活动无关，故血清ALP水平升高而GGT水平不高时可排除肝脏来源的ALP。

（2）原发或继发性肝癌时可见血清GGT水平明显升高，尤其是恶性肿瘤肝转移及肝癌术后复发时更明显。GGT水平升高幅度与癌组织大小及受累范围有关，当肿瘤切除后，GGT水平可降至正常，复发时又升高。因此，动态观察血清GGT可监测疗效、判断预后。

（3）肝炎、肝硬化、脂肪肝等肝实质病变时血清GGT水平一般中度升高。急性肝炎恢复期，若GGT水平仍高于正常，提示仍未痊愈。慢性肝炎、肝硬化若GGT水平持续升高，提示病情不稳或有恶化趋势；GGT水平逐渐下降则提示肝内病变向非活动性转变。

（4）酗酒及长期服用某些药物（如苯巴比妥、苯妥英等），血清GGT水平常升高。

3. 注意事项　在罕见的情况下，γ球蛋白特别是单克隆IgM，如瓦尔登斯特伦巨球蛋白血症中，可能产生不可靠结果。

九、总胆汁酸

（一）实验原理

血清中的胆汁酸（BA）在3α-羟甾醇脱氢酶（3α-HSD）的作用下被氧化成3α-酮类固醇，同时氧化型β-硫代烟酰胺腺嘌呤二核苷酸（Thio-NAD$^+$）变成还原型β-硫代烟酰胺腺嘌呤二核苷酸（Thio-NADH）。3-酮类固醇在3α-HSD及Thio-NADH的作用下，生成胆汁酸及Thio-NAD$^+$。如上述，循环往复而放大微量的胆汁酸量，通过测定一定反应时间内生成的Thio-NADH量即在410nm处的吸光度变化得出胆汁酸含量。

（二）方法学——酶循环速率法

1. 试剂　总胆汁酸测定试剂盒。

2. 仪器　全自动生化分析仪。

3. 标准操作规程　参照全自动生化分析仪的标准操作规程。

（三）结果解读

1. 参考区间　实验室可采用行业标准，分析厂家或其他实验室提供的参考区间。以贝克曼试剂盒提供的参考区间为例：$\leqslant 13\mu mol/L$。

2. 临床意义　血清总胆汁酸（TBA）测定可反映肝细胞的合成、摄取和排泌功能。

（1）血清TBA水平升高常见于下列情况：①肝细胞损伤，TBA水平升高是肝细胞损害的敏感指标，并有助于评估预后和提示病情复发。急性肝炎、慢性活动性肝炎、酒精肝、中毒性肝病、肝硬化和肝癌时TBA水平显著升高，尤其肝硬化时TBA阳性率明显高于其他指标。②肝内和肝外胆管阻塞、胆道阻塞、胆汁性肝硬化、新生儿胆汁淤积、妊娠性胆汁淤积、胆石症、胆道肿瘤时，血清中TBA水平均可显著提高。③门脉分流，肠道中次级胆酸经分流的门脉系统直接进入体循环，使血TBA水平升高。④生理性升高，进食后血清胆汁酸水平可一过性升高。

（2）血清TBA对检出轻度肝脏病变及由酒精或工业化学品引起的肝细胞损伤的灵敏度优于其他肝功能试验。

（3）胆汁中胆汁酸、卵磷脂和胆固醇的比例失调是胆固醇结石形成的重要原因。

（4）肠道疾病引起胆汁酸代谢异常时，可出现脂肪消化不良，轻者水样腹泻，重者则可出现脂肪痢。

3. 注意事项　酶循环法测定血清TBA要求酶对Thio-NAD和Thio-NADH均有较高的亲和力，且反应体系的pH和缓冲液应允许正反应（底物氧化）和逆反应（底物还原）均能进行，Thio-NAD和Thio-NADH浓度比例适中。因此，为提高循环速率，可在一定的反应时间内通过胆汁酸的重复反应来增加Thio-NADH的生成量，提高反应灵敏度。

十、乳酸脱氢酶

（一）实验原理

基于IFCC建议的速率法测定乳酸脱氢酶（LDH），其原理是血清LDH催化L-乳酸氧化为丙酮酸盐，同时将氢转移给NAD^+，生成还原型烟碱胺腺嘌呤二核苷酸（NADH）。NADH在340nm波长处有较强吸收，而NAD^+无吸收。在底物过量的情况下，NADH的生成速率与血清LDH浓度成正比，因此，可通过监测吸光度升高的速率测定血清LDH活性浓度。反应式如下：

$$乳酸 + NAD^+ \xrightarrow{LDH} 丙酮酸盐 + NADH + H^+$$

（二）方法学——速率法

1. 试剂　乳酸脱氢酶测定试剂盒。

2. 仪器　全自动生化分析仪。

3. 标准操作规程　参照全自动生化分析仪的标准操作规程。

（三）结果解读

1. 参考区间　实验室可采用行业标准，分析厂家或其他实验室提供的参考区间。以贝克曼试剂盒提供的参考区间为例：男性$0 \sim 247U/L$；女性$0 \sim 248U/L$。

2. 临床意义　LDH分布广泛，血清LDH水平升高无特异性，因此，其异常可见于多种疾病，如心肌梗死、肝炎、溶血、肿瘤等。其中，血清LDH异常在血液系统疾病也较为常见。溶血性贫血、血液系统肿瘤等往往引起血清LDH水平显著升高。

急性心肌梗死时，由于LDH分子量较大，通常在梗死8～18小时后其水平升高，2～6天达峰值，7～12天降至正常，但7～12天时其他酶已恢复正常。因此，LDH在亚急性心肌梗死诊断方面有一定价值，但其诊断心肌梗死特异性不高。

LDH还可以用于鉴别胸腔积液、腹水的性质。胸腔积液LDH/血清LDH＞0.6、腹水LDH/血清LDH＞0.4为渗出液，反之为漏出液。

3．注意事项　血清LDH测定需用定值可溯源至IFCC参考方法的定制标准品校准。

（李　勇）

第三节 | 肾功能检查

白血病肾脏浸润相当常见，但绝大多数患者无症状。部分患者可出现镜下血尿、白细胞尿等尿液检测异常现象。梗阻性肾病为白血病的主要肾脏损害，大多数由尿酸结晶或结石引起，少数由甲氨蝶呤治疗所致。依据尿酸沉积部位不同，可分为肾内梗阻和肾外梗阻性尿酸肾病。肾内梗阻性肾病主要由急性白血病，尤其是急性淋巴细胞白血病引起，血尿酸水平显著升高，尿酸快速沉积于肾小管所致。而慢性白血病，血尿酸水平轻度缓慢升高，尿酸逐渐沉积于尿路，形成结石并引起肾外梗阻，长期可产生肾外梗阻性肾病。

一、尿素

（一）实验原理

尿素（Urea）在尿素酶的催化下，水解生成NH_4^+和CO_2。NH_4^+在α-酮戊二酸和NADH作用下，经谷氨酸脱氢酶（GLDH）催化生成谷氨酸。同时，NADH被氧化成NAD^+，可在340nm波长处通过监测吸光度下降的速率来计算样品中尿素的含量。反应式如下：

$$尿素 + 2H_2O \xrightarrow{\text{脲酶}} 2NH_4 + CO_3^{2-}$$

$$\alpha\text{-酮戊二酸} + NH_4^+ \xrightarrow{\text{GLDH}} L\text{-谷氨酸} + NAD^+ + H_2O$$

（二）方法学——脲酶紫外速率法

1．试剂　尿素测定试剂盒。
2．仪器　全自动生化分析仪。
3．标准操作规程　参照全自动生化分析仪的标准操作规程。

（三）结果解读

1．参考区间　实验室可采用行业标准，分析厂家或其他实验室提供的参考区间。以贝克曼试剂盒提供的参考区间为例：

（1）血清尿素浓度：2.8～7.6mmol/L。

（2）警告/危急值：＞26.0mmol/L。

2．临床意义　血清尿素浓度受多种因素的影响，分生理性因素和病理性因素两个方面。

（1）生理性因素：①升高多见于高蛋白饮食后。②降低见于妊娠期。

（2）病理性因素：①升高见于多种血液系统疾病治疗后，如白血病、淋巴瘤、骨髓瘤和再生障碍性贫血等在化疗和免疫治疗期间，容易发生药物相关不良反应，其中肾损伤为不良反应之一，患者可能表现为血清尿素浓度升高。因此，血液系统肿瘤患者在治疗期间建议定期进行血清尿素等肾功能指标的监测，为临床治疗策略的调整和优化提供参考依据。②血液中尿素减少较为少见，如肝炎合并广泛性肝坏死。

3．注意事项　在测定过程中，所用器材和蒸馏水应无NH_4^+污染，否则结果偏高。血氨水平升高时，可引起血尿素测定结果偏高。溶血标本对测定结果有干扰。

二、肌酐

（一）实验原理

标本中的肌酐（Cr）在肌酐酶的催化下水解生成肌酸，其在肌酸酶的催化下水解产生肌氨酸和尿素，肌氨酸在肌氨酸氧化酶的氧化作用下生成甘氨酸、甲醛和H_2O_2，最后偶联Trinder发生反应，利用比色法进行测定，反应形成的色素与肌酐浓度成正比。反应式如下：

第一反应：消除内源性物质干扰反应：

$$肌酸 + H_2O \xrightarrow{肌酸（脱氢）酶} 肌氨酸 + 尿素$$

$$肌氨酸 + O_2 + H_2O \xrightarrow{肌氨酸氧化酶} 甘氨酸 + 甲醛 + H_2O_2$$

第二反应：正式启动反应：

$$肌酸 + O_2 + H_2O \xrightarrow{肌酸（脱氢）酶} 肌氨酸 + 尿素$$

$$肌氨酸 + O_2 + H_2O \xrightarrow{肌氨酸氧化酶} 甘氨酸 + 甲醛 + H_2O_2$$

$$H_2O_2 + 4\text{-}氨基安替比林 + N\text{-}乙基\text{-}N\text{-}（2\text{-}羟基\text{-}3\text{-}丙磺基）\text{-}3\text{-}甲基苯胺（TOOS） \xrightarrow{过氧化物酶} 醌类色素 + H_2O$$

（二）方法学——肌氨酸氧化酶法

1．试剂　肌酐测定试剂盒。

2．仪器　同总蛋白部分。

3．标准操作规程　参照全自动生化分析仪的标准操作规程。

（三）结果解读

1．参考区间　实验室可采用行业标准，分析厂家或其他实验室提供的参考区间。以贝克曼试剂盒提供的参考区间为例：

（1）健康成人：女性49～90μmol/L，男性64～104μmol/L，儿童21～65μmol/L，尿液8840～13 260μmol/24h。

（2）警告/危急值（适用时）：血清Cr危急值：>530μmol/L。

2．临床意义

（1）血肌酐水平升高见于各种原因引起的肾小球滤过功能减退。①急性肾衰竭时血肌酐水平表现为进行性升高，为器质性损害，可伴有少尿或无尿。②慢性肾衰竭时血肌酐浓度用于评估病变程度及分期：肾衰竭代偿期，血 Cr ＜ 178μmol/L；肾衰竭失代偿期，血 Cr ＞ 178μmol/L。③甲氨蝶呤等化疗药物容易沉积到肾小球基膜，对肾功能造成一定损伤，表现为血肌酐等肾功能指标异常升高。因此，血液肿瘤患者化疗期间应定期监测肾功能。

（2）鉴别肾前及肾性少尿：①器官性肾衰竭时，血 Cr ＞ 200μmol/L。②肾前性少尿，如心力衰竭、脱水、肝肾综合征、肾病综合征等所致的有效血容量下降，使肾血流量减少，血 Cr 水平上升，一般不超过200μmol/L。

（3）尿素与肌酐比值的意义：①器质性肾衰竭时尿素与肌酐水平同时升高，Urea/Cr ＜ 10∶1。②肾性少尿：肾外因素所致的氮质血症时 Urea 水平可快速上升，但 Cr 水平不上升，Urea/Cr ＞ 10∶1。

3．注意事项　Trinder 反应易受胆红素和维生素C的干扰，可在试剂中加入亚铁氰化钾或亚硝基铁氰化钾和抗坏血酸氧化酶消除以上物质的干扰。肝素、枸橼酸、EDTA、氟化剂等在常规用量下对本测定无干扰。

三、尿酸

（一）实验原理

尿酸（UA）在尿酸酶的催化下，氧化生成尿囊素和 H_2O_2。H_2O_2 与4-氨基安替比林（4-APP）和3，5-二甲苯胺二钠盐（MADB）在过氧化物酶的催化下，生成有色物质（醌亚胺化合物），其颜色与标本中UA浓度成正比。反应式为：

$$UA + O_2 + H_2O \xrightarrow{尿酸酶} 尿囊素 + CO_2 + H_2O_2$$

$$2H_2O_2 + 4\text{-}AAP + MADB \xrightarrow{过氧化物酶} 有色化合物 + H_2O$$

（二）方法学——尿酸酶-过氧化酶法

1．试剂　尿酸测定试剂盒。
2．仪器　全自动生化分析仪。
3．标准操作规程　参照全自动生化分析仪的标准操作规程。

（三）结果解读

1．参考区间　实验室可采用行业标准，分析厂家或其他实验室提供的参考区间。以贝克曼试剂盒提供的参考区间为例：男性208 ～ 428μmol/L；女性155 ～ 357μmol/L。

2．临床意义

（1）血清尿酸水平升高主要见于痛风，核酸代谢升高（如白血病、真性红细胞增多症、多发性骨髓瘤），肾功能减退，氯仿、四氯化碳及铅中毒，子痫，妊娠反应及食用富含核酸的饮食等。

（2）与UA联合使用协助诊断：①血 UA 水平升高，而尿 UA 水平降低提示肾小球滤过功能受损；血 UA 水平降低而尿 UA 水平升高提示肾小球重吸收功能受损或竞争性抑制。②血、尿 UA 水平均升高提示可能为遗传性嘌呤代谢障碍引起尿酸生成增多，还有可能为恶性肿瘤、多发性骨髓瘤、淋巴瘤化疗后或长期使用抗结核药物吡嗪酰胺等。③血、尿 UA 水平均降低主要见于尿酸合成减少，如急性重型肝炎；嘌呤分解代谢受阻，参与尿酸生成的黄嘌呤氧化酶、嘌呤核苷酸磷酸化酶先天性缺陷；长期大量使用糖皮质激素等。测定尿酸应在严格控制嘌呤摄入量的条件下进行。

3. 注意事项　尿酸酶–过氧化物酶法灵敏度高，蛋白质不会干扰反应，无须去除蛋白质。该反应的主要干扰物质为维生素C和胆红素，抗坏血酸氧化酶和胆红素氧化酶可以消除上述两种物质的干扰。

四、胱抑素C

（一）实验原理

使用抗胱抑素C（Cys-C）抗体包被的聚苯乙烯颗粒和样品中的Cys-C进行抗原抗体反应。反应完成后，固定时间检测吸光度来确定Cys-C浓度。

（二）方法学——免疫透射比浊法

1. 试剂　胱抑素C测定试剂盒。
2. 仪器　全自动生化分析仪。
3. 标准操作规程　参照全自动生化分析仪的标准操作规程。

（三）结果解读

1. 参考区间　实验室可采用行业标准，分析厂家或其他实验室提供的参考区间。以贝克曼试剂盒提供的参考区间为例：0.50～1.07mg/L。

2. 临床意义　Cys-C是一种低分子量、碱性非糖化蛋白质，分子量为13kD。作为半胱氨酸蛋白酶抑制剂，Cys-C可由所有有核细胞内源性生成，产生率恒定，可经肾小球膜自由滤过，经肾小管完全重吸收后降解。相比肌酐，Cys-C可能是检测肾小球滤过率降低更为可靠的标志物，尤其是检测重度肾功能损伤，血液中的Cys-C水平相对于肌酐水平更少地受到性别、肌肉量和年龄的影响。Cys-C检测更适用于儿童、老年人、糖尿病患者、肝硬化患者、接受肾移植和疑似先兆子痫孕妇等人群。

血清Cys-C水平升高提示肾小球滤过功能受损，临床可以用于抗生素导致肾小球滤过功能微小受损、糖尿病肾病、高血压肾病及其他肾小球早期损伤的诊断及预后判断。在肾移植成功时，血清Cys-C水平下降幅度和速度均大于肌酐清除率；发生移植排斥反应时，血清Cys-C水平升高明显早于肌酐清除率。此外，血Cys-C对急性心力衰竭患者预后的预测价值高于脑钠肽和肌钙蛋白，血Cys-C是反映急性心力衰竭预后的一个敏感指标；血Cys-C水平越高，死亡率也越高。

尿Cys-C可作为肾小管功能不全的指标之一，因为Cys-C经肾小球滤过后，要被近曲小管上皮分解代谢。尿Cys-C水平升高可反映近曲小管上皮分解代谢Cys-C的功能下降，是近曲小管上皮受损的表现。

3. 注意事项　由于标本有可能与样品中非目的成分发生反应，或者产生干扰反应，当对测定值或测定结果产生怀疑时，可以通过重新检查或稀释再检查进行确认。

（李　勇）

第四节 ｜ 铁代谢指标检查

一、血清铁测定

（一）实验原理

血清铁（ferrum，Fe）测定方法有分光光度法、原子吸收分光光度法、溶出伏安法。其中分光光度法特异性高，操作简便，适用于全自动生化分析仪，便于大量标本的检测。分光光度法已被IFCC推荐为参考方法。其中TPTZ法的实验原理是在酸性环境中，将2，4，6-三（2-吡啶基）三嗪（TPTZ）作为色原体，与转铁蛋白结合的铁解离成Fe^{3+}和转铁蛋白，盐酸和抗坏血酸将Fe^{3+}还原为Fe^{2+}，然后Fe^{2+}与TPTZ发生反应，形成蓝色的络合物，其在600/800nm处的吸光度增加，且与存在的铁量成正比。反应如下：

$$转铁蛋白2（Fe^{3+}）\xrightarrow{缓冲液}2（Fe^{3+}）＋转铁蛋白$$

$$2（Fe^{3+}）＋抗坏血酸+2H_2O\xrightarrow{缓冲液}Fe^{2+}+脱氢抗坏血酸+2H_3O^+$$

$$Fe^{2+}＋TPTZ\xrightarrow{缓冲液}铁－络合物^{2+}（蓝色络合物）$$

（二）方法学——TPTZ法

1. 试剂　商业化铁测定试剂盒（TPTZ法）。
2. 仪器　全自动生化分析仪。
3. 标准操作规程　参照全自动生化分析仪的标准操作规程。目前多采用全自动生化分析仪进行检测，不同实验室具体反应条件会因所使用的仪器和试剂而异。在保证方法可靠的前提下，应按仪器和试剂说明书设定测定条件，进行校准品、质控品和样品的分析。

（三）结果解读

1. 参考区间　实验室可采用行业标准，分析厂家或其他实验室提供的参考区间。以贝克曼试剂盒提供的参考区间为例：男性12.5 ～ 32.2μmol/L；女性10.7 ～ 32.2μmol/L。
2. 临床意义
（1）血清铁水平升高：红细胞破坏增多，如溶血性贫血；红细胞再生和成熟障碍，如再生障碍性贫血、巨幼细胞贫血、铝中毒时铁利用率过低、维生素B_6缺乏；血色病；长期过量铁剂摄入，输血性铁过载等均可引起血清铁水平升高。
（2）血清铁水平降低：生理性降低：妇女在月经期、妊娠期，婴儿在生长期，因体内铁的需要量增加，可使血清铁水平相对降低，属于生理现象。机体摄入不足，如营养不良、慢性腹泻等；机体失铁增加，如大量失血，长期少量慢性失血（月经过多、消化性溃疡、痔疮），过度献血等均可造成铁丢失；体内贮存铁释放受阻，如急性和慢性感染等均可引起血清铁水平降低。
3. 注意事项
（1）血清铁存在着日内变动，一般上午偏高，晚上偏低。故病程观察时应固定时间采血，一般以清晨空腹采血为佳。

（2）血清铁是一项直接反映体内运输铁含量的指标，但其生理波动大，测得的结果只代表采血当时的铁浓度，不能代表流动血液中的铁总量。炎症和感染时，由于单核-巨噬细胞系统释放铁至转铁蛋白的过程受到阻碍，此时血清铁水平降低并不能代表贮存铁水平降低。因此，在反映机体贮存铁方面不够准确，单项检测意义有限，需要联合其他铁代谢指标检测。

（3）诊断缺铁的参数很多，这些参数从不同侧面反映铁代谢的状况异常。为了提高缺铁诊断的准确性，宜采用多参数实验的方法来提高诊断的可靠性。

（4）本方法抗干扰能力如下：

黄疸：浓度在684μmol/L（40mg/dl）的胆红素，干扰小于3%。

溶血：浓度在1g/L以内的血红蛋白，干扰小于10%。

脂血：浓度在100mg/dl以内的Intralipid®，干扰小于10%。

铜：浓度在0.157mmol/L（1mg/L）的铜，干扰小于10%。

球蛋白：浓度在50g/L（5g/dl），干扰小于10%。

三酰甘油：浓度在3.4mmol/L（300mg/dl）的三酰甘油，干扰小于10%。

二、血清未饱和铁结合力测定

（一）实验原理

试剂中的Fe^{2+}与试剂中的2-亚硝基-5-［N-正丙基-N-（3-磺丙基）氨基］苯酚（亚硝基-PSAP）发生反应，形成浓绿色复合物。如果添加标本，在碱性pH下，一部分或者所有铁离子将特异地与未饱和铁结合部位的转铁蛋白结合。因此，这些Fe^{2+}不能参与亚硝基-PSPA的显色反应。在有或者没有标本的情况下，测得的吸光度之间的差异等于与转铁蛋白结合的铁量，这就是未饱和铁结合力（UIBC）。

$$总铁结合力（TIBC）＝血清铁＋血清未饱和铁结合力$$

$$铁饱和度＝血清铁/总铁结合力$$

目前多采用全自动生化分析仪进行检测，不同实验室具体方法与反应条件会因所使用的仪器和试剂而异。在保证方法可靠的前提下，应按仪器和试剂说明书设定测定条件，进行校准品、质控品和样品的分析。

（二）方法学——Nitroso-PSAP法

1. 试剂　商业化不饱和铁测定试剂盒（Nitroso-PSAP法）。
2. 仪器　全自动生化分析仪。
3. 标准操作规程　参照全自动生化分析仪的标准操作规程。

（三）结果解读

1. 参考区间　实验室可采用行业标准，分析厂家或其他实验室提供的参考区间。以贝克曼试剂盒提供的参考区间为例：UIBC 22.4～57.8μmol/L，TIBC 40.28～72.49μmol/L，铁饱和度0.25～0.5。
2. 临床意义　总铁结合力是测定循环血液中转铁蛋白量的指标。正常情况下，100ml血清内存在足够的转铁蛋白，可结合4.4～8μmol（250～450μg）的铁。因正常的血清铁浓度约为18μmol/L，故转铁蛋白约有1/3被铁所饱和。UIBC可通过分光光度计或放射性铁加以测定。UIBC和血清铁之和称为TIBC。TIBC亦可直接测量，还可与血清铁测定同时进行。

（1）生理性变化：新生儿总铁结合力降低，青年女性和孕妇总铁结合力升高。

（2）病理性变化：①总铁结合力升高见于缺铁性贫血、急性肝炎等。②总铁结合力降低见于肝硬化、肾病、尿毒症、遗传性转铁蛋白血症、恶性肿瘤、慢性感染、溶血性贫血等。

3．注意事项

（1）验血前慎用铁剂治疗或禁食含铁量高的食物。禁食能和铁络合的物质，如茶等。

（2）总铁结合力结果比较稳定，可反映体内转铁蛋白的水平，但反映储存铁变化时其敏感性低于血清铁蛋白。铁饱和度对缺铁诊断的准确性次于铁蛋白和红细胞碱性铁蛋白，不适用于缺铁的早期诊断。总铁结合力与铁蛋白、血清铁及铁饱和度呈负相关，上述指标的综合分析对于缺铁性贫血的诊断和与慢性病贫血，以及与其他储存铁增多疾病所致贫血的鉴别诊断具有重要价值。

（3）本方法抗干扰能力如下：

黄疸：浓度在40mg/dl（合684μmol/L）的胆红素，干扰小于6%。

溶血：浓度在2g/L以内的血红蛋白，干扰小于10%。

脂血：浓度在1000mg/dl以内的Intralipid®，干扰小于5%。

三、血清铁蛋白检查

（一）实验原理

铁蛋白（ferritin，Fer）检测基于全自动化学发光免疫分析平台，采用双位点酶联免疫法（"双抗体夹心法"）。将样品、标记碱性磷酸酶的羊抗铁蛋白抗体（酶结合物）及包被羊抗大鼠、大鼠抗铁蛋白抗体复合物的磁性颗粒一起加入反应管中，样品中的铁蛋白和在磁性颗粒表面的固相抗体及游离的酶结合物在不同的抗原位点上同时发生反应。之后，在磁性分离区域反应管进行多次冲洗，去除未结合固相的其他成分。在反应管中加入化学发光底物，已与固相结合的碱性磷酸酶可使底物发出光子，其被光电比色计所检测。最后，对照仪器中储存的多点定标曲线中所描述的光量子与标准品铁蛋白的对应关系而计算出样品中的铁蛋白浓度，产生的光子量与样品中铁蛋白的含量成正比。化学发光法在自动免疫分析仪上即可完成。

（二）方法学——化学发光法

1．试剂

（1）试剂组成：商业化血清铁蛋白测定试剂盒（化学发光法）、通用发光底物、冲洗液。

（2）试剂准备：新开试剂盒即开即用，无须特殊准备，上机前避免过度振摇产生泡沫影响检测。

（3）储存条件及有效期：在2～10℃条件下储存且竖直存放，有效期为12个月。

2．仪器　全自动化学发光免疫分析仪。

3．标准操作规程

（1）可参见第四章第三节HBsAg检测中的全自动化学发光免疫分析仪的标准操作规程。

（2）结果计算及测量不确定度：使用权重4参数逻辑曲线（4PLC）数学模型，通过系统软件，对患者检测结果进行自动检测；样品中分析物的量通过贮存的校准数据所测定的光产品进行确定。

（三）结果解读

1．参考区间　实验室可采用行业标准，分析厂家或其他实验室提供的参考区间。以贝克曼试剂盒提供的参考区间为例：男性23.9～336.2ng/ml；女性11.0～306.8ng/ml。每个实验室应考虑参考值对服务人群的适用性，如有必要，应自行确定参考范围。

2．临床意义　血清Fer浓度为反映体内铁储存状况的可靠指标，与骨髓铁染色结果相关性较好；也作为肿瘤标志物用于多种恶性肿瘤的辅助诊断。

（1）血清Fer水平降低：成人血清Fer是诊断缺铁性贫血的敏感指标之一。成人血清Fer水平降低也见于慢性失血性贫血、慢性病贫血等。

（2）血清Fer水平升高：见于肝脏疾病、血色病、输血引起的铁过度负荷，急性感染，铁幼粒细胞贫血及甲状腺功能亢进。肝癌、乳腺癌、肺癌、胰腺癌、白血病及淋巴瘤等多种恶性肿瘤患者血清Fer水平可明显升高，可能与肿瘤细胞中Fer水平明显升高，或与肿瘤细胞中Fer合成和释放增加有关。

3. 注意事项

（1）样品中Bil＞86mmol/L（5mg/dl）、脂血标本中TG＞10.16mmol/L（900mg/dl）时明显影响检测结果；溶血标本Hb＞3g/L（300mg/dl）也影响铁蛋白的检测结果。因此，应该拒收严重溶血标本。另外，样品中Alb＞90g/L可影响铁蛋白浓度的测定。

（2）患者标本内可能会存在嗜异性抗体，此类干扰性的抗体可能会导致检测结果出现偏差。例如，经常与动物有接触或者接受过免疫球蛋白免疫治疗的患者，可能会产生抗体。此外，其他的嗜异性抗体也可能存在于患者标本内。需对被怀疑带有此类抗体的患者的结果进行仔细核查。

四、转铁蛋白及其受体测定

（一）实验原理

采用免疫散射比浊法。在与含有转铁蛋白（transferrin，TRF）或其受体的标本相混合时，会与包被着人单克隆转铁蛋白或其受体的抗体聚苯乙烯颗粒发生聚集，这些聚集体会使穿过标本的光束发生散射，散射光的强度与标本中相关蛋白的浓度成正比，与已知的标准浓度曲线对比即可得出结果。

（二）方法学——免疫散射比浊法

1. 试剂　商品化转铁蛋白及其受体测定试剂盒。
2. 仪器　特殊蛋白分析仪。
3. 标准操作规程　参见第四章特种蛋白分析仪的标准操作规程。

（三）结果解读

1. 参考区间　实验室可采用行业标准，分析厂家或其他实验室提供的参考区间。以西门子试剂盒提供的参考区间为例：血清转铁蛋白2.0～3.6g/L；血清可溶性转铁蛋白受体0.76～1.76mg/L。

2. 临床意义　该检测用于贫血疾病的诊断及鉴别诊断。转铁蛋白在肝脏中的合成受铁代谢状况的影响，铁缺乏时导致合成增加血清转铁蛋白浓度上升，反之，铁负荷过重时则合成减少；无转铁蛋白血症的患者血液中缺少或缺乏转铁蛋白，主要表现为小细胞低色素性贫血、铁过载、生长迟缓、感染发生率增加。

缺乏铁元素会导致血液中可溶性转铁蛋白受体水平升高，组织中这种受体水平的升高与缺铁的程度成正比（功能性铁缺乏）。在对慢性病性贫血和缺铁性贫血的鉴别诊断中，铁蛋白、血清铁、总铁结合力、转铁蛋白及转铁蛋白饱和度等都会受到急性或慢性病及炎症的干扰，而可溶性转铁蛋白受体则不受这些因素的影响，可以作为反映缺铁的指标。

3. 注意事项

（1）标本中的浑浊和颗粒可能干扰测量结果；通过离心处理不能澄清的脂血标本不能使用。

（2）患者标本含有嗜异性抗体时，可导致检测结果出现假性升高或假性降低的现象。

（王　赟　李　震　刘慧娟　任彦松）

第五节 ｜ 血清维生素B₁₂检查

（一）实验原理

维生素B_{12}检查利用竞争结合的酶联免疫分析原理，样品与碱性氰化钾和二硫苏糖醇单独加入反应管进行处理，与维生素B_{12}结合的蛋白被降解并使维生素B_{12}所有形式转化为氰化维生素形式。经中和后加入标记有内因子的碱性磷酸酶酶结合物、包被了羊抗大鼠IgG的磁性颗粒和大鼠单克隆抗体，样品中的维生素B_{12}与内因子标记的酶结合物抗体竞争结合磁性颗粒上的结合位点，未和固相结合的游离成分在磁性分离区域进行分离和冲洗。将化学发光底物（lumi-phos 530）加入反应管中，与反应体系中内因子标记的碱性磷酸酶进行反应，发出的光量子被光电倍增管检测，光量子的强度与标本中的维生素B_{12}含量成反比，对照仪器中储存的多点定标曲线即可得知样品中维生素B_{12}的含量。

（二）方法学——化学发光法

1. 试剂　酶免疫分析法配套试剂和通用发光底物。
2. 仪器　全自动化学发光免疫分析仪。
3. 标准操作规程　参见第四章第三节HBsAg检测全自动化学发光免疫分析仪的标准操作规程。

（三）结果解读

1. 参考区间　实验室可采用行业标准，分析厂家或其他实验室提供的参考区间。以贝克曼试剂盒提供的参考区间为例：$133 \sim 675$pmol/L。
2. 临床意义　维生素B_{12}是一种辅酶，在正常细胞生长和DNA合成过程中具有重要作用。缺乏维生素B_{12}将导致巨幼细胞贫血、神经功能障碍、舌炎。维生素B_{12}和叶酸缺乏引起DNA合成速度减慢，细胞周期S期和G1期延长，因此细胞核比正常偏大，染色质发生浓集障碍。此时细胞核染色质呈疏松点网状，而胞质内RNA及蛋白质合成并无明显障碍。随着核分裂延迟和胞质代谢物的增多，最终形成胞体巨大、核染色质疏松、核浆发育不同步的巨幼血细胞。巨幼红细胞易在骨髓原位破坏，出现无效造血现象，最终导致外周红细胞数量不足。在临床工作中一般应同时检测叶酸和维生素B_{12}两种维生素，针对性进行相应治疗。

维生素B_{12}缺乏可由多种原因引起，最常见的原因是内因子缺乏导致的恶性贫血，最常见于年龄大于40岁的人；其他原因有胃大部切除术、小肠吸收障碍综合征等。以及各种细菌或炎症疾病影响小肠对于维生素B_{12}的吸收。由于正常人体维生素B_{12}的储量丰富，因不正常的饮食结构而导致的维生素B_{12}缺乏十分少见。

维生素B_{12}水平升高常见于孕期、使用口服避孕药和多种维生素、骨髓增殖性疾病如慢性髓细胞性白血病等。单纯性维生素B_{12}水平升高并不会引起临床疾病。

3. 注意事项

（1）质量控制：①室内质控。采用两个水平的质控品；每天1次，随标本一起检测，质控合格才能报告标本检测结果；重新定标、更换新批号的试剂或仪器故障维修后，均需要重新进行质控，对仪器进行监测，质控结果在控后，仪器方可投入使用。如有失控情况，纠正原因后，重新进行质控，质控合格后才能进行检测。②室间质评。每年参加国家卫生和健康委员会室间质量评估计划。在规定时间随标本一起检测，在规定时间内及时汇报，保存检测结果的记录。质评结果回报后及时分析结果。

（2）干扰因素：Alb 50 ~ 90g/L的标本、Bil ≥ 10mg/dl的标本和油酸甘油脂1800mg/dl的脂血标本均不会影响检测。标本中、反应液中的微粒及微小团块均可影响结果分析。测量不确定度来源于标本采集、送检时间、保存、测试系统、员工素质等多种因素。

（3）分析的线性范围：在介于检测下限和最高校准品值分析范围内，可进行标本的定量测定。若标本含量低于检测的下限，那么以小于该值来报告结果。若标本含量高于线性范围的上限，那么以大于该值来报告结果，并备注结合临床，或者将标本进行一定体积稀释后重新检测。

（左志宇）

第六节 | 血清叶酸检查

叶酸是机体细胞和DNA合成所需的一种重要维生素。多种食物均含有叶酸，如深色绿叶蔬菜、发酵粉、豆类、蛋类和牛奶。它由小肠吸收并储存在肝脏中。叶酸缺乏可导致巨幼细胞贫血并引发神经系统疾病。

由于人体内叶酸储量相对较少，叶酸缺乏主要是由饮食摄入量不足、吸收不良以及叶酸需求量增加等因素引起。妊娠期间叶酸需求量增加。酒精中毒、肝炎或其他肝病也能引起叶酸的过度消耗。血清叶酸水平可反映近期叶酸摄入量，而红细胞叶酸量最能反映叶酸的储存状况。如果红细胞叶酸含量偏低，则提示叶酸长期缺乏。

叶酸和维生素B_{12}在蛋氨酸合成的过程中相互关联，任何一种缺乏均会导致蛋氨酸合成障碍。该共同代谢途径的另一个特点是在B_{12}缺乏时同时影响红细胞对叶酸的摄取，因此，会出现膳食叶酸摄入量充足时，红细胞叶酸水平仍然偏低的现象。基于以上原因，临床检查中常对这两种维生素同时测定，决定相应治疗。

（一）实验原理

Access Folate测定是一种竞争结合受体测定，叶酸结合蛋白、小鼠抗叶酸结合蛋白、叶酸－碱性磷酸酶结合物和山羊抗小鼠捕获抗体与顺磁性微粒一起添加到反应管中，标本中的叶酸与叶酸－碱性磷酸酶结合物争夺一定数量叶酸结合蛋白上的结合位点，产生的复合物再通过小鼠抗叶酸结合蛋白与固相结合。在反应管内温育完成后，结合在固相上的物质将置于一个磁场内被吸住，而未结合的物质被冲洗掉，然后将化学发光底物添加到反应管内，利用分光光度计对反应物进行测定，测量值与标本内叶酸的浓度成反比，标本内分析物的量由所储存的多点校准曲线来确定。

（二）方法学——化学发光法

1. 试剂　商业化的血清叶酸测定试剂盒（化学发光法）。
2. 仪器　全自动化学发光免疫分析仪。
3. 标准操作规程　参见第四章第三节HBsAg检测全自动化学发光免疫分析仪的标准操作规程。

（三）结果解读

1. 参考区间　世界卫生组织叶酸和维生素B_{12}缺乏技术顾问组确定将叶酸缺乏标准定为血清叶酸浓度＜4ng/ml（10nmol/L）。

2．临床意义

（1）血清叶酸水平升高可见于肠盲袢综合征、恶性贫血、长期素食者等。

（2）血清叶酸水平降低可见于营养性巨幼细胞贫血、溶血性贫血、甲状腺功能亢进、营养不良、慢性腹泻、吸收不良、酒精中毒、重症皮肤病、恶性肿瘤、骨髓增殖性肿瘤、肝脏疾病、正常妊娠等。

3．注意事项

（1）标本采集：①需要空腹采血，以免受到摄入食物的影响。②服用抗生素、避孕药者应停药1周后再进行检测。③检测前禁止饮酒。

（2）标本处理：①分析前应确保残留纤维蛋白和细胞类物质已被除去。②不能使用溶血标本，因为红细胞中的叶酸水平比血清中的叶酸水平要高许多，溶血会导致血清叶酸结果偏高。③标本应避免反复冻融。④厂家推荐样品在检测前的冷冻保存时间最长不超过6个月。

（马艳萍）

第七节｜促红细胞生成素检查

（一）实验原理

促红细胞生成素（erythropoietin，EPO）测定是一种双位点酶联免疫法（"夹心法"）测定。将标本和包被着小鼠单克隆抗EPO抗体、阻断剂及碱性磷酸酶结合物的顺磁性微粒添加到反应管中。在反应管内温育后，结合在固相上的物质将置于一个磁场内被吸住，而未结合的物质被冲洗掉。然后，将化学发光底物Lumi-Phos 530添加到反应管内，由分光光度计对反应物进行测量。测量值与标本内EPO的浓度成正比。标本内分析物的量由所储存的多点校准曲线来确定。

（二）方法学——化学发光法

1．试剂　商业化促红细胞生成素测定试剂盒（化学发光法）、通用发光底物、冲洗液。未开启试剂需要2～10℃冷藏保存，请勿冷冻，试剂在有效期内使用；冲洗液可在室温保存；未用完试剂可直接放置于仪器内保存（仪器自带冷藏功能）。首次使用后在2～10℃储存条件下可稳定28天。

2．仪器　全自动化学发光免疫分析仪。

3．标准操作规程　参见第四章第三节HBsAg检测全自动化学发光免疫分析仪的标准操作规程。

（三）结果解读

1．参考区间　实验室可采用行业标准，分析厂家或其他实验室提供的参考区间。以贝克曼试剂盒提供的参考区间为例：2.59～18.50mIU/ml。

2．临床意义

（1）EPO水平升高：见于多种贫血，如再生障碍性贫血、营养性贫血、珠蛋白生成障碍性贫血；组织缺氧，如居住在高海拔处、慢性阻塞性肺疾病、发绀型心脏病、阻塞性呼吸睡眠暂停综合征、高氧亲和力血红蛋白病、吸烟或局部肾缺氧；可分泌EPO的肿瘤性疾病。

（2）EPO水平降低：见于肾衰竭、慢性病贫血、自身免疫性疾病、类风湿关节炎、艾滋病、甲状腺功能减退性贫血等。

3．注意事项

（1）标本不宜久置，15～30℃8小时内、2～8℃24小时内应完成测定。否则应在-20℃冷冻保存。

（2）嗜异性抗体，如人抗山羊抗体，可能会存在于患者的标本内对结果产生影响，若怀疑有问题，核查后重新进行实验。

（孙　雪）

参 考 文 献

［1］刘金涛，席艳华．血清总胆汁酸检测及其代谢紊乱与疾病关系的临床应用［J］．检验医学与临床，2009，6（20）：1773-1777．

［2］綦迎成，李君莲，陈美娟．实用结核病实验室诊断［M］．北京：人民军医出版社，2012．

［3］尚红，王毓三，申子瑜．全国临床检验操作规程［M］．4版．北京：人民卫生出版社，2015．

［4］KENNETH KAUSHANSKY，MARSHALL A LICHTMAN，JOSEF T PRCHAL，等．威廉姆斯血液学［M］．9版．陈竺，陈赛娟，译．北京：人民卫生出版社，2018．

［5］常韶燕，李佰一，姚秀英，等．组织叶酸检测方法的建立及应用［J］．现代生物医学进展，2019，19（7）：1246-1250，1312．

［6］赵思婷，植瑞东．标本放置时间对胰岛素测定的影响［J］．国际检验医学杂志，2016，37（12）：1702-1704．

［7］崔晶娴．巨幼细胞贫血血常规及生化检测结果分析［J］．吉林医学，2013，34（16）：3106-3107．

［8］STABLER S P，ALLEN R H．Vitamin B12 Deficiency as A Worldwide Problem［J］．Annual Review of Nutrition，2004，24（1）：299．

［9］BRUNO，ANNIBALE，EDITH，et al．Lack of specific association between gastric autoimmunity hallmarks and clinical presentations of atrophic body gastritis［J］．World Journal of Gastroenterology，2005，11（34）：5351-5357．

［10］CHAN J，LIU H，KHO B，et al．Pernicious anemia in Chinese：a study of 181 patients in a Hong Kong hospital［J］．Medicine，2006，85（3）：129-138．

［11］BIZZARO N，ANTICO A．Diagnosis and classification of pernicious anemia［J］．Autoimmunity Reviews，2014，13（4-5）：565-568．

［12］ELEFTHERIADIS T，PISSAS G，ANTONIADI G，et al．Kynurenine，by activating arylhydrocarbon receptor，decreases erythropoietin and increases hepcidin production in HepG2 cells：A new mechanism for anemia of inflammation［J］．Experimental Hematology，2016，44（1）：60-67．

［13］VAZENMILLER D，PONAMARYOVA O，MURAVLYOVA L，et al．The Levels of Hepcidin and Erythropoietin in Pregnant Women with Anemia of Various Geneses［J］．Macedonian Journal of Medical Sciences，2018，6（11）：2111-2114．

第四章
血液免疫学检查

04

健康机体能够识别"自己"与"非己"抗原，对自身抗体形成天然免疫耐受，对"非己"抗原产生排斥作用。这种生理功能对机体是有益的，可产生抗感染、抗肿瘤等维持机体生理平衡和稳定的免疫保护作用。但当免疫功能失调时，可对机体产生有害的反应和结果，如引发超敏反应、自身免疫病和肿瘤等。免疫学检查对临床标本中的抗原或抗体物质进行定量或定性检测，对疾病的辅助诊断和疗效评价具有重要意义。

第一节｜特种蛋白检查

一、IgG、IgA、IgM、IgE 及轻链定量检测

免疫球蛋白（Ig）是浆细胞合成和分泌的一类具有抗体活性或抗体样结构的球蛋白，是抗原触发免疫系统产生的体液免疫反应物。免疫球蛋白包含分泌型（sIg）和膜型（mIg）2种形式。根据分子结构和生物活性的不同分为5类，即 IgG、IgA、IgM、IgD、IgE；轻链分为2类：κ轻链（κ）和λ轻链（λ）。

（一）实验原理

采用速率散射比浊法。待测抗原与抗体特异性结合形成免疫复合物，此免疫复合物使溶液浊度发生变化，导致散射光信号强度随之变化，光信号强度与检测物中待测抗原浓度成正比，最后通过散射光信号强度与已知的标准浓度曲线对比即可得出结果。

（二）方法学

1. 标本处理和保存

（1）血液学检测推荐使用血清标本，患者空腹采集静脉血，2小时内送达实验室，经3000r/min离心10分钟分离血清后即可用于检测。

（2）尿液检测要求采集24小时尿液或晨尿标本，3000r/min离心10分钟后即可用于检测。

（3）无法及时检测的血液标本可经3000r/min离心10分钟，分离血清后在2～8℃可保存72小时，长时间保存要求分离出血清置于−20℃冻存，应避免反复冻融。

（4）不能及时检测的尿液标本，离心后在2～8℃可保存72小时；冷冻尿液不适用于免疫学检测，不建议长时间保存。

2. 试剂　商品化免疫球蛋白定量检测试剂盒。

3. 仪器　特定蛋白分析仪，离心机。

4. 标准操作规程　以特定蛋白分析仪为例。

（1）装载试剂卡并读取。

（2）装载试剂盘并读取试剂。

（3）设定缓冲液和稀释液位置。

（4）装载定标液，读取定标卡，定标。

（5）每天至少运行两个水平的质量控制血清进行质控检测。

（6）根据标本量选择"单个标本编辑"模式或"批量标本编辑"模式进行运行。

（7）仪器运行后进行保养维护。

（三）结果解读

1. 参考区间 实验室可采用行业标准，分析厂家或其他实验室提供的参考区间。以贝克曼试剂盒提供的参考区间为例：

IgG：血清7.51～15.60g/L，IgA：血清0.82～4.53g/L。

IgM：血清0.46～3.04g/L，IgE：血清5～165.3IU/ml。

κ轻链：血清629～1350mg/dl，尿液＜1.85mg/dl。

λ轻链：血清313～723mg/dl，尿液＜5.0mg/dl。

2. 临床意义 不同种类的免疫球蛋白具有不同的临床意义。

（1）IgG：IgG为人类血清抗体的主要成分、再次免疫应答的主要抗体，主要功能为抗细菌和病毒感染。它是体内唯一一种能通过胎盘的免疫球蛋白。升高可见于浆细胞肿瘤、各种慢性细菌感染、系统性红斑狼疮及肝脏疾病等；降低可见于免疫缺陷疾病、药物与免疫抑制剂等，IgG缺乏易患化脓性感染。

（2）IgA：IgA参与机体的皮肤和黏膜局部抗感染免疫反应。血清型IgA主要作用为抗细菌、抗病毒；分泌型IgA可阻挡病原微生物入侵黏膜，在局部免疫中发挥重要作用。升高可见于浆细胞肿瘤、各种慢性细菌感染、自身免疫性疾病、肝脏疾病等；降低可见于免疫缺陷疾病、免疫抑制剂等药物治疗后，IgA缺乏患者易患呼吸道反复感染。

（3）IgM：又称"巨球蛋白"，是分子量最大的免疫球蛋白。它是机体接受抗原刺激后最早产生的抗体类型，但其水平很快就会降低而IgG水平逐渐升高，可据此来鉴别所处感染时期。升高可见于巨球蛋白血症、某些传染病早期、风湿性关节炎等；降低可见于免疫缺陷疾病、免疫抑制剂等药物治疗后，IgM缺乏易患革兰染色阴性细菌引起的败血症。

（4）IgE：IgE在免疫球蛋白中含量最低，且个体差异较大。IgE主要由呼吸道、消化道黏膜固有层中的浆细胞合成，故血清IgE水平并不能完全反映体内IgE总含量。它在鉴别超敏与非超敏反应中有一定作用，但受种族、遗传、性别、等多因素影响，应结合临床综合分析评价。升高可见于浆细胞肿瘤、I型超敏反应性疾病、寄生虫感染等；降低可见于免疫缺陷疾病、免疫抑制剂治疗后等。

（5）κ轻链和λ轻链：κ或λ的检测有助于对浆细胞肿瘤、严重的肝肾疾病及其他血清蛋白异常疾病的诊断和治疗。

（6）免疫球蛋白检测在浆细胞肿瘤中的应用：多发性骨髓瘤患者的单克隆免疫球蛋白成分多为IgG与IgA，IgM、IgD与IgE次之。轻链病患者浆细胞恶性增殖分泌以单克隆轻链为主，分泌重链的能力被选择性抑制，不能合成完整的重链，进而导致IgG、IgA、IgM水平均下降，κ或λ水平显著升高，κ/λ比值异常。因此，应用免疫球蛋白及轻链定量检测对疾病的诊断、监测及临床治疗有重要的价值。

3. 注意事项

（1）反应液中的尘埃或其他微粒物质（如碎屑和细菌）可产生无关的光散射信号，导致标本分析结果异常，应避免反应液污染。

（2）应充分分析结果，避免抗原过剩情况造成的不真实低值结果。

二、游离轻链检测

游离轻链（FLC）是未与重链结合组成完整免疫球蛋白的轻链，包括游离κ轻链（κ-FLC）、游离λ轻链（λ-FLC）。在健康个体中，血液中的大部分轻链以与重链结合的形式存在，因此血液中FLC含量很低。它可以自由通过肾小球滤过，但大部分被肾小管重新吸收，因此尿中含量更低。

（一）实验原理

采用速率散射比浊法。实验原理同IgG等免疫球蛋白检测。

（二）方法学

1. 标本处理和保存　同IgG等免疫球蛋白检测。
2. 试剂　商品化血清游离轻链检测试剂盒。
3. 仪器　特定蛋白分析仪，离心机。
4. 标准操作规程　参照IgG等免疫球蛋白中特定蛋白分析仪的标准操作流程。

（三）结果解读

1. 参考区间　实验室可采用行业标准，分析厂家或其他实验室提供的参考区间。以拜定赛试剂盒提供的参考区间为例：

κ-FLC：血清3.30～19.40mg/L；λ-FLC：血清5.71～26.30mg/L。

2. 临床意义

（1）血清FLC受肾功能影响较小，能够较准确地反映疾病变化情况。随着浆细胞肿瘤负荷增加，血液中FLC浓度随分泌量一起增加，κ/λ比值异常；尿液中FLC在肾小管重吸收能力饱和前增加并不明显，当超过肾小管重吸收能力后，将自尿液中大量排出，伴随κ-FLC/λ-FLC比值异常。当机体FLC分泌进一步增加，血液和尿液中的FLC浓度过高，导致FLC在远曲小管形成管型，堵塞远曲小管，引起肾小管型肾功能不全，此时尿液FLC排泄减少，可出现血液FLC浓度很高，但尿液FLC水平很低。

（2）血清FLC变化可见于：①单克隆FLC水平的升高与轻链沉积病、多发性骨髓瘤、原发性巨球蛋白血症与浆细胞疾病等相关，仅κ-FLC或λ-FLC水平升高。②多克隆FLC水平上升可能与自身免疫性疾病如系统性红斑狼疮、肾脏疾病与慢性感染等相关，κ-FLC和λ-FLC水平均升高。③FLC水平降低可见于肾脏疾病、低免疫球蛋白血症、免疫抑制或免疫缺陷等。

3. 注意事项

（1）浊度测定实验不适用于高度脂血、溶血标本以及含有高水平的循环免疫复合物标本的测定，这些标本可能会导致无法预知的非特异性散射，应使用其他替代方法对结果进行确认。

（2）极少数情况下，可出现单克隆IgM在反应条件下形成沉淀，导致非特异性的光散射及假性结果升高。因此，当测出预期之外的高值结果时，可换用另一种检测方法来进行核实。

（3）抗原过量会导致FLC的检测结果偏低。因此，当测出预期之外的结果时，应稀释后重新检测。

三、β_2微球蛋白检测

β_2微球蛋白（β_2-MG）是由淋巴细胞、血小板和多形核白细胞产生的一种小分子球蛋白。作为白细胞抗原的组成成分存在于所有的有核细胞内。

（一）实验原理

采用速率散射比浊法。实验原理同IgG等免疫球蛋白检测。

（二）方法学

1. 标本处理和保存　同IgG等免疫球蛋白检测。
2. 试剂　商品化β_2-MG测定试剂盒。
3. 仪器　特定蛋白分析仪、离心机。
4. 标准操作规程　参照IgG等免疫球蛋白中特定蛋白分析仪的标准操作流程。

（三）结果解读

1. 参考区间　实验室可采用行业标准，分析厂家或其他实验室提供的参考区间。以西门子试剂盒提供的参考区间为例：

β_2-MG：血清 0.7 ～ 1.8mg/L；尿液 0 ～ 0.2mg/L。

2. 临床意义　血清 β_2-MG 浓度是反映肾小球滤过能力的灵敏指标，对肾脏病、肿瘤负荷及移植排斥反应的诊断及鉴别诊断有重要作用。在慢性肾病患者中，血清 β_2-MG 水平随着疾病进展而升高，在终末期可急剧升高。在慢性淋巴细胞白血病、非霍奇金淋巴瘤及多发性骨髓瘤等患者中，血清 β_2-MG 水平均显著升高。肾移植后如发生早期移植排斥反应，血清 β_2-MG 水平出现显著升高可早于临床诊断 2 ～ 7 天。尿液 β_2-MG 浓度也是诊断和跟踪评价间质性肾脏损伤的灵敏指标。

β_2-MG 可反映多发性骨髓瘤患者骨髓瘤细胞的增殖活性，已作为评价肿瘤负荷和疾病分期的重要依据。同时，血清中 β_2-MG 的含量联合其他相关指标（如肌酐等）也是临床评估多发性骨髓瘤患者化疗效果及预后的重要指标。

3. 注意事项

（1）反应液中的尘埃或其他微粒物质（如碎屑和细菌）可产生无关的光散射信号，导致标本分析结果异常，应避免反应液污染。

（2）应充分分析结果，避免抗原过剩情况造成的不真实低值结果。

四、补体检测

补体（complement，C）是存在于人和动物的新鲜血清中，不耐热且具有潜在酶活性的一组球蛋白。补体具有介导免疫应答和炎症反应、导致病原微生物裂解或被吞噬等多种生物功能，也在清除免疫复合物、增加血管的通透性、中和病毒与免疫反应的调节作用等方面起着重要作用。

（一）实验原理

采用速率散射比浊法。实验原理同 IgG 等免疫球蛋白检测。

（二）方法学

1. 标本处理和保存　同 IgG 等免疫球蛋白检测。
2. 试剂　商品化补体 3、补体 4 检测试剂盒。
3. 仪器　特定蛋白分析仪，离心机。
4. 标准操作规程　参照 IgG 等免疫球蛋白中特定蛋白分析仪的标准操作流程。

（三）结果解读

1. 参考区间　实验室可采用行业标准，分析厂家或其他实验室提供的参考区间。以贝克曼试剂盒提供的参考区间为例：

C3：血清 0.79 ～ 1.52g/L；C4：血清 0.16 ～ 0.38g/L。

2. 临床意义　在病理情况下，血液中补体含量与活性均会发生改变。因此，应动态监测补体水平。补体含量升高可见于各种炎症性疾病、糖尿病、阻塞性黄疸、溃疡性结肠炎、急性心肌梗死、急性痛风、急性甲状腺炎、急性风湿热、皮肌炎、多发性肌炎、混合性结缔组织病、结节性动脉周围炎等。补体含量下降不一定是免疫功能障碍或免疫缺陷的表现，在缺血、组织凝固性坏死和中毒性坏死时，也会导致补体含量下降。C3 和 C4 在血清中的含量较高，在补体系统的多种功能中发挥十分重要的作用，对于疾病的诊断、治疗和病因探讨具有参考价值。

（1）C3、C4 降低：常见于肝炎、系统性红斑狼疮、血清病、肝硬化、免疫缺陷或免疫抑制、类风湿关节炎、免疫复合物引起的增殖性慢性肾小球肾炎、急性链球菌感染后肾小球肾炎、狼疮性肾炎、大面积烧伤及遗传性C3和C4缺乏症等。

（2）C3、C4水平升高：常见于骨髓瘤、急性炎症、急性肾炎、组织损伤等。因C3、C4属于急性时相反应蛋白，所以其水平升高对于疾病诊断的特异性不大。

3．注意事项

（1）反应液中的尘埃或其他微粒物质（如碎屑和细菌）可产生无关的光散射信号，导致标本分析结果异常，应避免反应液污染。

（2）应充分分析结果，避免抗原过剩情况造成的不真实低值结果。

（付　雪　范玉龙　任彦松　朱国庆）

第二节 ｜ M蛋白检查

单克隆免疫球蛋白（monoclonal immunoglobulin），又称M蛋白或异常蛋白，是B淋巴细胞或浆细胞克隆性增殖所产生的一种大量的异常免疫球蛋白。理化性质均一，多无免疫活性，本质是完整的免疫球蛋白或免疫球蛋白片段。按照重链的不同，可以分为IgG、IgA、IgM、IgD、IgE型，按轻链不同可以分为κ和λ型。目前，M蛋白检测方法主要包括血清蛋白电泳和免疫固定电泳。

一、血清蛋白电泳

血清蛋白电泳（serum protein electrophoresis，SPE）是用区带电泳的方法测定血清中各类蛋白占总蛋白的百分比，通过自动化琼脂糖凝胶电泳仪或毛细管电泳仪扫描的血清蛋白电泳条带清晰，操作简单方便且时间较短，广泛应用于临床。

（一）实验原理

由于蛋白质分子氨基酸序列不同，其等电点各不相同。在特定缓冲液中，各种蛋白质分子所带电荷量存在差异，导致在同一电场中的迁移率不一样。血清中的蛋白质在醋酸纤维薄膜或琼脂糖介质中，经电场力的作用发生泳动并分离，可以分为5～6个主要区带，白蛋白带负电荷最多，因此泳动最靠近阳极，以后依次为α_1球蛋白、α_2球蛋白、β球蛋白和γ球蛋白，有时可见前白蛋白区，β区带又可分为β_1、β_2区带。泳动过程结束，再使用染色剂对蛋白条带染色，经烘干脱水，再通过仪器自动扫描后划分出各区带百分比。

（二）方法学——区带电泳

1．标本处理和保存　同IgG等免疫球蛋白检测。

2．试剂　商品化蛋白电泳专用试剂盒，主要包括蛋白电泳凝胶片、酸蓝染色剂、枸橼酸脱色剂、染色液/脱色液添加剂。

3．仪器　全自动电泳仪，离心机。

4．标准操作规程　以全自动电泳仪为例。

（1）检查生理盐水、去离子水、染色液、脱色液和三羟甲基氨基甲烷（Tris）缓冲盐溶液是否足量。

（2）放入足量样品盘和点样刀锋。

（3）在标本稀释瓶中放入0.85%氯化钠溶液。

（4）取下抗血清组件加入抗血清和水。

（5）在抗血清组件每个孔中分别放入专用吸头。

（6）放置吸水纸和梳式吸水纸。

（7）蛋白电泳项目不需要该部分的第4、5、6步操作。

（8）仪器初始化灌注。

（9）放入标本转盘，选择实验项目和标本数量，运行仪器。

（10）仪器运行后进行保养操作。

（三）结果解读

1. 参考区间　实验室可采用行业标准、分析厂家或其他实验室提供的参考区间。以海伦娜试剂盒提供的参考区间为例：

（1）血清蛋白电泳参考区间：Alb 48.1% ～ 59.5%；α_1 2.3% ～ 4.9%；α_2 6.9% ～ 13.0%；β 13.8% ～ 19.7%；γ 10.1% ～ 21.9%（图4-2-1）。

（2）尿液蛋白电泳参考区间：各蛋白成分均为0。

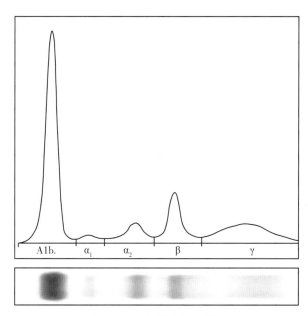

图4-2-1　血清蛋白电泳图

注：该图展示的是正常人琼脂糖凝胶为载体的血清蛋白电泳图。从左到右依次为Alb、α_1、α_2、β、γ 5个区带。

2. 临床意义

（1）M蛋白的筛查：SPE是检测蛋白质的经典分析方法之一，也是筛查M蛋白最简单、经济的检测方法。M蛋白在血清蛋白电泳胶片上呈现狭窄而浓集的条带，阳性多见于恶性单克隆丙种球蛋白血症，如恶性淋巴瘤、慢性淋巴细胞白血病、多发性骨髓瘤、重链病、巨球蛋白血症等。在健康人体检或筛查中，偶可发现意义未明的单克隆丙种球蛋白血症。

在SPE扫描图中，M蛋白峰可出现在α_2至γ区带的任何区域，多见于β或γ区。IgG型的M蛋白多出现于β至γ区，且较IgA或IgM型的M蛋白峰窄而尖；IgA型的M蛋白大多位于β区；IgM型M蛋白多见于γ区；IgD和IgE型M蛋白多位于β至γ区。值得注意的是，IgD和IgE型M蛋白峰因其含量太低不易被发现，常引起漏诊。经SPE扫描出现的M蛋白峰位置，并不能判定M蛋白的类型，最终还需用免疫固定电泳技术进行鉴定。目前，应用最广泛的是全自动毛细管电泳仪，较之前的琼脂糖电泳仪更加自动化，分辨率也更高。

（2）不同异常区带的解读

白蛋白区：白蛋白区带是血清蛋白质中含量最高的区带，占血清总蛋白的48.1%～59.5%，有时可见双峰白蛋白区，可能与遗传因素、大剂量β-内酰胺类抗生素治疗、胰腺瘘有关。

α_1区：主要包含酸性糖蛋白、抗胰蛋白酶，占血清总蛋白的2.3%～4.9%，α_1区升高常见于炎症综合征，在高脂蛋白血症时，在α_1区可形成脂蛋白小尖峰。

α_2区：主要包含结合珠蛋白、载脂蛋白及α巨球蛋白，占血清总蛋白的6.9%～13.0%，当标本溶血时（结合珠蛋白升高）或肾病综合征时（载脂蛋白B水平升高），α_2区升高或出现双峰。

β区：主要包含转铁蛋白、补体蛋白等，占血清总蛋白的13.8%～19.7%，缺铁性贫血（高转铁蛋白血症）或者高C3补体血症可能会引起β区升高，而陈旧血清可能出现β区降低或者消失现象，在肝硬化患者中，多克隆球蛋白水平升高，会出现特征性的β-γ桥。

γ区：主要包含免疫球蛋白，占血清总蛋白的10.1%～21.9%。升高可见于肝病、艾滋病或自身免疫病等，降低可出现于原发性免疫缺陷、继发性低丙种球蛋白血症、免疫抑制治疗、放疗或化疗等。

各组分的蛋白质具有不同的生物学功能，相对定量分析可提供重要的信息，辅助诊断其他临床疾病，而M蛋白可能引起α_1～γ区任何一个或多个区带含量的升高。

（3）尿蛋白电泳：尿蛋白主要为肾脏滤过的血浆蛋白，异常尿蛋白的出现对于评价肾脏功能方面具有很高的价值。①浆细胞肿瘤患者，特别是轻链病时尿蛋白可检测出M蛋白。②在尿蛋白浓度正常的情况下（＜0.1g/24h），出现异常蛋白条带应用免疫固定电泳方法进一步验证（本周蛋白或其他）。

3. 注意事项　在某些因素影响下，如溶血标本中的血红蛋白、血浆标本中的纤维蛋白原、陈旧血清中聚合的IgG、血清类风湿因子等，常可导致SPE出现假性狭窄蛋白区带，易与M蛋白区带混淆，应注意区别。

二、免疫固定电泳

免疫固定电泳（immunofixation electrophoresis，IFE）是一种包括琼脂糖凝胶电泳和免疫沉淀两个过程的技术。IFE结合了蛋白质电泳的高分辨率与抗原抗体反应的特异性，为浆细胞肿瘤的单克隆免疫球蛋白定性和分型的经典方法。标本类型可以是血清、尿液、脑脊液或其他体液。

（一）实验原理

标本在不同的泳道同时进行琼脂糖凝胶电泳得以分离，再用不同的特异性抗体（包括IgG、IgA、IgM、κ和λ）在不同泳道分别与标本孵育，进行免疫沉淀反应，在对照泳道中加入蛋白固定液，可将所有蛋白沉淀，免疫沉淀反应完成后，洗去多余的可溶性蛋白并进行染色，最后通过洗脱、烘干等过程，得到免疫固定电泳胶片，需人工进行分析，对M蛋白进行定性和分型。

（二）方法学——琼脂糖凝胶电泳和免疫沉淀反应

1. 标本处理和保存　同IgG等免疫球蛋白检测。
2. 试剂　商品化免疫固定电泳专用试剂盒，主要包括：
（1）免疫固定电泳凝胶片。
（2）酸紫染色剂。
（3）枸橼酸脱色剂。
（4）Tris缓冲盐。
（5）染色液/脱色液添加剂。
（6）蛋白固定剂。
（7）人免疫球蛋白重链IgG、IgA、IgM和轻链κ、λ抗血清。

3. 仪器 全自动电泳仪，离心机。

4. 标准操作规程 参照全自动电泳仪的标准操作规程。

（三）结果解读

1. 参考区间 实验室可采用行业标准，分析厂家或其他实验室提供的参考区间。正常人群M蛋白为阴性，见图4-2-2。常见异常结果见图4-2-3～图4-2-5。

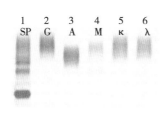

图4-2-2 正常人血清免疫固定电泳图

注：泳道1为对照泳道，泳道2～6为检测相应Ig和轻链的泳道，正常人在各泳道中呈现弥散均匀的条带，即M蛋白阴性。

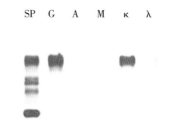

图4-2-3 IgGκ型单克隆球蛋白

注：IgG泳道和κ泳道在γ区各出现一条浓集条带，迁移率相同，此为完整球蛋白型的M蛋白。

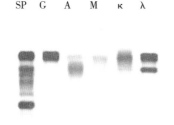

图4-2-4 IgG λ＋free λ型单克隆球蛋白

注：IgG泳道在γ区出现一条浓集条带，λ泳道在γ区、β区各出现一条浓集条带，其中λ泳道和IgG泳道各有一浓集条带的迁移率相同，此时，需加抗IgD、抗IgE、抗λ游离轻链抗体进一步确认。

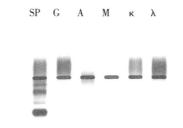

图4-2-5 大分子蛋白堵塞凝胶孔

注：高度聚合蛋白片段陷入凝胶加样孔，所有泳道均出现浓集条带，此时可用浓度2%～3%的β-巯基乙醇对血清标本进行解聚，再次重复实验。

2. 临床意义 IFE对浆细胞瘤中M蛋白的定性和分型起着重要作用。M蛋白可出现在α_2至γ的任何区域，M蛋白阳性提示单克隆丙种球蛋白血症、多发性骨髓瘤、轻链淀粉样变、华氏巨球蛋白血症、淋巴细胞增殖性疾病等。

轻链型多发性骨髓瘤，由于FLC可自由通过肾小球滤过膜，当它超过肾小管重吸收能力时，可从尿液中大量排出。此时在血清中可能检测不到M蛋白，但尿液IFE阳性，即本周蛋白。当尿液IFE检测出完整球蛋白型M蛋白时，提示肾小球滤过膜受损严重。因此，在实际工作中，M蛋白检测建议平行加做尿液IFE的检测，不仅可以准确对MM患者进行免疫分型，也能够防止部分轻链型MM的漏诊，对于MM患者肾脏功能的损伤也有提示作用。

3. 注意事项

（1）免疫固定电泳过程中可能会发生大分子蛋白堵塞凝胶孔，蛋白黏附在凝胶基质上，尤其是IgM型，应用β-巯基乙醇解聚后重新检测。

（2）实验前建议先行免疫球蛋白定量检测，由于蛋白浓度过高可出现异常浓集条带，可能覆盖M蛋白条带，宜将蛋白浓度稀释到适合比例后再行免疫固定电泳。

（3）某些单抗药物会导致某些条带假阳性，如达雷妥尤导致在γ区出现IgG和κ假阳性条带。

（4）IgG、IgA或IgM泳道均为阴性，而轻链κ或λ泳道出现浓集条带时，应考虑IgD或IgE型M蛋白的可能性。

（王守磊　任彦松　朱国庆）

第三节 | 感染性疾病相关检查

一、乙型肝炎病毒表面抗原检测

（一）实验原理

采用二步夹心法的化学发光免疫分析法（chemiluminescence immunoassay，CLIA）定量检测乙型肝炎病毒表面抗原（HBsAg）。生物素化anti-HBs鼠单克隆抗体与样品中的HBsAg发生特异性反应，生成复合物与磁性粒子上的链霉亲和素结合，以磁石收集磁性粒子后洗净，除去未反应物质。碱性磷酸酶（ALP）标记的anti-HBs鼠单克隆抗体与HBsAg发生特异性反应。发光底物CDP-Star由复合物上的ALP分解并发光，检测其发光强度。发光强度随着样品中的HBsAg浓度的增加而增强。事先使用含已知浓度HBsAg的校准品（HISCL HBsAg C0～C5）进行检测，制作标准曲线，可以计算出标本所含HBsAg的浓度。

（二）方法学

1. 标本处理和保存

（1）标本处理：建议使用血清标本，患者空腹采集静脉血，标本应2小时内送达实验室，经3000r/min离心10分钟分离血清后即可用于检测。

（2）未检标本储存：无法及时检测的血液标本应经3000r/min离心10分钟分离血清后在2～8℃可保存72小时，长时间保存要求分离出血清置于−20℃冻存，应避免反复冻融。

2. 试剂　商品化HBsAg检测试剂盒、发光底物试剂盒、HBsAg校准品、管路清洗液、探针清洗液。

3. 仪器　全自动化学发光免疫分析仪、离心机。

4. 标准操作规程　以全自动化学发光免疫分析仪操作为例。

（1）实验前需将所有试剂及待测标本平衡至室温。

（2）按实验要求装载试剂、样品、质控品。

（3）输入工作表。

（4）仪器检测。

（5）质控分析总结。

（6）结果一次分析审核。

（7）二次分析审核后出具检测结果。

（8）按计划执行仪器维护后关机。

（三）结果解读

1. 参考区间　实验室可采用行业标准、分析厂家或其他实验室提供的参考区间。以希森美康试剂盒提供的参考区间为例，阴性反应：＜0.03IU/ml。

2．临床意义　HBsAg定量检测对乙型肝炎病毒（HBV）感染患者的诊断及对感染情况的监测具有重要作用。HBsAg是感染HBV后最先出现的抗原，本身无传染性，但因其在感染早期出现，并可在感染全程呈现阳性，因此被认为是HBV早期感染诊断及筛查的重要指标。HBsAg在急性乙型肝炎感染潜伏期时可为高浓度，发病时达高峰。

肝炎的急性发作也可能会导致骨髓衰竭和全血细胞减少，即肝炎相关性再生障碍性贫血，该病是一种少见的获得性再生障碍性贫血，可能与多种肝炎病毒、细小病毒B19及EB病毒等相关，因此对于再生障碍性贫血患者的病毒学检查应当全面考虑。

3．注意事项

（1）应避免使用有浑浊物或溶血的标本，来保证检测结果准确性。

（2）检测结果为阴性反应，而患者存在感染HBV可能性时，应隔期监测并综合分析病情。

二、抗乙型肝炎病毒表面抗体检测

（一）实验原理

采用化学发光免疫分析一步法定量检测抗乙型肝炎病毒表面抗体（HBsAb）。碱性磷酸酶（ALP）标记的重组乙型肝炎病毒表面抗原与被测标本中HBsAb发生特异性反应，复合物再与固化的HBsAg磁性微粒发生特异性结合。以磁石收集磁性粒子后洗净，除去未反应物质。发光底物CDP-Star由复合物上的ALP分解并发光，检测其发光强度。发光强度随着样品中HBsAb浓度的增加而增强。根据标准曲线，可以计算出标本所含HBsAb的浓度。

（二）方法学

1．标本处理和保存　同HBsAg检测。

2．试剂　商品化HBsAb检测试剂盒、发光底物试剂盒、HBsAb校准品、管路清洗液、探针清洗液。

3．仪器　全自动化学发光免疫分析仪、离心机。

4．标准操作规程　参照HBsAg检测全自动化学发光免疫分析仪的标准操作规程。

（三）结果解读

1．参考区间　实验室可采用行业标准、分析厂家或其他实验室提供的参考区间。以希森美康试剂盒提供的参考区间为例，阴性反应：＜5mIU/ml。

2．临床意义　HBsAb定量检测对HBV感染患者的诊断及对感染情况的监测具有重要作用。HBsAb为一种保护性抗体，可中和HBV，阳性表明对乙型肝炎病毒具有一定程度的免疫力，一般见于疫苗接种后、HBV感染恢复期及既往感染者，需注意的是接种疫苗后，血清HBsAb浓度需大于10mIU/ml才能发挥保护作用。

3．注意事项　应避免使用有混浊物或溶血的标本，保证检测结果准确性。

三、乙型肝炎病毒e抗原检测

（一）实验原理

采用CLIA法定性检测乙型肝炎病毒e抗原（HBeAg）。标本中的HBeAg与anti-HBe鼠单克隆抗体的磁性粒子发生特异性反应。以磁石收集磁性粒子后洗净，除去未反应物质。生成的复合体上的HBeAg与ALP标记的anti-HBe鼠单克隆抗体发生特异性反应。以磁石收集磁性粒子后洗净，除去未反应物质。发光底物CDP-Star由ALP分解并发光，检测其发光强度。发光强度随标本中HBeAg量的增多而增强。事先对各校准物质进行检测，可测出标本中的HBeAg。

（二）方法学

1. 标本处理和保存　同HBsAg检测。
2. 试剂　商品化HBeAg检测试剂盒、发光底物试剂盒、HBeAg校准品、管路清洗液、探针清洗液。
3. 仪器　全自动化学发光免疫分析仪、离心机。
4. 标准操作规程　参照HBsAg检测全自动化学发光免疫分析仪的标准操作规程。

（三）结果解读

1. 参考区间　实验室可采用行业标准，分析厂家或其他实验室提供的参考区间。以希森美康试剂盒提供的参考区间为例，阴性反应：＜1。
2. 临床意义　HBeAg定性检测对评价HBV复制和感染起着重要作用。HBeAg是HBV的核心颗粒中的可溶性蛋白，急性和慢性肝炎活动期，HBeAg均可为阳性，表明受试者具有传染性；HBeAg消失伴随HBeAb出现被认为是病情趋向好转的征象，但并不能作为HBV的DNA停止复制或传染性消失的判断依据；HBeAg持续阳性反应提示肝细胞损害严重，且有转为慢性乙肝或肝硬化的可能性。
3. 注意事项　同HBsAg。

四、乙型肝炎病毒e抗体检测

（一）实验原理

采用CLIA法定性检测乙型肝炎病毒e抗体（HBeAb）。标本中的HBeAb与anti-HBe鼠单克隆抗体结合磁性粒子竞争，与重组HBeAg发生特异性反应。以磁石收集磁性粒子后洗净，除去未反应物质。生成的复合体与ALP标记的抗HBeAg鼠单克隆抗体结合生成anti-HBe鼠单克隆抗体结合磁性粒子-HBeAg-ALP标记的anti-HBe鼠单克隆抗体的复合体。以磁石收集磁性粒子后洗净，除去未反应物质。发光底物CDP-Star由ALP分解并发光，检测其发光强度。所测得的发光强度与标本中的HBeAb含量成反比，事先对各校准物质进行检测，可检测出标本中的HBeAb。

（二）方法学

1. 标本处理和保存　同HBsAg检测。
2. 试剂　商品化HBeAb检测试剂盒、发光底物试剂盒、HBeAb校准品、管路清洗液、探针清洗液。
3. 仪器　全自动化学发光免疫分析仪、离心机。
4. 标准操作规程　参照HBsAg检测全自动化学发光免疫分析仪的标准操作规程。

（三）结果解读

1. 参考区间　实验室可采用行业标准、分析厂家或其他实验室提供的参考区间。以希森美康试剂盒提供的参考区间为例，阴性反应：抑制率（Inh）＜50%。
2. 临床意义　HBeAb是HBV在肝脏细胞中复制增殖时出现的基因产物，其定性检测可作为反映HBV病毒复制水平和传染性风险的指标。HBeAg阴性反应，而HBeAb阳性反应提示传染性降低或疾病在恢复过程中。患者长期HBeAb阳性反应，容易诱发肝癌。
3. 注意事项　同HBsAg检测。

五、乙型肝炎病毒核心抗体检测

（一）实验原理

采用CLIA法定性检测乙型肝炎病毒核心抗体（HBcAb）。标本中的HBcAb与重组HBcAg的磁性粒子发生特异性反应。以磁石收集磁性粒子后洗净，除去未反应物质。ALP标记的重组HBcAg与复合物上的HBcAb发生特异性反应。以磁石收集磁性粒子后洗净，除去未反应物质。发光底物CDP-Star由复合物上的ALP分解并发光，检测其发光强度。发光强度随标本中HBcAb量的增多而增强。事先对各校准物质进行检测，可检测出标本中的HBcAb。

（二）方法学

1. 标本处理和保存　同HBsAg检测。
2. 试剂　商品化HBcAb检测试剂盒、发光底物试剂盒、HBcAb校准品、管路清洗液、探针清洗液。
3. 仪器　全自动化学发光免疫分析仪、离心机。
4. 标准操作规程　参照HBsAg检测全自动化学发光免疫分析仪的标准操作规程。

（三）结果解读

1. 参考区间　实验室可采用行业标准、分析厂家或其他实验室提供的参考区间。以希森美康试剂盒提供的参考区间为例，阴性反应：<1。
2. 临床意义　HBcAb定性检测阳性提示患者存在既往或现症HBV感染。HBcAb是HBcAg的特异性抗体，是HBV感染最早出现的特异性抗体，可作为急性HBV感染窗口期的辅助诊断依据；HBcAb比HbsAg检出率更高、更敏感，可作为HBsAg阴性的HBV感染的指标。
3. 注意事项　同HBsAg检测。

六、丙型肝炎病毒抗体检测

（一）实验原理

标本中的丙型肝炎病毒抗体（HCVAb）与生物素化HCV抗原特异性结合，生成复合物与磁性粒子上的链霉亲和素结合，以磁石收集磁性粒子后洗净，除去未反应物。ALP标记的抗人IgG小鼠单克隆抗体与复合物中的HCV抗体特异性结合，以磁石除去未反应物。发光底物CDP-Star由复合物上的ALP分解并发光，检测其发光强度，发光强度随样品中的HCVAb浓度增加而增强。事先使用已知HCVAb浓度的校准品（HISCL HCV Ab PC）进行检测，根据其发光强度设定临界值，由此可检测出标本中的HCV抗体的浓度。

（二）方法学

1. 标本处理和保存　同HBsAg检测。
2. 试剂　商品化HCVAb检测试剂盒、发光底物试剂盒、HCVAb校准品、管路清洗液、探针清洗液。
3. 仪器　全自动化学发光免疫分析仪、离心机。
4. 标准操作规程　参照HBsAg检测全自动化学发光免疫分析仪的标准操作规程。

（三）结果解读

1. 参考区间　实验室可采用行业标准，分析厂家或其他实验室提供的参考区间。以希森美康试剂盒提供的参考区间为例，阴性反应：＜1。

2. 临床意义　　HCVAb定性检测常用来协助对HCV感染患者的诊断及对感染情况的监测。HCVAb阳性反应是判断HCV感染的重要标志。HCV感染可导致慢性肝炎、肝硬化和肝癌等多种肝脏疾病。经常接受血制品治疗的患者，其HCV的感染率明显高于正常人群。

接受免疫抑制治疗和化疗的血液病患者，尤其是接受造血干细胞移植的患者，容易发生HBV和HCV感染和再激活，从而引起患者肝脏相关损伤。因此，除监测HBV和HCV的相关抗原和抗体外，有必要监测其核酸拷贝数明确病毒载量，这对于了解病毒复制状态至关重要，可根据病毒载量抢先治疗或调整抗病毒治疗方案，具体核酸检测方法请参考本书第十五章相关内容。

3. 注意事项　　应避免使用有浑浊物或溶血的标本，保证检测结果准确性。

七、人类免疫缺陷病毒抗体检测

（一）实验原理

采用ELISA双抗原夹心法测定人类免疫缺陷病毒抗体（HIVAb）。预包被的高纯度基因重组HIV（1＋2型）抗原，可与标本中HIVAb特异性结合，体系中加入辣根过氧化物酶标记的HIV（1＋2型）抗原进行孵育，最后加入TMB底物作用显色，通过酶标仪检测光密度（OD）值来判定样品中HIVAb的存在与否。

（二）方法学

1. 标本处理和保存　　同HBsAg。
2. 试剂　　商品化HIVAb检测试剂盒，包括：
（1）HIV酶标板：预包被高纯度基因重组HIV（1＋2）型抗原的微孔条。
（2）HIV-1型阳性对照。
（3）HIV-2型阳性对照。
（4）HIV阴性对照：HIV抗体阴性对照血清/血浆，已灭活。
（5）HIV酶标试剂：辣根过氧化物酶标记的HIV（1＋2）型抗原。
（6）浓缩洗涤液：浓度不低于2.5%的表面活性剂。
（7）显色剂A液：过氧化物浓度不低于0.3g/L。
（8）显色剂B液：TMB浓度不低于0.2g/L。
3. 仪器　　全自动荧光酶免一体机、离心机。
4. 标准操作规程　　以全自动荧光酶免一体机的操作为例。
（1）实验前需将所有试剂及待测标本平衡至室温。
（2）按实验要求装载相应的试剂、样品、质控品。
（3）输入工作表。
（4）仪器检测（加样、温育、洗板、加酶、温育、洗板、显色、测定）。
（5）质控分析总结。
（6）结果一次分析审核。
（7）二次分析审核后出具检测结果。
（8）实验结束按计划执行仪器维护。

（三）结果解读

1. 参考区间　　实验室可采用行业标准、分析厂家或其他实验室提供的参考区间。正常人群：阴性。

2．临床意义 该实验可检测血清或血浆中的HIV1型和2型抗体，为HIV感染的初筛实验。标本检测过程中，初筛实验阳性反应后，应使用原试剂和另一种不同原理（或厂家）的试剂进行复检。如复检均呈阴性反应，则报告HIV抗体阴性；如出现两者均为阳性或其中一种试剂检测阳性时，需采集第二份标本与原标本一并送当地疾控中心进行确认实验。各实验室均应建立相应复检规则。

HIV感染可引起获得性免疫缺陷综合征，主要侵犯和破坏机体免疫系统，导致机体的细胞免疫发生缺陷，从而继发各种严重的机会性感染和各种肿瘤。

3．注意事项

（1）检测必须符合HIV实验室管理规范和生物安全守则的规定，严格防止交叉感染。

（2）对初筛阳性标本应按《全国HIV检测管理规范》规定及时送检疾控中心。

八、EB病毒抗体检测

（一）实验原理

采用化学发光法测定EB病毒抗体（EBVAb）。待测标本与包被相应EBV纯抗原的磁性微球、标准品及缓冲液混匀，在外加磁场吸附的作用下，抗原抗体复合物被吸附保留，再加入ABEI标记的相应鼠抗人IgG或IgM单克隆抗体，形成EBV抗体-抗原-酶标二抗的免疫复合物，通过加入相应的化学发光激发物，检测发出的相对光强度（relative light unit，RLU），EBVAb浓度与RLU成正比关系。仪器参照标准品自动拟合计算出EBVAb浓度。

（二）方法学

1．标本处理和保存 同HBsAg。

2．试剂 商品化EB病毒抗体检测试剂盒，包括血清EB病毒早期抗原IgG抗体（EBV EA IgG）试剂盒、血清EB病毒衣壳抗原IgM抗体（EBV VCA IgM）试剂盒、血清EB病毒衣壳抗原IgG抗体（EBV VCA IgG）试剂盒、血清EB病毒核抗原IgG抗体（EBV NA IgG）试剂盒。

3．仪器 全自动化学发光免疫分析仪、离心机。

4．标准操作规程 参照HBsAg检测全自动化学发光免疫分析仪的标准操作规程。

（三）结果解读

1．参考区间 实验室可采用行业标准、分析厂家或其他实验室提供的参考区间。以新产业试剂盒提供的参考区间为例：

EBV EA IgG：＜2AU/ml。

EBV VCA IgM：＜3AU/ml。

EBV VCA IgG：＜2AU/ml。

EBV NA IgG：＜2AU/ml。

2．临床意义 EB病毒是传染性单个核细胞增多症的主要病原体，与鼻咽癌、伯基特淋巴瘤、免疫力低下或缺陷者B淋巴细胞肿瘤、霍奇金淋巴瘤及再生障碍性贫血等疾病相关。尤其是造血干细胞移植后，患者处于免疫抑制状态，容易发生EB病毒感染或病毒再激活，引起病毒相关的淋巴增殖性疾病。

EBV VCAIgM和EBV EAIgG在EBV感染后早期出现且半衰期较短，而EBV VCAIgG则可以在体内存留较长时间，因此，仅EBV VCAIgG阳性时表明患者曾感染过EBV或处于潜伏感染状态，EBV VCAIgM阳性表明患者发生近期感染，而当EBV EAIgG水平异常升高时，表明患者存在EBV病毒的激活。

除检测EB病毒抗体外，还有必要检测EB病毒的核酸载量，对于明确病毒复制状态、疾病进展和治疗策略的选择有重要价值。具体检测方法请参阅本书第十四章相关内容。

3．注意事项　抗体滴度存在个体差异性，并不能反映疾病的严重程度。

九、人类嗜T淋巴细胞病毒抗体检测

（一）实验原理

采用ELISA双抗原夹心法检测人类T淋巴细胞白血病病毒抗体（HTLVAb）。在微孔条上预包被高纯度基因重组HTLV（1＋2）型抗原，可与样品中HTLVAb特异性结合，同时加入辣根过氧化物酶标记的HTLV（1＋2）型抗原，形成包被抗原－抗体－酶标抗原复合物，洗板后加入TMB底物显色，判断样品中HTLV抗体的存在与否。

（二）方法学

1．标本处理和保存　同HBsAg检测。

2．试剂　商品化HTLV-1/2检测试剂盒，试剂组成：

（1）酶标板：预包被高纯度基因重组HTLV（1＋2）型抗原的微孔条。

（2）阳性对照试剂。

（3）阴性对照试剂。

（4）酶标试剂：辣根过氧化物酶标记的HTLV（1＋2）型抗原。

（5）浓缩洗涤液：浓度不低于2.5%的表面活性剂。

（6）显色剂A液：过氧化物浓度不低于0.3g/L。

（7）显色剂B液：TMB浓度不低于0.2g/L。

（8）终止液：含硫酸浓度不高于2mol/L。

3．仪器　全自动荧光酶免一体机、离心机。

4．标准操作规程　参照抗HIVAb检测全自动荧光酶免一体机的标准操作规程。

（三）结果解读

1．参考区间　实验室可采用行业标准、分析厂家或其他实验室提供的参考区间。正常人群：阴性。

2．临床意义　检测人血清中HTLVAb，作为T淋巴细胞白血病疾病诊断及鉴别诊断的重要依据。HTLV在下列疾病中的致病性已获得流行病学证据，包括成人T细胞白血病、HTLV-1相关脊髓病/热带痉挛性下肢轻瘫、HTLV相关葡萄膜炎和感染性皮炎等。感染发病后病死率较高，目前尚无有效的治疗方法。

3．注意事项

（1）不同批次酶标板、酶标试剂和阴阳性对照不可混用。

（2）应避免使用有混浊物或溶血的标本，来保证检测结果准确性。

十、人类细小病毒B19抗体检测

（一）实验原理

采用间接免疫荧光法测定细小病毒B19抗体（B19Ab）。先用基因重组的人细小病毒B19抗原包被微孔板，当血清中含有B19Ab IgG/IgM时，会与孔板中预包被的特异性抗原结合，再与加入的酶标记的鼠抗人IgG/IgM单克隆抗体结合，形成抗原－抗体－酶标抗体复合物，通过底物TMB显色，测得OD值判定实验结果。

（二）方法学

1. 标本处理和保存　同HBsAg检测。
2. 试剂　商品化B19Ab IgG/IgM检测试剂盒。
3. 仪器　全自动荧光酶免一体机、离心机。
4. 标准操作规程　参照抗HIVAb检测全自动荧光酶免一体机的标准操作规程。

（三）结果解读

1. 参考区间　实验室可采用行业标准、分析厂家或其他实验室提供的参考区间。正常人群：阴性。
2. 临床意义　B19病毒对红系祖细胞具有趋向性，可在骨髓红系细胞、外周血细胞、胎儿肝细胞、红白血病细胞及脐血细胞内生长复制，溶血性疾病患者感染B19病毒会发生短暂的再生障碍危象。免疫力低下的患者持续B19病毒感染，表现为纯红细胞再生障碍性贫血；器官移植患者B19病毒感染后也可发生持久性纯红细胞再生障碍性贫血。胎儿更易感染B19病毒，发生胎儿死亡、胎儿水肿或先天性贫血。
3. 注意事项　免疫缺陷患者抗体介导的免疫反应不足或作用延迟，可能会导致细小病毒B19的血清学检测结果出现假阴性。

（范玉龙　任彦松）

第四节 ｜自身抗体检查

一、抗核抗体检测

自身抗体指体内产生的能与自身组织发生反应的抗体。正常人血清中，也可以有少量自身抗体，由于其协助清除衰老蜕变的自身成分。又称生理性抗体。

许多血液疾病的发生与自身抗体的产生有关，如自身免疫性溶血性贫血，血液病患者抗心磷脂抗体增多等。本节将介绍抗核抗体、可溶性抗原（extractable nuclear antigen，ENA）抗体谱、中性粒细胞胞质抗体、抗蛋白酶3抗体、抗髓过氧化物酶、抗肾小球基底膜抗体的检测方法，并解读其在血液系统疾病中的临床意义。

（一）实验原理

采用间接免疫荧光法体外检测人血清或血浆中的抗核抗体（ANA）。稀释的血清或血浆与生物载片（反应区内固定有包被基质的生物载片）温育，阳性标本中的特异性IgG、IgA和IgM与相应的抗原结合，在第二次温育时，荧光素标记的抗人抗体与结合在生物基质上的抗体结合，荧光显微镜下可观察反应结果。

（二）方法学

1. 标本处理和保存
（1）标本处理：建议使用血清或血浆标本。采集患者静脉血，标本应2小时内送达实验室，经3000r/min离心10分钟分离血清后即可用于检测。

（2）未检标本储存：同乙型肝炎病毒表面抗原检测的未检标本储存。

2．试剂　商品化ANA试剂盒、稀释液、荧光素标记羊抗人抗体、阴/阳性对照血清。

3．仪器　全自动荧光酶免一体机、荧光显微镜、离心机。

4．标准操作规程　参照HIVAb检测全自动荧光酶免一体机的标准操作规程。

（三）结果解读

1．参考区间　实验室可采用行业标准、分析厂家或其他实验室提供的参考区间。以欧蒙试剂盒提供的参考区间为例，阴性：＜1∶100。

2．临床意义　抗核抗体已被证实与多种自身免疫性疾病有关，对血液病患者的疾病辅助诊断和治疗效果评价也有一定价值。ANA的靶抗原为细胞核内的核酸、细胞核蛋白和核糖体蛋白等不同成分。在部分疾病中，其抗体谱可表现出一定的特异性，风湿病中ANA阳性率为20%～100%，其中类风湿关节炎中ANA阳性率最低，为20%～40%。

抗核抗体的靶蛋白是细胞内成分，不具有器官及细胞特异性，因此该检测结果阳性仅表明患者体内存在自身抗体，仍需结合ENA抗体谱进一步分析。有时在正常人中也可检出抗核抗体（主要为IgM），但多为低滴度。血液病患者由于疾病本身或治疗手段导致机体免疫系统异常，也会出现抗核抗体阳性。

3．注意事项

（1）诊断必须结合患者的临床症状和血清学检查结果进行。

（2）每次实验必须设阳性和阴性对照。

（3）实验完毕后应在短时间内荧光显微镜下观察结果，如需放置过夜，可将抗原片4℃避光保存。阳性结果荧光片置−20℃可保存较长时间。

（4）溶血、脂血和黄疸血样不影响实验。

二、ENA抗体谱检测

（一）实验原理

采用免疫印迹法，这是将聚丙烯酰胺凝胶电泳分离蛋白及多肽与免疫化学分析技术相结合的一项技术。首先纯化的蛋白在聚丙烯酰胺凝胶电泳中依相对分子量大小分离，然后将分离好的蛋白转印到硝酸纤维膜（或PVDF薄膜）上，与待检血清温育，阳性标本中的特异性抗体与膜上相应的抗原结合，冲洗去未结合物，再与酶或放射性核素结合，洗去未结合的酶或放射性核素，加入底物液进行免疫显色。

（二）方法学

1．标本处理和保存　同ANA检测。

2．试剂　商品化ENA抗体谱检测试剂盒。

3．仪器　全自动免疫印迹仪、离心机。

4．标准操作规程　参照全自动免疫印迹仪的标准操作规程。

（1）确保废液不超过废液瓶瓶肩处。

（2）准备好容器、试剂和膜条。

（3）开机并预设检测程序。

（4）关机前运行仪器保养程序。

（三）结果解读

1. **参考区间** 实验室可采用行业标准，分析厂家或其他实验室提供的参考区间。正常人群：阴性。

2. **临床意义** 该试剂盒体外定性检测血清或血浆中的人抗RNP、Sm、SS-A（天然SS-A和Ro-52）、SS-B、Scl-70、PM-Scl、Jo-1、CENP B、PCNA、dsDNA、核小体、组蛋白、核糖体P蛋白和AMA M2等多种不同抗原IgG类抗体。

（1）高滴度的抗U1-nRNP抗体是夏普综合征特征性的标志，阳性率为95%～100%，抗体滴度与疾病活动性相关。在30%～40%的系统性红斑狼疮患者中也可检出抗U1-nRNP抗体，但几乎总伴有抗Sm抗体。

（2）抗Sm抗体是系统性红斑狼疮的特异性标志，与抗dsDNA抗体一起，是系统性红斑狼疮的诊断指标，但阳性率仅为5%～10%。

（3）抗SS-A抗体与多种自身免疫性疾病相关，最常见于干燥综合征（40%～80%）、其次是系统性红斑狼疮（30%～40%）和原发性胆汁性肝硬化（20%）中，偶见于慢性活动性肝炎。此外，在100%的新生儿红斑狼疮中可出现抗SS-A抗体。该抗体可通过母体胎盘传给胎儿，引起胎儿炎症反应和新生儿先天性心脏传导阻滞。

（4）抗SS-B抗体几乎仅见于干燥综合征（40%～95%）和系统性红斑狼疮（10%～20%）的女性患者，男女比例为29:1。在干燥综合征中抗SS-A抗体和抗SS-B抗体常同时出现。

（5）抗Scl-70抗体一般在局限型硬化症中不出现，见于25%～75%的进行性系统性硬化症（弥散型）患者，通常提示患者病情较重，病程较长，预后不良。

（6）抗PM-Scl抗体在50%～70%重叠综合征患者中可检出，在这些患者中可合并出现多肌炎、皮肌炎和进行性系统性硬化症。抗PM-Scl抗体在进行性系统性硬化症（弥散型）中的阳性率约为3%，在多肌炎和皮肌炎中的阳性率约为8%。

（7）抗Jo-1抗体见于多肌炎，阳性率为25%～35%。常与合并肺纤维化相关。

（8）抗着丝点抗体与局限型进行性系统性硬化症有关，阳性率为70%～90%。

（9）抗PCNA抗体在系统性红斑狼疮中具有很高的特异性，其阳性率仅为3%。

（10）抗dsDNA抗体对系统性红斑狼疮具有很高的特异性。除抗Sm抗体外，抗dsDNA抗体也可作为该病的一个血清学指标，阳性率为40%～90%。

（11）抗核小体抗体对系统性红斑狼疮的特异性几乎为100%，与健康人或硬化症、干燥综合征和多肌炎患者血清不反应。

（12）抗一种或几种组蛋白抗体或抗H2A-H2B复合物抗体在药物（普鲁卡因胺、肼酞嗪及其他药物）诱导的红斑狼疮中比较常见（阳性率为95%）。另外，在30%～70%的系统性红斑狼疮和15%～50%的类风湿关节炎患者中也可检出抗组蛋白抗体。

（13）抗核糖体P蛋白抗体（anti-ribosomal P protein autoantibody，ARPA）是系统性红斑狼疮的特异性标志，在进行性系统性硬化症、干燥综合征或皮肌炎/多肌炎和健康献血员血清中均未检出ARPA。系统性红斑狼疮的活动性与ARPA的滴度不具有相关性，对于有中枢神经系统症状、肾炎或肝炎的系统性红斑狼疮患者，ARPA的阳性率与整个系统性红斑狼疮人群基本相同。在其他有系统性红斑狼疮症状的患者中也可检出ARPA，在精神病患者中，ARPA的阳性率稍高一些，但差异并无统计学意义。

（14）高滴度的抗M2抗体是原发性胆汁性肝硬化的标志，丙酮酸脱氢酶复合物的酶E2和蛋白X为主要的靶抗原。另外，在其他慢性肝脏疾病（30%）和进行性系统性硬化症（7%～25%）中也可检出抗M2抗体，但主要为低滴度。抗M2抗体阳性的进行性系统性硬化症患者，很可能临床重叠有原发性胆汁性肝硬化。

3. 注意事项 同 ANA 检测。

三、抗中性粒细胞胞质抗体检测

（一）实验原理

抗中性粒细胞胞质抗体（ANCA）包括核周型（pANCA）和胞质型（cANCA）。本节介绍使用间接免疫荧光法检测人血清或血浆中的 ANCA。检测时，将稀释的标本与包被有基质的生物载片温育，如果标本中 ANCA 阳性，特异性抗体会与生物载片上的抗原结合。在第二次温育时，荧光素标记的抗人抗体就会与之前结合在生物基质上的特异性抗体发生反应，洗涤后使用荧光显微镜观察。

（二）方法学

1. 标本处理和保存 同 ENA 抗体谱检测。
2. 试剂 商品化生物载片、稀释液、荧光素标记羊抗人抗体、阴/阳性对照血清。
3. 仪器 全自动荧光酶免一体机、荧光显微镜、离心机。
4. 标准操作规程 参照 HIVAb 检测全自动荧光酶免一体机的标准操作规程。

（三）结果解读

1. 参考区间 实验室可采用行业标准、分析厂家或其他实验室提供的参考区间。正常人群：阴性。
2. 临床意义 ANCA 是针对中性粒细胞胞质成分为靶抗原的一类自身抗体，与临床多种小血管性疾病密切相关，对其诊断、分类及预后具有重要意义。cANCA 主要靶抗原为蛋白酶 3、杀菌/通透性增高蛋白（BPI）等，pANCA 主要靶抗原为髓过氧化物酶、组织蛋白酶 G、人白细胞弹性蛋白酶、溶酶菌及 BPI 等。以粒细胞涂片为基质的间接免疫荧光法和特异性 ELISA 相比，前者可一次检测抗所有中性粒细胞胞质抗原的抗体，可能还包括未知抗原。如果血清为 ACNA 阴性，中性粒细胞不出现特异性荧光。小部分嗜酸性粒细胞和嗜碱性粒细胞胞质显示的荧光无意义。粒细胞也可与一些抗核抗体反应。

cANCA 阳性最主要见于韦格纳（Wegener）肉芽肿和全身性血管炎，特异性＞97%，敏感性在初发非活动期患者为 50%，活动期患者可达 100%。

pANCA 不如 cANCA 具有诊断特异性。多见于显微镜下多血管炎、变态反应性肉芽肿性脉管炎、坏死性新月体型肾小球肾炎等患者；溃疡性结肠炎和原发性硬化性胆管炎等；其他疾病有时也可出现 pANCA，主要为髓过氧化物酶（myeloperoxidase，MPO）以外的其他抗原的抗体，其中部分抗原尚不明确。

四、抗蛋白酶 3 抗体检测

（一）实验原理

采用酶联免疫吸附试验检测抗蛋白酶 3 抗体（PR3Ab）。将稀释后的标本滴在微孔板中，第一次温育时，标本中的特异性 IgG、IgA、IgM 与抗原结合，形成抗原抗体复合物。随后，加入酶标记的抗人免疫球蛋白抗体（酶结合物）进行第二次温育，加入酶底物，此时发生颜色反应。颜色深浅与抗体浓度成正比。根据标准血清测定结果，绘制标准曲线，计算出患者标本中抗体浓度。

（二）方法学

1. 标本处理和保存 同 ENA 抗体谱检测。
2. 试剂 商品化 PR3Ab 检测试剂盒。

3．仪器　全自动荧光酶免一体机、离心机。

4．标准操作规程　参照HIVAg检测全自动荧光酶免一体机的标准操作规程。

（三）结果解读

1．参考区间　实验室可采用行业标准，分析厂家或其他实验室提供的参考区间。以欧蒙试剂盒提供的参考区间为例，正常人群：≤20RU/ml。

2．临床意义　PR3是主要存在于中性粒细胞嗜天青颗粒中的中性丝氨酸蛋白酶。PR3Ab是高度特异性的韦格纳肉芽肿的生物标志物，且抗体滴度与疾病活动性相关。也是嗜酸性肉芽肿性血管炎、显微镜下多血管炎、溃疡性结肠炎的高度特异性生物标志物。

五、抗髓过氧化物酶抗体检测

（一）实验原理

同PR3Ab检测。

（二）方法学

1．标本处理和保存　同ENA抗体谱检测。

2．试剂　商品化抗髓过氧化物酶抗体检测试剂盒。

3．仪器　全自动荧光酶免一体机、离心机。

4．标准操作规程　参照HIVAb检测全自动荧光酶免一体机的标准操作规程。

（三）结果解读

1．参考区间　实验室可采用行业标准，分析厂家或其他实验室提供的参考区间。以欧蒙试剂盒提供的参考区间为例，正常人群：≤20RU/ml。

2．临床意义　pANCA中抗髓过氧化物酶抗体（MPOAb）主要与微动脉炎相关。此外，MPO-ANCA也可见于结节性多动脉炎、Churg-Strauss综合征和肺肾综合征，在系统性红斑狼疮和类风湿关节炎中偶见。在过敏性紫癜患者血清中还可检出IgA类MPOAb。在我国，抗中性粒细胞胞质抗体相关小血管炎以抗髓过氧化物酶相关的显微镜下多血管炎发病率较高，MPOAb和PR3Ab阳性的比例约为7∶1。

六、抗肾小球基底膜抗体检测

（一）实验原理

同PR3Ab检测。

（二）方法学

1．标本处理和保存　同ENA抗体谱检测。

2．试剂　商品化抗肾小球基膜抗体检测试剂盒。

3．仪器　全自动荧光酶免一体机、离心机。

4．标准操作规程　参照HIVAb检测全自动荧光酶免一体机的标准操作规程。

（三）结果解读

1．参考区间　实验室可采用行业标准，分析厂家或其他实验室提供的参考区间。正常人群：

≤20RU/ml。

2. 临床意义　抗肾小球基底膜抗体（GBMAb）是所有抗肾小球基底膜型肾小球肾炎的血清学标志物。在未累及肺的病例中GBMAb的阳性率约为60%，而在累及肺的病例中GBMAb的阳性率为80%～90%。同时，20%～40%的GBMAb阳性患者可同时出现ANCA阳性。

七、内因子抗体测定

（一）实验原理

采用竞争结合免疫法测定内因子抗体。将标本和内因子碱性磷酸酶结合物及蛋白封闭溶液一起添加到反应管中。样品中的内因子抗体和内因子结合物结合在一起。在反应管内温育后，将包被着对内因子上维生素B_{12}结合位点特异的小鼠单克隆抗体的顺磁性微粒添加到反应管中。没有被标本中抗内因子抗体封闭的内因子结合物和固相上的单克隆抗体结合在一起。在反应管内继续温育后，结合在固相上的物质在磁场的作用下被吸住，而未结合的物质被冲洗去除。之后加入化学发光底物，利用分光光度计测量反应物，测量值与标本内的内因子抗体浓度成反比，单位为抗体单位/ml（AU/ml）。标本内分析物的量由所储存的校准曲线来确定。

（二）方法学——化学发光法

1. 标本处理和保存　同血清维生素B_{12}检测。
2. 试剂　商业化内因子抗体测定试剂盒（化学发光法）、通用发光底物、冲洗液。
3. 仪器　全自动化学发光免疫分析仪。
4. 标准操作规程　具体可参照本章第三节HBsAg检测全自动化学发光免疫分析仪的标准操作规程。

（三）结果解读

1. 参考区间　实验室可采用行业标准，分析厂家或其他实验室提供的参考区间。每个实验室应考虑参考值对服务人群的适用性，如有必要，应自行确定参考范围。以贝克曼试剂盒提供的参考区间为例：

血清：阴性：0.93～1.20AU/ml。

可疑值：1.20～1.52AU/ml。

阳性值：≥1.53AU/ml。

2. 临床意义　内因子抗体的存在是恶性贫血所特有的。虽然恶性贫血被认为是一种血液病，但它是导致胃黏膜萎缩的自身免疫性疾病的后期阶段。第一个过程是产生内因子的胃壁细胞损耗，第二个过程是自身抗体封闭了吸收维生素B_{12}所需的内因子上的结合位点。

恶性贫血和内因子抗体的存在与许多自身免疫性疾病有关，如桥本甲状腺炎、胰岛素依赖性糖尿病、格雷夫斯（Graves）病、风湿性关节炎、重症肌无力症、甲状旁腺功能衰退和兰-伊综合征。

3. 注意事项

（1）高游离维生素B_{12}可使内因子抗体检测出现错误的结果，不应使用过去1周内接受过维生素B_{12}注射治疗的患者标本。

（2）待测标本和质控品禁用叠氮化物防腐，以防影响免疫反应。

（3）高γ-球蛋白血症中的病理性IgG对检测有影响，可导致假阴性。

（霍茜瑜　范玉龙　李　勇　任彦松）

参 考 文 献

［1］董子明，李道明，许俊业．病因病理学［M］北京：人民军医出版社，2004．

［2］丛玉隆，尹一兵，陈瑜．检验医学高级教程［M］．2版．北京：人民军医出版社，2010．

［3］郑培华，张艳秀，管廷武，等．抗核抗体和ENA谱联合检测的临床应用价值［J］．中国医药指南，2011，9（35）：2．

［4］张秀明，熊继红，杨有业．临床免疫学检验质量管理与标准操作程序［M］．北京：人民军医出版社，2011．

［5］全国科学技术名词审定委员会血液学名词审定分委员会．血液学名词［M］．北京：科学出版社，2022．

［6］张秀明，熊继红，杨有业．临床免疫学检验质量管理与标准操作程序［M］．北京：人民军医出版社，2011．

［7］张倩，张红宇，张文丽，等．成人EB病毒相关T/NK细胞淋巴组织增殖性疾病临床及实验特征［J］．中国实验血液学杂志，2013，21（4）：953-957．

［8］尚红，王毓三，申子瑜．全国临床检验操作规程［M］．4版．北京：人民卫生出版社，2014．

［9］丙型肝炎病毒抗体阳性血液病患者的临床特征分析［J］．中华医学杂志，2017，97（40）：3162-3165．

［10］KENNETH KAUSHANSKY，MARSHALL A LICHTMAN，JOSEF T PRCHAL，等．威廉姆斯血液学［M］．9版．陈竺，陈赛娟，译．北京：人民卫生出版社，2018．

［11］李微，崔久嵬，康丽花，等．血清游离轻链检测分析［M］．北京：清华大学技术出版社，2018．

［12］张旭．EB病毒检测及其临床应用的研究进展［J］．检验医学，2018，33（3）：259-263．

［13］陈曲波，周琳，李莉，等．临床免疫学检验标准化操作程序［M］．上海：上海科学技术出版社，2019．

［14］周明晓，崔雪琼，卞漫漫．多发性骨髓瘤患者监测血清LDH、β_2-MG的临床意义［J］．实验与检验医学，2021，039（1）：195-197．

［15］OLIVEIRA UD，SANTOS FLN，GALVÃO-CASTRO B，et al．Novel Genetic Constructs for Production of Recombinant HTLV-1/2 Antigens and Evaluation of Their Reactivity to Plasma Samples from HTLV-1-Infected Patients［J］．J Clin Microbiol，2021，59（4）：e02701-20．

［16］FRITZLER MJ．Autoantibodies in scleroderma［J］．J Dermatol，1993，20（5）：257-268．

［17］JAMES K，CARPENTER AB，COOK L，et al，Development of the antinuclear and anticytoplasmic antibody consensus panel by the Association of Medical Laboratory Immunologists［J］．Clin Diagn Lab Immunol，2000，7（3）：436-443．

［18］HOUMAN MH，SMITI-KHANFIR M，BEN GHORBELL I，et al．Systemic lupus erythematosus in Tunisia：demographic and clinical analysis of 100 patients［J］．Lupus，2004，13（3）：204-211．

［19］GOULVESTRE C．Anticorps antinucléaires［Antinuclear antibodies］［J］．Press Med，2006，35（2 Pt 2）：287-295．

［20］PAKUNPANYA K，VERASERTNIYOM O，VANICHAPUNTU M，et al．Incidence and clinical correlation of anticentromere antibody in Thai patients［J］．Clin Rheumatol，2006，25（3）：325-328．

［21］KOMOROWSKI L，BOGDANOS D，OROBST C，et al．Detection of primary biliary cirrhosis-associated anti-mitochondrial antibodies using an improved test system：Anti-M2/BPO ELISA［J］．Pabst Science Publishers，2007，5：319-320．

［22］DAHNRICH C，PARES A，CABALLERIA L，et al．Development and evaluation of a new ELISA for the sensitive detection of primary biliary cirrhosis-specific anti-mitochondrial antibodies［J］．Clin Chem，

2009，55：978-985.

［23］SKIKNE BS，PUNNONEN K，CALDRON PH，et al，Improved differential diagnosis of anemia of chronic disease and iron deficiency anemia：a prospective mμlticenter evaluation of soluble transferrin receptor and the sTfR/log ferritin index［J］. Am J Hematol，2011，86（11）：923-927.

［24］BRAGA F，INFUSINO I，DOLCI A，et al，Soluble transferrin receptor in complicated anemia［J］. Clin Chim Acta，2014，431：143-147.

［25］PAGNOUX C. Updates in ANCA-associated vascμlitis［J］. Eur J Rheumatol，2016，3（3）：122-133.

［26］PISETSKY D. Antinuclear antibody testing—misunderstood or misbegotten?［J］. Nat Rev Rheumatol，2017，13：495-502.

［27］ŻYCHOWSKA I，SUSZEK D，DRYGLEWSKA M，et al. β2-microglobμlin as a marker of systemic lupus erythematosus activity［J］. Adv Clin Exp Med，2018，27（3）：379-382.

［28］EID AJ，ARDURA MI. AST Infectious Diseases Community of Practice. Human parvovirus B19 in solid organ transplantation：Guidelines from the American society of transplantation infectious diseases community of practice［J］. Clin Transplant，2019，33（9）：e13535.

［29］MURRAY PG，YOUNG LS. An etiological role for the Epstein-Barr virus in the pathogenesis of classical Hodgkin lymphoma［J］. Blood，2019，134（7）：591-596.

［30］PFAHLER V，D'ANASTASI M，DÜRR HR，et al，Tumor load in patients with mμltiple myeloma：β_2-microglobμlin levels versus low-dose whole-body CT［J］. Eur J Haematol，2020，104（5）：383-389.

［31］Ratnaningsih T，Sukirto NW，Wahyuningsih AT. Soluble Transferrin Receptor（sTfR）Identifies Iron Deficiency Anemia（IDA）in Pμlmonary Tubercμlosis Patients［J］. Acta Med Indones，2020，52（4）：334-343.

［32］GUPTA N，SHARMA A，SHARMA A. Emerging biomarkers in Mμltiple Myeloma：A review［J］. Clin Chim Acta，2020，503：45-53.

［33］ALSHAIBANI A，DUFOUR C，RISITANO A，et al. Hepatitis-associated aplastic anemia［J］. Hematol Oncol Stem Cell Ther，2020，S1658-3876（20）：30168-30172.

第五章
血液微生物学检查

第一节 | 血流感染

血流感染（bloodstream infection，BSI）是一种严重的全身感染性疾病，病原微生物在循环血液中呈一过性、间歇性或持续性存在，对机体所有脏器，特别是心脏瓣膜、关节等容易造成损害，严重者可导致休克、多脏器衰竭、弥散性血管内凝血，甚至死亡。血培养可为血流感染的临床病原学诊断提供重要依据。

一、术语

1. 血培养标本　用于进行细菌或真菌培养的血液标本；每份血培养标本可分为多个培养瓶或管。

2. 一套血培养（one set of blood culture）　从同一穿刺点采集的血液标本，通常分别注入需氧和厌氧培养瓶，特殊人群可增加含溶血素分枝杆菌/真菌培养瓶。

3. 导管相关血流感染（catheter related bloodstream infection，CRBSI）　指血管内置管定植细菌、真菌后导致的血流感染、菌血症。导管包括中心静脉导管、动脉导管、经外周静脉穿刺的中心静脉导管、血液透析置管等。

4. 阳性率　单位时间内（如每月、每季度、每年）血培养标本阳性套数与血培养标本总套数的比值。

$$血培养阳性率=\frac{阳性的血培养标本套数}{同期血培养标本总套数}\times100\%$$

5. 血培养污染率（rate of blood culture contamination）　污染的血培养标本（套）数占同期血培养送检标本总（套）数的比例。从血培养中可分离到可能是标本采集或转运过程中进入培养瓶的非致病微生物。常见的污染菌包括革兰阳性棒杆菌、芽胞杆菌、凝固酶阴性葡萄球菌、痤疮丙酸杆菌和微球菌（血液病患者检出时应慎重评估）。

计算公式1：

$$血培养污染率=\frac{污染的血培养标本数}{同期血培养标本总数}\times100\%$$

计算公式2：

$$血培养污染率=\frac{污染的血培养标本套数}{同期血培养标本总套数}\times100\%$$

6. 卫星血培养　在微生物学实验室以外，临床科室和/或急诊检验内设立小型血培养系统，以满足标本及时送检的要求，从而提高血培养的质量、检出率和检出速度。

二、血培养指征

（一）成人血培养采集指征

1. 以临床诊断为目的时，可疑感染患者出现以下任一指征时，可考虑采集血培养。

（1）体温＞38℃或＜36℃。

（2）寒战。

（3）外周血白细胞计数升高（WBC＞10.0×10^9/L，特别有核左移时）或降低（WBC＜4.0×10^9/L）。

（4）呼吸频率＞20次/分钟或动脉血二氧化碳分压（$PaCO_2$）＜32mmHg。

（5）心率＞90次/分。

（6）皮肤黏膜出血。

（7）昏迷。

（8）多器官功能障碍。

（9）血压降低。

（10）炎症反应参数如CRP、降钙素原、1,3-β-D-葡聚糖（G试验）水平升高等。

2. 以临床治疗为目的时，建议进行随访血培养，以确定治疗效果和停药时机。

（1）血流感染、菌血症确诊的患者，升级或停止使用抗微生物药物之前。

（2）对危重症患者持续不稳定状态，继续、升级或停止使用抗微生物药物之前。

（3）高度疑似或确诊的血管内感染者，确诊CRBSI但不能拔管者，感染灶不能去除者。

（4）免疫缺陷患者持续性菌血症。

（5）持续性金黄色葡萄球菌或路邓葡萄球菌菌血症，持续性多重耐药/泛耐药革兰阴性菌菌血症，持续性念珠菌菌血症，隐球菌菌血症，持续性非结核分枝杆菌菌血症。对其他特定病原体感染时，一般不建议2～5天内再次进行血培养。以临床治疗为目的进行血培养，建议成人每次采集1～2套；间隔时间个体化，考虑每天、隔天、隔两天等不同方式。对于金黄色葡萄球菌和念珠菌感染患者，建议隔天采集。

3. 以临床预防为目的时，对异基因造血干细胞移植（allogeneic hematopoietic stem cell transplantation，allo-HSCT）患者，呈如下临床状态，不建议进行血培养常规监测。

（1）患者留置中心静脉导管，无临床表现。

（2）患者移植过程中，无临床表现。

（3）患者用糖皮质激素治疗期，无临床表现。对联合免疫缺陷病、非 allo-HSCT 的中性粒细胞缺乏持续状态、实体器官移植后不稳定期、实体肿瘤放疗或化疗期、无脾且免疫低下的情况，目前证据不足，不建议进行血培养常规监测。建议基于个体化评估结果施行监测血培养。

（二）儿童血培养采集指征

当患儿（29天至18岁）出现一种或者同时具备几种临床表现时，可考虑采集儿童血培养：常见临床表现为发热（≥38℃）或低体温（≤36℃）；畏寒或寒战，毛细血管再充盈时间延长；白细胞计数升高（WBC＞10.0×10⁹/L，特别有核左移时）或降低（WBC＜3.0×10⁹/L）；严重情况下出现昏迷，呕吐/摄入不足，血压降低，皮肤黏膜出血，淋巴结肿大，多器官衰竭，并伴有其他局部感染症状，如肺炎、关节炎、脑膜炎、急腹症、尿路感染等症状者。此外，对于有甲氧西林耐药金黄色葡萄球菌感染史的患儿，应在入院后48小时内进行血培养。

判断是否进行血培养时，不建议单独依据感染标志物进行决策。结合上述临床表现或临床诊断以及CRP水平等，可能有助于判断是否进行血培养。当患者出现如下临床表现时，不建议进行血培养：免疫力正常的社区患者轻度发热、术后1小时内的发热、孤立的发热、原因明确的非感染性发热等。

患儿需进行厌氧血培养的临床指征包括脓毒性血栓性静脉炎（如雷米尔症）、头颈部感染、鼻窦炎、软组织坏死性感染、腹内或盆腔感染、咬伤及穿透伤后感染、免疫抑制、发热伴中性粒细胞减少症、接受类固醇治疗、长期不明原因发热但需氧血培养结果为阴性。

（三）采血时间

寒战或发热初起时采集，抗微生物药物应用之前采集最佳。若患者已开始进行抗微生物治疗，可依据临床的实际情况，在下一次应用抗微生物药物之前采集标本。

（四）采集套数

成人患者：每次应采集2～3套，每套从不同穿刺点进行采集，2～5天内无须重复采集。在任何情况下，应避免对成人患者只采集1瓶血培养。如怀疑感染性心内膜炎，建议立即在10分钟内采集2～3套血培养（每套血培养至少包括1个需氧瓶和1个厌氧瓶），每套采血量16～20ml，如果培养24小时未报阳，再采集1～2套血培养。

儿童患者：依据《儿童血培养规范化标本采集的中国专家共识》（2020版），通常仅采集需氧瓶。与成人相同，建议每次采集2～3套，每套从不同穿刺点进行采集，2～5天内无须重复采集（感染性心内膜炎除外）。对于幼龄儿童在其体重和总血容量允许的情况下，尽量采集2套血培养（一般每套血培养标本采集1瓶儿童需氧瓶，如有可疑厌氧菌感染的临床指征，则需要采集厌氧血培养）。如果幼龄儿童体重和总血容量不允许的情况下，可采集1瓶儿童需氧瓶，并且建议根据临床同时进行脑脊液或尿液培养。

（五）采血量

采血量是影响血培养检验结果的关键因素之一，应按照血培养瓶使用说明书要求的采血量范围，尽可能多收集血量，但不推荐采血量超过该范围。成人每瓶采血量8～10ml，或按照说明书采集；儿童采血量不应超过患者总血量的1%，具体采血量应根据儿童体重进行调整，详情可参考《儿童血培养规范化标本采集的中国专家共识》（2020版）。

若采血量充足，注射器采集的血液应先注入厌氧瓶，后注入需氧瓶，碟形针采集的血液则反之。若采血量不足，优先注入需氧瓶。

（六）采集方法

采集静脉血：建议选择外周静脉进行穿刺采血，除非需要诊断CRBSI，否则不建议从留置的静脉或动脉导管采集血液标本。切忌在静脉输液侧肢体采集血培养。如果患者输液无法停止，应在对侧肢体采集血培养标本。血培养宜单独采血，如果需要与其他检测项目同时采血，应优先接种血培养瓶，以避免污染。

静脉穿刺点选择：选择采血部位，找到合适的血管，必要时可使用止血带。对于新生儿及小于4个月的婴儿行颈外静脉和头皮浅静脉采血，可采取侧卧位；3岁以上的儿童多行肘正中静脉或贵要静脉穿刺采血，以坐位采血为最佳。

采集前医务人员应做好手卫生，静脉穿刺点选定后，去除血培养瓶的塑料瓶帽，使用75%酒精或70%异丙醇消毒（禁用含碘消毒剂），自然干燥60s。切勿打开金属封口环和胶塞。

在穿刺前或穿刺期间，为防止静脉滑动，可戴无菌乳胶手套固定静脉。

（七）穿刺点皮肤消毒

1. 成人患者三步法

第一步：75%酒精擦拭静脉穿刺部位，待干30秒以上。

第二步：1%～2%碘酊作用30秒或1%碘伏作用60秒，从穿刺点向外画圈消毒，消毒区域直径达6～7cm；每一次擦拭都更换新的棉签，待擦拭部位干燥后进行静脉穿刺。

第三步：75%酒精擦拭碘酊或碘伏消毒过的区域进行脱碘。

对碘过敏患者，在第一步基础上再用75%酒精消毒60秒，待酒精挥发干燥后采血。

成人患者一步法：0.5%葡萄糖氯己定作用30秒或70%异丙醇消毒后自然干燥。

2. 儿童患者皮肤消毒法 ①2个月以内（含2个月）患儿：70%异丙醇消毒后自然干燥；或75%酒精棉签/球消毒30秒后，再用第二个75%酒精棉签/球擦拭，等待完全干燥。②2个月以上的患儿：

采用一步法或三步法消毒。

3. 注意事项 《儿童血培养规范化标本采集的中国专家共识》（2020版）提醒，穿刺点消毒后不可再碰触。其他消毒剂需要进行消毒能力和适用性验证后方可使用。若使用含碘的消毒剂，一定要脱碘后再采集血培养。因含碘消毒剂可能导致新生儿亚临床甲状腺功能减退，新生儿禁止使用。葡萄糖酸氯己定不可用于2个月以下的患儿皮肤消毒。

（八）静脉穿刺与注入血培养瓶

使用一次性注射器或蝶翼针进行静脉穿刺采血，注入血培养瓶，并按照瓶上的刻度线采集到推荐的血量。如果使用一次性注射器采血，直接进行静脉穿刺采样，完成无菌采血后勿换针头（如需进行第二次穿刺，需更换针头），直接注入血培养瓶。如果使用蝶翼针采血，推荐同时使用蝶翼针配套的采血适配器采血。采集过程中保持血培养瓶直立，按照瓶上的刻度线准确采集血量。

血液接种到培养瓶规定刻度后（采血量是影响血培养阳性率最重要的因素，禁止过少或过多），轻轻颠倒混匀以防血液凝固。在瓶身贴上唯一标识，标签的位置勿遮盖培养瓶条码及血量检测区。采集第2套血培养时需更换穿刺点。

三、血培养瓶运送与接收

（一）血培养瓶运送

血培养瓶应在2小时之内（最迟不超过4小时）送至实验室孵育或上机；如不能及时送检，应将血培养瓶置于室温下，切勿冷藏或冷冻。推荐采用密封的塑料袋和硬质防漏的容器，20～25℃运送，运送条件要符合生物安全要求。对于所有超过2小时接收的血培养瓶，须注意观察其生长指标，如传感器的颜色、溶血、气体、浑浊度等，如果涂片染色发现有细菌生长，应与阳性瓶同等对待。不能提供24小时标本接收服务的实验室，可以在临床科室（如急诊、重症监护室）设立小型的血培养系统，即"卫星血培养"，但应遵循生物安全管理要求。文献表明，卫星血培养从标本收集到阳性报警平均缩短10.1小时，临床首次药物处方调整时间也由原来的64小时缩短为42.8小时。已设置卫星血培养的部门，可将血培养瓶就近直接上机。若需运送到中心实验室，应使用符合生物安全规定的包装。

（二）血培养瓶接收和拒收

实验室收到血培养瓶后，应尽快接收并评估和记录标本质量（如采集时间、血标本量、瓶数、转运时间和条件、申请单信息和标识等），评估合格后立即孵育。若培养瓶延迟送检而提示已有细菌生长，则应直接进行涂片镜检。经评估后不合格血培养瓶（如血培养瓶标识错误或无标识、破碎、损坏、渗漏、凝血等情况），应拒收并尽快告知申请医生。

以下情况可以接收但应告知申请医生：

1. 采血量不足。

2. 血培养瓶套数或瓶数不够。

3. 成人标本仅接种需氧或厌氧瓶。

特殊情况：实验室应有紧急预案，如在常规血培养系统故障时，如何对血培养瓶处理和孵育等。

四、血培养实验室检测及适应证

（一）自动化血培养系统工作原理

微生物在生长繁殖过程中，可分解糖类产生CO_2，引起培养基pH改变或使培养基的氧化还原电势发生变化，利用放射性 C 标记技术、特殊的 CO_2 感受器，红外线或均质荧光技术检测培养基中的任一变化，以判断血液和其他无菌体液中有无细菌存在。当血培养瓶进入仪器孵育后，仪器每隔 10～15 分钟自动检测 1 次，每次检测的时间点与检测指标结果构成生长曲线图。

（二）自动化仪器培养法培养基

商品化培养瓶包括需氧瓶、厌氧瓶、儿童瓶、分枝杆菌/真菌瓶。

1. 真菌感染的血培养　如下临床诊断时，建议进行真菌血培养。包括 BSI（考虑酵母样真菌、丝状真菌和双相真菌）、CRBSI（考虑酵母样真菌）、心包炎和心肌炎、免疫受损患者会厌炎和声门上炎（考虑曲霉菌、其他丝状真菌）、免疫受损患者肺部感染（考虑镰刀菌属、荚膜组织胞浆菌）、烧伤创面感染（考虑念珠菌、曲霉菌、镰刀菌、链格孢菌、接合菌）、手术部位感染（考虑念珠菌）、皮肤和皮下组织真菌感染（考虑申克孢子丝菌、地霉菌、马拉色菌、接合菌）、自体瓣膜心内膜炎且患者吸毒或有严重基础性疾病；人工瓣膜心内膜炎；新型隐球菌脑膜炎或肺炎如怀疑真菌感染宜采用分枝杆菌/真菌培养瓶。分枝杆菌/真菌培养瓶对以下真菌检出效果优于普通血培养瓶：白色念珠菌、光滑念珠菌、糠秕马拉色酵母菌、近平滑念珠菌、深红色发癣菌、克鲁斯念珠菌、热带念珠菌、皮炎曲霉、新型隐球菌、荚膜组织胞浆菌、黄曲霉、烟曲霉等。

2. 结核分枝杆菌或非结核分枝杆菌（non-tuberculous mycobacteria，NTM）感染的血培养　如怀疑结核感染或非结核分枝杆菌感染，疑似血行播散、突发脓毒症状态或全身炎症反应综合征，且无其他明确感染病原体时建议进行分枝杆菌血培养。确诊结核感染，出现如下临床诊断时，建议考虑进行分枝杆菌血培养：BSI、心包炎和心肌炎。对合并感染人类免疫缺陷病毒（human immunodeficiency virus，HIV）与结核分枝杆菌的住院患者，世界卫生组织（World Health Organization，WHO）确定的危险体征包括：呼吸频率＞30 次/分钟，体温＞39℃，心率＞120 次/分钟，无法独立行走。有一个或多个危险体征且白细胞分化抗原 CD4 计数＜100cells/µl，预测结核分枝杆菌血流感染的概率较高，建议行结核分枝杆菌血培养。

3. 厌氧菌感染的血培养

（1）成人患者厌氧菌感染的血培养：有血培养适应证时，强烈建议增加常规厌氧菌血培养。未进行常规厌氧菌血培养时，如果出现如下厌氧菌菌血症高风险因素，则加做厌氧菌血培养。高风险因素包括有明确的厌氧菌菌血症病史；有明确的厌氧菌感染灶、癌症、免疫受损［与器官移植相关的免疫抑制、糖皮质激素、细胞毒性药物或其他类型的免疫抑制因素（如脾切除术、糖尿病）、疑似菌血症但感染灶不明、近期胃肠道外科手术、妇科疾病、压疮］。未进行常规厌氧菌血培养时，如果有如下厌氧菌感染高风险因素，则考虑加做厌氧菌血培养。高风险因素包括口腔卫生不良、异味分泌物、化脓、脓肿形成、血栓性静脉炎、相关黏膜表面附近的组织破坏，与恶性疾病相关的感染过程（需氧培养无生长）、受累组织中有游离气体（以气性坏疽为特征）和组织病理学中的"硫磺颗粒"（放线菌的特征）等。

（2）29 天至 12 岁患儿厌氧菌感染的血培养：建议增加厌氧菌血培养的具体情况包括头颈部感染、腹内或盆腔感染、病程迁延的深部脓肿、脓毒性血栓性静脉炎（如雷米尔综合征）、软组织坏死性感染、咬伤及穿透伤后的感染、免疫抑制、发热伴中性粒细胞减少症、接受糖皮质激素治疗、慢性口腔炎、其他部位蜂窝织炎、长期不明原因发热但需氧血培养结果为阴性。

4. 室内质控　按所使用品牌厂商推荐的方法进行。

（三）导管相关血流感染

出现下列情况时须考虑 CRBSI，建议进行血培养。包括：①无论有无局部感染迹象，尤其是没有明确的其他感染源时，有静脉导管的患者出现发热、寒战或其他脓毒症迹象。②有静脉导管的患者，出现微生物血源性播散导致转移性感染（即脓毒性栓塞）。③有静脉导管的患者，出现皮肤定植微生物引起的持续性或复发性菌血症的情况。对于多腔静脉导管，标本应取自所有管腔（每个管腔取相同体积）分别进行血培养。单独送检经导管抽取的血液或单独送检导管而不配套采集经皮穿刺血培养不能判断CRBSI。

1. 短期外周导管的血培养　采集2套外周静脉血培养。无菌操作拔除导管，剪切导管尖端＞5cm，采用Maki半定量培养。结果解释如下：

（1）如1套或以上血培养阳性，并且导管尖端培养阳性（15个菌落），血培养与导管尖端培养菌种相同，提示为CRBSI。

（2）如1套或以上血培养阳性，并且导管尖端培养阴性，无法判断；但如血培养分离株为金黄色葡萄球菌或念珠菌，并且没有其他明确的感染源，提示可能为CRBSI。

（3）如2套血培养阴性，但导管培养阳性，提示为导管定植。

（4）如2套血培养和导管尖端培养均为阴性，不考虑CRBSI。

2. 中心静脉导管及静脉输液港的血培养

（1）保留导管的患者血培养：建议至少采集2套血培养，1套从外周静脉采集，另1套从导管采集。结果解释如下：

如2套血培养得到的菌株其鉴定结果和药敏谱均相同，并且没有其他明确感染源，提示为CRBSI。

如2套血培养均阳性并且分离的菌种相同，导管血阳性报警时间比外周血阳性报警时间早120分钟以上，同时无其他明确感染源，则提示为CRBSI（如导管血阳性报警时间比外周血阳性报警时间早120分钟以内，2套血培养获得鉴定与药敏谱相同的分离株，也可能为CRBSI）。

如2套血培养均为阳性，取自导管1套的菌落形成单位数（CFU/ml）至少是外周血菌落形成单位数的5倍，且没有其他感染证据，提示可能为CRBSI。该方法需要手工定量血培养，如裂解/离心法。

如仅导管血培养阳性，提示导管有细菌污染或定植。

如仅外周血培养阳性，不能确定为CRBSI；若血培养阳性株为金黄色葡萄球菌或念珠菌，并且没有其他明确的感染源，则可能为CRBSI。确认CRBSI需要定量或半定量培养导管段，培养结果须得到相同的病原菌；或者导管和外周血培养检出相同的病原菌，且排除其他感染源。

如2套血培养均阴性，不考虑CRBSI。

（2）拟拔除导管的患者血培养：至少采集2套外周血培养。无菌操作拔除导管，剪切导管尖端＞5cm，采用Maki半定量培养。结果解释如下：

1）如1套以上血培养和导管尖端培养阳性，并且菌种鉴定与药敏谱相同，提示为CRBSI。

2）如1套以上血培养阳性且导管尖端培养阴性，若血培养阳性株为金黄色葡萄球菌或念珠菌属，则可能为CRBSI；如需要进一步确认，要求采集其他外周血培养，获得阳性且为同一菌种，没有其他明确的感染源，提示为CRBSI。

3）如血培养阴性，导管尖端培养阳性，提示定植菌，可排除CRBSI。

4）如外周血培养和导管尖端培养均为阴性，则不是CRBSI。

（四）怀疑感染性心内膜炎患者的血培养

对所有出现不明原因发热同时具有心脏病病史或心内膜炎病史或伴有病理性心脏杂音的患者都可以进行血培养。多数感染性心内膜炎相关菌血症均为持续性菌血症，应立即进行血培养，无须在发热周期的特定阶段进行血培养，以保证及时治疗。

对于怀疑感染性心内膜炎患者，建议立即在10分钟内采集2～3套血培养（每套血培养包括1个需氧瓶和1个厌氧瓶），每套采血量16～20ml。如果培养24小时未报阳，需要再采集1～2套血培养。对感染性心内膜炎推荐在24小时内至少进行3次穿刺采样。

15

五、血培养报告程序

（一）血培养阳性报告程序

1. 一级报告（初步报告） 血培养阳性，应立即进行涂片和革兰染色，应在1小时内报告给临床医生，包括患者姓名、阳性血培养瓶类型、瓶数、报警时间、涂片革兰染色特性及形态，向临床医生询问患者目前感染情况和抗菌药物使用情况并记录，可向医生提供治疗建议。此外，还应记录报告时间、接收报告者和报告者的信息。同时，将阳性培养液传种到适当培养基。各单位可根据各自医疗需求，决定是否基于涂片结果用培养液直接进行药敏试验以及是否开启一级报告模式。

2. 二级报告（补充报告） 快速鉴定和直接药敏结果是二级报告。快速鉴定结果及时报告医生，如进行直接药敏试验，应报告药敏结果。对于培养液为非标准化K-B药敏操作，应关注抑菌圈直径明显小于敏感直径的药物。

3. 三级报告（终报告） 包括菌种名称、血培养阳性时间和标准药敏试验结果。

注意：随着微生物快速诊断技术如基质辅助激光解析电离飞行时间质谱（MALDI-TOF）的应用，菌种鉴定结果有可能在一级报告或二级报告即可报告。

（二）血培养阴性报告程序

1. 报告内容 血培养阴性报告内容为"血培养经XX天细菌/厌氧菌/真菌/分枝杆菌培养阴性"，自动化仪器细菌培养一般设定周期为5天，真菌14天，分枝杆菌42天。

2. 初步报告 可在72小时培养阴性后，发布初步报告，应说明"培养3天为阴性，标本将延长培养至XX天，如为阴性不重复报告"。如72小时后阳性，应按血培养阳性报告程序，与临床沟通并补发阳性报告。

3. 报告审核 实验室应建立符合本单位实际情况的初步报告和最终报告的审核制度，并进行定期汇总分析，对实验室信息系统需进行传输和性能验证。实验室应对以上项目制订标准操作流程。

微生物学实验室信息系统（microbiologicallaboratory information system，MLIS）应连接实验室检测设备，对连接仪器状态实时监测，数据双向传输。血培养阴性、阳性应自动传输至MLIS，特别是阳性结果在MLIS进行危急值警示，标本列表中应有明显标识（如加粗红色字体），信息系统应记录和传输报阳时长，并定期进行准确性验证。

（三）血培养特殊病原体的处理流程

1. 乏养菌属和颗粒链菌属 这类菌在大豆胰蛋白胨血琼脂平板上不生长，临床微生物实验室血培养操作标准要求：次代培养时血培养基中要求补充吡哆醛或L型半胱氨酸；或同时接种金黄色葡萄球菌，该菌呈"卫星"生长现象；或采用巧克力培养基、厌氧血琼脂等营养丰富的培养基进行培养。

2. 巴尔通体 血培养阳性率低，推荐血清学和分子生物学方法检测。

3. 布鲁菌属 大多数布鲁菌需氧瓶培养3天内阳性，很少超过7天。

4. 弯曲菌属 空肠弯曲菌可在血培养中出现，其在传种后42℃生长较快，微需氧孵育48小时后可看到微小菌落。

5. 弗朗西斯菌属 不同菌株生长速度不同，孵育时间不定。由于其菌体微小，形态多样，革兰染色易漏检。土拉热弗朗西斯菌可在标准血培养瓶中生长，初代培养可在标准羊血琼脂生长，次代培养不生长。有些菌株初代仅在巧克力琼脂平板生长。

6. HACEK菌群 包括嗜血杆菌（H）、放线杆菌（A）、心杆菌（C）、艾肯菌（E）和金氏杆菌（K）。多数血培养可在7天内阳性报警。如高度怀疑心内膜炎是由HACEK细菌引起的，而5天后血培养仍为阴性，应延长培养时间或盲传。

7. 螺杆菌属　螺杆菌属感染多发生于免疫缺陷患者。血培养瓶通常孵育5天以上，并且在培养结束后，盲传至血平板，微需氧孵育。

8. 军团菌属　肺炎继发菌血症少见，孵育培养5天后，采用溶解－离心系统传种于活性炭酵母浸膏（BCYE）培养基培养。

9. 钩端螺旋体　血培养中难分离。

10. 支原体　人型支原体偶尔可从血培养中分离出来，添加补充明胶或精氨酸，可以提高检出率，生长缓慢并采用专用培养基。可疑肺炎支原体和人型支原体感染血液可以直接接种pH4.5 SP4葡萄糖培养基。

六、注意事项

（一）血培养假阳性和假阴性的处理

血培养是定性试验，存在假阴性和假阳性的可能。血培养又有其特殊性，包括培养瓶转运和上机时间、染色背景和病原体染色特点、培养条件等都可能影响涂片和培养的检出率。实验室人员务必仔细观察培养瓶和生长曲线，增加染色方法和特殊培养条件，必要时进行相关抗原、抗体或分子生物学检测等，并注意记录和总结，持续提高处理问题的能力。

1. 假阳性（血培养仪阳性报警，但培养液一般涂片染色和/或培养结果为阴性）

（1）现象1：曲线不典型，无明显"抬头"，或曲线不规则为非平滑曲线；革兰染色未发现病原体。处理措施：加做瑞氏染色，接种哥伦比亚血琼脂平板和巧克力平板置CO_2孵箱培养。厌氧瓶需转种（预还原）厌氧哥伦比亚血琼脂平板行厌氧培养（说明：如涂片阴性，培养5天后无菌落生长，可判定为假阳性，报告血培养阴性结果）。

（2）现象2：生长曲线平滑，略见"抬头"；革兰染色未发现病原体。处理措施：重新仔细阅片，必要时延长培养时间或抽取培养液离心后涂片染色镜检。（说明：某些血流感染病原菌生长缓慢，或临床已使用抗微生物药物，报阳后立即抽取培养液涂片，可能由于浓度低而镜检阴性）。

（3）现象3：生长曲线平滑，可见"抬头"；革兰染色未发现病原体。处理措施：观察培养瓶有无"霉菌球"，有则用力摇、用大号针头抽取（说明：个别情况丝状真菌生长并缠绕成球，不易用注射器抽出而导致镜检阴性）。

（4）现象4：生长曲线平滑，可见"抬头"；革兰染色未发现病原体。处理措施：加做瑞氏染色（说明：瑞氏染色细胞形态相对完整，容易识别染成蓝紫色的细菌，在镜下仔细观察革兰染色涂片，判断是革兰阳性还是阴性菌）。

（5）现象5：生长曲线平滑，可见"抬头"；革兰染色、瑞氏染色未发现病原体。处理措施：如具备条件，可做吖啶橙染色，及时与临床沟通可能的病原体，采取针对性的培养和/或免疫学、分子生物学检测方法（说明：可能是非典型病原体引起的血流感染，须特别关注）。

（6）现象6：生长曲线平滑，可见"抬头"；革兰染色查见病原菌，但常规培养无菌落生长。处理措施：结合涂片结果、其他感染灶病原分离情况及患者因素、临床特征，采取针对性的检测方法或培养条件（说明：可能原因有细菌自溶、苛养菌、厌氧菌及其他特殊病原体感染等）。

2. 假阴性

（1）现象1：血培养仪未阳性报警，但培养瓶内发生溶血、产气、混浊及传感器颜色变化等。处理措施：涂片染色镜检，如果阳性，应与阳性瓶一样对待（说明：采集8小时以后上机，可能导致假阴性）。

（2）现象2：培养5天血培养仪未阳性报警，临床提示可能是特殊病原菌的血流感染。处理措施：直接传代（盲传），延长培养时间（说明：经验治疗后，或特殊病原菌培养时间需要延长）。

（二）孵育时间

常见病原体5天内培养阳性。如培养5天仍阴性，而临床怀疑感染性心内膜炎，则应传种至不含抗微生物药物的巧克力培养皿，5%CO_2培养。

（三）血培养污染

1. 分辨致病菌与非致病菌　血流感染病原菌确认和污染菌鉴别没有金标准，虽然微生物种类是目前最重要的鉴别依据，但还必须借助：

（1）细菌血症和真菌血症发生的可能性。

（2）其他临床、实验室或影像学发现。

（3）从身体其他部位分离的病原菌。

（4）治疗效果、临床症状和体征。

（5）医生的临床判断等进行综合分析。可疑污染菌不进行药敏试验。

即便严格遵守无菌操作，仍有3%～5%的血培养瓶中培养出皮肤常见菌（如梭菌、类白喉棒状杆菌、表皮葡萄球菌、痤疮丙酸杆菌等）或周围环境中常见菌。这些菌大部分为污染菌，但对于免疫力不全的血液病患者应慎重评估，尤其出现以下情况考虑可能为致病菌：①不同部位血培养标本培养出同一种菌。②多次分离出同一种菌，且药敏结果相同。

加强分析前、分析中的质量控制，与临床密切沟通，可最大限度地降低血培养污染率。凝固酶阴性葡萄球菌（coagulase-negative staphylococcus，CNS）普遍存在于人体皮肤，能够在留置装置和假体上定植并形成生物膜。血培养分离出CNS，需结合其他信息进行正确的临床解释，特别是对来自输液港或经外周静脉穿刺的中心静脉导管的标本。在一系列血培养中，污染菌通常只会出现一次阳性，而病原菌通常会多次培养阳性。如果患者仅有1套甚至1瓶血培养，没有第1套血培养进行比较，就很难解释该阳性培养的临床相关性。有11%的污染菌（尤其是CNS）可重复培养阳性，重复培养阳性率为69%。因此，仅凭此项结果判定是否是病原菌尚且存在误差。另外，单纯阳性报警时间（time to positivity，TTP）对污染菌判断价值有限。但对报阳时间超过72小时的常见快生长需氧分离株，大部分可能是污染菌。

实验室应定期对血培养污染率进行评估，污染率应控制在3%以下。

2. 报告方式　污染菌不需做药敏试验，但应向临床报告，并提示可能污染，如痤疮丙酸杆菌（皮肤寄生菌）。

3. 分离出多种细菌　多种微生物共同引起的菌血症相对罕见，仅占所有脓毒症的4.7%。然而，在特定患者人群中，血培养分离出两种或多种微生物的比率从儿童的10%到免疫功能低下患者的近30%。与铜绿假单胞菌相关的多微生物菌血症具有更高的死亡风险，并且在老年患者中更常见。多微生物菌血症可以作为潜在疾病的指标，代表微生物从肠道、皮肤和黏膜表面移位入血。

（四）血培养安全防护

1. 安全培训　对实验室员工进行安全培训，应涵盖所有实验室活动。实验室质量保证体系的核心内容应包括培训、监测、事故报告、安全相关文件。

2. 实验室感染　针刺伤、暴露的皮肤黏膜、接触气溶胶或微滴是主要感染途径。禁止在污染区用嘴吹吸移液管、抽烟、饮食、咬指甲、摘戴隐形眼镜，以及手或其他环境表面与眼、鼻、嘴接触等。

3. 防护措施

（1）洗手：在戴手套前、摘手套后、工作结束后、离开实验室和进入清洁区时均应洗手。如直接接触血液或潜在的感染性物质后应立即清洗暴露部位。

（2）实验室生物安全要求：血培养阳性报警后，在生物安全柜内垂直插入空针针管放出多余气体，防止某些产气的细菌引起液体喷溅，涂片及接种应在生物安全柜中进行。接种后的培养基放置于培养箱培养，如镜检见真菌丝，应及时封盖。对于设置卫星血培养的实验室，血培养瓶一旦报阳，则转送至具备生物安全条件的实验室进行后续处理。对于可疑高致病性病原体（炭疽芽孢杆菌、土拉热弗朗西斯菌、鼻疽伯克霍尔德菌、类鼻疽伯克霍尔德菌、鼠疫耶尔森菌、荚膜组织胞质菌和粗球孢子菌等），不能在BSL-2实验室进行活菌的增菌操作（如活菌的传代培养和药敏试验等），须在BSL-3实验室完成。如果仅需氧瓶报警，涂片发现有极小、浅染色的革兰阴性或染色不定的球杆菌，分离株触酶阴性或弱阳性、脲酶阴性、氧化酶阴性和硝酸盐阴性，实验室须警惕弗朗西斯菌的可能。如疑似布鲁菌（如报警时间3天左右甚至更长，生长曲线低平等）等可能通过空气和/或接触传播的高风险二类病原体，应戴医用防护口罩或N95口罩和双层乳胶手套，在生物安全柜内谨慎操作，平板用胶带封住，可采用直接尿素酶试验（取培养瓶中培养物0.1～0.2ml加到尿素生化反应管，1小时左右显红色为阳性）初步鉴定布鲁菌。在可疑或证实的布鲁菌暴露意外事故中，实验室人员应监控血清抗体转换或临床症状。1996年以来，我国布鲁菌病疫情形势严峻，发病率逐年上升，成为重要的公共卫生问题之一。土拉热弗朗西斯菌感染性强，仅10个细菌即可致病，引起实验室获得性感染的风险高，我国《人间传染的病原微生物名录》（注意未来新版变化）中列入危害程度二类病原体。

应参照《人间传染的病原微生物名录》对分离菌进行区分。对第三类致病菌的菌株分离纯化、显微镜检、菌种保存等实验室操作，应在BSL-2生物安全实验室内进行。原则上BSL-2生物安全实验室不操作第二类致病菌。如果需要对少量分离株进行操作，则须先行实验室风险评估，完善安全防护措施（如N95口罩），确认安全柜性能，严格规范化操作。第二类致病菌大量分离株操作，只能在BSL-3生物安全实验室条件下进行应在二级生物安全实验室条件下处理标本。疑为高致病性病原体如弗朗西斯菌、鼠疫耶尔森菌、结核分枝杆菌、布鲁菌、类鼻疽伯克霍尔德菌等阳性血培养的大量纯培养物应在三级生物安全实验室条件下处理。

（3）防护用具：①手套：采集血培养标本、接收和处理标本时应戴手套，当采集下一位患者时，手套被血液污染或有破损迹象等失去防护作用时都应及时更换。②面罩：实验室人员暴露于可经空气传播的高危险性物质或可能发生标本喷溅时，应配戴个人防护面罩。③隔离服：应穿隔离服，当存在任何可见污染时立即脱去，并作为生物危险垃圾丢弃或严格按流程清洗，并且在离开实验室或进入清洁区时应脱去隔离服。

（4）防护针刺伤：尽可能减少注射器及锐器的使用；使用注射器时，应避免回套针帽；若用注射器采集血液，将血液直接注入血培养瓶，无须更换针头；注射器使用完毕后，应将针头放入锐器桶，不可重复使用；使用后的注射器或其他锐器，也应装入锐器桶内。

（5）溢洒处理：若溢洒的感染性物质可经呼吸道传播，溢洒处的房间应关闭至少30分钟以使微滴沉降。在清理溢洒物时应戴个人防护用具。溢洒物含高危病原体（如结核分枝杆菌）时，应戴N95口罩。根据溢洒物的量、类型、可能含有的传染性物质及其浓度和污染表面的类型，制定实验室具体处理方案，至少应包括以下要素：①容器及吸收物质。②用水溶性清洁剂去除残留的溢洒物。③用快速医用消毒剂如自制的漂白剂稀释液冲洗表面污染，浓度和作用时间取决于污染表面的类型。④擦去消毒剂并用水擦洗。⑤表面干燥防止滑倒。⑥污染用的材料、所有被污染且不能有效去污染的物质均应处理。

（6）菌株保存：血培养阳性菌株应按照规定或要求保存，若保存应符合生物安全要求，以备后期复核或进一步检测。

（孙　琪　林青松）

第二节 | 抗微生物药物敏感性试验

抗菌药物敏感性试验（antimicrobial susceptibility test，AST）简称药敏试验，主要用于测定抗菌药物或其他抗微生物制剂在体外抑制细菌生长的能力，其结果采用最低抑菌浓度（minimal inhibitory concentration，MIC）进行表示。MIC指抗微生物药物能够抑制微生物生长所需的最低浓度，结果一般用μg/ml表示。

临床微生物实验室药敏试验适用于：①辅助临床合理使用抗微生物药物时，进行常规药敏试验。②临床治疗效果差而考虑更换抗菌药物时，应对拟选药物进行药敏试验。③了解所在医院或地区常见致病微生物耐药性的变迁情况，定期通报给临床，有助于临床医生根据经验治疗选择药物。④评价新的抗菌药物抗菌谱和抗菌活性。⑤分析细菌耐药谱有利于某些菌种的鉴定，并作为医院感染流行病学调查的手段之一。此外，药敏试验只在被认为引起感染的细菌的单克隆纯培养物上进行，当从合格的临床标本中分离出任何可疑的感染致病菌，又不能从该菌的种属特征准确推测其对抗微生物药物的敏感性时，需要进行药敏试验；从同一患者身体的同一部位连续分离出相同菌株，为检测其是否已发展为耐药，应重新进行药敏试验；当引起感染的致病微生物的种属特征提示其对某种抗微生物药物高度敏感而从未出现过耐药情况报告时，一般不需要进行药敏试验；自标本中分离出多种细菌而又不能确定其是否致病，即分离菌可能来自于环境或人体正常菌群污染时，通常不必进行药敏试验。

实验室常规药敏试验方法可分为微量肉汤稀释法（microdilution test）、纸片扩散法（discdiffusion test）、抗微生物药物浓度梯度法以及自动化微量肉汤稀释法（自动化仪器法）等。商品化的自动化微量肉汤稀释法较手工方法能够更快得到结果，这对患者治疗尤其是菌血症患者治疗尤为重要，因此商品化的自动化微量肉汤稀释法替代纸片法近年来已成为一种趋势。由于自动化微量肉汤稀释法更依赖于实验室自动化系统相配套的计算机系统的辅助，且可能无法满足临床用药需求，因此，实验室可根据实际情况选择不同的药敏实验方法加以补充。本文主要介绍自动化微量肉汤稀释法检测系统。

自动化微量肉汤稀释法检测系统只需要将检测板放入培养和读取终点的仪器，无须更多的人工干预即可获得结果。目前实验室常见的自动化检测系统有VITEK、Phoenix、MicroScan WalkAway等系统。

一、实验原理

自动化微量肉汤稀释法检测系统多采用比浊法或荧光法测定各种浓度的抗菌药物溶液中待测菌悬液的生长情况，得出MIC以判断细菌耐药性。

本节将以VITEK® 2系统为例进行介绍。VITEK® 2系统是对倍微量稀释法测定MIC的简化版，其药敏检测板是轻质的64孔板，每个药敏卡含有1个或2个只含微生物培养基的对照孔（PC），其余微孔含有预定量的特定培养基和抗生素。

基本步骤包括：①应用0.45%盐水将菌悬液稀释至标准浓度。②用待测菌悬液水化药敏卡内含有抗生素的培养基。③填充、密封药敏卡，然后装载于仪器上。④仪器在规定的时间内监测每个孔内的细菌生长情况。仪器按照比浊法原理（动力学方法），约每15分钟对药敏卡进行检测，每个反应孔在16个位置各读取3次，将药敏孔的透光度与PC相对比，然后依据每种抗生素的特殊算法获取MIC值，并按照美国临床和实验室标准研究所（CLSI）或欧洲抗菌药物敏感性测试委员会（European Committee on Antimicrobial Susceptibility Testing，EUCAST）等所提供的折点以及软件独有的高级专家系统（AES）解释药敏测试结果并报告其敏感（susceptible，S）、中介（intermediate，I）和耐药（resistance，R）。

二、方法学——动态比浊法

标准操作规程如下。

1. 开机并启动 VITEK 2 操作系统。

2. 配置菌悬液，使用分纯后孵育18～24小时的细菌（新鲜菌）。根据细菌选择卡片类型，使用前将卡片和盐水瓶从冰箱取出，平衡到室温；在载卡架上放置一次性的75mm×12mm的透明塑料试管，每管加入3ml无菌氯化钠水（0.45%～0.5%NaCl，pH4.5～7.0）；根据不同卡片要求配制菌悬液，用比浊仪测试管（Ref 21255）测试比浊仪读数，并确认其位于规定范围。需要注意，卡片装载至仪器之前，菌悬液配制后放置时间不得超过30分钟。

3. 在电脑操作台上完成初步资料输入后，将载卡架放入仪器的装载舱，关闭外门。

4. 仪器自动化完成其余步骤，并将检测结果传入工作站，分析并给出结果，并将最终结果传至中文电脑完成临床报告。

三、结果判读

1. 无论一个实验室是否使用商业化的专家系统，均应得出细菌"耐药"或是"敏感"的结果，并且需要使用同一方法或其他方法验证细菌药敏试验结果。当遇到一个前所未有的表型时应及时复测，并查询最新的CLSI M100文件或EUCAST网站的药物敏感性试验内容，结合特定细菌需要检测的药物、方法、解释标准、根据感染部位报告的抗菌药物和需要验证的罕见结果等内容进行AST结果解释。

2. 注意事项

（1）该试验只供体外诊断使用。

（2）粉末可能会影响光学读数头，因此不得使用带有粉末的手套。

（3）棉絮可能会影响药敏检测结果，因此应避免使用易掉棉絮的棉签。

（4）如果使用非推荐类型培养基，需进行性能确认。

（5）自动化检测系统无法检测所有临床相关的病原菌和所有的抗微生物药物，对异质性耐药分离株和某些耐药表型的检测存在误差，需用其他方法进行检测确认。

（6）采用已过时的检测板或软件可能无法准确地反映某系统当前的检测性能。

（7）所有患者标本和微生物培养物均有潜在传染性，处理时应该采取通用预防措施。

（吕燕霞　田志颖）

第三节 | 病原宏基因组二代测序

一、标本

（一）标本采集和运输

1. 适用范畴 病原宏基因组二代测序（metagenomic next generation sequencing，mNGS）由于其无偏倚、高灵敏度的检测特点，标本质量在检测结果中显得尤为重要。

血流感染或其他局灶性感染（如肺感染、腹腔感染等）时，病原微生物本身和/或其核酸片段可进入血液循环，因血浆mNGS检测对象为核酸，相对培养而言，受抗菌药物的影响较小，所以可实现对病原微生物的高灵敏度检测。对于疑似血流感染、原发感染灶病原学检测为阴性或因各种因素无法送检感染部位标本时，可送检血液标本进行mNGS检测。mNGS检测范围涵盖细菌、真菌、DNA/RNA病毒、非典型病原体（支原体、衣原体、巴尔通体等）等，是一种广覆盖、非靶向性的病原微生物检测手段。在选择mNGS流程时，当考虑细菌、真菌、DNA病毒、寄生虫、非典型病原体感染时，推荐将DNA检测作为首选检测，仅在怀疑RNA病毒感染时补充RNA检测流程。常见的RNA病毒病原体包括鼻病毒、呼吸道合胞病毒、肾综合征出血热病毒、登革热病毒、冠状病毒、流感病毒和肠道病毒等。

2．标本采集、转运和保存

（1）准备游离DNA/RNA保存管，取受检者静脉血，采血量为5ml。

（2）皮肤局部消毒方式同血培养标本采集。在采集血液标本时，应严格执行无菌操作，避免污染。

（3）静脉采血后立即温和上下颠倒保存管，混匀10次，充分混匀血样与核酸保护剂；不充分混合、混匀太剧烈或延迟混匀均可对核酸保护效果和检测结果造成影响。

（4）标本转运和保存：标本留取后应竖立置于6～35℃环境中，尽快送检。同时，标本的运输应注意防止污染与防震荡。

（5）标本如不能及时检测，应离心血液标本将血浆保存于-80℃冰箱或液氮环境中。对于临床送检血液mNGS检测的患者，建议同时完善传统微生物学检测。

3．注意事项

（1）采血时间对于标本的阳性率至关重要，如患者伴有发热，应尽可能在发热初期，伴寒战期采集。同时，采血应尽可能在抗微生物药物应用之前采集，此时血中的病原相对载量较高。

（2）对于已经使用抗菌药物的情况，应尽可能在下一次抗菌药物给药前进行采集。应选择带有游离核酸保存剂的血液采集管进行采血，其管内的核酸保护试剂可以维持血浆游离核酸的稳定。如该类采血管无法获得，可以选择EDTA-K$_2$抗凝管（须8小时内分离血浆）进行采血，同时尽快进行标本转运。

（3）乳糜血的情况下因人源核酸过多可导致mNGS检测灵敏度下降，抽血时应避免与脂肪乳输注同时进行，以减少乳糜血的发生。

（4）肝素会影响裂解液对细胞的裂解而干扰核酸提取，同时肝素也是一些反应酶的抑制剂，应严格避免使用肝素抗凝管进行采血。同时，如患者体内置管采用肝素封管，应避免经该管进行采血。

（5）溶血可导致红细胞裂解影响核酸提取，在采血后应温和混匀标本，避免震荡和久置，减少溶血发生。

（6）乳糜血和溶血可导致检测灵敏度下降，对于该类标本应尽可能重复采血保证标本质量，对于患者病情过重或重复采血仍无标本性状改变的情况，应在告知临床其检测影响的前提下进行实验，并对结果谨慎解读。

（二）核酸提取

1．实验原理　对于血液标本，多数实验室血液mNGS通常检测对象为血浆游离DNA（cell-free DNA，cfDNA）和总RNA，目的是收集被裂解的微生物释放的核酸。血液中提取的游离核酸绝大部分为人源核酸，微生物核酸的比例因感染情况而异。常见的核酸提取方法包括有机溶剂提取法、离心柱提取法及磁珠吸附提取法。有机溶剂提取法由于费时费力，难以实现自动化、大批量提取，在实际应用中较为有限。离心柱提取法和磁珠吸附提取法操作简单，便于自动化，在mNGS检测中应用更为广泛。

实验室通常有特定的核酸提取流程和提取试剂，实验项目开展之前，核酸提取流程及病原体核酸提取试剂盒应经过性能验证。

使用离心柱提取法提取核酸的流程包括裂解、过柱、漂洗和洗脱。DNA提取需首先离心分离出血浆，使用离液盐对部分细胞进行裂解，然后将与核酸难以分离的蛋白进行变性，溶解掉介质中的多聚糖胶；同时对核酸进行变性处理，得到线性的核酸物质。离液盐还可以改变水的结构，使核酸在高盐低pH的环境中更好地结合到硅胶膜上。再使用加入乙醇的漂洗液对标本中的PCR抑制剂进行漂洗去除，最后利用低盐高pH的缓冲液将结合在提取柱硅胶膜上的DNA进行洗脱，离心后得到质量较好的游离核酸。RNA提取时需先利用化学裂解的方式裂解游离病毒颗粒外壳，再将RNA特异性结合到硅胶膜上，洗涤去除PCR抑制剂，最后利用缓冲液将结合在提取柱硅胶膜上的RNA进行洗脱。

2. 试剂　商业化DNA/RNA提取试剂盒（离心柱提取法）。

3. 仪器　高速离心机、恒温金属浴、离心机、涡旋仪。

4. 标准操作规程（DNA）

1）DNA

a. 前处理（血浆分离）：取洁净5.0ml离心管，管盖处编号，管身贴上对应标签，在生物安全柜中吸取离心后的上清（血浆）加入离心管，分离出的血浆标本进行后续提取操作。

b. DNA提取：使用核酸提取或纯化试剂，取洁净1.5ml离心管，取600μl血浆标本，加入对应缓冲液B、蛋白酶K等试剂，实验过程需加入用于质量控制的阴性对照品与阳性对照品进行同步实验，同时添加实验室内参物（已知非人源序列可用于确认测序结果与标本的匹配关系）。

c. 使用Qubit®1×dsDNA HS Assay Kit 和Qubit 4.0荧光计测定核酸浓度，浓度合格后进入文库制备环节。

2）RNA

a. 同DNA流程步骤一致，血浆离心后取上清。

b. 取140μl血浆标本，使用核酸提取或纯化试剂盒提取RNA，提取完毕使用Qubit® RNA Assay Kit 和Qubit® Fluorometer仪器测定RNA浓度。

注：所有移液加样操作应在生物安全柜内进行；离心机在使用前和使用完毕后需用75%酒精对腔室及盖子进行擦拭消毒；若核酸提取质量不合格需要重新提取，若重新提取仍不合格，则应反馈临床重新送样。

二、文库制备及上机测序

（一）文库制备

1. 实验原理　mNGS文库构建的材料为从样品中提取的DNA或RNA。不同的实验室和测序平台有不同的文库制备方式，可以按有无PCR扩增划分为PCR-free和PCR扩增构库，其中PCR扩增构库在不同的实验室对PCR循环数要求也有差异。一般情况下，RNA由于提取浓度低，建库时需要对文库进行PCR扩增（因不同实验室检测存在差异，本文仅以目前本地实验方案为例）。

经核酸提取后，PCR-free的DNA文库制备包括片段化与末端修复、接头连接和纯化；RNA文库制备包括片段化、一链合成、二链合成、接头连接、纯化、PCR扩增和片段选择。

文库需经过qPCR标准曲线进行定量，以准确标定文库中完整文库片段的有效浓度，以用于文库建立和上机测序。文库定量是通过使用接头序列的引物，特异性扩增完整的文库分子，然后对扩增子进行荧光观察，使用标准曲线法对扩增子进行绝对定量。

2. 试剂　商业化DNA建库试剂盒、接头、DNA Clean Beads。

3. 仪器　离心机、涡旋仪、PCR仪。

4. 标准操作规程

（1）DNA流程：提取好的核酸使用病原微生物核酸检测试剂盒（MGI-DNA）进行片段化、DNA末端修复、接头连接和PCR扩增及产物纯化。使用Qubit®1×dsDNA HS Assay Kit和Qubit 4.0荧光计测定文库浓度，按照试剂盒质量控制标准进行判定。

（2）RNA流程：提取好的核酸使用病原微生物RNA检测试剂盒进行片段化、一链cDNA合成、二链合成、接头连接、PCR扩增和磁珠分选。分选之后的文库使用Qubit®1×dsDNA HS Assay Kit和Qubit 4.0荧光计测定文库浓度进行质控。

（3）构建好的文库经过pooling之后，使用MGI-2000/200测序仪进行上机测序，测序长度为SE50，测序数据量平均不低于20M Reads。

（二）上机测序

二代测序是基于PCR和基因芯片发展而来的DNA测序技术。Illumina平台采用的是边合成边测序的技术，一般原理是在DNA复制过程中捕捉添加的碱基所携带的标志来确定DNA序列，上机测序指的就是这一过程。对单个DNA分子即单链文库分子进行扩增的目的是要放大信号来便于机器捕捉，不同测序技术的差别之一在于扩增方式的不同。现有的技术平台主要包括Illumina的NextSeq，华大的MGISEQ等。

Illumina测序平台的主要核心技术之一是桥式扩增（Bridge PCR）。桥式扩增属于固相核酸扩增技术，固体支撑物为流动槽（Flowcell），反应场所为其上的泳道（Lane）。泳道中铺满了2种寡核苷酸P5/P7（即"草坪接头"），它们5′端通过共价连接。当文库分子变性为单链加载到流动槽时，DNA分子与草坪接头杂交，在DNA聚合酶的作用下快速延伸，合成互补双链，随后双链变性，生成的互补链将结合在泳道表面，与附近的草坪接头互补杂交，形成单链的桥状结构；以草坪接头为引物，以互补链为模板在DNA聚合酶的作用下再次快速延伸形成互补的双链桥状结构；双链桥状结构变性展开，即完成了一次桥式扩增。后续，两条3′端游离的DNA分子可以再次与附近的草坪接头杂交，这个过程快速重复，将单条DNA分子复制数千个拷贝，这些拷贝在泳道的某一位置集中，称为测序簇（Cluster）。当扩增结束后，流动槽形成数以百万计的簇，即后续测序过程中信号采集的基本单元。桥式扩增的优点在于操作简单快速，但其技术特点也要求待测DNA分子的片段长度需集中于200～500bp，片段过长或过短都会降低桥式扩增的效率和对草坪接头的利用率。此外，基于PCR扩增来产生单分子多拷贝的碱基信号采集单元会放大和累计PCR过程中出现的扩增错误。

华大测序平台采用的是滚环扩增（rolling circle amplification，RCA）。将DNA片段化后，在两端加上测序接头，随后将双链DNA变性，环化其中一条形成单链环状文库分子，通过使用具有链置换性的DNA聚合酶，以这条单链环状DNA分子为模板进行滚环扩增。扩增后的DNA分子多拷贝首尾连接形成纳米球，随后纳米球加载固定到流动槽上，形成信号采集单元。与桥式扩增相比，它所有的扩增拷贝都是以环形的祖先DNA分子为模板，因此不会积累扩增错误；相较于桥式扩增的指数放大，滚环扩增产生的拷贝数较少；此外，滚环扩增同样对文库中DNA分子片段长度有要求。

三、生物信息分析流程

病原微生物生物信息分析是在上机测序后拆分数据，对各个标本的原始测序数据进行质控，去除低接头序列、低质量序列、低复杂度序列、重复序列及人源宿主序列后，再将非人源宿主的序列与微生物参考数据库比对，并进行种属鉴定，得到微生物物种注释信息的过程。

（一）病原宏基因组二代测序分析流程

1. 拆分数据　微生物标本高通量测序文库构建后，经常混合上机测序，即多个标本混合后加入一个芯片。采取单端或双端测序策略，测序长度有50bp、75bp、100bp、150bp和300bp几种。目前大多数公司采用的是单端测序策略，测序长度为50bp或75bp。目前用于宏基因组二代测序的商业化二代测序平台主要有Illumina和华大。以Illumina为例，测序完成后通过软件bcl2fastq识别序列上的标签（barcode：人工合成的6～10bp已知碱基序列）拆分标本原始测序数据，拆分测序数据过程中参数barcode-mismatches（标签碱基的容错数）建议设置为1。为了防止同一批次标本之间发生交叉污染，建议混合上机测序时使用双标签。

2. 数据质控　碱基质量值（Q）可用来评估碱基识别的错误概率，是用来衡量下机测序数据的重要指标。碱基的质量值越高代表碱基被测错的概率（P）越低，两者之间的公式为$Q = -10 \lg P$。Q20对应的碱基识别的错误概率为1%，Q30对应的碱基识别的错误概率为1‰。Q20和Q30分别表示在下机测序数据中碱基质量值大于20或30的占比，可评估下机测序数据的整体质量。在进行生信分析之前需要对原始测序数据进行数据质控，主要包括过滤接头序列、低质量序列、低复杂度序列、重复序列等，将获得的高质量序列作为微生物物种鉴定的输入数据。所谓高质量序列指达到以下指标：Q30碱基数量占比大于85%、有效序列长度不可小于50bp、接头污染比例小于1%的基本序列特征。常用的过滤软件有Trimmomatic、Fastp、SOAPnuke及Cutadapt等。

3. 测序数据量　不同类型的病原微生物标本中人源宿主的核酸占比也不相同，如人源宿主的核酸在体液标本中含量就少于组织标本，相应的体液标本中微生物核酸占比也较多。实验室可通过增加微生物测序数据量来提高微生物物种检出率，但随着微生物测序数据量增加，微生物测序的成本及下机数据存储空间需求也会相应增加。实验室可根据标本类型确定标本测序数据量。目前，国际上尚没有针对病原微生物测序数据量适宜性的研究。但考虑到人源宿主基因组的干扰及检测的灵敏度，在没有进行剔除人源宿主基因组成分的前提下，建议微生物测序有效序列数据量不低于20M。

4. 去除人源宿主序列　《宏基因组测序病原微生物检测生物信息学分析规范化管理专家共识》建议，病原微生物下机测序数据进行质控后需要与人源宿主参考基因组数据库进行比对，剔除人源宿主核酸序列，一般去除人源宿主核酸序列前，人源核酸序列占比正常范围在85%～99%。序列比对常用Bwa、Bowtie2、Snap、Kraken、Kraken2等软件。

5. 数据库

（1）微生物参考数据库：涵盖细菌、真菌、病毒、支原体/衣原体、分枝杆菌、寄生虫等多种病原微生物。实验室可通过收集Genebank、Refseq和GTDB等公共数据库中基因组，剔除其中错误、冗余及不完整的基因组，从中优先选择测序质量高、完整度高、标本来源和临床信息完整的基因组序列，利用微生物参考品进行数据库训练。此外，实验室还应构建自己的重要病原微生物数据库，以确保不错报和漏报。微生物参考数据库应定期进行更新，补充新发现的病原体。对每次更新后的微生物参考数据库需要进行验证，确保微生物参考数据库的准确性和可重复性，并记录每次微生物参考数据库更新信息。

（2）人源宿主数据库：为消除人源宿主核酸序列干扰而设计，数据库中收录的信息应保证准确、完整、有详细注释信息，并非越多越好。

（3）微生物背景数据库：由于mNGS有可能会检测出很多种病原微生物，但其中不乏试剂背景微生物和环境污染微生物。这是因为mNGS实验流程中所用的各种试剂中或者实验室环境中也可能存在某些微生物，污染检测标本，所以应建立微生物背景数据库，在物种注释结果中标注出来，做重点筛查鉴定。实验室可通过大量重复空白试剂对照，周期性采集环境和设备拭子，通过mNGS全流程分析检测，构建微生物背景数据库。对于属于背景菌的微生物，报告阳性阈值应相对较大；反之对于不存在背景菌污染的病原体，报告阳性阈值可设置较低。除此之外，实验室应该构建人体各个部位正常微生物数据库，因为在检测标本中包含人体正常定植微生物，但这些微生物并非致病微生物，通常较少引发疾病，所以应该在物种注释结果中删除或加以标注说明。

6. 物种鉴定　将去除人源宿主后微生物序列与微生物参考数据库进行比对注释出微生物物种信息。微生物物种鉴定标准应在生物信息学分析流程搭建和优化过程中确定。实验室应该对不同类型的临床标本和微生物建立不同的判读标准。鉴定标准应包括但不限于检出特异性序列数、基因组覆盖度、微生物物种丰度、测序深度、离散度、每百万序列数（reads per million，R/MIN）等技术指标。对于某些特殊人类传染和感染性病原微生物，在排除标本污染的前提下，即便只检出1条特异性序列也应视为阳性结果。

常用的物种注释软件有mOTU、qiime2、CLARK、Kraken2、MEGAN、Metaphlan2等。尽管分析软件较多，但主要差别在算法和数据库。算法主要分为比对和非比对两种。比对算法的软件注释结果准确度高，但比对数学算法需消耗较大的计算机资源，其代表软件如Diamond。非比对算法注释软件将序列分为k个碱基组成的小单元，称为kmer。两条序列的相似度越高，则共同拥有的kmer越多。该算法的特点是注释速度快，缺点是假阳性较高，其代表软件有Kraken2。数据库主要分为全基因组数据库和特异性基因组数据库两种。其中全基因组数据库的优点是灵敏度高，但特异性较差，其代表软件为MEGAN。特异性基因组数据库与之正好相反，其灵敏度较差，特异性较好，代表软件为Metaphlan2。实验室可根据需求选择对应的注释软件。

此外，将去除人源宿主后的核酸序列与抗性基因数据库CARD（the Comprehensive Antibiotic Research Database）和致病菌毒力因子数据库VFDB（virulence Factor Database）比对注释，可分析病原微生物致病性和耐药性。但目前耐药性和致病性分析还存在一定的困难，一方面是目前的耐药和毒力因子数据库还不完善；另一方面是由于mNGS测序成本因素导致相关基因的覆盖度不足。因此，对病原微生物的致病性和耐药性注释需要谨慎对待。

（二）生物信息分析流程的性能确认

目前，在国际上由于mNGS生物信息分析软件存在较大差异，尚没有标准化的生物信息分析（生信分析）的质量控制方法。因此，在确定生物信息分析流程前可采用参考品进行该生信流程检测能力评估，参考品主要分为2种。

1. 真实微生物标本构建的参考品 实验室可以将已知病原微生物的标本作为参考品，按不同的梯度稀释进行mNGS流程检测，每个梯度至少设置3个重复，计算出最低检测限（limit of detection，LOD）值，并将该LOD浓度进行20次以上的重复，确保95%以上的检出率。真实微生物标本构建的参考品包含低丰度的病原微生物及大量人源核酸序列，通过真实微生物标本测试可优化生物信息分析流程。

2. 模拟参考品 在没有真实微生物参考品时，实验室可以通过模拟参考品对生物信息分析流程结果的准确度进行评估。模拟参考品一般选自公共数据库，是在人源序列中掺入不同数量级的微生物基因序列，然后通过自写程序或者模拟软件ART等生成。例如，在1000万条人源序列中分别掺入10、100、1000条不同物种的微生物基因序列，通过生物信息流程分析计算不同数量级被准确识别的微生物序列数，评价实验室生物信息流程的灵敏度和准确度。

本节主要系统梳理了mNGS生物信息分析流程中的各个关键环节，辅助临床对mNGS结果的解读。目前mNGS技术已广泛应用到微生物物种鉴定中，随着技术的不断探索和改进，如何推动标准化的生物信息分析流程构建是今后需要解决的重要问题。

四、临床应用及结果解读

（一）临床应用领域

mNGS能够对标本内所有核酸序列进行检测，包括细菌、真菌、病毒、寄生虫等，因此具有广覆盖病原的特征。鉴于传统技术方法存在灵敏度有限、某些病原微生物不易培养，以及不能发现新发病原等情况，宏基因组二代测序具有显著优势。血液mNGS检测的适用范围主要包括以下感染类型。

1. 血流感染 血流感染包括细菌、病毒、真菌、寄生虫入侵血流引起的感染。中性粒细胞缺乏

（简称"粒缺"）伴发热的病原学数据多数来自血流感染相关研究，致病菌以革兰阴性杆菌为主，常见的革兰阴性杆菌包括大肠埃希菌、肺炎克雷伯菌、铜绿假单胞菌等；革兰阳性球菌包括肠球菌属、链球菌属、金黄色葡萄球菌属等。

对于常见细菌感染，耐药性信息对于临床诊疗至关重要。对于疑似血流感染的患者首先应完善血培养的规范送检，血培养阳性可以提供药物敏感性信息，而mNGS的耐药性检测因其耐药基因的检测与真实耐药表型存在差距，并不能取代传统耐药检测。在已经进行抗菌药物使用的患者中，mNGS检测灵敏度高于血培养。因此，对于疑似血流感染同时已进行经验性抗菌药物治疗的患者，如血培养阴性或确证血流感染但靶向治疗后感染仍控制不佳的患者，推荐进行血液mNGS检测。

对于导管相关血流感染，凝固酶阴性葡萄球菌作为主要病原占比较高，但这一类细菌同时也是mNGS检测的常见背景菌，可导致检测灵敏度下降，对于疑似该类型血流感染的患者，仍应以传统血培养检测为主要手段。

2. 下呼吸道感染　肺感染是血液病患者最常见的感染部位，下呼吸道标本如肺组织、支气管肺泡灌洗液是最具有代表性的高质量标本，但因需要侵入性操作，在血液病患者这类人群相对难以获得；痰标本虽容易获得，但往往因标本质量欠佳导致检出大量呼吸道定植菌而真正感染病原不能检出。对于血液病患者发生肺部感染进行mNGS检测时，应首选呼吸道标本进行检测，如不能进行呼吸道标本检测或呼吸道标本质量不佳，可以尝试使用血液标本。但值得注意的是，感染部位标本检测的灵敏度优于血液标本。因此，患者血液标本mNGS结果为阴性时不能排除肺感染。国内的一项研究表明，对于重症肺炎患者，超过半数的病原可以通过血液mNGS检出，而血培养仅在极少数患者中阳性。其原理在于肺部感染时，病原核酸入血可通过mNGS检出，而血培养仅能对活体病原进行培养造成低检出率。侵袭性肺真菌病是血液病患者的常见感染类型，病原主要包括曲霉、毛霉目、镰刀菌、耶氏肺孢子菌和毛孢子菌等，对于肺侵袭性真菌病患者，血液标本可作为检测标本类型。对中国医学科学院血液病医院（中国医学科学院血液学研究所）2021年度伴有肺部感染患者送检血液mNGS检测的数据进行分析，其真菌的检出率高达30%以上，以曲霉、毛霉目、耶氏肺孢子菌最为常见。

3. 粒缺伴发热　在粒缺伴发热患者中，传统微生物检测的阳性率较低，在这一特殊人群中mNGS检测具有较高的病原学诊断价值。在2021年的一篇儿童粒缺伴发热的研究中纳入了122名患儿，通过mNGS检测，在10名血培养阳性的患者中有5名（50%）、在87名血培养阴性的患儿中有15名（17%）发现疑似病原体。在血液标本中通常检测到常见于口腔、皮肤和肠道菌群中的细菌，这表明在中性粒细胞减少的情况下，人类口腔、皮肤和肠道中的微生物菌群有可能易位到血液中。

4. 其他感染　对于患者发生腹腔感染、皮肤软组织感染、中枢神经系统感染等其他局灶部位感染时，应首选感染部位标本进行送检，如感染部位标本无法获得时可送检血液标本，但其检出率低于感染部位标本。mNGS因其高灵敏度和广覆盖度的特征，对于军团菌、厌氧菌、寄生虫等常规培养阳性率较低或常规检测不易进行的病原具有一定优势。同时，对于罕见病原体，如巴尔通体、衣原体、弓形虫等少见感染类型，mNGS也具有良好的应用前景。

（二）结果解读

目前国内开展mNGS检测多采用实验室自建流程，mNGS报告的解读应建立在对检测性能充分确认、质量控制充分保证的基础上。对于血液标本，目前也存在血浆游离核酸检测与全血细胞流程检测的不同方式。所以，病原mNGS的报告解读应结合本实验室具体流程和目标人群的感染特征进行综合分析。

1. 不同术语　mNGS通过对标本内核酸进行高通量测序，结合数据库信息比对获得标本内微生物种类及序列数等相关信息。正确理解报告中常见术语有助于报告的分析与解读。

（1）病原mNGS：宏基因组指标本内全部序列信息的测序分析，包括人和微生物基因。在数据分析时，对人源序列进行剔除，从而实现对微生物序列信息分析的过程。

（2）游离DNA（cf-DNA）：指细胞外的核酸。目前mNGS血液标本主要检测的是cf-DNA，微生物cf-DNA来源包括血管内微生物死亡释放核酸以及局部感染时微生物在免疫细胞或药物作用下死亡后核酸释放入血。

（3）读长（reads）：单次测序反应所获得的碱基序列。在结果数据中，常以碱基序列的数量体现于报告中，又称序列数，即可特异性比对到某物种序列的片段个数。序列长度在不同的测序平台及不同实验室存在差异，一般用于病原mNGS分析的序列长度以50bp和75bp为主。

（4）序列比对（blast）：在mNGS中，特指获得序列与数据库中微生物基因组信息进行匹配的过程，从而明确微生物种类。

（5）覆盖度：在mNGS中，覆盖度是除读长外常见的用于评估检测到某种微生物的常用参数。其意义在于本次测序结果中可比对到某物种的序列长度占该物种序列基因组长度的百分比，如某区域可测到序列并非单一序列，其长度不累计计算。其范围为0～100%。

（6）相对丰度：在mNGS中，指在本次测序结果中，除去宿主序列之后，某特定微生物序列在其大类中所占的百分比。一般按照细菌、真菌、病毒、寄生虫区分。

（7）去人源：去人源从流程上包括湿试验流程和干试验流程两个方面。前者为在实验过程中用一定方法去除部分人源细胞，从而用更大的数据量对微生物数据进行测序。后者为实验流程结束后，对序列信息进行分析，通过生信分析方法去除人源信息，获得微生物数据信息的过程。

2. 病原解读

（1）一般解读原则：病原mNGS检出微生物应充分结合感染部位、相关感染类型、流行病学以及实验流程方式进行判读。对于血液标本，检出微生物种类应充分结合致病性、是否为相关感染可疑病原进行分析。对于环境中少见、致病性明确的微生物可考虑为致病微生物，如隐球菌、单核细胞增生李斯特菌、布鲁菌、出血热病毒、结核分枝杆菌等，在排除同批次实验存在强阳污染的前提下，这些微生物是致病菌的可能性较高。

病原mNGS检测容易受到环境背景和试剂背景的影响。常见环境背景菌有表皮葡萄球菌、丙酸杆菌、棒状杆菌等，无菌标本往往也有这些微生物核酸检出。此外，作为mNGS常见环境背景菌，凝固酶阴性葡萄球菌也是部分感染类型（如导管相关血流感染、植入物感染等）的常见致病菌。因此，对于此种特殊感染类型血液标本检测时，应在充分完善常规血培养的前提下通知实验室，充分考虑实验批次检出和阴性对照的情况下判断有无疑似病原检出。

铜绿假单胞菌（如唾液链球菌、口腔链球菌）是血液病患者常见的血流感染病原，但对于以序列比对为核心的mNGS检测，铜绿假单胞菌因其序列同源性较高，特异性差，容易产生多物种检出区分度差导致漏检。

（2）少见病原微生物解读：mNGS对于新发病原、少见病原的检出具有明确的优势，并可为新发病原的出现提供快速的诊断线索。对这类病原检出的解读应进行充分的数据库确认，是否涵盖该病原种类，序列比对是否可靠等。对于常规微生物难以检测或本地实验室开展项目局限的病原，如弓形虫、鹦鹉热衣原体、疟原虫、军团菌，mNGS优势明显。

（3）病毒检出解读：在血液病患者血液mNGS检测中，常检出人类疱疹病毒（human herpesvirus）、人类多瘤病毒（human polyomaviruses，HPyVs）（包括BKV和JCV等）、细环病毒（torque teno virus，TTV）、巨细胞病毒（cytomegalo virus，CMV）、EB病毒（Epstein-Barr virus，EBV）。病毒并非实验环境中存在的微生物，所以其检出往往代表标本中该病毒真实存在。但病毒的检出并不一定代表其是感染病原，部分病毒有可能是体内病毒的再激活，这与患者基础疾病和治疗有关。例如，造血干细胞移植（HSCT）患者，CMV、BKV、TTV等病毒的检出率和序列数均高于非HSCT患者，这些病毒的检出大多属于体内病毒的再激活（图5-3-1）。

人类疱疹病毒初次感染后可在人类细胞中发生潜伏，细胞免疫功能低下是潜伏的疱疹病毒再激活

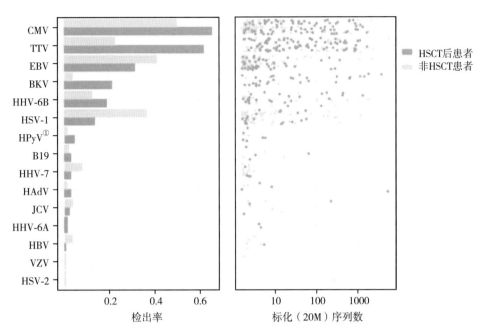

图5-3-1 造血干细胞移植后患者和非造血干细胞移植患者血浆 mNGS 病毒检出情况

注：①为除BKV、JCV外的人多瘤病毒亚型。

的主要原因，移植相关的免疫缺陷状态增加了原发性感染和病毒再激活的风险，而移植后患者更容易出现病毒再激活。

1）单纯疱疹病毒1型（herpes simplex virus type 1，HSV-1）：HSV-1属于双链DNA病毒，在全球广泛分布，人群中感染极为普遍，患病率从儿童期开始逐渐增加，人群血清阳性率高，主要感染部位为口腔黏膜、皮肤、眼部和中枢神经系统等。HSV-1可在三叉神经节和骶神经节建立潜伏感染，后期发生再激活。免疫功能缺陷患者复发性HSV-1感染的频率和严重程度可增加，皮肤黏膜感染可扩展至皮肤深层导致皮肤破损和组织坏死，此外，可发生肺、肠道等部位罕见感染。

2）水痘-带状疱疹病毒（varicella-zoster virus，VZV）：VZV属于双链DNA病毒。VZV原发感染多发生在儿童时期，主要临床表现为水痘。在原发感染后，VZV潜伏在神经节，病毒再激活引起的感染为带状疱疹临床综合征。在免疫缺陷患者中可进展为播散性感染，严重者可累及内脏。

3）EBV：EBV属于双链DNA病毒，90%以上的成人感染EBV。EBV与多种疾病状态相关，主要包括传染性单核细胞增多症、慢性活动性EBV感染。此外，EBV与多种肿瘤发生相关，包括胃癌、鼻咽癌和淋巴瘤等。对于血液病患者，EBV常与淋巴增殖性疾病的发生相关，尤其是对于HSCT受者。同时，血液病患者EBV感染可表现为咽炎、肺炎、粒缺伴发热、嗜血细胞综合征和自身免疫性溶血性贫血加重等多种临床症状。

4）CMV：CMV属于双链DNA病毒。CMV感染呈世界性分布，血清阳性率随年龄增加。对于免疫健全宿主，感染通常无症状。CMV是HSCT受者最常见的病毒感染类型。常见感染类型包括病毒血症、胃肠道炎症（结肠炎多见）、肺部病变、视网膜病变或中枢神经系统病变等。

5）人类疱疹病毒6型（human herpesvirus 6，HHV-6）：HHV-6属于双链DNA病毒，由HHV-6A和HHV-6B两个亚种组成。人群中HHV-6B的血清流行率高于HHV-6A。原发性HHV-6B感染以幼儿急疹较为常见或仅表现为发热。对于免疫缺陷和移植受者，HHV-6可发生再激活并与多种临床表现有关，如发热、皮疹、骨髓抑制和神经系统症状（脑炎多见）、急性移植物抗宿主病（acute graft versus host disease，aGVHD）、CMV再激活等，其他少见类型包括肺炎与肝炎，但其因果关系尚未明确。

6）TTV：TTV属于单链DNA病毒。TTV世界范围内流行，尚未确定TTV感染的临床意义。TTV

病毒血症可持续发生，且在异基因HSCT受者中普遍发生。

7）细小病毒B19（parvovirus B19，B19）：B19属于单链DNA病毒。B19感染在人类中常见。B19感染可表现为感染性红斑、对称性关节病等。在免疫缺陷患者如HSCT受者中，B19感染可导致皮疹、关节痛及外周血三系细胞减少等症状。

8）HPyVs：属于双链DNA病毒，包括14种。在临床感染中，以BK（HPyV1）和JC（HPyV2）多见。两种多瘤病毒的感染多发生在儿童时期，在免疫缺陷患者中，JC是进行性多灶性脑白质病（PML）的主要病因。BK与HSCT（尤其是allo-HSCT受者）植入后的急性出血性膀胱炎相关。

9）人类腺病毒（human adenovirus，HAdV）：HAdV属于双链DNA病毒。腺病毒感染常见，是呼吸道感染的常见病原体，同时还可引起角膜结膜炎、胃肠炎、泌尿生殖系统感染及中枢神经系统感染。免疫功能低下的腺病毒感染者可表现出多种临床综合征，在HSCT受者中，HAdV感染可以是无症状的，也可以表现为多种临床症状，如发热、肺炎、肝炎、肾炎、出血性膀胱炎、肠炎和播散性疾病。

（4）病原报告阈值：目前，mNGS尚无判断致病原的明确阈值。建立感染病原阈值存在多种影响因素，主要包括实验与宿主两个方面。前者包括检测平台、人源背景、检测流程、试剂背景等，目前国内mNGS检测仍然主要为定性检测，并不能做到绝对定量，序列数的高低并不能代表标本中病原载量，且同一份标本不同的检测平台或不同的检测流程往往序列数差异较大，难以对序列数做出感染的阈值判断。在宿主方面也同样存在人群差异，不同病原的临床意义并不相同，如在婴幼儿期耶氏肺孢子菌定植比例较高，而对于血液病患者检出耶氏肺孢子菌往往代表感染状态。

3. 耐药信息解读　mNGS具有对细菌耐药基因检测的功能，但其与耐药表型的一致性存在不同基因、不同病原的差异。耐药基因的检出首先应建立在某一病原高序列数检出的前提之上，对于低序列数细菌的检出，因其基因序列覆盖度低往往不能覆盖到耐药基因，其阴性结果并不能等同于对某种药物敏感。

在血液标本单一病原高序列检出的前提下，一些耐药基因的检出往往提示耐药的可能性，如检出高序列的肠杆菌，同时检出NDM或KPC基因，往往提示该病原为耐碳青霉烯类肠杆菌，在治疗上应避免碳青霉烯类药物的使用。目前较为成熟的耐药基因检测包括肠杆菌科碳青霉烯类耐药基因（如KPC、NDM）、肠球菌糖肽类耐药基因（Van A & Van B）和金黄色葡萄球菌β-内酰胺类耐药基因（如Mec A）等。

（梁效理　徐春晖）

参 考 文 献

［1］沈定霞，陈荣. 正确应用血培养诊断血流感染［J］. 中华检验医学杂志，2009，32（4）：477-480.

［2］中华医学会儿科学分会心血管学组. 儿童感染性心内膜炎诊断标准建议［J］. 中华儿科杂志，2010，48（12）：913-915.

［3］周庭银，倪语星，王明贵，等. 血流感染实验室诊断与临床诊治［M］. 上海：上海科学技术出版社，2011.

［4］孙定河. 卫星血培养对诊断血流感染的意义［J］. 中华检验医学杂志，2014（7）：559-560.

［5］宏基因组分析和诊断技术在急危重症感染应用专家共识组. 宏基因组分析和诊断技术在急危重症感染应用的专家共识［J］. 中华急诊医学杂志，2019，28（2）：151-155.

［6］中国医师协会检验医师分会儿科疾病检验医学专家委员会. 儿童血培养规范化标本采集的中国专家共识［J］. 中华检验医学杂志，2020，43（5）：547-552.

［7］宏基因组学测序技术在中重症感染中的临床应用共识专家组，中国研究型医院学会脓毒症与休克专业委员会，中国微生物学会微生物毒素专业委员会，等. 宏基因组学测序技术在中重症感染中的临

床应用专家共识 ［J］. 中华危重病急救医学，2020，32（5）：531-536.

［8］《中华传染病杂志》编辑委员会. 中国宏基因组学第二代测序技术检测感染病原体的临床应用专家共识 ［J］. 中华传染病杂志，2020，38（11）：681-689.

［9］曹秋君，吴燕. 预防血培养标本污染的最佳证据集合 ［J］. 中国实用护理杂志，2020，36（36）：2876-2881.

［10］中华医学会检验医学分会临床微生物学组，中华医学会微生物学与免疫学分会临床微生物学组，中国医疗保健国际交流促进会临床微生物与感染分会. 宏基因组高通量测序技术应用于感染性疾病病原检测中国专家共识 ［J］. 中华检验医学杂志，2021，44（2）：107-120.

［11］中华医学会检验医学分会. 宏基因组测序病原微生物检测生物信息学分析规范化管理专家共识 ［J］. 中华检验医学杂志，2021，44（9）：9-17.

［12］中华医学会检验医学分会临床微生物学组. 临床微生物学检验过程的生物安全风险管理专家共识 ［J］. 中华检验医学杂志，2021，44（9）：808-813.

［13］HORIBA K，TORII Y，OKUMURA T，et al. Next-Generation Sequencing to Detect Pathogens in Pediatric Febrile Neutropenia：A Single-Center Retrospective Study of 112 Cases ［J］. Open Forum Infect Dis，2021，8（11）：ofab223.

［14］GU W，DENG X，LEE M，et al. Rapid pathogen detection by metagenomic next-generation sequencing of infected body fluids ［J］. Nat Med，2021，27（1）：115-124.

［15］O'GRADY NP，ALEXANDER M，BURNS LA，et al. Guidelines for the Prevention of Intravascular Catheter-related Infections ［J］. Clin Infect Dis，2011，52（9）：e162-e193.

［16］CLSI. Principles and procedures for blood cultures ［S］. M47. Clinical and laborotary standards institute. 2022.

［17］FREIFELD AG，BOW EJ，SEPKOWITZ KA，et al. Clinical practice guideline for the use of antimicrobial agents in neutropenic patients with cancer：2010 update by the infectious diseases society of america ［J］. Clin Infect Dis，2011，52（4）：e56-e93.

［18］LINDER N，DAVIDOVITCH N，REICHMAN B，et al. Topical iodine-containing antiseptics and subclinical hypothyroidism in preterm infants ［J］. J Pediatr，1997，131（3）：434-439.

［19］WHO. WHO Guidelines on Drawing Blood：Best Practices in Phlebotomy ［R］. 2010.

［20］BALTIMORE RS，GEWITZ M，BADDOUR LM，et al. Infective Endocarditis in Childhood：2015 Update：A Scientific Statement from the American Heart Association ［J］. Circulation，2015，132（15）：1487-1515.

［21］WILSON MR，SAMPLE HA，ZORN KC，et al. Clinical metagenomic sequencing for diagnosis of meningitis and encephalitis ［J］. N Engl J Med，2019，380（24）：2327-2340.

［22］SCHLABERG R，CHIU CY，MILLER S，et al. Validation of metagenomic next - generation sequencing tests for universal pathogen detection ［J］. Arch Pathol Lab Med，2017，141（6）：776-786.

［23］GU W，MILLER S，CHIU CY. Clinical metagenomic next - generation sequencing for pathogen detection ［J］. Annu Rev Pathol，2019，14：319-338.

［24］BHARUCHA T，OESER C，BALLOUX F，et al. STROBE - metagenomics：a STROBE extension statement to guide the reporting of metagenomics studies ［J］. Lancet Infect Dis，2020，20（10）：e251-e260.

第六章
溶血性疾病检查

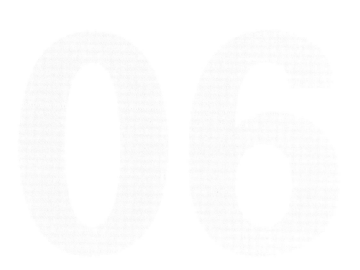

第一节 | 概　述

溶血性疾病是一类由各种遗传性或获得性因素引起的以红细胞寿命缩短为特征的血液系统疾病，红细胞膜缺陷、红细胞酶缺陷、血红蛋白异常、免疫损伤等均是常见的致病原因。临床表现主要包括溶血相关症状，如黄疸、尿色加深，以及贫血相关症状，如面色苍白、气短、疲劳无力等。

溶血可发生于血管内或血管外。血管内溶血由红细胞直接破坏于血液循环中引起，可为急性或慢性发作。前者多见于血型不合的输血反应、自身免疫性溶血性贫血、葡萄糖-6-磷酸脱氢酶缺乏症的急性发作（如蚕豆病）等，后者可见于阵发性睡眠性血红蛋白尿症、部分葡萄糖-6-磷酸脱氢酶缺乏症（如先天性非球形红细胞溶血性贫血）等。血管外溶血主要发生在脾或肝，机制为红细胞被单核巨噬细胞系统捕获并破坏。

实验室检查对溶血性疾病的诊断与分型具有重要意义。通常从血液、体液、生化的常规检查结果即可发现端倪。例如，外周血涂片观察到红细胞碎片、有核红细胞、血细胞分析显示网织红细胞比例（RET%）升高。血管内溶血引起红细胞内的物质释放入血，造成血清乳酸脱氢酶水平升高。游离血红蛋白经巨噬细胞吞噬、分解产生胆红素，使血清胆红素水平升高，尤以间接胆红素（IBil）变化显著。由于经肝脏处理并随胆汁排入肠道的胆红素水平增加，引起粪胆原、尿胆原水平异常升高。

鉴于上述变化提示红细胞破坏增加的可能性，应通过溶血性疾病的一般检查予以确认。血浆游离血红蛋白（free hemoglobin，F-Hb）水平在溶血性贫血，特别是血管内溶血发生时显著升高；而负责运输血红蛋白的结合珠蛋白（haptoglobin，Hp）水平由于过量消耗出现降低。在一些慢性溶血（如阵发性睡眠性血红蛋白尿症）患者中，由于血红蛋白随尿液排出时沉积于肾小管上皮细胞，尿含铁血黄素试验（Rous试验）可出现阳性结果。除上述间接反映溶血的实验方法外，红细胞寿命测定是目前唯一直接提示溶血存在的方法，正常人体红细胞寿命约为120天，各种溶血性疾病患者该指标出现程度不一的缩短。

为了确定溶血发生的具体原因，以便做出最终诊断，还须通过特定试验进一步鉴别。

一、遗传性红细胞膜缺陷疾病

红细胞膜结构主要包括外侧的磷脂双分子层、内在膜蛋白和内侧的支撑结构膜骨架蛋白等。内在膜蛋白如带3蛋白、血型糖蛋白等镶嵌于磷脂双分子层内部。膜骨架呈三角形网状结构，主要由血影蛋白交联形成，三角形顶点处为肌动蛋白、原肌球蛋白、内收蛋白、原肌球蛋白调节蛋白等组成的复合体。锚蛋白连接带3蛋白和血影蛋白，使磷脂双分子层固定于膜骨架上。

膜骨架蛋白对于维持红细胞的双凹圆盘状外形及其变形性具有重要意义。遗传因素导致的红细胞膜蛋白缺乏或功能异常造成细胞稳定性改变，引发溶血性疾病，如遗传性球形红细胞增多症（hereditary spherocytosis，HS）、遗传性椭圆形红细胞增多症（hereditary elliptocytosis，HE）、遗传性口形红细胞增多症（hereditary stomatocytosis，HSt）等。HS是国内发病率最高的遗传性红细胞膜缺陷疾病，可由锚蛋白、带3蛋白、血影蛋白等编码基因异常引起。患者红细胞膜表面积容易丢失使形态成为球形，此种细胞经过脾索时被阻滞，进而被单核-巨噬细胞吞噬引起血管外溶血。轻度溶血时血浆结合珠蛋白水平降低，游离血红蛋白可正常；溶血严重时血浆结合珠蛋白水平降低，游离血红蛋白水平升高。HE的成因以血影蛋白缺陷为主，造成细胞骨架薄弱，稳定性差，易在循环中受到破坏。HSt是一类临床表现异质性较强的疾病，成因尚未完全阐明，通常因细胞膜离子通透性异常引起细胞形态和变形性改变。

红细胞渗透脆性试验（erythrocyte osmotic fragility test，EOFT）、酸化甘油溶解试验（acid glycerol lysis test，AGLT）和蔗糖高渗冷溶血试验（sucrose hyperosmotic cold hemolysis test）是用于HS筛检的简便易行的实验。EOFT使受检红细胞处于不同浓度的低渗盐水中，通过吸水膨胀测量红细胞膜耐受性，HS患者标本的开始、完全溶血浓度高于正常范围。AGLT中甘油与细胞膜脂质结合，诱发溶血，通过测量体系吸光度改变的速率判断溶血发生的速度，HS患者半数红细胞溶解所需时间小于正常者。蔗糖高渗冷溶血试验通过设置高渗和温度剧烈变化的环境以筛检膜蛋白缺陷的红细胞，HS患者最大溶血率异常升高。

除上述评估红细胞膜功能的实验项目外，伊红-5′-马来酰亚胺（EMA）结合试验、红细胞膜蛋白电泳、红细胞膜蛋白基因缺陷分析分别通过流式细胞、蛋白电泳、基因扩增等技术直接对红细胞膜蛋白成分或其编码基因进行分析，其中后两者属于遗传性红细胞膜缺陷疾病的确诊试验。

二、红细胞酶缺陷疾病

红细胞酶系统参与多种代谢活动，在维持细胞正常生理功能过程中发挥重要作用。糖代谢方面，由于成熟红细胞不具备线粒体，因而主要在无氧环境下由糖酵解提供能量。每分子葡萄糖经十步酶促反应转化为2分子丙酮酸，同时净生成2分子ATP。催化糖酵解的一系列酶类，包括葡萄糖磷酸异构酶（glucose phosphate isomerase，GPI）、丙酮酸激酶（pyruvate kinase，PK）等，均与细胞的能量获取密切相关。磷酸戊糖途径是糖酵解的支线路径，可提供五碳糖作为其他物质的合成基础，同时生成的NADPH对保持细胞正常的氧化还原水平具有重要意义，其中葡萄糖-6-磷酸脱氢酶（glucose-6-phosphate dehydrogenase，G6PD）是催化该途径的关键酶。核酸代谢方面，多种酶类参与红细胞成熟过程中的RNA降解。尽管该过程中嘌呤核苷酸可被代谢或再利用，但嘧啶核苷酸却无法被利用，仅依靠嘧啶5′-核苷酸酶（pyrimidine5′-nucleotidase，P5′N）参与降解。

红细胞酶缺陷疾病是一类先天因素导致酶分子结构改变、活性降低或缺如，进而引起的以红细胞生理功能异常甚至结构破坏为表现的疾病。G6PD缺乏症是最早被人类认识的红细胞酶疾病，PK缺乏症、GPI缺乏症、P5′N缺乏症等也属发病率相对较高的酶缺陷类型。其他已报道可致溶血的红细胞酶缺陷还包括己糖激酶、磷酸果糖激酶、醛缩酶、磷酸丙糖异构酶、谷胱甘肽还原酶、腺苷酸激酶等缺乏。另有部分红细胞酶异常目前已知不导致血液系统症状。

荧光斑点试验是筛查G6PD缺乏症、PK缺乏症、GPI缺乏症等简便快速的实验方法，其原理是酶参与NADPH的生成或NADH的氧化过程，而NADPH和NADH在特定波长紫外光下均显示荧光，实验中荧光的出现或消失反映酶的功能。采用相对精确的生物化学方法可对酶的活性进行定量检测。目前，分子生物学检测作为确诊试验也已开始在部分疾病（如G6PD缺乏症）的诊断中得到应用。

三、血红蛋白病

血红蛋白的首要功能是参与红细胞的氧气运输，在氧分压较高的肺部与氧结合，至氧分压较低的身体周围组织与氧解离。每分子血红蛋白含有2对珠蛋白肽链和4分子亚铁血红素，成人血红蛋白主要是由2条α链和2条β链（$\alpha_2\beta_2$）构成的血红蛋白A（HbA），正常情况下仅含极少量血红蛋白A_2（HbA_2，$\alpha_2\delta_2$）和血红蛋白F（HbF，$\alpha_2\gamma_2$）。

遗传因素引起的血红蛋白肽链合成异常或结构异常，可导致红细胞功能或形态改变，甚至发生溶血，即血红蛋白病。珠蛋白肽链合成速率异常见于地中海贫血（thalassemia），根据受累的肽链主要分为α地中海贫血和β地中海贫血。当一种珠蛋白肽链合成减少或缺如，而另一种肽链合成正常时，因产物无法配对而发生堆积，引起不稳定或不具生理功能的血红蛋白合成，进而造成红细胞寿命缩短。珠蛋白肽链结构异常主要包括镰状细胞贫血、血红蛋白E病、不稳定血红蛋白病等，系肽链特定位点的氨基酸被错误替代，引起蛋白三级结构改变与功能异常所致。

抗碱血红蛋白测定是筛检地中海贫血的重要实验室手段之一。α/β肽链合成比例分析基于生物化学原理，定量分析标本中两种肽链的构成，可早期识别地中海贫血及判断疾病程度。异丙醇试验、变性珠蛋白小体检查、热不稳定试验用于检测患者血红蛋白液中是否存在不稳定血红蛋白，辅助诊断不稳定血红蛋白病。基于电泳技术或高效液相色谱法的血红蛋白组分分析可有效检出HbF、HbA_2及其他异常血红蛋白成分，对诊断地中海贫血及其他异常血红蛋白病具有重要意义。

四、阵发性睡眠性血红蛋白尿症

阵发性睡眠性血红蛋白尿症（paroxysmal nocturnal hemoglobinuria，PNH）是一种起源于造血干/祖细胞发育异常的克隆性疾病，表现为获得性红细胞膜缺陷。患者由于*PIG-A*基因突变，导致糖基磷脂酰肌醇合成异常，进而引起由其锚定在红细胞膜上的连接蛋白缺失，包括补体调节蛋白CD55和CD59等。受累红细胞对补体异常敏感，因而出现补体旁路途径介导的慢性血管内溶血。患者血浆中过量的游离血红蛋白经由肾小球滤过，进而被肾小管上皮细胞吸收分解，形成含铁血黄素沉积物，因此尿含铁血黄素试验（Rous试验）可呈阳性。

蔗糖溶血试验、酸化血清溶血试验（Ham试验）、蛇毒因子溶血试验均是依据PNH患者红细胞对补体系统异常敏感而设计的简便易行的实验方法，其中蔗糖溶血试验属筛检试验，后两者属确诊试验。流式细胞学手段通过检测血细胞表面锚蛋白相关抗原（CD55和CD59）的表达水平，或检测荧光标记的嗜水气单胞菌溶素变异体（fluorescein-labeled proaerolysin variant，FLAER）在粒细胞与单核细胞表面的表达，判断细胞膜缺陷存在与否，属于PNH的确诊试验。

五、自身免疫性溶血性贫血

自身免疫性溶血性贫血（autoimmune hemolytic anemia，AIHA）是一组因体内产生抗自身红细胞抗体和/或补体并结合于红细胞膜上，致使红细胞破坏加速而引发的溶血性疾病。根据自身抗体/补体的性质可将其分为温抗体型AIHA（warm active antibody AIHA，w-AIHA）、冷凝集素病（cold agglutinin disease，CAD）/冷凝集素综合征（cold agglutination syndrome，CAS）、混合型AIHA（mixed AIHA）、阵发性冷性血红蛋白尿症（paroxysmal cold hemoglobinuria，PCH）等亚型。w-AIHA患者红细胞通常被IgG、IgA型自身抗体致敏，进而主要被单核吞噬细胞系统吞噬，发生血管外溶血；CAD/CAS患者红细胞则主要被IgM型冷抗体凝集，诱发经典补体激活途径，引起血管内溶血，但也可于肝脏发生血管外溶血。

抗球蛋白试验（又称Coombs试验）是AIHA的确诊试验。直接抗球蛋白试验（direct antiglobulin test，DAT）和间接抗球蛋白试验（indirect antiglobulin test，IAT）分别用于受试者红细胞表面和血清中不完全抗体/补体片段及分型的检测。冷凝集素试验（cold agglutinin test，CAT）通过低温环境诱导患者红细胞凝集，是诊断CAD/CAS简便易行的实验方法。冷热溶血试验（Donath-Landsteiner test，D-L test）能够识别多-兰（Donath-Landstainer，D-L）抗体参与的溶血过程，是诊断PCH的重要实验方法。

上述各类溶血性疾病的筛查试验和确诊试验简要总结见表6-1-1。

表6-1-1 各类溶血性疾病的常用筛查试验和确诊试验

疾病状态/种类	筛查试验	确诊试验
溶血性疾病（红细胞寿命缩短）	网织红细胞计数/百分比测定	红细胞寿命测定
	血清胆红素测定	血浆游离血红蛋白
	血清乳酸脱氢酶测定	血浆结合珠蛋白

疾病状态/种类	筛查试验	确诊试验
红细胞膜缺陷	红细胞渗透脆性试验	SDS-PAGE红细胞膜蛋白电泳
	酸化甘油溶解试验	PCR-SSCP红细胞膜蛋白基因缺陷分析
	蔗糖高渗冷溶血试验	
	伊红-5'-马来酰亚胺结合试验	
红细胞酶缺陷	荧光斑点试验（用于G6PD、PK、GPI等活性检测）	红细胞酶活性定量检测 红细胞酶基因缺陷分析
血红蛋白病	抗碱血红蛋白测定	血红蛋白电泳
	异丙醇试验	α/β肽链合成比例分析
	变性珠蛋白小体检查	分子生物学诊断
	热不稳定试验	
阵发性睡眠性血红蛋白尿症	尿含铁血黄素试验	酸化血清溶血试验
	蔗糖溶血试验	蛇毒因子溶血试验
		CD55和CD59检测
		血细胞FLAER检测
自身免疫性溶血性贫血		直接抗球蛋白试验
		间接抗球蛋白试验
		冷凝集素试验
		冷热溶血试验

注：SDS-PAGE，十二烷基磺酸钠-聚丙烯酰胺凝胶电泳。

（王　朝　赵玉平）

第二节｜溶血性疾病的一般检查方法

溶血性疾病的一般检查方法包括红细胞寿命（erythrocyte life span）测定、血浆游离血红蛋白测定、血浆结合珠蛋白测定、尿含铁血黄素试验（Rous试验）等，均是能较好评估机体溶血状态的实验手段。

一、红细胞寿命测定

（一）实验原理

人体血红蛋白降解的过程中，血红素代谢产生CO，由肺排出体外。呼气中约70%的内源性CO来自血红蛋白降解，因此测定肺泡气CO体积，可反映血红蛋白降解情况，进而推算出红细胞寿命。具体公式为：

$$当天平均红细胞寿命值 = \frac{全身血液所含血红蛋白}{每天分解的血红蛋白} = \frac{全身血液血红蛋白分解产CO的体积}{每天血红蛋白分解产CO的体积}$$

（二）方法学——CO呼气试验法

1. 标本处理和保存

（1）肺泡气采集：将吹气嘴、肺泡气袋、腔道气袋通过三通导管正确连接。患者深吸一口气，屏住呼吸20秒后向采气袋吹气至吹满为止。如果一次不能完成可反复进行上述采气过程。

（2）环境本底气采集：用采气泵采集患者所处环境的气体。

2. 仪器　RBCS-01型红细胞寿命测定呼气试验仪。

3. 标准操作规程　将采气袋与仪器连接，输入患者当日血红蛋白浓度数据，按照仪器使用说明进行后续操作。

（三）结果解读

1. 参考区间　红细胞寿命≥75天。

2. 临床意义　红细胞寿命指红细胞自骨髓释放至外周血后在血液中的存活时间。正常情况下约为120天，范围为70～140天。红细胞寿命缩短提示体内红细胞破坏加速，是反映溶血发生的直接证据。下列情形可考虑通过红细胞寿命测定来辅助临床诊断。

（1）贫血类型的鉴别诊断：溶血性贫血患者红细胞寿命明显缩短，大多数其他贫血患者红细胞寿命一般在正常范围内。

（2）红细胞增多症病因鉴别：红细胞寿命缩短见于真性红细胞增多症、继发于慢性缺氧的红细胞增多症；EPO分泌增多的继发性红细胞增多症，红细胞寿命正常。

（3）高胆红素血症病因鉴别：溶血性黄疸患者红细胞寿命显著缩短，肝细胞性黄疸和阻塞性黄疸的细胞寿命则一般正常。新生儿溶血是新生儿黄疸的重要原因，CO呼气试验法是当前唯一可行和可靠的新生儿溶血确证方法。

（4）引起红细胞寿命缩短的诊疗措施安全性评估：血液透析、机械心脏瓣膜置换术等医疗措施及利巴韦林等药物治疗可引起红细胞寿命缩短。

3. 注意事项

（1）患者需空腹，于清晨起床至中午12点前采集肺泡气。采气前24小时内不能吸烟，前1小时内不得剧烈运动。

（2）需按照仪器说明书规定的程序，定期进行校准与质控。

二、血浆游离血红蛋白测定

（一）实验原理

目前血浆游离血红蛋白测定主要基于Trinder反应（偶联终点比色法）。原理为血红蛋白中的亚铁血红素有类似过氧化物酶的作用，能够催化过氧化氢（H_2O_2）与2，4，6-三溴-3-羟基苯甲酸（TBHBA）及4-氨基安替比林（4-AAP）生成红色醌亚胺色素。

$$H_2O_2 + TBHBA + 4\text{-}AAP \xrightarrow{\text{亚铁血红素}} 醌亚胺化合物$$

其吸收峰波长为505nm。取血浆标本进行检验，根据显色程度，可计算出其中游离血红蛋白的含量。

（二）方法学

1. 标本处理和保存　使用一次性肝素钠抗凝真空采血管采集受检者静脉血1ml。

2．试剂　商品化血浆游离血红蛋白测定试剂盒。试剂组成包括：①R1：TBHBA、稳定剂。②R2：4-AAP。③R3：H_2O_2。④血红蛋白标准液（浓度为100mg/L）。

3．仪器　离心机、紫外可见光分光光度计。

4．标准操作规程

（1）全血标本经1760×g离心15分钟，分离血浆。

（2）按表6-2-1操作。使用空白管调零紫外/可见分光光度计，之后测定其他各管光密度。

表6-2-1　血浆游离血红蛋白测定加样顺序表

标本/试剂	单位	测定管	标准管	空白管
血浆	ml	0.1	—	—
血红蛋白标准液	ml	—	0.1	—
生理盐水	ml	—	—	0.1
R1	ml	1.0	1.0	1.0
R2	ml	1.0	1.0	1.0
R3	ml	0.1	0.1	0.1

（3）检验结果计算：血浆游离血红蛋白（mg/L）$=\dfrac{测定管光密度}{标准管光密度}×100$

（三）结果解读

1．参考区间　0～40mg/L。

2．临床意义　血浆游离血红蛋白主要来自红细胞破坏后血红蛋白的释放，正常情况下含量极少，且大部分与结合珠蛋白结合。当发生血管内溶血，导致释放的血红蛋白超过结合珠蛋白的结合能力时，血浆游离血红蛋白水平增加。

游离血红蛋白水平重度升高见于较严重的血管内溶血，如阵发性睡眠性血红蛋白尿症、阵发性冷性血红蛋白尿症、行军性血红蛋白尿症、各种微血管病性溶血性贫血和机械损伤引起的溶血等。

游离血红蛋白水平轻至中度升高见于自身免疫性溶血性贫血、血红蛋白病等。

3．注意事项

（1）采血过程要求顺利，切勿因操作不当引起溶血（如产生气泡、注入过快等）。标本溶血、脂血可引起血浆游离血红蛋白水平升高，应按不合格标本拒收。

（2）当F-Hb＞400mg/L时，测定管内血浆量减半（0.05ml），另加生理盐水0.05ml，其他操作不变，测定结果乘以2。

三、血浆结合珠蛋白测定

【方法一：醋酸纤维素膜电泳法】

（一）实验原理

37℃环境下，血浆结合珠蛋白与血红蛋白结合形成血红蛋白-结合珠蛋白复合物。向待测血浆中加入不同浓度血红蛋白标准液，当血红蛋白过量时，体系中将出现游离血红蛋白。采用醋酸纤维素膜电泳法分析该体系，可检出高铁血红蛋白、血红蛋白-结合珠蛋白复合物、游离血红蛋白等成分。根据游离血红蛋白区带出现与消失时血红蛋白标准液的浓度，可计算血浆标本中结合珠蛋白的含量。

（二）方法学

1. **标本处理和保存** 使用一次性肝素钠抗凝真空采血管采集受检者静脉血2ml。

2. **试剂**

（1）联苯胺染色液：5%冰醋酸10ml、0.1%联苯胺乙醇溶液5ml、1%亚硝基铁氰化钠1ml、双氧水2～3滴混匀。

（2）浸膜液、电泳液：pH6.5 0.05mol/L磷酸盐缓冲液（PBS）。其贮存液的配制：0.2mol/L Na_2HPO_4溶液32ml，加0.2mol/L NaH_2PO_4溶液68ml混匀，调pH至6.5，存放于4℃环境。使用时取贮存液进行4倍稀释即可。

（3）血红蛋白标准液的配制：①取5ml肝素抗凝血，用生理盐水洗涤4次后，弃去盐水，于压积红细胞中加入2倍体积水充分震荡10分钟，使红细胞溶解。②用1mol/L HCl徐徐滴入溶血液中，随加随搅拌调pH至5.8，过滤除去大量沉淀物。③滴加2mol/L的NaOH溶液使滤液调至pH＝7.0，再过滤，即为澄清的血红蛋白液。④测定血红蛋白的准确浓度并稀释至400mg/100ml，分装冰冻于-20℃环境可保存1年。

3. **仪器** 离心机、孵育箱、电泳仪。

4. **标准操作规程**

（1）全血标本经1760×g离心15分钟，分离血浆。

（2）按表6-2-2加样并混匀，37℃温育20分钟。

表6-2-2 血浆结合珠蛋白测定加样顺序表

血红蛋白标准液浓度 （mg/100ml）	R1（200）	R2（100）	R3（50）	R4（25）	R5（12.5）
标准液/ml	0.1	0.1	0.1	0.1	0.1
标本/ml	0.1	0.1	0.1	0.1	0.1

（3）醋酸纤维素膜经浸膜液浸泡后，取出吸干水分，每孔点样20μl。

（4）将薄膜浸入电泳槽中，点样孔朝向负极，平衡10分钟。开启电泳仪，以105V电压泳动15～20分钟。

（5）取出薄膜，浸入联苯胺染色液5～10分钟，漂洗并干燥。

（6）检验结果判读与计算：观察每份标本的电泳结果，将游离血红蛋白区带刚好消失的这一泳道所对应的标准液浓度记为C1，将前一泳道（尚能观察到游离血红蛋白区带）所对应的标准液浓度记为C2。

$$血浆结合珠蛋白（g/L）=\frac{C1（mg/100ml）＋C2（mg/100ml）}{2×100}$$

（三）结果解读

1. **参考区间** 0.5～2g/L。

2. **临床意义** 结合珠蛋白是由肝脏合成的α_2糖蛋白，参与血浆游离血红蛋白的转运，可与之结合成血红蛋白-结合珠蛋白复合物，并以每小时15mgHb/100ml血浆的速度运送至单核巨噬细胞系统进行代谢。复合物代谢的同时，结合珠蛋白也被分解，因此当血红蛋白释放速度达到正常水平的2～3倍时，血浆结合珠蛋白水平就会因消耗而下降。

结合珠蛋白水平降低主要见于血管内溶血和部分血管外溶血，如阵发性睡眠性血红蛋白尿症、葡萄糖-6-磷酸脱氢酶缺乏症、自身免疫性溶血性贫血、遗传性球形红细胞增多症等。

严重肝病影响结合珠蛋白的合成，使其水平降低；由于结合珠蛋白属于急性时相反应蛋白，因此感染、组织损伤、肿瘤等急性时相状态可引起其水平升高。

3. 注意事项

（1）采血过程要求顺利，切勿因操作不当引起溶血（如产生气泡、注入过快等）。血浆标本若储存时间过长，可使结合珠蛋白含量降低，因此4℃保存不应超过3天。

（2）每次实验须以高浓度血红蛋白标准液作对照，以确定游离血红蛋白区带的位置。

【方法二：免疫比浊法】

（一）实验原理

本方法使用血清标本进行检测。标本中的结合珠蛋白与检测试剂中的抗体成分特异性结合，形成抗原抗体复合物，产生沉淀反应，从而导致体系浊度增加。液体浊度变化的速率与待测物质的含量有关。通过检测散射光增强的速率，即可计算标本中结合珠蛋白的浓度。

（二）方法学

1. 标本处理和保存　使用一次性促凝（带分离胶）真空采血管采集受检者空腹静脉血2ml。

2. 试剂　商品化结合珠蛋白检测试剂及配套缓冲液1、稀释液1。

3. 仪器　离心机、IMMAGE 800型全自动特定蛋白分析仪。

4. 标准操作规程

（1）全血标本经1760×g离心15分钟，分离血清。

（2）开启全自动特定蛋白分析仪，装载结合珠蛋白检测试剂、缓冲液1、稀释液1，完成必要的定标、质控操作。

（3）在实验室信息系统中核收标本，将标本号及对应的检测项目信息传输至仪器。按照标本号录入顺序将血清标本排列在标本架上，装载于仪器内。

（4）启动仪器开始检测。

（5）检测完成后，待结果传输进入实验室信息系统，进行检验结果审定。

（三）结果解读

1. 参考区间　0.16～2g/L。

2. 临床意义　同醋酸纤维素膜电泳法。

3. 注意事项

（1）采血后应尽快分离血清。若无法立即检测血清标本，应置于4℃保存；若保存时间预计超过72小时，应置于-20℃环境保存。严重溶血、脂血、黄疸标本可能影响检测结果。

（2）应根据仪器厂商建议，按照规定的频率进行校准与质控操作。

（王　朝　赵玉平）

第三节 | 红细胞膜缺陷疾病的检查

遗传性球形红细胞增多症（HS）、遗传性椭圆形红细胞增多症（HE）、遗传性口形红细胞增多症（HSt）等是一系列由各种膜蛋白缺陷引起的遗传性红细胞疾病，其实验室检查项目主要包括红细胞渗透脆性试验（EOFT）、酸化甘油溶解试验（AGLT）、蔗糖高渗冷溶血试验、渗透梯度激光衍射法、伊红-5′-马来酰亚胺（EMA）结合试验、红细胞膜蛋白电泳和红细胞膜蛋白基因缺陷分析等。上述方法通过评估红细胞膜功能或检测缺陷位点等，协助疾病的诊断与鉴别诊断。

一、红细胞渗透脆性试验

（一）实验原理

EOFT是筛检红细胞膜缺陷简便易行的方法之一。该实验设置了一系列浓度梯度的低渗NaCl溶液试管，将待检红细胞悬浮于其中，使水分子穿过细胞膜内渗，造成红细胞膨大破坏。红细胞开始和完全溶解时的NaCl溶液浓度反映了其渗透脆性，膜缺陷导致的球形红细胞通常渗透脆性增加，对低渗溶液的抵抗力降低。

（二）方法学

1. 标本处理和保存　使用一次性肝素钠抗凝真空采血管采集受检者静脉血2ml。
2. 试剂　不同浓度的NaCl溶液，配制方法见表6-3-1。

表6-3-1　红细胞渗透脆性试验各浓度NaCl溶液配制方法

项目	试管号										
	1	2	3	4	5	6	7	8	9	10	11
0.9% NaCl 溶液 /ml	13.3	15.6	17.8	20.0	22.2	24.4	26.7	28.9	31.1	33.3	50.0
蒸馏水 /ml	36.7	34.4	32.2	30.0	27.8	25.6	23.4	21.1	18.9	16.7	0
终浓度 /%	0.24	0.28	0.32	0.36	0.40	0.44	0.48	0.52	0.56	0.60	0.90

注：试剂于4℃冰箱可保存1个月。

3. 标准操作规程
（1）取11支小试管，分别加入上述各浓度的NaCl溶液1ml。
（2）各管加入摇匀的全血标本20μl。
（3）混匀后放置于4℃冰箱中，24小时后观察结果。
（4）参照如下标准判读各管溶血情况。
不溶血：上清液无色透明。
开始溶血：上清液开始呈透明红色且管底有红细胞。
完全溶血：溶液为透明红色且管底无红细胞或仅有少量红细胞残骸。

（三）结果解读

1. 参考区间　开始溶血：0.44%～0.48%（NaCl溶液浓度）。
完全溶血：0.28%～0.32%（NaCl溶液浓度）。
2. 临床意义　EOFT是在体外测定悬浮红细胞对低渗溶液抗渗透能力的实验方法，用于检测患者外周血中是否存在球形红细胞。红细胞脆性异常增加或降低提示不同的疾病状态。
（1）脆性增加：HS、HE、HSt患者红细胞膜蛋白存在缺陷，使膜表面积以脂质微囊泡形式丢失；在部分自身免疫性溶血性贫血患者中，红细胞受巨噬细胞吞噬作用，损失部分膜表面积。上述疾病均可造成红细胞膜表面积与体积比值下降，细胞呈球形变化。此种细胞变形能力减弱，抗渗透能力下降，细胞吸水膨胀发生破裂时的临界溶液渗透压明显高于正常红细胞，渗透脆性增加。

（2）脆性降低：在缺铁性贫血、地中海贫血以及各种异常血红蛋白病中，HbH、HbF等血红蛋白都较HbA结合氧的能力强，容易氧化沉淀，在红细胞内形成包涵体。此种红细胞渗透脆性明显降低，通常完全溶血时NaCl浓度小于0.24%。

3. 注意事项

（1）每次检查均应设置正常对照，正常对照与受检者NaCl浓度相差达0.04%，即有诊断价值。

（2）建议在乳白色背景下对完全溶血管进行观察与判读，必要时可离心后观察。

（3）严重溶血和黄疸患者的标本开始溶血管不易观察，重度贫血患者红细胞数量过少，可用等渗盐水洗涤红细胞后，再配成50%红细胞悬液进行实验。

（4）各浓度NaCl溶液应准确、新鲜配制。

（5）小试管必须清洁干燥，血液标本应直接滴入液体中，不能沿壁流入。

二、酸化甘油溶解试验

（一）实验原理

AGLT是识别红细胞膜疾病的另一项筛检试验。试剂中的甘油和细胞膜所含脂质具有亲和性，可使脂质减少，促进红细胞破裂。在0.3mol/L pH6.85甘油缓冲液中，红细胞发生溶解，光密度随之下降，下降至起始光密度一半的所需时间称为$AGLT_{50}$。不同疾病状态红细胞的$AGLT_{50}$不同，HS患者的红细胞由于膜脂质成分较正常红细胞低，因而在酸化甘油溶液中溶解加快。

（二）方法学

1. 标本处理和保存　使用一次性肝素钠抗凝真空采血管采集受检者静脉血1ml。

2. 试剂

（1）0.1mol/L pH6.85等渗磷酸盐缓冲液贮存液：取0.1mol/L Na_2HPO_4溶液490ml，加入0.12mol/L KH_2PO_4溶液510ml混匀，调至pH＝6.85，−20℃环境可保存1年。

（2）0.1mol/L pH6.85等渗磷酸盐缓冲液应用液：取0.154mol/L NaCl溶液90ml，加入0.1mol/L pH6.85等渗磷酸盐缓冲液贮存液10ml混匀，4℃冰箱可保存1周。

（3）0.3mol/L甘油缓冲液：取分析纯甘油1.1ml置于50ml容量瓶中，加入0.1mol/L pH6.85等渗磷酸盐缓冲液应用液16ml，加蒸馏水至刻度，4℃冰箱可保存1周。

3. 仪器　紫外可见光分光光度计。

4. 标准操作规程

（1）全血标本室温静置8小时后，取压积红细胞开始实验。

（2）取室温平衡的0.1mol/L pH6.85等渗磷酸盐缓冲液应用液5ml，加入12μl待检红细胞制成红细胞悬液。

（3）取0.1mol/L pH6.85等渗磷酸盐缓冲液应用液3ml于光径为1cm的比色杯中，装载入分光光度计中调零。

（4）取0.3mol/L甘油缓冲液2ml放入另一比色杯中，加入红细胞悬液1ml，快速混匀，用625nm波长连续测定光密度，以10秒为起始，每10秒读数一次至290秒。

（5）记录光密度值下降至起始光密度一半时所用的时间。

（三）结果解读

1. 参考区间　$AGLT_{50}$＞290秒。

2. 临床意义　AGLT用于检测受检者外周血是否存在球形红细胞，阳性结果见于HS和部分自身免疫性溶血性贫血。

HS患者红细胞中参与膜骨架和脂质双层间反应的各类蛋白（如血影蛋白、锚蛋白、带3蛋白等）缺乏，导致膜不稳定或功能不全，在甘油缓冲液中溶解加快，$AGLT_{50}$缩短。

部分类型的免疫性溶血性贫血患者，红细胞被IgG抗体和/或补体C3致敏，从而被巨噬细胞膜上的受体识别。此种致敏红细胞进而直接被巨噬细胞吞噬，或者由于被内化导致红细胞膜蛋白和脂质丢失，并以球形红细胞的形式进入循环。其细胞膜坚硬，变形性下降，对低渗溶液抵抗力降低，使$AGLT_{50}$缩短。对于红细胞被IgM抗体致敏的免疫性溶血性贫血患者，溶血机制多为补体系统经典激活途径引起的血管内溶血。此时，患者的$AGLT_{50}$正常。

3．注意事项

（1）采血过程要求顺利，切勿因操作不当（如产生气泡、注入过快等）引起溶血。标本溶血应按不合格标本拒收。

（2）环境温度对实验结果影响较大，最佳温度为25℃。低于20℃时$AGLT_{50}$可缩短，出现假阳性；温度过高则光密度下降减慢，甚至不发生变化。

（3）向甘油缓冲液加入红细胞悬液时，操作要快而准确，否则影响结果，并应以10秒内读取的吸光度为起始光密度。

三、蔗糖高渗冷溶血试验

（一）实验原理

蔗糖高渗冷溶血试验是红细胞膜缺陷疾病的筛选实验之一。将受检红细胞悬浮于高渗蔗糖溶液中，骤然改变环境温度，使红细胞膜脂质的流动性发生变化，其膜磷脂与骨架蛋白的结合位点亦会受累，进而诱发细胞破裂。HS等疾病，由于细胞膜蛋白缺陷，膜脂质丢失，在实验条件下溶血率明显高于正常红细胞。

（二）方法学

1．标本处理和保存　使用一次性肝素钠抗凝真空采血管采集受检者静脉血2ml。

2．试剂

（1）0.1%氨水（NH_4OH）。

（2）0.7mol/L蔗糖溶液。

3．仪器　离心机、紫外/可见分光光度计、恒温水浴箱。

4．标准操作规程

（1）静置全血标本，取红细胞用生理盐水洗涤3次，每次洗涤后以$1760 \times g$离心10分钟。

（2）取2支试管，按表6-3-2顺序操作。

表6-3-2　蔗糖高渗冷溶血试验加样顺序表

试剂/标本	测定管（R管）	对照管（C管）
NH_4OH	—	2.5ml
蔗糖溶液	2.5ml	—
洗涤红细胞	25μl	25μl

（3）将上述2个试管置于37℃水浴10分钟，取出后立即置于冰水中10分钟。$1760 \times g$离心10分钟，取上清液待测。

（4）以水调零分光光度计，540nm波长处测定R管和C管上清液的光密度（OD）值。

（5）检验结果计算：最大溶血率＝OD（R）/OD（C）×100%。

（三）结果解读

1. 参考区间　最大溶血率0.1%～16.9%。

2. 临床意义　蔗糖高渗冷溶血试验可检测患者外周血中是否存在球形红细胞，适用于遗传性红细胞膜缺陷疾病的诊断。

最大溶血率异常升高最常见于HS。自身免疫性溶血性贫血患者该项检测结果大致正常，而地中海贫血和异常血红蛋白病等检测结果可降低。

3. 注意事项

（1）采血过程要求顺利，切勿因操作不当（如产生气泡、注入过快等）引起溶血。

（2）应新鲜、准确配制高渗缓冲液。

（3）应当准确控制实验温度，不同温度间的切换应迅速进行。

四、SDS-PAGE红细胞膜蛋白电泳

（一）实验原理

与遗传性红细胞膜缺陷相关的膜蛋白成分主要包括锚蛋白、带3蛋白、血影蛋白等，检测红细胞膜标本中相关蛋白的表达水平对此类疾病的诊断具有重要意义。4℃环境下，使用低渗溶液破坏红细胞，洗脱血红蛋白等内容物，即可获取细胞膜物质。采用十二烷基磺酸钠-聚丙烯酰胺凝胶电泳（sodium dodecyl sulfonate polyacrylamide gel electrophoresis，SDS-PAGE）技术分析红细胞膜成分，得到蛋白区带；通过与正常人红细胞膜蛋白图谱对比，可知受检者是否存在膜缺陷疾病。

（二）方法学

1. 标本处理和保存　使用一次性肝素钠抗凝真空采血管采集受检者静脉血至少5ml。

2. 试剂

（1）红细胞膜标本制备相关试剂

1）低渗缓冲液（10mmol/L Tris盐酸缓冲液）：取Tris 1.21g，加蒸馏水溶解并定容至1L，用盐酸调pH至7.4。

2）等渗缓冲液（含154mmol/L NaCl的低渗缓冲液）：取NaCl 8.77g，加低渗缓冲液溶解并定容至1L。

（2）电泳凝胶制备相关试剂

1）丙烯酰胺储存液：丙烯酰胺30g、双丙烯酰胺0.8g，加蒸馏水溶解并定容至100ml。

2）分离胶缓冲液：Tris 18.17g、SDS 0.4g，加蒸馏水溶解并定容至100ml，用盐酸调至pH＝8.8。

3）浓缩胶缓冲液：Tris 6.06g、SDS 0.4g，加蒸馏水溶解并定容至100ml，以盐酸调至pH＝6.8。

4）100g/L过硫酸铵溶液，4℃冰箱可保存1周。

5）四甲基乙二胺（TEMED）。

（3）其他

1）标本处理液：浓缩胶缓冲液25ml、甘油20g、SDS 10g、20mmol/L EDTA（pH＝7.5）5ml、饱和溴酚蓝溶液5ml，加蒸馏水溶解并定容至100ml。

2）电泳缓冲液：Tris 3.03g、甘氨酸14.41g、SDS 1g，加蒸馏水溶解并定容至1L，调节pH至8.3。

3）蛋白染色液：考马斯亮蓝0.05g、异丙醇25ml、冰醋酸10ml，加蒸馏水溶解并定容至100ml。

4）脱色液：水、乙醇、冰醋酸按8：3：1的比例配制。

3. 仪器　高速冷冻离心机、水浴锅、电泳仪、电泳槽及相关配件。

4. 标准操作规程　操作规程沿用李家增等主编《血液实验学》所介绍方法。

（1）红细胞膜标本制备：①全血标本经1760×g离心5分钟，去除血浆和灰白色血细胞层。②加入预冷的等渗缓冲液重悬红细胞，再次1760×g离心5分钟，去除上清液。重复洗涤3次。③取红细胞，按1∶10体积加入低渗缓冲液，使细胞悬浮，4℃放置30分钟使细胞溶解。④以12 830×g、4℃离心10分钟，使用等渗缓冲液洗涤3次，得到红细胞膜标本。⑤红细胞膜标本加入5% β-巯基乙醇，再按1∶1体积比加入标本处理液，煮沸5分钟，冷却至室温后等待上样。

（2）电泳

1）配制分离胶：按说明将配制电泳胶所需部件组装完成。取丙烯酰胺储存液12ml，加入分离胶缓冲液7.5ml、蒸馏水10.2ml、过硫酸铵0.3ml，最后加入TEMED 20μl，立即混匀并注入组装好的两块玻板之间的缝隙中。缓慢加水封闭分离胶上方空间，等待分离胶凝固后倾倒上层的水。

2）配制浓缩胶：取丙烯酰胺储存液1.65ml，加浓缩胶缓冲液2.5ml、蒸馏水5.75ml、过硫酸铵0.1ml，最后加入TEMED 7μl，立即混匀并注入至分离胶的上层，插入样品梳，等待浓缩胶凝固后拔出样品梳即可使用。

3）将处理好的红细胞膜蛋白标本加入电泳胶的孔位中。将电泳胶装载于电泳槽中，倒入电泳缓冲液，接通电源，开启电泳仪，待溴酚蓝条带泳动至距离凝胶底部1cm时关闭电源。取出电泳凝胶。

4）将电泳凝胶置于蛋白染色液中过夜，次日用脱色液洗脱3次，直至蛋白条带显色鲜明，置于7%冰醋酸中备用。

（3）结果判读：采用照相记录或仪器判读凝胶上的蛋白区带，并与正常图谱对比。

（三）结果解读

1. 参考区间　正常人红细胞膜蛋白电泳图谱包括下列区带：区带1（α-血影蛋白）、区带2（β-血影蛋白）、区带2.1（锚蛋白）、区带3（阴离子通道）、区带4.1、区带4.2、区带4.5（葡萄糖转运蛋白）、区带4.9、区带5（肌动蛋白）、区带6（3-磷酸甘油醛脱氢酶）、区带7等（图6-3-1）。受检标本各区带所占比例应与同等实验条件下正常人图谱比较，或以带3蛋白为基准，将其他蛋白组分含量换算为与带3蛋白的比值，再与正常对照比较。

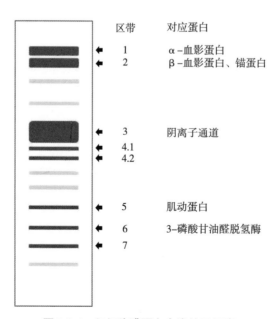

图6-3-1　红细胞膜蛋白电泳结果示意

注：操作方法及示意图均为Laemmli凝胶体系。

2. 临床意义 SDS-PAGE红细胞膜蛋白电泳可直观地反映受检标本膜蛋白组分缺如或含量异常，对遗传性红细胞膜缺陷疾病的诊断具有重要意义。大多数HS患者可检出血影蛋白和/或锚蛋白缺乏、带3蛋白缺乏、区带4.1和4.2蛋白缺乏等。HE患者可检出血影蛋白或区带4.1蛋白缺乏。某些血红蛋白病和阵发性睡眠性血红蛋白尿症患者也可表现出明显的膜骨架蛋白异常。

3. 注意事项 采血过程要求顺利，切勿因操作不当（如产生气泡、注入过快等）引起溶血。

五、其他检查项目

（一）渗透梯度激光衍射法

渗透梯度激光衍射法（osmotic gradient ektacytometry）是一种基于生物物理学的检验方法，通过监测红细胞在一定渗透梯度范围内变形指数（deformability index，DI）的变化，评估受检红细胞的稳定性与变形性。该项目有助于区分不同红细胞膜疾病甚至其他原因所致溶血性疾病，但因需要特殊设备，迄今尚未广泛开展，本书不做详述。

（二）EMA结合试验

伊红-5'-马来酰亚胺（EMA）结合试验以荧光染料EMA标记红细胞膜通道蛋白（如带3蛋白），使用流式细胞仪测定荧光强度，可快速筛检红细胞膜缺陷疾病，具体方法参见"流式细胞术检查"章节。

（三）PCR-SSCP红细胞膜蛋白基因缺陷分析

核酸单链根据其碱基序列构成，可形成复杂的三级结构；不同核酸序列即使只具有极少的碱基差异，其三级结构也会呈现显著差异。因此，使用聚丙烯酰胺凝胶电泳分析核酸序列存在轻微差异的片段，可得到不同的电泳图谱，这种技术称为单链构象多态性（single-strand conformational polymorphism，SSCP）分析。使用聚合酶链反应（polymerase chain reaction，PCR）扩增受检标本的核酸序列片段，再以SSCP技术分析这些片段，可识别标本中的基因突变位点。

遗传性红细胞膜缺陷疾病表现为膜蛋白异常，其成因为基因突变（如单碱基置换、缺失或插入等）。采用PCR-SSCP技术对红细胞膜蛋白编码基因进行分析，可有效识别基因缺陷和突变位点，为相关疾病的诊断提供有力证据。

当检出血影蛋白（SPTA1、SPTB）、锚蛋白（ANK1）、带3蛋白（SLC4A1）、区带4.2蛋白（EPB42）等编码基因序列异常，可能与HS有关；血影蛋白、带3蛋白、区带4.1蛋白（EPB41）等编码基因序列异常，可能与HE有关。

（王　朝　赵玉平）

第四节 | 红细胞酶缺陷疾病的检查

红细胞酶系统参与葡萄糖及其他糖类代谢、谷胱甘肽代谢、核苷酸代谢等多种机体代谢活动。酶基因的各类异常均可能导致红细胞酶缺陷，其中部分缺陷可引起溶血或其他非血液系统症状。G6PD缺乏症、PK缺乏症、GPI缺乏症以及P5'N缺乏症是临床相对常见的红细胞酶缺陷疾病。对于前三者，斑点试验、酶活性检测是目前普遍应用的实验室检测手段。斑点试验基于酶促反应伴随的荧光物质生成或消失，定性判断酶活性缺乏与否，主要用于包括新生儿筛查在内的筛检试验。酶活性检测通常采用生物化学方法测定参与反应物质的变化速率，从而对酶活性进行定量评估，对疾病具有确诊意义。此外，G6PD缺乏症的筛检方法还包括细胞化学法，单个细胞的染色状况反映了其酶缺陷程度，有助于检出女性杂合子患者。对于P5′N缺乏症，通常以比较嘧啶与嘌呤类核苷酸相对含量的方式进行筛检；若外周血涂片检查发现嗜碱性点彩红细胞增多，也具有一定参考意义；而确诊仍需采用酶活性定量试验。目前，分子生物学检测已开始应用于各类红细胞酶缺陷的诊断，可精确检出突变位点和突变类型。由于此类技术尚未普及，本书不作详述。

一、红细胞葡萄糖-6-磷酸脱氢酶活性检测

（一）实验原理

G6PD存在于红细胞内，催化葡萄糖-6-磷酸（G6P）转化为6-磷酸葡萄糖酸（6PG），同时将氧化型辅酶Ⅱ（$NADP^+$）还原为还原型辅酶Ⅱ（NADPH）。

$$G6P + NADP^+ \xrightarrow{G6PD} 6PG + NADPH$$

测量单位时间内反应生成的NADPH，即可侧面得知G6PD活性。NADPH在吩嗪硫酸甲酯（phenazine methyl sulfate，PMS）递氢作用下，可将氧化型氯化硝基四氮唑蓝（nitroblue tetrazolium，NBT）（黄色）还原为还原型NBT（蓝色）。

$$氧化型NBT + NADPH \xrightarrow{PMS} 还原型NBT + NADP^+$$

显色程度与参与反应的NADPH的量成比例，可在650nm波长下测定反应体系吸光度（数值记为S1）。由于6-磷酸葡萄糖酸脱氢酶（6-phosphogluconate dehydrogenase，6PGD）也有使$NADP^+$还原成NADPH的作用，而目前国内尚无6PGD缺乏症的个案报道。因此，同方法检测6PGD催化生成的NADPH的量（数值记为S2），通过S1/S2比值即可判断G6PD催化生成NADPH的相对含量。

（二）方法学——G6PD/6PGD定量比值法

1. 标本处理和保存　使用一次性肝素钠抗凝真空采血管采集受检者静脉血2ml。
2. 试剂　商品化改良葡萄糖-6-磷酸脱氢酶试剂盒（定量比值法），成分包括G6P反应母液1管（800μl）、6PG反应母液1管（800μl）、NBT 2管（各940μl）、PMS 1管（800μl）、终止反应母液2管（各1ml）。
3. 仪器　离心机、紫外/可见分光光度计。
4. 标准操作规程
（1）取全血标本15μl加蒸馏水200μl，使红细胞破裂，制成溶血液。
（2）根据待检标本数量，按表6-4-1方法配制G6P、6PG反应试剂。

表6-4-1　G6P和6PG反应试剂配制方法

试剂成分	待检标本数量/人份			
	4	8	12	16
反应母液（G6P或6PG）/μl	25	50	75	100
NBT/μl	31	62	95	125
PMS/μl	13	25	38	50
蒸馏水/μl	131	263	392	525
共计/μl	200	400	600	800

（3）每份标本取2支试管，标注1、2号，分别加入已制备好的溶血液50μl。

（4）取G6P、6PG反应试剂50μl，分别加入1、2号管内，混匀，置37℃水浴箱温育20分钟。

（5）各管加入1：200稀释的终止反应液2ml终止反应。

（6）以蒸馏水做空白对照，于650nm波长测定各管光密度。每份标本1、2号管的测定值分别记为S1、S2。

（7）计算每份标本两管的光密度比值S1/S2。

（三）结果解读

1. 参考区间　G6PD活性检测正常值（成人）：1.0～2.3。

2. 临床意义　本实验适用于溶血性贫血患者G6PD活性检查。

G6PD是红细胞中参与葡萄糖代谢的重要酶类之一，催化磷酸戊糖途径的第一步反应，产生的NADPH作为供氢体参与机体多种代谢过程，同时可以维持红细胞氧化还原平衡。G6PD缺乏症是一种X染色体连锁不完全显性遗传病，其编码基因多个位点的突变可导致G6PD不同程度缺乏。患者磷酸戊糖途径反应速率受累，NADPH生成减少，红细胞抵御氧化应激的能力下降。G6PD缺乏症可表现为新生儿高胆红素血症；氧化性食物（如蚕豆等）、药物的摄入以及某些病毒感染可诱发急性溶血；部分患者可出现先天性非球形红细胞溶血性贫血。

目前，G6PD缺乏症的实验室检测手段主要包括生物化学方法和分子生物学方法，其中基于前者的各类酶活性测定试验仍然广泛应用于该疾病的筛查（如荧光斑点法）与确诊（如G6PD/6PGD定量比值法）。值得注意的是，尽管男性半合子和女性纯合子患者接受酶活性检测时常发现严重的酶缺乏，但女性杂合子患者因存在X染色体随机失活现象，致使酶缺乏红细胞和正常红细胞同时存在于患者体内且并非平均分配，导致该群体G6PD活性具有异质性。这为G6PD缺乏症的实验室检查带来挑战，也是检验结果解读中需要特别注意之处。

3. 注意事项

（1）采血过程要求顺利，切勿因操作不当（如产生气泡、注入过快等）引起溶血。

（2）G6P、6PG反应母液如需长期保存，需放置于-10℃以下环境。

二、红细胞丙酮酸激酶活性检测

（一）实验原理

PK催化糖酵解途径中的第二次底物水平磷酸化反应，使磷酸烯醇式丙酮酸转化为丙酮酸，同时二磷酸腺苷（ADP）被磷酸化形成三磷酸腺苷（ATP）：

$$磷酸烯醇式丙酮酸 + ADP \xrightarrow{PK} 丙酮酸 + ATP$$

丙酮酸在LDH的催化下还原为乳酸，同时将还原型辅酶Ⅰ（NADH）转变为氧化型辅酶Ⅰ（NAD⁺）：

$$丙酮酸 + NADH \xrightarrow{LDH} 乳酸 + NAD^+$$

由于在紫外光下NADH可产生荧光，而NAD⁺无荧光。因此，在给定其他反应原料的条件下，可根据荧光变化情况来判断待测标本中的PK活性。

（二）方法学——荧光斑点法

1. 标本处理和保存　使用一次性肝素钠抗凝真空采血管采集受检者静脉血2ml。

2．试剂

（1）ADP：30mmol/L ADP 二钠盐溶液。

（2）磷酸烯醇式丙酮酸（PEP）：0.15mmol/L PEP 三环己胺盐溶液。

（3）NADH：15mmol/L NADH 钠盐溶液。

（4）$MgCl_2$ 溶液：80mmol/L。

（5）PBS：pH7.4，0.25mol/L。

（6）生理盐水。

3．仪器　离心机、冰箱、孵育箱、紫外观察箱。

4．标准操作规程

（1）取全血 2ml，$1760 \times g$ 离心 10 分钟，取红细胞用生理盐水洗涤，重复离心洗涤操作 3 次。将洗涤后红细胞用生理盐水制成 20% 红细胞悬液，放入 −20℃ 冰箱冷冻。

（2）根据待检标本数量，按表 6-4-2 方法配制 PK 活性检测试剂。

表 6-4-2　PK 活性检测试剂配制方法

试剂成分	待检标本数量（人份）	
	2	5
ADP	0.33mg（溶于 50μl 蒸馏水）	0.66mg（溶于 100μl 蒸馏水）
NADH	0.25mg（溶于 50μl 蒸馏水）	0.50mg（溶于 100μl 蒸馏水）
PEP	0.30mg（溶于 50μl 蒸馏水）	0.60mg（溶于 100μl 蒸馏水）
$MgCl_2$ 溶液 /μl	20	40
PBS/μl	25	50
蒸馏水 /μl	55	110
总体积 /μl	250	500

（3）室温下融解冰冻的红细胞标本制成溶血液。取溶血液 10μl 加入检测试剂 100μl 混合，滴 1 小滴于干滤纸（第 1 斑点）。将此反应体系在 37℃ 中孵育 25 分钟，再吸 1 小滴于同一滤纸上（第 2 斑点），晾干后在紫外线灯光下观察结果。

（4）结果判读 PK 活性正常：25 分钟后，第 1 斑点出现明亮的荧光，而第 2 斑点荧光消失。PK 活性缺乏：25 分钟后，第 2 斑点有明显的荧光出现。

（三）结果解读

1．参考区间　PK 活性正常。

2．临床意义　适用于溶血性贫血患者红细胞 PK 活性检测。PK 活性缺乏提示 PK 缺乏症的可能。

PK 是糖酵解过程中的主要限速酶之一，催化磷酸烯醇式丙酮酸转化为丙酮酸，同时将高能磷酸键转移给 ADP，使之成为 ATP。PK 缺乏症是红细胞酶异常疾病中发生率仅次于 G6PD 缺乏症的疾病，通常由编码基因错义突变所致。患者红细胞 ATP 生成减少，细胞膜 Na^+-K^+ 泵功能受累，导致细胞渗透压失衡，体积减小以及变形性降低。

PK 缺乏症的实验室检测主要有生物化学和分子生物学方法，前者包括荧光斑点试验和活性定量测定试验等。荧光斑点试验简便易行，是目前仍广泛应用于临床的筛检试验。若红细胞 PK 活性正常，孵育 15 分钟内第 2 斑点荧光可消失；PK 缺乏症杂合子需 15 ～ 60 分钟消失，纯合子 60 分钟后荧光仍存在。除 PK 缺乏症外，其他一些血液病如急性白血病、再生障碍性贫血、阵发性睡眠性血红蛋白尿症、骨髓增生异常综合征等，红细胞PK活性也可降低至对照值的50%。由于PK活性与细胞年龄有一定关系，年轻红细胞PK活性较高，而衰老红细胞PK活性相对降低，因此解读检测报告时应将该因素纳入考虑。

3．注意事项

（1）贫血患者由于红细胞数量减少，取血量要相应增加。

（2）制备溶血液时，红细胞冰冻要充分。

三、红细胞葡萄糖磷酸异构酶活性检测

（一）实验原理

GPI参与糖酵解过程，催化果糖-6-磷酸（F6P）转变为G6P，后者经G6PD催化转变为6PG，过程中伴随$NADP^+$还原为NADPH。在紫外光下观察，$NADP^+$不显荧光，而NADPH显示荧光。因此，在给定其他反应原料的条件下，通过观察荧光显示情况，可得知待测红细胞GPI是否缺乏。

（二）方法学——荧光斑点法

1．标本处理和保存　使用一次性肝素钠抗凝真空采血管采集受检者静脉血2ml。

2．试剂

（1）溶血液：取β-巯基乙醇50μl，加10%中性EDTA溶液10ml，加入蒸馏水定容至1L。

（2）市售F6P二钠盐、$NADP^+$、G6PD等试剂。

（3）0.1mol/L $MgCl_2$溶液。

（4）1mol/L pH8.0 Tris-HCl缓冲液（含EDTA 5mmol/L）：称取12.1g Tris和0.15g EDTA，加蒸馏水，定容至100ml。

（5）KH_2PO_4溶液：称取0.14g KH_2PO_4加蒸馏水，定容至100ml。

3．仪器　离心机、孵育箱、紫外观察箱。

4．标准操作规程

（1）取全血2ml，1760×g离心10分钟，取红细胞用生理盐水洗涤，重复离心洗涤操作3次。按1∶20比例配制溶血液，即取5μl待检红细胞加入100μl溶血液中。

（2）按表6-4-3方法配制GPI活性检测试剂。

表6-4-3　GPI检测试剂配制方法

试剂成分	规格	体积
pH8.0 Tris-HCl缓冲液（含EDTA 5mmol/L）	1mol/L	100μl
$MgCl_2$	0.1mol/L	100μl
G6PD	10U/ml	100μl
$NADP^+$	2mmol/L	200μl
蒸馏水		400μl
F6P	20mmol/L	100μl
总计		1000μl

注：未加F6P的反应液可在0℃以下冰冻保存4个月，F6P应单独冰冻保存，随用随混合。

（3）取5μl溶血完全的红细胞液，与100μl配制好的检测试剂混匀，37℃温育30分钟。

（4）滴1滴在干滤纸上，自然干燥。在紫外线光下观察滤纸斑点的荧光。

（5）结果判读：GPI活性正常：30分钟内出现荧光；GPI活性缺乏：超过30分钟不出现荧光。

（三）结果解读

1. 参考区间　GPI活性正常。

2. 临床意义　本实验适用于溶血性贫血患者红细胞GPI活性检测。GPI活性缺乏提示GPI缺乏症的可能。

GPI参与糖酵解途径的第二步，催化G6P和F6P相互转化的可逆反应。GPI缺乏症为常染色体隐性遗传病，患者红细胞内G6P蓄积，而后续产物ATP和2，3-二磷酸甘油酸（2，3-diphosphoglyceride，2，3-DPG）生成不足，使红细胞膜变形性降低，血红蛋白释放氧气的功能受到影响。GPI缺乏症患者的症状表现可呈很大差异：杂合子患者可仅表现为酶活性降低，而纯合子或双重杂合子患者则伴有先天性非球形红细胞溶血性贫血。

GPI缺乏症的广泛筛查可应用荧光斑点试验，而确诊仍需进行GPI活性定量检测，纯合子和双重杂合子患者的酶活性可降低至正常水平的25%。

3. 注意事项　贫血患者由于红细胞数量减少，取血量要相应增加。

四、红细胞嘧啶5′-核苷酸酶活性检测

（一）实验原理

红细胞的核苷酸构成以腺嘌呤核苷酸为主，而嘧啶核苷酸的含量较低，且缺乏其他利用途径，依靠P5′N降解。红细胞P5′N缺乏将造成嘧啶核苷酸在细胞内蓄积。酸性条件下，胞嘧啶核苷酸在280nm波长处存在最大光吸收峰，而腺嘌呤、鸟嘌呤核苷酸在260nm波长处存在最大光吸收峰。测定OD_{260}和OD_{280}并计算比值，可反映红细胞内嘧啶核苷酸的相对含量。比值降低表示红细胞内嘧啶核苷酸积聚，提示红细胞P5′N缺乏。

（二）方法学

1. 标本处理和保存　使用一次性肝素钠抗凝真空采血管采集受检者静脉血2ml。

2. 试剂

（1）4%高氯酸（$HClO_4$）溶液。

（2）1mol/L甘氨酸缓冲液（pH3.0）。

（3）生理盐水。

3. 仪器　离心机、紫外可见光分光光度计。

4. 标准操作规程

（1）取全血2ml，1760×g离心10分钟，取红细胞用生理盐水洗涤，重复离心洗涤操作3次。取压积红细胞用生理盐水配制成50%的红细胞悬液。

（2）取2支试管设置为标本管和空白对照管，按照表6-4-4所示流程加样。

表6-4-4　红细胞P5′N活性检测加样顺序表

试剂成分	标本管	空白对照管
生理盐水	—	0.5ml
50%红细胞悬液	0.5ml	—
高氯酸溶液	2ml	2ml
混匀离心，分别取上清液进行后续操作		

续　表

试剂成分	标本管	空白对照管
上清液	600μl	600μl
蒸馏水	1.5ml	1.5ml
甘氨酸缓冲液	0.9ml	0.9ml

（3）使用空白对照管调零分光光度计，在260nm、280nm波长下分别读取标本管光密度（OD）值。

（4）结果判读检测结果＝OD_{260}/OD_{280}。

（三）结果解读

1. 参考区间　$OD_{260}/OD_{280}＝2.61\sim3.51$。

2. 临床意义　P5′N参与细胞核酸代谢，催化非环状的核苷5′-单磷酸盐去磷酸化，生成相应的核苷和无机盐以调节细胞内核苷与核苷酸的水平。尽管腺嘌呤核苷酸（如ATP、ADP等）在红细胞生理功能的维持中发挥重要作用，但嘧啶核苷酸却无法被红细胞利用，需依赖P5′N进行代谢。

P5′N缺乏症是常染色体隐性遗传病，发生率在红细胞酶病中仅次于G6PD缺乏症和PK缺乏症，患者红细胞出现嘧啶核苷酸积聚，造成RNA代谢异常，外周血嗜碱性点彩红细胞增多。非球形红细胞溶血性贫血是该病的主要表现。

本实验适用于溶血性贫血患者红细胞P5′N活性检测。P5′N活性缺乏提示P5′N缺乏症的可能性。

3. 注意事项　贫血患者由于红细胞数量减少，取血量要相应增加。

（王　朝　赵玉平）

第五节 | 异常血红蛋白的检查

血红蛋白病的成因包括珠蛋白肽链合成速率异常和血红蛋白结构异常，前者造成地中海贫血，后者引起各类异常血红蛋白病，包括镰状细胞贫血、血红蛋白E病、不稳定血红蛋白病等。抗碱血红蛋白测定、血红蛋白组分分析（电泳法、高效液相色谱法）用于检测血红蛋白组分含量的异常改变，同时可发现异常血红蛋白成分；α/β肽链合成比例分析通过将血红蛋白解离，检测珠蛋白肽链含量和结构的异常。上述实验项目在地中海贫血和部分异常血红蛋白病（如镰状细胞贫血、血红蛋白E病）的诊断中已得到广泛应用。对于不稳定血红蛋白病，异丙醇试验、变性珠蛋白小体检查、热不稳定试验均是常用的筛检方法。各类基因检测技术，如等位基因特异性寡核苷酸探针点杂交（PCR-ASO）、反向点杂交（RDB）、跨越断裂点的PCR技术（gap-PCR）和基因测序在地中海贫血的精准诊断中发挥了重要作用，且有助于血红蛋白组分改变不显著的部分疾病类型的检出。

一、抗碱血红蛋白测定

（一）实验原理

血红蛋白F（HbF）及某些异常血红蛋白对抗碱变性的能力比血红蛋白A（HbA）强。向血红蛋白液中加入一定量的0.083mol/L NaOH或KOH溶液，在室温下作用1分钟，用半饱和硫酸铵终止反应，HbA等即变性沉淀。由于HbF不变性，仍存在于上清液中，过滤得到滤液并测定其吸光度，可计算HbF的含量。

使用高效液相色谱法分析血红蛋白组分，也可测得HbF含量，参见本节下文"血红蛋白组分分析"。

（二）方法学

1. 标本处理和保存　　使用一次性肝素钠抗凝真空采血管采集受检者静脉血1ml。

2. 试剂

（1）四氯化碳（CCl_4）。

（2）半饱和硫酸铵溶液：取饱和硫酸铵500ml，用等量含有2.5ml浓盐酸的水稀释即为半饱和硫酸铵。4℃冰箱内可保存1个月。

（3）0.083mol/L KOH：市售KOH标准液，用时稀释即可。4℃冰箱内可保存1个月。

3. 仪器　　离心机、紫外/可见分光光度计。

4. 标准操作规程

（1）制备血红蛋白液：①取全血1ml，1760×g离心10分钟，取红细胞用生理盐水洗涤，重复离心洗涤3次。②向洗涤后的压积红细胞中加入1.5倍体积的蒸馏水和0.5倍体积的四氯化碳，剧烈振荡3分钟使其彻底溶血。③1760×g离心10分钟，取上层即得血红蛋白液。此液浓度约为10%。

（2）设置测定管（R管）和对照管（C管），按照表6-5-1流程加样。

表6-5-1　抗碱血红蛋白测定加样顺序表

试剂/标本	测定管（R管）/ml	对照管（C管）/ml
10%血红蛋白液	0.1	0.02
0.083mol/L KOH	1.6	—
准确作用1分钟		
半饱和硫酸铵	3.4	—
蒸馏水	—	4.0

（3）将各管分别混匀，放置10分钟后，使用漏斗和滤纸过滤R管，留取滤液。

（4）用蒸馏水调零分光光度计，在波长540nm下读取R管滤液和C管的光密度。

（5）结果计算：$HbF（\%）= \dfrac{OD（R）}{OD（C）\times 4} \times 100\% = \dfrac{OD（R）}{OD（C）} \times 0.25 \times 100\%$

（三）结果解读

1. 参考区间　　2岁以上至健康成人HbF含量：0～2.5%。

2. 临床意义　　本实验适用于溶血性贫血患者抗碱血红蛋白的检测。抗碱血红蛋白的主要成分HbF又称胎儿血红蛋白，在新生儿血红蛋白中占比达55%～85%，随年龄增长比例迅速下降。对于2岁以上至成年人，HbF含量高于生物参考区间常见于β地中海贫血，其中轻型杂合子患者一般小于5%，中间型纯合子/双重杂合子患者一般为5%～30%，重型纯合子患者可达30%～90%。此外，某些再生障碍性贫血、急性白血病、铁粒幼细胞贫血、遗传性球形红细胞增多症、多发性骨髓瘤等患者也会伴有抗碱血红蛋白比例升高。孕妇和新生儿可出现生理性HbF水平升高。

值得注意的是，抗碱血红蛋白成分并不完全由HbF组成，如Hb Bart等血红蛋白组分也有抗碱变性能力，在该项实验中也会使结果升高。采用血红蛋白电泳技术或高效液相色谱技术有助于更精确地区分各种血红蛋白组分。

3．注意事项

（1）采血过程要求顺利，切勿因操作不当（如产生气泡、注入过快等）引起溶血。

（2）反应时间要准确，血红蛋白液与碱的反应必须精确为1分钟，加入半饱和硫酸铵10分钟后方可过滤。

（3）过滤后应在30分钟内比色，否则会影响结果的准确性。

二、血红蛋白组分分析

血红蛋白组分分析是血红蛋白病诊断的重要依据。采用醋酸纤维素膜电泳法可将等电点和分子量不同的血红蛋白组分区分为多个条带，通过与正常电泳图谱比较可发现异常血红蛋白，同时还可将血红蛋白A_2（HbA_2）洗脱后进行定量检测。目前，高效液相色谱技术也已应用到本项检测中，具有检验过程简便快速、能够精确识别和定量血红蛋白组分等优势。电泳法和高效液相色谱法的检测结果在血红蛋白病的诊断中可互为补充和印证。

【电泳法】

（一）实验原理

血红蛋白分子在电泳时，移动的方向与速度取决于其表面所带电荷的性质与分子量。在pH8.5的缓冲液中，血红蛋白各组分均带负电荷，电泳时向阳极泳动。若血红蛋白分子结构异常，使等电点或分子量发生变化，其泳动方向或速度将发生改变；若血红蛋白组分的构成比例异常，也将在电泳所得区带中体现。通过将电泳图谱与正常血红蛋白图谱比较，可发现异常血红蛋白或识别血红蛋白组分比例异常。

（二）方法学——醋酸纤维素膜电泳法

1．标本处理和保存　使用一次性肝素钠抗凝真空采血管采集受检者静脉血2～3ml。

2．试剂

（1）四氯化碳（CCl_4）。

（2）醋酸纤维素膜。

（3）TEB pH8.5缓冲液（浸膜液）：称取 Tris 10.2g、EDTA-Na 0.6g、硼酸3.2g，加蒸馏水溶解，定容至1000ml。

（4）pH8.5硼酸缓冲液（电泳液）：称取硼酸（H_3BO_3）5.56g、硼砂（$Na_2B_4O_7 \cdot 10H_2O$）6.87g，加蒸馏水溶解，定容至1000ml。

（5）生理盐水。

3．仪器　离心机、电泳仪/电泳槽、紫外/可见分光光度计。

4．标准操作规程

（1）取全血2～3ml，参照本节第一部分"抗碱血红蛋白测定"标准操作规程制备10%血红蛋白液。

（2）将醋酸纤维膜切成3cm×8cm条状，置于pH8.5浸膜缓冲液中浸泡10～30分钟。

（3）取出浸泡后的醋酸纤维膜，用滤纸吸去多余液体，使粗糙一面向上。用点样器将10%血红蛋白液点在距阴极端1.5cm处。

（4）向电泳槽注入电泳液，放入醋酸纤维素膜。连接电泳仪，设置电压105V，电泳时间25～30分钟。查看区带，并与正常图谱比较。

（5）洗脱定量：分别剪下HbA、HbA_2区带和相当于HbA_2大小的空白区带，分别放入20ml、4ml、4ml的生理盐水中，浸泡30分钟，其间不时振摇，待血红蛋白完全洗脱后混匀。用蒸馏水调零分光光度计，在413nm波长下读取洗脱液光密度。

（6）结果计算

$$HbA_2（\%）=\frac{OD（HbA_2）}{OD（HbA）\times 5+OD（HbA_2）}\times 100\%$$

（三）结果解读

1. 参考区间　正常标本的血红蛋白醋酸纤维素膜电泳结果，从阳极至阴极依次显示 HbA、HbF、HbA_2、碳酸酐酶（carbonic anhydrase，CA）四种条带。其中 HbA_2 含量为 2.5% ～ 3.5%。

2. 临床意义　见下文"高效液相色谱法"。

3. 注意事项

（1）采血过程要求顺利，切勿因操作不当（如产生气泡、注入过快等）引起溶血。

（2）电泳后的 HbA 和 HbA_2 区带要充分分开，两条带之间应有 6mm 以上的空白区域，否则影响结果准确性。

（3）洗脱血红蛋白时，要注意将其充分洗入生理盐水中，以免影响定量结果。

【高效液相色谱法】

（一）实验原理

色谱法作为一种物理化学分析方法，利用不同物质在不同相态中分配情况不同的特性，通过流动相对固定相中物质的洗脱作用可将理化性质相近的混合物分离。根据出峰位置和峰面积可分别对物质定性和定量，具有灵敏度高、选择性好的优点，适用于包括血红蛋白组分在内的生物大分子物质的分离。

以基于高效液相色谱技术的 D-10 血红蛋白测试系统（伯乐公司）为例加以介绍。在该系统上，标本被自动稀释后注入分析柱，由低到高离子浓度的缓冲液按照预先设置注入系统，血红蛋白不同组分在该过程中依次被分离。上述物质随后被注入分析通路，流经装有滤光片的流体池，并测量其在 415nm 波长处的吸光度，最终转换为波峰图。

（二）方法学

1. 标本处理和保存　使用一次性 EDTA-K_2 抗凝真空采血管采集受检者静脉血 2ml。

2. 试剂　D-10 血红蛋白测试系统配套试剂与耗材。

（1）洗脱缓冲液1：Bis-Tris/PBS，pH6.0。

（2）洗脱缓冲液2：Bis-Tris/PBS，pH6.7。

（3）清洗/稀释液：去离子水。

（4）校准品/稀释液组合：1水平校准品、2水平校准品及校准品稀释液。

（5）分析柱：离子交换柱 4.0mm×30mm。

（6）全血灌注液：4瓶冻干的人红细胞裂解剂，复溶体积为 1毫升/瓶。

（7）软盘：包含血红蛋白检测试剂盒的试剂参数。

（8）标本管：100个聚丙烯小管，体积1.5ml。

3. 仪器　D-10 血红蛋白测试系统。

4. 标准操作规程

（1）试剂准备

1）洗脱缓冲液和洗液、稀释液：实验前，洗脱缓冲液和洗液需平衡到 15 ～ 30℃。安装前轻轻反转混合每个瓶子。实验中途更换洗脱缓冲液1时，需在安装完成后，在 LOT INFO/Buffer 1 界面上重新设置容量。洗液、稀释液在不同批号间可以互换。

2）全血灌注液：用1ml蒸馏水配制全血灌注液，15 ～ 30℃环境静置10 ～ 15分钟，轻摇至充分溶解混合。灌注液在不同批号间可以互换。安装新的分析柱时应使用新分装的全血灌注液。

3）质控品：质控品在分析前必须以1：300的比例稀释。

（2）检验过程：①方法设置：在仪器操作界面中选择HbA$_2$/F/A$_{1C}$检测模式。②试剂装载：安装新批号的试剂后，将试剂附带的软盘插入驱动器A，按操作界面指示的步骤完成试剂盒信息升级（在此操作中HbA$_2$/F/A$_{1C}$的参数将被更新）。③分析柱灌注：每个分析柱必须完成一次灌注，系统去污后也要灌注一次，步骤如下：灌注液→适配器（粘贴条形码）→运行。运行结束后分析柱才可以用来校准。分析柱保存环境：15～30℃。④分析柱校准完成后进行质控品的运行，每隔24小时要检测低值和高值的质控品，当没有得到预期结果时要重新检测。⑤常规运行：待测标本上机，进行常规检测。

（3）结果判读：正常人可见HbF、HbA、HbA$_2$等几个峰值。正常图谱与几种典型异常图谱详见图6-5-1。

（三）结果解读

1. 参考区间　HbF含量：0～0.8%；HbA$_2$含量：2.2%～3.7%。

各种血红蛋白组分出峰时间见表6-5-2。

表6-5-2　血红蛋白组分出峰时间表

Peak	A$_{1a}$	A$_{1b}$	F	LA$_{1C}$/CHb-1	LA$_{1C}$/CHb-2	A$_{1c}$	P3	A$_0$	A$_2$	S	C
时间/分钟	0.16～0.26	0.24～0.36	0.42～0.62	0.62～0.93	0.66～0.93	0.70～1.04	1.23～1.63	1.55～1.85	2.80～3.50	4.02～4.30	4.65～4.85

2. 临床意义　血红蛋白组分分析适用于溶血性贫血患者血红蛋白病的检查。血红蛋白病包括地中海贫血和异常血红蛋白病，前者为珠蛋白肽链合成不足所致，后者为珠蛋白肽链结构、功能异常所致。

（1）地中海贫血：α地中海贫血是一组由于基因突变或缺失，导致α珠蛋白肽链的合成受到部分或完全抑制所引起的遗传性溶血性疾病。正常人基因型为αα/αα，能够合成足够的α珠蛋白肽链；患者继承了父母有缺陷的α珠蛋白基因，则使α珠蛋白生成受到不同程度的影响。根据基因缺失的程度，该病可出现4种表型：①静止型（-α/αα）。②轻型（--/αα）或（-α/-α）。③HbH病（--/-α）。④Hb Bart胎儿水肿综合征（--/--）。前两型患者血红蛋白组分可基本正常；HbH病患者脐带血中Hb Bart占5%～20%，成人外周血中HbH达5%～40%，HbA$_2$、HbF水平多正常；Hb Bart胎儿水肿综合征患者血红蛋白成分几乎全部为Hb Bart，可有微量HbH，无HbA、HbA$_2$、HbF。

β地中海贫血因遗传因素导致β珠蛋白肽链合成受累而引起。若基因缺陷发生于非编码区，则仍可合成部分β珠蛋白肽链，称为β$^+$型；若基因缺陷发生于编码区，则无法合成β珠蛋白肽链，称为β^{0}型。根据基因异常情况和临床特征，该病可分为3种表型：①轻型（杂合子型）。②中间型（β$^+$纯合子或双重杂合子型）。③重型（β^{0}纯合子或双重杂合子型）。杂合子患者HbA$_2$值可升高至4%～8%，HbF水平正常或轻度升高至1%～5%；纯合子患者HbA$_2$值正常或中度升高，HbF值明显升高至80%～100%。

（2）异常血红蛋白病：镰状细胞贫血（HbS病）是常染色体显性遗传病，因基因突变导致血红蛋白β链第6位的谷氨酸被缬氨酸替代，致使HbS生成。此种血红蛋白在低氧或低pH环境可形成纤维状多聚体，进而使红细胞发生镰刀状改变。杂合子型患者血红蛋白中HbS占20%～45%；纯合子型患者HbS常大于80%，HbF值升高至2%～15%，HbA$_2$可正常，HbA缺如。

不稳定血红蛋白病由于α或β肽链编码基因突变，使维持血红蛋白稳定的氨基酸组成改变，致使

分离峰表-ID：9

分离峰	保留时间	峰高	峰面积	峰面积%
Unknown	0.14	2619	5579	0.5
A1a	0.20	2558	11319	1.0
A1b	0.28	2995	11618	1.0
F	0.46	2697	14769	1.4
LA1c/CHb-1	0.67	1957	16999	1.5
A1c	0.90	4183	42751	5.6
P3	1.53	7826	59906	5.4
A0	1.74	231263	933396	83.4
A2	3.28	1583	22246	2.3
总面积：	1118581			

分离峰表-ID：30

分离峰	保留时间	峰高	峰面积	峰面积%
A1a	0.22	13542	81842	5.4
A1b	0.49	22944	168665	12.4
F	0.67	3023	25750	1.7
LA1c/CHb-1	0.92	3862	45567	5.3
A1c	1.56	10712	82517	5.5
P3	1.73	283530	1083303	71.7
A0	3.20	1141	23504	1.7
A2		1511148		
总面积：				

分离峰表-ID：17

分离峰	保留时间	峰高	峰面积	峰面积%
A1a	0.18	5901	28932	1.9
A1b	0.26	3606	12907	0.9
F	0.42	4701	27753	1.7
LA1c/CHb-1	0.70	1555	13189	0.9
A1c	0.88	5638	60373	5.8
P3	1.51	10957	92360	6.2
A0	1.70	311682	1194737	79.9
A2	3.23	3229	64704	5.6
总面积：	1494955			

分离峰表-ID：12

分离峰	保留时间	峰高	峰面积	峰面积%
A1a	0.24	30842	176731	10.0
F	0.55	71067	690616	46.3*
LA1c/CHb-1	0.88	3355	45215	6.2
A1c	1.52	6868	62128	3.5
P3	1.73	190232	725126	40.9
A0	3.35	4412	73423	5.1
A2		1773239		
总面积：				

分离峰表-ID：07

分离峰	保留时间	峰高	峰面积	峰面积%
A1a	0.17	41213	125906	12.8
F	0.39	29195	132638	15.0
LA1c/CHb-1	0.64	1454	12977	1.3
A1c	0.90	1147	13200	2.9*
P3	1.56	3899	22825	2.3
A0	1.77	149322	676064	68.7
A2		983611*		
总面积：				

分离峰表-ID：08

分离峰	保留时间	峰高	峰面积	峰面积%
Unknown	0.13	1935	4059	0.3
A1a	0.23	4528	24186	1.5
F	0.43	7070	37954	2.3
LA1c/CHb-1	0.69	1327	12406	0.8
A1c	0.87	1800	20666	3.7
P3	1.50	9123	61387	3.8
A0	1.71	198591	811710	50.3
A2	3.26	2403	40620	3.1
S-Window	4.30	63133	601158	37.2
总面积：	1614145			

图6-5-1 正常血红蛋白高效液相色谱分析结果及常见的异常血红蛋白图谱

注：A.正常血红蛋白标本；B.HbF异常升高标本；C.HbA₂异常升高标本；D.HbF与HbA₂异常升高标本；E.带有HbH特征的血红蛋白标本；F.带有HbS特征的血红蛋白标本。

血红蛋白分子结构不稳定，易发生沉淀和变性，形成红细胞内变性珠蛋白小体。该疾病通常通过异丙醇试验、变性珠蛋白小体检查、热不稳定试验等协助诊断。

综上，血红蛋白病的诊断需结合患者的病史、家族史、体检结果和实验室数据综合判断。血红蛋白组分分析对此类疾病的诊断具有重要意义，部分病例仅通过该检测结果无法充分解释，可能需要分子生物学检测。

3. 注意事项

（1）全血标本在 2～8℃可保存 4 天或在 15～30℃保存 1 天。标本量不足应按不合格标本拒收。

（2）黄疸标本：胆红素浓度低于 20mg/dl 时，不干扰 HbA_2、HbF 的测定。

（3）脂血标本：三酰甘油浓度低于 5680mg/dl 时，不干扰 HbA_2、HbF 的测定。

（4）易变 A_{1c}（LA_{1c}/CHb-1）浓度在 2.6% 以下，不影响 HbF 的测定。

（5）每次分析的总面积范围在 1 000 000～5 000 000μvolt·秒之间，如果检测结果超出此范围，则不能报告结果。

三、异丙醇试验

（一）实验原理

非极性溶剂异丙醇能减弱血红蛋白分子内部的非极性氢键结合力，使血红蛋白的稳定性降低。向待测血红蛋白液中加入异丙醇后，不稳定血红蛋白将变性沉淀，而正常血红蛋白在一定时间内不致变性沉淀，故用此试验鉴定血液中的不稳定血红蛋白。

（二）方法学

1. 标本处理和保存　使用一次性肝素钠抗凝真空采血管采集受检者静脉血 2ml。

2. 试剂

（1）四氯化碳（CCl_4）。

（2）0.1mol/L pH7.4 Tris 缓冲液：称取 Tris 1.21g 溶于 20ml 蒸馏水中，用 HCl 校准至 pH＝7.4，4℃冰箱保存。

（3）17% 异丙醇溶液：取 17ml 异丙醇加 pH7.4 Tris 缓冲液 83ml 混匀即可，4℃冰箱可保存 1 周。

3. 仪器　离心机、恒温水浴箱。

4. 标准操作规程

（1）取全血 2ml，参照本节"抗碱血红蛋白测定"标准操作规程制备 10% 血红蛋白液。

（2）取 17% 异丙醇液 1ml，37℃水浴预热 5 分钟。

（3）立即加入 0.1ml 待测血红蛋白液，混匀后再放入水浴中。每 5 分钟观察结果 1 次。

（4）结果判读：①37℃水浴 5 分钟出现沉淀，40 分钟出现絮状大块沉淀，判读为（＋＋＋＋）。②37℃水浴 5 分钟出现混浊，40 分钟出现粗颗粒，判读为（＋＋＋）。③37℃水浴 5 分钟出现混浊，40 分钟出现细颗粒，判读为（＋＋）。④37℃水浴 40 分钟才出现细颗粒，判读为（＋）。⑤37℃水浴 40 分钟仍透明或稍混浊而无颗粒，判读为（－）。

（三）结果解读

1. 参考区间　异丙醇试验结果为（－）或（＋）。

2. 临床意义　不稳定血红蛋白病是一类因 α 或 β 肽链编码基因突变，使维持血红蛋白稳定的氨基酸组成改变所致的溶血性疾病。受累的血红蛋白较 HbA 稳定性下降，易发生变性沉淀，形成变性珠蛋白小体黏附在红细胞膜上，从而使红细胞变形性下降，易受到破坏。该疾病的实验室检查方法主要包括异丙醇试验、变性珠蛋白小体检查、热不稳定试验等，均是根据不稳定血红蛋白比正常血红蛋白更易变性的原理，使用非极性试剂、氧化剂、高温诱导其变性沉淀，从而达到鉴定的目的。

异丙醇试验结果为（＋＋）及以上，提示有不稳定血红蛋白存在，HbH等不稳定血红蛋白在试验5分钟时即可出现阳性。需要注意的是，异丙醇也可使HbF沉淀，因此HbF含量较高及G6PD缺乏症患者也可呈阳性结果，应注意鉴别。

变性珠蛋白小体检查、热不稳定试验的临床意义参见下文。

3. 注意事项

（1）17%异丙醇液贮存时间不能过长，否则易出现假阳性。

（2）血红蛋白液需新鲜制备，立即检测。

四、变性珠蛋白小体检查

（一）实验原理

不稳定血红蛋白受到氧化易发生变性沉淀，在红细胞膜处形成变性珠蛋白包涵体（又称Heinz小体）。使用煌焦油蓝等氧化剂与待检红细胞共同孵育，促进细胞内的不稳定血红蛋白氧化变性，再用显微镜观察红细胞内是否生成Heinz小体，并计算含有小体的细胞所占比例，即可协助鉴别不稳定血红蛋白的存在。

（二）方法学

1. 标本处理和保存　使用一次性肝素钠抗凝真空采血管采集受检者静脉血1ml。

2. 试剂

（1）1%煌焦油蓝－枸橼酸钠溶液：称取煌焦油蓝1g、枸橼酸钠0.6g、氯化钠0.68g，加蒸馏水至100ml，贮存于棕色瓶中，4℃冰箱可保存2个月。

（2）AB型标准血清。

3. 仪器　离心机、显微镜、恒温水浴箱。

4. 标准操作规程

（1）取1%煌焦油蓝－枸橼酸钠溶液1ml，加待检抗凝全血0.1ml混匀，加盖置于37℃水浴2小时。

（2）将试管取出，弃去上清液，取管底红细胞与AB型标准血清半滴混匀，涂片晾干。

（3）结果判读：在油镜下计数100个红细胞，其中呈蓝色、球形的折光小体即为变性珠蛋白小体。记录含有变性珠蛋白小体红细胞的百分比。

（三）结果解读

1. 参考区间　变性珠蛋白小体＜1%。

2. 临床意义　变性珠蛋白小体检查用于辅助诊断不稳定血红蛋白病，是一项简易、便捷且特异性好的检验手段。标本中含变性珠蛋白小体红细胞数量大于总数的1%即提示不稳定血红蛋白的存在。部分HbH含量低或其他因素使血红蛋白电泳未检出HbH区带的病例，变性珠蛋白小体检查可呈阳性。

3. 注意事项

（1）标本溶血应按不合格标本拒收。

（2）涂片后应立即风干，否则红细胞模糊不清，影响观察效果。

（3）制片完成后应尽快镜检，或将其存放于37℃温箱中，存放时间不宜过长，否则红细胞内变性珠蛋白小体消失。

五、热不稳定试验

（一）实验原理

不稳定血红蛋白易发生沉淀变性，而体外加热血红蛋白液将加速这一过程。将待检血红蛋白液进行 50℃ 水浴加热，根据加热前后光密度的变化可计算出血红蛋白浓度的变化。浓度降低的程度即反映发生沉淀的不稳定血红蛋白的含量。

（二）方法学

1. 标本处理和保存　使用一次性肝素钠抗凝真空采血管采集受检者静脉血 2ml。
2. 试剂
（1）四氯化碳（CCl_4）。
（2）1mol/L pH7.4 Tris 缓冲液。
（3）氰化高铁血红蛋白稀释液：称取 $NaHCO_3$ 0.1g、KCN 5mg、高铁氰化钾 20mg，溶于 100ml 蒸馏水中。
3. 仪器　离心机、恒温水浴箱、紫外/可见分光光度计。
4. 标准操作规程
（1）取全血 2ml，参照本节第一部分"抗碱血红蛋白测定"标准操作规程制备 10% 血红蛋白液。
（2）取新鲜制备的血红蛋白液 0.5ml，加入 Tris 缓冲液 2.5ml 混匀，平均分装入 2 支试管中，分别设置为对照管和测试管。
（3）将 2 支试管加塞，对照管放入 4℃ 冰箱，测试管置于 50℃ 水浴箱中孵育 2 小时。
（4）将水浴后的测试管取出，用水冲冷。对照和测试管均 1760×g 离心 10 分钟。
（5）取 3 支试管各加入 5ml 氰化高铁血红蛋白稀释液，再分别加入对照管上清液 0.1ml、测试管上清液 0.1ml、Tris 缓冲液 0.1ml，在室温下放置 20 分钟。
（6）用加入 Tris 缓冲液的氰化高铁血红蛋白稀释液调零分光光度计，在 540nm 波长下测定对照管和测试管的光密度。
（7）结果判读

$$沉淀血红蛋白（\%）=\frac{OD（对照管）-OD（测试管）}{OD（对照管）}\times100\%$$

（三）结果解读

1. 参考区间　沉淀血红蛋白小于 5%。
2. 临床意义　热不稳定试验是用于筛查不稳定血红蛋白病的另一项实验室检测方法。加热可改变血红蛋白肽链间的连接强度，从而降低血红蛋白稳定性。不稳定血红蛋白在实验条件下较正常血红蛋白更快发生沉淀。受检标本中沉淀血红蛋白占比大于 5%，即提示有不稳定血红蛋白存在。
3. 注意事项
（1）血红蛋白液制备后应立即进行后续实验，陈旧血红蛋白可转变成高铁血红蛋白，出现假阳性。
（2）加热孵育的温度和时间应准确控制。

六、α/β肽链合成比例分析

（一）实验原理

使用尿素处理待检血红蛋白样品，可使其中珠蛋白成分解离为α和β多肽链。采用聚丙烯酰胺凝胶电泳技术分析制备好的解离肽链样品，可使其区分为数条不同区带。若α/β肽链合成比例异常，或肽链结构改变，电泳区带的宽度或位置将相应发生变化。通过将电泳结果与正常人图谱比较，可识别珠蛋白肽链相对含量或结构上的异常改变。

（二）方法学——聚丙烯酰胺凝胶电泳法

1. 标本处理和保存　使用一次性肝素钠抗凝真空采血管采集受检者静脉血2ml。
2. 试剂
（1）珠蛋白肽链标本制备相关试剂：①四氯化碳（CCl_4）。②样品解离液：尿素3.9g、冰醋酸0.83ml、α-巯基乙醇0.83ml，加蒸馏水溶解并定容至10ml。
（2）电泳凝胶制备相关试剂：①制胶用液：8mol/L尿素溶液228ml、冰醋酸15ml、Triton-X-100 6ml，混匀后4℃冰箱保存。②丙烯酰胺-甲叉双丙烯酰胺储存液：丙烯酰胺30g、甲叉双丙烯酰胺0.2g，加蒸馏水溶解并定容至50ml。可分装为每份4ml，密闭保存于4℃冰箱。③10g/L琼脂糖：琼脂糖0.2g，加蒸馏水20ml，煮沸融解。④150g/L过硫酸铵溶液。⑤四甲基乙二胺（TEMED）。
（3）其他：①电泳液：冰醋酸20ml，加蒸馏水至1000ml。②染色液：考马斯亮蓝0.3g、甲醇150ml、冰醋酸35ml，加蒸馏水溶解并定容至500ml。③漂洗液：甲醇150ml、冰醋酸35ml，加蒸馏水至500ml。
3. 仪器　离心机、电泳仪、电泳槽及相关配件。
4. 标准操作规程　操作规程沿用李家增等主编《血液实验学》所介绍方法。
（1）血红蛋白液制备：取全血2ml，参照本节第一部分"抗碱血红蛋白测定"标准操作规程制备10%血红蛋白液。
（2）电泳
1）配制电泳胶：按电泳槽及相关配件使用说明将配制电泳胶所需部件组装完成。融化10g/L琼脂糖，吸取5ml封底，待其完全凝固后，在胶模两侧加入清水。取制胶用液16ml、丙烯酰胺-甲叉双丙烯酰胺储存液4ml、150g/L过硫酸铵溶液0.15ml，加入TEMED 80μl，立即混匀并注入胶模。插入样品梳，等待电泳胶凝固后拔出样品梳即可使用。
2）预电泳：把电泳槽内清水倒出，加入电泳液，每个电泳胶孔位加入α-巯基乙醇20μl。接通电源，开启电泳仪，设定电压为250V，稳压电泳3～4小时。
3）样品电泳：取制备好的待检血红蛋白液10μl，加样品解离液90μl混合，取清澈液层加入电泳胶孔位。设定电流为15mA，稳流电泳7小时。
4）将电泳凝胶置于染色液中过夜，次日用漂洗液洗去底色备用。
（3）结果判读：采用照相记录或仪器判读凝胶上的蛋白区带，并与正常图谱对比。若需定量检测，可将各区带切下，分别用250ml/L吡啶溶液洗脱，使用分光光度计在625nm波长下测定光密度。

（三）结果解读

1. 参考区间　正常珠蛋白肽链标本电泳结果主要显示α、β、Gγ、δ、Aγ、CA等区带。若区带形态异常或出现其他区带，提示可能存在珠蛋白肽链结构的异常改变。
2. 临床意义　α/β肽链合成比例分析适用于疑诊地中海贫血、异常血红蛋白病等患者的实验室诊断。该方法将完整血红蛋白分子解离为多肽链进行分析，可通过各种肽链区带的宽度评估其相对含量，同时可识别醋酸纤维素膜血红蛋白电泳中与HbA区带不易分离的异常血红蛋白组分。

根据电泳结果中各肽链区带的比例，可检出绝大多数α地中海贫血，明确区分β⁰和β⁺型地中海贫血；根据异常存在的肽链区带，可提示部分异常血红蛋白病。

3. 注意事项 每板电泳胶均应同时检测正常标本作为对照。

（王　朝　赵玉平）

第六节 │ 阵发性睡眠性血红蛋白尿症的检查

阵发性睡眠性血红蛋白尿症（PNH）是一种起源于造血干细胞的获得性红细胞膜疾病，以补体介导的血管内溶血为主要特征。患者异常细胞可分为Ⅰ型、Ⅱ型和Ⅲ型，其表面CD55和CD59的缺乏程度依次从正常到完全缺乏，而对补体的敏感程度依次从正常到高度敏感。PNH的传统实验诊断方法多为手工试验，包括尿含铁血黄素试验（Rous试验）、蔗糖溶血试验、酸化血清溶血试验、蛇毒因子溶血试验等，其中后两者的阳性结果具有确诊意义。以上方法无须特殊设备且操作相对简便，但敏感性或特异性有限，且无法定量评估PNH克隆大小。目前，流式细胞术在PNH的诊断中发挥了越来越重要的作用。通过检测红细胞和粒细胞CD55与CD59表达水平，可有效识别异常细胞群体的规模和缺陷程度。荧光标记的嗜水气单胞菌溶素变异体（fluorescein-labeled proaerolysin variant，FLAER）试验是另一项基于流式细胞学的PNH诊断技术。FLAER可特异性结合粒细胞与单核细胞表面的锚蛋白，因此正常细胞可完全表达FLAER，而PNH细胞表达下降或缺如。相关内容参见"流式细胞术检查"章节。

一、酸化血清溶血试验

（一）实验原理

酸化血清溶血试验（acidified-serum hemolysis test）又称哈姆（Ham）试验，通过将受检红细胞悬液加入酸性血清（pH调至6.4～6.5）中，激活补体旁路途径，诱导对补体异常敏感的红细胞发生溶解。由于相同条件下正常红细胞不发生溶解，因此观察红细胞的溶解情况可鉴别潜在的PNH患者。实验所用血清可以是受试者同型的标准血清，但若使用受试者自身血清，溶血现象将更加显著。

（二）方法学

1. 标本处理和保存 分别使用一次性促凝（带分离胶）真空采血管（A管）和肝素钠抗凝真空采血管（B管）采集受检者静脉血4ml和3ml。

2. 试剂

（1）0.167mol/L盐酸溶液：取浓盐酸1.4ml，加水稀释至100ml。

（2）生理盐水。

3. 仪器 离心机、恒温水浴箱。

4. 标准操作规程

（1）将2管血液标本以1760×g离心10分钟，从A管中取血清备用，取B管中的红细胞用生理盐水配制成50%红细胞悬液。

（2）取2支试管分别设为试验管（R）和对照管（C），按表6-6-1顺序加样。

表6-6-1　酸化血清溶血试验加样顺序表

试剂	R管/ml	C管/ml
患者血清	0.5	0.5
生理盐水	—	0.05
0.167mol/L 盐酸	0.05	—
患者50%红细胞悬液	0.025	0.025

（3）将上述试管混匀后，置37℃水浴箱中孵育2小时，离心后观察结果。

（4）结果判读：2支试管均不溶血为阴性结果；R管溶血而C管不溶血者为阳性结果。

（三）结果解读

1. 参考区间　阴性。

2. 临床意义　本实验适用于检验受试者外周血是否存在对补体异常敏感的红细胞，以辅助PNH的诊断。PNH患者此项实验常为阳性结果，但若患者经过多次输血治疗，血液中所含补体敏感红细胞相对减少，也可出现弱阳性或阴性结果。

值得注意的是，部分Ⅱ型先天性红细胞生成异常性贫血患者酸化血清溶血试验呈阳性结果。此外，部分冷凝集素病/冷凝集综合征患者此项实验也可出现阳性结果，这是由于宽热幅、高滴度的冷凝集素在37℃仍可与红细胞结合，进而大量激活补体，在pH6.4～7.0环境下导致血管内溶血。因此，该项实验阳性结果应结合患者症状、体征及其他检查结果综合解释。

3. 注意事项

（1）标本溶血应重新采集。加样时红细胞悬液应直接滴入液体，不要沿管壁流下，避免操作因素引发溶血。

（2）抗凝剂需选用肝素钠，否则会阻碍溶血，降低实验敏感性。

（3）加样完成后需用塞盖好试管，避免因二氧化碳逸出降低血清的酸度，干扰实验结果。

（4）部分患者因多次输血等因素，血中所含的对补体异常敏感红细胞相对减少，可使结果呈弱阳性或阴性。对此可延长保温时间（4～6小时），再观察有无溶血。

二、蛇毒因子溶血试验

（一）实验原理

备解素是补体旁路活化途径的正向调节因子。中华眼镜蛇蛇毒中纯化出的一种溶血因子，可与备解素系统中的B因子（又称C_3激活剂前体，C_3PA）结合，形成C_3转化酶（$C_{3b}Bb$），进而激活补体系统，使对补体敏感的红细胞溶解。相同实验条件下，正常红细胞几乎不发生溶解，根据待检标本溶血情况可辅助鉴别PNH患者。

（二）方法学

1. 标本处理和保存　使用一次性枸橼酸钠抗凝真空采血管采集受检者静脉血0.5～1ml。

2. 试剂

（1）商品化蛇毒因子试剂。

（2）AB型标准血清。

（3）生理盐水。

3. 仪器　离心机、恒温水浴箱、紫外/可见分光光度计。

4．标准操作规程

（1）取全血0.5～1ml，1760×g离心10分钟，取红细胞用生理盐水洗涤，重复离心洗涤操作3次。将洗涤后红细胞用生理盐水制成2%红细胞悬液。

（2）取3支试管，按表6-6-2顺序加入标本与试剂。

表6-6-2　蛇毒因子溶血试验加样顺序表

试剂/标本	试管1/ml	试管2/ml	试管3/ml
2%红细胞悬液	0.1	0.1	0.1
蛇毒因子试剂	0.2	—	—
AB型标准血清	0.1	0.1	—
37℃水浴1小时			
生理盐水	4.0	4.2	—
蒸馏水	—	—	4.3

（3）各管以1760×g离心5分钟，依次在415nm波长下测量光密度，结果分别记为OD1、OD2、OD3。

（4）结果计算

$$溶血率（\%）=\frac{OD1-OD2}{OD3}\times100\%$$

（三）结果解读

1．参考区间　溶血率<5%。

2．临床意义　本实验特异性高于酸化血清溶血试验，同样可用于PNH的确证。正常红细胞在本实验中溶血率小于5%，若待检标本溶血率大于10%，提示PNH可能性。需要注意的是，本实验可检出的异常红细胞主要为Ⅲ型（即对补体高度敏感）红细胞，而对Ⅰ型和Ⅱ型红细胞相对不敏感。

3．注意事项

（1）蛇毒因子、标准血清试剂冻干粉在4℃环境可保存1年。

（2）蛇毒因子试剂配制成溶液后可4℃保存2～3个月，标准血清试剂应现配现用。

三、蔗糖溶血试验

（一）实验原理

蔗糖溶液属于低离子强度溶液，可加强补体与红细胞膜的结合。PNH患者部分红细胞对补体异常敏感，在蔗糖溶液中更易出现缺损而发生溶解。由于正常红细胞在相同条件下不发生溶解，通过观察待检标本溶血情况，可筛查出潜在的PNH患者。

（二）方法学

1．标本处理和保存　使用一次性枸橼酸钠抗凝真空采血管采集受检者静脉血2ml。

2．试剂

（1）100g/L蔗糖溶液：称取蔗糖0.5g，加蒸馏水5ml溶解（pH约为7.4）。

（2）生理盐水。

3. 仪器　离心机、恒温水浴箱。

4. 标准操作规程

（1）取2支试管，分别加入10%蔗糖溶液和生理盐水各4.5ml，再分别加入抗凝全血0.5ml混匀。

（2）将上述2支试管置于37℃水浴箱孵育30分钟，离心，以生理盐水管为对照，观察蔗糖溶液管有无溶血现象。

（3）结果判读：两管均不溶血为阴性，蔗糖溶液管溶血而生理盐水管不溶血为阳性。

（三）结果解读

1. 参考区间　阴性。

2. 临床意义　蔗糖溶血试验是PNH的筛检试验。结果为阴性者一般可排除PNH；结果为阳性者，PNH可能性大。由于再生障碍性贫血、部分巨幼细胞贫血、自身免疫性溶血性贫血和遗传性球形红细胞增多症患者也可出现阳性结果，还需通过酸化血清溶血试验、蛇毒因子溶血试验、流式细胞学检测等方法确证。

3. 注意事项　所用耗材应清洁干燥，避免人为因素引发溶血。

（王　朝　赵玉平）

第七节 ｜ 自身免疫性溶血性贫血的检查

自身免疫性溶血性贫血（AIHA）主要包括温抗体型AIHA（w-AIHA）、冷凝集素病（CAD）/冷凝集综合征（CAS）、混合型AIHA（mixed AIHA）、阵发性冷性血红蛋白尿症（PCH）等类型，分别由温抗体、冷凝集素、多-兰（D-L）抗体引起。抗球蛋白试验（Coombs试验，分直接和间接两种）可检出红细胞表面和血清中的不完全抗体；冷凝集素试验（CAT）和冷热溶血试验则分别用于冷凝集素和多-兰抗体的检测。上述检测项目为各型AIHA的诊断提供了重要依据。

常见的抗球蛋白试验方法是基于凝集反应的试管法，操作简便，无须特殊设备。本节所介绍方法为同原理的玻片试验，通过显微镜可更精确地观察凝集现象。目前，基于微柱凝胶法的检测技术也已逐渐应用于临床。该法虽然需要商品化试剂和配套设备，但结果易于判读，检测敏感度有所提高，具体方法参见输血相关检查内容。此外，使用定量抗体消耗法、流式细胞术等还可检测单个红细胞结合的IgG分子数量；酶、生物素、放射性同位素等标记的抗球蛋白试验以及有丝分裂原刺激的抗球蛋白试验均显示出更高的敏感性。上述方法尽管未常规开展，但对部分传统方法结果呈阴性或极弱阳性的AIHA病例，可能具有一定的诊断价值。

一、直接抗球蛋白试验

（一）实验原理

直接抗球蛋白试验（DAT）用于检测红细胞表面是否存在不完全抗体。AIHA患者的红细胞表面吸附有自身抗体和/或补体，称为致敏红细胞。当把待检红细胞与抗人球蛋白血清试剂混合后，在抗原抗体反应作用下，包被不完全抗体的致敏红细胞发生凝集，而正常红细胞不凝集。根据引起红细胞凝集的抗人球蛋白血清种类、稀释比例，可判断不完全抗体的类型和效价。

（二）方法学

1. 标本处理和保存　使用一次性肝素钠抗凝真空采血管采集受检者静脉血1ml。

2. 试剂

（1）商品化抗球蛋白血清试剂（抗IgG、抗C3d、抗IgM、抗IgA）。

（2）生理盐水。

3. 仪器　离心机、恒温水浴箱、显微镜、80mm×60mm平板玻片（用油漆均分成4×3的小格）。

4. 标准操作规程

（1）取全血1ml，1760×g离心10分钟，取红细胞用生理盐水洗涤，重复离心洗涤操作3次。将洗涤后红细胞用生理盐水制成2%红细胞悬液。

（2）将各型抗球蛋白血清试剂分别做倍比稀释（1:2、1:4、1:8……1:2048），依次吸取10μl于平板玻片的格内，做好标记。

（3）每格加入待检2%红细胞悬液10μl，混匀。

（4）玻片置于密闭保湿盒内，37℃保温30分钟（每隔10秒混匀1次），于显微镜下判读自身抗体效价并计算积分。

（5）结果判读：出现红细胞凝集的血清最高稀释倍数为自身抗体的效价，积分判读规则如下：

（＋/－）：2分，反应液中出现由3～5个细胞紧密聚集而成的小凝块。

（＋）：4分，反应液中出现由6～10个细胞紧密聚集而成的凝块，游离红细胞约占3/4。

（＋＋）：6分，反应液中出现由11～30个细胞聚集形成的中等大小凝块，游离红细胞约占1/2。

（＋＋＋）：8分，反应液中充满凝块，游离红细胞约占1/4。

（＋＋＋＋）：10分，反应液红细胞呈结实而大的凝块，游离红细胞极少。

（三）结果解读

1. 参考区间　阴性。

2. 临床意义　DAT适用于AIHA的诊断与分型。结合于AIHA患者红细胞表面的自身抗体分为温抗体和冷抗体两大类。温抗体为不完全抗体，以IgG型为主，部分患者可检出IgA型。被温抗体致敏的红细胞通常被巨噬细胞捕获、吞噬；部分不完全吞噬所产生的球形红细胞在通过脾脏时被破坏；有些病例还会发生补体系统活化，导致被补体C3b调理的红细胞被肝脏的库普弗（Kupfer）细胞识别和破坏。冷抗体（冷凝集素）属于IgM型完全抗体，在温度较低的外周血液循环中引起红细胞聚集，并启动经典补体活化途径。当红细胞循环至温度较高的身体核心区域时，冷抗体脱落，包被补体C3b的红细胞被库普弗细胞捕获、吞噬；部分存活红细胞表面的C3b裂解为C3d分子；另有部分红细胞在膜攻击复合物作用下溶解，发生血管内溶血。

DAT阳性主要见于AIHA，也可见于新生儿溶血和溶血性输血反应等。抗IgG阳性、抗C3d阴性或弱阳性者多见于温抗体引起的AIHA；抗C3d阳性和/或抗IgM阳性者多见于冷抗体引起的冷凝集素病/冷凝集综合征，需结合冷凝集素试验判定。

3. 注意事项

（1）患者血标本必须新鲜采集，并充分洗涤红细胞使其不带有血浆蛋白。

（2）取血后应立即进行实验，以防标本放置过程中有非特异性补体结合，导致假阳性结果。

二、间接抗球蛋白试验

（一）实验原理

AIHA患者红细胞被不完全抗体致敏，严重时不完全抗体也游离于血清中。间接抗球蛋白试验

（IAT）用于检查患者血清中是否存在不完全抗体。其方法是先将标准红细胞在患者血清中保温，使之成为致敏红细胞，再使用各型抗人球蛋白血清试剂检测，观察是否发生凝集反应。

（二）方法学

1. 标本处理和保存　使用一次性肝素钠抗凝真空采血管采集受检者静脉血1ml。
2. 试剂
（1）商品化抗球蛋白血清试剂（抗IgG、抗C3d、抗IgM、抗IgA）。
（2）生理盐水。
（3）标准红细胞（健康人O型Rh阳性红细胞，洗涤后用生理盐水配制成5%悬液）。
（4）不完全抗D血清。
（5）AB型血清。
3. 仪器　离心机、恒温水浴箱、显微镜、80mm×60mm平板玻片（用油漆均分成4×3的小格）。
4. 标准操作规程
（1）取全血1ml，1760×g离心10分钟，分离血清备用。
（2）致敏红细胞：取3支试管，按表6-7-1所示顺序加样。

表6-7-1　间接抗球蛋白试验加样顺序表

标本/试剂	标本管	阳性对照管	阴性对照管
受检者血清	2滴	—	—
不完全抗D血清1滴	—	1滴	—
AB型血清	—	—	1滴
5%标准红细胞生理盐水悬液	1滴	1滴	1滴

（3）各管混匀后，置37℃水浴致敏1小时。
（4）从水浴中取出试管，用生理盐水洗涤红细胞3次，配成2%红细胞悬液。
（5）将各型抗球蛋白血清试剂分别行倍比稀释（1:2、1:4、1:8……1:2048），依次吸取10μl于平板玻片的格内，做好标记。
（6）每格加入待检2%红细胞悬液10μl，混匀。
（7）玻片置于密闭保湿盒内，37℃保温30分钟（每隔10秒混匀1次），于显微镜下判读自身抗体效价并计算积分。
（8）结果判读出现红细胞凝集的血清最高稀释倍数为自身抗体的效价，积分判读规则如下：
（＋/－）：2分，反应液中出现由3～5个细胞紧密聚集而成的小凝块。
（＋）：4分，反应液中出现由6～10个细胞紧密聚集而成的凝块，游离红细胞约占3/4。
（＋＋）：6分，反应液中出现由11～30个细胞聚集形成的中等大小凝块，游离红细胞约占1/2。
（＋＋＋）：8分，反应液中充满凝块，游离红细胞约占1/4。
（＋＋＋＋）：10分，反应液红细胞呈结实而大的凝块，游离红细胞极少。

（三）结果解读

1. 参考区间　阴性。
2. 临床意义　IAT适用于AIHA的辅助诊断。部分AIHA患者血清中也可存在游离的不完全抗体，是否存在取决于患者体内自身抗体的数量及其与红细胞结合的牢固程度。通常AIHA患者DAT阳性时，IAT可为阴性或阳性；DAT阴性时，IAT也为阴性。若受检者IAT阳性而DAT阴性，其血清自身抗体可能由其他原因生成，而AIHA的可能性低。

3. 注意事项　患者血标本必须新鲜采集，采血过程要求顺利，避免人为因素引发溶血。

三、冷凝集素试验

（一）实验原理

CAD/CAS患者体内存在IgM型冷抗体（冷凝集素），属于完全抗体，在30℃以下可使自身红细胞发生凝集反应，通常4℃时凝集程度最显著，而当温度上升至37℃时凝集消失。将受试者洗涤红细胞与倍比稀释后的自身血清混合，置于4℃环境，通过观察细胞凝集情况判断是否存在冷凝集素并计算冷凝集素效价。

（二）方法学

1. 标本处理和保存　使用一次性肝素钠抗凝真空采血管采集受检者静脉血1ml，无添加剂采血管采集非抗凝静脉血1ml。

2. 试剂　生理盐水。

3. 仪器　离心机、恒温水浴箱、显微镜、80mm×60mm平板玻片（用油漆均分成4×3的小格）。

4. 标准操作规程

（1）采血后立即将非抗凝血37℃水浴1小时，1760×g离心10分钟，分离血清。

（2）取抗凝血红细胞，用生理盐水洗涤3次，每次1760×g离心10分钟。

（3）在平板玻片的12小格内各加入生理盐水15μl。

（4）在第1格中加标本血清15μl混匀后，吸出15μl加入第2格混匀，再吸出15μl加入第3格，以此类推直至第11格，形成从1∶2到1∶2048的稀释倍数。第12格不加血清做对照用。

（5）每格加入洗涤后的2%待检红细胞悬液15μl。

（6）混匀后将玻片放密闭保湿盒内，置于4℃冰箱2小时后取出，立即于显微镜下观察凝集现象，并记录效价。

（7）结果判读：出现红细胞凝集的血清最高稀释倍数为冷凝集素的效价，凝集现象判读标准如下：

（＋/－）：与第12格相比，可观察到凝集现象，但未达到（＋）标准。

（＋）：红细胞只有小的凝集颗粒，大部分为游离红细胞。

（＋＋）：红细胞凝集成几大块，但约有1/2游离红细胞。

（＋＋＋）：细胞虽凝集成一大块，或2～3个大块，但约有1/4游离红细胞。

（＋＋＋＋）：细胞凝集成一大块，几乎没有游离红细胞。

观察结果后应将平板玻片放入37℃环境30分钟，若凝集全部散开，表示凝集为冷凝集素引起。

（三）结果解读

1. 参考区间　冷凝集素效价≤1∶32。

2. 临床意义　CAT可检出受试者血清中的冷凝集素，适用于CAD/CAS的辅助诊断。正常人体内通常无或仅存在低效价冷凝集素（4℃效价≤1∶32），CAD/CAS患者冷凝集素水平可显著升高。若患者红细胞表面包被补体C3d分子，因巨噬细胞无C3d受体，细胞不受破坏，此时除高效价冷凝集素外，还可检出DAT（抗C3d）阳性。需要注意的是，部分急性感染（如支原体感染）患者的冷凝集素效价也可升高，但DAT通常为阴性。

3. 注意事项

（1）标本溶血应重新采集。

（2）患者标本在分离血清前，切不可存放于冰箱内。

（3）患者标本应确保于37℃水浴1小时后再离心分离血清。

四、冷热溶血试验

（一）实验原理

PCH患者体内存在多-兰抗体，为IgG型冷反应性抗体。该抗体在0～4℃下结合于红细胞表面，同时吸附补体；当温度升高至37℃时，补体系统活化，引发溶血反应。冷热溶血试验又称多-兰试验，在体系中含有豚鼠血清（富含补体成分）的条件下，通过模拟温度变化环境，观察受检血清是否引起红细胞溶解，以此判断多-兰抗体存在与否。

（二）方法学

1. 标本处理和保存　使用一次性肝素钠抗凝真空采血管采集受检者静脉血8ml。同样方法采集同血型或O型正常人静脉血8ml作为对照。

2. 试剂　自制或商品化豚鼠血清，使用前以生理盐水进行1∶10稀释。

3. 仪器　恒温水浴箱、冰箱、离心机。

4. 标准操作规程

（1）将受检者和正常人抗凝全血以1760×g离心10分钟，分离血清，同时将剩余红细胞以生理盐水洗涤3次，配制成50%红细胞悬液。

（2）取6支试管，按照表6-7-2所示顺序加样。

表6-7-2　冷热溶血试验加样顺序表

试管编号	血清（各0.5ml）	红细胞悬液（各0.5ml）	试剂（各0.05ml）
1	受检者	受检者	豚鼠血清稀释液
2	受检者	正常对照	豚鼠血清稀释液
3	正常对照	正常对照	豚鼠血清稀释液
4	受检者（56℃孵育30分钟后）	受检者	豚鼠血清稀释液
5	正常对照	受检者	豚鼠血清稀释液
6	受检者	受检者	生理盐水

（3）各管置于2℃冰浴30分钟，取出后再置于37℃水浴箱温育30分钟。

（4）各管在室温下以200r/min低速离心1分钟，观察上层血清溶血情况。

（5）结果判读：第1、2管溶血，第3～6管不溶血为阳性结果；所有试管均不溶血为阴性结果。

（三）结果解读

1. 参考区间　阴性。

2. 临床意义　本试验用于辅助PCH的诊断。阳性结果主要见于PCH，也可见于麻疹、腮腺炎、传染性单个核细胞增多症等病毒感染性疾病。值得注意的是，若PCH患者受检时处于急性溶血状态，可因补体过度消耗而无法在实验条件下诱发溶血，从而出现假阴性结果。

3. 注意事项　所用耗材应清洁干燥，避免人为因素引发溶血。

（王　朝　赵玉平）

参 考 文 献

［1］邓家栋，杨崇礼，杨天楹. 血液病实验诊断［M］. 天津：天津科学技术出版社，1991.

［2］李家增，王鸿利，韩忠朝. 血液实验学［M］. 上海：上海科学技术出版社，1997.

［3］陈竺，陈赛娟. 威廉姆斯血液学［M］. 8版. 北京：人民卫生出版社，2011.

［4］张秀明，杨志钊，杨有业. 临床基础检验质量管理与标准操作程序［M］. 北京：人民军医出版社，2011.

［5］尚红，王毓三，申子瑜. 全国临床检验操作规程［M］. 4版. 北京：人民卫生出版社，2015.

［6］王继英，郑彬，赵玉平，等. 流式细胞术检测伊红-5′-马来酰亚胺标记红细胞在80例遗传性球形红细胞增多症中的诊断价值［J］. 中华血液学杂志，2015，36（7）：598-601.

［7］中华医学会儿科学分会血液学组，《中华儿科杂志》编辑委员会. 重型β地中海贫血的诊断和治疗指南（2017年版）［J］. 中华儿科杂志，2018，56（10）：724-729.

［8］宋琳，李园，彭广新，等. 先天性丙酮酸激酶缺乏症临床及实验室检查特征分析［J］. 中华内科杂志，2018，57（7）：511-513.

［9］中华医学会血液学分会红细胞疾病（贫血）学组. 红细胞寿命测定在血液系统疾病中的临床应用中国专家共识［J］. 中华医学杂志，2019，99（30）：2321-2324.

［10］KING M J，GARCON L，HOYER J D，et al. ICSH guidelines for the laboratory diagnosis of nonimmune hereditary red cell membrane disorders［J］. Int J Lab Hematol，2015，37（3）：304-325.

［11］RISINGER M，KALFA T A. Red cell membrane disorders：structure meets function［J］. Blood，2020，136（11）：1250-1261.

［12］AHMED M H，GHATGE M S，SAFO M K. Hemoglobin：structure，function and allostery［J］. Subcell Biochem，2020，94：345-382.

［13］LUZZATTO L，ALLY M，NOTARO R. Glucose-6-phosphate dehydrogenase deficiency［J］. Blood，2020，136（11）：1225-1240.

［14］GRACE R F，BARCELLINI W. Management of pyruvate kinase deficiency in children and adμlts［J］. Blood，2020，136（11）：1241-1249.

［15］JÄGER U，BARCELLINI W，BROOME C M，et al. Diagnosis and treatment of autoimmune hemolytic anemia in adults：Recommendations from the First International Consensus Meeting［J］. Blood Reviews，2020，41：100648.

第七章
血栓与止血疾病检查

第一节 | 正常止血及其原理

正常止凝血过程是机体重要的生理功能，受到众多因素的精细调节，包括血管因素、血小板因素、凝血系统、抗凝系统与纤溶系统等，任何一种因素发生障碍，就可能导致自发性出血或外伤后出血时间延长。因此，了解各个因素的情况及因素间的相互作用，有助于出血性疾病的诊断和治疗。

一、血管因素

血管系统由动脉、静脉和毛细血管组成。血管壁组织结构不同，其生理功能也不尽相同。血管内皮细胞在调节凝血、抗凝、纤溶和血小板生理功能方面具有重要意义，在动脉粥样硬化、肿瘤转移和血栓形成等病理过程的发生发展中也有重要作用。

（一）调节血管张力

血管内皮细胞一方面可以通过产生前列环素（prostacyclin，PGI_2）和内皮衍生松弛因子舒张血管，另一方面又可以产生内皮素引起血管收缩。此外，还可以通过血管紧张素转换酶将血管紧张素 I 转变为血管紧张素 II，使血管收缩，从而调节血管张力。

（二）调节血液凝固

血管内皮合成和释放组织因子、V因子、凝血酶敏感蛋白（thrombin-sensitive protein，TSP）促进血液凝固，导致血栓形成。血管内皮合成和表达组织因子途径抑制物（tissue factor pathway inhibitor，TFPI）和凝血酶调节蛋白（thrombomodulin，TM）、内皮细胞蛋白C受体（endothelial cell protein C receptor，EPCR）发挥抗凝作用。此外，内皮细胞合成硫酸乙酰肝素蛋白多糖（heparan sulfate proteoglycan，HSPG），具有抗凝活性的HSPG（占5%）可以结合抗凝血酶（antithrombin，AT）并加强AT的抗凝作用。

（三）调节纤溶活性

内皮细胞合成和分泌组织型纤溶酶原激活物（tissue-type plasminogen activator，t-PA）、纤溶酶原激活物抑制物 I（plasminogen activator inhibitor I，PAI-1）和凝血酶活化纤维蛋白溶解抑制物（thrombin activable fibrinolysis inhibitor，TAFI）。t-PA可特异性结合血栓中的纤维蛋白，使t-PA能在纤维蛋白表面激活纤溶酶原，在局部发挥纤溶作用。PAI-1能与t-PA 1∶1结合形成复合物，抑制t-PA活性，使纤溶活性降低。TAFI是一种碱性羧基肽酶，能够抑制纤溶酶的活化。

（四）调节血小板作用

血管内皮细胞合成和释放PGI_2，扩张血管和抑制血小板聚集，内皮细胞合成的ADP酶能迅速分解ADP、ATP变成AMP和腺苷，腺苷是强烈的血小板抑制剂。另外，血管内皮又可以合成血管性血友病因子（von Willebrand factor，vWF）和血小板活化因子（platelet-activating factor，PAF），前者是血小板黏附于损伤血管内皮下胶原的必需物质，后者是强烈的血小板活化剂。

血管内皮在生理状态下既有促进血液凝固的一面，又有对抗血液凝固的一面，二者处于动态平衡。病理状态下这一平衡被打破，表现为出血或血栓形成。

二、血小板

正常人的血小板呈椭圆形小体，直径 $2 \sim 3\mu m$。镜下可见有中央颗粒区和周围透明区。电子显微镜观察，血小板无细胞核，但含有颗粒糖原、线粒体及内质网等。血小板离体后极易因容器表面性质、温度、pH 等因素影响而破坏或发生形态变化，表现为中央颗粒融合，周围形成多数突起。血小板由骨髓巨核细胞生成，寿命 $8 \sim 11$ 天。血小板破坏场所主要是脾脏和肝脏的网状内皮细胞。

血小板在止血过程中有重要意义，尤其在维持毛细血管的完整性和毛细血管的止血过程中有重要作用。血小板的功能可概括如下（图7-1-1）。

（一）黏附功能

血小板与非血小板表面的黏着称为血小板黏附作用，血管损伤后内皮下成分暴露，血小板以其膜糖蛋白（glycoprotein，GP） Ⅰ b 黏附于血管损伤暴露的内皮下组织（主要是胶原），该过程需 vWF 起桥联作用。

（二）聚集功能

血小板以其膜 GP Ⅱ b/ Ⅲ a 彼此之间相互黏着称为聚集，需血浆纤维蛋白原和 Ca^{2+} 参与。可由2种不同的机制诱导：一种是化学诱导剂，包括 ADP、肾上腺素、凝血酶、胶原等，另一种由流动状态下剪切变应力作用所致。

（三）活性物质的释放

血小板受到刺激时，储存在α颗粒、致密体或溶酶体内的许多物质即可排出，称为释放反应。存在于不同颗粒内的释放产物包括：①α颗粒：β-TG、PF4、vWF、Ⅴ因子和纤维蛋白原等。②致密体：ADP、ATP、5-羟色胺、钙离子。③溶酶体：酸性蛋白水解酶和组织水解酶。

（四）血块回缩

被激活的血小板通过收缩蛋白作用，伸出伪足"抛锚"于纤维蛋白原上，当伪足收缩时，被黏着的纤维蛋白原之间的角度明显缩小，形成整个血块的收缩。血块回缩依赖于血小板的数量和质量，以及血浆中纤维蛋白原的浓度。

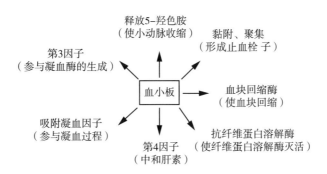

图 7-1-1　血小板止血功能示意图

三、血液凝固过程

（一）凝血因子

已知参与血液凝固的因子至少有14个，包括12个经典凝血因子以及激肽释放酶原（prekallikrein，

PK）和高分子量激肽原（high molecular weight kininogen，HMWK）。除Ca^{2+}和磷脂外，其余已知因子都是蛋白质，在血液中处于无活性状态，只有被激活后才有凝血作用。除组织因子外，其余凝血因子均在肝脏内合成，其中凝血因子Ⅱ、Ⅶ、Ⅸ和Ⅹ需维生素K参与。凝血因子分子学特征见表7-1-1。

表7-1-1　血浆中凝血因子

名称	分子量/kD	半衰期/h	血浆浓度/（mol·L^{-1}）	电泳分析存在部分	稳定性
第Ⅰ因子	340	72～120	7.4×10^{-6}	γ球蛋白	稳定
第Ⅱ因子	72	60	1.4×10^{-6}	α球蛋白	稳定
第Ⅴ因子	330	12～15	20×10^{-9}	β球蛋白、α球蛋白	不稳定
第Ⅶ因子	50	3～6	10×10^{-9}	β球蛋白	稳定
第Ⅷ因子	300	8～12	0.7×10^{-9}	α$_2$球蛋白、β球蛋白	不稳定
第Ⅸ因子	57	18～24	90×10^{-9}	α球蛋白、β球蛋白	稳定
第Ⅹ因子	59	34～40	170×10^{-9}	α球蛋白	稳定
第Ⅺ因子	160	60～80	30×10^{-9}	β球蛋白、α球蛋白	稳定
第Ⅻ因子	80	50～70	10×10^{-9}	β球蛋白、α球蛋白	稳定
第ⅩⅢ因子	320	240	94×10^{-9}	α$_2$球蛋白、β球蛋白	稳定

1. 纤维蛋白原（fibrinogen，Fbg）　又称凝血因子Ⅰ。主要由肝脏合成，分子量为340kD，在血浆中的浓度为7.4μmol/L，半衰期为3～5天。纤维蛋白原是由2个相同亚基组成的对称性二聚体糖蛋白，每个亚基包括Aα、Bβ和γ三对不同肽链。在凝血酶的作用下，α链和β链分别释放出纤维蛋白肽A（fibrin peptide，FPA）和肽B（fibrin peptide，FPB），生成纤维蛋白单体，单体间通过氢键和疏水键相连，聚合成纤维蛋白多聚体，但此多聚体可溶于酸性溶液和尿素溶液中。在Ca^{2+}和活化的凝血因子ⅩⅢ作用下，形成稳定的不可溶性纤维蛋白凝块，完成凝血过程。

2. 凝血酶原（prothrombin）　又称凝血因子Ⅱ。主要在肝脏中合成，分子量为72kD，在血浆中的浓度为1.4μmol/L，半衰期为60小时，属于维生素K依赖性凝血因子。凝血酶原由片段1（F1）、片段2（F2）和丝氨酸蛋白酶结构域组成。凝血酶原被凝血酶原酶复合物（即凝血因子Ⅴa，Ⅹa，钙和磷脂复合物）在精氨酸271和精氨酸320处蛋白水解活化。精氨酸320位点的裂解使蛋白酶结构域的活性位点打开，精氨酸271位点的裂解产生片段F1＋2，F1＋2的水平反映了凝血酶原的激活，并且通常作为凝血酶产生的标志物。凝血酶的主要功能包括：①促进凝血：使纤维蛋白原的纤维蛋白肽A和B释放，以形成纤维蛋白单体；同时激活凝血因子ⅩⅢ，使可溶性纤维蛋白交联成不可溶性纤维蛋白；活化辅因子Ⅴ和Ⅷ及Ⅺ，反馈生成更多的凝血酶。②调节抗凝作用：凝血酶通过与内皮细胞表面凝血酶调节蛋白结合后激活蛋白C，灭活因子Ⅴa和Ⅷa。③调节纤溶：激活TAFI，从而抑制纤维蛋白的溶解。④活化血小板：凝血酶是血小板强烈刺激剂，诱导血小板聚集。

3. 组织因子（tissue factor，TF）　是唯一不存在于血浆的凝血因子，分布于不同的组织细胞中，血管内皮细胞与单核细胞中含量最为丰富。TF是一种跨膜单链糖蛋白，分子量约为47kD。血管壁的完整性遭到破坏时，TF暴露于血液中，与凝血因子Ⅶ结合后使其获得凝血活性，从而启动血液凝固级联反应。TF-Ⅶa复合物可迅速催化因子Ⅹ的激活，并能以较低的速率激活因子Ⅸ，因此TF可同时激活凝血因子Ⅸ和Ⅹ，启动内源性与外源性两种途径的凝血级联放大反应，在血栓形成过程中起着重要作用。TF-Ⅶa复合物形成后迅速被组织因子途径抑制物（tissue factor pathway inhibitor，TFPI）灭活。

4. 凝血因子Ⅴ（coagulation factor Ⅴ，FⅤ）　FⅤ主要合成部位是肝脏，巨核细胞也可合成少量FⅤ，分子量约为330kD，血浆的浓度为20nmol/L，在血浆中的半衰期为12～15小时，80%FⅤ存在于血浆中，20%存在于血小板α颗粒中。FV在被FⅡa水解后裂解为双链，在血小板表面与FXa结合后才有了促凝血功能。FVa、FXa和Ca^{2+}在磷脂酰丝氨酸蛋白的膜表面装配成凝血酶原酶，使FXa激活凝血酶的效率提高了105倍。活化蛋白C可水解FVa和FⅧa，发挥抗凝作用，FV Leiden（FV基因*G1691A*点突变）导致FVa不能被活化蛋白C灭活，导致静脉血栓形成。

5. 凝血因子Ⅶ（coagulation factor Ⅶ，FⅦ）　FⅦ是肝脏中合成的单链糖蛋白，分子量为50kD，血浆浓度为10nmol/L，半衰期为3～6个小时。当FⅦ与组织因子形成高亲和力复合物时，激活FX启动外源性凝血途径，同时还能低速率激活FⅨ和FⅦ（自身激活）。TF-FⅦa复合物活性主要由TFPI调节。

6. 凝血因子Ⅷ（coagulation factor Ⅷ，FⅧ）　FⅧ主要由肝脏合成，也可在肝外其他组织合成，如内皮细胞，分子量约为300kD，血浆的浓度为0.7nmol/L。血浆中FⅧ与vWF以1∶1复合物的形成存在，避免FⅧ被过度降解，FⅧ在血浆中的半衰期为8～12小时。重型vWD患者，FⅧ因缺乏vWF的保护，半衰期明显缩短，导致血浆FⅧ水平降低。FⅡa和FXa是FⅧ的主要激活剂，在其作用下水解为具有活性的FⅧa，作为FⅨa的辅因子，参与FX的激活，在Ca^{2+}和磷脂存在下，FⅧa能将活化FX的效率提高1万倍以上。FⅧa主要由蛋白C抗凝系统灭活。

7. 凝血因子Ⅸ（coagulation factor Ⅸ，FⅨ）　FⅨ是主要由肝脏合成的单链糖蛋白，分子量为57kD，在血浆中的浓度为90nmol/L，半衰期18～24小时。在TF-FⅦa复合物或FⅪa的作用下，FⅨ被裂解为具有活性的双链分子FⅨa，后者再与FⅧa、Ca^{2+}和磷脂共同组成X酶，活化FX。FXa的主要抑制剂是丝氨酸蛋白酶抑制剂抗凝血酶。

8. 凝血因子X（coagulation factor X，FX）　FX主要在肝脏中合成，以双链酶原形式在血浆中循环，分子量约为59kD，其在血浆中浓度为170nmol/L，半衰期为34～40小时。FX是共同凝血通路的关键酶，共有3种激活物可以活化FX：内源性凝血途径的FⅨa-FⅧa、外源性凝血途径的TF-FⅦa以及体外的Russell蛇毒。三种激活物在FX上的作用位点均为重链上的精氨酸194-异亮氨酸195，裂解后形成FXa，FXa在Ca^{2+}参与下，于磷脂膜表面与FVa形成凝血酶原酶复合物，从而激活凝血酶原使之转变为具有酶促活性的凝血酶。TFPI可与FXa以1∶1的比例结合，而后与TF-FⅦa结合形成四元复合物，失去活性。

9. 凝血因子Ⅺ（coagulation factor Ⅺ，FⅪ）　FⅪ主要在肝脏中合成，分子量为160kD，由2条相同的多肽链通过二硫键连接而成，血浆中FⅪ的含量为30nmol/L，半衰期为60～80小时。FⅪ主要被FⅫa、凝血酶和FⅪa激活，FⅪa在Ca^{2+}存在时，可以活化FⅨ生成FⅨa。在血浆中FⅪa主要被α1蛋白酶抑制剂、抗凝血酶和C1-抑制剂灭活。

10. 凝血因子ⅩⅢ（coagulation factor ⅩⅢ，FⅩⅢ）　FⅩⅢ是谷氨酰转氨酶原，是存在于血浆、血小板和单核细胞中的一种糖蛋白，由2个A亚基和2个B亚基组成的四聚体（A_2B_2），A亚基在骨髓中合成，主要存在于单核细胞、巨噬细胞和巨核细胞中，B亚基在肝脏和肾脏中合成。FⅩⅢ分子量约为320kD，在血浆中的浓度为94nmol/L，半衰期约10天。正常情况下，FⅩⅢ在血浆中以酶原的形式存在，在活化的凝血酶和Ca^{2+}共同作用下，释放活性肽和B亚基，从而暴露A亚基的活性中心。FⅩⅢa通过连接纤维蛋白聚合物的γ链和相邻D结构域而稳定纤维蛋白聚合物。

11. 血管性血友病因子（vWF）　vWF是一种多聚体的糖蛋白，存在于血浆、血小板α颗粒和内皮细胞Weibel-Palade小体中，主要由内皮细胞和巨核细胞合成，分子量为500～20 000kD，在血浆中的浓度为10nmol/L，半衰期8～12小时。在止血过程中，vWF具有重要作用，一方面可以介导血小板黏附到受损的血管内皮并促进血小板聚集，另一方面vWF和FⅧ形成复合物，作为FⅧ的载体蛋白，具有稳定FⅧ的作用。大分子量的vWF多聚体被血浆中的血管性血友病因子裂解蛋白酶（a disintegrin and metalloprotease with thrombospondin type 1 motif，ADAMTS13）裂解为小分子量vWF。vWF多聚体的清除主要由来自肝脏和脾脏的巨噬细胞介导。

（二）凝血过程

经典的凝血过程为瀑布学说（图7-1-2）通常分为内源性凝血途径、外源性凝血途径和共同凝血途径。3条途径不是完全独立的，而是互相密切联系，共同调节止血过程。

1. 内源性凝血途径　指从FⅫ被激活到FXa形成的过程。当血管壁发生损伤，内皮下组织暴露，带负电荷的内皮下胶原纤维与凝血因子接触，FⅫ与之结合，在HMWK和PK的参与下被活化为FⅫa，FⅫa将FⅪ激活转变为FⅪa。在Ca^{2+}的存在下，FⅪa又激活FⅨ，转变为FⅨa。FⅨa、FⅧa、Ca^{2+}在血小板第三因子（PF3）表面形成复合物（FX酶复合物），该复合物能激活FX，使其转变为FXa。

2. 外源性凝血途径　指从组织因子与FⅦa结合，至FXa形成的过程。受损伤的血管内皮和组织可释放TF，TF和FⅦ结合，结合后的FⅦ很快被FXa激活为FⅦa，形成FⅦa-TF-Ca^{2+}复合物，该复合物激活FX，使其转变为FXa。

3. 共同凝血途径　指从FXa形成到纤维蛋白形成的过程，是内、外源凝血途径共同的作用过程，主要包括凝血酶生成和纤维蛋白形成两个阶段。

（1）凝血酶生成：FXa、FⅤa、Ca^{2+}与磷脂形成凝血酶原酶复合物，使凝血酶原转变为凝血酶。

（2）纤维蛋白形成：凝血酶水解纤维蛋白原，使其释出纤维蛋白肽A和纤维蛋白肽B，并生成可溶性纤维蛋白单体（soluble fibrin monomer，SFM），经FXⅢa作用后，SFM发生交联形成不溶性纤维蛋白，血液凝固。

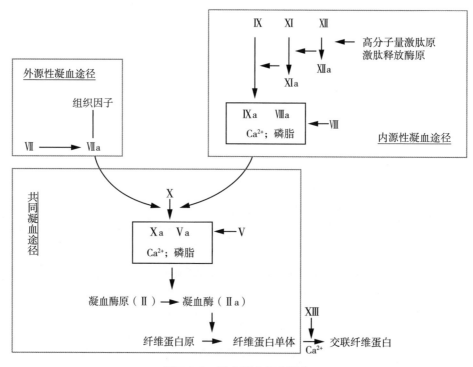

图7-1-2　经典凝血反应瀑布

（三）对凝血过程新认识

近年来，新的发展使人们对经典的凝血瀑布学说有了较大的修正。止血从外源性凝血途径FⅦa与组织因子复合物活化FX开始，并同时活化FⅨ；但这个过程持续很短，很快被TFPI灭活。FX活化后使少量凝血酶原变为凝血酶。后者通过反馈活化FⅪ、FⅤ与FⅧ，从而使内源性凝血途径激活，产生大量凝血酶，最后使纤维蛋白原转变为纤维蛋白。因此，外源性凝血途径启动了凝血过程，而内源性凝血途径维持并放大了凝血过程。体内凝血过程实际上并不需要 F Ⅻ 参与，因此 F Ⅻ 缺乏的患者在临床上无出血倾向。

四、抗凝系统

正常机体的血液在血管内保持液态不产生凝血，主要是因为血管内皮在结构功能正常时，不会大量激活凝血因子及破坏血小板；血液不断流动，局部凝血酶浓度不会达到足以引起血管内凝血的水平；网状内皮系统有清除血液中凝血物质的功能；机体存在强大的抗凝和纤溶系统，防止血管内凝血。

（一）抗凝血酶

抗凝血酶（antithrombin，AT）是由肝脏产生的糖蛋白，分子量为58kD，血浆浓度约为0.12g/L，半衰期约为3天。AT具有2个重要功能的区域，与丝氨酸蛋白酶结合的反应区和与肝素及内皮细胞表面的硫酸乙酰肝素的作用区，是重要的生理性抗凝物质。AT除抑制凝血酶活性外，还抑制 F Ⅹ a、F Ⅸ a、F Ⅺ a 以及其他丝氨酸蛋白酶，但不抑制 F Ⅶ a。在肝素存在下，AT对上述丝氨酸蛋白酶的抑制率大大增强。由肝素促进的 AT-凝血酶和 AT-F Ⅹ a 灭活反应是肝素主要的抗凝机制。

（二）蛋白C系统

1. 蛋白C（protein C，PC）　PC是维生素K依赖性糖蛋白，在肝脏合成，分子量为62kD，血浆浓度大约为4mg/L。PC必须转变成具有丝氨酸蛋白酶活性的形式，即活化的PC（activated protein C，APC），才能发挥其抗凝作用。PC在内皮细胞表面经凝血酶－凝血酶调节蛋白复合物激活为APC。APC的抗凝作用主要表现为：①灭活FVa和FⅧa，导致 F Ⅹ a 生成减少，进而影响凝血酶的生成。②APC还可以降解血小板上的FXa受体（F Ⅴ a），使FXa与血小板结合受阻，从而降低血小板凝血酶原活性。③APC能刺激纤溶酶原激活物的释放而增强纤溶作用。

2. 蛋白S（protein S，PS）　PS也是维生素K依赖性糖蛋白，在肝脏合成，分子量为69kD，在血浆中以游离形式（40%）和与C4b结合蛋白（C4bP）结合（60%）两种形式存在。主要生理功能是辅助APC灭活 F Ⅴ a 和 F Ⅷ a，只有游离的PS才能作为APC的辅因子。C4bP属于急性时相反应蛋白，如在急性感染时患者C4bP水平升高，由于C4bP与PS的结合是可逆性的平衡过程，C4bP水平升高时可导致游离PS水平降低，可能会引起血栓形成倾向。

3. 凝血酶调节蛋白（TM）　TM是由575个氨基酸组成，分子量为105kD的单链糖蛋白，血浆浓度为20μg/L，存在于除脑血管外的所有血管内皮细胞中。在血管内皮表面，凝血酶与TM结合形成1:1复合物后，引起凝血酶分子特异性改变，从而使PC的激活速率迅速增长。凝血酶与TM复合物除增加PC活化外，还阻碍凝血酶自身催化的凝血反应，特别是对纤维蛋白形成，F Ⅴ 活化和血小板活化也可因复合物的形成而受到抑制。因此，TM实际上具有双重抗凝功能，一方面是加速PC的活化，另一方面是直接抑制凝血酶的促凝功能。

4. 内皮细胞蛋白C受体（EPCR）　EPCR是贯穿于内皮细胞表面的单链糖蛋白，分子量为46kD，血浆含量为133ng/L，主要表达于大动脉和大静脉的内皮细胞表面，表达于内皮细胞表面的EPCR是膜联EPCR，血浆中还存在可溶性EPCR（sEPCR），表面的膜联EPCR并无直接的抗凝活性，但可以通过凝血酶-TM复合物增进PC/APC活性，大大提高PC的活化率。EPCR可能参与捕获、募集PC于内皮细胞表面并把PC提呈给凝血酶-TM复合物，所以EPCR很可能是大血管内调节血液抗凝的一个重要环节。sEPCR可抑制PC/APC的活性，抑制APC对 F Ⅴ a 和 F Ⅷ a 的灭活作用。

（三）组织因子途径抑制物

组织因子途径抑制物（tissue factor pathway inhibitor，TFPI）是由276个氨基酸残基组成的单链糖蛋白，分子量为34kD，主要由微血管内皮细胞合成，大部分锚定于内皮细胞，少部分以游离形式或与脂蛋白结合后进入血液循环。TFPI是外源性凝血途径主要的抑制因子，其抑制作用分2步：首先TFPI通过K2区与F X a结合并竞争性抑制其活性，该过程是一个非Ca^{2+}依赖的可逆性过程；然后F X a/TFPI复合物中的TFPI通过K1区与F Ⅶ a/TF复合物中的F Ⅶ a活性部位结合，从而实现对F Ⅶ a/TF复合物的抑制。

五、纤溶系统

参与纤溶系统的酶都归类于丝氨酸蛋白酶，这些酶在血液中可通过二级或三级酶促反应活化，从而迅速地激活纤溶酶原，形成的纤溶酶最终降解纤维蛋白。纤溶系统主要成员见表7-1-2。

表7-1-2　纤溶系统成员表

名称	缩写	血浆浓度/（mol·L^{-1}）	分子量/kD	氨基酸数目
纤溶酶原	PLG	$2×10^{-6}$	92	790
组织型纤溶酶原激活剂	t-PA	$7×10^{-12}$	68	530
尿激酶纤溶酶原激活剂	u-PA	$150×10^{-12}$	54	411
$α_2$抗纤溶酶	$α_2$-AP	$1×10^{-6}$	70	452
$α_2$巨球蛋白	$α_2$-MG	$3×10^{-6}$	725	1451
纤溶酶原激活抑制剂Ⅰ型	PAI-1	$1×10^{-9}$	54	379
纤溶酶原激活抑制剂Ⅱ型	PAI-2	$<100×10^{-12}$	47/70	393
蛋白C抑制物	PCI	$70×10^{-9}$	57	387
C1-抑制剂	C1INH	$1.75×10^{-6}$	105	478

（一）纤溶酶原

纤溶酶原（plasminogen，PLG）为单链糖蛋白，分子量为92kD，主要由肝脏合成，血浆浓度约为200nmol/L，其半衰期约为2.2天。当纤溶酶原肽键被t-PA或u-PA水解后便形成由二硫键相连的活化双链纤溶酶。纤溶酶主要作用是降解纤维蛋白原和纤维蛋白，还可以活化一些酶原，其中比较重要的是催化单链t-PA转变成双链t-PA及单链u-PA转变成双链u-PA，从而使纤溶系统形成正反馈循环活化。

（二）组织型纤溶酶原激活剂

组织型纤溶酶原激活剂（tissue plasminogen activator，t-PA）是主要由血管内皮细胞合成的单链糖蛋白，血浆浓度约为0.7nmol/L，分子量为68kD，其半衰期很短，为5～8分钟，与vWF一起储存于Weibel-Palade小体中。t-PA亦属丝氨酸蛋白酶，被纤溶酶切割后在精氨酸275-异亮氨酸276处肽键断裂，转化成由二硫键相连的双链t-PA，单链和双链t-PA在生物学特性方面显著不同：①单链t-PA与纤维蛋白之间的亲和力比双链高。②双链t-PA的纤溶酶原激活能力比单链t-PA高10～50倍。③双链t-PA被PAI-1灭活比单链t-PA快100倍。纤维蛋白是t-PA激活纤溶酶原的必要辅助条件，在不存在纤维蛋白的条件下，无论单链或双链t-PA激活纤溶酶原的速度均很低。

（三）尿激酶型纤溶酶原激活剂

尿激酶型纤溶酶原激活剂（urokinase type plasmino-gen activator，u-PA）是主要由泌尿上皮细胞分泌的单链糖蛋白，分子量为54kD，血浆浓度为0.15nmol/L，半衰期约为8分钟。u-PA的一级氨基酸顺序与t-PA很相似，二者同源性达50%，尿激酶的赖氨酸158-异亮氨酸159之间的肽链可被纤溶酶切断，并转换成由二硫键相连的双链u-PA，这一切割使尿激酶活性提高100倍左右，尿激酶可直接活化纤溶酶原，不需要纤维蛋白作为辅助因子。

（四）FⅫ和激肽释放酶原

FⅫ是一个分子量为80kD的单链糖蛋白。血中浓度为500nmol/L。激肽释放酶原（prekallikrein，PK）是单链糖蛋白，分子量为85kD，血液浓度为490nmol/L。在高分子量激肽原的协助下，FⅫa可活化激肽释放酶原，形成的激肽释放酶可以有效地活化u-PA，从而启动纤溶系统。

（五）纤溶酶原激活剂抑制物-1

在所有纤溶酶原激活剂的抑制物中，以纤溶酶原激活剂抑制物-1（plasminogen activator inhibitortype 1，PAI-1）最为重要。血浆中的PAI-1主要由内皮细胞分泌，占其总量的10%，大部分储存于血小板α颗粒中，分子量为54kD，半衰期约为20分钟。血液中纤溶活性调节可能主要取决于内皮细胞t-PA/PAI-1的相对比例。当血小板活化时，PAI-1被释放到血液中，抑制t-PA和u-PA的活性，PAI-1通过与PA形成不可逆的复合物而使其失活。PAI-1水平异常升高是导致血栓性疾病的一个重要原因。

（六）纤溶酶原激活剂抑制物-2

纤溶酶原激活抑制物-2（plasminogen activator inhibitor-2，PAI-2）最先是从人体胎盘组织中提取分离出来的，正常人群中，PAI-2的血浆浓度极低，小于0.1nmol/L，分子量为45kD，一般情况下不参与血管内纤溶活性的调节。PAI-2主要作用是灭活双链u-PA，而对单链t-PA的抑制作用极微弱。在妊娠过程中，PAI-2对胎盘滋养层细胞的浸润起调控作用，对于胎盘的发育与重建过程起着重要作用。

（七）α_2抗纤溶酶

α_2抗纤溶酶（α_2-antiplasmin，α_2-AP）是由肝脏合成分泌的单链糖蛋白，血浆浓度为100nmol/L，分子量为70kD。α_2-AP的生物功能主要是抑制纤溶酶，其抑制纤溶作用有2个方面组成：①它在纤维蛋白形成之时已开始与纤溶酶原竞争纤维蛋白的赖氨酸结合部位，干扰t-PA/纤溶酶原/纤维蛋白之间有效结合。②当纤溶酶脱离纤维蛋白后，即将其灭活，防止纤溶酶降解纤维蛋白原。

（八）凝血酶活化纤维蛋白溶解抑制物

凝血酶活化纤维蛋白溶解抑制物（TAFI）合成于肝脏，分子量为55kD。TAFI主要作用是抑制纤维蛋白溶解，其机制是除去纤维蛋白羧基端赖氨酸残基，从而减少纤溶酶原的结合和纤溶酶的形成。TAFI的另一作用是抑制谷氨酸纤溶酶原转变为赖氨酸纤溶酶原，从而抑制血浆中纤溶酶的生成。

（九）蛋白C抑制物

蛋白C抑制物（protein C inhibitor，PCI）是由肝脏合成的单链糖蛋白，分子量为57kD。它对活化蛋白C和双链尿激酶的抑制作用比较显著，PCI的活性会受到肝素的调节，在肝素存在的条件下，

PCI抑制活化蛋白C和双链尿激酶的速度提高近200倍。蛋白C活化后出现的促纤溶现象，可能就是因为活化蛋白C中和了PCI的活性，从而血中抗纤溶能力降低，促进了纤溶活性增强。

（十）α₂巨球蛋白

α₂巨球蛋白（α₂-macroglobulin，a₂-MG）是由两个完全相同的亚基组成的大分子糖蛋白，血浆浓度为300nmol/L，分子量为725kD。α₂-MG可以分别与纤溶酶、t-PA、u-PA、激肽释放酶结合。这些复合物形成后，丝氨酸蛋白酶活性中心并没受到破坏，但由于α₂-MG的分子巨大，所产生的空间位阻效应使这些酶不能与其相应的底物结合，从而产生抑制效应。另外，这些复合物很快即被内皮网状系统吞噬。α₂-MG在抑制纤溶作用方面只是起到"第二道防线"的作用，只有当α₂-AP大量消耗后，α₂-MG才发挥中和作用。

（王玉华）

第二节 | 标本采集和处理

血栓与止血检验标本的采集以及前处理直接影响结果的准确性，所有步骤均应按规范操作（相关检测项目可参照卫生行业标准《血浆凝固实验血液标本的采集及处理指南》（WS/T 359—2011）的要求）。

一、标本采集

（一）采血前的准备工作

采血时，首先应该确认患者姓名。减轻患者的恐惧心理，尽可能地保证每次采血都在同样的条件下进行，使患者处于休息状态，并且尽量在早餐前采血。

服用某些药物或某些生理状况（如妊娠、情绪激动或剧烈运动）会对一些凝血实验结果造成影响。阿司匹林、双嘧达莫等抗血小板药物能抑制血小板聚集；剧烈运动或输注肾上腺素时，FⅧ活性快速上升；口服香豆素类抗凝药物，可以使维生素K依赖的凝血因子（FⅡ、FⅦ、FⅨ、FⅩ）和抗凝蛋白（蛋白C、蛋白S）等活性下降。故一般在进行此类检验时，应停用有关药物2周，因故不能停药者，必须注明用药状态。

（二）采血技术要点及注意事项

1. 患者要求 取血时患者应松弛，环境温暖，防止静脉挛缩，止血带的压力应尽可能小，压力大或束缚时间长可造成局部血液的浓缩及内皮细胞释放组织型纤溶酶原激活物，引起纤溶活性增加。

2. 采集部位 除出血时间及对新生儿的一些检测外，绝大多数凝血检测均应使用静脉血，穿刺要顺利。在特定情况下，可以使用血液采集系统或注射器从血管通路装置（vascular access device，VAD）采集血液标本，但应考虑到可能的肝素污染和标本稀释。肝素封管时管路应以5ml生理盐水冲洗，弃掉最初5ml血或者6倍无效腔量；盐水封管时应弃掉2倍无效腔量。

3. 抗凝剂选择 出凝血标本一律使用109mmol/L枸橼酸钠抗凝管（3.2%），不能使用其他抗凝剂（如草酸盐、肝素或EDTA）。

4. 采血顺序 同时进行多种检测项目时，因出凝血项目对采血量有非常严格的要求，要将出凝血项目用血液放在第2管抽取。

5. 采血量　抗凝剂与采血量应严格遵循1∶9的比例，实际采血量与标示量偏差应小于10%，标本采集量不够时会降低该比例，可能导致检测结果不准确。当HCT＞55%时，需要调整抗凝剂用量，调整公式：抗凝剂＝0.00185×全血量（ml）×（100-HCT）。对于HCT≤20%的，目前无足够的数据用于确定枸橼酸盐浓度的调节。

6. 其他　所有试管应该至少颠倒4次充分混匀，过度的混匀可能造成溶血和/或血小板激活，导致错误结果；对于任何预料之外的血凝固结果，要重新采集标本，重复实验。

二、标本运输

标本采集后应减少运送环节并缩短转运时间，使用气动传输方式运送标本时，应确认剧烈震荡、温度等因素是否对检测结果产生影响。运输过程中应在室温条件下闭盖保存，不能置于冰块上，不能冷藏，凝血因子Ⅶ在冷藏条件下会被激活，凝血因子Ⅷ及血管性血友病因子在冷藏条件下会大量丢失，因此全程禁止冷藏。

三、标本处理和保存

（一）标本处理

分离血浆时，将装有标本的带盖试管在室温1500×g离心15分钟，分离乏血小板血浆（platelet-poor plasma，PPP），要求PLT＜10×10^9/L。血小板功能检测时，室温条件下170×g离心10分钟，制备富含血小板血浆（platelet-rich plasma，PRP），分离血浆后应在4小时内完成，PRP放置时间延长会影响血浆pH，而呈现血小板功能降低。

标本有可见的溶血时不应采用，因为可能激活凝血因子活性，干扰终点测定；使用光学原理的检测仪器时，当标本有黄疸、脂血或者影响光散射强度的干扰物质时，可能对检测结果产生影响，建议使用替代方法。

（二）标本的保存

用于凝血酶原时间（prothrombin time，PT）测定的未离心或离心后未分离血浆的标本，在18～24℃条件下保存于未开盖的试管中，应在标本采集后24小时内测定。2～4℃条件下保存可能会造成FⅦ的冷激活从而改变PT的结果。

检测未使用肝素患者的活化部分凝血活酶时间（acivated partial thromboplastin time，APTT）时，未离心或离心后未分离血浆的标本，在未开盖的试管中保存在2～4℃或18～24℃条件下，应在标本采集后4小时内测定。

怀疑含有普通肝素的标本用于APTT测定时，保存在2～4℃或18～24℃条件下，应在标本采血后1小时内处理为宜，分离血浆后应在4小时内完成。

用于其他测定的标本（如凝血酶时间测定、蛋白C）保存在2～4℃或18～24℃条件下，应在标本采集后4小时内离心和测定。

如用于PT测定的标本在24小时内、用于APTT和其他项目测定的标本4小时内无法完成测定时，应该分离血浆并将其冷冻于-20℃可最多保存2周或-70℃最多保存6个月。冰冻血浆标本应该在37℃水浴中迅速融化，轻轻混匀后立即测定。融化后的标本如不能立即测定，应置于4℃条件下暂存，并于2小时内完成测定。

（孔鑫垚　沈　琳）

第三节 | 血管壁和内皮细胞检查

一、毛细血管脆性试验

（一）实验原理

毛细血管脆性试验（capillary fragility test，CFT）又称束臂试验。毛细血管的完整性依赖于毛细血管的结构和功能、血小板的数量和质量以及一些体液因素来维持，当这些因素有缺陷或者受到各种理化因素刺激时，毛细血管完整性遭到破坏，其脆性升高。在上臂给毛细血管一定的压力，使其负荷增加，通过检测一定范围内出血点数目来反映毛细血管完整性的破坏程度。

（二）方法学

1. 标本处理和保存　无。
2. 试剂　无。
3. 仪器　血压计、计数器。
4. 标准操作规程
（1）在前臂肘窝下方4cm处画一直径为5cm的圆圈。
（2）用血压计袖带束于该侧上臂，测量其血压。使血压维持在收缩压与舒张压之间，持续8分钟后解除压力。
（3）5分钟后，计数圆圈内新出血点数目。

（三）结果解读

1. 参考区间　男性0～5个，女性0～10个。
2. 临床意义　CFT的阳性反应不仅见于血小板和毛细血管有缺陷的患者，也常见于正常人，尤其是妇女。因此其临床意义也较为有限，很多医疗机构已经不再开展。

遗传性出血性毛细血管扩张症多数呈阳性反应，甚至无其他临床表现时，CFT即可呈阳性反应，故对本病的诊断较为有意义。

在坏血病、特发性血小板减少性紫癜、过敏性紫癜、老年性紫癜、血小板疾病（如血小板无力症）、血管性血友病、糖尿病、高血压、类风湿关节炎、慢性肾炎、肝胆疾病时可呈阳性反应。

3. 注意事项
（1）观察出血点时选择适宜的光线与角度。
（2）在做实验前应对受试侧前臂皮肤先进行出血点的计数检查。
（3）一般使血压维持在90～100mmHg。收缩压高的患者，可维持在110mmHg，收缩压低的患者，可取低于收缩压10mmHg的压力。

二、出血时间测定

（一）实验原理

出血时间（bleeding time，BT）指皮肤受特定条件的外伤后，出血自行停止所需的时间，反映皮肤毛细血管和血小板的相互作用，包括毛细血管的收缩和血小板黏附、活化、释放和聚集功能。当与这些反应相关的血管和血液因素（如血管性血友病因子和纤维蛋白原）有缺陷时，即可造成出血时间延长。

（二）方法学——出血时间测定器法

1. 标本处理和保存　无。

2. 试剂　无。

3. 仪器　血压计、出血时间测定器、干净滤纸、秒表。

4. 标准操作规程　具体步骤可参照卫生行业标准《出血性时间测定要求》（WS/T 344—2011）。

（1）血压计袖带缚在上臂，加压，成人维持在40mmHg处，儿童维持在20mmHg处。

（2）在肘前窝凹下二横指处常规消毒，轻轻绷紧皮肤，将出血时间测定器置于皮肤表面（应避开瘢痕、水肿及血管），刀片长度与前臂平行，按下按钮，使测定器刀片刺入皮肤内，见创口出血并启动秒表。

（3）每隔半分钟，用干净的滤纸吸取流出血液，直到出血自然停止，按停秒表，并记录停止出血时间或计数滤纸上的出血点。

（三）结果解读

1. 参考区间　（6.9±2.1）分钟。

2. 临床意义

（1）BT延长：见于血小板数量异常，如血小板减少症、血小板增多症和原发性或继发性血小板减少性紫癜（PLT＜5×10⁹/L）；血小板质量缺陷，如遗传性和获得性血小板病（如血小板无力症等）；见于某些凝血因子缺乏，如血管性血友病、弥散性血管内凝血、先天性低或无纤维蛋白原血症、纤维蛋白溶解活性升高［可伴有严重凝血因子缺乏，出现纤维蛋白（原）降解产物水平升高并伴有毛细血管缺陷］；见于血管性疾病，如遗传性出血性毛细血管扩张症和单纯性紫癜；还可以见于抗凝血药物（如双香豆素）服用过量以及其他疾病（急性白血病、甲状腺功能低下、先天性心脏病等）。偶见于无显著病因情况下出血时间延长。

（2）BT缩短：见于某些严重的高凝状态和血栓形成。

3. 注意事项

（1）采血部位要温暖，避开充血、水肿、冻伤等部位，血液应自动流出。

（2）穿刺伤口应标准，太浅或太小时，皮肤的天然弹性可使刺口封闭而不出血，影响结果，测定器法相比手工切口结果较为准确。

（3）刀片的方向应与前臂平行，符合前臂神经和血管的解剖。

（4）用滤纸吸干流出的血液，应避免与伤口接触，更不要挤压。

（5）出血时间超过10分钟时，应以消毒棉花压住伤口，停止测定，记录中注明＞10分钟。

（6）实验前1周内不能服用阿司匹林等抗血小板药物。

（7）血管性血友病常有某一部位出血时间延长，而另一部位正常，所以必要时应同时做双侧前臂的出血时间检测。

（8）BT一般不作为常规筛查试验。对有皮肤及黏膜出血表现、怀疑初期止血缺陷的患者，可检查BT。

三、血管性血友病因子测定

（一）血管性血友病因子抗原测定（vWF：Ag）

1. 实验原理　采用乳胶颗粒增强的免疫比浊法。乳胶颗粒中包被抗vWF抗体，当与患者血浆混合时，血浆中vWF与检测试剂中包被抗vWF抗体的小分子聚苯乙烯颗粒共价结合，发生聚集。通过测量由于凝集所造成的透射光减少来计算vWF抗原水平。

2．方法学

（1）标本处理和保存：见本章第二节。

（2）试剂：商品化的vWF抗原测定试剂，主要组成成分为乳胶试剂（包被血管性血友病因子多克隆抗体的聚苯乙烯乳胶颗粒）和反应缓冲液。

（3）仪器：全自动凝血分析仪。

（4）标准操作规程：不同实验室具体反应条件会因所使用的仪器和试剂而异，在保证方法可靠的前提下，应按仪器和试剂说明书设定测定条件，进行校准品、质控品和样品的分析。

3．结果解读

（1）参考区间：50%～160%。

（2）临床意义

1）vWF：Ag浓度降低：见于血管性血友病（vWD），是vWD诊断的重要指标，获得性vWF缺乏与多种疾病有关，如系统性红斑狼疮、骨髓瘤、淋巴瘤、骨髓增殖性肿瘤等。此外，vWF血浆含量受血型影响，O型血较非O型血患者低25%。

2）vWF：Ag浓度升高：可见于心肌梗死、心绞痛、脑血管病变、肾小球疾病、尿毒症、肺部疾病、肝脏疾病、糖尿病、妊娠高血压综合征、大手术后、周围血管病变及感染。另外，vWF属于急性时相反应蛋白，剧烈运动后、肾上腺素受体被兴奋可以使vWF水平假性升高。血浆vWF含量随着年龄的增长而逐渐升高，老年人血浆vWF含量较高。

（二）血管性血友病因子活性测定（vWF：Act）

1．实验原理　采用乳胶颗粒增强的免疫比浊法。乳胶颗粒中包被特异性抗vWF抗体，它针对vWF的血小板结合位点（GPⅠb的受体），与血浆中vWF反应发生聚集，凝集程度与标本中的vWF活性成正比，通过测量由于凝集所造成的透射光减少来计算vWF活性水平。

2．方法学

（1）标本处理和保存：见本章第二节。

（2）试剂：商品化的vWF活性测定试剂，主要组成成分为乳胶试剂（包被血管性血友病因子多克隆抗体的聚苯乙烯乳胶颗粒）和反应缓冲液。

（3）仪器：全自动凝血分析仪。

（4）标准操作规程：不同实验室具体反应条件会因所使用的仪器和试剂而异，在保证方法可靠的前提下，应按仪器和试剂说明书设定测定条件，进行校准品、质控品和样品的分析。

3．结果解读

（1）参考区间：48.8%～163.4%。

（2）临床意义：同vWF抗原测定。

（3）注意事项

1）vWF：Act主要是通过检测vWF的GPⅠb受体分子的数量来反映vWF与血小板的结合能力，与传统的瑞斯托霉素辅因子活性（vWF：RCo）实验不能等同。vWF：RCo指在瑞斯托霉素存在的条件下，vWF通过与血小板膜GPⅠb相互作用可使正常血小板发生凝集，在洗涤并固定的正常血小板中加入瑞斯托霉素和待测血浆，通过测定凝集程度来计算vWF：RCo活性，反映vWF与血小板结合能力。此方法难度较大，在一般实验室难以常规检测。在此方法的基础上，出现了另一种检测vWF和GPⅠb结合能力的vWF：GPⅠbM，其原理为用抗GPⅠb单克隆抗体包被聚苯乙烯颗粒，与试剂中重组的GPⅠb相结合，形成抗原抗体复合物，该复合物在标本中vWF的作用下发生凝集反应，通过测量由于凝集所造成的透射光减少来计算vWF活性水平。

2）vWF抗原和活性应同时检测，结合凝血因子Ⅷ活性（FⅧ：C）来诊断vWD（表7-3-1）。

3）vWD分型诊断包括以下几项。但由于操作的复杂性，目前多数实验室均未开展。

vWF多聚体分析：血浆中vWF是以不同分子量多聚体形式存在，聚合度的高低与其活性呈正相关。vWF多聚体分析采用SDS琼脂糖凝胶电泳方法，制备1.3%琼脂糖凝胶，待测血浆标本用样品缓冲液处理后在凝胶上点样，100V条件下电泳3小时，封闭后与酶标记的抗vWF抗体温育、洗涤后显色。显色后可以观察到大、中、小分子量的vWF多聚体。血浆vWF多聚体的分析主要用于2型vWD的鉴别。与正常人相比，1型vWD患者vWF多聚体分布正常，2A型患者缺乏大、中分子vWF多聚体，2B型患者缺乏大分子vWF多聚体，2M和2N型患者vWF多聚体分布正常，3型患者vWF多聚体缺如。

瑞斯托霉素诱导血小板聚集（Ristocetin induced platelet aggregation，RIPA）：瑞斯托霉素可以介导静息状态下的vWF分子与血小板糖蛋白GPⅠbα的结合，发生血小板聚集，聚集的程度受瑞斯托霉素浓度、血小板GPⅠbα和血浆vWF功能状态的影响。本项实验是用新鲜枸橼酸钠抗凝血制备富含血小板血浆（PRP），将瑞斯托霉素（终浓度分别为1.5mg/ml和0.5mg/ml）加入PRP中，在血小板聚集仪上观察血小板聚集程度。大多数vWD患者表现为RIPA降低或缺如，但2B型vWD和血小板型vWD患者由于vWF和GPⅠbα的结合能力异常增强，RIPA水平升高，表现为低剂量瑞斯托霉素能够引起血小板显著聚集，而正常情况下此浓度不能诱导血小板的聚集，这一特征性改变对诊断2B型vWD有重要价值。

vWF和FⅧ结合活性检测（vWF：FⅧB）：vWF通过其氨基末端的D′D3功能区与FⅧ形成共价键结合，2N型vWD由于该区域的突变，导致vWF和FⅧ结合率降低，但vWF的其他功能均无明显异常，所以vWF：FⅧB是诊断2N型vWD的确诊试验。vWF：FⅧB采用酶联免疫固相检测方法，将兔抗人vWF多克隆抗体稀释后包被酶标板，经洗涤、封闭后加入待测血浆，温育、洗涤后加入氯化钙去除内源性FⅧ，洗涤后加入重组FⅧ，温育、洗涤后加入酶标抗FⅧ单克隆抗体，最后显色。以正常人混合血浆制备标准曲线，计算vWF：FⅧB活性。

vWF胶原结合活性（vWF：CB）：部分2A型vWD大中分子量vWF缺失，导致vWF分子与胶原结合能力下降（主要是Ⅰ型和Ⅲ型胶原），可以用vWF：CB进行鉴别。vWF：CB采用酶联免疫固相检测方法，将Ⅲ型胶原稀释后包被酶标板，经洗涤、封闭后加入待测血浆，温育、洗涤后加入酶标抗vWF单克隆抗体，最后显色。以正常人混合血浆制备标准曲线，计算vWF：CB活性。

表7-3-1　各型vWD的实验室特征

实验室检测	1型	2A型	2B型	2M型	2N型	3型
病理特征	vWF部分数量缺陷	与血小板黏附降低	与血小板GP-Ⅰb亲和力增加	与血小板黏附降低	与FⅧ亲和力降低	vWF完全缺乏
vWF：Ag	降低（<30%）	降低或正常	降低或正常	降低或正常	多正常	缺如（<3%）
vWF：RCo	降低（<30%）	降低或正常	降低或正常	降低或正常	多正常	缺如（<3%）
FⅧ：C	降低	降低或正常	降低或正常	降低或正常	显著降低	显著降低
vWF：RCo/Ag	>0.7	<0.7	<0.7	<0.7	>0.7	—
RIPA	降低	降低	增加	降低	正常	缺如
vWF多聚体分析	正常	异常（缺乏大中分子多聚物）	异常（缺乏大分子多聚物）	正常	正常	无

四、凝血酶调节蛋白测定

（一）实验原理

采用化学发光免疫分析法，利用双抗体夹心原理。第一步将待测标本和包被凝血酶调节蛋白（TM）抗体的免疫磁珠加入反应管中进行免疫反应，反应一段时间后清洗；第二步加入碱性磷酸酶标记的TM抗体，形成双抗体夹心免疫复合物，反应结束清洗后加入免疫分析仪用底物液，测定发光信号。待测标本的发光信号值经校准曲线计算后得出其TM浓度。

（二）方法学

1. 标本的采集和保存　见本章第二节。
2. 试剂　商品化的TM测定试剂，主要组成成分为磁珠工作液R1（包被TM抗体的磁性微粒）、酶标工作液R2（TM抗体－碱性磷酸酶标志物）、发色底物。
3. 仪器　全自动化学发光分析仪。
4. 标准操作规程　不同实验室具体反应条件会因所使用的仪器和试剂而异，在保证方法可靠的前提下，应按仪器和试剂说明书设定测定条件，进行校准品、质控品和样品的分析。

（三）结果解读

1. 参考区间　3.8 ～ 13.3TU/ml。
2. 临床意义
（1）TM主要由内皮细胞产生，在糖尿病、肾病、系统性红斑狼疮及急性呼吸窘迫综合征时其水平升高。
（2）TM经内皮细胞蛋白酶分解入血，最终随尿液排出。因此，肝衰竭及肾衰竭，弥散性血管内凝血（disseminated inravascular coagulation，DIC）合并多器官衰竭时，TM水平可显著升高。
3. 注意事项
（1）血浆标本采集不当可影响检测结果，标本溶血时，检测结果明显升高。
（2）标本采集后室温下稳定8小时，2 ～ 8℃可稳定24小时，低于−30℃可稳定30天。
（3）异嗜性抗体可干扰检测结果。

（魏红媛　王玉华）

第四节｜血小板功能检查

一、血小板黏附试验

（一）玻球法

1. 实验原理　血小板具有黏附于伤口或异物表面的生理特点，称为血小板的黏附性。一定量血液与一定表面积的异物接触一定时间后，即有一定数量的血小板黏附于异物表面，测定接触前后血小板数量之差，即黏附于异物表面的血小板数，由此可计算出黏附血小板占血小板总数的百分比。

2．方法学

（1）标本处理及保存：见本章第二节。

（2）试剂：109mmol/L枸橼酸钠溶液。

（3）仪器：①血小板黏附仪：转动盘转速为3r/min，球瓶容量为12ml。②使用的玻璃器皿均需硅化处理或用塑料器皿。③显微镜、血细胞计数盘。

（4）标准操作规程：①标本准备：3.2%枸橼酸钠抗凝静脉血。②轻轻颠倒混匀标本，使用加样器取出血液标本1.5ml置于球形瓶中，将球形瓶固定于血小板黏附仪转动盘上，以3r/min的速度转动15分钟，使血液与瓶壁充分接触。③从采血管（接触前）和球形瓶（接触后）中分别取1.0ml血液置于2个大试管内，然后各管内加入109mmol/L枸橼酸钠溶液19ml，以塑料膜覆盖试管口，将试管轻轻倾倒混匀3次。室温下静置2小时。④取上清液中层标本加入计数盘做血小板计数。⑤每一份标本作双份计数，取其平均值。

3．结果解读

（1）结果计算：血小板黏附率按下列公式计算：

$$血小板黏附率（\%）=（接触前-接触后血小板数）/接触前血小板数\times100\%$$

（2）参考区间：男性（34.9±6.0）%；女性（39.4±5.2）%。

（3）临床意义：①血小板黏附率降低可见于vWD、巨血小板综合征（Bernard-Soulier syndrome，BSS）、先天性结缔组织发育不全综合征（Ehlers-Danlos综合征）、骨髓增生异常综合征、尿毒症，以及使用抗血小板药物等。②血小板黏附率升高可见于糖尿病、心肌梗死、脑梗死、深静脉血栓形成、肾小球肾炎、妊娠高血压综合征等。

（4）注意事项：①取血过程必须顺利。②血小板黏附率随球形瓶体积（即接触面积）增大而增加。③接触时间会影响血小板黏附率，接触时间短，黏附率低；接触时间长，黏附率随之升高。④选作血小板计数的标本应取自上清液中层，上清液不同液层的血小板计数存在一定差异。⑤血标本中的血小板数量及平均血小板体积大小，不影响血小板黏附率。

（二）玻珠柱法

1．实验原理　同玻球法。

2．方法学

（1）标本处理和保存：见本章第二节。

（2）试剂：不涉及。

（3）仪器：①塑料小试管和1ml注射器。②玻珠柱为内径3mm、长9.4cm的塑料管，内装重1.5g直径0.3～0.5mm玻珠。柱两端以孔径0.05cm的尼龙网封口。管壁上画有管长4等分的标线。

（4）标准操作规程：①将玻珠柱两端分别连接针头和注射器。②行肘静脉穿刺。③当血液接触玻珠时立即启动秒表，血液通过玻璃柱时间为20秒，故而流经每条标线的速度为5秒，共20秒。④再以相同速度抽6～7秒，使玻珠柱内血液抽入注射器中，然后拔出针头。⑤取玻珠柱前后两侧血液作血小板计数。

3．结果解读

（1）结果计算：血小板黏附率按下列公式计算：

$$血小板黏附率（\%）=（接触前-接触后血小板数）/接触前血小板数\times100\%$$

（2）参考区间：（62.5±8.6）%。

（3）临床意义：同玻球法。

（4）注意事项：①掌握血液流经玻珠柱的速度，流速过快，黏附率下降；流速过慢，黏附率升高。②黏附率随红细胞压积增加而升高。③玻珠受潮后黏附率下降，用前应将玻珠柱储存在干燥器中。

二、血小板聚集试验

（一）实验原理

采用光电比浊法。在特定条件下，将诱导剂（胶原、花生四烯酸、腺苷二磷酸、肾上腺素和瑞斯托霉素等）加入有磁棒搅拌的富血小板血浆中，利用血小板聚集后血浆的浊度、透光度增加的原理，用血小板聚集仪将光浊度的变化转变为电讯号的变化，在记录仪上予以记录，依据描记曲线即可计算血小板聚集程度及速度。

（二）方法学

1. 标本处理和保存　见本章第二节。

2. 试剂　血小板聚集诱导剂：二磷酸腺苷（adenosine-diphosphate，ADP）、胶原（collagen）、花生四烯酸（arachidonic acid）、瑞斯托霉素（ristocetin）、肾上腺素（epinephrine）等。

3. 仪器　血小板聚集仪。

4. 标本操作规程

（1）标本采集：3.2%枸橼酸钠抗凝静脉血，抗凝剂与血量严格遵循1:9的比例。若HCT＞0.55，按公式抗凝剂用量＝0.00185×全血量（ml）×（100−HCT）调整抗凝剂用量。

（2）PRP制备：室温下，采用低速水平离心机，170～200g离心10分钟，取出上层血浆即为PRP，置于比浊管内，建议PRP中PLT＞150×10^9/L。

（3）PPP制备：剩余标本以1500×g离心15分钟，取出上层血浆即为PPP，置于比浊管内，建议PPP中PLT＜10×10^9/L。

（4）按照血小板聚集仪的操作手册调整好仪器。

（5）将PRP及PPP比浊管置37℃温育3～5分钟。

（6）100%聚集率浊度设置：将PPP管插入相应的通道，调整通道透光度。

（7）标本检测：将PRP管中加入磁珠并插入相应的检测孔，搅拌10～20秒后，将1/10体积的诱导剂加入PRP中并记录聚集过程，记录聚集反应时间，本检测时间不少于5分钟（中国医学科学院血液病医院实验室检测所用诱导剂终浓度为ADP 5μmol/L，胶原2.5μg/ml，花生四烯酸0.5mg/ml，瑞斯托霉素1.5mg/ml）。

（三）结果解读

1. 参考区间　各实验室应建立自己的正常值。中国医学科学院血液病医院实验室参考范围如下：

5μmol/L ADP	55%～90%；
0.5mg/ml花生四烯酸	55%～90%；
2.5μg/ml胶原	55%～90%；
1.5mg/ml瑞斯托霉素	55%～90%；
0.5mg/ml瑞斯托霉素	＜10%。

2. 临床意义

（1）血小板聚集可用来诊断先天性血小板功能障碍性疾病及监测抗血小板药物（表7-4-1）。

表 7-4-1　先天性血小板疾病鉴别

疾病	聚集反应			
	ADP	胶原	花生四烯酸	瑞斯托霉素
血小板无力症	-	-或±	-或±	O
BSS 或 vWD	+	±	+	-
阿司匹林样缺陷	O	+	-	+
贮存池疾病	±	±	-	+
胶原受体缺陷	+	-	+	+
正常	+	+	+	+

注：＋为正常反应；±为反应减弱；－为缺乏反应；O 为缺乏二聚集相；BSS，bernard-soulier syndrome，巨血小板综合征。

（2）血小板聚集率降低见于血小板无力症（Glanzmann 病）、BSS、贮存池病、梅－黑综合征（May-Hegglin syndrome）、低（无）纤维蛋白原血症、vWF、肝硬化、尿毒症、细菌性心内膜炎、抗血小板抗体及服用抗血小板药物等。

（3）血小板聚集率升高见于高凝状态和血栓性疾病，如糖尿病、急性心肌梗死、心绞痛、人工瓣膜、脑血管病变、静脉血栓形成、高 β 脂蛋白血症、抗体－抗原复合物反应、口服避孕药、高脂饮食、吸烟等。

3．注意事项

（1）患者应空腹，采血前 2 小时避免剧烈运动。

（2）采血时避免反复穿刺而将组织液抽到采血管内或将气泡混入，组织液可使少量凝血酶形成而引起血小板聚集。

（3）应在标本采集后 30 分钟～4 小时内完成，时间过长会降低聚集强度或速度。

（4）血标本应置于 15～25℃的温度为宜，禁止置于冰上、冰箱或水浴箱内。

（5）采血后血液中 CO_2 不断溢出会使血浆 pH 上升，标本聚集效果最佳 pH 为 6.8～8.5。血浆 pH 低于 6.4 或高于 10.0，会使聚集受抑或消失。

（6）EDTA 由于螯合 Ca^{2+} 作用强，使 ADP 不能引起血小板聚集，所以不应以 EDTA 作为抗凝剂。

（7）溶血、脂血症或某些脂肪性食物可降低血浆透光度，掩盖血小板聚集的变化，采血当天禁止饮牛奶、豆浆等食物。

（8）阿司匹林、双嘧达莫、川芎嗪等药物抑制血小板聚集。阿司匹林的抑制作用可持续 1 周。检测前要了解患者的服药史。

（9）离心后以获得标本体积 1/3 的 PRP 即可。过高离心力会使标本中血小板下沉，尤其是体积大的血小板。

（10）诱导剂的种类和浓度对血小板聚集结果有影响，因此，在检测报告中应注明所用诱导剂的浓度。在测定时，花生四烯酸和瑞斯托霉素聚集试验应尽先进行。瑞斯托霉素诱导的凝集反应对血浆 pH 变化较敏感。

三、PFA-200 闭合时间测定

（一）实验原理

在体外运用血液动力学原理，模拟体内血管损伤时，血小板在高剪切力下的黏附和聚集过程。一次性使用的血小板功能检测试剂盒由一系列集成部件组成，包括一根毛细管、一个样本池及一个中央带圆孔的生物活性膜。枸橼酸钠抗凝全血从样本池中经毛细管和膜孔隙被吸入，触发液溶解生物活性膜上的试剂，血小板暴露在高剪切力状态下。膜表面包被胶原和肾上腺素/二磷酸腺苷，检测过程中，血小板黏附到胶原包被的生物膜上，随后血小板通过与激动剂（如二磷酸腺苷或肾上腺素）的接触被活化并释放其颗粒物质，血小板相互黏附形成聚集体。血小板的聚集导致孔隙处血小板栓子的形成，从而使血流逐渐减慢并最终被阻断。血小板功能分析仪测定从测试开始到血小板栓子堵塞孔隙的时间，报告为闭合时间（closing time，CT）。闭合时间是反映被测全血标本中血小板功能的指标。

（二）方法学——体外血液动力模拟法

1. 标本处理和保存　见本章第二节。
2. 试剂　分析仪器配套的Col/EPI试剂、Col/ADP试剂、P2Y12受体功能检测试剂及触发缓冲液。
3. 仪器　血小板功能分析仪INNOVANCE PFA-200。
4. 标准操作规程
（1）打开血小板功能分析仪，用户登录，完成仪器自检（参考血小板功能分析仪操作说明）。
（2）用手轻轻颠倒混匀采血管以混合血样。手持装入检测杯的卡槽将其放在平坦表面，吸取900μl 3.2%的枸橼酸钠抗凝全血到试剂盒的贮存器中，慢慢沿着内表面加入，以减少样本池中空气滞留的可能性。
（3）将卡槽连同检测杯放置到仪器孵育孔A位置或B位置（P2Y12受体功能检测试剂仅可用于血小板功能分析仪的A位置，且单次检测），使卡槽嵌入进样盘的表面。
（4）开始测试：①一滴触发液会滴在生物活性膜上，用来溶解生物活性膜上的试剂。②检测试剂会在（37.9±1.0）℃下温育3分钟。③贮存器中的血液样本被负压抽吸，通过毛细血管和生物活性膜的孔，在高剪切应力下，血小板黏附和聚集在生物活性膜上，直至聚集的血小板凝块堵塞生物膜孔。
（5）检测结束后，从进样盘上小心取出卡槽，从卡槽上取出检测杯，丢入医疗废弃垃圾袋中。

（三）结果解读

1. 参考区间
胶原/肾上腺素触发的闭合时间：82～150s。
胶原/ADP触发的闭合时间：62～100s。
P2Y12受体功能检测闭合时间：≤106s。

2. 临床意义　INNOVANCE PFA-200血小板功能分析仪可作为床旁检测工具，用于抗血小板药物的监测、血小板疾病以及vWD的筛查和手术出血风险的评估。
（1）对阿司匹林的监测：Col/EPI和Col/ADP联合检测，用于阿司匹林的监测。服用阿司匹林后，Col/EPI的CT值会延长，而Col/ADP的CT值不受影响。Col/ADP的CT值可作为判断Col/EPI的CT值延长是否为服用阿司匹林影响。如果检测中Col/EPI的CT值延长，Col/ADP的CT值正常，则表明Col/EPI的CT值延长是使用阿司匹林所致；但Col/EPI和Col/ADP的CT值都延长，则表明Col/EPI的CT值延长有可能是其他血小板功能疾病造成的。
（2）对氯吡格雷的监测：氯吡格雷是一种前体药，口服后需要在肝脏经过细胞色素P450酶氧化后生成活化的硫醇代谢物，与血小板表面的P2Y12受体结合发挥抗血小板作用。Col/ADP不能用于氯吡格雷监测，是因为该试剂盒上的ADP对P2Y1受体的激活作用超过了氯吡格雷对P2Y12受体的阻断作用。P2Y12受体检测试剂盒因加入了前列腺素E1（PGE1），理论上PGE1可以抑制ADP激活的P2Y1受体通路，但不影响ADP激活P2Y12受体通路使血小板聚集，所以可用于氯吡格雷的监测，提高了检测结果的灵敏度和特异度。
（3）对vWD的筛查：Col/EPI和Col/ADP的联合检测，对于vWD患者（vWF＜25%）检出的灵敏度和特异性均在90%左右，但其对2N型vWD患者不敏感。当患者vWF＞25%时，Col/EPI和Col/ADP联合检测的灵敏度会下降到24%～41%。因此，Col/EPI和Col/ADP的联合检测可作为疑似vWD

患者的初筛诊断。

（4）血小板病筛查：Col/EPI和Col/ADP的CT值同时延长也可用于检测获得性或者遗传性血小板功能障碍。Col/EPI试剂盒是用于检测血小板本质缺陷（血小板无力症、巨血小板综合征、贮存池病等）、尿毒症或使用血小板抑制剂所导致血小板功能障碍的首要试剂，Col/ADP用于提示Col/EPI得到的异常结果是否可能由乙酰水杨酸（acetylsalicylic acid，ASA）或含有ASA的药物的影响所致。

（5）目前手术出血风险的检测项目主要包括PT、APTT和血小板计数，对一些可能遗漏的出血性病，PFA检测可有一定提示作用。

3. 注意事项

（1）Col/EPI和Col/ADP的闭合时间（CT）对血小板计数和红细胞压积特别敏感，当患者标本的PLT＜$100×10^9$/L或HCT＜35%时，CT值经常会延长。不建议使用溶血标本进行血小板功能分析测试，原因包括HCT下降和二磷酸腺苷（ADP）释放。

（2）已知各类饮食中的某些脂肪酸和脂质可抑制血小板功能，建议患者测试前避免高脂饮食。

（3）常用药物或食物中的某些物质可能会影响Col/EPI和Col/ADP的闭合时间，检测结果应始终结合患者的病史、临床表现和其他情况进行解释。

（4）高沉降率的血液标本在位置B按检测顺序等待位置A的测试时，可能会发生一些沉降，此时标本的血流动力学性能会发生改变，潜在影响测试结果。因此，建议对高沉降性的标本以单测试运行。为获得重复测试结果，单测试应在两个单独的运行中进行。

（5）Col/EPI试剂和Col/ADP试剂的性能特点对于乙酰水杨酸以外的血小板抑制剂尚未建立。

（6）Col/EPI试剂和Col/ADP试剂的性能特点在新生儿和1岁以内的幼儿中尚未建立。

（7）抗血小板药物（如西洛他唑、替罗非班），溶栓酶可引起闭合时间延长。

四、血块收缩试验

（一）血浆法

1. 实验原理　在富含血小板血浆中加入Ca^{2+}使血浆凝固。血小板收缩蛋白使血小板伸出伪足，锚定于纤维蛋白原上，血小板向心性收缩使纤维蛋白网孔缩小，血清被析出。通过测定析出血清的体积可以反映血小板血凝块收缩的能力。

2. 方法学

（1）标本处理和保存：见本章第二节。

（2）试剂：0.05mol/L氯化钙溶液。

（3）仪器：干净玻璃管。

（4）标准操作规程：①3.2%枸橼酸钠抗凝静脉血以170～200×g离心10分钟，取得上层PRP，余下标本以1500×g离心15分钟，取得上层PPP。②用PPP调节PRP中血小板数到达$200×10^9$/L。③取PRP（PLT＝$200×10^9$/L）0.45ml置于1支干净玻璃试管内，加入0.05mol/L氯化钙溶液0.05ml，轻轻混合，37℃温育2小时。④小心取出凝块，正确测量析出血清的体积。

3. 结果解读

（1）结果计算：血块收缩（%）＝（析出血清体积/PRP体积）×100%。

（2）参考区间：≥40%。

（3）临床意义：血块收缩减少见于血小板无力症、先天性低或无纤维蛋白原血症、重度血小板减少、严重凝血障碍、异常球蛋白血症等；纤维蛋白原水平升高时血块回缩迟缓；血小板阿司匹林样缺陷、血小板贮存池疾病及巨血小板综合征时，血块回缩正常。

（4）注意事项：①温度需控制在37℃，过高或过低会影响检测结果。②离心管刻度需准确清晰。

（二）定量法

1. 实验原理　血块凝固后，血小板收缩蛋白使血小板伸出伪足，锚定于纤维蛋白原上，血小板向心性收缩使纤维蛋白网孔缩小，使血块回缩，并有相应体积的血清析出，计算析出血清量占总血量的百分数，来反映血块收缩的能力。

2. 方法学

（1）标本处理和保存：见本章第二节。

（2）试剂：不涉及。

（3）仪器：5ml刻度离心管，14cm长、下端呈槌形的玻璃棒。

（4）标准操作规程：①取静脉血5ml，缓慢注入刻度离心管内。②插入槌形玻璃棒，使下端插入血中，盖入中间带孔软木塞固定玻璃棒。③置37℃温箱或水浴箱中温育，血液完全凝固后1小时，用细针轻轻将凝块与管壁分离，弃除。④将离心管重新离心，观察血清及有形成分的量。

3. 结果解读

（1）结果计算：血块回缩率（%）=［血清量（ml）/（5ml×血浆比容）］×100%。

（2）参考区间：48%～64%。

（3）临床意义：同血浆法。

（4）注意事项：同血浆法。

（魏红媛　王玉华）

第五节 | 凝血因子检查

一、筛选试验

（一）活化部分凝血活酶时间

1. 实验原理　37℃条件下，以鞣花酸激活凝血因子Ⅻ和Ⅺ，以大豆和兔脑磷脂代替血小板提供凝血的催化表面，在Ca^{2+}参与下，血浆发生凝固。采用波长660nm的光照射标本，凝血过程中可以通过测量透射光强度的改变来测定血浆的混浊度，然后通过凝固曲线得到活化部分凝血活酶时间（activated partial thromboplastin time，APTT）。

2. 方法学——凝固法

（1）标本处理和保存：见本章第二节。

（2）试剂：商品化APTT检测试剂（主要成分：$1.0×10^{-4}$M鞣花酸、大豆磷脂和兔脑磷脂）和0.025mol/L $CaCl_2$溶液。

（3）仪器：全自动凝血分析仪。

（4）标准操作规程：不同实验室具体反应条件会因所使用的仪器和试剂而异，在保证方法可靠的前提下，应按仪器和试剂说明书设定测定条件，进行质控品和样品的分析。

3. 结果解读

（1）参考区间：22.6～32.1s。

（2）临床意义

1）APTT延长：见于先天性凝血因子Ⅷ、Ⅸ、Ⅺ、Ⅻ、高分子量激肽释放酶和前激肽释放酶缺乏，以及Ⅱ、Ⅴ、Ⅹ、纤维蛋白原严重缺乏。获得性可见于各种凝血因子的抗体，最常见FⅧ抗体，其次为FⅨ抗体，其他凝血因子抗体少见。狼疮抗凝物可引起APTT延长。另外，肝脏疾病、DIC、原发性纤溶亢进、维生素K缺乏、口服抗凝剂等均可引起APTT延长。

2）APTT缩短：见于高凝状态，促凝物质入血或者凝血因子Ⅷ等活性升高；血栓性疾病，如不稳定型心绞痛、脑血管病变、心肌梗死、肺梗死、深静脉血栓形成等；妊娠高血压综合征及肾病综合征；口服避孕药等。

（3）注意事项：①不同品牌仪器和试剂间结果差异较大，实验室应制定适合自己分析仪器和试剂的生物参考区间。②HCT＞55%时，应按照公式：抗凝剂用量＝0.00185×全血量（ml）×（100-HCT），调整抗凝剂用量。③目前可选择的APTT试剂有多种，不同的APTT试剂因激活剂和磷脂种类不同，对肝素、凝血因子缺乏和狼疮抗凝物质的敏感程度不同，不同的目的应选用不同的APTT试剂。常见APTT试剂对肝素、凝血因子和狼疮抗凝物敏感性的比较见表7-5-1。

表7-5-1 不同APTT试剂对肝素、凝血因子和狼疮抗凝物敏感性的比较

	Actin	Actin FS	Actin FSL	Pathromtin SL
激活剂	鞣花酸	鞣花酸	鞣花酸	二氧化硅
磷脂	兔脑磷脂	大豆	兔脑磷脂＋大豆	蔬菜
肝素敏感性	++	++++	+++	++++
因子敏感性	++	+++	++++	++++
LA敏感性	++	+	++++	+++

（二）凝血酶原时间测定

1. 实验原理　待检血浆中加入适量的凝血活酶（人胎盘凝血活酶）和Ca^{2+}，使凝血酶原转化为凝血酶，最后使血浆发生凝固。采用波长660nm的光照射标本，凝血过程中可以通过测量透射光光强度的改变来测定血浆的浑浊度，然后通过凝固曲线得到凝血酶原时间（PT），再通过参数计算国际标准化比值（international normalized ratio，INR）。

2. 方法学——凝固法

（1）标本处理和保存：见本章第二节。

（2）试剂：商品化PT检测试剂（主要成分为人胎盘凝血活酶、$CaCl_2$）。

（3）仪器：全自动凝血分析仪。

（4）标准操作规程：不同实验室具体反应条件会因所使用的仪器和试剂而异，在保证方法可靠的前提下，应按仪器和试剂说明书设定测定条件，进行质控品和样品的分析。

3. 结果解读

（1）结果计算

凝血酶原比值（PTR）＝待检血浆凝血酶原时间（s）/正常参比血浆的凝血酶原时间（s）

国际标准化（凝血活酶时间）比值（INR）＝PTR^{ISI}。

（2）参考区间：PT 10～14s；INR 0.87～1.2。

（3）临床意义

1）PT延长：见于先天性凝血因子Ⅱ、Ⅴ、Ⅶ、Ⅹ缺乏；先天性低或无纤维蛋白原血症；DIC、原发性纤溶症、维生素K缺乏、肝病，凝血因子（如Ⅱ、Ⅴ、Ⅶ、Ⅹ）抗体、纤维蛋白原抗体、血循环中有抗凝物质（如口服抗凝剂、肝素）。

2）PT缩短：见于先天性凝血因子V增多、口服避孕药、高凝状态（DIC早期、急性心肌梗死等）、血栓性疾病（脑血栓形成、急性血栓性静脉炎）、多发性骨髓瘤、洋地黄中毒、乙醚麻醉后。

3）监测口服抗凝剂：口服华法林多用INR进行监测，以2.0～3.0为宜。

（4）注意事项：①HCT＞55%时，抗凝剂用量＝0.00185×全血量（ml）×（100-HCT），调整抗凝剂用量。②PT是外源性凝血系统最常用的筛查试验。由于不同来源、不同制备方法的组织凝血活酶对结果影响很大，造成结果的可比性很差，严重影响疗效判断。WHO提出以人脑凝血活酶67/40批号作为标准品，并以国际敏感度指数（international sensitivity index，ISI）表示各种制剂与67/40之间相互关系。67/40为原始参考品，定ISI为1.0，因此各种制剂必须标以ISI值。③不同敏感度的试剂，检测的正常参考区间不同，有必要使用正常对照值，以便对异常结果做出判读。PT对于高凝状态的检出不敏感。

（三）凝血酶时间测定

1. 实验原理　待检血浆中加入凝血酶试剂（牛凝血酶）后，使纤维蛋白原转变成纤维蛋白凝块。采用波长为660nm的光照射标本，凝血过程中血浆的浑浊度可以通过测量透射光光强度的改变来测定，然后通过凝固曲线得到凝血酶时间（thrombin time，TT）。

2. 方法学——凝固法

（1）标本处理和保存：见本章第二节。

（2）试剂：商品化TT检测试剂（成分为牛凝血酶）。

（3）仪器：全自动凝血分析仪。

（4）标准操作规程：不同实验室具体反应条件会因所使用的仪器和试剂而异，在保证方法可靠的前提下，应按仪器和试剂说明书设定测定条件，进行质控品和样品的分析。

3. 结果解读

（1）参考区间：13.3～19.3s。

（2）临床意义：TT延长见于先天性低（或无）纤维蛋白原血症，以及DIC、原发性纤溶、严重肝病等。凝血酶对肝素敏感，当血浆中存在肝素或者肝素样抗凝物质时，TT延长。

（3）注意事项：蛇毒内含有爬虫酶，它同凝血酶一样，能使纤维蛋白原凝固，而不受肝素和抗凝血酶的影响。可以用爬虫酶时间（RepT）结合TT结果来鉴别TT延长的可能原因（表7-5-2）。

表7-5-2　TT延长原因鉴别

TT	RepT	可能原因
延长	正常	肝素存在、抗凝血酶增多（如直接凝血酶抑制剂）
延长	显著延长	无纤维蛋白原血症
延长	延长	纤维蛋白原减少、异常纤维蛋白原血症、FDP增多

二、纠正试验

（一）实验原理

将受检血浆与正常人混合血浆按1：1比例混合，检测其APTT（或PT）时间，然后37℃孵育2小时，再检测混合血浆的APTT（或PT）时间，同时分别检测温育前后的受检血浆与正常人混合血浆的APTT（或PT）时间，观察受检血浆延长的APTT（或PT）能不能被正常人混合血浆纠正，则提示受检血浆中有无循环抗凝物的存在。

（二）方法学——凝固法

1. 标本处理和保存　见本章第二节。
2. 试剂　APTT检测试剂/PT检测试剂。
3. 仪器　全自动凝血分析仪。
4. 标准操作规程　以APTT纠正试验为例。

（1）即刻APTT纠正：①正常人混合血浆制备：选取20人份表观正常人静脉血，按要求离心完毕后，吸取等量的上层乏血小板血浆混合，制成正常人混合血浆。多余血浆可分装后冻存于−80℃冰箱备用。②分别取200μl患者及正常人混合血浆混合备用。③分别检测患者血浆、正常人混合血浆、患者＋正常人混合血浆的凝固时间，分别标记APTT1、APTT2和APTT3。

（2）孵育APTT纠正：①将患者血浆、正常人混合血浆、患者＋正常人混合血浆放入37℃隔水式电热恒温箱中孵育1～2小时。②将患者血浆、正常人混合血浆、患者＋正常人混合血浆从电热恒温箱中取出，分别检测其APTT，分别标记APTT4、APTT5和APTT6。③将孵育后的患者血浆和正常人混合血浆1∶1混合后检测APTT，标记为APTT7。具体操作步骤可参考图7-5-1。

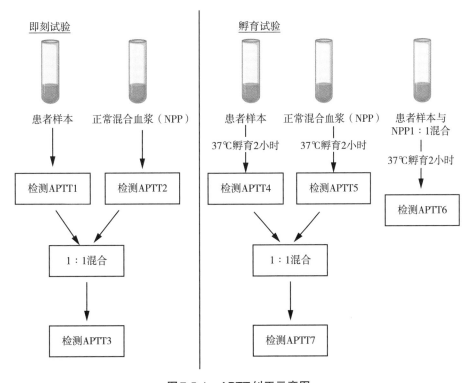

图7-5-1　APTT纠正示意图

（三）结果解读

1. 参考区间　由于实验复杂性及选择的检测系统不同，目前在判断纠正与否方面没有统一的共识，不同实验室应根据自己的经验选择建立相应的纠正标准与解释。

（1）目前判定是否纠正有以下几种方法供参考。

1）正常参考区间法：CLSI建议，APTT3结果在正常范围内结果即为纠正。

2）循环抗凝物指数（ICA）方法或Rosner指数（RI）法：

RI＝[（APTT3−APTT2）/APTT1]×100%，通常临界值范围为10%～15%，低于10%提示因子缺乏，高于15%提示存在凝血抑制物，10%～15%为临界值（灰区）。

3）百分比纠正法：百分比纠正法的公式为：

$$\%纠正＝[（APTT1−APTT3）/（APTT1−APTT2）]×100\%$$

关于临界值的文献报道略有差异。

4）超过正常混合血浆5秒以内（或延长＜15%）为纠正；超过正常混合血浆5秒（或延长＞15%）为不纠正。

（2）"时间依赖性"的判断方法

APTT6−APTT7＞3s则提示存在时间和温度依赖性抑制物（如凝血因子Ⅷ抑制物）。

若APTT6比APTT7延长超过10%～15%，则提示存在时间和温度依赖性抑制物。

（3）APTT纠正结果分析

APTT3、APTT6与APTT7均纠正，提示凝血因子缺乏，不存在抑制物。

APTT3、APTT7均纠正，APTT6不纠正，且APTT6比APTT7延长3秒以上或超过10%～15%，提示抑制物存在且为时间依赖性。

APTT3、APTT6与APTT7均不纠正，APTT6比APTT7延长小于3秒或不超过10%～15%，提示存在抑制物，但抑制作用不存在时间依赖性；若APTT6比APTT7延长超过10%～15%，则抑制作用有时间依赖性。

APTT4、APTT5、APTT7分别为APTT1、APTT2、APTT3的平行对照。

2. 临床意义　纠正试验可以初步判定延长的凝固时间是由于患者体内凝血因子缺乏还是产生抗体（包括特异性凝血因子抗体和循环抗凝物）。

3. 注意事项

（1）轻度延长的APTT（提示低滴度抗凝物或轻度凝血因子缺乏），纠正试验准确度不高，价值有限。

（2）Ⅷ因子抑制物仅需10分钟即可使混合血浆APTT延长，标本混合后（APTT3、APTT7）应立即检测。

（3）温育时间：指南推荐2小时，目前各种文献报道1～2小时均可。

（4）纠正试验仅用于筛查，不能保证100%准确判断，当同时存在多种抑制物或抑制物与凝血因子缺乏同时存在时，结果解释将变得复杂，需结合患者病史、临床表现和其他凝血检查进行综合分析。

三、凝血因子活性测定

（一）一期凝固法

1. 凝血因子Ⅷ、Ⅸ、Ⅺ和Ⅻ的活性测定

（1）实验原理：（以FⅧ为例）将已知凝血因子Ⅷ活性的血浆进行稀释后与乏Ⅷ因子基质血浆混合，做活化部分凝血活酶时间（APTT）测定，建立参考曲线，该曲线把APTT值转化为Ⅷ因子活性单位。受检者血浆与缺乏Ⅷ因子的基质血浆混合测定其APTT值，通过标准曲线可以计算出凝血因子Ⅷ的活性。

（2）方法学

标本处理和保存：参见本章第二节。

试剂：APTT检测试剂，0.025mmol/L CaCl$_2$，乏因子Ⅷ/Ⅸ/Ⅺ/Ⅻ血浆（凝血因子活性＜1%）。

仪器：全自动凝血分析仪。

标准操作规程：不同实验室具体反应条件会因所使用的仪器和试剂而异，在保证方法可靠的前提下，应按仪器和试剂说明书设定测定条件，进行标准品、质控品和样品的分析。

（3）结果解读

1）参考区间：FⅧ 50%～150%；FⅨ 50%～120%；FⅪ 50%～120%；FⅫ 50%～120%。

2）临床意义：①FⅧ活性降低见于甲型血友病（重型小于1%、中型1%～5%、轻型5%～40%），遗传性和获得性血管性血友病（Ⅰ型、Ⅲ型和部分Ⅱ型）、DIC、FⅧ抗体所致获得性血友病甲及使用抗凝剂等。FⅨ活性降低见于乙型血友病（重型小于1%、中型1%～5%、轻型5%～40%）、肝脏疾病、维生素K缺乏症、DIC、抗FⅨ抗体及使用抗凝药物等。FⅪ活性降低见于遗传性和获得性FⅪ缺乏症、肝脏疾病和DIC等。FⅫ活性降低：见于先天性FⅫ缺乏、肝脏疾病、DIC等。②FⅧ、FⅨ、FⅪ和FⅫ水平升高：主要见于高凝状态和血栓性疾病，尤其是静脉血栓形成性疾病，如深静脉血栓形成、肺栓塞、肾病综合征、口服避孕药、妊娠高血压综合征、恶性肿瘤等，肝病时FⅧ活性升高。

3）注意事项：因子活性检测时由于待测血浆均进行了一定比例的稀释，可以避免一些异常抗凝物的干扰。但高浓度的肝素、狼疮抗凝物、自身抗体（如凝血因子抑制物）等，仍有可能引起因子活性的假性降低。因此，进行因子活性检测时，尤其是因子活性降低时应进行多点实验（即稀释检测）以排除非特异性抗凝物质的干扰。

FⅧ为急性时相反应蛋白，当情绪激动、剧烈运动、应激状态、炎症、肿瘤时可致FⅧ活性短暂性升高，FⅧ活性检测正常时不能排除轻型血友病的可能。

血液标本采集不当（如采血不顺利、组织液混入血等），保存不当（如低温保存时引起的冷激活等），可使凝血因子活性呈假性升高。应重新采集标本，重复实验。

2. 凝血因子Ⅱ、Ⅴ、Ⅶ和Ⅹ的活性检测

（1）实验原理：（以FⅦ为例）将已知FⅦ活性的血浆进行稀释后与乏FⅦ血浆的混合物做凝血酶原时间（PT）测定，通过建立参考曲线，把PT值转化为FⅦ活性单位，计算出凝血因子Ⅶ的活性。

（2）方法学

标本处理和保存：参见本章第二节。

试剂：PT检测试剂，乏因子Ⅱ/Ⅴ/Ⅶ/Ⅹ血浆（凝血因子活性＜1%）。

仪器：全自动凝血分析仪。

标准操作规程：不同实验室具体反应条件会因所使用的仪器和试剂而异，在保证方法可靠的前提下，应按仪器和试剂说明书设定测定条件，进行标准品、质控品和样品的分析。

（3）结果解读

1）参考区间：FⅡ 50%～120%；FⅤ 50%～120%；FⅦ 50%～120%；FⅩ 50%～120%。

2）临床意义：①凝血因子Ⅱ、Ⅴ、Ⅶ、Ⅹ活性降低见于遗传性凝血因子Ⅱ、Ⅴ、Ⅶ、Ⅹ缺乏症，获得性降低者见于维生素K缺乏症、肝脏疾病（FⅦ半衰期短，所以最先减少的是FⅦ，其次减少的是FⅡ和FⅩ，最后减少的是FⅨ）、口服抗凝药和DIC等。在血循环中有凝血因子Ⅱ、Ⅴ、Ⅶ、Ⅹ抑制物时，相应的凝血因子水平也降低。②凝血因子Ⅱ、Ⅴ、Ⅶ、Ⅹ活性升高主要见于高凝状态和血栓性疾病，尤其是静脉血栓形成性疾病，如DVT、肺栓塞、肾病综合征、口服避孕药、妊娠高血压综合征、恶性肿瘤等。

3）注意事项：同凝血因子Ⅷ、Ⅸ、Ⅺ和Ⅻ测定。

（二）二期凝固法（FⅧ活性测定）

1. 实验原理　根据凝血活酶生成实验的原理，将不同稀释度的因子样品与试剂混合物（血清、磷脂、因子Ⅴ）和Ca^{2+}混合，此可提供除FⅧ以外的所有参与凝血活酶生成的因子。在凝血活酶生成达最大量和稳定时，该反应液可使基质血浆中的凝血酶原变为凝血酶，后者使纤维蛋白原转变为纤维蛋白而凝固。据此可计算FⅧ活性的水平。

2．方法学

（1）标本处理和保存：参见本章第二节。

（2）试剂：①血浆稀释液。5份生理盐水与1份0.109mol/L枸橼酸钠溶液混合而成。②氢氧化铝混悬液。③0.05mol/L和0.025mol/L CaCl$_2$。④标准血浆。⑤基质血浆。正常人109mmol/L枸橼酸钠抗凝血浆。⑥脑磷脂。以生理盐水作适当稀释。⑦血清。冻干人血清，用pH7.35异吡唑缓冲液稀释。⑧因子Ⅴ。牛凝血因子Ⅴ浓缩物用生理盐水稀释。

上述⑥、⑦、⑧三种试剂用前等量混合即成"试剂混合物"，其稀释度依次为1∶200、1∶40、1∶40。

（3）仪器：离心机、秒表、玻璃试管。

（4）标准操作规程：①用氢氧化铝凝胶吸附待测和标准血浆：取氢氧化铝凝胶1ml与蒸馏水4ml混合，于109mmol/L枸橼酸钠抗凝血浆中加入1/10体积的氢氧化铝稀释液，37℃温育3分钟。5000r/min离心2分钟，取上层血浆。②取小试管4支，将用氢氧化铝吸的标准血浆，以血浆稀释液行1∶64、1∶128、1∶256、1∶512稀释。③取4支小试管，每管加"试剂混合物"0.3ml，再加各种稀释度标准血浆0.1ml，空白管加血浆稀释液0.1ml，混匀，37℃孵育1分钟。于上述各管中分别加0.05mol/L CaCl$_2$溶液0.1ml，开动秒表并继续温育1分钟，此为反应液。④取小试管10支，各加0.025mol/L CaCl$_2$溶液0.1ml，置37℃水浴中。分别取各管反应液与基质血浆各0.1ml，同时加入含CaCl$_2$溶液的小试管中，准确记录凝固时间。⑤在试剂和血浆混合物温育5～6分钟，按操作方法③和④测定待检标本，每份标本取3个稀度。⑥每个血浆标准测2次，取均值。⑦在双对数坐标纸上，以凝固时间为纵坐标，稀释度为横坐标绘制标准曲线。

3．结果解读

（1）参考区间：50%～200%。

（2）临床意义：同一期凝固法。

（3）注意事项：①试剂混合物在4℃条件下可稳定12小时，室温可稳定4小时。各种试剂的稀释度可适当调整。②试剂和血浆混合物最佳温育时间为10～25分钟。③测定中除FⅧ活性水平极低患者外，各种稀释度理想凝固时间应为17～25秒，若未达到此范围应调整稀释度。④每次测定均应包括1个空白管，其凝固时间若大于40秒，提示"试剂混合物"试剂已除去凝血因子Ⅷ且稳定。

（三）发色底物法（FⅧ活性测定）

1．实验原理　在活化的FⅨ、磷脂和Ca^{2+}存在的条件下，FⅧa可以加速FⅩ向FⅩa转换，生成FⅩa水解发色底物对硝基苯胺。在405nm下测得的对硝基苯胺（黄色）释放速率与FⅩa活性成正比，与标本中FⅧ活性成正比。

2．方法学

（1）标本处理和保存：参见本章第二节。

（2）试剂：商品化FⅧ活性（发色底物法）检测试剂。

（3）仪器：全自动凝血分析仪。

（4）标准操作规程：不同实验室具体反应条件会因所使用的仪器和试剂而异，在保证方法可靠的前提下，应按仪器和试剂说明书设定测定条件，进行标准品、质控品和样品的分析。

3．结果解读

（1）参考区间：50%～200%。

（2）临床意义：同一期凝固法。

（3）注意事项：发色底物法检测FⅧ活性影响因素较一期凝固定法少，部分轻型血友病患者可以表现为一期凝固法检测FⅧ活性正常，发色底物法检测FⅧ活性降低，所以对于APTT和FⅧ活性正常，但有出血表现和家族史的患者应进一步用发色底物法检测F Ⅷ活性。

（四）凝血酶-抗凝血酶复合物测定

1. 实验原理 本实验采用化学发光免疫分析法，利用双抗体夹心原理。第一步将待测标本和包被TAT抗体的免疫磁珠加入反应管中进行免疫反应，反应一段时间后清洗，第二步加入碱性磷酸酶标记的TAT抗体，形成双抗体夹心免疫复合物，反应结束清洗后加入免疫分析仪用底物液，测定发光信号。待测标本的发光信号值经过校准曲线计算后得出其凝血酶-抗凝血酶复合物（thrombin-antithrombin test，TAT）浓度。

2. 方法学

（1）标本处理和保存：参见本章第二节。

（2）试剂：商品化TAT检测试剂，主要组成成分为磁珠工作液R1（包被人TAT抗体的磁性微粒）、酶标工作液R2（TAT抗体-碱性磷酸酶标记物）、发色底物。

（3）仪器：全自动化学发光分析仪。

（4）标准操作规程：不同实验室具体反应条件会因所使用的仪器和试剂而异，在保证方法可靠的前提下，应按仪器和试剂说明书设定测定条件，进行标准品、质控品和样品的分析。

3. 结果解读

（1）参考区间：＜4ng/ml。

（2）临床意义：①TAT反映凝血酶水平，是凝血系统激活的标志物。②TAT作为早期血栓形成的检测指标之一，深静脉血栓、肺栓塞和DIC时其水平显著升高；持续升高提示凝血酶显著增加、高凝状态和血栓高负荷。③活动性肿瘤时TAT水平升高，转移癌时TAT水平较原位癌高。④抗凝治疗和溶栓治疗时，TAT水平降低说明治疗有效，血栓复发风险降低，持续升高提示预后不良。⑤白血病细胞异常释放可激活凝血酶原，致使TAT水平升高，且白血病细胞对血管造成侵犯，受损的血管内皮会导致凝血因子激活，引起TAT水平升高，同时白血病患者由于免疫力低下，常合并感染，炎症因子、内毒素等可直接或间接促进血管内皮细胞表达组织因子，激活外源性凝血途径，致使TAT水平升高。

（3）注意事项：①血浆标本采集不当可影响检测结果，尤其凝血激活或出现细小凝块时，检测结果明显升高。②样本采集后室温下可稳定8小时，2～8℃可稳定24小时，低于-30℃可稳定30天。③异嗜性抗体可干扰检测结果。

（五）纤维蛋白原测定（Clauss法）

1. 实验原理 凝血酶能转换可溶性纤维蛋白原成不溶性纤维蛋白单体。以国际标准品为参比血浆制作标准曲线，稀释的患者血浆用凝血酶来测定血浆凝固时间，所得的凝固时间与待检血浆中纤维蛋白原浓度呈负相关，进而换算出血浆纤维蛋白原含量。

2. 方法学

（1）标本处理和保存：参见本章第二节。

（2）试剂：商品化纤维蛋白原测定试剂。

（3）仪器：全自动凝血分析仪。

（4）标准操作规程：不同实验室具体反应条件会因所使用的仪器和试剂而异，在保证方法可靠的前提下，应按仪器和试剂说明书设定测定条件，进行标准品、质控品和样品的分析。

3. 结果解读

（1）参考区间：2～4g/L。

（2）临床意义：①纤维蛋白原水平升高。见于糖尿病和糖尿病酸中毒、动脉血栓栓塞（急性心肌梗死发作期）、急性传染病、急性肾炎和尿毒症、结缔组织病、灼伤、骨髓瘤、休克、放射治疗后、老年人外科大手术后、妊娠晚期和妊娠期高血压、轻型肝炎、败血症、急性感染和恶性肿瘤等。②纤维蛋白原含量减少。见于先天性低或无纤维蛋白原血症、异常纤维蛋白原血症、DIC和原发性纤溶症、重症肝炎和肝硬化等，也见于降纤药治疗（如去纤酶、抗栓酶）和溶栓治疗（UK、t-PA），所以是它们的监测指标之一。

（3）注意事项：①Clauss法检测纤维蛋白原含量与TT原理相同，但其使用凝血酶的浓度远远高于TT试剂（＞50倍），且待检标本进行了10倍稀释，所以肝素、FDP和口服凝血酶抑制剂对纤维蛋白原检测结果影响小。②PT衍生法检测纤维蛋白原含量，在PT检测值异常和异常纤维蛋白原时不可靠。Clauss法检测纤维蛋白原与PT衍生法检测纤维蛋白原比值低于0.7时，建议行纤维蛋白原抗原检测，除外异常纤维蛋白原血症。

（六）凝血因子XIII测定

1. 定性实验（尿素溶解试验）

（1）实验原理：活化凝血因子XIII在Ca^{2+}的作用下能使溶于尿素（或单氯乙酸）的纤维蛋白聚合物转变为不溶性的纤维蛋白聚合物（纤维蛋白凝块）。因此。含F XIII的血浆凝固后不再溶于尿素（或单氯乙酸）溶液。如受检血浆中缺乏F XIII，则聚合物可再行溶解。

（2）方法学

标本处理和保存：参见本章第二节。

试剂：5mol/L（30%）尿素：30g尿素加蒸馏水至100ml；0.025mol/L氯化钙。

仪器：电热恒温水浴锅。

标准操作规程：取109mmol/L枸橼酸钠抗凝的乏血小板血浆0.2ml，加入0.025mol/L $CaCl_2$溶液0.2ml，混合后置37℃水浴中，待凝块形成30分钟后，将此凝块从试管壁轻轻剥离，加入4ml 5mol/L的尿素溶液。先每15分钟观察1次，共2小时，以后2～4小时观察1次，共24小时。

（3）结果解读

参考区间：24小时内纤维蛋白凝块不溶解。

临床意义：若纤维蛋白凝块在24小时内，尤其在2小时内完全溶解，表示凝血因子XIII有遗传性或获得性缺乏。获得性缺乏可见于肝脏疾病、转移性肝癌、类风湿关节炎、系统性红斑狼疮、淋巴瘤、恶性贫血、DIC、原发性纤溶等。

注意事项：尿素溶解试验为凝血因子XIII活性的筛查试验，文献报道因子活性小于5%时，该实验才会表现为24小时内凝块溶解，怀疑有F XIII缺乏的患者，初筛阴性时需进一步检测F XIII抗原和活性。

2. 抗原测定

（1）实验原理：F XIII又称纤维稳定因子，由2个A亚基和2个B亚基（载体蛋白）组成，以四聚体的形式在血浆中循环，在凝血级联反应的末期，在凝血酶和Ca^{2+}的作用下，A亚基从B亚基中解离出来，呈现出酶的活性。乳胶颗粒中包被抗F XIII A亚基抗体，当含有F XIII活性A亚基的血浆与试剂中包含的乳胶试剂混合时，乳胶颗粒发生聚集。聚集作用的程度与样品中F XIII Ag的浓度成正比，可通过测量聚合物引起的透射光降低而测定。

（2）方法学

标本处理和保存：参见本章第二节。

试剂：商品化F XIII抗原检测试剂，主要组成成分为乳胶试剂（包被抗F XIII A亚基的多克隆抗体的聚苯乙烯乳胶颗粒）、反应缓冲液和稀释液。

仪器：全自动凝血分析仪。

标准操作规程：不同实验室具体反应条件会因所使用的仪器和试剂而异，在保证方法可靠的前提下，应按仪器和试剂说明书设定测定条件，进行标准品、质控品和样品的分析。

（3）结果解读

参考区间：72.5% ～ 154.8%。

临床意义：F XIII Ag水平降低见于遗传性和部分获得性F XIII 缺乏，后者可见于严重肝炎、肝硬化和转移性肝癌，DIC和原发性纤溶症，急性心肌梗死，急性白血病和恶性淋巴瘤，免疫性血小板减少性紫癜和系统性红斑狼疮，镰状细胞贫血和恶性贫血。

3. 活性测定

（1）实验原理：采用氨释放法。在凝血酶和Ca^{2+}存在的情况下，受检血浆中F XIII 被激活为F XIII a，F XIII a会将甘氨酸乙酯（Glycine Ethyl Ester，GEE）与多肽链相结合，释放出$NH4^+$，在谷氨酸脱氢酶（GLDH）的作用下，$NH4^+$参与还原型烟酰胺腺嘌呤二核苷酸磷酸（NADPH）的脱氢反应，NADPH被氧化为$NADP^+$。分光光度计在340nm处动态检测NADPH，其吸光度降低即可反映受检血浆中F XIII 的活性。

$$F XIII \xrightarrow{\text{凝血酶，}Ca^{2+}\text{，纤维蛋白}} F XIII a$$

$$\text{甘氨酸乙酯} + \text{肽} \xrightarrow{F XIII a} [\text{肽} - \text{甘氨酸乙酯}] + NH4^+$$

$$NH4^+ + NADPH + \alpha\text{-酮戊二酸} \xrightarrow{GLDH} NADP^+ + \text{谷氨酸} + H_2O$$

（2）方法学

标本处理和保存：参见本章第二节。

试剂：商品化XIII因子活性检测试剂，主要组成成分为R1（凝血酶试剂）、R2（检测试剂）。

仪器：全自动凝血分析仪。

标准操作规程：不同实验室具体反应条件会因所使用的仪器和试剂而异，在保证方法可靠的前提下，应按仪器和试剂说明书设定测定条件，进行标准品、质控品和样品的分析。

（3）结果解读

参考区间：70% ～ 140%。

临床意义：同F XIII抗原测定。

（王玉华）

第六节 | 抗凝物质检查

一、抗凝血酶III活性测定

（一）实验原理

抗凝血酶III测定采用发色底物法。抗凝血酶III能和凝血酶形成复合物，使之丧失转化纤维蛋白原为纤维蛋白的酶活性。在血浆中加入过量的凝血酶后，凝血酶与血浆中的AT III形成1:1复合物，剩余的凝血酶作用于显色剂，裂解出显色基团，其显色程度与血浆中剩余凝血酶呈正相关，与AT III活性呈负相关，根据检测反应在405nm处测定吸光度的增加，则可在该动力学中测定出残余的凝血酶含量，进而计算出样品中AT III的含量。

抗凝血酶Ⅲ（ATⅢ）_{样品}＋过量凝血酶 $\xrightarrow{\text{肝素}}$ 凝血酶：抗血酶Ⅲ复合物＋凝血酶_{残余}

Tos-Gly-Pro-Arg-ANBA-IPA $\xrightarrow{\text{残余凝血酶}}$ Tos-Gly-Pro-Arg-OH+ANBA-IPA

（二）方法学

1. 标本处理和保存　见本章第二节。

2. 试剂　商品化抗凝血酶Ⅲ检测试剂，主要组成成分为凝血酶试剂（牛凝血酶、肝素和抑肽酶）、显色剂和缓冲液。

3. 仪器　全自动凝血分析仪。

4. 标准操作规程　不同实验室具体反应条件会因所使用的仪器和试剂而异，在保证方法可靠的前提下，应按仪器和试剂说明书设定测定条件，进行标准品、质控品和样品的分析。

（三）结果解读

1. 参考区间　75%～125%。

2. 临床意义

（1）先天性AT缺陷可分为2类：

Ⅰ型，抗原与活性水平均降低。

Ⅱ型，抗原水平正常，抗凝血酶活性中心存在缺陷或与肝素的结合位点缺陷，可进一步分为3种亚型：

Ⅱa型：活性中心突变导致抗凝血酶活性降低。

Ⅱb型：与肝素结合位点发生突变导致与肝素结合异常。

Ⅱc型：多个结合功能阈突变导致抗凝血酶的功能异常，抗原水平降低。

（2）获得性ATⅢ缺乏：①ATⅢ合成减少主要见于肝硬化、重症肝炎、肝癌晚期，与疾病严重度相关，可伴发血栓形成。②ATⅢ丢失过多见于肾病综合征；③ATⅢ消耗增加可见于血栓前期和血栓性疾病，如心绞痛、心肌梗死、脑血管疾病、DIC、外科手术后、口服避孕药、深静脉血栓形成、肺梗死、妊娠高血压综合征等。

已知肝素是ATⅢ的辅因子，二者结合后可显著提高ATⅢ的抗凝活性。研究显示，ATⅢ的活性为70%时，肝素的作用会降低；当ATⅢ的活性降至30%时，肝素可失去抗凝作用。

（3）ATⅢ水平升高；在血友病A和血友病B、使用黄体酮类药物时，有报道ATⅢ水平升高。

3. 注意事项　发色底物法检测AT活性有基于凝血酶（FⅡa）和FⅩa两种方法，由于凝血酶易使纤维蛋白凝固，且活性不如FⅩa稳定，在测定中用FⅩa代替凝血酶可以减少干扰和增加结果的稳定性。AT抗原和活性应同时测定，有助于AT缺陷症分型。

使用基于凝血酶的发色底物法检测AT时，凡能抑制凝血酶活性的物质（如达比加群、阿加曲班、水蛭素等）均可引起抗凝血酶活性检测结果假性偏高。

6个月以下儿童抗凝血酶水平通常低于正常人，绝经期前女性抗凝血酶较男性稍低，妊娠期显著降低。

二、蛋白C活性测定

（一）实验原理

蛋白C活性测定采用发色底物法。标本中的蛋白C被一种特殊蛇毒活化因子激活，活化的蛋白C作用于显色底物，裂解出显色基团，其显色程度与血浆中活化的蛋白C含量呈正相关。采用动力学方法，通过测量405nm吸光度变化来反映活化PC的含量。实验基于下列反应：

$$蛋白C标本 \xrightarrow{\text{蛋白C活化因子}} APC$$

$$P\text{-glu-pro-arg-MNA} \xrightarrow{APC} P\text{-glu-pro-arg-OH} + MNA$$

（二）方法学

1. 标本处理和保存　见本章第二节。
2. 试剂　商品化蛋白C活性检测试剂，主要组成成分为蛋白C激活剂、底物试剂和缓冲液。
3. 仪器　全自动凝血分析仪。
4. 标准操作规程　不同实验室具体反应条件会因所使用的仪器和试剂而异，在保证方法可靠的前提下，应按仪器和试剂说明书设定测定条件，进行标准品、质控品和样品的分析。

（三）结果解读

1. 参考区间　70% ～ 140%。
2. 临床意义
（1）先天性蛋白C缺陷：患者表现为反复的无明显诱因的血栓形成，分为2类。
Ⅰ型：蛋白C活性和抗原水平平行下降。
Ⅱ型：蛋白C抗原水平正常而活性降低，又可分2个亚型：
Ⅱa型：活性中心异常导致功能降低。
Ⅱb型：辅因子结合部位异常，导致功能降低。
（2）获得性蛋白C缺陷：维生素K缺乏、DIC、肝炎、呼吸窘迫综合征、手术后及口服双香豆素类抗凝药物均可致蛋白C水平降低。
（3）蛋白C活性增加：糖尿病、冠心病、肾病综合征及妊娠后期等蛋白C常呈代偿性增加。
3. 注意事项　除发色底物法外，尚有血浆凝固法检测蛋白C活性，后者涉及蛋白C的催化活性及酶结合活性，较为全面，但可能受到狼疮抗凝物、肝素、高浓度FⅧ（＞250%）等的影响。而发色底物法对于Ⅱb型蛋白C缺乏症会产生假阴性结果，对于临床高度怀疑PC缺乏，但发色底物法检测蛋白C活性正常的患者，应选用凝固法检测蛋白C活性，并同时行抗原检测。

三、蛋白S活性测定

（一）实验原理

蛋白S活性测定采用凝固法。在RVV（Russell蝰蛇毒）激活的血液凝固瀑布反应中，蛋白Ca^{2+}能裂解Ⅴa形成片段。在此反应中，蛋白S作为加速反应的辅助因子，导致标本凝血时间延长，并与蛋白S活性成正比。添加乏蛋白S血浆能够确保反应混合物中有足够的纤维蛋白原、凝血因子Ⅹa使凝血酶原形成凝血酶，凝血酶最终使纤维蛋白原转化为纤维蛋白。

（二）方法学

1. 标本处理和保存　见本章第二节。
2. 试剂　商品化蛋白S活性检测试剂，主要组成成分包括乏蛋白S血浆、活化蛋白C试剂和蛋白S启动剂（Russell蝰蛇毒）。
3. 仪器　全自动凝血分析仪。
4. 标准操作规程　不同实验室具体反应条件会因所使用的仪器和试剂而异，在保证方法可靠的前提下，应按仪器和试剂说明书设定测定条件，进行标准品、质控品和样品的分析。

（三）结果解读

1. 参考区间　70%～135%。

2. 临床意义　蛋白S是一种维生素K依赖血浆蛋白，是活化的蛋白C的辅因子。通过活化的蛋白C使凝血因子Ⅴa、Ⅷa水解失活，从而抑制凝血功能。

（1）先天性蛋白S缺乏分3种类型：

Ⅰ型：蛋白S活性和抗原水平平行降低。

Ⅱ型：总蛋白S抗原和游离蛋白S抗原正常，活性降低。

Ⅲ型：总蛋白S抗原正常，游离蛋白S水平降低，活性降低。

（2）获得性蛋白S缺陷见于：①消耗增多。血栓急性期、DIC、外科手术。②合成减少。肝脏疾病、维生素K缺乏、口服抗凝药物、左旋门冬酰胺酶、新生儿合成不足。③结合型蛋白S和游离型蛋白S重新分布。系统性红斑狼疮、妊娠、口服避孕药、雌激素替代疗法、急性期反应性血浆C4结合蛋白水平升高等。

3. 注意事项

（1）凝固法检测蛋白S活性，易受多种因素影响，见表7-6-1，同时由于方法学问题，凝固法蛋白S活性检测较蛋白S抗原检测易产生降低的结果，国际血栓与止血委员会（ISTH）推荐对怀疑有蛋白S缺乏症患者，可首先进行游离蛋白S抗原检测，但该方法对Ⅱ型PS缺乏症不能检出。

（2）女性蛋白S水平较男性低，且对雌激素水平状态敏感，口服避孕药及雌激素替代治疗，均可降低蛋白S水平，妊娠期游离蛋白S水平仅为正常水平的20%～30%；新生儿总蛋白S和游离蛋白S水平稍低，但功能与成人接近。因此，各实验室应根据不同的检测人群、性别建立自己的参考范围。

表7-6-1　凝固法PS活性检测影响因素

影响因素	PS活性
狼疮抗凝物	升高
高浓度FⅧ活性	降低
FⅤLeiden	降低
直接凝血酶抑制剂	升高
FⅩa抑制剂	升高
肝素	升高
蛋白C缺乏	降低

四、病理性抗凝物质测定

（一）凝血因子抑制物测定（以凝血因子Ⅷ抑制物为例）

1. 实验原理　采用经典Bethesda法。将稀释后的受检血浆与等量的正常人混合血浆混合，37℃孵育2小时后测定其剩余FⅧ的活性，把受检温育混合物和正常温育混合物的FⅧ活性进行比较，以Bethesda单位来计算抑制物的含量，一个Bethesda单位相当于灭活50%该因子的量。

2. 方法学

（1）标本处理和保存：见本章第二节。

（2）试剂：①商品化APTT/PT检测试剂。②乏因子血浆（因子活性＜1%）。③0.05mol/L咪唑缓冲液（pH7.3）：咪唑0.34g，氯化钠0.585g，蒸馏水100ml。

（3）仪器：全自动凝血分析仪。

（4）标准操作规程：①正常人混合血浆制备：选取20人份正常人静脉血，1500×g离心15分钟，吸取等量的上层乏血小板血浆混合，制成正常人混合血浆。多余血浆可分装后冻存于−80℃冰箱备用。②温育混合物的制备：对照：0.2ml正常混合血浆加0.2ml咪唑缓冲液；患者（原倍）：0.2ml患者血浆加0.2ml正常混合血浆。患者（1/2稀释）：0.2ml患者血浆加0.2ml咪唑混合吸出0.2ml后，与0.2ml正常混合血浆混合。患者（1/4稀释）：将上述1/2稀释管中吸出的0.2ml液体与0.2ml咪唑混合再吸出0.2ml后，剩余液体与0.2ml正常人混合血浆混合，依此类推可进行更高倍数稀释。将对照管和稀释后的患者血浆管37℃孵育2小时。③检测对照管和各稀释管患者血浆（原倍、1/2、1/4……）FⅧ活性，计算剩余因子活性，找到剩余凝血因子浓度最接近50%的数值及稀释度，计算抑制物滴度。

3. 结果解读

（1）结果计算

1）剩余因子活性（%）=（受检者FⅧ：C/对照FⅧ：C）×100%。

2）按照表7-6-2，将剩余的因子浓度换算成Bethesda单位。

表7-6-2 剩余因子浓度与Bethesda单位的换算表

%	BU	%	BU	%	BU	%	BU	%	BU
97	0.05	73	0.45	55	0.85	42	1.25	32	1.65
93	0.10	70	0.50	53	0.90	41	1.30	30	1.70
90	0.15	68	0.55	51	0.95	40	1.35	29	1.75
87	0.20	66	0.60	50	1.00	38	1.40	28	1.80
84	0.25	64	0.65	48	1.05	37	1.45	27	1.85
81	0.30	61	0.70	46	1.10	35	1.50	26	1.90
78	0.35	59	0.75	45	1.15	34	1.55	25	2.00
75	0.40	57	0.80	43	1.20	33	1.60		

3）计算凝血因子抗体含量。

受检血浆稀释度×Bethesda单位=每毫升血浆中因子抑制物的Bethesda单位数。

举例：对照管温育后的FⅧ：C=56%；受检血浆（1/4稀释）与正常人血浆混合温育后FⅧ：C=31%；剩余FⅧ：C%=（31/56）×100%=55%；从上表中查得，55%剩余FⅧ对应抑制物为0.85Bethesda单位。

血浆中Ⅷ因子抑制物：

受检血浆稀释度×Bethesda单位=0.85×4=3.4Bethesda U/ml。

（2）参考区间：<0.6Bethesda单位。

（3）临床意义：血友病甲（或其他凝血因子缺乏）患者产生凝血因子Ⅷ（或其他凝血因子）抗体与其基因类型和替代治疗相关，非血友病患者出现抗凝血因子Ⅷ（或其他凝血因子）抗体多见于免疫性疾病，如系统性红斑狼疮、恶性淋巴瘤、多发性骨髓瘤、巨球蛋白血症等。

（4）注意事项：①正常人混合血浆。温育时间指南推荐2小时，目前各种文献报道1～2小时均可，但一般不建议超过2小时。②热灭活。患者血浆因子活性＞5%时或刚刚注射因子制品未过洗脱期时，应进行血浆热处理，56℃灭活30分钟，使患者血浆因子活性＜1%。③剩余因子活性为25%～75%，可进行剩余因子活性和抑制物间的换算，一般选取剩余因子活性最接近50%的血浆进行计算，如果存在上下两个结果剩余因子活性均接近50%的数值，则分别计算其Bethesda单位，最后患者的抗体滴度为两者的平均值。④血浆中存在狼疮抗凝物、肝素或其他抗凝药物因影响凝血因子检测，可导致抑制物检测假阳性。⑤该方法只能检测中和型抗体，对于非中和性抗体不能检出。

（二）肝素或肝素类抗凝物质测定

1. 血浆游离肝素时间测定（又称甲苯胺蓝纠正试验）

（1）实验原理：甲苯胺蓝可中和肝素的抗凝作用。当凝血酶时间延长，可在受检血浆中加入甲苯胺蓝，若延长的TT恢复正常或明显缩短，则表示受检血浆中肝素或类肝素物质增多，否则为其他抗凝血酶类物质存在。

（2）方法学

标本处理和保存：见本章第二节。

试剂：商品化凝血酶时间检测试剂；0.1%甲苯胺蓝溶液。

仪器：全自动凝血分析仪。

标准操作规程：取受检抗凝血浆0.1ml，加0.1%甲苯胺蓝0.1ml，混匀，混合后检测TT。

（3）结果解读

结果判读：在TT延长的患者，加入甲苯胺蓝后TT明显缩短，两者相差大于5秒，提示患者血浆中有肝素或类肝素物质增多；如TT并不因为加入甲苯胺蓝而缩短，提示TT延长不是由肝素或类肝素物质所致。

临床意义：在过敏性休克、使用氮芥或放疗后、严重肝病、系统性红斑狼疮、恶性肿瘤、DIC、肝叶切除后或移植术后等患者的血浆中可能有类肝素物质的增多。

注意事项：同TT检测。

2. 爬虫酶时间测定（reptilase time，RepT）

（1）实验原理：蛇毒内含有一种酶称为爬虫酶，它有类凝血酶作用，能够使纤维蛋白原凝固，但不受抗凝血酶物质（肝素、生理性血浆抗凝血酶）影响，所以对接受肝素治疗的患者检查纤维蛋白形成的情况极为有用。

（2）方法学

标本处理和保存：见本章第二节。

试剂：爬虫酶时间测定试剂。

仪器：全自动凝血分析仪。

标准操作规程：不同实验室具体反应条件会因所使用的仪器和试剂而异，在保证方法可靠的前提下，应按仪器和试剂说明书设定测定条件，进行质控样品和血浆样品分析。

（3）结果解读

参考区间：18～22s，超过正常对照3s为异常。

临床意义：血循环中有肝素存在时TT延长，而RepT正常，结合TT和RepT可初步判断患者血浆TT延长的原因，见表7-5-2。

注意事项：同TT检测。

3. 硫酸鱼精蛋白中和试验

（1）实验原理：硫酸鱼精蛋白具有强碱基团可与强酸性的肝素结合，使肝素失去抗凝作用。当TT延长，可在受检血浆中加入硫酸鱼精蛋白，若延长的TT恢复正常或明显缩短，则表示受检血浆中肝素或类肝素物质增多，否则为其他抗凝血酶类物质存在。

（2）方法学

标本处理和保存：见本章第二节。

试剂：商品化凝血酶时间检测试剂；5%硫酸鱼精蛋白工作液［用生理盐水将商品化硫酸鱼精蛋白（5ml∶50mg）注射液稀释为5%浓度工作液］。

仪器：全自动凝血分析仪。

标准操作规程：取受检抗凝血浆180μl，加5%硫酸鱼精蛋白工作液20μl，混匀，混合后检测TT。

（3）结果解读

结果判读：在TT延长的患者，加入硫酸鱼精蛋白后TT明显缩短，不超过正常对照结果5秒，提示患者血浆中有肝素或类肝素物质增多；如TT并不因为加入硫酸鱼精蛋白而缩短，提示TT延长不是由肝素或类肝素物质所致。

临床意义：同血浆游离肝素时间测定。

注意事项：同血浆游离肝素时间测定。

（三）狼疮抗凝物测定

1. 稀释的蝰蛇毒时间（diluted Russell viper venom time，dRVVT）测定

（1）实验原理：dRVVT检测是改良的Russell蝰蛇毒稀释试验，包含筛选试剂（LA1）和确认试剂（LA2）。LA1中的鲁塞尔蝰蛇毒能直接激活凝血因子X导致血浆凝固。血浆中存在的狼疮抗凝物质能使LA1的凝固时间延长，LA2与LA1试剂相比含有过量的磷脂，能够中和血浆中的狼疮抗凝物质，从而使延长的凝固时间缩短或正常，计算LA1/LA2比值，当该比值＞1.2时，则提示狼疮抗凝物存在。

（2）方法学

标本处理和保存：见本章第二节。

试剂：商品化dRVVT检测试剂，主要试剂组成LA1（蝰蛇毒、适量磷脂、抗肝素剂）和LA2（蝰蛇毒、过量磷脂、抗肝素剂）。

仪器：全自动凝血分析仪。

标准操作规程：不同实验室具体反应条件会因所使用的仪器和试剂而异，在保证方法可靠的前提下，应按仪器和试剂说明书设定测定条件，进行质控样品和血浆样品分析。

（3）结果解读

1）结果计算

dRVVT筛选＝筛选试验结果（秒）/正常人筛选试验结果（秒）。

dRVVT确认＝确认试验结果（秒）/正常人确认试验结果（秒）。

dRVVT比值＝dRVVT筛选/dRVVT确认。

2）参考区间

dRVVT筛选0.8～1.2；dRVVT确认0.8～1.2；dRVVT比值0.8～1.2。

dRVVT筛选延长同时dRVVT比值延长时，判断为狼疮抗凝物阳性。

3）临床意义：狼疮抗凝物是一类自身循环抗体，可与带负电荷磷脂、心磷脂和β_2糖蛋白Ⅰ型、凝血因子（如凝血酶原）形成的复合物。见于多种临床疾病，如抗磷脂综合征、系统性红斑狼疮、其他自身免疫性疾病、易栓症、不明原因流产、死胎、胎儿发育迟缓、恶性肿瘤、白血病等，也是不明原因血栓患者的重要危险因素。当dRVVT筛选＞1.2，dRVVT比值＞1.2时，提示狼疮抗凝物存在，需12周以后复查，以排除一过性的狼疮抗凝物。

4）注意事项：检测系统内磷脂含量至关重要，要求待检血浆中尽量祛除血小板成分，可以在常规离心获得乏血小板血浆后，将上层血浆的2/3移至无添加剂的惰性玻璃管内，再次1500×g离心15分钟，最后取所得血浆的上2/3用于检测，这样可以避免剩余血小板磷脂参与反应，影响检测结果。

dRVVT筛选和确认计算时，正常人筛选和确认结果是选取20人份表观正常人，分别进行筛选和确认时间检测，最后分别计算20人份正常人筛选和确认时间的平均值。试剂更换批号时要求重新检测正常人dRVVT筛选和确认时间。

纤维蛋白原、FⅡ、FⅤ和FⅩ严重缺乏以及存在相应的抗凝血因子高滴度抗体时，也会导致LA1和/或LA2明显延长或者不凝固，出现dRVVT比值无法计算，排除因凝血因子缺乏导致LA1和/或LA2不凝固，可将患者血浆和正常人血浆1:1混合后重新检测LA1和/或LA2，但此方法可能会降低

dRVVT的灵敏度。

同时存在狼疮抗凝物和凝血因子FⅡ/FⅤ/FⅩ缺乏时，表现为LA1延长，同时LA2延长（凝血因子缺乏导致），出现dRVVT假阴性结果。

2. 二氧化硅凝固时间（silica clotting time，SCT）测定

（1）实验原理：基于二氧化硅的凝固时间的检测。SCT检测试剂包含筛选试剂和确认试剂。狼疮抗凝物检测试剂中加入了钙和二氧化硅，这样可以直接激活内源性凝血途径。血浆中存在的狼疮抗凝物质能结合试剂中的磷脂，使SCT筛选时间延长。确认试剂与筛选试剂相比含有过量的磷脂，能够中和血浆中的狼疮抗凝物质，从而使延长的凝固时间缩短或正常，计算SCT筛选/确认的比值，当该比值＞1.16时，则提示狼疮抗凝物存在。

（2）方法学

标本处理和保存：见本章第二节。

试剂：商品化SCT检测试剂，主要试剂组成LA1（二氧化硅、钙、适量磷脂）和LA2（二氧化硅、钙、过量磷脂）。

仪器：全自动凝血分析仪。

标准操作规程：不同实验室具体反应条件会因所使用的仪器和试剂而异，在保证方法可靠的前提下，应按仪器和试剂说明书设定测定条件，进行质控样品和血浆样品分析。

（3）结果解读

1）结果计算

SCT筛选＝筛选试验结果（秒）/正常人筛选试验结果（秒）。

SCT确认＝确认试验结果（秒）/正常人确认试验结果（秒）。

SCT比值＝SCT筛选/SCT确认。

2）参考区间

SCT筛选0.84～1.16，SCT确认0.84～1.16，SCT比值0.84～1.16。

SCT筛选延长同时SCT比值延长时，判断为狼疮抗凝物阳性。

3）临床意义：同dRVVT测定。

4）注意事项：同dRVVT测定，不同的是SCT是将硅土作为激活物来检测APTT，因此反应会受到内源性凝血因子和共同途径凝血因子活性影响。

（四）心磷脂抗体测定

1. 实验原理　采用化学发光免疫分析法。抗心磷脂（IgG、IgM、IgA）抗体检测采用化学发光的两步骤免疫测定法，心磷脂包被磁珠，样品中的抗心磷脂抗体可以被磁珠捕获。经过孵育、磁性分离和洗涤之后，加入化学物质标记的抗人IgG/IgM/IgA抗体示踪剂与磁珠上被捕获的抗心磷脂IgG/IgM/IgA抗体结合，再次经过孵育、磁性分离和洗涤后，加入激发剂激发光学反应，由光学系统检测相对光单位（RLUs）。RLUs与样品中抗心磷脂抗体浓度成正比。

2. 方法学

（1）标本处理和保存：见本章第二节。

（2）试剂：商品化抗心磷脂抗体IgG/IgM/IgA检测试剂。

（3）仪器：全自动化学发光分析仪。

（4）标准操作规程：不同实验室具体反应条件会因所使用的仪器和试剂而异，在保证方法可靠的前提下，应按仪器和试剂说明书设定测定条件，进行标准品、质控样品和血浆样品分析。

3. 结果解读

（1）参考区间

抗心磷脂IgG抗体：＜20U/ml。

抗心磷脂 IgM 抗体：＜20U/ml。

抗心磷脂 IgA 抗体：＜20U/ml。

（2）临床意义：抗心磷脂抗体（ACL）是一种以血小板和内皮细胞膜上带负电荷的心磷脂作为靶抗原的自身抗体，常见于 SLE 与其他自身免疫性疾病（特发性血小板减少性紫癜、风湿性关节炎），在病毒感染、肝硬化、恶性肿瘤、脑梗死等疾病中也会升高。该抗体与血栓形成、自然流产或宫内死胎等密切相关。是诊断抗磷脂综合征的实验室指标之一。部分正常人 ACL 抗体也可呈阳性。

（五）抗 β₂ 糖蛋白 I 抗体测定

1. 实验原理　采用化学发光免疫分析法。抗 β₂ 糖蛋白 I（IgG、IgM、IgA）测定法是一种化学发光的两步骤免疫测定法，纯化 β₂GP I 包被磁珠，样品中的抗 β₂GP I 抗体可以被磁珠捕获。经过孵育、磁性分离和洗涤之后，加入化学物质标记的抗人 IgG/IgM/IgA 抗体示踪剂与磁珠上被捕获的抗 β₂GP I IgG/IgM/IgA 抗体结合，再次经过孵育、磁性分离和洗涤后，加入激发剂激发光学反应，由光学系统检测相对光单位（RLUs）。RLUs 与样品中抗 β₂GP I 抗体浓度成正比。

2. 方法学

（1）标本处理和保存：见本章第二节。

（2）试剂：商品化抗 β₂ 糖蛋白 I IgG/IgM/IgA 检测试剂。

（3）仪器：全自动化学发光分析仪。

（4）标准操作规程：不同实验室具体反应条件会因所使用的仪器和试剂而异，在保证方法可靠的前提下，应按仪器和试剂说明书设定测定条件，进行质控样品和血浆样品分析。

3. 结果解读

（1）参考区间

抗 β₂GP I IgG 抗体：＜20U/ml。

抗 β₂GP I IgM 抗体：＜20U/ml。

抗 β₂GP I IgA 抗体：＜20U/ml。

（2）临床意义：同抗心磷脂抗体测定。

（魏红媛　王玉华）

第七节 | 纤溶系统检查

一、纤溶酶原活性测定

（一）实验原理

采用发色底物法。在测试杯中纤溶酶原（plasminogen）与链激酶形成复合物，链激酶激活血浆中的纤溶酶原，使之转变为纤溶酶，纤溶酶作用于发色多肽底物的酰胺键，释放出对硝基苯胺（PNA）而显色。采用动力学方法，以 405nm 下吸光度的升高来反映复合物的含量。

$$纤溶酶原＋链激酶 \rightarrow [纤溶酶原－链激酶]$$

$$HD\text{-}Nva\text{-}CHA\text{-}lys\text{-}Pna \xrightarrow{[纤溶酶原－链激酶]} HD\text{-}Nva\text{-}CHA\text{-}lys\text{-}OH ＋ p\text{-}氮苯胺$$

（二）方法学

1. 标本处理和保存　见本章第二节。
2. 试剂　商品化纤溶酶原活性检测试剂，主要成分为链激酶、纤溶酶底物。
3. 仪器　全自动凝血分析仪。
4. 标准操作规程　不同实验室具体反应条件会因所使用的仪器和试剂而异，在保证方法可靠的前提下，应按仪器和试剂说明书设定测定条件，进行定标品、质控样品和血浆样品分析。

（三）结果解读

1. 参考区间　5% ～ 150%。
2. 临床意义
（1）纤溶酶原活性增强或含量升高，表示纤溶活性降低，见于高凝状态和血栓性疾病。
（2）纤溶酶原活性减弱或含量降低，表示纤溶活性升高，见于原发性和继发性纤溶亢进或先天性纤溶酶原缺乏。
（3）肿瘤和糖尿病患者纤溶酶原水平会升高。而肝病、DIC及溶栓治疗的患者，由于合成减少或消耗增加而使纤溶酶原水平降低。
3. 注意事项
（1）标本采集过程避免反复穿刺，激活纤溶酶或形成细小凝块等会导致结果降低。
（2）链激酶不能直接激活PLG，但可与PLG形成1∶1的复合物，使PLG结构发生改变，自身降解产生纤溶酶而水解发色底物显色，由于血浆PLG水平受多重因素影响而出现波动，不能灵敏地反映纤溶亢进。

二、α_2抗纤溶酶活性测定

（一）实验原理

采用发色底物法。在标本中加入过量的纤溶酶，纤溶酶与α_2抗纤溶酶（α_2-antiplasmin，α_2-AP）形成复合物，使纤溶酶失活。然后加入发色底物，在剩余纤溶酶的作用下，底物被水解释放出pNA而显色，显色深浅与血浆中剩余纤溶酶呈正相关，与标本中α_2-AP呈负相关。反应公式如下：

$$\alpha_2\text{抗纤溶酶（标本）}+\text{过量纤溶酶}\rightarrow[\alpha_2\text{抗纤溶酶}-\text{纤溶酶}]+\text{纤溶酶（剩余）}$$

$$\text{HD-Nva-CHA-lys-pNA}\xrightarrow{\text{纤溶酶（剩余）}}\text{HD-Nva-CHA-lys-OH}+\text{pNA}$$

（二）方法学

1. 标本处理和保存　见本章第二节。
2. 试剂　商品化α_2抗纤溶酶活性检测试剂，主要成分为纤溶酶、发色底物S-2403和缓冲液。
3. 仪器　全自动凝血分析仪。
4. 标准操作规程　不同实验室具体反应条件会因所使用的仪器和试剂而异，在保证方法可靠的前提下，应按仪器和试剂说明书设定测定条件，进行定标品、质控样品和血浆样品分析。

（三）结果解读

1. 参考区间　80% ～ 120%。

2. 临床意义

（1）α_2-AP水平升高：可见于动脉和静脉血栓形成、产后和恶性肿瘤等。

（2）α_2-AP水平降低：可见于先天缺乏，与出血问题相关；肝脏疾病导致的合成减少，DIC及手术后导致消耗增加，肾病综合征时经肾丢失，或溶栓治疗时利用增多等。

3. 注意事项　血浆α_2-AP的含量通常较为恒定，α_2-AP比纤溶酶原测定能更灵敏地反映纤溶活性。对于一些伤口愈合慢，出血时间延长，PT、APTT正常的患者，可能是由α_2-AP缺乏所致。

三、纤维蛋白单体测定

（一）实验原理

采用免疫比浊法。用特异性抗纤维蛋白单体（fibrin monomer，FM）的单克隆抗体共价包被乳胶颗粒，然后将乳胶颗粒悬浊液与待测血浆混合，通过抗原抗体反应，导致乳胶颗粒聚集，从而引起混合液浊度增加。通过吸光度增加反映浊度的增加，从而可以用光学法进行测量。吸光度的增加反应血浆中纤维蛋白单体水平。

（二）方法学

1. 标本处理和保存　见本章第二节。

2. 试剂　商品化纤维蛋白单体检测试剂。

3. 仪器　全自动凝血分析仪。

4. 标准操作规程　不同实验室具体反应条件会因所使用的仪器和试剂而异，在保证方法可靠的前提下，应按仪器和试剂说明书设定测定条件，进行定标品、质控样品和血浆样品分析。

（三）结果解读

1. 参考区间　$0 \sim 6\mu g/ml$。

2. 临床意义

（1）FM反映凝血的早期阶段，而D-Dimer反映纤溶，FM比D-Dimer更能在早期预测血栓形成的状态。

（2）评估高凝状态（如前列腺癌，胰腺癌，术后等）下血栓风险。

（3）有助于提高DIC的诊断和预后评估。

四、纤维蛋白（原）降解产物测定

（一）实验原理

纤维蛋白（原）降解产物（fibrinogen and fibrin degradation products，FDP）测定采用乳胶颗粒增强的免疫比浊法。用特异性抗人FDP抗体标记乳胶颗粒，与受检血浆混合，待检血浆中的FDP与乳胶颗粒包被的特异性抗体结合，产生凝集以致浊度增加。通过测定浊度的变化量，求出FDP的浓度。

（二）方法学

1. 标本处理和保存　见本章第二节。

2. 试剂　商品化FDP检测试剂，主要组成成分为R1（抗人FDP单克隆抗体乳胶试剂）、R2（缓冲液）和FDP稀释液。

3. 仪器　全自动凝血分析仪。

4. 标准操作规程　不同实验室具体反应条件会因所使用的仪器和试剂而异，在保证方法可靠的前提下，应按仪器和试剂说明书设定测定条件，进行定标品、质控样品和血浆样品分析。

（三）结果解读

1. 参考区间　＜5.0μg/ml。

2. 临床意义

（1）FDP为纤维蛋白原和交联纤维蛋白单体的降解产物，主要反映原发性纤溶亢进。

（2）DIC、感染、肿瘤、外伤、近期手术、妊娠高血压综合征、静脉栓塞以及溶栓治疗等伴有纤维蛋白（原）溶解可导致FDP水平升高。

3. 注意事项　不同厂家的FDP检测试剂因其乳胶颗粒包被的抗FDP抗体针对FDP表位不同，其检测结果受影响因素不同，一些因素干扰作用可通过稀释检测降低，对于不能通过稀释检测降低干扰作用，而高度怀疑假阳性的标本，可换用不同厂家的检测试剂重新检测。

五、D-二聚体测定

（一）实验原理

采用免疫比浊法。当单克隆抗体（8D3）共价包被的聚乙烯颗粒，与含有D-Dimer的标本混合时，发生抗原抗体反应，产生凝集。D-二聚体交联的区域具有立体对称结构，即单克隆抗体作用的抗原决定表位出现2次。因此，一个抗体有足够能力触发凝集反应，从而浊度的升高可以用比浊法检测。

（二）方法学

1. 标本处理和保存　见本章第二节。

2. 试剂　商品化D-二聚体检测试剂，主要组成成分为D-Dimer试剂（D-Dimer单克隆抗体包被的聚乙烯颗粒）、缓冲液、稀释液和异嗜性封闭试剂。

3. 仪器　全自动凝血分析仪。

4. 标准操作规程　不同实验室具体反应条件会因所使用的仪器和试剂而异，在保证方法可靠的前提下，应按仪器和试剂说明书设定测定条件，进行定标品、质控样品和血浆样品分析。

（三）结果解读

1. 参考区间　＜0.55mg/L FEU。

2. 临床意义

（1）D-二聚体是交联纤维蛋白的降解产物，是继发性纤溶亢进的重要依据。

（2）D-二聚体在继发性纤溶亢进中为阳性，原发性纤溶亢进中为阴性，是鉴别二者的重要指标。

（3）高凝状态、血栓性疾病和DIC时，血浆D-二聚体水平明显升高，是诊断DIC的重要依据。

（4）感染、肿瘤、外伤、近期手术、妊娠期高血压综合征、静脉栓塞以及溶栓治疗等伴有纤维蛋白降解导致D-二聚体水平升高。

（5）D-二聚体可作为溶栓治疗有效的观察指标。

3. 注意事项

（1）D-二聚体具有2种当量形式（DDU和FEU），报告中不能相互转换。

（2）因D-二聚体检测敏感性高，特异性低，故是排除血栓性疾病尤其是静脉血栓最常用的诊断指标。

（3）D-二聚体参考区间的限定对于静脉血栓形成的排除诊断至关重要。各实验室应根据自身需要建立针对特定人群（如老人、孕妇等）的cut-off值。

（4）D-二聚体阴性的患者中仍有少数件静脉血栓，可见于末梢深静脉血栓、亚段肺动脉栓塞或周围性肺栓塞，纤溶活性降低，标本采集时间间隔过长等情况。

（5）类风湿因子、异嗜性抗体等可致D二聚体检测结果假性升高。

六、纤溶酶－抗纤溶酶复合物测定

（一）实验原理

纤溶酶－抗纤溶酶复合物（plasmin-α_2-antiplasmin inhibitor complex，PIC）测定采用磁微粒化学发光免疫分析法，利用双抗体夹心法原理。第一步将待测标本和包被PIC抗体的免疫磁珠加入反应管中进行免疫反应，反应一段时间后清洗，第二步加入碱性磷酸酶标记的PIC抗体，形成双抗体夹心免疫复合物，反应结束清洗后加入免疫分析仪用底物液，测定发光信号。待测标本的发光信号值经校准曲线计算后得出其PIC浓度。

（二）方法学

1. 标本处理和保存　见本章第二节。

2. 试剂　PIC测定试剂，主要组成成分为磁珠工作液R1（PIC抗体包被的磁珠）、PIC抗体－碱性磷酸酶标记物和发色底物。

3. 仪器　全自动化学发光分析仪。

4. 标准操作规程　不同实验室具体反应条件会因所使用的仪器和试剂而异，在保证方法可靠的前提下，应按仪器和试剂说明书设定测定条件，进行定标品、质控样品和血浆样品分析。

（三）结果解读

1. 参考区间　＜0.8μg/ml。

2. 临床意义

（1）PIC是反应纤溶功能亢进的标志物，用于高纤溶血症和溶栓治疗的临床监测。

（2）PIC是急性静脉血栓的特异性指标，心肌梗死、缺血性脑卒中、早期DIC、活动性恶性肿瘤等时其水平均可升高。

（3）风湿性疾病时PIC水平升高，系统性红斑狼疮时PIC水平升高与疾病的活动性相关。

3. 注意事项

（1）装载试剂时，轻轻来回转动磁珠工作液，保证磁性完全悬浮。

（2）标本采集后室温下稳定8小时，2～8℃可稳定24小时，低于−30℃可稳定30天。

（3）异嗜性抗体可干扰检测结果。

七、组织纤溶酶原激活物/纤溶酶原激活抑制物-1复合物测定

（一）实验原理

组织纤溶酶原激活物/纤溶酶原激活抑制物-1复合物（Tissue plasminogen activator/plasminogen activator inhibitor-Ⅰ complex，tPAI·C）测定采用磁微粒化学发光免疫分析法，利用双抗体夹心法原理。待测标本和包被tPAI·C抗体的免疫磁珠加入反应管中，温育进行免疫反应形成双抗体免疫夹心复合物，反应结束清洗后加入免疫分析仪用底物液，测定发光信号。待测标本的发光信号值经校准曲线计算后得出其tPAI·C浓度。

（二）方法学

1. 标本处理和保存　见本章第二节。

2. 试剂　商品化tPAI·C测定试剂，主要组成成分为磁珠工作液R1（tPAI·C抗体包被的磁珠）、tPAI·C抗体－碱性磷酸酶标记物和发色底物。

3. 仪器　全自动化学发光分析仪。

4. 标准操作规程　不同实验室具体反应条件会因所使用的仪器和试剂而异，在保证方法可靠的前提下，应按仪器和试剂说明书设定测定条件，进行定标品、质控样品和血浆样品分析。

（三）结果解读

1. 参考区间　男 ≤17.0ng/ml，女 ≤10.5ng/ml。

2. 临床意义

（1）tPAI·C是反映纤溶启动阶段功能的生物标志物，血浆浓度升高提示血浆组织型纤溶酶原激活物（t-PA）浓度增加。

（2）DIC、先兆子痫、肥胖和溶栓治疗时tPAI·C水平升高。

3. 注意事项

（1）血浆tPAI·C水平可随年龄而升高，在剧烈运动、机体应激反应时也升高。

（2）tPAI·C在早上8：00左右呈峰值，在傍晚呈低值。

（姜春俊　王玉华）

参 考 文 献

［1］李家增，王鸿利，韩忠朝. 血液实验学［M］. 上海：上海科学技术出版社，1997.

［2］王鸿利，王学锋. 血栓病临床新技术［M］. 北京：人民军医出版社，2003.

［3］阮长耿. 出血与血栓性疾病的诊断和治疗进展［J］. 中国输血杂志，2010，23（10）：753-755.

［4］陈实. 临床技术操作规范［M］. 北京：人民军医出版社，2010.

［5］王学锋. 常用止凝血检测的临床应用与评价［J］. 临床血液学杂志，2014（4）：550-554.

［6］尚红，王毓三，申子瑜. 全国临床检验操作规程［M］. 4版. 北京：人民卫生出版社，2015.

［7］田奎朋，关杰，邓新立，等. PFA-100和INNOVANCE PFA-200血小板功能分析仪的临床应用及研究进展［J］. 中国医学装备，2017，14（4）：170-174.

［8］KENNETH KAUSHANSKY，MARSHALL A LICHTMAN，JOSEF T PRCHAL，等. 威廉姆斯血液学［M］. 9版. 陈竺，陈赛娟，译. 北京：人民卫生出版社，2018.

［9］杨仁池. 凝血因子Ⅷ/Ⅸ抑制物诊断与治疗中国指南（2018年版）解读［J］. 临床血液学杂志，2019（1）：4.

［10］王建祥，肖志坚，邱录贵，等. 邓家栋临床血液学［M］. 上海：上海科学技术出版社，2020.

［11］中国研究型医院学会血栓与止血专委会. 活化部分凝血活酶时间延长混合血浆纠正试验操作流程及结果解读中国专家共识［J］. 中华检验医学杂志，2021，44（8）：690-697.

［12］钱爽，赵益明. 血管内皮细胞参与静脉血栓形成的研究进展［J］. 中华血管外科杂志，2021，6（4）：292-296.

［13］曲林琳，吴卫，续薇，等. 卫生行业标准《血浆凝固实验血液标本的采集及处理指南》解读［J］. 中华医学杂志，2021，101（35）：2811-2816.

［14］CHRISTIE DJ，AVARI THRITY，CARRINGTON LR，et al. Platelet function testing by aggregometry；Approved guideline［S］.

［15］SRIVASTAVA A，SANTAGOSTINO E，DOUGALL A，et al. WFH Guidelines for the Management of Hemophilia，3rd edition［J］．Haemophilia，2020，26（Suppl 6）：1-158.

［16］DEVREESE K，GROOT P，LAAT B，et al．Guidance from the Scientific and Standardization Committee for lupus anticoagulant/antiphospholipid antibodies of the International Society on Thrombosis and Haemostasis［J］．Journal of Thrombosis and Haemostasis，2020，18（12）：2828-2839.

［17］JAMES PD，CONNELL NT，AMEER B，et al．ASH ISTH NHF WFH 2021 guidelines on the diagnosis of von Willebrand disease［J］．Blood Advances，2021，5（1）：280-300.

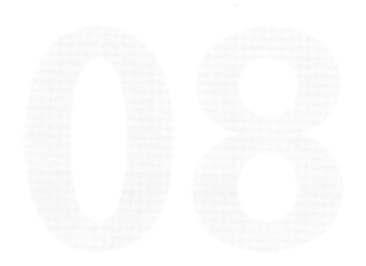

第八章
细胞形态学检查

第一节 | 光学显微镜形态学检查

应用光学显微镜辨认染色后骨髓和外周血涂片的细胞形态，能够发现是否存在数量及形态异常，为血液系统疾病诊断提供重要信息和疾病方向，是血液系统疾病诊断的基础和前提。骨髓穿刺术用于疾病筛查具有操作风险小、便捷的优点，对患者仅造成轻度不适，各级医院可常规开展。因此，细胞形态学观察虽然为一种基本的检查方法，但在血液系统疾病的诊断、治疗及科研等方面，仍然具有重要的参考价值。近些年来，随着免疫学、细胞遗传学和分子生物学等检查技术的发展，血液系统疾病的诊断进入了MICM综合诊断的时代。各项检查手段虽各有优点，但同样存在不足，仍需以细胞形态学作为基础。目前研究血细胞形态的方法有多种，使用的显微镜除有一般的光学显微镜外，还有相差显微镜、荧光显微镜和电子显微镜等。标本的染色方法多种多样，但最常用的是瑞特（Wright）染色，又称瑞氏染色。因此，本章中主要介绍一般光学显微镜下瑞特染色的血细胞形态学相关技术、正常血细胞和病理状态下血细胞的形态学特点，以及投射电子显微镜下正常血细胞和病理状态下血细胞的特点等内容。

一、骨髓穿刺术

（一）细胞形态学检查申请单

细胞形态学检查申请单应包括患者的基本信息、症状体征、临床诊断、相关检查结果以及穿刺部位等。骨髓细胞形态学检查的诊断意见与患者临床资料紧密相关，因此必须提供病史及相关的检查结果，如血常规等。表8-1-1所示为中国医学科学院血液病医院骨髓涂片细胞形态学检查申请单的样式。

表8-1-1　骨髓涂片细胞形态学检查申请单

骨髓涂片细胞形态学检查申请单			
申请号		标本号	
患者ID	姓名	年龄	住院次数
类别	住院/门诊BM	发往科室　细胞形态	性别
申请备注		开单医生	开单科室
症状 体征 临床诊断 其他诊断 化验结果			
骨髓涂片细胞学检查—髂骨/胸骨/胫骨＋血（骨髓分类）			
开单日期		采集时间	

（二）骨髓穿刺

良好的取材对于细胞形态学检查十分重要。标本制备的质量直接影响形态学的观察结果。

1. 穿刺部位 从5～7岁开始，人体的骨髓组织中脂肪细胞逐渐增多，代替造血性红骨髓，因此骨髓穿刺选取造血细胞较多的部位，一般选取的部位以中轴骨为主，包括髂后上棘、髂前上棘、胸骨、胫骨、腰椎棘突，基于穿刺部位结构情况首选穿刺部位是髂后上棘。下面以髂后上棘穿刺为例，进行简要说明。

2. 穿刺操作方法

（1）患者侧卧位，上方腿向胸部弯曲，下方腿伸直，使腰骶部向后突出，髂后上棘明显突出于臀部上方，或第5腰椎水平旁开3cm左右，用手按可得一钝圆形突起。患者取俯卧位时可借助腰椎定位法确定穿刺部位。

（2）碘伏局部消毒，以穿刺点为中心、半径5cm消毒穿刺点周围皮肤。戴无菌手套将无菌洞巾盖于操作部位，洞巾洞口对准穿刺部位。

（3）2%利多卡因麻醉局部皮肤，进针至骨面后，以穿刺点为中心对周围骨膜进行多点麻醉。每次推注利多卡因前要先进行抽吸，确认无回血后方可推注，以免针头误入血管、将利多卡因推入血循环引起心律失常等严重不良反应。

（4）术者左手固定骨穿部位，右手将具有内芯的骨穿针与骨面垂直方向进针、钻入骨面，骨穿针进入髓腔固定后拔出内芯，接注射器抽取骨髓液，抽取量一般以0.2～0.5ml为宜。过多地抽取骨髓液，会导致骨髓液被血液稀释，从而对骨髓增生程度及细胞比例的判定造成影响。留取足够标本后拔除注射器，回纳内芯，拔出骨穿针。穿刺部位加盖无菌敷料，按压5～15分钟。

注意：胸骨、髂前上棘和胫骨穿刺均采用仰卧位，胸骨穿刺定位于胸骨体第1、2肋间，由于胸骨体较薄（约1cm）、且胸骨体后方有升主动脉，因此需要注意进针深度（约1.5cm）；髂前上棘为腹股沟外上方的骨性标志，可作为穿刺点进行骨穿检查；1周岁以内的婴儿可选择胫骨作为穿刺点，取胫骨前内侧、胫骨粗隆水平下1cm骨面最宽处即可。余操作方法同髂后上棘穿刺方法。

（三）骨髓及外周血涂片制备

1. 骨髓涂片制备 抽吸的骨髓液外观呈红色黏稠性，可见骨髓小粒、油滴，将未抗凝的骨髓液从注射器中推出、滴于一张干净的载玻片上，另取一张载玻片沾取适量骨髓液，呈约30°角均匀涂于其他载玻片上。血膜的长短、厚薄应适宜，制作良好的涂片，血膜可分为头、体、尾三个部分。涂片血膜过厚，细胞堆叠，影响细胞形态辨认；血膜过薄，细胞过于分散，影响计数效率，有时还会造成细胞形态改变。制片后选取涂片良好的标本2～3张进行染色。

2. 外周血涂片制备 可选取静脉血或末梢血（包括耳血和指尖血）取血，取干净的载玻片蘸取少量外周血，呈约30°角均匀涂于其他载玻片上。制片后选取涂片良好标本2～3张进行染色。

（四）标本染色

骨髓及外周血常用的染色方法主要有瑞特（Wright）染色及瑞特-吉姆萨（Wright-Giemsa）染色。以瑞特染色为例进行阐述。

1. 染色原理 瑞特染料中有美蓝和伊红两种成分，前者为碱性，后者为酸性，它们与细胞内的各种物质具有不同的亲和力，使其显现出不同的色调。蛋白质是由若干个氨基酸所组成的，而每个氨基酸分子中有一个酸性的羧基（-COOH）和一个碱性的氨基（-NH2），这种既有酸基又有碱基的物质称为两性物质。当其反应生成新化合物时，仍保持氨基酸的两性特性。血细胞核由脱氧核糖核酸和强碱性的组蛋白、精蛋白等形成核蛋白。这种强碱性的物质与瑞特染液中的酸性染料伊红亲和力较强，被染成红色；核蛋白中还有少量的弱酸性蛋白，它们与染液中的碱性染料美蓝相互作用而被染成蓝色，但含量太少，蓝色反应极弱，故核染色呈现紫红色。较幼稚的细胞胞质和核仁中含有酸性物质，它们与染液中的碱性染料美蓝相互作用，故被染成蓝色。当细胞含酸、碱性物质各半时，它们既与酸性物质相互作用，又与碱性物质相互作用，因此被染成红蓝色或灰红色，即多嗜性；当胞质中酸性物质消耗殆尽时，只与染液中的伊红相互作用，故被染成粉红色，即正色性。

2. 试剂　商品化染色液。如实验室自配试剂，可参考中国医学科学院血液病医院病理诊断中心配制方法：

（1）瑞特染色液：称取瑞特染料1g，置于洁净干燥研钵中，加入少量分析纯甲醇研磨片刻，吸出上层染液，再加入少量甲醇继续研磨，再吸出上层染液，如此连续几次，共加入甲醇500ml。将染液收集于棕色玻璃瓶中，盖好瓶盖，密闭保存，存放1周后即可使用，在此期间可每天摇晃震荡1分钟，利于染料溶解。存放时间稍长染色效果更佳。

（2）瑞特-吉姆萨染色液：相比于上述瑞特染色液配制方法，多添加吉姆萨染料0.3g，其余配置步骤与瑞特染色液相同。

（3）缓冲液：1%磷酸二氢钾30ml、1%磷酸氢二钠20ml、蒸馏水加至1000ml。

通常瑞特染液染色时，其pH为6.4～6.8。

3. 标准操作规程

（1）将涂片标本水平放置于染片架上，用滴管将0.5～1ml染液滴于涂片上，随后用洗耳球将染液驱散，使其布满整张涂片，以防漏掉涂膜部分。稍等片刻后加入缓冲液，并使缓冲液与染液混均匀。染液与缓冲液之比约为1∶2。

（2）染色时间：通常为20～40分钟。然而实际工作中还应根据涂片厚薄、有核细胞多少、室内温度高低等调整染色时长。涂片有核细胞较少，染色时间可较短；反之，涂片有核细胞较多的标本，染色时间应适当延长。

（3）冲洗：用自来水冲洗涂片上的染液。轻轻摇动玻片，使染液沉渣漂起冲走。切勿先倾去染液再用水冲，这样会使涂片上的许多染料沉淀于血膜上。冲洗不可过久，水冲力亦不能过大，以防脱色或薄膜脱落。冲洗后浆标本竖在晾片架上，于空气中自然干燥，或用洁净滤纸将水吸干后，即可镜下观察。

4. 注意事项

（1）染色涂片冲洗后，应在空气中自然干燥或风干，不可火烤干。未干透的血膜不能染色，否则染色时血膜容易脱落。

（2）染液量需充足，勿使染液蒸发干燥，以防染料附着于涂片上。

（3）涂片上的细胞着色过深，或有许多沉淀物时，待标本干燥后，立即用甲醇或瑞特染液滴于涂片上约1秒后立即用水冲洗，可以去除染料沉渣或脱色。当细胞着色过浅时，可以先加缓冲液，再加染液，重新染色。

（4）新鲜涂片应立即染色，未染的涂片保存不超过1周。如果保存时间过长，即使用甲醇固定，其细胞着色也不佳，且形态多发生改变。

（5）未染色标本不可接触水，水可使标本溶血而使细胞无法判定；亦不可接触福尔马林液，或造成细胞不着色。

（6）实验试剂需按试剂管理程序严格管理。同一批号新试剂使用前必须经过验证，合格后方可使用。使用前需核对有效期，以保证为合格试剂。

（7）细胞染色会受染液酸碱度的影响。由于细胞所含蛋白质等电点的不同，其着色亲和力也不尽相同。蛋白质在等电点之上时，可和阳离子（如碱性染料美蓝等）相结合；如在等电点之下时，则与阴离子（如酸性染料伊红等）相结合。所以，染液偏碱性时，细胞着色偏蓝；反之，染液偏酸时，细胞着色偏红。因此，标本染色时，必须使染液在一定的pH范围内染色。

（五）血细胞形态观察（读片）

1. 骨髓涂片

（1）肉眼：选择染色较好的涂片，观察油滴、骨髓小粒情况。一般质量好的涂片，肉眼观察可见骨髓小粒，并有头、体、尾三部分。

（2）低倍镜（×100倍）：判断取材、涂片、染色是否满意；评估骨髓小粒及油滴分级；判断骨髓增生程度；估算骨髓小粒造血细胞面积；计数全片巨核细胞数目；寻找瘤细胞团及噬血现象等。观察顺序一般为由下到上、由尾到头观察。低倍镜观察结束时，在体尾交界处选择一处有核细胞分布均匀，且细胞数量最能反映骨髓增生程度的部位，换至油镜下观察。

（3）高倍镜（×1000倍）：观察顺序是由下到上（或由上到下），由左到右。观察单个血细胞形态，分类计数200个有核细胞。观察有无特殊细胞或寄生虫等；计算粒、红比值和各系及各阶段细胞的百分比；分析巨核细胞所处阶段；如遇到发育异常，粒、红系需要各分100个细胞并计算发育异常细胞占该系细胞的比例，巨核细胞至少需要计数30个判断发育异常比例。

2．外周血涂片

（1）肉眼：选择染色较好的涂片。

（2）低倍镜（×100倍）：观察白细胞数目；成熟红细胞的分布方式。

（3）高倍镜（×1000倍）：分类计数100个白细胞，有核红细胞单独计数，不计数在100个白细胞中。观察白细胞的形态；成熟红细胞的大小、形状等；血小板的多少及分布方式。

3．读片注意事项

（1）每个细胞必须根据体积大小、核浆比例，核的形状、核染色质结构、核仁的有无、胞质颜色及胞质内颗粒的性质，进行全面综合分析，不能单凭一、两种特点下结论。

（2）血细胞的原始阶段，形态彼此极相似，虽各有一些特点，但甚难鉴别。此时可寻找与该细胞相似而又较成熟的早期幼稚细胞加以比较。因细胞越成熟，特点越多，越易于鉴别。从早期幼稚细胞的种类可推测该原始细胞的种类。如所找到的与该原始细胞相似的早期幼稚细胞是早幼粒细胞，则可推测该细胞为原粒细胞。

（3）血细胞的发育是一个连续的过程。为了工作上的方便，根据一定特点人为将各个血细胞系统分为若干阶段，因此有些细胞可能有较早阶段的某些特点，而同时又有下一阶段的某些特点，即"过渡形式"，按一般习惯我们将这种细胞划分在较晚的阶段中。

（4）病理情况下，血细胞发育过程紊乱，可出现胞质、胞核发育不平衡现象。镜下观察往往呈现胞核的发育落后于胞质，在同一细胞具有上下两个阶段的特点，我们也将其划分在较晚的阶段中。如某一粒细胞核似早幼粒细胞，胞质似中幼粒细胞，则将它划分为中幼粒细胞。

（5）在骨髓分类计数中常遇到个别难于鉴别的细胞，则将其划入分类不明细胞栏内。在正常情况下，这种细胞不应过多。

（6）由于每次染色的条件难以完全相同，不同涂片颜色的深浅、偏酸、偏碱常有变化，上述各种细胞的区别只是相对而言，并非十分显著。因此，在鉴别细胞时须与同一张涂片上的细胞相对比。如原始细胞的核染色质比早幼粒细胞的细致，系指同一张涂片的此两种细胞相对比而言，但这张涂片的原粒细胞的核染色质细致的程度，未必与另一张相同，因此不能把细胞在该张涂片中孤立起来看待。

（六）标本保存

阅片后选用专用标本柜存储染色后涂片，按标本编号有序归档，至少保存10年。保存地点要求干燥、通风。

二、正常及异常血细胞形态

（一）血细胞命名及发育演变规律

1．血细胞的命名　血细胞分化发育过程中，形态演变形成各阶段细胞，对于各阶段细胞的命名在以往的国内外相关书籍中并没有统一的标准，实际应用中比较混乱。因此，在1960年4月9日，我国血液学工作者召开座谈会，讨论关于统一血细胞命名的问题，并制定了统一血细胞名称的规定。统一命名的血细胞包括原始血细胞、原红细胞、原粒细胞、原单核细胞等。

2. 血细胞的分化、发育体系　血细胞的发育是连续的，起自多能造血干细胞。由多能造血干细胞分化为早期祖细胞，再经过不断地分化、发育形成晚期祖细胞，然后形成形态学可辨认的前体细胞，最后经过一系列的增殖、分化、成熟，形成具有特定功能的成熟血细胞。在形态学上一般将血细胞分成3个阶段，即原始阶段、幼稚阶段和成熟阶段。粒、红两系统细胞因特点较多，又将幼稚阶段分为早幼、中幼、晚幼3个阶段。粒细胞系统依其胞质内所含颗粒的特点不同，又可分为3种：嗜酸性粒细胞、嗜碱性粒细胞和中性粒细胞。各系的详细发育体系见图8-1-1。

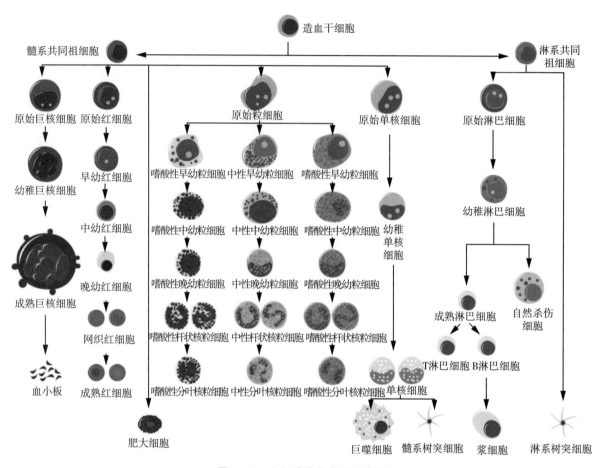

图8-1-1　血细胞分化发育示意图

3. 血细胞发育成熟过程的形态学演变规律　血细胞发育成熟过程中受细胞内成分变化的影响，形态发生演变，由原始到幼稚再到成熟，其形态演变规律如下。

（1）胞体：通常胞体由大到小，但巨核细胞在发育过程中胞体由小变大，原粒细胞到早幼粒细胞由小到大。

（2）胞质〔瑞特（或瑞特-吉姆萨）染色〕：①胞质量。由少到多。②胞质颜色。蓝色由深到浅（浆细胞除外），部分阶段细胞出现粉色，如中性中幼粒及以下阶段细胞。③颗粒的变化。无颗粒→非特异性颗粒（嗜天青颗粒等）→特异性颗粒（中性、嗜酸和嗜碱）。

（3）胞核：①体积。由大到小，成熟红细胞胞核消失。②形状。圆形、类圆形→不规则形（分叶、扭曲、折叠等）。③染色质。细致、疏松→粗糙、紧密块状。④核仁。从有到无，清晰→模糊→消失。

（4）核质比：由大到小。

（二）红细胞系统

1. **正常红细胞形态** 通常采用四级分类法将有核红细胞分为原红细胞、早幼红细胞、中幼红细胞和晚幼红细胞四个阶段。有核红细胞从原始至成熟的发育过程中，细胞逐渐变小，胞质颜色逐渐由蓝色转为淡红色。各阶段红细胞形态见图8-1-2。

（1）原红细胞：细胞圆形或椭圆形，直径15～25μm。胞核圆形，占细胞绝大部分，多居中，染色质呈均匀粗颗粒状，可见1～3个核仁，但与周围无明显界限。胞质强嗜碱性，呈深蓝色，没有颗粒，边缘可有瘤状突起，核周常有环核半月形淡染区。此类细胞在正常骨髓中比例<1%。红血病时原红细胞明显增多，占有核细胞比例≥30%。

（2）早幼红细胞：圆形或椭圆形，直径15～18μm。胞核圆形，仍占细胞绝大部分，染色质开始凝聚，深浅不一，但未形成块状，核仁消失或仅可见痕迹。胞质量较多，嗜碱性，深蓝色或天蓝色，无颗粒，边缘仍可有瘤状突起。

（3）中幼红细胞：圆形或椭圆形，细胞开始进一步变小，直径8～18μm。胞核圆形，居中或略偏。染色质凝聚成块，呈龟背状，副染色质清楚，核仁消失。胞质量丰富，由于血红蛋白合成逐渐增多、核糖体减少，呈淡蓝色或灰蓝色。这一阶段的幼红细胞开始失去有丝分裂的能力。

（4）晚幼红细胞：圆形或椭圆形，直径7～13μm。胞核圆形，居中或偏位。核染色质明显凝集，呈均匀块状，副染色质消失，无核仁。胞质量丰富，呈淡红色，接近成熟红细胞的颜色。

（5）成熟红细胞：直径7～13μm，平均直径为7.6μm。正常成熟红细胞两面微凹而呈圆盘状，中心浅染、浅染区约占红细胞直径的1/3。

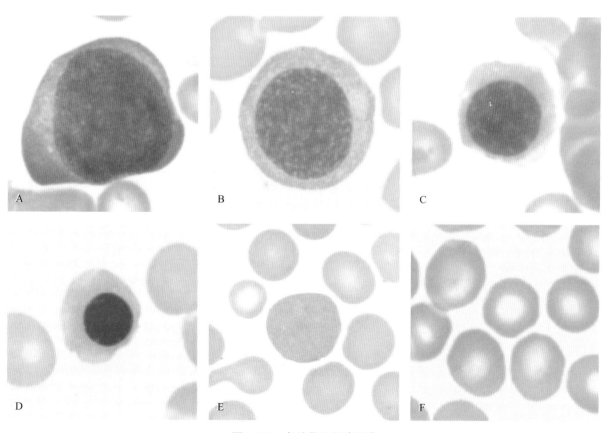

图8-1-2 各阶段红细胞形态

注：A.原红细胞；B.早幼红细胞；C.中幼红细胞；D.晚幼红细胞；E.多色素性红细胞；F.成熟红细胞。

2．发育异常及形态改变的红细胞形态

（1）幼稚红细胞阶段

1）红系发育异常（病态造血）：发育异常可见于多种疾病，主要包括骨髓增生异常综合征、骨髓增生异常/骨髓增殖性肿瘤、急性髓系白血病等。红系发育异常的种类主要有巨幼样变、核出芽、花瓣核、大小核、核碎裂、核间桥、奇数核、多核、胞质空泡、环形铁粒幼红细胞及过碘酸希夫染色阳性等。其中核出芽、花瓣核特异性较差，在增生性贫血、溶血性贫血、感染性疾病等多种疾病均可见；而巨幼样变与巨幼细胞贫血中的巨幼变形态十分近似，单个细胞形态常难以准确区分。

2）红系巨幼变：由于叶酸、维生素B$_{12}$缺乏等原因，导致细胞DNA合成障碍，胞核发育落后于胞质的各阶段幼红细胞。其形态表现为胞体增大、核染色质疏松。

3）幼红细胞造血岛：由数个至数十个有核红细胞聚集而成，多以中、晚幼红细胞为主，原及早幼红细胞较少。中心为1～2个巨噬细胞，为有核红细胞提供养分。

（2）成熟红细胞阶段

1）多色素性红细胞：为尚未完全成熟的红细胞。体积稍大，胞质内存有少量嗜碱物质，血红蛋白含量相对增多，呈灰蓝色或淡蓝色。正常人外周血中此种细胞占1%左右，增多提示骨髓红细胞系统增生旺盛。再生障碍性贫血时则减少。

2）球形红细胞：红细胞膜与体积比例失常，由双凹圆盘形变为球形的红细胞。中央淡染区消失，体积变小，呈高色素性。增多主要见于遗传性和获得性球形红细胞增多症。

3）椭圆形红细胞：红细胞由圆形变成椭圆形，失去正常的双凹圆盘形结构，长轴大于短轴2倍的红细胞。幼稚红细胞及网织红细胞均不呈现椭圆形。增多主要见于先天性椭圆形红细胞增多症，偶见于缺铁性贫血及骨髓增生异常综合征等。

4）泪滴状红细胞：具有单个较长的尖端，呈泪滴状或者梨形的成熟红细胞，泪滴细刺可长可短。可见于正常人，但在骨髓纤维化时多见。

5）棘形红细胞：表面出现1到数个对称突出、短而钝圆形凸起的成熟红细胞，呈钝锯齿状。多见于肝脏病患者、脾切除术后、β脂蛋白缺乏症等。

6）皱缩红细胞：细胞周边呈锯齿状，排列紧密，间距大小相等，外端较尖。涂片上分布不均，为染片操作不当所致。

7）口形红细胞：红细胞中心有一条苍白裂缝区，酷似微张之嘴或鱼口。正常人少见，增多常见遗传性口形红细胞增多症、酒精性肝病等。

8）破碎红细胞：形态不规则，像被撕裂成碎片的红细胞。常为盔形、三角形、刺芒状、碎裂状。多为红细胞通过因堵塞而致管腔狭窄的微血管时，受挤压或其他原因破碎所致。多见于微血管病溶血性贫血、血栓性血小板减少性紫癜、DIC等。

9）镰状红细胞：指含有血红蛋白S的红细胞在缺氧环境下，血红蛋白发生聚合，扭转变形，胞体变长、弯曲如镰刀状的成熟红细胞。主要见于镰状细胞性贫血。

10）靶形红细胞：边缘及中央有血红蛋白着色，而二者之间被淡染区所包围的成熟红细胞。形似箭靶的靶心。在地中海贫血时多见，但也可见于血红蛋白病、缺铁性贫血及脾切除术后等。

11）低色素性红细胞：血红素生成障碍，红细胞中所含的血红蛋白低，导致中央淡染区扩大的成熟红细胞。常见于缺铁性贫血、地中海贫血等。

12）嗜碱性点彩红细胞：由核糖体凝集导致胞质内出现大小不等、分布不均的嗜碱性点状物质的成熟红细胞。增多见于重金属中毒（如铅、锌、汞、硒等），也可见于严重贫血、骨髓增生异常综合征等。

13）红细胞缗钱状排列：因血浆中的某些蛋白，尤其是纤维蛋白原和球蛋白升高时，使红细胞表面正负电荷发生改变，进而导致红细胞相互黏着成缗钱状的形态学表现。见于血浆中纤维蛋白原和球蛋白水平升高时，如多发性骨髓瘤、瓦尔登斯特伦巨球蛋白血症等。

14）卡伯特环（Cabot ring）：红细胞内由紫红色小颗粒组成的环形或"8"字形物质。此种物质可能是核膜或纺锤体，也可能是变性蛋白或脂蛋白。严重贫血、重金属中毒时可见到。

15）豪-乔小体（Howell-Jolly body）：幼红细胞或成熟红细胞胞质内的一个或多个直径为1～2μm的紫红色圆形小体。为幼红细胞核破裂溶解不全所致的染色质残余物。可出现于脾切除术后、严重贫血和骨髓增生异常综合征等疾病。

16）帕彭海姆小体（Pappenheimer body）：在红细胞内观察到的体积较小、数量不等的嗜碱性包涵体。普鲁士蓝染色可见其富含铁颗粒。多见于铁粒幼细胞贫血、血红蛋白病等。

17）海因茨小体（Heinz body）：由于氧化等因素对血红蛋白造成损害，进而变性形成的细胞内包涵体，经煌焦油蓝染色后，在红细胞内呈一个或数个1～2μm大小的蓝色且具有折光性颗粒状小体。多见于G6PD缺乏症、脾切除术后等。

（三）粒细胞系统

1. 正常粒细胞形态　粒细胞系细胞主要包括原粒细胞、早幼粒细胞、中幼粒细胞、晚幼粒细胞、杆状核粒细胞及分叶核粒细胞。Golgi复合体可产生3种性状不同的特异性颗粒，即中性、嗜酸性和嗜碱性颗粒。根据特异性颗粒不同，又可分为中性、嗜酸性、嗜碱性粒细胞三类。各阶段粒细胞形态见图8-1-3。

（1）原粒细胞：直径12～20μm。胞核圆形或椭圆形，占细胞绝大部分，居中或稍偏，染色质呈纤细颗粒状，可有数个淡蓝色小核仁，周界明显；胞质量少，天蓝色，无或有少量颗粒。有时可见一种小型原粒细胞，其体积小，胞质很少，但核的特点依然存在。原粒细胞在正常骨髓中少见，一般＜2%。增多时主要见于急性髓系白血病、骨髓增生异常综合征等疾病。急性髓系白血病伴t（8；21）（q22；q22）时，原粒细胞常可见核凹陷，且凹陷处淡染。

（2）早幼粒细胞：圆形或椭圆形，直径12～25μm，在粒系分化中，该阶段体积最大。胞核圆形或椭圆形，偏于细胞一侧，染色体粗粒网状，可有核仁1～4个或已开始消失，其界限不如原粒细胞清晰。胞质量较多，淡蓝色，近核凹陷常有一不着色区（高尔基区），胞质内含有数量不等的紫红色非特异性颗粒（嗜天青颗粒）。正常骨髓中一般少于5%。应用粒细胞刺激因子后，此期细胞增多。急性早幼粒细胞白血时增多，但形态异常，称为异常早幼粒细胞，常具有颗粒增多、"蝴蝶样"核、内外浆、柴束状奥氏小体等特殊形态学特点。

（3）各阶段中性粒细胞

1）中性中幼粒细胞：圆形或椭圆形，直径10～20μm。胞核偏于一侧，椭圆形或略有凹陷，核染色质开始凝聚略呈团块状，核仁消失；胞质量较多，呈淡蓝色或淡粉色，内含大量细小密集的中性颗粒，为特异性颗粒。中性颗粒常在近核处先出现，而嗜天青颗粒常分布在细胞边缘。慢性髓细胞性白血病时，此期细胞增多。AML伴t（8；21）（q22；q22）及骨髓增生异常综合征时，中性中幼粒细胞常见核浆发育不平衡、核分叶不良、胞质染色异常（黄沙样颗粒）、空泡等形态学异常。

2）中性晚幼粒细胞：圆形或椭圆形，直径10～16μm。胞核呈肾形或有凹陷的半圆形，但其凹陷应在假设核直径1/2～3/4之间，不足1/2者为中幼粒细胞，超过3/4者则为杆状核粒细胞。核染色质呈团块状，出现副染色质，无核仁。胞质量多，充满细小的淡粉色中性颗粒。慢性髓细胞性白血病、类白血病反应等疾病时，此期细胞增多。

3）中性杆状核粒细胞：容易识别，细胞圆形或椭圆形，直径10～13μm。胞核如杆状、带状，胞核凹陷超过假设核直径的3/4。核染色质凝固成块状，副染色质明显。胞质内已不含有嗜碱性物质，而满布淡粉色中性颗粒。慢性髓细胞性白血病、类白血病反应等疾病时，此期细胞增多。

4）中性分叶核粒细胞：极易识别，细胞圆形或椭圆形，直径10～13μm。核呈分叶状，正常为2～5叶，异常时可见6、7叶以上，叶与叶之间常有一细丝相连，分叶时核最窄处应小于最宽处的1/3；染色质呈块状，胞质内布满淡粉色中性颗粒。慢性中性粒细胞白血病、慢性髓细胞性白血病、各种感染时，中性分叶核粒细胞比例升高。

（4）各阶段嗜酸性粒细胞：胞质中出现特异性颗粒——嗜酸性颗粒，阶段划分标准同中性粒细胞。胞质中充满紫褐色和橘红色粗大、有立体感、带折光性圆形颗粒。成熟嗜酸性粒细胞多分为2叶，似眼镜状。嗜酸性粒细胞增多可见于多种疾病，如嗜酸性粒细胞白血病、慢性髓细胞性白血病、过敏性疾病、寄生虫病等。AML伴inv（16）或t（16；16）（p13.1；q22）时，可见异常嗜酸性粒细胞，相比于正常不成熟嗜酸性粒细胞，这类细胞的胞质中可见更为粗大的紫褐色嗜酸性颗粒。

（5）各阶段嗜碱性粒细胞：胞质中出现特异性颗粒——嗜碱性颗粒，阶段划分标准同中性粒细胞。胞质中含有数量及大小不等的紫黑色嗜碱性颗粒，分布散乱，常覆盖在胞核上，致核形态不易观察。嗜碱性粒细胞正常骨髓及外周血少见，增多常见于慢性髓细胞性白血病等。嗜碱性粒细胞以早期阶段增多为主，成熟阶段少见，且原始细胞比例升高，一般见于急性嗜碱性粒细胞白血病。

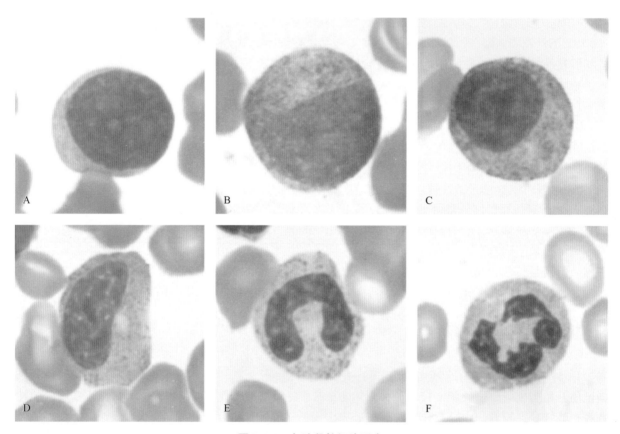

图8-1-3 各阶段粒细胞形态

注：A.原粒细胞；B.早幼粒细胞；C.中性中幼粒细胞；D.中性晚幼粒细胞；E.中性杆状核粒细胞；F.中性分叶核粒细胞。

2. 发育异常及形态改变的粒细胞

（1）粒系发育异常（病态造血）：同红细胞系一样，粒系发育异常也可见于多种疾病，主要包括骨髓增生异常综合征、骨髓增生异常综合征/骨髓增殖性肿瘤、急性髓系白血病等。发育异常类型主要包括胞质颗粒减少或缺失、巨幼样变、染色质异常凝集、假性佩-许畸形、假性契-东（Chediak-Higashi）颗粒、胞体过大、核分叶过多、核质发育不平衡、奥氏小体等。

（2）鼓锤小体：此种小体见于杆状或分叶核中性粒细胞的一端或核的其他部位，有一向外伸出的突起，其顶端椭圆形或圆形，与核相连部分较细或为一细丝，形如球拍状或鼓锤状，故而得名。正常成年女性较易见，可占5%左右；男性一般在1%以下。通常一个细胞内含有1个，有时可有2个。骨髓增生异常综合征等疾病时，一个细胞内含有的鼓锤小体可大于或等于4个，视为发育异常。

（3）佩-许畸形（pseudo-Pelger-Huët anomaly）：中性粒细胞核分叶能力减退，胞核呈圆形或哑铃状、花生状、眼镜鼻夹状等，其间难以形成核丝，而核染色质聚集呈块状的现象。是一种常染色体显性遗传性疾病的表现。在骨髓增生异常综合征、骨髓增生异常综合征/骨髓增殖性肿瘤、急性髓系白血病等情况时，中性粒细胞也可出现核分叶能力减退，是粒细胞发育异常的一种形态学表现，形态与佩-许畸形近似。为与之相区别，故称为假性佩-许畸形。

（4）Chediak-Higashi异常：表现为中性粒细胞胞质内含有数个至数十个大小不等的圆形、卵圆形或不规则的直径1～3μm的紫红色颗粒性包涵体。主要见于契-东综合征，该病属于少见的常染色体隐性遗传性疾病。在骨髓增生异常综合征、骨髓增生异常综合征/骨髓增殖性肿瘤、急性髓系白血病等情况时，也可出现近似形态学改变，为粒细胞发育异常。为与之相区别，故称为假性契-东异常。

（5）奥-赖畸形（Alder-Reilly anomaly）：黏多糖病患者中性粒细胞胞质中出现许多深紫红色、粗大的嗜天青颗粒的现象。为溶酶体不能分解黏多糖所致。该形态异常也可见于单核细胞、淋巴细胞的胞质中。

（6）梅-黑异常（May-Hegglin anomaly）：特征为各阶段粒细胞胞质内终生含有淡蓝色包涵体，呈圆形或条状，近似于杜勒小体。该病为一种少见的常染色体显性遗传性疾病。

（7）杜勒小体（Döhle body）：指中性粒细胞胞质内呈淡蓝色或灰蓝色，圆形、梨形或云雾状的嗜碱性区域。直径为1～2μm，为核质发育不平衡的表现。常见于败血症、烧伤、骨髓增生异常综合征等。

（8）奥氏小体（Auer rod）：又称棒状小体，指异常髓系细胞胞质中的紫红色细长棒状物质。一条或多条，由嗜天青颗粒融合而成，为病理性改变，主要出现于血液系统髓系肿瘤细胞中。

（9）中毒颗粒：在严重的化脓性感染、恶性肿瘤及急性中毒等情况时，中性粒细胞胞质中出现的增粗、着色深、大小不等及分布不均的颗粒。应用粒细胞刺激因子后，也可出现近似形态改变。

（四）巨核细胞系统

1. 正常巨核细胞形态　巨核细胞是骨髓中最大的造血细胞，其系统包括原巨核细胞、幼稚巨核细胞、颗粒型巨核细胞、产板型巨核细胞、裸核型巨核细胞及血小板。观察巨核细胞的分布、数量及形态改变，以骨髓活检最为准确。在取材良好的情况下，骨髓涂片中巨核细胞的数量及各阶段比例可以为疾病诊断提供参考，但不能完全替代骨髓活检。各阶段巨核细胞形态见图8-1-4。

（1）原巨核细胞：呈圆形或椭圆形，直径15～30μm，边缘多不规则，常有伪足样突起。胞核大、圆形或椭圆形，占细胞绝大部分，染色质呈粗颗粒网状，核仁2～4个，常不清晰；胞质量少，深蓝色，周边深染，一般无颗粒。正常骨髓中原巨核细胞少见，急性原巨核细胞白血病时，该类细胞数量明显增多。

（2）幼稚巨核细胞：圆形或不规则形，细胞体积增大，直径20～50μm。胞核大，形态多样，有重叠或扭转，可呈肾形或不规则分叶状，核叶大小不一，各叶之间由细丝相连，染色质粗糙凝聚、排列紧密，核仁消失；胞质量明显增多，浅蓝或灰蓝色，含有很多大小一致的紫红色颗粒。在免疫性血小板减少性紫癜时，此期细胞可增多。

（3）颗粒型巨核细胞：又称成熟无血小板形成巨核细胞。胞体巨大且不规则，直径40～100μm或更大，胞核形状不规则，呈层叠或分叶状，染色质粗糙、可聚集呈团块状，无核仁；胞质丰富，淡蓝色或粉红色含有紫红色颗粒，如云雾状，但无血小板形成。此期细胞增多，常见于特发性血小板减少性紫癜。

（4）产板型巨核细胞：又称成熟有血小板形成巨核细胞。颗粒型巨核细胞再成熟，胞核不规则，呈层叠或分叶状；胞质呈粉红色，充满紫红色颗粒，胞质边缘形成血小板。多量或大片状血小板生成常见于骨髓增殖性肿瘤。

（5）裸核型巨核细胞：巨核细胞发育成熟后，胞质形成血小板或脱落，仅剩胞核，称为裸核型巨

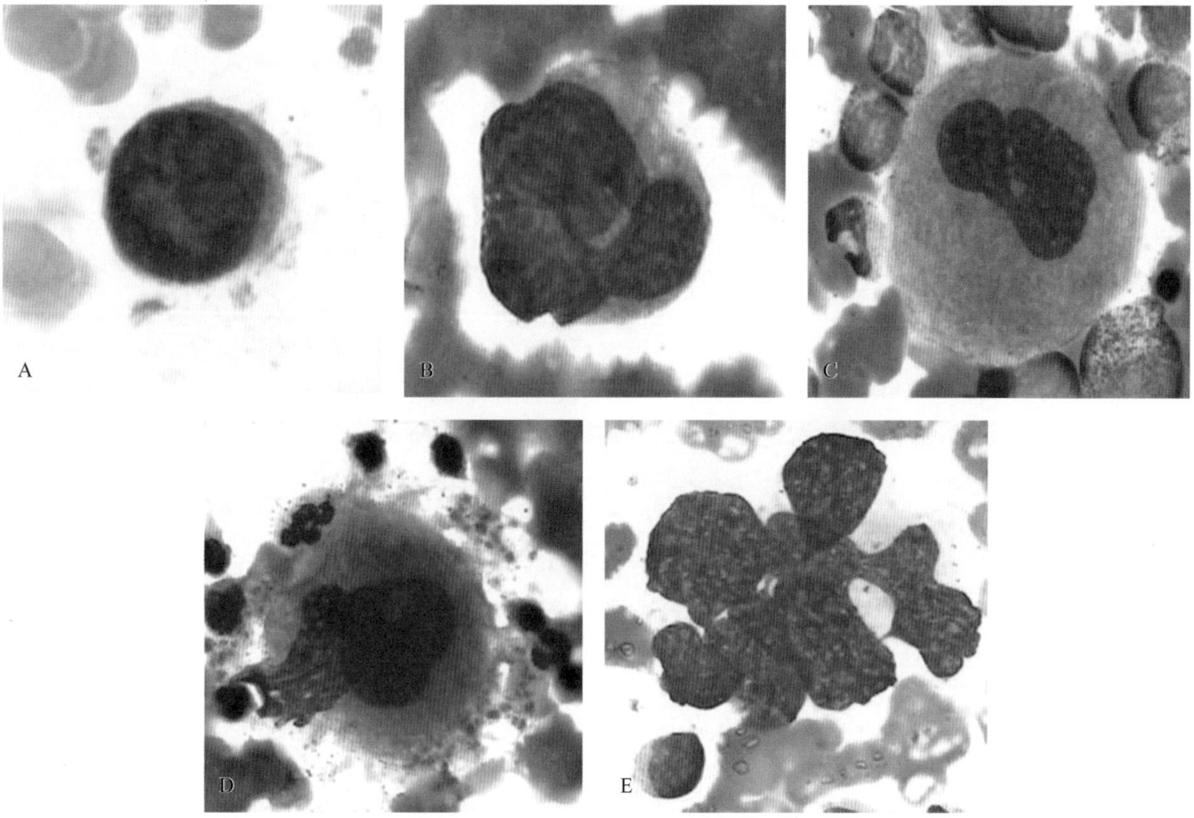

图8-1-4　各阶段巨核细胞形态

注：A.原巨核细胞；B.幼稚巨核细胞；C.颗粒型巨核细胞；D.产板型巨核细胞；E.裸核型巨核细胞。

核细胞。

（6）血小板：正常血小板为圆形、椭圆形或不规则形，直径2～4μm，呈淡粉色，内含若干淡紫红色的小颗粒。在病理情况下，血小板易变形，其形各异、大小不等，有时巨大血小板直径可达25μm以上。骨髓及外周血都可以出现异形血小板，若外周血中出现较多异形血小板时，则多属病态，临床应进一步检查血小板的功能。血小板无力症、骨髓增殖性肿瘤等多种疾病时，外周血均可见较多异形血小板。

2. 巨核细胞系的发育异常　相对于粒细胞系、红细胞系发育异常，巨核细胞系发育异常种类较少，主要包括单圆核巨核、多圆核巨核及微小巨核细胞等。其中微小巨核细胞对于诊断骨髓增生异常综合征等肿瘤性疾病具有重要参考价值，在良性疾病少见。需要提及的是，除非在分类计数细胞时发现微小巨核细胞，否则不建议油镜下花费较多时间全片寻找，CD41巨核酶标染色能够更为有效地判定。

（五）单核细胞系统

单核细胞系统包括原单核细胞、幼单核细胞、成熟单核细胞。各阶段单核细胞形态见图8-1-5。

1. 原单核细胞　圆形或不规则形，直径15～25μm。胞核圆形或椭圆形，染色质纤细、疏松，核仁大而清晰、多为单个；胞质呈蓝色或淡蓝色，可有伪足。在常规染色骨髓涂片中，其与原粒细胞形态近似常无法准确区分，需要借助细胞化学染色加以鉴别。在急性原单核细胞和急性单核细胞白血病时，此期细胞增多。

2. 幼单核细胞　圆形或不规则形，直径15～25μm。胞核形态不一，可呈椭圆形，也可折叠或分叶状，染色质较纤细，可聚集呈粗网状，出现特征性的线性折叠，核仁不见或不清晰；胞质量增

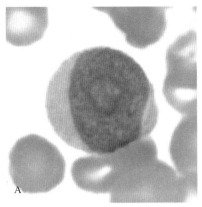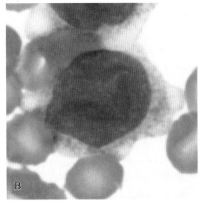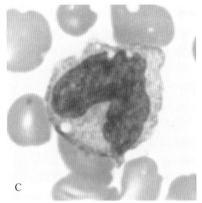

图 8-1-5 各阶段单核细胞形态

注：A.原单核细胞；B.幼单核细胞；C.单核细胞。

多，灰蓝色，可有许多细小的嗜天青颗粒。在急性单核细胞白血病、慢性粒-单核细胞白血病时，此期细胞增多。

3. 单核细胞 圆形或不规则形，直径 12～20μm。胞核居中或偏于一侧，其形不规则，如肾形、马蹄形、分叶形，可有折叠或扭转，染色质较疏松，也可凝集呈粗网状或条索状，但无凝集的块状染色质；胞质量多，灰蓝色，散布许多细小的嗜天青颗粒，可有空泡。此期细胞增多，可见于反应性增多、慢性粒-单核细胞白血病、急性单核细胞白血病等。

（六）淋巴细胞系统

1. 正常淋巴细胞形态（图 8-1-6A）

（1）原淋巴细胞：圆形或椭圆形，周界明显，直径 10～20μm。核居中或略偏一侧，核膜清楚，染色质较原粒细胞为粗、呈深紫色，可有 1～2 个清晰核仁、较小；胞质量少，呈天蓝色，近核处常有淡染区，无或偶有嗜天青颗粒。正常骨髓中少见，儿童可稍多。急性淋巴细胞白血病时，此期细胞增多。

（2）幼稚淋巴细胞：圆形或椭圆形，大小与原淋巴细胞相近。胞核圆形或椭圆形，染色质粗糙、较紧密，核仁模糊不清或消失；胞质量稍多，天蓝色，偶有嗜天青颗粒；核/质比较原淋巴细胞为小。正常骨髓中少见。

（3）淋巴细胞：圆形或椭圆形，直径 7～18μm 不等，根据其胞体大小又可分为小淋巴细胞、大淋巴细胞。

小淋巴细胞：胞体小，直径 7～10μm。胞核圆形或蚕豆状，占细胞大部分，染色质致密成块状，团块边界不清、呈渐变性，无核仁或仅有模糊的痕迹；胞质量少，天蓝色，无或有少许嗜天青颗粒。慢性淋巴细胞白血病、传染性淋巴细胞增多症等疾病时，此种细胞增多。

大淋巴细胞：胞体中等大小，直径 12～18μm。胞核圆形或有凹陷，染色质致密成块状，无核仁或仅有模糊的痕迹；胞质量较多，天蓝色，无或有嗜天青颗粒。

2. 不典型淋巴细胞形态 淋巴细胞形态发生改变，有别于正常淋巴细胞时，均可称为不典型淋巴细胞。根据其细胞性质，形态学描述又可分为"不典型淋巴细胞疑为反应性"和"不典型淋巴细胞疑为肿瘤性"。以往外周血中形态学描述的"异型淋巴细胞"更多为反应性淋巴细胞。淋巴瘤分型庞杂，瘤细胞常不具有特异性形态改变，其诊断更多依靠骨髓病理及流式细胞学等检查。因此，在此仅列举少数形态学特征较为明显的淋巴瘤细胞。

（1）毛细胞：胞体中等大小，圆形。胞核染色质均一，无核仁或不明显；胞质量中等或较多，淡蓝色或灰蓝色，边缘不规整，呈毛发样凸起，亦可呈锯齿状或多个伪足突起。该类细胞主要见于毛细胞白血病（图 8-1-6D）。

（2）浆细胞样淋巴细胞：其形态介于淋巴细胞和浆细胞之间，胞质嗜碱性强，量较淋巴细胞为多，但较浆细胞为少。此类细胞增多，常见于淋巴浆细胞淋巴瘤/瓦尔登斯特伦巨球蛋白血症。

（3）大颗粒淋巴细胞：胞体大小不一；核圆形或椭圆形；胞质丰富，淡蓝色，内含有数量不等的嗜天青颗粒。该类细胞在正常人外周血及骨髓中均可见，外周血占单个核细胞的 5%～25%。增多时主要见于大颗粒淋巴细胞白血病、病毒感染等（图 8-1-6B）。

（4）里-施细胞（RS 细胞）：胞体大，内含基本对称的双核；核仁蓝色，大而明显；胞质呈嗜碱性。经典型霍奇金淋巴瘤侵犯骨髓时，有时可以见到此类细胞。

（5）手镜细胞：急性淋巴细胞白血病时，涂片中常可见一类胞核偏位于一侧、胞质于对侧突出呈长条拖尾状的白血病细胞。整体外形酷似带柄的镜子，故称为"手镜细胞"。

（6）塞扎里细胞（Sézary cell）：细胞大小不等，胞核圆形或椭圆形，染色质偏聚集，无核仁，可见深浅不等的切迹，核内结构呈脑回状为其主要特点。主要见于塞扎里综合征（Sézary syndrome）。

（7）伯基特淋巴瘤细胞：细胞大小较一致，以大细胞为主；核形较规则，染色质呈均匀细点状，核仁明显，一个或多个，呈小泡状；胞质量较多，深蓝色，空泡常明显，呈蜂窝状。见于伯基特淋巴瘤（图 8-1-6F）。

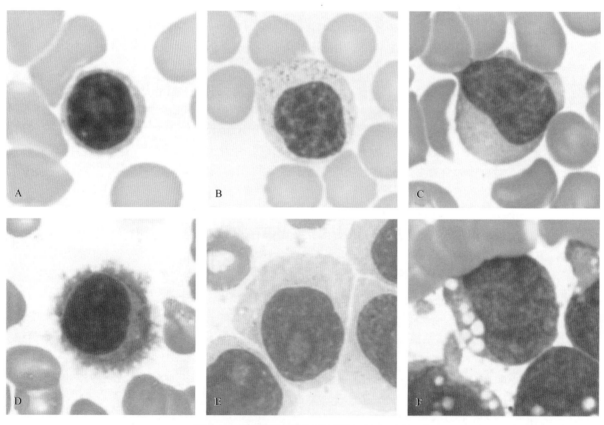

图 8-1-6 正常及部分不典型淋巴细胞形态

注：A.正常淋巴细胞；B.大颗粒淋巴细胞；C.反应性淋巴细胞；D.毛细胞；E.幼淋巴细胞；F.伯基特淋巴瘤细胞。

（七）浆细胞系统

1. 正常浆细胞形态　浆细胞遍布机体的淋巴结、脾、胸腺、骨髓和肠黏膜等各种组织器官中，成熟阶段能分泌免疫球蛋白。根据其成熟程度不同，形态学上可把浆细胞分为原始浆细胞、幼稚浆细胞和成熟浆细胞三个阶段。

（1）原始浆细胞：圆形或椭圆形，直径15～25μm。核圆形，常偏于细胞一侧或略偏，核/质比大，占细胞面积的2/3以上，染色质呈粗颗粒网状，核仁1～2个，大而清晰；胞质深蓝色、嗜碱性强，近核处可有一半月形淡染区，无颗粒。正常骨髓中罕见，增多主要见于浆细胞白血病、多发性骨髓瘤、浆母细胞淋巴瘤等疾病。

（2）幼稚浆细胞：圆形椭圆形，直径12～15μm。核圆形，占细胞面积的1/2以上，多偏位，染色质开始凝集，可有核仁；胞质量多，蓝色，近核处可有一半月形淡染区。正常骨髓中少见，浆细胞白血病、多发性骨髓瘤等疾病时增多。

（3）成熟浆细胞：圆形、椭圆形，直径8～15μm。核圆形，多较小，约占细胞面积的1/3，常明显偏位，染色质凝集呈块状；胞质量多，蓝色，近核处有明显淡染区。成熟浆细胞增多常为反应性引起，尤其在浆细胞数量增多不明显时，但多发性骨髓瘤中浆细胞也可表现为成熟形态。再生障碍性贫血时骨髓中浆细胞为相对增多。

2. 特殊形态浆细胞及结构异常

（1）莫特细胞（Mott cell）：因异常免疫球蛋白聚集，胞质内充满淡蓝色或浅红色、大小不等、圆形包涵体的浆细胞。这些包涵体紧密堆聚，形如桑葚或葡萄串状，因此又称"桑葚细胞"或"葡萄状细胞"。在浆细胞肿瘤、寄生虫病等时，莫特细胞可易见。

（2）拉塞尔小体（Russell body）：浆细胞胞质内的淡蓝色或浅红色、数目不一、大小不等的圆形包涵体，由免疫球蛋白聚集形成。

（3）达彻小体（Dutcher body）：为胞质内免疫球蛋白内陷于胞核内或覆盖于胞核上形成的较大包涵体，常容易被误认为"大核仁"。

（4）火焰状浆细胞：胞质呈火红色或红紫色的浆细胞，称为火焰状浆细胞。有的细胞仅周边呈红紫色，而有的细胞则整个胞质充满火红色物质。免疫荧光和免疫化学标记显示，火红色物质为球蛋白；电子显微镜见其内质网充满球蛋白。一般多见于IgA型多发性骨髓瘤，亦可偶见于正常人。

（八）其他细胞

1. 组织嗜碱细胞　又称肥大细胞。幼稚阶段组织嗜碱细胞胞体呈圆形或椭圆形，直径15～20μm。胞核圆形或近圆形，多居中，染色质细致，可有1～2个核仁；胞质淡蓝色，量中等，绕于核周，内含一定数量大小相等的紫黑色或紫红色颗粒。成熟阶段组织嗜碱细胞胞体多不规则、形态多样，可呈缎带样、蝌尾形等，直径5～30μm不等。胞核圆形或椭圆形，染色质凝集，呈块状聚集，无核仁；胞质量较多，可有伪足，其间充满了圆形、大小相同的紫黑色或紫红色嗜碱颗粒，颗粒可覆盖于胞核上，使胞核与胞质边界不清。组织嗜碱细胞在正常骨髓中少见，多靠近骨小梁或围绕动脉分布，也可散在分布，在系统性肥大细胞增生症时可明显增多。

2. 成骨细胞　胞体偏大，多呈长椭圆形，直径25～40μm。胞核圆形，常偏于细胞一侧，染色质粗糙，常可见1～3个核仁；胞质丰富，蓝色或灰蓝色，距核较远处常有一圆形或椭圆形淡染区，胞质内可含少许圆形、紫红色嗜天青颗粒。正常骨髓中较少见，儿童可稍多，常数个或成堆出现，但也可单个分布。当骨髓受严重刺激或损伤后，此种细胞可增多。

3. 破骨细胞　为骨髓中最大的多核细胞，直径最大者可达200μm以上。外形多为不规则形，细胞周边不规整，如撕纸状；胞核圆形或椭圆形，数个至数十个不等，大小均一，染色质偏粗糙，可见1～2个明显的蓝色核仁；胞质丰富，蓝色或淡红色，常呈红、蓝相间，其间散布大小不一、形态不规则的紫蓝色颗粒。

4. 纤维细胞　胞体呈长梭形，核圆形或椭圆形的胞核，染色质呈细网状、也可偏聚集，内含1～2个不清晰的核仁；胞质丰富，淡蓝色，内含纤维网状物及粉红色小颗粒。

5. 内皮细胞　圆形或梭形，常数个在一起。胞核圆形或椭圆形，多位于细胞中央，染色质粗糙网状，可有核仁；胞质量少，淡蓝色，多位于核的两端，可有少量嗜天青颗粒。此种细胞在正常人血涂片中亦可见，一般认为是采血时毛细血管管壁被采血针刺破，造成细胞脱落而出现于血涂片中。在急性细菌性心内膜炎、流行性出血热和败血症等疾病时，外周血中可出现。

6. 脂肪细胞　圆形，直径最大可达100μm。胞核较小，圆形；胞质丰富，内含有较多脂肪空泡。正常骨髓涂片中可见，骨髓脂肪化时，可见骨髓小粒中有较多巨大脂肪细胞，这是骨髓造血衰竭的表现。

7. 巨噬细胞　多由单核细胞分化而来，其外形多不规则，胞体通常较大，长轴直径可达20～50μm或更大。胞核圆形或椭圆形，染色质呈粗网状，可有1～2个核仁；胞质丰富，呈淡蓝色或灰蓝色，可有空泡，边缘多不规整、呈撕纸状。巨噬细胞为骨髓中的"清道夫"，发挥吞噬功能，可以吞噬细胞残骸、色素颗粒、脂肪滴等。此种状态下的巨噬细胞称为"吞噬细胞"。

8. 噬血细胞　一般情况下，吞噬细胞不会吞噬正常血细胞。当病毒感染、淋巴瘤等情况，造成吞噬细胞功能亢进时，会吞噬有核细胞、成熟红细胞、血小板等。此类细胞被称为噬血细胞。阅片时如看到噬血细胞，应在报告中描述，提示临床排除噬血细胞综合征可能。

9. 戈谢细胞（Gaucher cell）　巨噬细胞吞噬大量葡萄糖脑苷脂后，胞质中充满淡蓝色或紫红色波纹状排列的纤维样物质，如洋葱皮样、蜘蛛网状。

10. 尼曼-皮克细胞（Niemann-Pick cell）　巨噬细胞吞噬大量神经鞘磷脂后，胞质内充满大小均一的圆形空泡，呈泡沫状。

11. 海蓝组织细胞　巨噬细胞吞噬糖脂类物质后，胞质内充满大量圆形海蓝色或蓝绿色颗粒。因其胞质颜色常接近大海的颜色，故称为海蓝组织细胞。

12. 退化细胞　细胞肿胀破坏，胞膜、核膜常不完整，结构不清。退化细胞是细胞衰老退化所致，正常骨髓中偶见。骨髓增生异常综合征时可增多，为发育异常细胞原位溶血所致。急性淋巴细胞白血病、慢性淋巴细胞白血病时，由于细胞较黏稠、脆性增加，导致推片时细胞被人为破坏而成"退化细胞"。该类细胞常被机械破坏呈水母状、竹篮状，故又称为"篮细胞""涂抹细胞"。此种细胞增多时，在诊断上有提示意义。

13. 转移癌/瘤细胞　当恶性肿瘤侵犯骨髓时，有时可在骨髓涂片中观察到肿瘤细胞。肿瘤细胞常成堆聚集分布，但也可散在分布。根据侵犯骨髓的转移癌/瘤类型不同，细胞形态的特点也差别较大。整体来讲，转移癌/瘤细胞常具有以下特点：胞体大、胞核大、核仁大而清晰、胞质深蓝色或蓝色，细胞之间边界不清常相互融合。

14. 细胞分裂象　有丝分裂是血细胞增殖的主要方式，细胞分裂象于正常骨髓涂片中常能看到，各时期的分裂象形态特点不同。

三、常见血液病的细胞形态学特点

（一）贫血

1. 概述　外周血单位体积中Hb、RBC及HCT低于相同年龄、性别和地区的正常标准即称贫血。成年男性Hb＜120g/L、RBC＜4.0×10^{12}/L或HCT＜40%，成年女性Hb＜110g/L、RBC＜3.5×10^{12}/L或HCT＜40%即可诊断为贫血。

（1）贫血的分类方法有多种，根据成熟红细胞形态3类。

大细胞性贫血：MCV＞100fl、MCH＞34pg、MCHC 320～360g/L、红细胞直径＞10pm（红细胞减少比血红蛋白减少的程度显著），此类贫血大多为正常色素型。主要有叶酸或维生素B_{12}缺乏引起的巨幼细胞贫血、溶血性贫血、肝病及甲状腺功能减退引起的贫血。

正细胞性贫血：MCV 80～100fl、MCH 27～34pg、MCHC 320～360g/L，此类贫血大多为正常色素型，少数可有低色素型。属于此类贫血的主要为再生障碍性贫血、溶血性贫血、急性失血性贫血、脾功能亢进及慢性肾衰竭引起的贫血。

小细胞低色素性贫血：MCV＜80fl、MCH＜27pg、MCHC＜320g/L，红细胞减少往往比血红蛋白减少的程度轻。属于此类贫血的有缺铁性贫血、珠蛋白生成障碍性贫血（地中海贫血）、铁粒幼细胞贫血及某些慢性病贫血。

（2）贫血的骨髓细胞形态学检查：①血涂片检查。外周血涂片检查可观察红细胞、白细胞及血小板数量及形态方面的改变，有无异常细胞及疟原虫等，可对贫血的性质、类型提供诊断线索，应予以足够的重视。红细胞大小不等，中心淡染区扩大见于缺铁性贫血；球形红细胞增多见于遗传性球形红细胞增多症；红细胞嗜碱性点彩见于铅中毒；靶形红细胞见于珠蛋白生成障碍性贫血；泪滴样红细胞见于骨髓纤维化；红细胞缗钱状排列见于多发性骨髓瘤；各种异形红细胞或有红细胞碎片常提示微血管病性溶血的可能；外周血出现晚幼红细胞提示红细胞的增生加速，或为髓外造血等。②骨髓涂片检查。任何不明原因的贫血都应做骨髓穿刺，必要时还应做骨髓活检。检查骨髓涂片标本先应肉眼观察骨髓小粒、脂肪滴是否过多；在显微镜下，要注意观察有核细胞的增生程度，各系细胞比例、巨核细胞分类计数及有无异常细胞或寄生虫等。血、骨髓涂片为贫血类疾病提供必要的形态学证据，最终的临床诊断还需密切结合其他相关实验室检查。

2. 缺铁性贫血的形态学特点

（1）血常规：白细胞数正常或偏少；粒细胞比例正常；成熟红细胞大小不一、以小红细胞为主，部分细胞中心淡染区扩大，可见多嗜性、嗜碱性点彩、豪-乔小体及Cabot环。血小板正常或偏多。

（2）骨髓象：骨髓增生活跃或明显活跃，幼红细胞明显增生；红系比例正常或偏高，以中、晚幼红细胞为主，体积小，边缘不规整，可见碳核样晚幼红（染色质致密，胞质少、蓝色），成熟红细胞体积小，中心淡染区扩大；粒系比例正常或相对降低，各阶段细胞比例和形态大致正常。巨核系增生，血小板正常或偏多。淋巴细胞比例多为正常。

3. 巨幼细胞贫血的形态学特点

（1）血常规：大细胞正色素性贫血（MCV＞100fl），超过2/3的患者会合并白细胞、血小板减少，严重者呈现全血细胞减少。网织红细胞比例一般正常或轻度升高，绝对值减少。成熟中性粒细胞分叶过多，可见6叶以上的分叶。血涂片中可见幼稚粒细胞及有核红细胞。成熟红细胞明显大小不一，多数大卵圆形。血小板可减少，偶见巨大血小板。

（2）骨髓象：骨髓增生活跃或明显活跃，各系细胞均可巨幼变，以红系细胞最为显著。粒红比值低于正常值。粒系比例偏低，并见各阶段巨幼变粒细胞，以晚幼、杆状核粒细胞为多见，成熟粒细胞分叶过多（正常2～5叶），最多者＞10叶。红系比例升高，各阶段细胞均巨幼变（胞质比胞核发育成熟，染色质呈分散的颗粒状浓缩），以早、中巨幼红细胞增多为主，可见少量花瓣核、核碎裂、嗜碱性点彩及H-J小体，也可见多核巨幼红细胞。成熟红细胞大小不一，以大细胞为主，可见嗜碱性点彩、多嗜性、异形性、H-J小体及大红细胞。巨核细胞可见巨幼变及核分叶过多现象，血小板正常或减少。

4. 再生障碍性贫血的形态学特点

（1）血常规：全血细胞减少，通常三系血细胞下降程度平行相称。多为正细胞正色素性贫血。网织红细胞绝对值减少，成熟红细胞无明显形态异常。中性粒细胞、嗜酸性粒细胞、单核细胞及淋巴细胞绝对值减少，其中中性粒细胞减少尤为明显，淋巴细胞比例相对升高。血小板数量减少。偶可见有核红细胞及幼稚粒细胞。

（2）骨髓象：骨髓增生降低或重度降低，油滴增多。三系造血细胞明显减少，粒系以成熟阶段为主，非造血细胞包括淋巴细胞、浆细胞、组织嗜碱及网状细胞等相对增多。骨髓小粒空虚，非造血细胞增多，有时仅有网状细胞支架。三系细胞的形态多无异常改变，偶见红系轻度巨幼样变。

5. 纯红细胞再生障碍性贫血的形态学特点

（1）血常规：正细胞正色素性，网织红细胞绝对值减少。白细胞计数正常或轻度减少。血小板计数正常、轻度减少或反应性升高。

（2）骨髓象：增生活跃或活跃＋，粒细胞系比例正常或偏高，少数可见嗜酸性粒细胞增多。红系比例明显降低或缺如，比例＜5%。巨核系增生。部分病例淋巴细胞比例升高。各系细胞无明显形态异常。

6. 急性造血功能停滞的形态学特点

（1）血常规：重度或极重度贫血，网织红细胞减少或缺如。少数患者粒细胞轻度或重度减少，胞质可见中毒颗粒。血小板正常或轻度、重度减少。

（2）骨髓象：骨髓增生活跃或降低，红系比例明显降低，中晚幼红细胞极少，在涂片周边部位可见巨大的原及早幼红细胞是其突出特点，胞体呈圆形或椭圆形，直径22～47μm，核圆形或多核分裂型，胞质丰富、深蓝色、无颗粒。核染色质呈疏网状结构，可见1～2个大而蓝的核仁。粒系比例相对升高，当伴有粒系造血停滞时，粒系细胞可显著减少。严重感染时，胞质可出现空泡和中毒颗粒。巨核系大致正常，但伴有血小板减少时，巨核细胞可减少，多为成熟无血小板形成巨核细胞，且可见退行性变化。

7. 溶血性贫血的形态学特点

（1）血常规：白细胞计数正常或偏多，网织红细胞明显增多。可出现有核红及少量幼稚粒细胞。在遗传性球形红细胞增多症时，成熟红细胞体积小，中央浓密而缺乏淡染区，细胞直径变短（6.2～7.0μm）但厚度增加（2.2～3.4μm），大小较均一。外周血球形红细胞应＞10%，在重型遗传性球形红细胞症时，除大量球形红细胞外，可见许多棘形红细胞。同样在遗传性椭圆形红细胞增多症及遗传性口型红细胞增多症时有相对应的成熟红细胞形态。

（2）骨髓象：增生活跃或明显活跃，红系增生占绝对优势（通常＞40%），以中幼红细胞增多为主，原、早幼红细胞也易见。

8. 地中海贫血的形态学特点

（1）血常规：小细胞低色素性贫血，血红蛋白可轻度、中度、重度降低，MCV、MCH、MCHC可降低。网织红细胞比率常升高。血涂片中可见靶形红细胞，成熟红细胞大小不一、异形性及嗜碱性点彩明显。

（2）骨髓象：呈增生性贫血骨髓象，红系增生显著。

（二）骨髓增殖性肿瘤

骨髓增殖性肿瘤（myeloproliferative neoplasms，MPN）是克隆性造血系统疾病，以髓系（红系、粒系、巨核系）中的一系或多系增殖为特征。在发病时，骨髓呈有效增殖，肿瘤细胞分化成熟，导致外周血中成熟粒细胞、红细胞和/或血小板数量增加。由于血细胞在肝脾内过度淤积和/或肝脾发生髓外造血，常导致脾大和肝大。虽然起病隐匿，但MPN中的每个类别均可进展为骨髓衰竭，其原因包括骨髓纤维化、骨髓无效造血、急性期转化或以上事件的任意组合。

2017年，WHO将MPN分为慢性髓细胞性白血病（chronic myelogenous leukemia，CML），BCR∷ABL1阳性、慢性中性粒细胞白血病（chronic neutrophilic leukemia，CNL）、真性红细胞增多症（polycythemia vera，PV）、原发性血小板增多症（essential thrombocythemia，ET）、原发性骨髓纤维化（primary myelofibrosis，PMF）、慢性嗜酸性粒细胞白血病（chronic eosinophilic leukemia，CEL）非特指（NOS）及骨髓增殖性肿瘤不能分类（MPN-U）七大类。

1. CML的形态学特征　CML是一种起源于多能干细胞的髓系增殖性肿瘤，t（9；22）（q34；q11）是CML特征性染色体改变并在分子水平上导致BCR∷ABL1融合基因形成。未治疗的CML自然病程为2～3个阶段：初始为慢性期，随后为加速期，最后为急变期或为其中两者。

（1）CML的诊断标准：典型的临床表现，合并Ph染色体和/或BCR∷ABL1融合基因阳性即可诊断。形态学分期标准为慢性期时外周血或骨髓中原始细胞＜10%；未达到诊断加速期或急变期的标准；加速期时外周血嗜碱粒细胞≥20%或外周血或骨髓中原始细胞占10%～19%；急变期时外周血或骨髓中原始细胞≥20%。

（2）血常规：慢性期时外周血白细胞增多（12～1000）×10^9/L，中位数约100×10^9/L，粒细胞比例明显升高，幼稚粒细胞增多，以中幼粒及以下阶段细胞为主。嗜碱性粒细胞比例通常升高，嗜酸性粒细胞比例可升高可正常。粒系细胞形态无明显发育异常。原始细胞常<2%。血小板正常或升高，可达1000×10^9/L。加速期和急变期时在慢性期改变的基础上达到诊断标准。

（3）骨髓象：骨髓增生明显或极度活跃，粒系比例明显升高，以中幼粒及以下阶段细胞为主。嗜酸性粒细胞比例通常升高，嗜碱性粒细胞比例可升高或正常。原始细胞常小于5%。红系多少不定，多数患者红系比例明显降低，也可升高。40%～50%的患者巨核细胞增生旺盛，也可正常或减少。易见体积小的巨核细胞（侏儒巨核细胞）。血小板正常或升高。加速期和急变期时在慢性期改变的基础上达到诊断标准。

2. CNL的形态学特征　CNL是一种罕见的 *BCR∷ABL1* 阴性的MPN，*CSF3R T618I* 突变是CNL一个高度特异而敏感的分子诊断标志。

（1）CNL形态学相关的诊断标准：外周血WBC≥25×10^9/L，≥80%为中性杆状核和中性分叶核粒细胞，幼稚粒细胞（早幼粒、中幼粒和晚幼粒细胞）<10%，原粒细胞极少见。单核细胞<1×10^9/L，无粒细胞发育异常。骨髓高度增生，中性粒细胞比例和数量升高，中性粒细胞成熟表现正常，原粒细胞占有核细胞比例<5%。

（2）血常规：白细胞数增多，粒细胞比例升高，以分叶核粒细胞为主，分叶核和杆状核粒细胞≥80%，幼稚粒细胞<10%（通常小于5%），原粒细胞<1%。中性粒细胞常有异常的粗大中毒颗粒，形态也可正常。嗜酸、嗜碱性粒细胞不增多。成熟红细胞及血小板形态大致正常。

（3）骨髓象：骨髓增生明显或极度活跃，粒系比例明显升高，原粒细胞无明显增加，中幼粒及以下阶段细胞比例升高。红系增生通常轻度降低。巨核细胞数量正常或增加，分布和形态正常。

3. PV的形态学特征　PV表现为全髓细胞增殖，除红细胞增多外，外周血白细胞和血小板也可增多。PV的实验室诊断主要依赖于骨髓活检及分子生物学检查，细胞形态学起到提示和辅助的作用。

（1）血常规：正细胞正色素性红细胞轻度至明显增多，呈堆积分布。中性粒细胞数量常增多，偶见幼稚粒细胞，无原始细胞。血小板正常或增多。

（2）骨髓象：增生活跃或明显活跃，红系、粒系、巨核系有效增殖。红系比例可升高，以中晚幼红细胞为主。成熟红细胞堆积分布。

4. ET的形态学特征　ET是最常见的MPN之一，其特征为骨髓巨核细胞过度增殖，外周血血小板持续明显增多。ET的诊断与PV类似，主要依赖于骨髓活检及分子生物学检查，细胞形态学起到提示和辅助的作用。

（1）血常规：血小板明显增多，可成堆、成片分布。可见大或巨大血小板及异常形状的血小板。白细胞分类和计数通常是正常的，也可稍微增多。成熟红细胞多正常。

（2）骨髓象：增生活跃或明显活跃，巨核系增殖旺盛，巨核细胞胞体大。粒、红两系增生正常。血小板多见。

5. PMF的形态学特征　PMF主要以巨核细胞和粒系细胞肿瘤性增殖为特征，常伴骨髓纤维组织增生和髓外造血（EMH）。该疾病可分为2个阶段：纤维化前期原发性骨髓纤维化（Pre PMF）和明显的（Overt）原发性骨髓纤维化。PMF的诊断主要依赖于骨髓活检、分子生物学检查以及一些排除性诊断，细胞形态学起到提示和辅助的作用。

（1）血常规：白细胞数正常或中度增多，少部分白细胞减少。粒系多为成熟中性粒细胞，可有幼稚粒细胞及原粒细胞。嗜酸性、嗜碱性粒细胞可增多。中至重度贫血，多为正细胞正色素性，疾病进展可见泪滴状红细胞及有核红细胞。血小板正常或增多，后期减少，形态可见异常。可见小巨核细胞及裸核。

（2）骨髓象：前期可增生明显活跃，进展后增生活跃或降低。粒系比例正常，可见原粒细胞。红系比例可正常，可见泪滴状红细胞。骨髓涂片中巨核细胞数量正常或减少，可见小巨核细胞，骨髓涂片中巨核细胞数量不如骨髓活检准确，需参考骨髓活检。血小板多见、正常或减少。纤维化期骨髓涂片常因干抽，细胞分类和外周血涂片相近似。

6. CEL-NOS的形态学特征　MPN中的嗜酸性粒细胞增多相关疾病分2大类：①CEL-NOS。②伴嗜酸性粒细胞增多和*PDGFRA*、*PDGFRB*或*FGFR1*异常的髓系和淋系肿瘤。因此，该分类中所指的慢性嗜酸性粒细胞白血病不包括高嗜酸性粒细胞综合征和伴有上述基因异常的髓系和淋系肿瘤。

（1）血常规：嗜酸性粒细胞增多，多为成熟嗜酸性粒细胞。

（2）骨髓象：有核细胞增多，嗜酸性粒细胞增多。

嗜酸性粒细胞可以有形态学异常：包括胞质颗粒稀疏、有胞质透明区、胞质空泡、胞核分叶过多或过少及胞体增大。不过这些改变也可见于反应性及肿瘤性嗜酸性粒细胞增多，因此形态改变不具有特异性。

（三）骨髓增生异常综合征/骨髓增殖性肿瘤

骨髓增生异常综合征/骨髓增殖性肿瘤（mgelodysplastic syndrome/myeloproliferative neoplasms, MDS/MPN）是一组临床、实验室和形态特征上既有MDS又有MPN相互重叠和复合特征的髓系肿瘤。该大类疾病主要包括慢性粒-单核细胞白血病（chronic myelomonocytic leukemia，CMML）、不典型慢性髓细胞性白血病（atypical CML，aCML）*BCR∷ABL1*阴性、幼年型粒-单核细胞白血病（juvenile myelomonocytic leukemia，JMML）、MDS/MPN伴环形铁粒幼红细胞伴血小板增多（MDS/MPN with ring sideroblasts and thrombocytosis，MDS/MPN-RS-T）、MDS/MPN不能分类（MDS/MPN-U）5个亚型。骨髓涂片是诊断MDS/MPN的重要实验室检查方法之一，尤其是无分子生物学异常时。各亚型的主要形态学特征如下。

1. CMML

（1）血常规：持续性单核细胞增多≥$1×10^9$/L，伴单核细胞在白细胞分类中比例≥10%。一般CMML外周血中单核细胞为成熟单核细胞，仅有轻微形态学异常（胞质颗粒异常、核分叶异常和较纤细的核染色质），后者称为不典型单核细胞或不成熟单核细胞。与幼单核细胞不同，该类细胞染色质更浓密、核扭曲折叠、胞质更呈灰的色调。也可见原及幼单核细胞，但数量不会很多。幼稚粒细胞一般＜10%，有时患者可有嗜酸性粒细胞增多。

（2）骨髓象：有核细胞常增多，以粒系、单核系增殖为主，但诊断该病对骨髓中单核细胞数量及比例无要求。大多数患者可见粒系、红系、巨核系三系或其中一系发育异常，以粒系发育异常最为常见。骨髓及外周血中原始细胞比例＜20%，原始细胞包括原粒细胞、原单核细胞和幼单核细胞。

2016年WHO CMML诊断标准依据外周血和骨髓原始细胞比例分为3型：CMML-0：骨髓原始细胞＜5%，外周血原始细胞＜2%；CMML-1：骨髓原始细胞5%～9%，外周血原始细胞2%～4%；CMML-2：骨髓原始细胞10%～19%，外周血原始细胞5%～19%，或有奥氏小体。

2. aCML

（1）血常规：白细胞增多，幼稚粒细胞一般大于10%，但原始细胞常小于5%。粒系常有明显发育异常。无或无明显单核细胞增多，单核细胞比例小于10%，嗜碱性粒细胞增多不明显。患者常有贫血和血小板减少。

（2）骨髓象：有核细胞增多，以粒系增殖为主，而且有明显发育异常，主要包括假性佩-许畸形、胞质颗粒减少及缺失、核分叶不良、核染色质异常凝集等，伴或不伴有红系及巨核系发育异常。骨髓及外周血原始细胞比例小于20%。

3. JMML　JMML是一种少见的儿童MDS/MPN，主要是粒细胞系和单核细胞系增殖，但也可由红细胞系和/或巨核细胞系异常。

（1）血常规：多为白细胞增多、贫血和血小板减少，原始细胞一般小于5%。

（2）骨髓象：原始细胞可增多，但绝无奥氏小体。粒细胞系和红细胞系可有发育异常，但一般十分轻微。巨核细胞常减少，而且无明显发育异常。

4. MDS/MPN-RS-T　外周血持续性血小板增多，血小板计数≥450×10⁹/L。可伴有轻度白细胞增多，一般无原始细胞。成熟红细胞大小不均，常可见点彩红细胞。

骨髓增生活跃至明显活跃，骨髓原始细胞<5%，粒系、红系、巨核系均可出现发育异常，尤其以红系发育异常明显。除骨髓铁染色环形铁粒幼红细胞≥15%有核红细胞外，还可见血红蛋白化不完整、不规则核及核碎裂等红系发育异常。

（四）骨髓增生异常综合征

骨髓增生异常综合征（MDS）是一组克隆性造血干细胞疾病，其特征是外周血细胞减少、髓系细胞发育异常、无效造血、重现性遗传学异常和急性髓系白血病转化风险增加。MDS的诊断依赖于多种实验室检测技术的综合应用，其中骨髓穿刺涂片和外周血涂片细胞形态学是MDS诊断的基石，即使进入MICM综合诊断时代，其仍然是基础且重要的一环。

血细胞发育异常（病态造血）的形态学：判断该系别有无发育异常的定量标准为该系别有形态异常细胞≥10%。粒细胞系、红细胞系及巨核细胞系常见发育异常类型如下。部分发育异常细胞形态见图8-1-7。

红细胞发育异常：外周血大红细胞增多，红细胞大小不均，可见到巨大红细胞（直径>2个红细胞）。骨髓中有核出芽、核间桥、奇数核、多核、花瓣核、巨幼样变、环形铁粒幼红细胞（≥5个绕核周分布的铁颗粒，常大于或等于1/3核周）、胞质空泡、过碘酸希夫染色阳性。

粒细胞发育异常：假性佩-许畸形、巨大分叶核粒细胞（至少达正常分叶核中性粒细胞大小的2

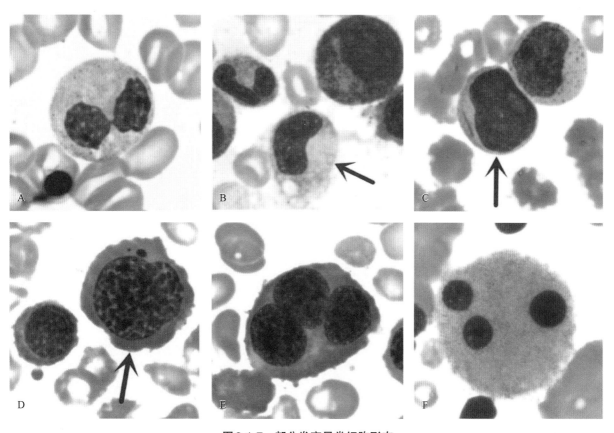

图8-1-7　部分发育异常细胞形态

注：A.假性佩-许畸形；B.中性粒细胞颗粒减少及缺失；C.奥氏小体；D.红系巨幼样变；E.红系奇数核多核；F.多圆核巨核细胞。

倍）、中性粒细胞颗粒减少（胞质颗粒减少至少达正常细胞的2/3）或缺失、染色质异常凝集（大块状，有清亮区分隔）、假Chediak-Higashi颗粒、巨幼样变、核质发育不平衡、奥氏小体、胞核棒槌小体（4个以上，非性染色体相关）。

巨核细胞发育异常：外周血可见巨大血小板。骨髓中出现小巨核细胞、微小巨核细胞、单圆核巨核细胞、多圆核巨核细胞。

2016年更新的WHO MDS分型病名变动很大，在形态学解释和血细胞减少评估上有了改进，同时增加了积累的遗传学信息对MDS的影响。分型标准见表8-1-2。

表8-1-2　骨髓增生异常综合征分型标准（WHO，2016年）

名称	病态造血	血细胞减少[1]	环形铁粒幼细胞	骨髓和外周血原始细胞	染色体核型
MDS伴单系病态造血（MDS-SLD）	1	1或2	<15%或<5%[2]	骨髓<5%，外周血<1%，无窦氏小体	任意核型，但不符合伴孤立性del（5q）MDS标准
MDS伴单系病态造血（MDS-MLD）	2或3	1～3	<15%或<5%[2]	骨髓<5%，外周血<1%，无窦氏小体	任意核型，但不符合伴孤立性del（5q）MDS标准
MDS-RS					
MDS-RS-SLD	1	1或2	≥15%或≥5%[2]	骨髓<5%，外周血<1%，无窦氏小体	任意核型，但不符合伴孤立性del（5q）MDS标准
MDS-RS-MLD	2或3	1～3	≥15%或≥5%[2]	骨髓<5%，外周血<1%，无窦氏小体	任意核型，但不符合伴孤立性del（5q）MDS标准
MDS伴孤立性del（5q）	1～3	1～2	无或任意比例	骨髓<5%，外周血<1%，无窦氏小体	仅有del（5q），或伴有除-7、del（7q）以外的1个其他异常
MDS伴原始细胞增多（MDS-EB）					
MDS-EB-1	0～3	1～3	无或任意比例	骨髓5%～9%或外周血2%～4%，无窦氏小体	任意核型
MDS-EB-2	0～3	1～3	无或任意比例	骨髓10%～19%或外周血5%～19%或有窦氏小体	任意核型
MDS-U					
外周血有1%的原始细胞	1～3	1～3	无或任意比例	骨髓<5%，外周血=1%[3]，无窦氏小体	任意核型
单系病态造血并全血细胞减少	1	3	无或任意比例	骨髓<5%，外周血<1%，无窦氏小体	任意核型
基于细胞遗传学异常定义	0	1～3	<15%[4]	骨髓<5%，外周血<1%，无窦氏小体	有可作为MDS诊断推定证据的核型异常
儿童难治性血细胞减少	1～3	1～3	无	骨髓<5%，外周血<2%	任意核型

注：[1]血细胞减少的定义为：Hb<100g/L，PLT<100×10^9/L，NEUT<1.8×10^9/L；极少情况下，MDS可以有高于这些水平的轻度贫血或血小板减少；外周血单核细胞必须<1×10^9/L。

[2]如果存在*SF3B1*突变。

[3]外周血1%的原始细胞必须有2次不同场合检查的记录。

[4]如果环形铁粒幼细胞≥15%的病例有红系明显病态造血，则应归类为MDS-RS-SLD。

补充说明：非红系细胞计数（NEC）是1985年FAB协作组在修订诊断标准中为了鉴别AML的M6亚型提出的，即骨髓有核细胞分类计数，当红系有核细胞占骨髓有核细胞比例≥50%时，原始细胞比例应按NEC（除去红系有核细胞及淋巴细胞和浆细胞等非造血细胞）计算，如原始细胞比例≥20%则诊断为M6，否则即诊断为MDS。WHO（2016）标准已明确规定废除NEC，而采用有核细胞原始细胞比例来进行MDS与AML间的诊断和分型诊断。

（五）急性白血病

白血病是造血和淋巴组织的恶性克隆性性疾病。其克隆中的白血病细胞失去进一步分化成熟的能力而停滞在细胞发育的不同阶段。在骨髓和其他造血组织中白血病细胞大量增生积聚，并浸润其他器官和组织，而正常造血受抑制。

根据白血病细胞的分化程度和自然病程，将白血病分为急性和慢性两大类。急性白血病（acute leukemia，AL）的细胞分化停滞于早期阶段，多为原始细胞和早期幼稚细胞（白血病细胞），病情发展迅速。按照受累的细胞系列，又可将急性白血病分为急性髓系白血病（acute myeloid leukemia，AML）和急性淋巴细胞白血病（acute lymphoblastic leukemia，ALL）。急性白血病的诊断主要根据骨髓涂片计数原始细胞比例，而分型则更多依靠流式细胞术、遗传学及分子生物学检查。主要的分型标准有FAB分型和WHO分型。FAB分型是1976年法（F））、美（A）、英（B）三国协作组提出的关于急性白血病的分型诊断标准。现今虽然已经过时，但其分型主要以形态学为依据，易于掌握，快速诊断，且诊断名称简洁明了，便于沟通交流。因此，本章节仍有必要介绍FAB分型。而WHO分型更加侧重于形态学、免疫学、遗传学和分子生物学的"MICM"综合诊断，能够更好地指导临床医生选择治疗方案、判定疾病预后。

1. 急性白血病诊断中原始细胞计数的注意事项

（1）急性白血病诊断需骨髓和/或外周血原始细胞比例≥20%，有重现性染色体异常t（8；21）（q22；22）、t（15；17）（q22；12）、inv（16）（p13.1q22）或t（16；16）（p13.1；q22）时，原始细胞比例可以不足20%。

（2）原始细胞的范围包括原粒细胞、原单核细胞、原淋巴细胞。异常早幼粒细胞、幼单核细胞作为原始细胞等同细胞，原红细胞只有在考虑红血病时才按照原始细胞计数。

（3）计数细胞时，建议外周血涂片计数200个白细胞，骨髓涂片中计数500个有核细胞。

（4）原始细胞的百分比指骨髓所有有核细胞中原始细胞的百分比，若髓系肿瘤同时患有另一造血肿瘤（如浆细胞骨髓瘤）时，则原始细胞计数时不包括这一肿瘤细胞。

（5）髓系原始细胞的依据除特征形态学（如奥氏小体）外，须提供MPO阳性、非特异性酯酶阳性和/或髓系相关抗原阳性（CD117/CD13/CD33等）≥1个髓系系列特性的肿瘤细胞证据。

（6）骨髓原始细胞计数应与骨髓活检切片及免疫分型中估计的原始细胞数量相联系，同时分析或评估肿瘤原始细胞伴随的成熟程度以及有无发育异常。

（7）NEC：为去除幼红细胞、淋巴细胞、组织细胞、浆细胞、肥大细胞的分类方法。

2. AML分型标准

1976年，我国在FAB分型的基础上，结合自己的经验，提出了中国的形态学诊断和分型标准，并在1986年做了修订。

【我国分型标准】

（1）急性粒细胞白血病未分化型（M1）：骨髓中原粒细胞≥90%（NEC），早幼粒细胞很少，中幼粒细胞以下阶段不见或罕见。

（2）急性粒细胞白血病部分分化型（M2）：分为2种亚型。

M2a：骨髓中原粒细胞为30%～90%（NEC），单核细胞<20%，早幼粒细胞及以下阶段细胞>10%。

M2b：骨髓中原粒细胞及早幼粒细胞增多，以异常的中性中幼粒细胞增生为主，其胞核常有明显核仁，有明显核质发育不平衡。此类细胞常大于30%。

（3）急性早幼粒细胞白血病（M3）：骨髓中以颗粒增多的异常早幼粒细胞增殖为主，＞30%（NEC），其胞核大小不一，胞质中有大小不等的颗粒。分为2种亚型。

M3a（粗颗粒型）：嗜苯胺蓝颗粒粗大、密集。

M3b（细颗粒型）：嗜苯胺蓝颗粒细小。

（4）急性粒-单核细胞白血病（M4）：按粒细胞和单核细胞系形态不同，分为4种亚型。

M4a：原粒细胞和早幼粒细胞增生为主，原、幼单核细胞和单核细胞≥20%（NEC）。

M4b：原、幼单核细胞增生为主，原粒细胞和早幼粒细胞＞20%（NEC）。

M4c：原始细胞既具粒细胞系又具单核细胞系形态特征者≥30%（NEC）。

M4Eo：除有M4特点外，嗜酸性粒细胞5%～30%（NEC），并且嗜酸性粒细胞有形态学异常，除有典型的嗜酸性颗粒外，还可见粗大的嗜碱性颗粒。

（5）急性单核细胞白血病（M5）：分为2种亚型。

M5a：骨髓中原单核细胞Ⅰ型＋Ⅱ型≥80%（NEC）。

M5b：骨髓中原、幼单核细胞＞30%（NEC），原单核细胞Ⅰ型＋Ⅱ型＜80%（NEC）。

（6）红白血病（M6）：骨髓中有核红细胞＞50%，原始细胞＞30%（NEC）。

（7）急性巨核细胞白血病（M7）：骨髓中原巨核细胞≥30%，该原巨核细胞应有电镜或免疫化学染色证实。

【2016版WHO分型标准】

WHO分类是结合形态学、免疫学、细胞遗传学、分子生物学和临床特征来界定生物学同源性和临床相关的疾病实体。将AML分为AML伴重现性遗传学异常、AML伴骨髓增生异常相关改变、治疗相关性髓系肿瘤、不另做分类的AML（非特指型）、髓系肉瘤、Down综合征相关骨髓增殖症几个类型。

（1）AML伴重现性遗传学异常：约占所有AML的30%，患者常为原发病例。其中t（8；21）、t（15；17）、inv（16）或t（16；16）等遗传学异常与形态学密切相关，形态特征可提示相应的遗传学异常。

1）AML伴t（8；21）（q22；22）；*RNUX1∷RNUX1T1*：占AML的5%～12%，年轻患者居多，易合并发生髓系肉瘤。细胞形态学特点：原粒细胞常可见核凹陷，A奥氏小体常见；中性中幼、晚幼和成熟粒细胞可有不同程度的发育异常，包括核质发育不平衡、假性Pelger-Huët畸形、假性Chediak-Higashi异常等，另易见胞质空泡。部分患者原粒细胞可小于20%。

2）AML伴inv（16）（p13.1q22）或t（16；16）（p13.1；q22）；*CBFβ∷MYH11*：占AML的10%～12%，年轻患者居多，可以髓系肉瘤为首发表现或复发时的唯一表现。细胞形态学特点：似急性粒-单核细胞白血病或急性单核细胞白血病，但骨髓各阶段嗜酸性粒细胞呈现不同数量的增多（有时＜5%）；幼稚阶段嗜酸性粒细胞可见粗大呈紫黑色或紫红色颗粒，原始细胞可见奥氏小体，MPO＋、NSE＋；骨髓中性粒细胞常减少，外周血嗜酸性粒细胞常不增多。

3）APL伴*PML∷RARA*：占AML的5%～8%，成人患者较多，常合并弥散性血管内凝血（DIC）。典型的APL白细胞数常不升高或减少，细颗粒型白细胞数常升高。细胞形态学特点：异常早幼粒细胞增多，核不规则，常为肾形或双叶形，胞质颗粒增多而密集、呈紫红色，致胞核、胞质分界不清，但也有部分细胞颗粒细小、较少，类似单核细胞，奥氏小体常见、可为多个。MPO呈强阳性，25%的患者NSE弱阳性。

4）AML伴t（9；11）（p22；q23）；*MLLT3∷MLL*。

5）AML伴t（6；9）（p23；q34）；*DEK∷NUP214*。

6）AML伴inv（3）（q21q26.2）或t（3；3）（q21；q26.2）；*RPN1∷EVI1*。

7）AML（原巨核细胞）伴t（1；22）（p13；q13）；*RBM15∷MKL1*。

8）AML伴*NPM1*突变。

9）AML伴*CEBPA*双突变。

10）AML伴*BCR∷ABL1*（暂命名）。

11）AML伴*RNUX1*（暂命名）。

注：4）～11）无明显特异性形态学改变，本节不一一描述。

（2）AML伴骨髓增生异常相关改变：AML伴骨髓增生异常相关改变指急性白血病外周血或骨髓原始细胞≥20%，伴有骨髓增生异常的形态学特征或有此前的MDS或MDS/MPN病史，或有MDS相关的细胞遗传学异常且没有AML伴重现性遗传学异常的特异性遗传学异常。此外，患者此前必须没有因为其他无关疾病而接受细胞毒药物治疗和放疗史。因此，有3种可能的原因将患者归入这一亚型：AML从此前的MDS或MDS/MPN演化而来；AML伴MDS相关的细胞遗传学异常；AML伴多系发育异常（定义为至少两系存在≥50%发育异常细胞）。主要发生于老年患者，儿童罕见，占全部AML的24%～35%。

（3）治疗相关性髓系肿瘤：治疗相关AML（t-AML）和MDS（t-MDS）是由于细胞毒药物化疗和/或放疗的结果。已被认识的诱变制剂有2个主要相关类型：烷化剂/放疗相关和拓扑异构酶Ⅱ抑制剂相关。烷化剂相关AML患者可有MDS过程，或无MDS过程但有病态造血，65%～70%病例可检出5q-和7q-等复杂核型，预后不良。形态学累及所有髓系细胞。拓扑异构酶Ⅱ抑制剂相关AML常无MDS过程，一开始便为急性白血病表现，形态学主要累及单核细胞，多数病例白血病分类属于急性单核细胞白血病或急性粒-单核细胞白血病。

（4）AML-NOS：①急性髓系白血病微分化型。相当于AML-M0，占AML＜5%。形态学和细胞化学染色无髓系分化证据，可似ALL，但免疫表型和超微结构提示为髓系。原始细胞中等大小，胞质嗜碱性、无颗粒及奥氏小体，核圆形或近圆形，核仁1～2个；有时原始细胞胞体较小，胞质少，核仁不明显。细胞化学染色MPO、CE、SBB阳性率＜3%。②急性粒细胞白血病不成熟型。相当于AML-M1，占AML的5%～10%。以原粒细胞增殖为主，MPO、SBB阳性率＞3%，中性中幼粒细胞及以下阶段粒细胞＜10%，单核系细胞＜20%。③急性粒细胞白血病成熟型。相当于AML-M2，占AML的10%。原粒细胞增多，中性中幼粒细胞及以下阶段粒细胞＞10%，单核系细胞＜20%。④急性粒-单核细胞白血病。相当于AML-M4，占AML的5%～10%。粒细胞系和单核细胞系同时增殖。骨髓和/或外周血原始细胞（含幼单核细胞）≥20%，骨髓中各阶段粒细胞和单核细胞分别≥20%。外周血单核细胞可增多。⑤急性原单核细胞和单核细胞白血病。相当于AML-M5a和AML-M5b，AML-M5a占AML的5%～8%，AML-M5b占AML的3%～6%。以单核细胞系增殖为主，骨髓中≥80%白血病细胞为单核细胞（各阶段），粒细胞系各阶段细胞＜20%。其中急性原始单核细胞白血病以原单核细胞增殖为主，单核系中原单核细胞≥80%；而急性单核细胞白血病则单核系中原单核细胞＜80%。⑥红血病。相当于AML-M6b。罕见。骨髓中有核红细胞＞80%，原红细胞≥30%。有核红细胞常可见发育异常，主要包括胞质空泡、奇数核多核、巨幼样变、过碘酸希夫染色阳性等。⑦急性巨核细胞白血病。相当于AML-M7，占AML＜5%。骨髓中原始细胞≥20%，其中原巨核细胞≥50%。原巨核细胞体积较大，胞质嗜碱，多无颗粒，胞质边缘常可见数个伪足状突起。⑧急性嗜碱性粒细胞白血病。占AML＜1%。罕见。临床相关症状有皮肤浸润，器官肿大，细胞溶解酶性损害，以及高组胺血症（发热、全身潮红、心动过速、哮喘、血压降低，甚至休克、溃疡、出血）所致症状。原始细胞≥20%，部分细胞胞质可见粗大嗜碱性颗粒、数量不一。可见幼稚阶段嗜碱性粒细胞，而成熟阶段嗜碱性粒细胞少见。最具特征性的细胞化学染色是甲苯胺蓝染色阳性。⑨急性全髓增殖症伴骨髓纤维化。罕见。占AML＜1%。外周血常为显著的全血细胞减少。外周血成熟红细胞大小不一，可见幼稚粒细胞及有核红细胞，也可见原始细胞。骨髓穿刺常干抽，活检示粒系、红系、巨核系显著增生。巨核细胞系常有明显发育异常，易见小巨核及微小巨核细胞。

3. ALL

【FAB分型标准】

FAB分型将ALL分为L1、L2、L3三个亚型，其定义的根据是白血病细胞（原淋巴细胞）的形态学差异（胞体大小、胞核形状、核染色质、核仁有无、胞质嗜碱性和量）及白血病细胞的构成比例差异。

L1：原和幼淋巴细胞以小细胞（直径＜12um）为主，大小一致；核圆形，偶有凹陷与折叠，染色质较粗，核仁少而小，不明显；胞质量少，呈轻中度嗜碱性。

L2：原和幼淋巴细胞以大细胞（直径可大于正常小淋巴细胞2倍以上，＞12μm）为主，大小不一；核形不规则，凹陷或折叠可见，染色质较疏松，结构不一致，核仁较清楚，一个或多个；胞质量常较多，呈轻中度嗜碱性，有些细胞深染。

L3：原和幼淋巴细胞大小较一致，以大细胞为主；核形较规则，染色质呈均匀细点状，核仁明显，一个或多个，呈小泡状；胞质量较多，深蓝色，空泡常明显，呈蜂窝状。此亚型在WHO分型中部分为伯基特淋巴瘤/白血病，另有部分为B淋巴母细胞白血病（B-ALL）。

【WHO诊断和分类】

WHO诊断标准于2001年正式发表，这一分类标准中将ALL的分界线定为原始及幼稚细胞比例≥20%，分型的依据主要是"MICM"标准。这一分类中ALL仅分为B淋巴母细胞白血病/B淋巴母细胞淋巴瘤（B-ALL/B-LBL）和T淋巴母细胞白血病/T淋巴母细胞淋巴瘤（T-ALL/T-LBL）。而将FAB分型的ALL-L3命名为伯基特淋巴瘤/白血病，归入成熟B细胞肿瘤。目前认为ALL和LBL是同一疾病的两种不同临床表现，骨髓中幼稚细胞≥20%时诊断为ALL，幼稚细胞＜20%时诊断为LBL。

2016版WHO又对造血和淋巴组织肿瘤的分类进行了修订，将前体淋巴细胞肿瘤的分类进一步细化。

（1）B-ALL/LBL：B-ALL不包括伯基特淋巴瘤/白血病，后者目前归为伯基特淋巴瘤。另外，有重现性遗传学异常者已经列为独立的类型。

形态学：原淋巴细胞主要为FAB分型中的L1及L2形态学特征。有时白血病细胞核偏位于一侧，胞质于对侧突出呈长条拖尾状，整体外形酷似带柄的镜子，称为手镜细胞。涂抹细胞常易见。细胞化学在ALL诊断中的价值不如AML那么大，原淋巴细胞MPO染色阴性，过碘酸希夫染色阳性。

（2）ALL伴重现性遗传学异常。

（3）T-ALL/LBL：白血病细胞形态类似B-ALL，形态学及细胞化学染色常难以准确区分二者，主要依靠免疫表型鉴别。

（六）淋巴瘤

淋巴瘤是淋巴组织来源的恶性肿瘤。淋巴系统肿瘤从发育阶段上分为来源于早期前体淋巴细胞的肿瘤（急性淋巴细胞白血病/淋巴母细胞淋巴瘤）和来源于成熟阶段细胞的各类淋巴瘤，广义上包括浆细胞肿瘤。系别上包括B细、T细胞、NK细胞淋巴瘤。淋巴瘤的种类繁多，此处就几种具有典型细胞形态且来源于成熟阶段细胞的淋巴瘤做详细介绍。

1. 慢性淋巴细胞白血病/小淋巴细胞淋巴瘤（chronic lymphocytic leukemia/small lymphocytic lymphoma，CLL/SLL）　CLL是一种发生在骨髓、外周血、脾脏及淋巴结的小B细胞肿瘤，形态单一，体积小，圆形至轻度不规则，在浸润组织内混有由前淋巴细胞和副免疫母细胞形成的增殖中心。SLL指那些具有CLL的组织形态和免疫表型，但没有白血病表现的病例。

（1）血常规：白细胞增多，分类中多数为成熟淋巴细胞，可达80%以上，形态近似于正常成熟淋巴细胞，细胞核型可不规则。2016年WHO将B淋巴细胞绝对值5×10^9/L作为诊断的最低标准，幼淋巴细胞（又称前淋巴细胞）常小于10%。幼淋巴细胞增多，但仍＜55%提示非典型慢性淋巴细胞白血病；外周血幼淋巴细胞≥55%提示幼淋巴细胞白血病。红细胞和血小板早期正常，晚期可见减少。

（2）骨髓象：骨髓增生明显活跃或极度活跃，少部分为活跃，其中以淋巴细胞增生为主，成熟淋巴细胞的比例通常在50%以上，部分病例幼稚淋巴细胞易见（比例＜55%）。粒、红二系相对减少。疾病晚期，巨核细胞可明显减少或缺如。

2. 幼淋巴细胞白血病（prolymphocytic leukemia，PLL）　PLL是一种慢性淋巴细胞增殖性肿瘤，根据免疫表型分为B细胞幼淋巴细胞白血病（B-PLL）和T细胞幼淋巴细胞白血病（T-PLL）。B-PLL的诊断需达到外周血幼淋巴细胞的比例＞55%。

（1）血常规：白细胞明显增多，常大于$100×10^9$/L，分类可见大于55%的典型幼淋巴细胞，此类细胞在形态上介于原淋巴细胞与成熟淋巴细胞之间的特殊细胞，细胞大小较正常成熟淋巴细胞大一倍，类圆形，胞质嗜碱，胞核圆形，部分可见切迹，最突出的特点是染色质密集浓染，似成熟淋巴细胞的核，但却有位于中央的大而清晰的核仁，多数为1个，偶见2个。常有贫血，正细胞正色素性。血小板常减少。

（2）骨髓象：增生活跃或明显活跃，以淋巴细胞为主，形态与外周血一致。粒系、红系、巨核系不同程度地受抑制，血小板常减少。

3. 毛细胞白血病（hairy cell leukemia，HCL）　HCL是一种成熟小B淋巴细胞惰性肿瘤，以外周血和骨髓中出现毛细胞、脾大而无浅表淋巴结肿大为特征。

（1）血常规：白细胞、血小板减少及贫血常见，外周血单核细胞减少，约90%病例可见毛细胞，此类细胞胞体小到中等大，核卵圆或有核沟（呈豆状），核染色质均一，柔软，毛玻璃样，比正常淋巴细胞疏松。核仁缺乏或不明显。胞质丰富，淡蓝色，呈毛刺样凸起。

（2）骨髓象：骨髓增生活跃或明显活跃，也可见增生降低，可见典型的毛细胞，形态同外周血。粒系、红系、巨核系增生活跃或有不同程度的降低，血小板常少见。

4. 淋巴浆细胞淋巴瘤/瓦尔登斯特伦巨球蛋白血症（lymphoplasmacytoid lymphoma/Waldenström macroglobulinemia，LPL/WM）　LPL是一种由小B细胞、浆细胞样淋巴细胞和浆细胞组成的肿瘤，通常累及骨髓，有时累及淋巴结和脾脏，不符合任何其他伴浆细胞分化的小B细胞淋巴瘤的分类标准。大部分患者分泌IgM，又称瓦尔登斯特伦巨球蛋白血症（WM）。少部分患者分泌其他免疫球蛋白。

（1）血常规：白细胞可正常、略多或减少，粒细胞比例降低，淋巴细胞比例相对升高，部分患者可见少量浆细胞样淋巴细胞，此类细胞形态介于成熟淋巴细胞与浆细胞之间，胞核呈淋巴细胞核样，常偏位，胞质呈浆细胞样。血红蛋白量常下降，成熟红细胞呈缗钱状排列，可出现冷凝集现象。

（2）骨髓象：骨髓增生活跃或明显活跃，可见形态不典型的小淋巴细胞、浆细胞样淋巴细胞及浆细胞增多，也可见组织嗜碱细胞增多。粒、红系比例常降低。成熟红细胞呈缗钱状排列，可出现冷凝集现象。

5. 多发性骨髓瘤（multiple myeloma，MM）　MM是骨髓中浆细胞克隆性增殖并分泌单克隆免疫球蛋白的恶性肿瘤。浆细胞恶性增殖、广泛浸润和大量单克隆免疫球蛋白出现及沉积，正常的多克隆浆细胞增生和多克隆免疫球蛋白分泌受到抑制，MM患者表现为广泛骨质破坏、反复感染、贫血、高钙血征、高黏滞综合征、肾功能不全等一系列临床表现。

（1）血常规：多数可见贫血，多为正细胞正色素性贫血，成熟红细胞多出现缗钱状排列。部分患者外周血涂片可见浆细胞，若出现大量浆细胞，比例≥20%，应考虑浆细胞白血病。白细胞及血小板多正常，也可偏少。

（2）骨髓象：骨髓增生活跃，浆细胞比例升高，一般占有核细胞的10%以上，多者可达80%以上，可见幼稚及原始浆细胞。肿瘤性浆细胞的形态多变，可见胞体大、核型不规则及多核浆细胞。各系细胞比例与浆细胞比例有关，当浆细胞所占比例较小时，粒系和红系比例可大致正常，巨核细胞数也可正常，当浆细胞所占比例较大时，粒系、红系及巨核细胞均可明显减少。浆细胞多成灶性分布，因此骨髓穿刺涂片中浆细胞比例很低时亦不能排除诊断，需多部位穿刺确证或结合其他相关检查。

6. 伯基特淋巴瘤（Burkitt lymphoma，BL）　BL是一种侵袭性B细胞淋巴瘤，由形态偏原始或幼稚、胞体中等大小、带有胞质空泡的B淋巴细胞组成。外周血常见贫血、血小板少，无特异性改变。骨髓增生明显活跃或极度活跃，形态典型的异常B淋巴细胞所占比例可达90%以上，其他系细胞增生受抑。

7. T细胞大颗粒淋巴细胞白血病（T-cell large granular lymphocyte leukemia，T-LGLL）　T-LGLL是一种外周血中大颗粒淋巴细胞持续性增多为特征的淋巴细胞增殖性疾病。大颗粒淋巴细胞在正常人外周血可见，占单个核细胞的5% ~ 25%。外周血淋巴细胞增多，其中大颗粒淋巴细胞比例升高，绝对值多大于0.5×10⁹/L，此类细胞胞质中含有嗜天青颗粒，数量不等，核染色质聚集。多数患者贫血、中性粒细胞减少，血小板多正常。骨髓增生明显活跃或极度活跃，淋巴细胞比例升高，易见大颗粒淋巴细胞。

（七）其他血液系统疾病

1. 原发免疫性血小板减少症（primary immune thrombocytopenia） 是一种原因不明的获得性出血性疾病，以血小板减少、骨髓巨核细胞数正常或增加，以及缺乏任何原因包括外源的或继发性因素为特征。目前公认绝大多数是由免疫介导的血小板破坏增多所致。

（1）血常规：血小板减少，血小板大小及形态异常，正常人血小板为圆形或椭圆形小体，直径为2 ~ 3μm。在患者中血小板直径可达3 ~ 4μm，若血小板为成熟红细胞大小时称为巨大血小板。异常小的血小板及碎片也可见到。如果出现贫血，一般为失血引起，多为正细胞贫血；若出血严重且持续时间长，尤其中青年女性，可为缺铁性贫血。白细胞分类及计数一般正常。

（2）骨髓象：骨髓增生活跃或明显活跃，三系增生，巨核细胞增殖旺盛，通常明显增多。最主要的变化是巨核细胞的核浆成熟不平衡，胞质中颗粒较少，嗜碱性强，产板型巨核细胞明显减少或缺乏，胞质中可出现空泡。血小板少见，可见大或巨大血小板。

2. 戈谢病（Gaucher disease） 又称葡萄糖脑苷脂病，属类脂质沉积病。由于β-葡萄糖脑苷脂在单核-巨噬细胞内沉积形成特殊的戈谢细胞而引起本病，为常染色体隐性遗传性疾病。

（1）血常规：多数有轻至中度的正常细胞正色素性贫血。白细胞和血小板常减少。

（2）骨髓象：骨髓增生活跃或明显活跃，粒、红两系大致正常，巨核细胞常减少。可见数量不等的戈谢细胞（为吞有β-葡萄糖脑苷脂的组织细胞），在低倍镜下浏览时极易见到，常分布于涂片上下两边及片头片尾处。直径为20 ~ 80μm，胞体呈圆形、椭圆形或不规则形，胞质量丰富，淡蓝色，无空泡，含有许多紫蓝色平行波纹状纤维样物质，胞核小，1个或2 ~ 3个，染色质粗糙浓染，偶见核仁。

3. 尼曼-皮克病（Niemann-Pick disease） 尼曼-皮克病亦属类脂质沉积病，又称神经鞘磷脂病。由于神经鞘磷脂大量沉积于巨噬细胞内形成尼曼-皮克细胞而引起本病。亦为常染色体隐性遗传性疾病，较为少见。

（1）血常规：红细胞数及血红蛋白正常或降低，多为正细胞正色素性贫血。白细胞数不定，在淋巴和单核细胞中可见数目不等的空泡，可视为发现本病的线索。电镜下可见空泡内充满含有类脂质的溶酶体，有助于诊断本病。血小板早期正常，晚期减少。

（2）骨髓象：骨髓增生活跃或明显活跃，粒、红两系大致正常，巨核细胞早期正常，晚期减少。可见数量不等的尼曼-皮克细胞，直径为20 ~ 100μm，胞体越大，形态越不规则，胞质呈嗜酸性，其中充满大小均匀的圆形脂滴，呈空泡状，似蜂巢，核1个或数个，染色质粗糙浓染，可见核仁。

4. 海蓝组织细胞增生症（sea blue histiocytosis，SBH） SBH是分化良好的组织细胞增生，可能属于脂质代谢障碍性疾病，该细胞中充满深蓝色或绿色不透明颗粒，呈类似海水蓝色而得名，可分为原发性和获得性两种，前者多于40岁以前发病，常有肝脾增大、血小板减少伴有紫癜，可能有遗传倾向，其特征为骨髓、肝、脾中出现大量海蓝组织细胞。获得性海蓝组织细胞增生可见于ITP、慢性髓细胞性白血病、高脂血症及海洋性贫血等多种疾病。

（1）血常规：血小板减少最常见，也可因脾功能亢进而呈全血细胞减少。

（2）骨髓象：主要特点是可见大量海蓝组织细胞，呈圆形或椭圆形，直径为20 ~ 60μm，胞质丰富，有数量不等、大而均匀的海蓝色或绿色颗粒，颗粒多者可使整个胞质呈深蓝而不透明，颗粒少者可见灰蓝色的胞质呈泡沫状，胞核一般为单个，偏位，染色质呈粗网状，偶见核仁。

5. 骨髓转移癌 骨髓转移癌多见于中老年患者，发生骨髓转移的常见症状有发热、骨痛或游走性肢体疼痛，可见恶病质。骨髓中转移癌细胞的常见形态学特点为：低倍镜观察癌细胞成群分布，每群癌细胞排列紧密。癌细胞体积大小不一，形态不规则，细胞边缘不规则，胞质强嗜碱性，细胞核结构粗松，含1～2个核仁。转移癌细胞的来源需结合癌细胞的形态特点和原发灶的组织结构进行鉴别。

6. 骨髓坏死　骨髓坏死常常继发于急性白血病、感染、骨髓转移性肿瘤和其他原因引起的DIC，但也有原因不明性骨髓坏死，骨髓细胞呈严重变性和坏死（溶解），临床上常以发热、骨痛、贫血和血小板减少为特征。骨髓涂片中坏死的特点为有核细胞结构模糊不清，涂片中充满嗜酸性物质。

四、报告书写

（一）骨髓/外周血细胞涂片形态学报告单

图8-1-8为中国医学科学院血液病医院骨髓形态学图文报告单，报告内容除患者基本信息外，主要包括6大部分：骨髓及外周血血细胞分类；代表性图片；骨髓血细胞形态描述；外周血血细胞形态描述；诊断意见；报告签发人员签名。

（二）报告内容

1. 骨髓及外周血血细胞分类　骨髓涂片计数200个有核细胞，有核细胞的计数包括原始细胞、粒系（中性、嗜酸性、嗜碱性）各阶段细胞、单核细胞、淋巴细胞、浆细胞、有核红细胞及肥大细胞。散在分布的分类不明细胞计入200个细胞之内。巨核细胞、巨噬细胞和非造血系统细胞不计入其内。外周血涂片计数100个白细胞，包括粒细胞、淋巴细胞、单核细胞、原始细胞。而有核红细胞单独计数并描述，不计入100个之内。少部分患者外周血可能会出现小巨核细胞，也不计数。对于MDS患者涂片，WHO建议是骨髓涂片计数500个有核细胞，外周血涂片计数200个有核细胞。正常骨髓有核细胞及外周血白细胞的构成比，目前全国尚无统一的参考范围，以下为中国医学科学院血液病医院实验室采用的成人参考区间。

（1）正常骨髓有核细胞的构成比

粒细胞系统：占骨髓有核细胞百分比为45%～70%，各阶段比例见表8-1-3。

表8-1-3　正常骨髓有核细胞的构成比

系别	阶段	比例/%
粒系（45%～70%）	原＋早幼粒细胞	2.2（＜5）
	中性中幼粒细胞	6±2
	中性晚幼粒细胞	8±2
	中性杆状核粒细胞	23±4
	中性分叶核粒	9±3
	嗜酸性粒细胞	＜5
	嗜碱性粒细胞	0～1
红系（15%～25%）	原红细胞	0.2～1.3
	早幼红细胞	0.5～2.4
	中幼红细胞	10
	晚幼红细胞	10
粒/红（G/E）	（2～4）/1	
淋巴细胞	成熟淋巴细胞（15%～25%）	
单核细胞	成熟单核细胞5%左右	
浆细胞	成熟浆细胞＜2.5%	

骨髓涂片细胞学检查—髂骨+血（骨髓分类）

中国医学科学院 北京协和医学院

血液学研究所 血液病医院

骨髓细胞形态学图文报告单

姓名：_____ 年龄：_____ 性别：_____ 科室：_____ 床号：_____ 采集时间：_____

申请序号：_____ 标本编号：_____ 病案号：_____ 样本类型：_____ 开单医生：_____

签收时间：_____ 报告时间：_____ 临床诊断：_____ 备注：_____

细胞名称			血片%	骨髓片		
				平均值	+/-SD	%
原 始 血 细 胞				0.08	0.01	
粒细胞系统	原 始 粒 细 胞			0.64	0.33	
	早 幼 粒 细 胞			1.57	0.6	1.5
	中性粒细胞	中 幼		6.49	2.04	10
		晚 幼		7.9	1.97	7.5
		杆 状 核	1	23.72	3.5	16
		分 叶 核	51	9.44	2.92	17
	嗜酸粒细胞	中 幼		0.38	0.23	1
		晚 幼		0.49	0.32	0.5
		杆 状 核		1.25	0.61	1
		分 叶 核	2	0.86	0.61	2
	嗜碱粒细胞	中 幼		0.02	0.05	
		晚 幼		0.06	0.07	
		杆 状 核		0.1	0.09	
		分 叶 核	1	0.03	0.05	0.5
红细胞系统	原 始 红 细 胞			0.57	0.3	
	早 幼 红 细 胞			0.92	0.41	0.5
	中 幼 红 细 胞			7.41	1.91	5
	晚 幼 红 细 胞			10.25	2.36	14
	早 巨 红 细 胞					
	中 巨 红 细 胞					
	晚 巨 红 细 胞					
淋巴系	原 始 淋 巴 细 胞			0.05	0.09	
	幼 稚 淋 巴 细 胞			0.47	0.84	
	成 熟 淋 巴 细 胞		39	22.78	7.04	20.5
单核系	原 始 单 核 细 胞			0.01	0.04	
	幼 稚 单 核 细 胞			0.14	0.19	
	成 熟 单 核 细 胞		6	3	0.88	2.5
巨核细胞	原 始 巨 核					
	幼 稚 巨 核					
	产 板 巨 核					
	颗 粒 巨 核					
	裸 核 巨 核					
浆细胞	原 始 浆 细 胞			0.004	0.02	
	幼 稚 浆 细 胞			0.104	0.16	
	成 熟 浆 细 胞			0.71	0.42	0.5
其他	网 状 细 胞			0.05	0.09	
	吞 噬 细 胞					
	组 织 嗜 碱 细 胞					
	脂 肪 细 胞					
	分 类 不 明 细 胞			0.03	0.09	
粒细胞/有核红细胞				2.76	0.87	2.92/1
共计数细胞			100	个		200

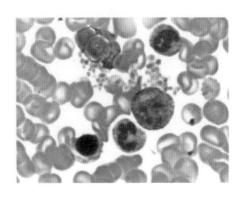

形态描述：

（一）骨髓涂片细胞形态学分析

1. 取材、涂片、染色良好。粒（＋）油（＋＋）。
2. 增生活跃，G＝57%，E＝19.5%，G/E＝2.92/1。
3. 粒系比例正常，形态大致正常。
4. 红系比例正常，以中晚幼红细胞为主。成熟红细胞形态无明显异常。
5. 淋巴细胞比例正常，为成熟淋巴细胞。
6. 全片共见巨核细胞133个。分类25个，其中幼稚巨核细胞1个、颗粒型巨核细胞9个、产血小板型巨核细胞14个、裸核1个。血小板单个、成堆分布，易见。

（二）外周血涂片细胞形态学分析

1. 白细胞计数正常。
2. 粒细胞比例正常，形态大致正常。
3. 成熟红细胞形态未见明显异常。计数100个白细胞未见有核红细胞。
4. 淋巴细胞比例正常，为成熟淋巴细胞。
5. 血小板单个、小堆分布，易见。

诊断意见：

三系增生骨髓象。

检验者 _____ 审核者 _____ 注：此报告仅对该份标本有效，若有质疑请在接到报告2天内提出！

第1页，共1页

图8-1-8 骨髓细胞形态学图文报告单

　　红细胞系统：占骨髓有核细胞百分比为15%～25%，各阶段比例见表8-1-3。粒/红（G/E）＝（2～4）/1。

　　淋巴细胞：占骨髓有核细胞15%～25%，几乎均为成熟淋巴细胞，成人正常骨髓中，原、幼淋巴细胞极少见，婴幼儿骨髓中原、幼淋巴细胞2%～3%。

　　单核细胞：约占骨髓有核细胞的5%，为成熟单核细胞，正常人骨髓中原、幼单核细胞几乎不可见，且幼稚单核细胞与成熟单核细胞不易区分。

　　巨核细胞：正常骨髓涂片中巨核细胞7～136个。分类可见：原巨核细胞（正常骨髓少见）、幼稚巨核细胞、颗粒型巨核细胞、产板型巨核细胞、裸核型巨核细胞。血小板：呈小堆或散在分布，易见。每15～20个成熟红细胞对应1个左右血小板，视为血小板正常。

　　浆细胞：＜2.5%，为成熟浆细胞。

　　（2）正常外周血白细胞的构成比

　　粒细胞：主要以中性粒细胞为主，占50%～70%（其中杆状核＜10%），嗜酸性粒细胞0～5%，嗜碱性粒细胞0～1%。正常情况下，外周血中幼稚粒细胞不可见。

　　淋巴细胞：为成熟淋巴细胞，占20%～40%（4月～6岁的儿童淋巴细胞与中性粒细胞交叉），正常情况下，原、幼淋巴细胞不可见。

　　单核细胞：为成熟单核细胞，占0～8%，正常情况下，外周血原、幼单核细胞不可见。

　　成熟红细胞：形态大致均匀，正常情况下，外周血无有核红细胞。

　　血小板：呈小堆或散在分布。每15～20个红细胞对1个左右血小板视为正常。

　　2. 代表性图片　选取最能代表此标本情况的细胞图片，彩图要清晰，将有诊断意义的细胞放在图片的中心位置。

　　3. 骨髓血细胞形态描述

　　（1）取材、涂片、染色情况；小粒、油滴分级：

　　1）取材、涂片、染色情况：良好的涂片应该是细胞恰好分开又不太分离，细胞染色后红蓝分明。

　　2）小粒分级（肉眼及低倍镜下观察）：（-）无骨髓小粒；（＋）骨髓小粒稀疏，相隔较远；（＋＋）骨髓小粒较密集，血膜尾部较易发现；（＋＋＋）骨髓小粒十分密集，彼此紧密相连，全片都易发现。

　　意义：正常骨髓中小粒（＋）～（＋＋），急性白血病及慢性髓细胞性白血病等多为（＋＋）或（＋＋＋），急性淋巴细胞白血病多数无粒、无油。

　　3）油滴分级：（-）无油滴；（＋）油滴少且小，呈细沙状，均匀分布，血膜尾部有很少油滴；（＋＋）油滴稍多且大，有的直径达1mm以上，血膜尾部有油滴，不易干燥。（＋＋＋）油滴聚集成片。

　　意义：正常成年人骨髓一般（＋）～（＋＋）；婴幼儿（-）或（＋）；老年人（＋＋）～（＋＋＋），生理性脂肪化。慢性再生障碍性贫血：最为多见，达（＋＋）或（＋＋＋），各型急、慢性白血病多数为（-），少数为（＋）。

　　（2）增生程度、粒红比值见表8-1-4。在移植0天或白血病化疗后时，整个骨髓涂片有核细胞可能极少见，建议描述骨髓有核细胞数极少，无法分类计数。

表8-1-4　骨髓增生程度分级

增生程度	RBC与有核细胞之比	常见病
增生极度活跃	1∶1	各类白血病
增生明显活跃	10∶1	各类白血病、增生性贫血
增生活跃	20∶1	正常骨髓、某些贫血
增生降低	50∶1	慢性再生障碍性贫血
增生重度降低	200∶1	重型再生障碍性贫血

（3）粒系比例及形态描述：粒系比例升高、正常、降低。形态大致正常或无明显异常。如果有发育异常，则描述发育异常的形态及多少，如易见巨幼样变粒细胞或可见、偶见核浆发育不平衡粒细胞等，最后描述发育异常细胞占该系细胞的百分比。APL时描述异常早幼粒细胞的比例；AML-M2b时描述原粒细胞的比例，以及是否见到异常中幼粒细胞；AML-M4eo时描述是否有异常嗜酸性粒细胞。

（4）红系比例及形态描述：红系比例升高、正常、降低，以中、晚幼红细胞为主。如果原及早幼红细胞比例较高需要说明。如果有发育异常，则描述发育异常的形态及比例，方式同粒系。还需描述成熟红细胞形态，如形态无明显异常、大小不一、以小细胞为主、以大细胞为主、缗钱状排列等，如有特殊形态的红细胞需要描述，如泪滴形、靶形、破碎红细胞等。

（5）淋巴细胞比例及形态描述：淋巴细胞比例升高、正常、降低，为成熟淋巴细胞。如果有不典型淋巴细胞或异常淋巴细胞时需要描述，并描述明显的特征，如毛细胞白血病时可描述细胞边缘有毛刺状凸起。ALL时需要描述原淋巴细胞的比例。

（6）巨核细胞数量及形态描述：低倍镜下全片数巨核细胞，描述全片共见多少个巨核细胞。油镜下分类25个，计数幼稚巨核细胞、颗粒型巨核细胞、产板型巨核细胞、裸核型巨核细胞的数目。如果有形态异常，如单圆核、双圆核、多圆核巨核细胞、小巨核及微小巨核细胞，需描述易见、可见或偶见，并评估发育异常细胞占该系细胞的百分比。还需描述血小板的分布方式及多少，如单个、散在、小堆、大堆、成堆、成片等，罕见、少见、易见、多见。

（7）其他有意义的细胞形态描述：①浆细胞比例较高或形态异常时，需要描述比例及所处阶段，如成熟、幼稚、原始浆细胞。如有双核及多核浆细胞也可描述。②单核细胞比例升高或形态异常时需要描述。不典型单核细胞计数在成熟单核细胞内，而原、幼单核细胞需要描述比例。③不确定原始细胞为原粒细胞、原单核细胞、原淋巴细胞、原巨核细胞的哪一类时，需描述比例及细胞的形态特征。④当有分类不明细胞时，如骨髓转移瘤细胞，可描述细胞的分布方式，成团或单个等。如单个、散在分布需要计数在200个有核细胞内，并描述比例。还需描述此类细胞形态。⑤有吞噬细胞吞噬形态完整的白细胞、有核红细胞、成熟红细胞及血小板时，称为噬血现象。多少需要描述：偶见、可见、易见等，看到1个也需要描述。⑥海蓝组织细胞、戈谢细胞、尼曼-皮克细胞等较易见时，也需要描述。除相对应的疾病（海蓝组织细胞增生症、戈谢病、尼曼-皮克病）存在此类细胞外，部分慢性髓细胞性白血病时会见到这些细胞。⑦寄生虫等，如杜氏利什曼原虫，具有典型形态学特征，需要描述。⑧怀疑再生障碍性贫血时，需评估骨髓小粒造血细胞面积，即各种细胞（除脂肪细胞外）占整个骨髓小粒面积的百分比。在正常骨髓中，骨髓小粒细胞面积约为（100-年龄）%。骨髓小粒内的细胞分为造血细胞与非造血细胞。造血细胞为粒细胞、有核红细胞、巨核细胞。非造血细胞为脂肪细胞、成熟淋巴细胞、浆细胞、组织嗜碱细胞、网状细胞等。慢性再生障碍性贫血多在50%以下，以非造血细胞为主，造血细胞很少。各种白血病及增生性贫血多在75%以上，以造血细胞为主。老年人生理性脂肪化，骨髓小粒较空。婴幼儿骨髓小粒较满。⑨原始细胞及分类不明细胞形态描述顺序：大小-胞核形态-染色质-核仁（有无、多少）胞质-胞质特殊结构（颗粒、空泡、嗜酸性/嗜碱性、包涵体）。

4. 外周血血细胞形态描述　外周血细胞种类较少，主要描述白细胞数目的多少，如增多、减少、正常。粒细胞描述比例及形态、有无幼稚粒细胞及原粒细胞。成熟红细胞描述形态，并说明有无有核红细胞。淋巴细胞描述比例，有无原及幼淋巴细胞，有无异常及不典型淋巴细胞。如果大颗粒淋巴细胞易见，则需要计数比例。描述血小板的分布方式及多少，有无巨核细胞。如有其他异常细胞或寄生虫等需要单独描述。

5. 诊断意见　依据细胞分类及形态变化可做出明确诊断的，在报告结论中做出检验诊断，如急性早幼粒细胞白血病、慢性髓细胞性白血病及分期、骨髓增生异常综合征等。不能做出明确诊断的，则应对主要的改变做出描述并提出进一步检查的建议，如原发性骨髓纤维化、原发性血小板增多症等需要进一步结合骨髓活检及分子生物学检查。如果此次检查为复查或对此前做过骨穿的疾病进行监测，则此次的结果应与前次比较，对变化做出描述，如结合病史，为急性髓系白血病治疗后，复发骨髓象或结合病史，仍符合淋巴细胞增殖性疾病等。

6. 签发报告资质 由于血液细胞疾病的骨髓形态学检查是专业性很强且复杂的检验项目，并且骨髓细胞形态学报告为诊断性报告，报告签发者应具有一定的资质，如岗位资质培训合格者、有执业医师证书检验者和审核者共同签名。

（三）报告书写注意事项

1. 骨髓象相似而血涂片有显著的区别 溶血性贫血、缺铁性贫血及急性失血的骨髓象十分相似，但血涂片却有显著区别。某些恶性肿瘤所致的类白血病反应，其骨髓象与早期慢性髓细胞性白血病可十分近似，但血中白细胞不及白血病时增加那样显著，类白血病反应的骨髓及血片可以清楚分辨，而慢性髓细胞性白血病的骨髓除巨核细胞外，与血片十分相似。急性粒细胞白血病时，如果白细胞增多，则血涂片常可见到较多的原粒细胞及早幼粒细胞，如果白细胞减少，血涂片中淋巴细胞会相对增多。

2. 骨髓象有显著区别而血涂片相近似 传染性淋巴细胞增多症和慢性淋巴细胞白血病的血涂片皆显示小淋巴细胞显著增多，但前者的骨髓中淋巴细胞稍增多，而后者却显著增多。一些急性白血病、再生障碍性贫血及黑热病的血涂片皆可显示明显白细胞及血小板减少，而骨髓象三者却有明显区别：急性白血病时，原及幼稚细胞显著增多；再生障碍性贫血时，通常粒、红、巨三系增生减低而淋巴细胞及非造血细胞比例增多。

3. 骨髓象大致正常而血涂片有显著变化，或骨髓象有显著变化而血涂片大致正常 前者如传染性单核细胞增多症，后者如多发性骨髓瘤、尼曼－皮克病等。

4. 血涂片是骨髓涂片的延续 急性白血病的诊断一般并不困难，但有时确定其细胞类型却非易事，除前面所述的一般规律可以遵循外，将血涂片或骨髓涂片反复检查对比则会有很大帮助。因较成熟的细胞才会进入血循环，故血涂片的细胞成熟程度通常会比骨髓好，细胞越成熟越容易辨认，故骨髓涂片不易确定类型时，可参考血涂片确定类型。

5. 骨髓和血涂片应同时注意成熟红细胞形态，有无靶形红细胞、椭圆形红细胞、球形红细胞，此外还可有口形、棘形、红细胞碎片、盔形、三角形等，这些对疾病的诊断也都有很大意义。

（肖继刚 陈树英）

第二节 | 电子显微镜细胞超微结构检查

光学显微镜下无法看清小于0.2μm的超微结构，欲了解细胞超微结构，必须借助波长更短的光源，来提高显微镜的分辨率。电子显微镜按结构和用途可分为透射电子显微镜、扫描电子显微镜、反射电子显微镜和发射电子显微镜等。由于透射电子显微镜在观察那些用普通显微镜所不能分辨的细胞细微结构方面独具优势，因此本节主要描述透射电子显微镜。

以电子束为光源的透射电子显微镜（简称透射电镜）由德国学者马克斯·克诺尔（Max Knoll）和Erst Ruskazai于1932年发明，电子束的波长要比可见光短得多，从而大大提高了分辨率。透射电镜利用超薄切片技术，特别是结合电镜细胞化学技术，对细胞内各种细胞器的超微结构进行观察和分析，在血液疾病诊断中发挥了重要作用。

一、工作原理

透射电子显微镜（transmision electron microscope，TEM）的基本原理是在真空条件下电子束经高压加速，穿透样品时形成散射电子和透射电子，这些电子在电磁透镜磁场作用下在荧光屏上放大成像。其具体过程为透射电子显微镜镜筒顶部电子枪内钨丝在50kV高压下由阴极发射出电子，经过两个磁场后聚集成平行电子束。电子束遇到样品后发生不同程度的弹性散射，未散射的电子束穿过光阑孔后参与成像，从而形成反差。

生物样品主要由碳、氢、氧、氮等元素组成，在透射电子显微镜中不能直接形成反差，因而不能成像。重金属铀与核酸、核蛋白、糖原、分泌颗粒等亲和力强，与生物膜结合力弱；重金属铅与细胞内各种成分有广泛的亲和力，在铀存在时细胞图像反差普遍增强。所以在常规透射电子显微镜观察的生物样品中需要用铀和铅进行染色。

电镜细胞化学技术利用细胞酶化学反应形成的产物与捕获剂结合，沉淀在细胞的某个特定部位。再通过透射电镜观察其超微结构，使酶能够准确定位。目前应用比较多的是髓过氧化物酶（MPO）和血小板过氧化物酶（platelet peroxidase，PPO）。

二、方法学——透射电子显微镜观察

1. 试剂 淋巴细胞分离液、生理盐水、2.5%的戊二醛、二氨基联苯胺（DAB）、PBS、1%的四氧化锇、不同浓度的乙醇、环氧丙烷、包埋液、醋酸铀等。

2. 仪器 透射电子显微镜、离心机、棕色西林瓶、电子天平秤。

3. 标准操作规程

（1）取材：通过骨髓穿刺术（穿刺方法同本章第一节），抽取患者骨髓液3～5ml，放置肝素抗凝管中混匀。取等体积的淋巴细胞分离液对骨髓液进行细胞分离。

（2）固定：①将分离液与血浆之间的细胞层分别收集到2个1.5ml离心管后，加入生理盐水混匀，用斜角离心机离心5分钟（1500r/min），离心管底部可见细胞团块。②第一管弃去上清液，加入0.5ml血浆将细胞团块吹散混匀，用斜角离心机离心5分钟（1500r/min）。再弃去上面血浆，沿管壁轻轻加入2.5%的戊二醛固定剂，将细胞团块固定4小时以上（4℃）。③第二管弃去上清液，加入配制好的孵育液，吹散混匀后转移至棕色西林瓶中，放入37℃恒温振荡器中孵育30～60分钟。将孵育好的液体转移至1.5ml离心管内，用斜角离心机离心5分钟（1500r/min）。弃去上清液，加入0.5ml血浆用斜角离心机离心5分钟（1500r/min）。弃去上面血浆，沿管壁轻轻加入2.5%的戊二醛固定剂固定4小时以上（4℃）。孵育液配制如下：用电子天平秤DAB 2mg放置于试管中，加入0.2mol的三羟甲基氨基甲烷缓冲液1ml，用1mol/L的氢氧化钠调pH为7.0～7.5，再加入3%的过氧化氢25μl。④弃去上层戊二醛，用0.1mol/L的PBS漂洗2次，用牙签沿离心管四周轻轻剥离细胞团块，使之与离心管分离，用牙签挑出置于防水纸片上，用刀片将团块切成1mm³大小，放回PBS中。⑤弃去PBS，用1%的四氧化锇（OSO₄）固定1小时（4℃）后，弃去四氧化锇，用蒸馏水清洗标本2次。

（3）脱水、浸透、包埋、聚合：将洗干净的标本依次加入30%、70%、90%的乙醇脱水各1次，每次10分钟，100%乙醇脱水2次，每次10分钟。脱水后的标本用环氧丙烷浸透2次，每次10分钟。再用1:1比例的环氧丙烷和包埋液的混合液浸透1小时。弃去混合液，加入包埋液浸透2小时，用牙签定时搅动，使标本浸透均匀。包埋液配制如下表8-2-1。将配好的包埋液滴至简易包埋模具中（5.6mm×20孔），再将浸透完全的标本块用牙签移至模具小孔中。待标本块沉降至小孔底部后，将模具放置烤箱中，60℃聚合40～50小时。

表8-2-1　包埋液配制表

标本数	812/ml	DDSA/ml	MNA/ml		DMP-30/ml	总量/ml	
			冬	夏		冬	夏
10～12	5.5	1.5	3.7	4.4	0.15	10.85	11.55
15～17	8.2	2.2	5.4	6.3	0.22	16.02	16.92
21～23	11.0	3.0	7.2	8.5	0.3	21.5	22.8

（4）超薄切片制备：透射电子显微镜电子束的穿透力很弱，一般只能穿过0.1μm以下的薄片，因此生物样品的切片必须很薄，才能在镜下进行观察。常规的骨髓标本超薄切片制备过程如下：①将聚合好的树脂块从模具中取出，用单面刀片去掉多余的树脂，将标本块暴露，再根据需要修成合适的形状和大小，一般修成长方形。②将修好的标本块放置到切片机的标本臂上，将钻石刀放置到刀台上，调整好标本块与钻石刀之间的距离，向钻石刀水槽中加入蒸馏水，调整好水平面后开始切片，切片厚度一般为70nm，可根据实际情况适当调整厚度，切好的超薄切片平铺于水面上。③从水槽中选取5～6张超薄切片，将其集中在一起，用200目铜网将其捞起。注意使切片位于铜网中心并避免互相重叠。目前多采用扣网法。④将培养皿中放置一块5cm×5cm大小的干净封口膜，滴6～8滴醋酸铀染液，用镊子将铜网放置滴液上，让标本面与染液接触，加热染色20分钟。用100ml小烧杯2个，装入双蒸水，用镊子夹住铜网边缘，分别在2个烧杯中上下移动清洗铜网30次，用滤纸吸干水分。⑤再用上述方法进行铅染色5分钟。

4. 注意事项　醋酸铀是重金属，但放射性不强，进行操作时无须穿防辐射服，仅需戴护目镜防护即可。

三、血细胞超微结构观察（读片）

（一）红系细胞

1. 原红细胞和早幼红细胞　原红细胞外形圆，直径12～19μm，电子密度较低，核常不规则，核仁巨大，核膜细致，胞质少，密度均匀，细胞器少。早幼红细胞直径15μm，异染色质增多，核仁明显，胞质增多，密度升高，含高尔基体、内质网、溶酶体、中心粒、囊泡等结构。正常骨髓可见少量原红细胞和早幼红细胞，如果比例明显升高，多见于急性红白血病、骨髓增生异常综合征、增生性贫血、真性红细胞增多症。

2. 中幼红细胞和晚幼红细胞　中幼红细胞外形不规则，直径12～15μm，异染色质增多，有的呈块状，胞质密度升高，早期线粒体丰富，晚期减少，充满血红蛋白。晚幼红细胞体积变小，外形不规则，细胞核固缩蜕化，有的偏于一侧，呈脱核状态，胞质量多，充满血红蛋白。正常骨髓含有一定比例的中幼红细胞和晚幼红细胞，如果比例明显升高，形态无明显异常，多见于增生性贫血、真性红细胞增多症。

3. 红细胞形态异常

（1）巨幼红细胞：有核红细胞体积明显增大，异染色质少，密度低，核不规则，核仁明显（图8-2-1）。多见于巨幼细胞贫血、骨髓增生异常综合征。

（2）奶酪样细胞核：中幼红细胞和晚幼红细胞染色质不均匀凝集，核孔增大或核膜断裂，胞质入核，形成海绵或奶酪状细胞核（图8-2-2）。多见于先天性红细胞生成障碍性贫血Ⅰ型，偶见于骨髓增生异常综合征、再生障碍性贫血和溶血性贫血。

（3）红细胞膜异常：中幼红细胞、晚幼红细胞、网织红细胞和成熟红细胞的细胞膜出现连续或间断无特定结构的缝隙，即双层膜结构（图8-2-3）。多见于先天性红细胞生成障碍性贫血Ⅱ型。

（4）红细胞线粒体铁沉积：病理状态下，各阶段有核红细胞出现不同程度的线粒体铁沉积，以晚幼红细胞和网织红细胞为主，电镜下线粒体密度升高，结构欠清晰，可见大量铁颗粒沉着于线粒体脊（图8-2-4）。线粒体铁沉积多见于遗传性铁粒幼红细胞性贫血和骨髓增生异常综合征，以及各种原因导致的长期溶血性疾病和输血，如地中海贫血、先天性红细胞生成障碍性贫血等。

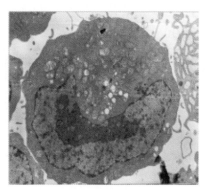
图8-2-1　巨幼红细胞（×4000）

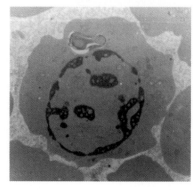
图8-2-2　中幼红细胞奶酪样核（×5000）

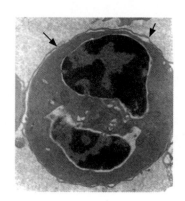
图8-2-3　中幼红细胞双层细胞膜（×8000）

（二）粒系细胞

1. 原粒细胞和早幼粒细胞　原粒细胞外形圆，表面光滑，直径8μm，胞质少，核大而圆，可见1～2个核仁，常染色质均匀分布，胞质密度均匀，一般不含颗粒。电镜细胞化学显示核膜和内质网MPO反应阳性。早幼粒细胞外形圆或卵圆形，直径12μm，核仁明显，染色质细致，胞质增多，密度升高，含MPO反应阳性颗粒或团块。

正常骨髓原粒细胞和早幼粒细胞所占比例很低，数量和比例明显升高常见于各种急性髓系白血病，如AML-M1和M2，比例和数量轻度增多常见于慢性髓细胞性白血病、骨髓增生异常综合征和感染性增多。如果大量早幼粒细胞形态异常，表面有突起或伪足，核极不规则，异染色质多，核膜粗糙，核仁小，胞质丰富，大量MPO阳性颗粒弥漫分布，内质网扩张呈管状或囊状，含絮状物，线粒体结构致密，中间微丝多，则考虑急性早幼粒白血病伴*PML∷RARa*（图8-2-5，图8-2-6）。

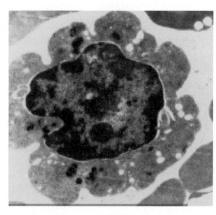
图8-2-4　幼红细胞线粒体铁沉积（×5000）

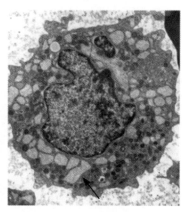
图8-2-5　异常早幼粒细胞（×5000）

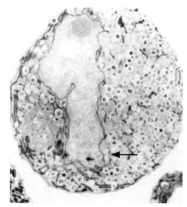
图8-2-6　早幼粒细胞MPO阳性（×5000）

2. 中幼粒细胞和晚幼粒细胞 中幼粒细胞外形圆，表面光滑，核圆，核仁变小，胞质含大量初级颗粒和次级颗粒。晚幼粒细胞外形圆，表面有分泌泡，核呈肾形，偏向细胞一侧，异染色质多，胞质丰富，初级颗粒少，次级颗粒多。正常骨髓中幼粒细胞和晚幼粒细胞所占比例较高，比例升高或降低无特异性。如果中幼粒细胞胞质丰富，可见大量颗粒和棒状奥氏小体，而核质密度低，核仁显著，异染色质少，这种核浆分化不同步现象称为"老浆幼核"。这种情况则考虑急性髓系白血病伴t（8；21）（q22；q22）；*RUNX1 :: RUNX1T1*（图8-2-7，图8-2-8）。

3. 嗜酸性粒细胞 圆形，直径11μm，形态结构与中性粒细胞各阶段相符，胞质中含大量嗜酸性颗粒，颗粒中央出现高密度结晶，周围为低密度物质。正常骨髓嗜酸性粒细胞所占比例很低，如果比例明显升高，多见于过敏、寄生虫感染、慢性粒细胞白血病、嗜酸性粒细胞白血病、急性髓系白血病伴inv（16）（p13.1q22）或t（16；16）（p13.1q22）；*CBFβ :: MYH11*（图8-2-9）。

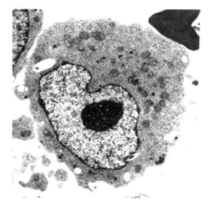
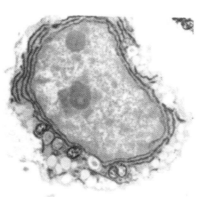
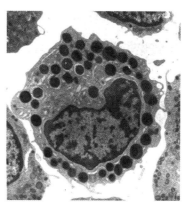

图8-2-7 异常中幼粒细胞（×5000） | 图8-2-8 中幼粒细胞MPO阳性反应（×5000） | 图8-2-9 正常嗜酸性粒细胞（×5000）

4. 嗜碱性粒细胞 早幼和中幼嗜碱性粒细胞外形圆，表面光滑，核圆，胞质颗粒少，密度均匀。晚幼和成熟嗜碱性粒细胞表面有凸起，核不规则，胞质含大量圆形嗜碱颗粒，密度不均匀（图8-2-10）。正常骨髓嗜碱性粒细胞所占比例很低，如果比例明显升高，多见于感染、过敏、中毒、组织损伤、慢性粒细胞白血病、嗜碱性粒细胞白血病、转移瘤。

（三）单核-巨噬细胞

1. 原单核细胞和幼单核细胞 原单核细胞（图8-2-11）体积小，直径8μm，核圆，胞质少，线粒体少，结构致密，无颗粒。幼单核细胞（图8-2-12）体积大，直径10～15μm，核扭曲、折叠，核仁明显，核周可见中间微丝，胞质丰富，含少量细小MPO阳性颗粒和致密颗粒。

生理状态下骨髓中原单核细胞和幼单核细胞少见，数量和比例显著升高多见于急性单核细胞白血病和急性粒-单核细胞白血病，轻度增多可见于骨髓增生异常综合征和嗜血细胞综合征，同时伴有巨噬细胞增多。

2. 单核细胞 外形不规则，表面有突起，直径10μm，核扭曲、折叠，异染色质凝集，胞质丰富，高尔基体发达，含细小颗粒和大量分泌泡。正常骨髓含有一定比例的单核细胞，如果比例升高，可见于传染性单核细胞增多症等。

3. 巨噬细胞 外形不规则，表面有大量突起，直径15～50μm，核不规则，异染色质凝集，胞质丰富，含大量溶酶体，有时可见吞噬内容物（图8-2-13）。巨噬细胞存在于各种组织中，骨髓巨噬细胞数量增多或比例升高常见于感染、嗜血细胞综合征和组织细胞增多症。再生障碍性贫血和骨髓异常增生综合征患者骨髓巨噬细胞常反应性增多。

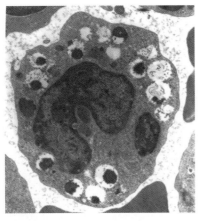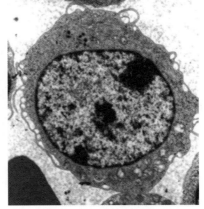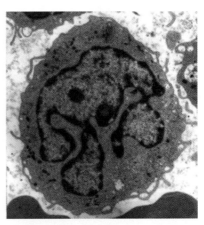

图8-2-10　正常嗜碱性粒细胞　　图8-2-11　原单核细胞（×6000）　　图8-2-12　幼单核细胞（×5000）
（×6000）

（四）巨核细胞

1. 原巨核细胞和幼稚巨核细胞　原巨核细胞（图8-2-14）外形圆，表面光滑，直径6～12μm，核圆，胞质少，核仁清晰，无a颗粒和分界膜系统，偶见致密颗粒和不成熟管道结构。幼稚巨核细胞（图8-2-15）大小不等，直径14～30μm，核圆形或呈分叶状，胞质量多少不一，含a颗粒、致密颗粒、分泌泡、小面积分界膜系统和简单的管道结构。正常骨髓原巨核细胞和幼稚巨核细胞少见，比例升高主要见于急性巨核细胞白血病，有时见于骨髓增生异常综合征。

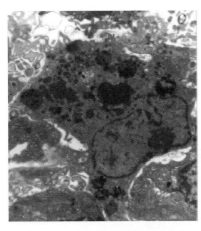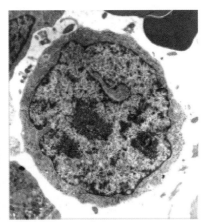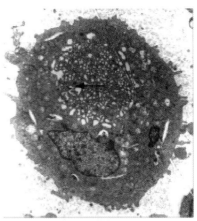

图8-2-13　巨噬细胞（×3000）　　图8-2-14　原巨核细胞（×5000）　　图8-2-15　幼稚巨核细胞（×8000）

2. 产板型巨核细胞和颗粒型巨核细胞　体积大，直径40～80μm，外形不规则，核大，呈分叶核和多核。产板型巨核细胞分界膜系统反复折叠，形成胞内血小板，与管道结构相通。颗粒型巨核细胞胞质含大量a颗粒和致密颗粒（图8-2-16）。正常骨髓可见少量产板型巨核细胞和颗粒型巨核细胞，如明显减少，甚至缺如，多见于再生障碍性贫血、骨髓衰竭、急性白血病等。如果颗粒型巨核细胞增多，多见于特发性血小板减少性紫癜；产板型巨核细胞增多，多见于骨髓增殖性肿瘤。

（五）淋巴细胞

1. 原淋巴细胞和幼淋巴细胞　原淋巴细胞外形圆，表面光滑，直径6～8μm，核圆，异染色质多，核仁明显，胞质少，细胞器少。幼淋巴细胞直径10μm，核不规则，异染色质多少不等，核仁明显，胞质中等量，可见致密颗粒和溶酶体。正常骨髓原淋巴细胞和幼淋巴细胞少见，如果比例明显升高多见于急性淋巴细胞白血病、淋巴瘤。如胞质内出现大量空泡和脂滴，则考虑伯基特淋巴瘤（图8-2-17）。

2. 淋巴细胞　外形规则，直径6～10μm，表面有短突起，活化时明显，核不规则，染色质凝集。正常骨髓含有一定比例的淋巴细胞，如比例明显升高，多见于慢性淋巴细胞白血病、再生障碍性贫血。如果淋巴细胞表面有大量长绒毛，则考虑为毛细胞，多见于毛细胞白血病（图8-2-18）。

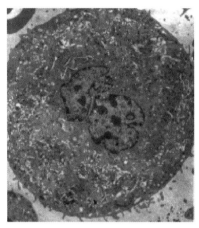
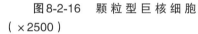
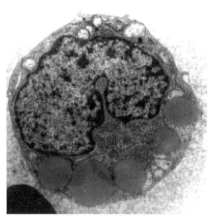
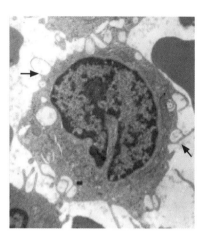

图8-2-16　颗粒型巨核细胞（×2500）　　图8-2-17　伯基特淋巴瘤细胞（×6000）　　图8-2-18　毛细胞（×5000）

3. 大颗粒淋巴细胞　外形规则，直径10～12μm，核不规则，核仁不明显，胞质丰富，电子密度低，散在分布不规则致密颗粒（图8-2-19）。骨髓中大颗粒淋巴细胞增多，常见于大颗粒淋巴细胞白血病、淋巴瘤及再生障碍性贫血。

4. 浆细胞　根据形态可分为低分化和高分化浆细胞。低分化浆细胞呈原淋巴细胞和幼淋巴细胞样结构，直径8～12μm，核圆或不规则，异染色质少，核仁明显，胞质少，核糖体多，Russell小体少见。高分化浆细胞表面光滑，直径12～20μm，核圆，异染色质凝集，胞质多，内质网扩张，呈车轮状层层排列，Russell小体多（图8-2-20）。正常骨髓含少量浆细胞，如果比例升高，多见于慢性感

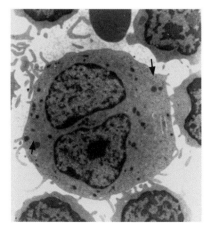
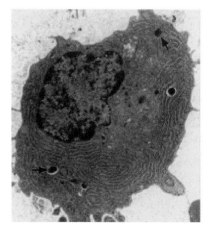

图8-2-19　大颗粒淋巴细胞（×5000）　　　　图8-2-20　浆细胞（×6000）

染、再生障碍性贫血、骨髓增生异常综合征、多发性骨髓瘤、浆细胞白血病、巨球蛋白血症。

（六）其他细胞

1. 尼曼-皮克细胞　圆形或卵圆形，直径20～100μm，单核或双核，胞质丰富，充满类脂的溶酶体，形成圆形透明小泡，使细胞呈泡沫状。骨髓中出现该细胞，一般考虑尼曼-皮克病（图8-2-21）。

2. 戈谢细胞　圆形或卵圆形，体积大，直径20～80μm，表面有突起和绒毛，可有多个细胞核，胞质含片状分布的纤维束样结构或管状结构。骨髓出现该细胞，一般考虑戈谢病（图8-2-22）。

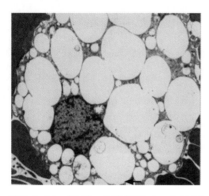
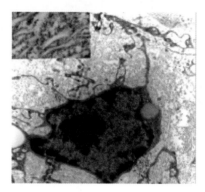

图8-2-21　尼曼-皮克细胞（×2500）　　图8-2-22　戈谢细胞（×2500，×20 000）

（董树旭　茹永新）

参 考 文 献

［1］丁振若. 实用检验医学手册［M］. 2版. 人民军医出版社，2008.

［2］张华梅，竺晓凡，李洪强，等. 再生障碍性贫血的骨髓和细胞病理［J］. 临床血液学杂志，2009，22（1）：33-35.

［3］茹永新，竺晓凡，刘津华，等. 血液病细胞病理诊断图片［M］. 河南：郑州大学出版社，2010.

［4］丛玉隆，李顺义，卢兴国. 中国血细胞诊断学［M］. 北京：人民军医出版社，2010.

［5］张华梅，刘津华，赵轼轩，等. 骨髓增生异常综合征骨髓细胞结构异常与贫血和粒细胞减少相关性研究［J］. 中国实验血液学杂志，2011，19（1）：81-84.

［6］肖志坚，郝玉书. 进一步规范和细化我国血细胞形态学检测［J］. 中华血液学杂志，2011，32（2）：73-74.

［7］秘营昌. 中国成人急性淋巴细胞白血病诊断与治疗专家共识：诊断和预后分组解读［J］. 中华血液学杂志，2013，34（11）：994-996.

［8］中华医学会血液学分会实验诊断血液学学组. 血细胞形态学分析中国专家共识（2013年版）［J］. 中华血液学杂志，2013，34（6）：558-560.

［9］肖志坚. 骨髓增生异常综合征的诊断［J］. 诊断学理论与实践，2016（6）：545-549.

［10］中国医师协会检验医师分会. 造血与淋巴组织肿瘤检验诊断报告模式专家共识［J］. 中华医学杂志，2016，96（12）：918-929.

［11］董树旭，赵轼轩，王颖，等. 22例急性巨核细胞白血病的实验室检查特点分析［J］. 中华血液学杂志，2016，37（4）：297-301.

［12］王建祥，肖志坚，沈志祥，等．邓家栋临床血液学［M］．2版．上海：上海科学技术出版社，2020．

［13］肖志坚．进一步规范恶性血液病骨髓和外周血涂片血细胞形态学检查［J］．国际输血及血液学杂志，2012，35（3）：193-194．

［14］RU Y，ZHANG P，DONG S，et al．Morphologic characteristics of blasticplasmacytoid dendritic cell neoplasm：a case report．Mltrastruct［J］．Pathol，2014，38（1）：66-68．

［15］RU Y，LIU G，BAI J，et al．Congenitaldyserythropoietic anemia in China：a case report from two families and a review［J］．Ann Hematol，2014，93（5）：773-777．

［16］KENNETH KAUSHANSKY，MARSHALL LICHTMAN，JOSEF PRCHAL，et al．Williams Hematology［M］．9thed．New York：McGraw-Hill Professional Press，2015．

［17］RU YX，ZHAO SX，DONG SX，et al．On the maturation of megakaryocytes：a review with original observations on hμman in vivo cells emphasizing orphology and μltrastructure［J］．Mltrastruct Pathol，2015，39（2）：79-87．

［18］RU YX，DONG SX，ZHAO SX，et al．Histiocytic differentiation in acute monocytic leukemia［J］．Mltrastruct Pathol，2016，40（1）：18-23．

［19］ARBER DA，ORAZI A，HASSERJIAN R，et al．The 2016 revision to the World Health Organization classification of myeloid neoplasms and acute leukemia［J］．Blood，2016，127（20）：2391-2405．

［20］PEAKE RW，BODAMER OA．Newborn screening for lysosomal storage disorder［J］．J Pediatr Genet，2017，6（1）：51-60．

第九章
细胞化学染色检查

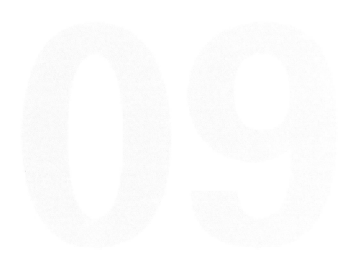

第一节 | 标本采集和处理

一、标本采集与制备

（一）标本采集部位

1. 外周血涂片　取耳垂或手指末梢血涂于载玻片上，血膜长短、厚薄适宜。

2. 骨髓涂片　取髂骨骨髓液（必要时选择胸骨为穿刺点，儿童还可选择胫骨为穿刺点）涂于载玻片上。骨髓膜长短、厚薄适宜。具体穿刺取材方法参见第八章第一节。

3. 痰涂片　取早起后第一口痰，于适当角度涂于载玻片后自然晾干。痰膜无须太长。

（二）涂片制备

1. 骨髓涂片和外周血涂片制备方法参见第八章第一节。

2. 标本应无凝块，无溶解。

3. 铁染色标本应含有数个骨髓小粒，也可将骨髓穿刺针中的骨髓液滴在载玻片上观察骨髓小粒细胞外铁。

4. 标本应为新鲜状态骨髓或外周血涂片，若标本存放时间过长，将影响染色效果及结果判读。

二、标本运输、接收和保存

（一）运输要求

标本由专人运送至科室，若运输时间不超过12小时，可室温保存，若运输时间超过12小时，要求4℃低温保存。

（二）标本接收

1. 标本接收时须确认标本唯一标识是否准确无误，标本袋条形码应与涂片标识一致。所有标识均应清晰、无脱落或丢失。条形码应包括患者基本信息（姓名、性别、年龄、住院科室、床位号、住院号、检测项目、取材部位等）。如使用纸质申请单，还应包括临床诊断及相关医生签名。

2. 标本信息确认无误后扫描条形码登记，然后进行标本分类、扫描、编号、黏贴标签、立即固定。

（三）标本保存

1. 标本应在制片8小时内固定，超过8小时未固定，标本需在涂片晾干后放入标本袋密闭并置于4℃冰箱储存。从冰箱取出标本时，为避免较大温差造成水汽接触涂片使细胞溶解变形，应平衡至室温后打开标本袋拿取标本。−20℃密闭条件可用于标本长期储存，最长不超过1个月。

2. 细胞化学染色后的血涂片置于通风干燥处最长可保存1周不影响结果判读。

（李　楠）

第二节 | 染色方法

一、中性粒细胞碱性磷酸酶染色

中性粒细胞碱性磷酸酶（neutrophil alkaline phosphatase，NAP）是一种胞内水解酶。其阳性强度高低对诊断及鉴别各类血液病有重要意义。

（一）实验原理

萘酚AS-BI磷酸钠在pH9.5条件下，被白细胞中的酶水解为磷酸和芳香萘酚，后者与偶氮盐偶合形成不溶性染料。

（二）方法学——偶氮偶联法

1. 试剂 商业化中性粒细胞碱性磷酸酶染色试剂盒。
2. 仪器 普通光学显微镜、电热恒温培养箱、医用冰箱。
3. 标准操作规程
（1）工作液配制：将重氮盐和底物倒入三角烧瓶中，加入30ml基质液，充分混匀，倒入染缸待染。
（2）干燥涂片，滴加预冷至2～8℃的固定剂固定涂片5秒，蒸馏水冲洗，晾干或滤纸吸干。
（3）涂片浸入工作液后放入37℃电热恒温培养箱20分钟，流水冲洗，晾干或滤纸吸干。
（4）浸入复染液复染5分钟，流水冲洗，滴加返蓝剂，流水冲洗，晾干后镜检。

（三）注意事项

1. 标本应为新鲜外周血涂片。
2. 标本要求在制片8小时内固定。
3. 试剂盒保存时尽量避免高、低温环境及阳光照射。
4. 应在外周血涂片体尾相交、细胞分布均匀处，计数酶活性积分值。

二、铁染色

正常骨髓中存在一定量的储存铁，即细胞外铁。它以铁蛋白和含铁血黄素的形式存在，主要分布在骨髓小粒的巨噬细胞内。二者在铁被动员时释放出铁供红细胞利用以合成血红蛋白。骨髓中可被染色的铁通常可代表肝脏和全身单核-巨噬细胞系统中铁储存的情况。幼红细胞中用于合成血红素的含铁颗粒称细胞内铁；少数成熟红细胞也可能含有铁颗粒。铁染色的目的是了解体内铁的储存和利用情况。

（一）实验原理

在盐酸环境下，骨髓内含铁血黄素的铁离子和幼红细胞内的铁与亚铁氰化钾作用，生成蓝色的亚铁氰化铁沉淀，定位于含铁的部位。

（二）方法学——普鲁士蓝染色法

1. 试剂 商业化铁染色试剂盒。

2. 仪器　普通光学显微镜、电热恒温培养箱、医用冰箱。

3. 标准操作规程

（1）工作液配制：亚铁氰化钾溶液25ml、盐酸溶液5ml倒入染液缸，混匀，直至工作液清亮（如有沉淀或浑浊，逐滴加入盐酸溶液，边滴边混匀，直至工作液清亮），待染。

（2）涂片在空气中干燥后，浸入固定剂固定10分钟，自然晾干。

（3）将涂片浸入工作液后放入37℃电热恒温培养箱30分钟，流水冲洗，晾干或滤纸吸干。

（4）浸入复染液复染10分钟，流水冲洗，晾干后镜检。

（三）注意事项

1. 标本和试剂应无铁污染。

2. 需选用骨髓小粒多的骨髓涂片，注意区分凝块与骨髓小粒，以免影响骨髓细胞外铁鉴别。

3. 从工作液中取出的涂片，应用小水流冲洗，以免骨髓小粒洗脱。

4. 固定时间过长标本阳性率会降低。

5. 工作液为淡黄色透明液体，如在配制过程中呈乳白色，为盐酸溶液浓度过高，加入少量亚铁氰化钾溶液即可。

三、过碘酸希夫染色

过碘酸希夫染色（periodic acid Schiff stain，PAS染色）是反映细胞内糖原、多糖类物质的染色方法。虽多系列血细胞均可呈阳性，但根据阳性性状不同可辅助判断细胞或疾病。

（一）实验原理

过碘酸能将血细胞内含有乙二醇基的多糖类物质氧化产生双醛基，后者与希夫染液中无色品红结合产生紫红色化合物，定位于含多糖类物质的胞质中。阳性反应强弱与细胞内乙二醇基含量成正比。

（二）方法学——过碘酸希夫反应

1. 试剂　商业化PAS染色试剂盒。

2. 仪器　普通光学显微镜、电热恒温培养箱、医用冰箱。

3. 标准操作规程

（1）涂片在空气中干燥后浸入固定剂固定10分钟，自然晾干。

（2）将涂片浸入高碘酸溶液后放入37℃电热恒温培养箱20分钟，蒸馏水冲洗，待干或滤纸吸干。

（3）放入37℃电热恒温培养箱干燥1～2小时。

（4）浸入希夫试剂后放入37℃电热恒温培养箱30分钟，迅速取出标本，流水冲洗，待干或滤纸吸干。

（5）浸入复染液复染5分钟后流水冲洗，滴加返蓝剂后流水冲洗，晾干后镜检。

（三）注意事项

1. 希夫试剂遇水变红失效，应避免受潮且避光保存，使用时应减少试剂与空气接触时间（染缸磨口应涂凡士林，片子要烤干后再染），避免片子发红造成细胞假阳性且试剂有效使用时间变短。

2. 骨髓涂片应及时固定。

3. 白血病细胞复染时间可延长至20分钟。

4. 染色后标本应尽早观察，染色标本保存8天后会逐渐退色。

四、髓过氧化物酶染色

髓过氧化物酶（MPO）是嗜天青颗粒中的溶酶体酶，主要存在于线粒体和溶酶体内，其功能是破坏生物氧化过程中的过氧化物，使其释放氧来参加细胞内氧化还原过程。

（一）实验原理

细胞颗粒中的过氧化物酶能将过氧化氢中的氧释放出来，氧化二盐酸联苯胺，形成金黄色沉淀定位于过氧化酶活性部位。

（二）方法学——二盐酸联苯胺法

1. 试剂　商业化髓过氧化物酶染色试剂盒。
2. 仪器　普通光学显微镜、电热恒温培养箱、医用冰箱。
3. 标准操作规程
（1）涂片在空气中干燥后，滴加预冷至 2 ～ 8℃的固定剂固定涂片 60 秒，蒸馏水冲洗，晾干或滤纸吸干。
（2）取 50ml 蒸馏水放入三角烧瓶内，滴加 H_2O_2 2 ～ 3 滴，混匀配成稀释液，该稀释液必须现用现配。
（3）滴加盐酸联苯胺液 10 滴均匀盖满血膜，再加 10 滴 H_2O_2 稀释液，用吸耳球充分吹匀，室温静置 10 分钟，流水冲洗，待干或滤纸吸干。
（4）浸入复染液复染 5 分钟，流水冲洗，滴加返蓝剂，流水冲洗，晾干后镜检。

（三）注意事项

1. H_2O_2 稀释液需现配现用。稀释液浓度过高会抑制髓系 MPO 活性，浓度过低会降低髓系 MPO 染色反应性，甚至出现假阴性。
2. 注意根据室温及时调节染色时间，室内温度高可缩短反应时间，室内温度低需放入 37℃电热恒温培养箱。
3. 标本如不及时染色，需放入 4℃冰箱低温干燥保存。染色时标本需平衡到室温再进行染色，以免细胞溶解变形。

五、苏丹黑B染色

苏丹黑染料能溶解于脂类，将其显示出来。苏丹黑染料中苏丹黑B（sudan black B，SBB）的染色能力最强，既能显示大的脂肪滴，又能显示微细结构中的隐性脂类，且不受标本陈旧的影响。

（一）实验原理

苏丹黑B可溶解于细胞质内的含脂结构，将胞质中的中性脂肪、磷脂、胆固醇等脂类染色呈棕黑色或深黑色颗粒，定位于胞质中。

（二）方法学——苏丹黑B染色法

1. 试剂　商业化苏丹黑B染色试剂盒。
2. 仪器　普通光学显微镜、电热恒温培养箱、医用冰箱。
3. 标准操作规程
（1）取固定液 2 滴，滴入染缸内，放入干燥涂片，将染缸放置在 37℃电热恒温培养箱 10 分钟，蒸馏水冲洗，晾干或滤纸吸干。
（2）涂片浸入苏丹黑B溶液后放置于 37℃电热恒温培养箱 60 分钟，流水冲洗，晾干或滤纸吸干。
（3）浸入脱色液脱色 10 分钟，流水冲洗，晾干或滤纸吸干。
（4）浸入复染液复染 60 分钟，流水冲洗，晾干后镜检。

（三）注意事项

1. SBB染色只适合浸染，不适合滴染。

2. 脱色过程中，可根据标本数量更换脱色液1～2次，使涂片背景清晰、干净。

3. 染色后应及时观察，长期保存易褪色。

六、氯乙酸AS-D萘酚酯酶染色

氯乙酸AS-D萘酚酯酶（naphthol AS-D chloroacetate esterase，NAS-DCE）通常视为粒细胞及肥大细胞的标志酶，局限性分布，多项研究一致认为它具有较强的粒细胞特异性。

（一）实验原理

细胞内的氯乙酸萘酚酯酶能水解基质液中的氯乙酸AS-D萘酚，形成的AS-D萘酚与重氮盐偶联产生不溶性有色沉淀，定位于胞质内。

（二）方法学——偶氮偶联法

1. 试剂　商业化氯乙酸AS-D萘酚酯酶染色试剂盒。

2. 仪器　普通光学显微镜、电热恒温培养箱、医用冰箱。

3. 标准操作规程

（1）工作液配制：①底物溶液的配制：将氯乙酸AS-D萘酚倒入一次性塑料试管，加入1.5ml有机溶剂，充分混匀，待用。②重氮盐溶液的准备：将亚硝酸钠倒入一次性塑料试管，加入2.5ml蒸馏水，充分溶解稀释。取副品红溶液和亚硝酸钠稀释液各2滴，加入一次性塑料试管，彻底混匀，静置2分钟。③将底物溶液倒入染缸，加入PBS 28.5ml，再将重氮盐溶液倒入染缸，混匀，待用。

（2）干燥涂片，滴加预冷至2～8℃的固定剂固定涂片30秒，蒸馏水冲洗，晾干或滤纸吸干。

（3）浸入工作液后放入37℃电热恒温培养箱30分钟，流水冲洗，晾干或滤纸吸干。

（4）浸入复染液复染20分钟，流水冲洗，滴加返蓝剂，流水冲洗，晾干后镜检。

（三）注意事项

1. 配制重氮盐溶液时，先加亚硝酸钠稀释液，再逐滴加入等量副品红溶液，充分混匀，待溶液变为淡黄色再使用。

2. 工作液配制好后不用过滤，立即使用。

3. 标本如不及时染色，需放入4℃冰箱低温干燥保存。染色时标本需平衡到室温再进行染色，以免细胞溶解变形。

七、醋酸萘酚酯酶染色

醋酸萘酚酯酶（naphthalene acetate esterase，NAE）通常视为单核细胞和巨噬细胞的标志酶。它分布广泛，几乎存在于所有血细胞中，包括巨核细胞、浆细胞，甚至上皮细胞的溶酶体内。

（一）实验原理

在中性条件下，细胞内的酯酶将醋酸萘酚水解产生萘酚，进一步与重氮盐偶联，产生不溶性的有色沉淀，定位于胞质内。

（二）方法学——偶氮偶联法

1. 试剂　商业化醋酸萘酚酯酶染色试剂盒。

2．仪器　普通光学显微镜、电热恒温培养箱、医用冰箱。

3．标准操作规程

（1）工作液配制：①底物溶液的配制。将α-醋酸萘酚倒入三角烧瓶，加入3ml有机溶剂，充分混匀，待用。②重氮盐溶液的准备。将亚硝酸钠倒入一次性塑料试管，加2.5ml蒸馏水，充分溶解。各取副品红溶液和亚硝酸钠稀释液1.8ml，加入一次性塑料试管，彻底混匀，静置2分钟。③将54ml磷酸盐缓冲溶液缓缓倒入盛有底物溶液的三角烧瓶，再将重氮盐溶液缓缓倒入此三角烧瓶，混匀，即工作液。取出30ml用作醋酸萘酚酯酶＋氟化钠抑制试验使用，剩下的工作液过滤到染缸内，待用。

（2）干燥涂片，滴加预冷至2～8℃的固定剂固定涂片30秒，蒸馏水冲洗，晾干或滤纸吸干。

（3）涂片浸入工作液后放入37℃电热恒温培养箱60分钟，流水冲洗，晾干或滤纸吸干。

（4）浸入复染液复染30分钟，流水冲洗，晾干后镜检。

（三）注意事项

1．重氮盐溶液配制时，先加亚硝酸钠稀释液，再逐滴加入等量副品红溶液，充分混匀，待溶液变为淡黄色再使用。

2．工作液配制应减少振荡，如产生沉淀分层需重新配制。

3．配制好的工作液过滤后需迅速将标本浸入染缸，减少等候时间。

4．标本如不及时染色，需放入4℃冰箱低温干燥保存。染色时标本需平衡到室温再进行染色，以免细胞溶解变形。

八、醋酸萘酚酯酶染色＋氟化钠抑制试验

醋酸萘酚酯酶染色＋氟化钠抑制试验是在醋酸萘酚酯酶染色的基础上加入抑制剂氟化钠（inhibition of sodium fluoride，NaF）。根据其抑制程度鉴别单核细胞和其他类型细胞。

（一）实验原理

在中性条件下，细胞内的酯酶将醋酸萘酚水解产生萘酚，进一步与重氮盐偶联，产生不溶性的有色沉淀，定位于胞质内，再加入NaF，单核细胞阳性强度会明显降低。

（二）方法学——偶氮偶联法

1．试剂　商业化醋酸萘酚酯酶染色试剂盒。

2．仪器　普通光学显微镜、电热恒温培养箱、医用冰箱。

3．标准操作规程

（1）工作液配制：将氟化钠倒入NAE染色步骤中取出的30ml工作液（见本节"七、醋酸萘酚酯酶染色"），混匀，过滤到染缸内，备用。

（2）干燥涂片，滴加预冷至2～8℃的固定剂固定涂片30秒，蒸馏水冲洗，晾干或滤纸吸干。

（3）涂片浸入工作液后放入37℃电热恒温培养箱60分钟，流水冲洗，晾干或滤纸吸干。

（4）浸入复染液复染30分钟，流水冲洗，晾干后镜检。

（三）注意事项

1．同醋酸萘酚酯酶染色注意事项。

2．氟化钠推荐使用量15mg/10ml浓度，实验室可根据实际情况增加或减少其用量。

九、丁酸萘酚酯酶染色

丁酸萘酚酯酶（naphthalene butyrate esterase，NBE）通常视为单核细胞的标志酶。相较于其他底物，α-丁酸萘酚酯酶对单核细胞的特异更强，敏感度较差。

（一）实验原理

在碱性条件下，血细胞中的α-丁酸萘酚酯酶可将基质液中的α-丁酸萘酚水解产生α-萘酚，再与重氮盐偶联形成不溶性沉淀，定位于胞质内。

（二）方法学——偶氮偶联法

1. 试剂　商业化丁酸萘酚酯酶染色试剂盒。
2. 仪器　普通光学显微镜、电热恒温培养箱、医用冰箱。
3. 标准操作规程

（1）工作液配制：①重氮盐溶液的准备配制。将亚硝酸钠倒入一次性塑料试管内，加2.5ml蒸馏水，充分溶解。各取副品红溶液和亚硝酸钠稀释液2滴，放入一次性塑料试管内，彻底混匀，静置2分钟。②将底物溶液倒入三角烧瓶内，加入PBS 28.5ml，再将配制好的重氮盐溶液倒入此三角烧瓶内，混匀，过滤到染缸内，备用。

（2）干燥涂片，滴加预冷至2～8℃的固定剂固定涂片30秒，蒸馏水冲洗，晾干或滤纸吸干。

（3）涂片浸入工作液后放入37℃电热恒温培养箱45分钟，流水冲洗，晾干或滤纸吸干。

（4）浸入复染液复染30分钟，流水冲洗，晾干后镜检。

（三）注意事项

1. 工作液配制要减少振荡，如产生沉淀分层需重新配置。
2. 配制好的工作液过滤后需迅速将标本放入染缸，减少等候时间。
3. 标本如不及时染色，需放4℃冰箱低温干燥保存。染色时标本需平衡到室温再进行染色，以免细胞溶解变形。

十、酸性磷酸酶染色

酸性磷酸酶（acid phosphatase，ACP）是一组能在酸性pH条件下，水解磷酸酯的酶。它定位于溶酶体中，被认为是这些细胞器的标志酶。溶酶体外的ACP一般与膜结合，对L（＋）-酒石酸不敏感，溶酶体内的ACP游动快，热稳定，对L（＋）-酒石酸敏感。大部分有核血细胞的胞质里均存在此活性酶。

（一）实验原理

血细胞内的酸性磷酸酶在酸性条件下将基质中的磷酸萘酚AS-BI水解，释放萘酚AS-BI，再与稳定的重氮盐偶联产生不溶性有色沉淀，定位于胞质内。

（二）方法学——偶氮偶联法

1. 试剂　商业化酸性磷酸酶染色试剂盒。
2. 仪器　普通光学显微镜、电热恒温培养箱、医用冰箱。
3. 标准操作规程

（1）工作液配制：①底物溶液的配制。将磷酸萘酚AS-BI倒入三角烧瓶，加入1.5ml有机溶剂，充分混匀，待用。②重氮盐溶液的准备。将亚硝酸钠倒入一次性塑料试管，加2.5ml蒸馏水，充分溶解。各取副品红溶液和亚硝酸钠稀释液2滴，加入一次性塑料试管，彻底混匀，静置2分钟。③将

57ml醋酸缓冲溶液缓缓倒入盛有底物溶液的三角烧瓶，再将重氮盐溶液缓缓倒入此三角烧瓶内，混匀，取出30ml用作抗酒石酸酸性磷酸酶染色试验使用，剩下的工作液过滤到染缸内，待用。

（2）干燥涂片，滴加预冷至2～8℃的固定剂固定涂片30秒，蒸馏水冲洗，晾干或滤纸吸干。

（3）浸入工作液后放入37℃电热恒温培养箱90分钟，流水冲洗，晾干或滤纸吸干。

（4）浸入复染液复染20分钟，流水冲洗，滴加返蓝剂，流水冲洗，晾干后镜检。

（三）注意事项

1. 配制好的工作液过滤后需迅速将标本放入染缸，减少等候时间。

2. 标本若不及时染色，需放4℃冰箱低温干燥保存。染色时标本需平衡到室温再进行染色，以免细胞溶解变形。

十一、抗酒石酸酸性磷酸酶染色

（一）实验原理

血细胞内的酸性磷酸酶在酸性条件下，将基质中的磷酸萘酚AS-BI水解，释放萘酚AS-BI，再与稳定的重氮盐偶联产生不溶性有色沉淀，定位于胞质内。在抗酒石酸酸性磷酸酶（tartrate resistant acid phosphatase，TRAP）染色中，大部分细胞均不具有抗L（+）-酒石酸功能，为阴性。酸性磷酸酶是一组同工酶，而同工酶5具有独特的抗酒石酸功能。

（二）方法学——偶氮偶联法

1. 试剂　商业化酸性磷酸酶染色试剂盒。

2. 仪器　普通光学显微镜、电热恒温培养箱、医用冰箱。

3. 标准操作规程

（1）工作液配制　将酒石酸倒入酸性磷酸酶染色步骤中（见本节"十、酸性磷酸酶染色"）取出的30ml工作液，混匀，过滤到染缸内，待染色。

（2）干燥涂片，滴加预冷至2～8℃的固定剂固定涂片30秒，蒸馏水冲洗，晾干或滤纸吸干。

（3）涂片浸入工作液后放入37℃电热恒温培养箱90分钟，流水冲洗，晾干或滤纸吸干。

（4）浸入复染液复染20分钟，流水冲洗，滴加返蓝剂，流水冲洗，晾干后镜检。

（三）注意事项

1. 同酸性磷酸酶染色注意事项。

2. 酒石酸必须选用L（+）-酒石酸。

十二、骨髓涂片免疫组化CD41染色

骨髓巨核细胞是唯一具有多倍体特征的细胞，巨核细胞系祖细胞和早期的未成熟巨核细胞是二倍体细胞，其体积随多倍体化而增大。巨核细胞在停止有丝分裂后仍进行核内DNA复制，导致多倍体细胞形成。核的多倍体化与胞质的成熟并不同步，因此判断巨核细胞的成熟阶段最好以胞质变化为准。

某些疾病常出现巨核细胞发育异常，特别是淋巴样小巨核细胞，单纯从形态上很难辨认。1984年，中国医学科学院血液病医院采用抗人血小板单克隆抗体CD41免疫酶标记（ABC）、DNA-荧光双标记、电镜过氧化酶染色、组织化学染色化及瑞氏染色对397例血液病患者骨髓巨核细胞的病变特点及其变化规律进行了系统的比较研究，首次提出了病变巨核细胞的形态学分类及其生成模式，证明了淋巴样小巨核细胞是由巨核细胞前体分化的处于不同成熟阶段的异质性群体，其病变是由于DNA核内复制障碍所致。

准确的巨核细胞形态学诊断必须能够鉴别出骨髓涂片上可能存在的其他非巨核细胞，如小的原始细胞、淋巴细胞，破骨细胞、成骨细胞、淋巴瘤细胞和任何来源的巨大多核细胞（如组织细胞、癌细胞等），以上细胞具有可能被误认成巨核细胞的形态学特征。CD41是血小板膜糖蛋白，在血小板和巨核细胞中表达，是巨核细胞系特异性标记。20世纪90年代以后，CD41开始应用于标记巨核细胞系，通过细胞酶联免疫法，将生物素标记的鼠抗人CD41与抗原结合，以碱性磷酸酶-链霉卵白素形成连接系统，利用生物素与亲和素高度亲和的特性，形成碱性磷酸酶标记的抗原抗体复合物，再用碱性磷酸酶组化显色方法显色，在抗原部位产生有色沉淀，从而使巨核细胞变得易于辨识，解决了单纯通过细胞形态难以明确辨认的问题，辅助细胞鉴别。

方法学、结果解读、临床意义参见第十章第二节"免疫组织化学染色"相关内容。

（李　楠）

第三节 | 结果解读及临床意义

一、中性粒细胞碱性磷酸酶染色

（一）结果判读

1. 阳性结果　成熟中性粒细胞胞质酶活性部位看到紫红色颗粒，细胞核为蓝色。骨髓中网状内皮细胞呈强阳性反应。

2. 结果判断及分级标准（图9-3-1）

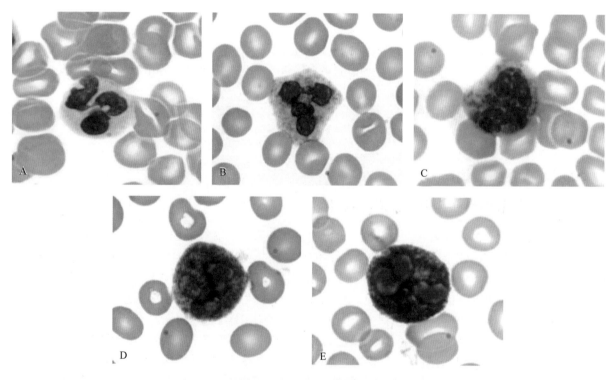

图9-3-1　成熟中性粒细胞碱性磷酸酶染色分级标准
注: A.（-）; B.（+）; C.（++）; D.（+++）; E.（++++）。

（－）：胞质内无阳性颗粒。

（＋）：胞质内有少量颗粒，约占胞质面积1/4。

（＋＋）：胞质内有中等量颗粒，约占胞质面积2/4。

（＋＋＋）：胞质内有大量颗粒，充满胞质，约占胞质面积3/4，仍有少量空隙。

（＋＋＋＋）：胞质内充满颗粒，没有空隙。

3．阳性率及阳性指数计算法

（1）阳性率：计数100个成熟中性粒细胞，观察其中阳性细胞的个数，即阳性率。

（2）阳性指数：（＋）细胞数×1＋（＋＋）细胞数×2＋（＋＋＋）细胞数×3＋（＋＋＋＋）细胞数×4的总和。

（二）参考区间

1．阳性率 （66.28±27.75）%。

2．阳性指数 103.28±69.93（中国医学科学院血液病医院实验室指标）。此项染色易受温度、底物或重氮盐等因素影响，各实验室应建立自己的参考区间。

（三）临床意义

1．正常分布 人体血细胞中碱性磷酸酶主要存在于成熟中性粒细胞中，其他细胞如嗜酸性粒细胞、嗜碱性粒细胞、淋巴细胞、单核细胞、浆细胞、巨核细胞及血小板等NAP染色呈阴性反应，网状内皮细胞和巨噬细胞NAP染色呈强阳性反应（图9-3-2）。

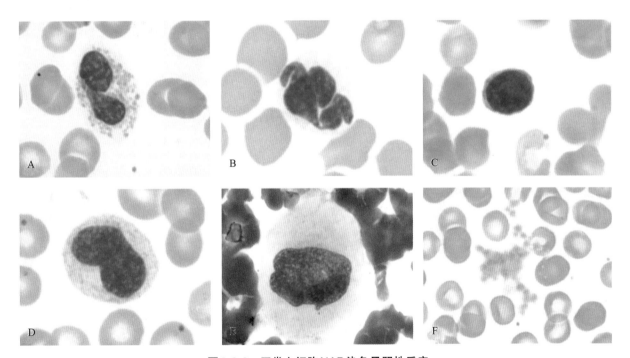

图9-3-2 正常血细胞NAP染色呈阴性反应

注：A.嗜酸性粒细胞；B.嗜碱性粒细胞；C.淋巴细胞；D.单核细胞；E.巨核细胞；F.血小板。

2．生理变化 NAP活性在新生儿时期较高，60岁以上人群活性降低。成年女性NAP活性高于成年男性，妊娠妇女于妊娠期2～3个月NAP积分值轻度升高，之后逐月呈阶梯式升高，分娩时达高峰，产后降至正常。恐惧、紧张和剧烈运动等应激状态NAP活性升高。

3．病理变化　急性髓系白血病NAP阳性率和阳性积分多降低，并发感染时可稍升高；急性淋巴细胞白血病NAP阳性率和阳性积分明显升高；慢性髓细胞性白血病NAP阳性率和阳性积分明显降低，甚至为0；类白血病反应NAP阳性率和阳性积分明显升高；再生障碍性贫血NAP阳性率和阳性积分明显升高；阵发性睡眠性血红蛋白尿症NAP阳性率和阳性积分多降低；真性红细胞增多症NAP阳性率和阳性积分正常或升高；继发性红细胞增多症NAP阳性率和阳性积分正常或降低；细菌感染时NAP阳性率和阳性积分明显升高；病毒感染NAP阳性率和阳性积分多正常或降低；慢性淋巴细胞白血病、多发性骨髓瘤和神经母细胞瘤等NAP的阳性率和阳性积分多升高（图9-3-3）。

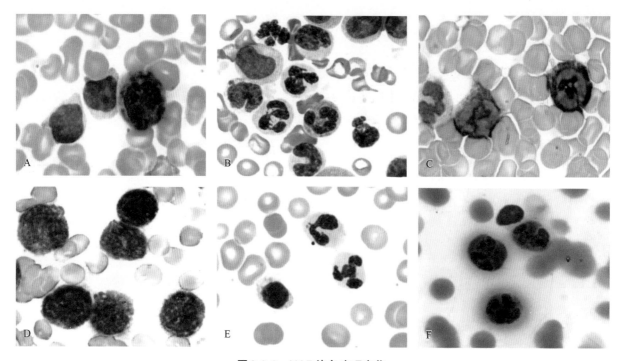

图9-3-3　NAP染色病理变化
注：A.ALL；B.CML；C.PV；D.细菌感染；E.病毒感染；F.MM。

二、铁染色

（一）结果判读

1．骨髓细胞外铁　存在于网状细胞和骨髓小粒中，呈蓝绿色，有一定折光性，可呈颗粒状、珠状和块状。用油镜观察多个骨髓小粒，根据铁颗粒、铁小珠和铁小块的有无及数量判断细胞外铁（图9-3-4）。

（－）无蓝色颗粒。

（＋）少量铁颗粒或偶见少量铁小珠。

（＋＋）较多铁颗粒及铁小珠。

（＋＋＋）很多铁颗粒、铁小珠和少量小块。

（＋＋＋＋）极多铁颗粒、铁小珠并有很多小块密集成堆。

2．铁粒幼红细胞　幼红细胞胞质内出现蓝色细小颗粒，根据蓝色颗粒多少将铁粒幼红细胞分为4型（Ⅰ型：1～2个颗粒，Ⅱ型：3～5个颗粒，Ⅲ型：6～9个颗粒，Ⅳ型：≥10个颗粒）。正常铁粒幼红细胞以Ⅰ型为主，少数为Ⅱ型（图9-3-5）。

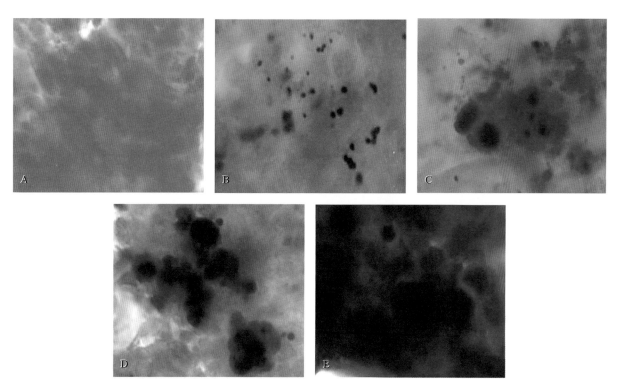

图9-3-4　细胞外铁分级标准

注：A.（-）；B.（+）；C.（++）；D.（+++）；E.（++++）。

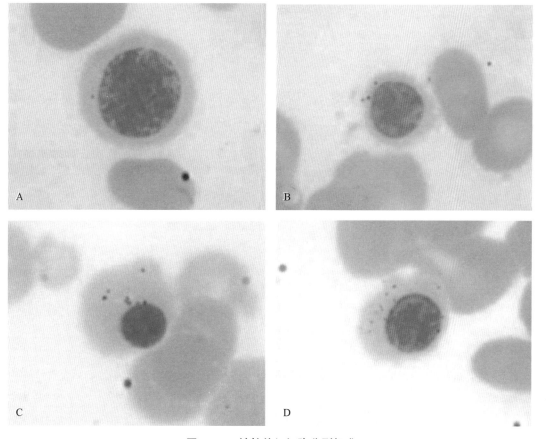

图9-3-5　铁粒幼红细胞分型标准

注：A. Ⅰ型；B. Ⅱ型；C. Ⅲ型；D. Ⅳ型。

3．铁粒红细胞　成熟红细胞胞质内出现蓝色细小颗粒（图9-3-6）。

4．环形铁粒幼红细胞（RS）　1985年全国第一次血细胞学术交流会议中提出：RS指铁颗粒6个以上紧密排列或绕核1/2以上。2008年造血与淋巴组织肿瘤WHO分类（第4版）指出，RS为≥5个颗粒，绕核≥1/3。中国医学科学院血液病医院实验室使用如下标准：≥5个颗粒，定位于核周区域或绕核≥1/3（图9-3-7）。

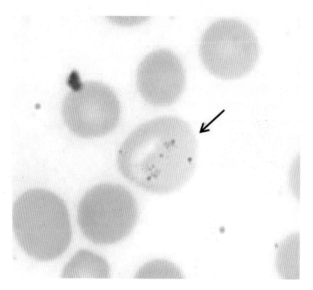

图9-3-6　铁粒红细胞

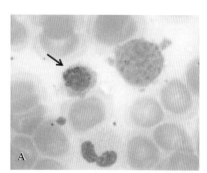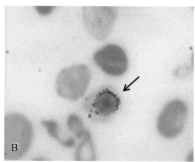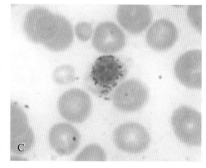

图9-3-7　环形铁粒幼红细胞的鉴别

注：A.绕核≥1/3；B.绕核半周以上；C.绕核1周。

（二）参考区间

1．细胞外铁　（＋）～（＋＋）。

2．铁粒幼红细胞阳性率　27%～94%。

（三）临床意义

1．缺铁性贫血（IDA）　铁染色是诊断IDA及指导铁剂治疗的辅助方法。IDA时细胞外铁为阴性，铁粒幼红细胞阳性率低于参考范围或完全消失，治疗后骨髓铁可恢复正常。

2．真性红细胞增多症（PV）　中国医学科学院血液病医院实验室观察50例PV铁染色结果：外铁（＋）～（＋＋），内铁平均27%。

3．血小板减少　不到10%的血小板减少患者有不程度铁减少，可能与患者近期持续失血有关。

4．再生障碍性贫血、巨幼细胞贫血、珠蛋白生成障碍性贫血、白血病、感染、多次输血等可导致铁升高。

5．MDS　骨髓铁水平可正常、减少和升高。而RS占所有有核红细胞百分比≥15%是诊断MDS-RS、MDS-MLD的重要指标。

6．细菌感染、结核、急性风湿热、慢性类风湿关节炎或转移癌可导致血清铁水平降低但组织铁水平升高，此种铁代谢的变化光镜易见。

7．自身免疫性溶血性贫血、慢性髓细胞性白血病铁染色基本正常。

8．少数浆细胞胞质内含有铁颗粒（图9-3-8）。

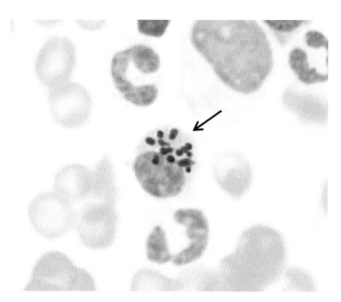

图9-3-8　含铁颗粒的浆细胞

三、过碘酸希夫染色

（一）结果判读

1．阳性结果　胞质内出现颗粒状、珠状、块状或片状粉红色，细胞核为蓝色。

2．结果判断及分级标准

（1）粒细胞分级标准（图9-3-9）

（-）：胞质内无阳性反应物。

（+）：胞质粉红色、薄而透明，红色颗粒不明显，可在胞质边缘有极少深染颗粒。

（++）：胞质呈红色、厚且不透明，红色颗粒较少，多在胞质边缘出现深染颗粒。

（+++）：胞质呈深红色且厚，红色颗粒多或呈片状，颗粒紧密但似有空隙。

（++++）：胞质呈紫红色，红色颗粒极密无空隙。

（2）有核红细胞分级标准（图9-3-10）

（-）：胞质内无阳性反应物。

（+）：胞质有少量分散的红色细小颗粒或浅红色的物质。

（++）：胞质有1～10个中等大小红色颗粒或弥散较多细小颗粒。

（+++）：胞质有11～20个中粗红色颗粒或弥散很多深红色细小颗粒，颗粒间有空隙。

（++++）：胞质红色颗粒极多，颗粒粗且致密，或为紫红色的物质。

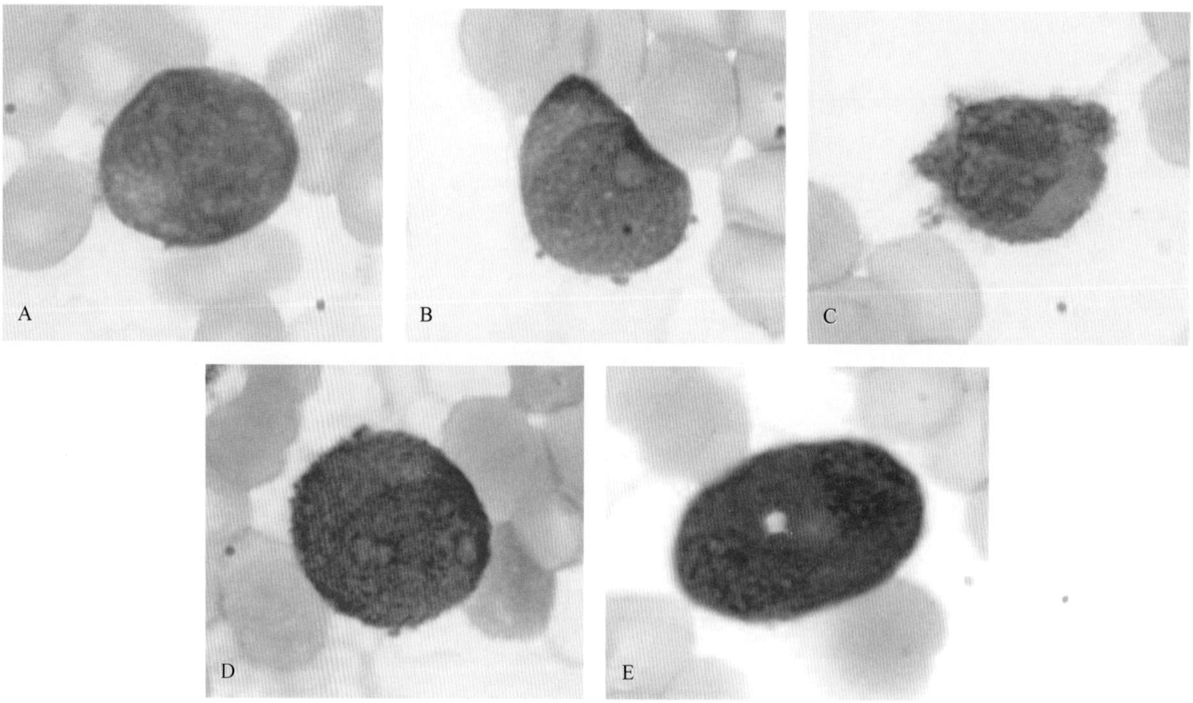

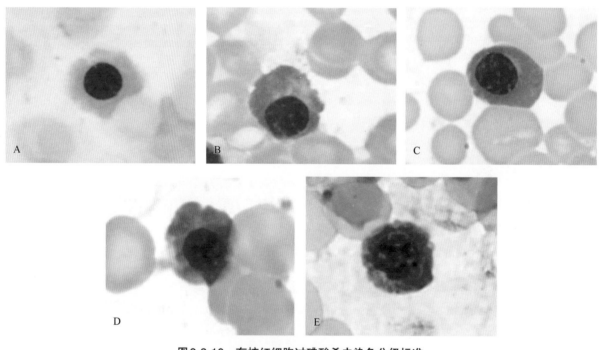

图9-3-9　粒细胞过碘酸希夫染色分级标准
注：A.（−）；B.（＋）；C.（＋＋）；D.（＋＋＋）；E.（＋＋＋＋）。

图9-3-10　有核红细胞过碘酸希夫染色分级标准
注：A.−；B.＋；C.＋＋；D.＋＋＋；E.＋＋＋＋。

（3）淋巴细胞分级标准（图9-3-11）

（−）：胞质内无阳性反应物。

（＋）：胞质有10个以内中粗颗粒或弥散的浅红色物质。

（＋＋）：胞质有10个以上中粗颗粒至许多颗粒组成一环冠，或有半圈粗颗粒，或有一个小珠或

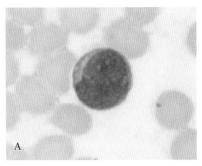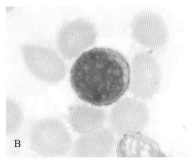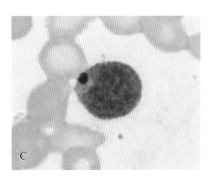

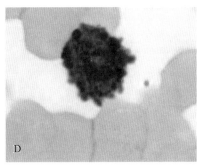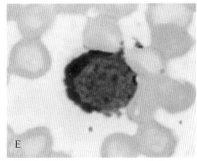

图9-3-11　淋巴细胞过碘酸希夫染色分级标准

注：A.（－）；B.（＋）；C.（＋＋）；D.（＋＋＋）；E.（＋＋＋＋）。

一个大块者。

（＋＋＋）：中粗颗粒组成两个环冠或粗颗粒组成一个环冠或大块与珠状物质组成半环。

（＋＋＋＋）：粗颗粒组成两个环状，或块状、珠状物质绕核一环。

（4）巨核细胞分级标准

（－）：细胞内无糖原，但细胞质内可有弥漫性着色，为其他多糖类物质染色。

（＋）：含少量糖原，即含几小块或一大块糖原，常定位于近核膜上。

（＋＋）：胞质内含有中等量糖原，即含有许多小块或较多大块糖原。

（＋＋＋）：胞质内含有大量糖原，即含有许多大块糖原，其总面积占胞质面积1/5以上。

3．阳性率及阳性指数计算法

（1）阳性率：计数100个目的细胞中阳性细胞的个数，其占比即阳性率。

（2）阳性指数：（＋）细胞数×1＋（＋＋）细胞数×2＋（＋＋＋）细胞数×3＋（＋＋＋＋）细胞数×4的总和。

（二）正常参考结果

原粒细胞细胞多呈弱阳性反应，少部分为阴性。自早幼粒细胞阶段起随着细胞的成熟阳性反应逐渐增强，成熟阶段粒细胞的阳性反应最强。嗜酸性粒细胞内的颗粒本身不着色，但颗粒间胞质呈弥漫粉红色。嗜碱性粒细胞为阳性反应，阳性反应物呈粗颗粒、珠状或块状。多数成熟淋巴细胞为阴性，少数胞质内有少量粉红色颗粒。幼红细胞和成熟红细胞均为阴性。巨核细胞及血小板均呈阳性反应，阳性反应物呈珠状、块状。成熟单核细胞呈阳性反应，阳性反应物呈细颗粒、中粗颗粒弥散状。浆细胞多为阴性，少数为淡粉色弱阳性反应（图9-3-12）。

（三）临床意义

1．在急性白血病中，原粒细胞为阴性或弱阳性反应，阳性反应物呈细颗粒弥散状。异常早幼粒细胞多为强阳性反应，阳性反应物呈细颗粒弥散状，在胞质边缘及外浆处可见粗颗粒反应物，部分病

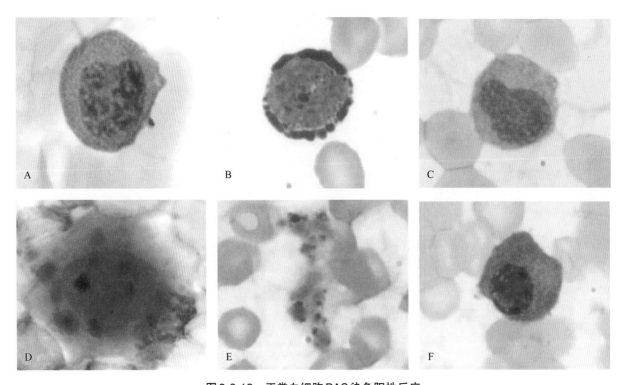

图9-3-12　正常血细胞PAS染色阳性反应

注：A.嗜酸性粒细胞；B.嗜碱性粒细胞；C.单核细胞；D.巨核细胞；E.血小板；F.浆细胞。

例可见针状结晶，少数病例在细颗粒弥散状基础上可见珠状、块状反应物。异常中幼粒细胞为阴性或弱阳性反应，阳性反应物呈细颗粒弥散状。原、幼单核细胞PAS反应较原粒细胞强，阳性反应物呈细颗粒、中粗颗粒、粗颗粒弥散状，部分在边缘处可见粗颗粒反应物，可见裙边样反应。异常嗜酸性粒细胞阳性反应物不同于正常嗜酸性粒细胞，正常嗜酸性粒细胞颗粒本身不着色，异常嗜酸性粒细胞可见深粉红色颗粒。红血病（M_{6b}）的原红细胞为强阳性反应，阳性反应物呈粗颗粒弥散状，部分在粗颗粒弥散状基础上可见珠状、块状反应物。原始巨核细胞为阴性或阳性反应，阳性反应物呈细颗粒弥散状，部分在细颗粒弥散状基础上可见粗颗粒、珠状、块状反应物。原、幼淋巴细胞为阴性或阳性反应，阳性反应物呈细颗粒、中粗颗粒、粗颗粒散在分布，部分可见珠状、块状反应物围成冠状（图9-3-13）。

2. 幼红细胞在疾病状态时可呈弱阳性（MA、AIHA、ITP、CLL）或强阳性（M_2、M_5、MDS、IDA、重型地中海贫血）。另外，戈谢细胞呈强阳性反应；尼曼-皮克细胞呈阴性或弱阳性反应。小巨核细胞呈较强阳性反应，阳性反应物呈弥漫状，在此基础上可见珠状、块状反应物。转移到骨髓中的腺癌细胞PAS呈强阳性反应（图9-3-14）。

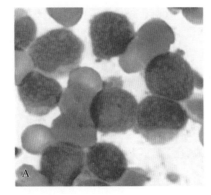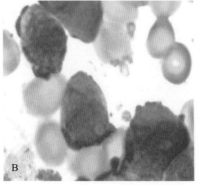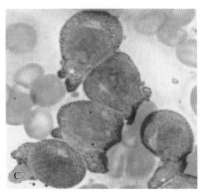

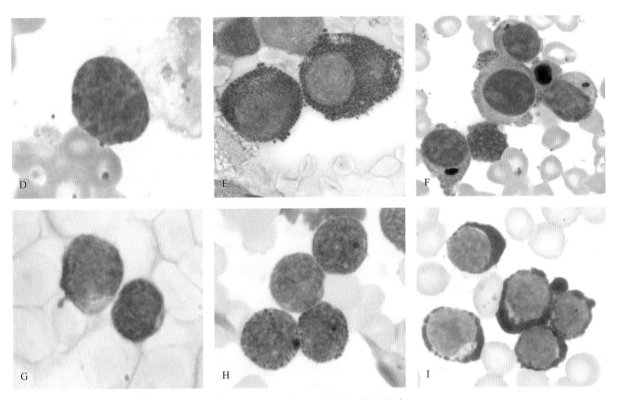

图9-3-13 急性白血病PAS染色特点

注：A.原粒细胞呈细颗粒弥散状；B.异常早幼粒细胞可见针状结晶；C.原、幼单核细胞呈细颗粒弥散状，边缘处粗颗粒；D.异常嗜酸性粒细胞胞质可见深粉红色颗粒；E.原红细胞呈粗颗粒弥散状；F.原巨核细胞在细颗粒弥散状基础上可见珠状、块状反应；G.原、幼淋巴细胞阴性；H.原、幼淋巴细胞中粗颗粒散在分布，可见珠状、块状反应物；I.原、幼淋巴细胞呈强阳性，围成冠状反应。

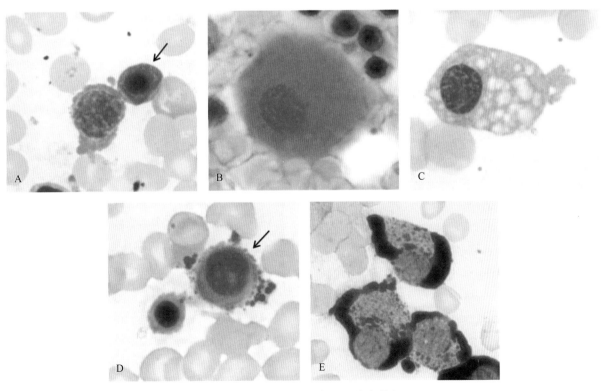

图9-3-14 各种血细胞PAS染色特点

注：A.MDS中的幼红细胞呈强阳性；B.戈谢细胞呈强阳性；C.尼曼－皮克细胞呈弱阳性；D.小巨核细胞呈阳性；E.腺癌细胞呈强阳性。

四、髓过氧化物酶染色

（一）结果判读

1. 阳性结果　阳性反应物为金黄色，定位于酶活性部位，细胞核呈蓝色。
2. 结果判断及分级标准（图9-3-15）

（-）：胞质内无阳性反应物。

（＋）：阳性反应物呈淡黄色弥散状分布或阳性反应物呈粗颗粒聚集状，约占胞质面积1/4。

（＋＋）：阳性反应物呈黄色弥散状分布，约占胞质面积1/2，有一定空隙。

（＋＋＋）：阳性反应物呈金黄色均匀分布或阳性反应物聚集，约占胞质面积3/4。

（＋＋＋＋）：阳性反应物呈棕黄色，充满整个胞质，没有空隙。

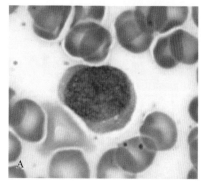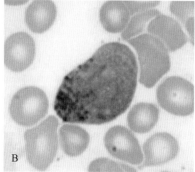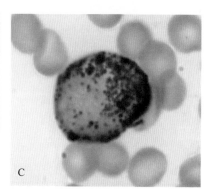

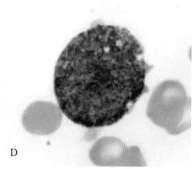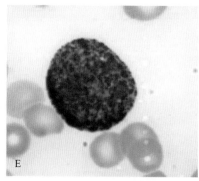

图9-3-15　MPO染色分级标准
注：A.（-）；B.（＋）；C.（＋＋）；D.（＋＋＋）；E.（＋＋＋＋）。

3. 阳性率及阳性指数计算法

（1）阳性率：计数100个幼稚细胞，观察其阳性细胞的个数，其占比即为阳性率。

（2）阳性指数：（＋）细胞数×1＋（＋＋）细胞数×2＋（＋＋＋）细胞数×3＋（＋＋＋＋）细胞数×4的总和。

（二）正常参考结果

　　原粒细胞为弱阳性或阴性反应，阳性反应物呈粗颗粒聚集状。早幼粒细胞及以后各阶段中性粒细胞均为阳性反应，阳性反应强度随细胞成熟程度逐渐增强，但衰老细胞由于过氧化酶活性降低而反应减弱。嗜酸性粒细胞为强阳性反应。嗜碱粒细胞为弱阳性或阴性反应。成熟单核细胞、网状细胞为弱阳性或阴性反应。幼红细胞、成熟淋巴细胞、浆细胞、巨核细胞及血小板均为阴性反应（图9-3-16）。

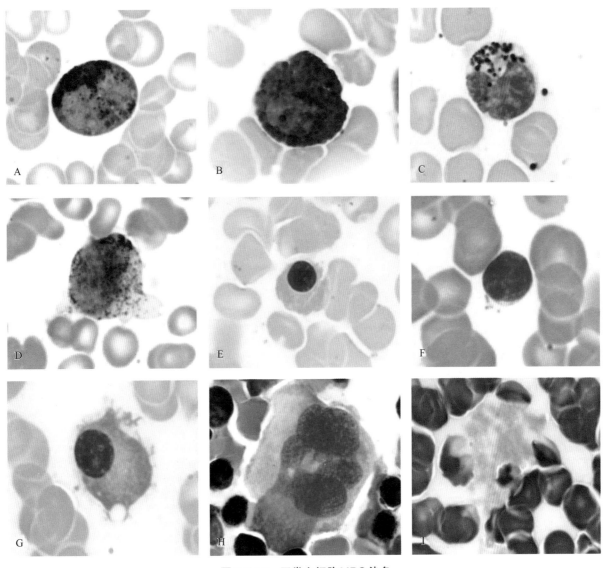

图9-3-16 正常血细胞MPO染色

注：A.早幼粒细胞呈阳性；B.嗜酸性粒细胞呈强阳性；C.嗜碱性粒细胞呈阳性；D.成熟单核细胞呈阳性；E.幼红细胞呈阴性；F.成熟淋巴细胞呈阴性；G.浆细胞呈阴性；H.巨核细胞呈阴性；I.血小板呈阴性。

（三）临床意义

1. MPO主要位于粒细胞的核膜、内质网、高尔基体和颗粒中，是粒系细胞的标志物。现已证明MPO为单拷贝基因，定位在17号染色体长臂上（17q11-q22），通常认为是由2个60kD的大亚单位和2个15kD的小亚单位构成的糖蛋白。原始细胞早期阶段尚无颗粒时，可在核膜、内质网上发现其阳性反应物，此时在光镜下难以识别，用电镜或髓MPO mRNA探针进行核酸分子原位杂交，可使部分细胞显示阳性。

2. 在急性白血病中，原粒细胞呈阴性或弱阳性反应（＋～＋＋），阳性反应物颗粒粗大、聚集。多颗粒异常早幼粒细胞呈强阳性反应，阳性反应物为深棕黄色，充满胞质。异常中幼粒细胞呈强阳性反应，但有部分异常中幼粒细胞阳性反应物在细胞核凹陷处聚集成呈团块状。原、幼单核细胞呈阴性或弱阳性反应，阳性反应物颗粒细小，如细沙般散在分布于胞质及胞核上。原巨核细胞呈阴性反应。原红细胞多为阴性反应，极少数急性白血病病例可见弱阳性反应。急性髓系白血病中奥氏小体可为阳性反应。混合表型急性白血病中白血病细胞部分为阳性反应。各阶段淋巴细胞均为阴性反应。目前未有淋巴细胞呈阳性反应的报道。如果原始细胞有阳性反应，无论反应强弱，均可证明髓系的存在。（图9-3-17）

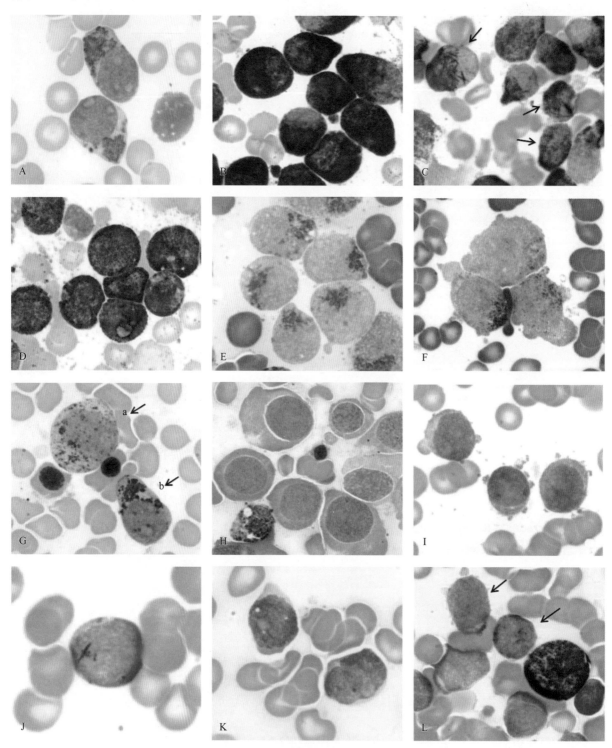

图9-3-17　急性白血病MPO染色特点

注：A.原粒细胞为阳性，阳性反应物呈粗大颗粒聚集状；B.异常早幼粒细胞为强阳性；C.异常早幼粒细胞为针状结晶反应；D.异常中幼粒细胞为强阳性；E.异常中幼粒细胞为团块状反应；F.原、幼单核细胞为阳性反应，阳性反应物颗粒细小，散在分布在胞质及胞核上；G.a为幼单核细胞，b为原粒细胞；H.原红细胞为阴性；I.原巨细胞为阴性；J.奥氏小体为阳性；K.原、幼淋巴细胞为阴性；L.混合表型急性白血病可见阳性。

3. 极少部分AML表现为MPO缺乏。Nielsen等报道AML患者出现严重感染时中性粒细胞会出现MPO缺乏。个别急性早幼粒细胞白血病也可为阴性，可能由于其转录过程出现异常。还有一部分细胞呈强阳性，提示MPO基因表达并未完全丧失，可能由于部分转录或产生了不稳定的无效RNA所致。

4. 戈谢细胞、尼曼-皮克细胞、肥大细胞均为阴性。海蓝细胞可为阴性或阳性反应。

五、苏丹黑B染色

（一）结果判读

1. 阳性结果　阳性反应物为黑色，定位于酶活性部位，有时覆盖在细胞核上，细胞核呈红色。

2. 结果判断及分级标准（图9-3-18）

（-）：胞质内无阳性反应物。

（＋）：胞质内含有稀疏的细小颗粒，约占胞质面积1/4。

（＋＋）：颗粒多，分布均匀，但颗粒间似有较大空隙；颗粒密集，分布不均，约占胞质面积1/2。

（＋＋＋）：颗粒细小密集，分布不均，约占胞质面积3/4。

（＋＋＋＋）：颗粒极密，无空隙，整个胞质呈黑色。

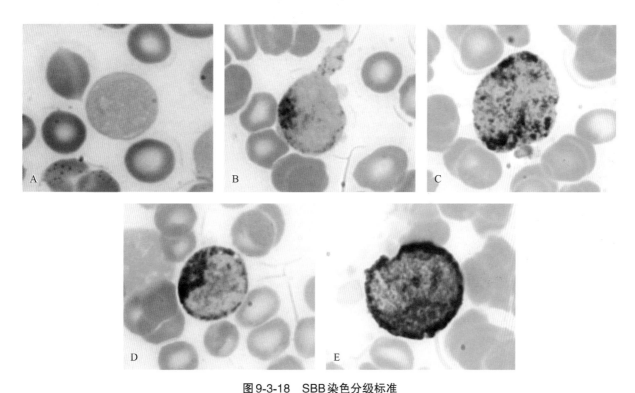

图9-3-18　SBB染色分级标准
注：A.（-）；B.（＋）；C.（＋＋）；D.（＋＋＋）；E.（＋＋＋＋）。

3. 阳性率及阳性指数计算法

（1）阳性率：计数100个幼稚细胞，观察其阳性细胞的个数，其占比即为阳性率。

（2）阳性指数：（＋）细胞数×1＋（＋＋）细胞数×2＋（＋＋＋）细胞数×3＋（＋＋＋＋）细胞数×4的总和。

（二）正常参考结果

原粒细胞为弱阳性或阴性反应。早幼粒细胞及以后各阶段中性粒细胞均呈阳性反应，且阳性反应强度随细胞成熟程度逐渐加强。嗜酸性粒细胞嗜酸颗粒边缘深染而中央淡染或呈粗大圆球状棕黑色阳性反应。嗜碱粒细胞为阴性或弱阳性反应。成熟单核细胞、网状细胞为弱阳性或阴性反应。幼红细胞、成熟淋巴细胞、浆细胞、巨核细胞及血小板均为阴性反应。

（三）临床意义

1. 在急性髓系白血病中，原粒细胞为阴性或弱阳性反应，阳性反应物颗粒粗大、聚集。多颗粒异常早幼粒细胞反应最强，强度为（＋＋＋）～（＋＋＋＋）。部分异常中幼粒细胞反应物呈团块状定位在细胞核的凹陷处。原、幼单核细胞为阴性或弱阳性反应，阳性物反应物颗粒细小，散在分布于胞质与胞核上。原红细胞多为阴性反应，极少数急性白血病患者可见弱阳性反应。原巨核细胞为阴性反应。混合表型急性白血病患者的白血病细胞部分可见阳性反应。各阶段淋巴细胞均呈阴性反应。但国内外均有急性淋巴细胞白血病SBB染色阳性反应报道（图9-3-19）。

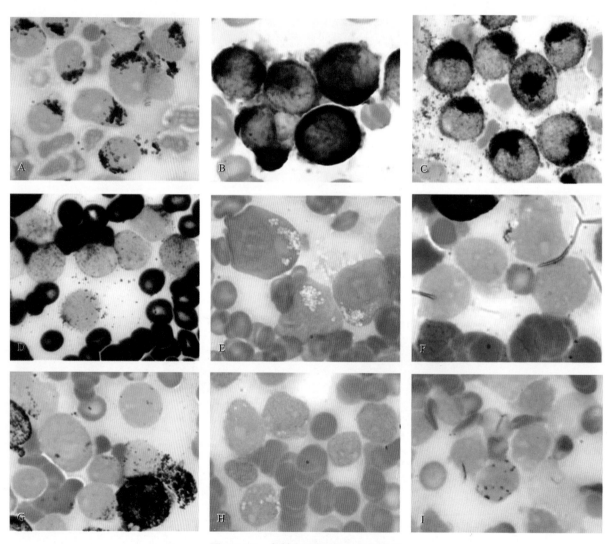

图9-3-19　急性白血病SBB染色特点

注：A.原粒细胞为阳性，阳性反应物呈粗大颗粒聚集状；B.异常早幼粒细胞为强阳性；C.异常中幼粒细胞呈团块状反应；D.原、幼单核细胞为阳性反应，阳性反应物颗粒细小，散在分布于胞质及胞核上；E.原红细胞为阴性；F.原巨细胞为阴性；G.混合表型急性白血病可见阳性；H.原、幼淋巴细胞为阴性；I. ALL可见阳性。

2. 戈谢细胞、尼曼－皮克细胞均为阴性。海蓝细胞可呈阴性或阳性反应。

六、氯乙酸AS-D萘酚酯酶染色

（一）结果判读

1. 阳性结果 酶活性部位出现鲜艳的红色沉淀，细胞核为蓝色。

2. 结果判断及分级标准（图9-3-20）

（－）：胞质内无红色沉淀物。

（＋）：胞质呈淡红色。

（＋＋）：阳性反应物呈红色布满胞质。

（＋＋＋）：阳性反应物呈鲜红色充满胞质。

（＋＋＋＋）：阳性反应物为深红色充满胞质。

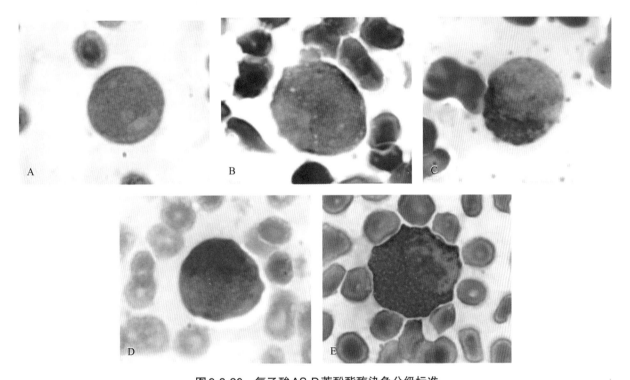

图9-3-20 氯乙酸AS-D萘酚酯酶染色分级标准

注：A.（－）；B.（＋）；C.（＋＋）；D.（＋＋＋）；E.（＋＋＋＋）。

3. 阳性率及阳性指数计算法

（1）阳性率：计数100个幼稚细胞，观察其阳性细胞的个数，其比例即阳性率。

（2）阳性指数：（＋）细胞数×1＋（＋＋）细胞数×2＋（＋＋＋）细胞数×3＋（＋＋＋＋）细胞数×4的总和。

（二）正常参考结果

原粒细胞及早幼粒细胞大部分为阴性反应，个别呈弱阳性反应。中幼粒细胞以后阶段细胞均为阳性反应，嗜酸性粒细胞和嗜碱性粒细胞多为阴性反应，少数可见弱阳性反应。成熟单核细胞、网状细胞呈弱阳性或阴性反应。T、B淋巴细胞为阴性，大颗粒淋巴细胞部分呈阳性反应。幼红细胞、浆细胞、巨核细胞及血小板均为阴性反应（图9-3-21）。

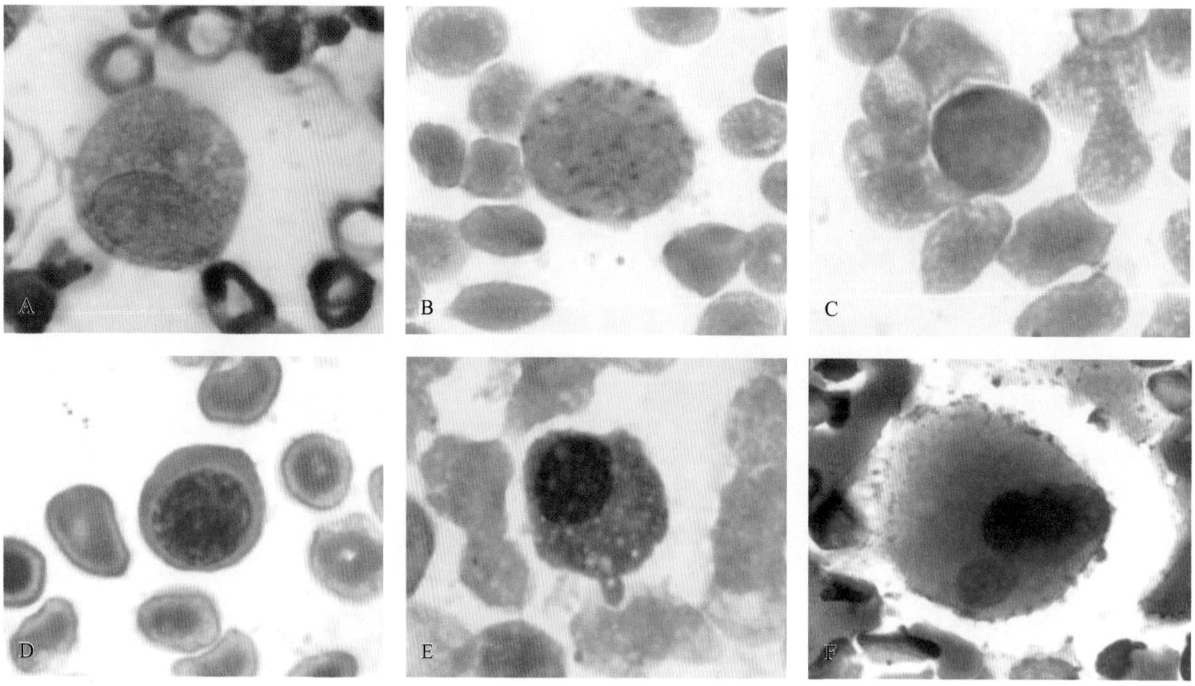

图9-3-21　正常血细胞氯乙酸AS-D萘酚酯酶染色特点

注：A.嗜酸性粒细胞为阴性；B.成熟单核细胞为阳性；C.成熟淋巴细胞为阴性；D.幼红细胞为阴性；E.浆细胞为阴性；F.巨核细胞为阴性。

（三）临床意义

1. 在急性白血病中，原粒细胞多为阴性反应。多颗粒异常早幼粒细胞为强阳性反应，易见针状结晶。细颗粒或无颗粒异常早幼粒细胞为阳性反应，氯乙酸AS-D萘酚酯酶是对细颗粒或无颗粒异常早幼粒细胞鉴别的重要指标。异常中幼粒细胞为强阳性反应，部分异常中幼粒细胞阳性反应物在细胞核的凹陷处聚集呈团块状反应。原、幼单核细胞为阴性或弱阳性反应，少数病例可见较强阳性反应，阳性反应物多为颗粒型。异常嗜酸性粒细胞阳性反应不同于正常嗜酸性粒细胞，正常嗜酸性粒细胞多为阴性反应，异常嗜酸性粒细胞可见较强阳性反应。原巨核细胞、原红细胞、原淋巴细胞、幼淋巴细胞均为阴性反应（图9-3-22）。

2. 大颗粒淋巴细胞白血病中部分淋巴细胞呈阳性反应，阳性率一般大于20%。戈谢细胞、尼曼–皮克细胞均为阴性。海蓝细胞为阴性或弱阳性反应。肥大细胞为强阳性反应（图9-3-23）。

七、醋酸萘酚酯酶染色

（一）结果判读

1. 阳性结果　酶活性部位为棕红色，细胞核为绿色。
2. 结果判断及分级标准（图9-3-24）

（－）：胞质内无阳性反应物。

（＋）：胞质内有很弱的阳性反应物，颜色很淡，约占胞质面积的1/4。

（＋＋）：胞质内阳性反应显而易见，颜色较深，约占胞质面积的1/2。

（＋＋＋）：在（＋＋）的基础上，阳性反应物颜色加深，但胞质内有空隙，约占胞质面积的3/4。

（＋＋＋＋）：在（＋＋＋）的基础上，有很强的阳性反应，充满胞质。

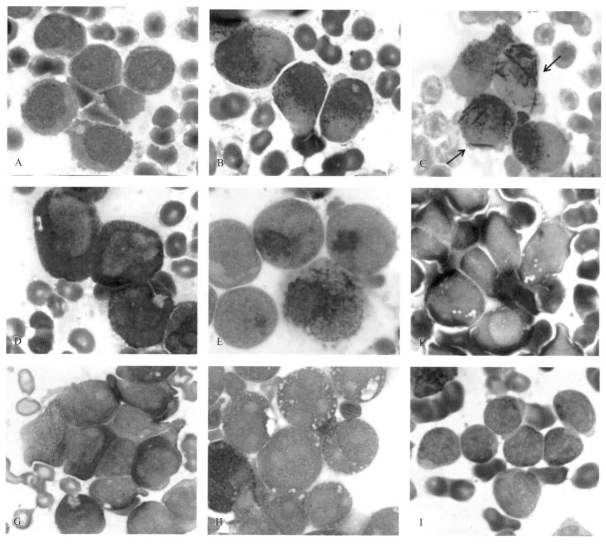

图9-3-22 急性白血病氯乙酸AS-D萘酚酯酶染色特点

注：A.原粒细胞为阴性；B.异常早幼粒细胞为强阳性反应；C.异常早幼粒细胞的针状结晶反应；D.异常中幼粒细胞为强阳性反应；E.异常中幼粒细胞呈团块状反应；F.原、幼单核细胞为弱阳性反应；G.原、幼单核细胞为强阳性反应；H.原红细胞为阴性；I.原、幼淋巴细胞为阴性。

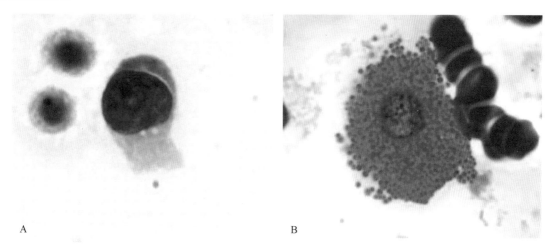

图9-3-23 氯乙酸AS-D萘酚酯酶染色

注：A.大颗粒淋巴细胞阳性；B.肥大细胞强阳性反应。

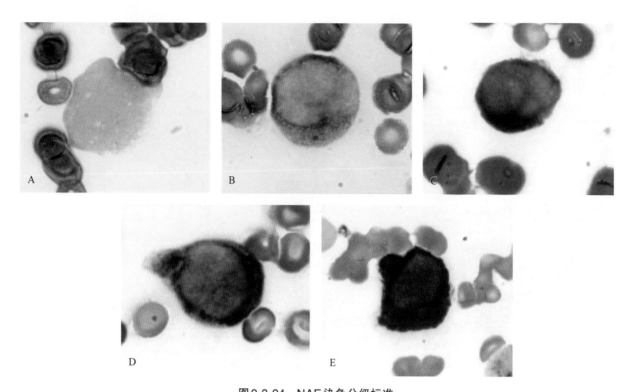

图9-3-24　NAE染色分级标准

注：A.（－）；B.（＋）；C.（＋＋）；D.（＋＋＋）；E.（＋＋＋＋）。

3．阳性率及阳性指数计算法

（1）阳性率：计数100个幼稚细胞，观察其阳性细胞的个数，其比例即阳性率。

（2）阳性指数：（＋）细胞数×1＋（＋＋）细胞数×2＋（＋＋＋）细胞数×3＋（＋＋＋＋）细胞数×4的总和。

（二）正常参考结果

原粒细胞为阴性或弱阳性反应，自早幼粒细胞至成熟中性粒细胞均可呈弱阳性反应。成熟单核细胞阳性反应较强。成熟淋巴细胞部分为阳性反应，阳性物多呈颗粒状。巨核细胞和血小板为强阳性反应。早期幼红细胞部分呈阳性反应，随着幼红细胞的成熟程度阳性反应逐渐减弱。（图9-3-25）

（三）临床意义

1．在急性白血病中，原粒细胞为阴性或弱阳性反应，阳性反应物多为弥散状分布。异常早幼粒细胞部分可见强阳性反应，阳性反应物呈弥散状分不清颗粒。异常中幼粒细胞阴性或中等强度阳性反应，部分异常中幼粒细胞可呈团块样反应。原单核细胞阳性强度较低，大部分呈局灶型反应。幼单核细胞可见阴性、弱阳性和强阳性反应，阳性反应物颜色鲜艳呈弥散状分布。原红细胞部分可见阳性反应。原巨核细胞部分可呈强阳性反应。原、幼淋巴细胞为阴性或阳性反应，阳性反应物为颗粒型（图9-3-26）。

2．网状细胞为较强的阳性反应，阳性反应物多呈弥散状。戈谢细胞为强阳性反应。浆细胞多为强阳性反应，阳性反应物颗粒粗大或呈珠状。

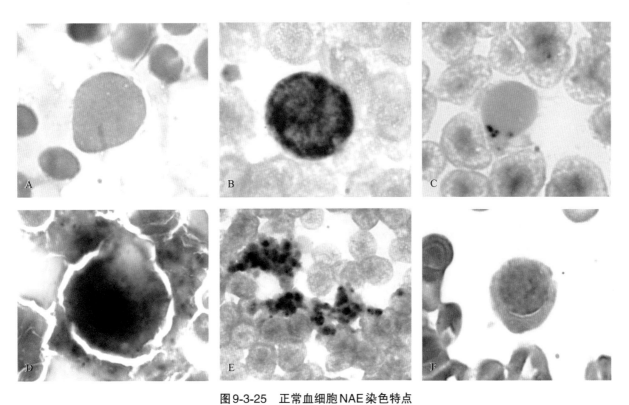

图9-3-25 正常血细胞NAE染色特点

注: A.原粒细胞为阴性; B.成熟单核细胞为强阳性; C.成熟淋巴细胞为阳性; D.巨核细胞为阳性; E.血小板为阳性; F.幼红细胞为阴性。

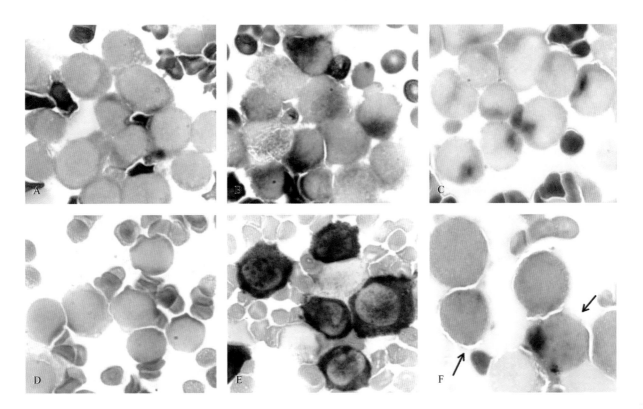

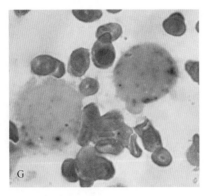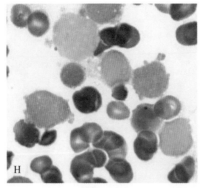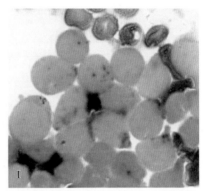

图9-3-26　急性白血病NAE染色特点

注：A.原粒细胞为弱阳性；B.异常早幼粒细胞为阳性；C.异常中幼粒细胞呈团块状反应；D.原单核细胞为阴性；E.原、幼单核细胞为强阳性反应；F.原红细胞为阳性反应；G.原巨核细胞为阳性反应；H.原、幼淋巴细胞为阴性；I.原、幼淋巴细胞为阳性，阳性反应物呈颗粒状。

八、醋酸萘酚酯酶染色＋氟化钠抑制试验

（一）结果判读

1．阳性结果　酶活性部位为棕红色，细胞核为绿色。

2．结果判断及分级标准

（－）：胞质内无阳性反应物。

（＋）：胞质内有很弱的阳性反应物，颜色很淡，约占胞质面积的1/4。

（＋＋）：胞质内阳性反应物显而易见，颜色较深，约占胞质面积的1/2。

（＋＋＋）：在（＋＋）的基础上，阳性反应物颜色加深，但胞质内有空隙，约占胞质面积的3/4。

（＋＋＋＋）：在（＋＋＋）的基础上，有很强的阳性反应物，充满胞质。

3．阳性率及阳性指数计算法

（1）阳性率：计数100个幼稚细胞，观察其阳性细胞的个数，其比例即阳性率。

（2）阳性指数：（＋）细胞数×1＋（＋＋）细胞数×2＋（＋＋＋）细胞数×3＋（＋＋＋＋）细胞数×4的总和。

（二）正常参考结果

原粒细胞呈弱阳性或阴性反应，早幼粒细胞及以下阶段细胞均呈阳性反应，不被氟化钠抑制；单核细胞呈较强的阳性反应，能被氟化钠抑制。成熟淋巴细胞部分呈阳性反应，阳性反应物为颗粒状，不被氟化钠抑制。巨核细胞和血小板呈强阳性反应，易被氟化钠抑制。早期幼红细胞可呈阳性反应，反应强度随幼红细胞的成熟逐渐减弱，不被氟化钠抑制。

（三）临床意义

1．在急性白血病中，原粒细胞为弱阳性或阴性反应，阳性反应物多为弥散状分布，不被氟化钠抑制。异常早幼粒细胞部分可见强阳性反应，不被氟化钠抑制（图9-3-27）。异常中幼粒细胞为阴性或中等强度阳性反应，部分异常中幼粒细胞可呈团块样反应，不被氟化钠抑制。原单核细胞阳性强度较低，大部分呈局灶型阳性反应。幼单核细胞可为阴性、弱阳性和强阳性反应，阳性反应物颜色鲜艳呈弥散状分布，能被氟化钠抑制（图9-3-28）。原、幼淋巴细胞为阴性或阳性反应，阳性反应物为颗粒型，部分被氟化钠抑制。原巨核细胞部分可呈强阳性反应，易被氟化钠抑制，与原单核细胞较难鉴别（图9-3-29）。

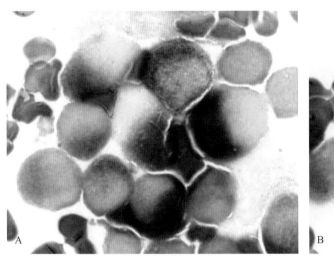
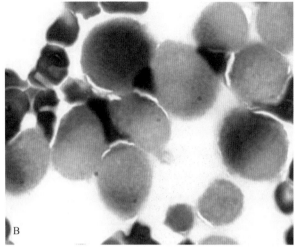

图 9-3-27　异常早幼粒细胞醋酸萘酚酯酶染色＋氟化钠抑制试验特点

注：A.醋酸萘酚酯酶强阳性反应；B.不被氟化钠抑制。

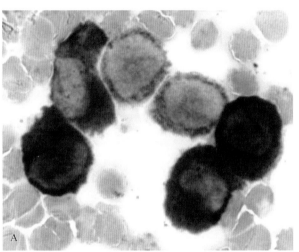
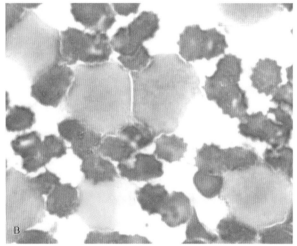

图 9-3-28　原、幼单核细胞醋酸萘酚酯酶染色＋氟化钠抑制试验特点

注：A.醋酸萘酚酯酶强阳性反应；B.被氟化钠抑制。

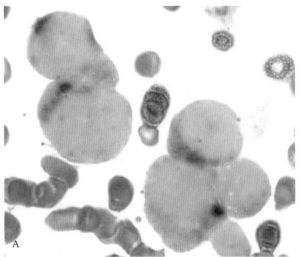
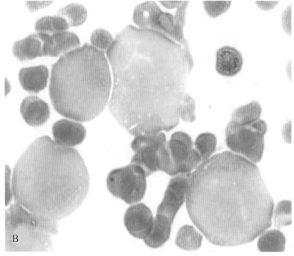

图 9-3-29　原巨核细胞醋酸萘酚酯酶染色＋氟化钠抑制试验特点

注：A.醋酸萘酚酯酶阳性反应；B.被氟化钠抑制。

2. 网状细胞呈较强阳性反应，阳性反应物多呈弥散状，加入氟化钠部分仍呈阳性，部分可被氟化钠抑制。戈谢细胞为强阳性反应，不被氟化钠抑制（图9-3-30）。浆细胞多呈强阳性反应，阳性反应物颗粒粗大或呈珠状，不被氟化钠抑制（图9-3-31）。

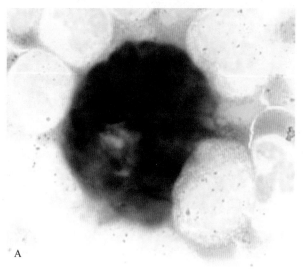
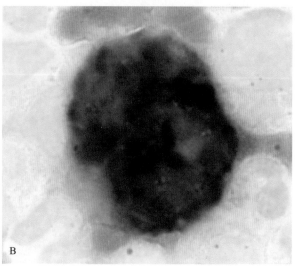

图9-3-30　戈谢细胞醋酸萘酚酯酶染色＋氟化钠抑制试验特点

注：A.醋酸萘酚酯酶阳性反应；B.不被氟化钠抑制。

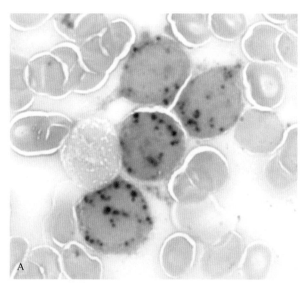
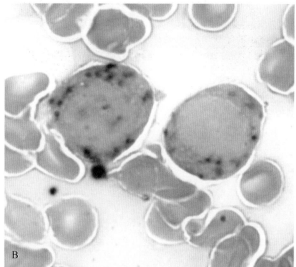

图9-3-31　浆细胞醋酸萘酚酯酶染色＋氟化钠抑制试验特点

注：A.醋酸萘酚酯酶阳性反应；B.不被氟化钠抑制。

九、丁酸萘酚酯酶染色

（一）结果判读

1. 阳性结果　酶活性部位为棕红色，细胞核为绿色。

2. 结果判断及分级标准

（-）：胞质内无阳性反应物。

（＋）：胞质内有很弱的阳性反应物，颜色很淡，约占胞质面积的1/4。

（＋＋）：胞质内阳性反应是显而易见的，颜色较深，约占胞质面积的1/2。

（＋＋＋）：在（＋＋）的基础上，阳性反应物颜色加深，但胞质内有空隙，约占胞质面积的3/4。

（＋＋＋＋）：在（＋＋＋）的基础上，阳性反应增强，反应物充满胞质。

3. 阳性率及阳性指数计算法

（1）阳性率：计数100个幼稚细胞，观察其阳性细胞的个数，其比例即阳性率。

（2）阳性指数：（＋）细胞数×1＋（＋＋）细胞数×2＋（＋＋＋）细胞数×3＋（＋＋＋＋）细胞数×4的总和。

（二）正常参考结果

粒细胞系各阶段均为阴性反应。成熟单核细胞为阳性反应，能被氟化钠抑制。成熟淋巴细胞、巨核细胞、血小板、幼红细胞和浆细胞呈阴性或弱阳性反应。

（三）临床意义

丁酸萘酚酯酶为碱性非特异性酯酶，在急性白血病类型鉴别时也可同时做氟化钠抑制试验。原粒细胞和早幼粒细胞多为阴性反应，少数弱阳性反应。中幼粒细胞及晚幼粒细胞部分可见弱阳性反应。原、幼单核细胞为阴性或阳性反应，能被氟化钠抑制（图9-3-32）。原、幼淋巴细胞多为阴性反应。原巨核细胞为阴性，极少部分可见弱阳性反应。网状细胞可呈阳性反应，但不被氟化钠抑制。

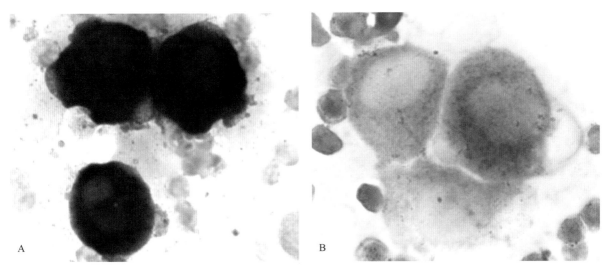

A   B

图9-3-32　原、幼单核细胞丁酸萘酚酯酶染色特点

注：A.丁酸萘酚酯酶强阳性反应；B.被氟化钠抑制。

十、酸性磷酸酶染色

（一）结果判读

1. 阳性结果　酶活性部位出现红色沉淀，细胞核为蓝色。

2. 结果判断及分级标准

（－）：胞质内无红色沉淀物。

（＋）：胞质内有很弱的阳性反应物，颜色很淡，或有少量细小颗粒，约占胞质面积的1/4。

（＋＋）：胞质内阳性反应显而易见，颜色较深，或有少量粗颗粒，约占胞质面积的1/2。

（＋＋＋）：在（＋＋）的基础上，阳性反应物颜色加深，但胞质内有空隙，或有数个粗大颗粒状或块状反应物，约占胞质面积的3/4。

（＋＋＋＋）：在（＋＋＋）的基础上，阳性反应增强，反应物充满胞质。

3. 阳性率及阳性指数计算法

（1）阳性率：计数100个幼稚细胞，观察其阳性细胞的个数，其比例即阳性率。

（2）阳性指数：（＋）细胞数×1＋（＋＋）细胞数×2＋（＋＋＋）细胞数×3＋（＋＋＋＋）细胞数×4的总和。

（二）正常参考结果

各阶段粒细胞、成熟单核细胞均可呈强弱不等的阳性反应。成熟淋巴细胞阴性或弱阳性反应。幼红细胞部分呈阳性反应。浆细胞、巨核细胞及血小板呈强阳性反应。

（三）临床意义

1. 在急性白血病中，原粒细胞多为阴性或弱阳性反应。部分异常早幼粒细胞为强阳性反应。异常中幼粒细胞为阴性或弱阳性反应。原、幼单核细胞为阳性或较强阳性反应，少数病例可见阴性反应。原巨核细胞多为阳性反应。T淋巴细胞多为强阳性反应，阳性反应物为颗粒型。B淋巴细胞多为阴性或弱阳性反应。酸性磷酸酶染色可作为鉴别T淋巴细胞和B淋巴细胞的参考指标（图9-3-33）。

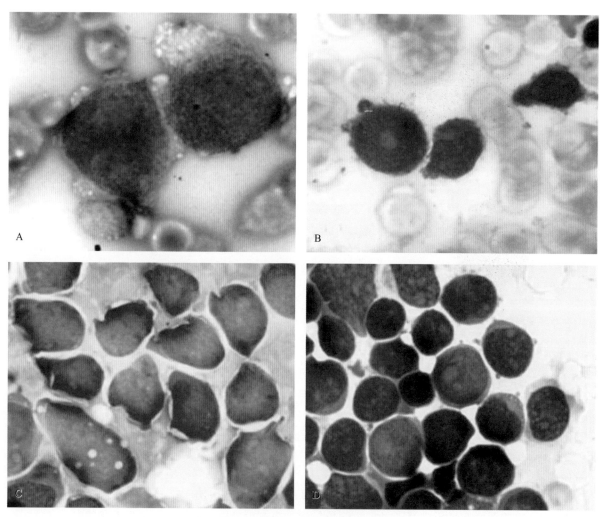

图9-3-33　急性白血病酸性磷酸酶染色特点

注：A.原、幼单核细胞为强阳性反应；B.原巨核细胞为阳性反应；C.T淋巴细胞为阳性反应，阳性反应物呈颗粒型；D.B淋巴细胞为阴性反应。

2. 毛细胞白血病（HCL）多为阳性或强阳性反应，极少数病例为阴性反应。部分淋巴瘤细胞可呈较强阳性反应，与毛细胞难以鉴别。浆细胞呈较强的阳性反应，阳性反应物为大粗颗粒、珠状、散在分布于细胞质内。戈谢细胞呈强阳性反应。尼曼-皮克细胞呈阴性或弱阳性反应。网状细胞呈强阳性反应。部分转移瘤细胞呈强阳性反应（图9-3-34）。

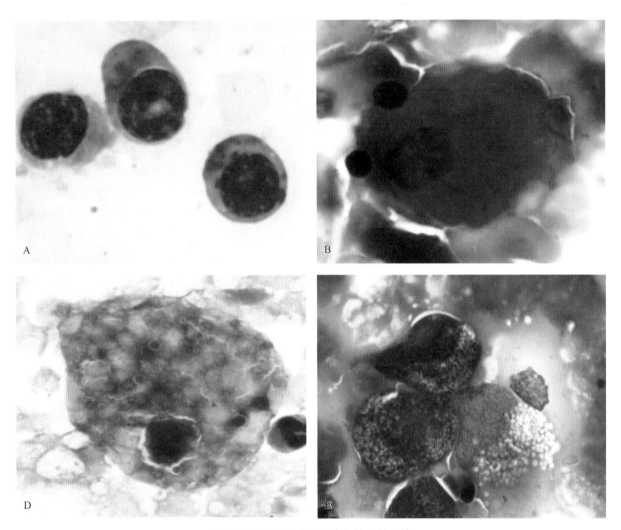

图9-3-34　酸性磷酸酶染色的阳性反应

注：A.浆细胞为强阳性反应；B.戈谢细胞为强阳性反应；C.尼曼-皮克细胞为弱阳性反应；D.转移瘤细胞为较强阳性反应。

十一、抗酒石酸酸性磷酸酶染色

（一）结果判读

1. 阳性结果　酶活性部位出现红色沉淀，细胞核为蓝色。

2. 结果判断及分级标准

（－）：胞质内无红色沉淀物。

（＋）：胞质内有很弱的阳性反应物，颜色很淡，或有少量细小颗粒，约占胞质面积的1/4。

（＋＋）：胞质内阳性反应显而易见，颜色较深，或有少量粗颗粒，约占胞质面积的1/2。

（＋＋＋）：在（＋＋）的基础上，阳性反应物颜色加深，但胞质内有空隙，或有数个粗大颗粒或块状反应物，约占胞质面积的3/4。

（＋＋＋＋）：在（＋＋＋）的基础上，阳性反应增强，反应物充满胞质。

3．阳性率及阳性指数计算法

（1）阳性率：计数100个幼稚细胞，观察其阳性细胞的个数，其比例即阳性率。

（2）阳性指数：（＋）细胞数×1＋（＋＋）细胞数×2＋（＋＋＋）细胞数×3＋（＋＋＋＋）细胞数×4的总和。

（二）临床意义

酸性磷酸酶存在于许多造血细胞的溶酶体中，如粒细胞、T淋巴细胞、浆细胞、单核细胞、巨核细胞等。酸性磷酸酶是一组同工酶，用聚丙烯酰胺凝胶电泳方法可证明人类白细胞的酸性磷酸酶中共有7种同工酶（酸性磷酸酶0、1、2、3、3b、4、5）。同工酶5具有独特的抗酒石酸功能。

HCL的毛细胞酸性磷酸酶呈阳性或强阳性反应，加酒石酸后仍可见阳性或强阳性反应，具有抗酒石酸的功能（图9-3-35）。国内外均报道，部分恶性淋巴性疾病也具有抗酒石酸功能，因此抗酒石酸功能不是毛细胞所特有的。

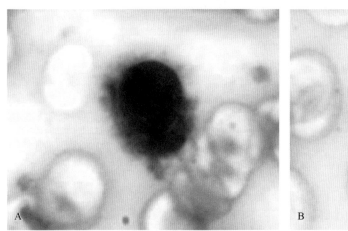
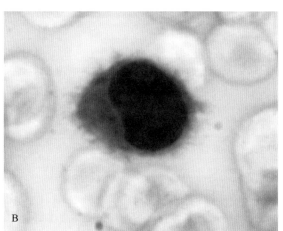

图9-3-35　毛细胞TRAP染色特点

注：A.酸性磷酸酶阳性反应；B.TRAP阳性，具有抗酒石酸功能。

急性髓系白血病中，各阶段粒细胞TRAP均呈阴性反应，不具有抗酒石酸功能。原、幼单核细胞酸性磷酸酶多呈阳性或较强阳性反应，极少数具有抗酒石酸功能。原巨核细胞不具有抗酒石酸功能。

网状细胞酸性磷酸酶呈强阳性反应。部分具有抗酒石酸功能。戈谢细胞酸性磷酸酶呈强阳性反应，并具有抗酒石酸功能（图9-3-36）。尼曼－皮克细胞、浆细胞不具有抗抗酒石酸功能（图9-3-37）。

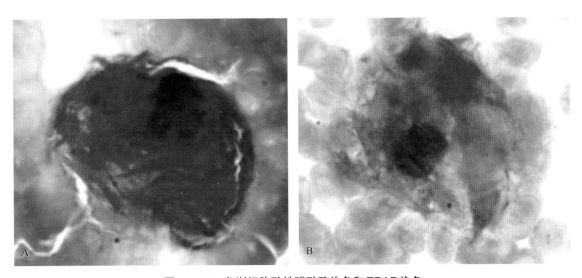

图9-3-36　戈谢细胞酸性磷酸酶染色和TRAP染色

注：A.戈谢细胞酸性磷酸酶为强阳性反应；B.戈谢细胞TRAP为阳性反应，具有抗酒石酸功能。

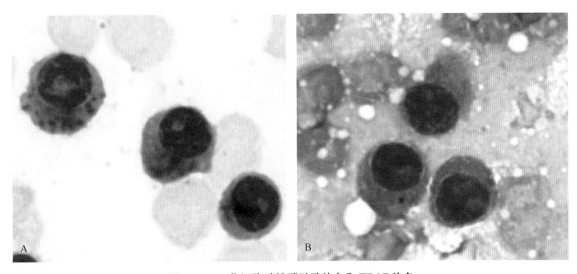

图9-3-37　浆细胞酸性磷酸酶染色和TRAP染色

注：A.浆细胞酸性磷酸酶为强阳性反应；B.浆细胞TRAP为阴性；不具有抗酒石酸功能。

（李　楠　许议丹）

参 考 文 献

［1］王凤计. 血细胞学图谱［M］. 天津：天津科学技术出版社，1980.

［2］邓家栋，杨天楹，杨崇礼. 血液病实验诊断［M］. 天津：天津科学技术出版社，1985.

［3］齐淑玲，宋玉华，杨崇礼，等. 巨核细胞白血病的骨髓电镜细胞化学、超微结构和分化表型的比较研究［J］. 中华血液学杂志，1989，10（6）：311-312.

［4］崔雯，秦爽，许议丹，等. 髓系过氧化物酶和苏丹黑B染色缺乏的急性变异型早幼粒细胞性白血病2例报道［J］. 临床血液学杂志，2002，15（5）：201-203.

［5］谭齐贤. 临床血液学和血液检验［M］. 3版. 北京：人民卫生出版社，2005.

［6］张之南，杨天楹，郝玉书. 血液病学［M］. 北京：人民卫生出版社，2005.

［7］王凤计，王鸿利. 血细胞基础学［M］. 贵阳：贵州科技出版社，2005.

［8］张秀明，杨志钊，杨有业．临床基础检验质量管理与标准操作程序［M］．北京：人民军医出版社，2010．

［9］刘馨，关有良，刘洪新．医学检验的临床分析［M］．北京：人民军医出版社，2011．

［10］沈悌，赵永强．血液病诊断及疗效标准［M］．4版．北京：科学出版社，2018．

［11］王建祥，肖志坚，沈志祥，等．邓家栋临床血液学［M］．2版．上海：上海科学技术出版社，2020．

第十章
组织病理学检查

随着医学的发展，人们对血液系统疾病机制的了解日渐深入，WHO要求血液系统疾病的诊断采用形态学（morphology）、免疫学（immunology）、细胞遗传学（cytogenetics）和分子生物学（molecular Biology）相结合的"MICM"综合诊断模式，这种模式的应用逐渐被广大医务工作者认可并接受，为血液系统疾病的精准诊断、疗效评估和预后分层及微小残留病（minimal residual disease，MRD）监测提供了有价值的临床指导。目前，随着技术方法的进步，越来越多的新技术应用到血液系统疾病的诊疗中，这为血液病理医生的诊断提供了更多的诊断依据，但同时，如何有效地运用这些数据也为我们带来了极大的挑战。在血液病理诊断中，骨髓、淋巴结、脾脏、扁桃体等组织是最为常见的标本类型，二代测序等新技术手段和组织染色、原位杂交等传统病理组织学检查均需建立在有效的标本取材和处理之上。因此，良好的标本制备是血液系统疾病精准诊断的关键和基础。本章将从血液系统疾病组织病理学检查中涉及的申请单填写、标本取材、切片制备方法、正常淋巴造血组织形态学观察及在血液系统疾病中的应用等方面进行详细介绍，并对血液病理综合诊断报告的书写进行简述和示例，希望能够为血液系统疾病精准诊断的发展起到一定的作用。

第一节 | 标本采集和处理

一、申请单填写

（一）申请单的作用

病理申请单是临床医生向病理医生提交的会诊单据，其作用为：

1. 传递患者的主要临床信息，包括症状、体征、手术过程及所见、各类辅助检查结果及标本的基本信息，如标本取材部位等。

2. 提供临床初步诊断意见及就该病例对病理学检查提出某些具体要求。

3. 为病理检查及诊断提供医学依据及备案资料。

（二）填写申请单的要求

1. 病理申请单是患者诊治过程中的有效医学文书，各项信息须由主管的临床医生（或指导下级医生）逐项认真填写，应确保送检标本与填写内容的真实性和一致性，需要注意的是送检标本应为代表性病变且是标本的全部，最后签名确认。

2. 填写会诊申请单，要求患者或其授权人向医生提供真实信息（姓名、性别、年龄、病史和诊断需要的隐私信息）、相关检查资料，并保证其自送检材的真实性、完整性和可检查性。同时，在申请单上记录患方有关人员的联系方式，以便沟通病情并随访。

（三）申请单包含的要素

1. 必填信息

（1）患者基本信息：包括送检科室、住院号、床号、姓名、性别、年龄、开单医生（手签或电子签）。

（2）临床及标本的情况：包括采样时间、固定时间、送检时间及接收时间（病理科填写）、标本类型、取材部位、标本件数、是否为传染性标本及病种（HIV、乙肝、结核等）、病情摘要（病史、家族史、治疗史）、临床情况（肝脾淋巴结是否增大、B症状、出血、皮肤黏膜情况、黄疸、化学药物及射线接触史等）、辅助检查结果（血常规等）、初诊或复诊（如为后者，本院患者需填写病理号或既往诊断结果）、临床诊断。详见图10-1-1。

如果是外院送检标本的检查申请单还应包括原医院名称、患方有关人员联系方式、接收患者材料清单（可手写）。详见图10-1-2。

2．选填信息

（1）在必填信息的基础上，与患者病情相关、一些虽关键但可能尚未出结果的数据，包括可能的外伤史，骨髓涂片、流式细胞学、遗传及基因学检查及相关影像学检查结果等。

（2）临床医生关心但暂时与诊断关联性不紧密的指标，如靶向治疗相关的分子指标程序性死亡受体1（PD-1）、程序性死亡受体配体（PD-L1）、CD30等。

（3）其他：如某些具体情况需要病理科加急、24小时出入院等。

（四）申请单拒收原因

1．未与相关标本同时送达。

2．无基本信息、漏填重要项目或填写信息与送检标本不符。

3．字迹潦草不清。

4．申请单被体液或分泌物污染。

病理检查申请单（骨髓）

住院次数 1

条码

申请号 _____   **病理号** _____

病人ID _____   **姓　名** _____   **性　别 男／女**   **年龄** ____   **床号** ____

开单科室 _____ 病房   开单医生 _____   开单日期 ____ 年 __ 月 __ 日 __：__   执行科室 病理科

标本类型（○骨髓活检、○骨髓液）   **取材部位**（○髂后、○髂前、○其他： ）

标本件数（1件） **是否为传染性标本** ○待回报 ○否 ○是（○结核 ○肝炎 ○HIV ○其他： ）

重要病史、临床表现及查体 发热（○无 ○有） 出血（○无 ○有） 黏膜病变（○无 ○有）
肝（○无增大 ○增大） 脾（○无肿大 ○肿大） 淋巴结（○无肿大 ○肿大 ○单发 ○多发）
放射线接触史（○无 ○有） 化学药物接触史（○无 ○有） 其他：

相关检查 WBC ____ $\times 10^9$/L   RBC ____ $\times 10^{12}$/L   Hb ____ g/L   PLT ____ $\times 10^9$/L   其他：

既往病理诊断结果及病理号

临床诊断：

项目名称 1．病理活检与诊断——骨髓（石蜡包埋）

采集时间（临床科室填） ____ 年 __ 月 __ 日 __ 时 __ 分   固定时间（临床科室填） ____ 年 __ 月 __ 日 __ 时 __ 分

送检时间（临床科室填） ____ 年 __ 月 __ 日 __ 时 __ 分   接收时间（病理科室填） ____ 年 __ 月 __ 日 __ 时 __ 分

图10-1-1 病理检查申请单示意

血液疾病特检项目申请单

贴条码处

基本信息

医院名称	开单科室	送检医生		采样时间				
	科	电话:		年	月	日	时	分

姓名	性别	年龄	病房/床号	门诊/住院号	送检时间				
	□男 □女	岁			年	月	日	时	分

标本类型

骨髓穿刺液	外周血	胸腔水	脑脊液	固定组织	新鲜组织	□涂片	*传染性样本（□否 □是）	其他
绿__管 紫__管 蓝__管	紫__管 蓝__管 绿__管 黄__管 白__管 红__管	__管(ml)	白__管	部位: 蜡块___个 白片___张 会诊片___张	部位: 共___块	BM___张 PB___张	□结核 □肝炎 □HIV □其他	

病史摘要（既往家族史、病史、用药史、治疗经过，当地骨髓涂片、骨髓活检及X线、B超检查情况等）；*必填
□初诊
□复诊

其他项目:

体征状况

血常规日期	肝增大 □无 □有	脾肿大 □无 □有	出血 □无 □有	发热 □无 □有	淋巴结肿大 □无 □有	黄疸 □无 □有	粘膜病变 □无 □有	化学药物接触史 □无 □有	放射线接触史 □无 □有

WBC(10^9/L)	RBC(10^{12}/L)	Hb(g/L)	Plt(10^9/L)	MCV(fL)	嗜酸(%)	嗜碱(%)	网织红(%)	Mono(%)	Lym(%)	Gran(%)	其它细胞

病理形态	□骨髓活检　□组织活检（局部切除组织/内镜组织/穿刺组织）　□病理会诊　□免疫组织化学染色____项 □特殊染色（刚果红/网状纤维/铁/肥大细胞）　□EBER □形态-（髂骨/胸骨/胫骨）+血　□形态会诊　□小巨核酶标（CD41a）　□小组化（N-ALP、Fe和PAS共3项细胞化学染色）　□大组化（共10项细胞化学染色）

流式细胞	免疫分型: □细胞类型待定　□急性白血病　□MDS/MPN　□MM　□LGL □T/NK细胞淋巴瘤　□淋巴瘤（类型待定）□B-LPD □LPL □成熟B 流式MRD: □AML　□B-ALL □T-ALL □CLL　□LPL　□MPAL □NK　□NB □HCL/HCL-v　□T-LPD　□MM（一代/二代）　□其他 □高敏MRD（B-ALL）　□高敏MRD（除B-ALL、MM外）　□MRD: B-LPD（HCL/HCL-v、CLL除外）□CAR-T治疗后-（　　　） 淋巴亚群: □B/T/NK　□Th1/2　□Treg　□DNT细胞　□T细胞免疫功能　□PNH克隆检测 □EMA检测　□造血干细胞计数　□流式HLA-B27检测　□流式十二项细胞因子检测　□流式TCRVβ检测 □免疫分型加做项（　　）　□流式脑脊液检测-（　　）　噬血: □脱颗粒实验（CD107a）　□Perforin/GranzymeB　□SAP

细胞分子遗传	□染色体检查（□常规染色体核型分析/□B细胞增殖性肿瘤/□外周血体质性检查）□CD138分选　□MMC　□SCGE **FISH检查:** APL: □PML/RARa　□RARa　AML: □AML1/ETO　□CBFβ　□EVI1　□NUP98　□MLL CML: □BCR/ABL　□BCR/ABL1/ASS1 □CEP8 □P53 MLL-AL□MLL/MLLT1 □MLL/MLLT3 □MLL/MLLT4　□MLL/AFF1　　　　　　　　　MPN: □FGFR1/D8Z2 □PDGFRα　　□PDGFRβ B-ALL: □BCR/ABL　□MLL　□CDKN2A/CEP9 □TCF3/PBX1 □TEL/AML1 □EVT6　□MYC Ph-like-ALL: □CRLF2 □PDGFRB □JAK2　□ABL1　□ABL2　□EPOR　　NB: □1p36　□MYCN MDS: □CEP8 □EGR1/D5S721　□D7S486/CEP7 □D20S108 □EVI1　□P53　　移植: □CEPX/Y CLL: □CEP12 □D13S319/LAMP1 □ATM/CEP11　□MYB　□P53　□D13S25 □BCL2 LPL: □PAX5/IGH MM(初): □RB-1 □P53/CEP17 □CKS1B/CDKN2C □IGH　MM(IGH阳): □MAF/IGH □FGFR3/IGH □CCND1/IGH □IGH/MAFB □IGH/CCND3 MCL: □CCND1/IGH □CDKN2A/CEP9 □P53　□ATM　□CCND2　DLBCL: □MYC　□BCL6 □BCL2　□P53　□BCL6/IGH □IGL □IRF4 HGBL: □MYC　□BCL6　□BCL2　□P53　□IGH　□IGL　　　FL: □IGH/BCL2　□IRF4　□1p36　□CDKN2A/CEP9 □BCL2 □BCL6 □MYC MALT: □MLAT1　　　□MLAT1/IGH　□MALT1/AP12　Burkitt: □IGH/MYC　□MYC　□BCL6 □BCL2 □P53 □11q23/11q24 □IGL □IGK HL: □PD-L1/CSP9　□PD-L2/ABL1　　　　　　　　PTCL: □ALK　□IRF4 □ITK/SYK　□P53

分子生物	AL相关基因筛查 □白血病（56种/43种/髓系29种/淋系9种）融合基因筛查 单项复查:_____ □ALL（43种/29种Ph样）相关基因筛查 单项复查:_____ 融合基因单项 AML: □AML融合基因组合　□AML1/ETO（定性/定量）□PMLRARa（定性/定量）□CBFβMYH11（定性/定量） ALL: □BCR/ABL（p190/p210）（定性/定量）□MLL/LAF4（定性/定量）□TEL/AML1（定量）　□SLL/TAL1（定量）□E2A/PBX1（定量） MPN: □BCR/ABL（p190/p210/p230）（定性/定量）□FIP1L1/PDGFRα（定性）□TEL/PDGFRβ（定性）　□BCR/ABL非典型 基因突变 AML: □AML基因突变组合　□WT1（Exon7/Exon9）□DNMT3A（Mtase/ZNF）DNMT3A突变（R882H定量）□IDH1-Exon4　□IDH2-Exon4 □FLT3-TKD　□FLT3-ITD等位基因比率　□C-KIT Exon(8/17) □NPM1 □CEBPA（BZIP/TAD）□SRSF2-Exon1 □U2AF1 □ASXL1 □PML、RARA基因耐药突变 ALL: □NOTCH1-Exon（26/27/34）　□PTEN-Exon7　□U2AF1 □ASXL1 MDS: □MDS基因突变组合　□DNMT3A（Mtase/ZNF）□SRSF2-Exon1　□U2AF1　□SF3B1-K700E □SF3B1Exon（14/15-16） □IDH1-Exon4　□IDH2-Exon4　□ASXL1　□TP53-Exon（4/5-6/7/8-9/10/11） MPN: □（MPN/ET/PV/CML）基因组合 □JAK2-V617F（定性/定量）□JAK2-Exon12　□CALR-Exon9　□MPL-Exon10 □CSF3R-Exon(14/17)　□SF3B1-K700E　□SF3B1-Exon（14/15-16）　□ASXL1 □ABL激酶突变 MDS/MPN: □SETBP1-SK1 □U2AF1　□CSF3R-Exon(14/17)　□IDH1-Exon4　□IDH2-Exon4 淋巴系统疾病　□基因重排组合　□B系重排（IGH/IGH（DH-JH）/IGK/IGL）　□T系重排（TCRβ/TCRγ/TCRD） □MYD88-L265P（定量）□CXCR4　□BRAF-V600E　□STAT3-Exon（19-20/21）□STAT5B-Exon16 □MAP2K1-Exon（2/3）□IgH体细胞高突变分析 基因表达□WT1定量检测 □EVI1定量 □HLA-DR15 □NPM1突变（A/B/D/E型）定量 病毒相关□EBV/CMV/BKV/乙肝/丙肝检测 其他□α/β地中海贫血基因检测

二代测序（NGS）	□突变全套　　□初筛　　□淋巴瘤　　□MM　　□髓系全套　　□ALL　　□BPD　　□BMF　　□FA　　□HLH □融合基础　　□融合全套　□TTP　　□CSA　　□WAS　　□基因特定位点

图10-1-2 血液病特检项目检查申请单示意图

二、骨髓活检术

（一）简介及临床意义

骨髓活检又称环钻活检（trephine biopsy），是用骨髓活检针钻取骨髓活体组织进行病理学检查的一种技术。骨髓组织通过塑料或石蜡包埋并切片，用苏木精–伊红或苏木精–姬姆萨–伊红染色，光镜观察或10%福尔马林固定后，石蜡包埋切片做免疫组化，进行疾病的诊断与研究。对于肿瘤性疾病的诊断，骨髓活检病理诊断是无可替代的，而对于非肿瘤性血液病可以提供骨髓组织原位的细胞形态、数量及分布变化的信息，从而可以排除某些疾病。

血液病诊断是MICM综合诊断，多方研究表明，除转移癌、淋巴瘤等疾病外，急性白血病及全血细胞减少等疾病也应同时进行骨髓穿刺和骨髓活检。理想状态下，常以局灶方式累及骨髓的疾病，如浆细胞骨髓瘤、肥大细胞增生症、儿童原始神经外胚层肿瘤和横纹肌肉瘤等，以及初诊淋巴瘤进行分期评估时，应当在双侧髂骨进行骨髓活检，以提高检出率。

（二）适应证

1. 骨穿干抽与混血。
2. MPN，特别是考虑骨髓纤维化。
3. MDS，尤其是考虑合并骨髓纤维化，低增生性MDS等需要与再生障碍性贫血鉴别。
4. 血液肿瘤，包括各种急、慢性白血病，淋巴瘤，浆细胞骨髓瘤，系统性肥大细胞增生症的诊断及治疗后疗效判定。
5. 考虑非血液系统恶性肿瘤骨髓转移。
6. 全血细胞减少患者的鉴别诊断。
7. 不明原因肝、脾和淋巴结肿大的鉴别诊断。
8. 患者长期慢性低热的病因鉴别。

（三）禁忌证

1. 凝血功能异常，如血友病、严重凝血功能障碍等。
2. 穿刺部位有炎症或畸形，应避开。
3. 晚期妊娠的妇女要谨慎。

（四）标本采集

1. 采集部位　实际临床操作中，活检取材的部位只有2处，髂前上棘和髂后上棘，首选髂后上棘，因该处距重要器官较远，且表面积较大，使得操作容易，另外相较于髂前还可以减轻患者的心理压力。而髂前上棘则因靠近脏器，且范围狭小，仅在病重、昏迷等不能或不便翻身，以及需要多部位了解造血功能或病变的患者适用。

2. 采集操作方法

（1）患者侧卧，上方腿向胸部弯曲，下方腿伸直，使骶腰部向后突出髂后上棘明显突出于臀部之上，或相当于第5腰椎水平。旁开3cm左右处，用手按可知为一钝圆形突起处。

（2）局部常规标准消毒，戴无菌手套将洞巾盖于已消毒的部位，洞口对准穿刺部位。

（3）2%利多卡因麻醉局部皮肤，并以穿刺点为中心，对骨膜进行多点麻醉。在每次推注利多卡因前，要先进行抽吸并无回血，证明针头不在血管内，方可推注利多卡因，以免利多卡因直接进入血循环而引起心律失常等严重不良反应。

（4）术者先将具有内芯的手柄插入针座和针管中，然后左手拇指和示指固定活检部位，右手持活检针的手柄与骨面呈垂直方向以顺时针方向旋转进针至一定深度（活检针固定即可），握住手柄，拔出针芯，在针座后端连接1.5cm或2.0cm接柱，再插入针芯，继续按顺时针方向进针，进针的深度与接柱长度相同，再转动几下，针管前端的沟槽可将骨髓组织断离。

（5）活检针按顺时针方向缓慢退出体外，拔出针芯，取下接柱，再缓慢轻轻插入针芯，将骨髓组织直接放入有固定液的标本瓶中送病理科检查。

（6）操作结束，敷以消毒纱布，压迫创口数分钟止血，用胶布固定。

3．取材质量及注意事项

（1）取材组织应为直径0.2cm，不同国际组织长度标准各不相同，最低标准为WHO要求的1.5cm（不包括皮质骨、软骨和骨膜），而国内大部分单位在日常工作实践中少有达到该标准，但＜1cm为不合格标本，尤其注意在骨皮质较厚的儿童患者。

（2）取材组织外观可见白色的骨皮质和红色的骨髓质，表面有砂粒感。如表面光滑、质地坚硬且为象牙白色，提示为皮质骨；如呈灰白色且表面有光泽，则提示软骨较多。取材过短或骨质、软骨较多时，应再取1次。

（3）有禁忌证者及胸骨部位不宜进行此种检查。

（4）进针与退针时不宜反复旋转，应向一个方向旋转以保证组织完整性。

（五）骨髓印片

1．印片的意义　骨髓印片制片时间短，可与涂片同步检查，从而弥补涂片在评判有核细胞方面的不足，还可提示某些组织学的病理改变，有助于提高形态学的诊断。

2．印片制备方法

（1）将活检组织上的血轻轻擦掉，用清洁玻片轻压活检标本或将标本在载玻片上轻轻滚动。

（2）立即将活检组织放入固定液固定。

（3）待印片晾干后，用处理涂片相同的方法进行染色，但印片较涂片厚，所以染色时间长于涂片。

3．印片制备的注意事项

（1）骨髓印片的制作应在骨髓活检放入固定液之前。

（2）过程应快而稳，应避免挤压或掉落组织，需同时制作数张印片备用。

（3）印片质量的高低取决于活检组织的取材是否符合要求，不理想的活检组织或带有较多血液时，将影响印片的细胞量。

4．印片的优点及局限性

（1）印片厚薄不均，细胞形态观察的清晰程度不及涂片。

（2）良好的印片可见组织印迹，如大小不一的脂肪细胞，其与造血细胞区间隔分布，并可见间质背景。

（3）造血细胞有聚集现象，粒系和红系细胞常成簇分布。

（4）纤维细胞及巨核细胞不易印片，故不易于在印片中观察。

（六）骨髓液凝块（cLOT）

1．骨髓液凝块的意义　可与涂片同步检查，其对于骨髓小粒的保存较好，在增生程度的评价方面可靠性更高，且可了解造血细胞与基质的关系，从而弥补涂片在评判有核细胞方面的不足，有助于提高形态学的诊断。

其不足之处是不能观察骨小梁的改变，以及细胞分布位置与骨小梁的关系。而在骨髓干抽时此项取材也不能进行。

2．骨髓液凝块制备方法

（1）抽取骨髓液后，将骨髓液存放于注射器中送检病理科。

（2）待注射器中的骨髓液凝固后，弃去上清液。

（3）将留下的骨髓液凝块用刀切成2～3mm的薄片，用滤纸包裹后放入包埋盒进行固定。

3．骨髓液凝块制备的注意事项

（1）骨髓液凝块应自然凝固取材后，再放入固定液。

（2）如骨髓液长时间不凝固，可打开注射器使其与空气接触促进凝固。

三、标本保存与运输

病理组织标本是病理诊断的物质基础，手术取下的活体病理组织无法替代且不能重复，一旦出现差错就会影响病理诊断的正确性，给患者造成严重损失。规范的标本保存与运输是病理诊断正确性的重要前提，只有建立严格且规范的病理标本接收制度和登记流程，才能保证标本的安全性和准确性。

（一）标本保存

手术取下的组织标本应使用洁净且规范的一次性标本袋或容器存放，并且需要粘贴包含患者基本信息及标本识别号的唯一条形码，尽快运输至病理科。病理标本盛放容器包括不同规格的标本储存盒、标本袋等，可根据组织标本的大小、类型等进行适用性选择。同时，组织离体后应注意：

1．组织离体后直接浸泡于固定液中或者立即送病理科取材固定，缩短活体组织标本离体热缺血时间，减少细胞代谢，保持细胞内的核酸、蛋白质、脂肪、糖类、酶等各种细胞成分的结构和定位与离体前相仿，使检验结果更准确地反映组织离体前的病理变化。

2．如需做流式或分子检查的组织，可浸泡于生理盐水中后立即送检，如只做病理检查也应浸泡于固定液后尽快送检。

3．不能及时送检且未固定的标本应暂时低温保存（一般4℃），以减少细胞代谢，但保存时间不宜过长，最好不超过2小时，应尽快送病理科进行下一步处理。

标本运输前，手术室需在对应病理申请单上记录标本离体时间，以及放入病理标本盛放容器中开始固定的时间，此时的病理标本不宜在手术室存放过久，应尽快运输至病理科进行下一步的处理。

（二）标本运输

病理标本运输流程不规范可能会造成标本错送、过期、丢失等情况，进而导致严重的医疗事故，因此工作中需要规范标本运输流程。送检医生在标本运输前，应仔细核对病理检查申请单与病理标本盛放容器上的病理申请条码信息是否一致，同时检查是否装入送检组织，是否装入相应固定液，是否密闭完好等。检查无误后，将病理组织标本与其病理检查申请单一起交由医院专人负责运送至病理科，运输时间越短越好，且运输过程中要保证容器密闭性完好，否则暴露在空气中福尔马林液易挥发，不仅造成固定液浓度降低影响固定效果，还会造成空气污染。因此，应保证标本盒平稳放置，尽快送至病理科。送达病理科后负责运送人员需在病理申请单上记录送检时间，此时病理科标本接收人员与负责运送人员完成标本交接，并在病理申请单上记录接收时间。

四、标本前期处理

（一）标本接收

1．标本手工核对　负责运送人员运输至病理科的病理标本及申请单，由病理科技术室标本接收人员确认接收。标本接收时要仔细核对标本容器条形码上的信息与病理申请单上信息是否一致，核对信息包括申请单号、病案号、姓名、性别、年龄、送检项目等；观察送检容器内是否有相应的送检组织，评估送检组织大小是否达到接收标准（如骨髓活检组织长度应≥1.0cm），检查是否发生组织自溶、腐败、干涸等。检查无误后，合格标本在《常规标本核收登记表》上登记，双方签字确认，标本接收完成。实际工作中，可能还会遇到不合格或不理想标本，对于这样的标本要进行相应的处理及记录。

（1）不合格标本：若遇到标本条码信息与申请单信息不一致的、送检标本不符合标准的，予以拒收，并在《拒收标本登记表》上写明原因，与临床医生沟通并记录，双方签字确认后退回。有以下情况的应拒收：①申请单与送检标本未同时送达病理科。②申请单中填写的内容与送检标本不符合。③送检标本容器上无病理申请条码，或条码信息与申请单不符合。④申请单内重要信息填写不全、字迹潦草不清，无法辨认。⑤申请单中漏填重要项目，如未填写患者相关信息、取材时间、固定时间等。⑥标本严重自溶、腐败、干涸。⑦标本取材不符合标准（如骨髓活检组织长度＜0.2cm），不能或难以制作切片。

（2）不理想标本：①标本取材未到达要求者，如骨髓活检取材长度＜1.0cm，但≥0.2cm，此时需与临床医生沟通，若临床重新取材困难，要求用此标本检测，则登记、接收标本，但需在申请单上备注。②如标本没有及时固定（标本离体30分钟内未固定），但没有出现自溶、腐败、干涸等情况，可能会影响诊断结果时，需及时与送检方沟通，若申请者坚持要做检测，则应交代可能会出现的情况，然后登记接收并备注。

2. 标本信息录入　打开登记系统，输入工号及密码，进入登记页面。根据项目的不同在相应的页面用扫描仪读取条形码或手工输入申请单号，核对电脑系统上显示的病理申请信息与送检病理申请单是否一致，核对信息无误，选择好标本类型及送检部位，记录取材信息，点击提交完成信息录入。如电脑系统上的信息与病理申请单上信息不一致，检查申请单号是否输入错误，如申请单号输入无误，仍发现信息不一致，则需联系送检科室及网络科进行确认，并在送检单备注栏注明，更正后进行确认提交，完成信息录入。

（二）病理组织的取材

【骨髓】

骨髓活检组织属于病理取材标本中的小组织，在测量组织大小并描述、记录后，应将全部组织包埋，如组织过小，为防止从包埋盒中漏出，应用滤纸包裹后放入。

【淋巴结】

1. 淋巴结活检部位的选择

（1）临床医生应该结合患者病史、诊断及影像学检查等，尽量选取体积最大的、PET-CT中SUV值最高的淋巴结送检，这样可以更容易得到具有代表性的标本，同时应该注意避免在既往活检的附近，再次切取肿大的或炎症性淋巴结。

（2）切除浅表肿大明显的淋巴结，以颈部、腋下最适宜，腹股沟及颌下淋巴结多有炎症影响，可能给诊断造成一定困难。

2. 淋巴结活检方式的选择

（1）病理诊断和鉴别诊断是建立在淋巴结组织结构恰当评估的基础之上的，在破碎的淋巴结中不能进行评估，或容易出现"以偏概全"的情况，且因其取材量有限，常常不能进行流式细胞学等辅助检查，所以淋巴结的最佳取材方式是完整切除，而非部分切除或粗针穿刺。

（2）患者在初诊时应首选肿大淋巴结完整切除活检；为便于临床分期，需要对其他部位淋巴结进行诊断，或治疗后淋巴结再次肿大，需要确认是否复发时，可考虑选择穿刺活检；当无切除活检指征时（如淋巴结过小，或位于胸、腹腔等深部位置时），则必须依赖穿刺活检，必要时，可在影像学检查介导下进行穿刺活检。

3. 淋巴结取材的过程

（1）大体描述：送检淋巴结的数目、形状、大小、被膜（是否光滑、完整、有无周围组织粘连）、有无淋巴结之间相互粘连及融合等；切面的颜色、质地是否均一、有无出血、坏死、脓液、结节及其他病变等均需描述并记录。

（2）淋巴结取材：因淋巴结被膜较致密，固定液不易渗入未切开的淋巴结组织内部，为防止组织自溶，取材应尽快进行。①将其沿长轴切开，然后均匀切成2～3mm的薄片。②后用载玻片轻轻按压淋巴结切面，不要涂抹或侧向滑动，制备3～5张印片，部分印片空气干燥后可用吉姆萨染色，部分固定（95%乙醇或中性福尔马林）后用苏木精-伊红染色观察。③取最大切面全部包埋，如淋巴结过大或送检多枚淋巴结，可将切面分成数块，分别包埋并编号，或将不同淋巴结分别取材后编号包埋。④放入10%中性福尔马林中固定。

（3）如为淋巴结粗针穿刺组织，由于组织小，在测量组织大小及大体描述后，应全部包埋。

4. 淋巴结活检标本送检的注意事项

（1）切勿将新鲜淋巴结放在干纱布、海绵或毛巾上，或用这些材料包裹，这样容易导致标本边缘干燥。

（2）进行淋巴结取材时，应优先确保足量病理形态学观察和免疫组化检查的组织。若组织较充足，可在标本固定前由病理医生选取肿瘤的实性区域（避开坏死或梗死部位），送检流式细胞学及分子学等检测，必要时可保存于盐溶液或培养液中送检，防止干燥和组织自溶。

（3）临床医生应提前告知病理医生患者的手术时间及标本处理注意事项，方便病理科及时接收标本及取材。

（4）若不能及时送检标本，可由外科医生将淋巴结剖开、切成薄片，制备印片后，将切开的淋巴结置入10%福尔马林固定液，或放入生理盐水、1640培养液中低温冷藏（时间不宜过长），禁止将淋巴结未切开即固定或不加固定液长时间存放。

（5）活检标本应使用送检组织体积10～15倍的10%中性福尔马林立刻固定，如标本过大，应尽快将标本切开固定，取材切片不宜太厚，避免固定不充分所致的标本自溶。

（6）多份标本要求分开编号，并详细标记。

【脾脏】

1. 脾脏取材的过程

（1）大体描述：表面是否光滑、被膜是否完整、色泽如何、有无瘢痕及梗死，质地软硬；切面颜色、脾小体是否清晰、大小及分布是否均匀、有无出血、梗死、囊肿、结节，切面是否外翻、有无含铁结节及被膜有无增厚等均为观察内容并描述记录。

（2）脾脏取材：脾脏取材应带有被膜，多部位取材，尤其是病灶部位应多取材。①将脾脏按照解剖位置放置在取材台上，脾门向下，沿脾长轴从被膜向脾门的方向切开，将脾脏切成2～3mm厚的片状，观察并记录。②制备印片，方法同淋巴结取材，需要注意的是每个取材的组织块均需印片，在印片之前应擦去脾脏组织上的血迹。③为了观察整个脾脏不同部位的组织结构，依次在脾脏的上下左右各极，分别取一块边长约为2cm的正方形、带有被膜的脾脏组织，在脾脏中央取一块同样大小的脾脏组织（不带被膜），分别记录。④如脾脏有梗死、囊肿、结节及肉眼可见的病变组织，也应取材相应部位。⑤如有脾门淋巴结及副脾应尽量全部取材，如标本过大，则选取典型部位取材。⑥保障病理取材的前提下，可送检流式及分子学检查，方法同淋巴结取材。

2. 脾脏取材的注意事项 脾脏取材注意事项同淋巴结取材，需要注意的是脾脏大小是临床医生关切的体征和指标之一，尤其是恶性血液疾病患者常有不同程度的脾脏肿大，临床体检中的触诊只是初步评估脾脏大小，影像学如B超等测量较为准确，但最客观的方法为手术切除后病理医生用刻度尺对脾脏的测量。

（三）固定

1. 固定的原理 使用某些化学试剂，使细胞内蛋白质凝固，保证组织细胞内各种成分的形态结构和定位接近离体前的状态，这一过程称为"固定"。组织细胞在离体后自身溶酶体酶会进行自我消化，引起组织自溶，而固定则可以阻断这一过程。此外，固定还能抑制细菌繁殖，防止组织发生腐败。在病理工作中，所有的病理组织标本都需要经过恰当的固定处理，因此固定是进行病理检查的重要步骤。固定的主要作用包括：

（1）防止组织细胞在离体后出现自溶和腐败，使活检组织尽可能地保持离体前的形态和结构。

（2）保存细胞蛋白质、脂肪及糖类物质，使细胞内各种化学组分得以准确定位。

（3）固定使组织对染料产生不同的亲和力，便于辨认不同的组织成分。

（4）固定能使细胞正常的半液体状态转变为不可逆的半固体凝胶状态，增加组织硬度，便于制片。

实际工作中，不合适的固定方案会对组织产生不良的影响，如造成组织皱缩、损失细胞内的低分子量物质等。因此，选择合适的固定液和固定方法对组织的后续检测十分重要。

2. 固定液种类　用于标本固定的化学试剂称为固定液或固定剂，若只由单一化学物质组成的固定液称为单纯固定液；由两种或多种化学物质混合组成者称为混合固定液或复合固定液。

（1）单纯固定液：单纯固定液可分为交联型固定液和非交联型固定液，其中交联型固定液包括甲醛、戊二醛等。它们通过与蛋白质的氨基、亚氨基、酰胺基及巯基等基团交联，影响蛋白质的构型而使之固定。交联型固定液中，以甲醛使用最为广泛，常用福尔马林液就是含40%的甲醛水溶液，实验室通常使用的是10%福尔马林液，其由40%甲醛与水以1:9的比例混合而成。作为固定液，甲醛水溶液具有渗透性好、组织固定均匀、组织收缩小等优点。由于甲醛易被氧化分解，形成三聚甲醛或多聚甲醛，进一步分解为甲酸，使溶液呈酸性，不仅影响固定效果，还会影响细胞核的染色，使苏木精–伊红染色整体偏红，不利于观察组织结构。因此，现在常使用磷酸盐缓冲液进行配制，使溶液呈中性或弱碱性，减慢甲醛的氧化分解，维持固定效果，并减少对染色的影响。交联型固定液虽然能保持组织的良好形态，但也会一定程度地阻碍核酸提取和蛋白质分析，以及与固定剂通过共价键发生化学修饰的大分子结构恢复。

非交联型固定液主要为凝固型固定剂，包括乙醇、甲醇和丙酮等及一些酸性固定剂，它们主要通过断裂疏水键破坏蛋白质的三级结构，使蛋白质发生凝固变性。这类固定液对细胞内各种酶的破坏较小，除去固定液并水化后，酶的活性一般都可恢复。但这类固定液沉淀蛋白会增加其水溶性，一些分子量低的细胞成分，如DNA或DNA片段化的产物可能从细胞中漏出，可造成一定的细胞成分丢失。其中：①乙醇，用于固定的常用浓度为80%～95%，其作为固定液能够沉淀白蛋白、球蛋白和核蛋白，且对糖原、纤维蛋白和弹力纤维等固定效果好。但乙醇具有脂溶性，会破坏脂肪和一些脂类色素。乙醇作为固定液兼具固定和脱水的作用，但其渗透性差，固定速度较慢，易使组织变脆。乙醇是一种还原剂，不能与具有氧化性的试剂组成混合性固定液。使用乙醇固定时，为取得较好固定效果，一般先用80%乙醇固定，再换95%乙醇继续固定，以减少组织收缩。②甲醇，固定作用与乙醇类似，但甲醇对人体有一定损害，作为固定液使用时一定要通风。③丙酮，渗透性强，可使蛋白凝固沉淀，但对细胞核的固定作用差，且对糖原无固定作用，丙酮广泛用于酶组织化学检测中各种酶的固定（如氧化酶、脂酶及磷酸酶等）。④一些酸性固定液，如苦味酸、醋酸、铬酸、锇酸等，对蛋白、核酸、脂肪等细胞成分综合固定作用较差，仅对某些细胞成分有较好固定作用，固定作用较为单一，多不用于常规病理的固定，主要作为特殊固定液使用。

（2）混合固定液：混合型固定液是由两种或多种试剂混合而成，常用的有中性缓冲甲醛液、改良Bouin液、酒精福尔马林液等。其中：①中性缓冲甲醛液，以10%中性福尔马林液使用最为广泛，其渗透性好、固定作用均一、组织收缩小，能够较好地保存大多数抗原物质，且对脂肪、糖类等物质均有较好的固定作用，对苏木精–伊红染色影响小，是国家卫健委颁布的《病理专业医疗质量控制指标》所推荐使用的固定液。该固定液的配制是40%甲醛与0.01mol/L pH7.4的PBS以

1:9的比例混合。由于加入了PBS，甲醛不易被氧化分解。因此，能够延长固定效果，对于需要长期固定的组织建议采用中性缓冲甲醛液进行固定。②改良Bouin液，是由饱和苦味酸水溶液、甲醛水溶液及冰醋酸，按照15:5:1的比例混合而成。该固定液适合大多数组织器官的固定，固定效果较好，特别是对脂肪和类脂有很好的固定效果，适用于含脂肪的淋巴结、乳腺和脂肪瘤组织的固定。此外，Bouin液也是骨髓组织的良好固定液。该固定液pH在3～3.5，为弱酸性固定液，会造成一定程度的组织收缩，且抗原损害比较严重，不适宜标本的长期保存。该固定液有一定毒性，使用要注意防护，避免吸入或与皮肤接触。③酒精福尔马林液，常用的有15%酒精福尔马林液，其可按40%甲醛15ml与95%酒精85ml混合而成。该固定液兼有固定和脱水的作用，渗透性好，能迅速沉淀蛋白，且组织收缩小，大部分抗原能得以保存，适用于骨髓标本的固定，其固定的骨髓标本苏木精-伊红染色结构清晰，颜色鲜艳，核浆染色对比鲜明，是实验室骨髓标本的常用固定液。

固定液的种类繁多，使用时要合理选择，因为组织一旦固定，该步骤不可逆，固定液使用不当或将造成不可挽救的后果。实际工作中应根据标本种类、研究目的等因素进行最适用性选择，只有选择合适的固定液和固定方案，才能取得最佳的固定效果，为后续的病理检测工作顺利进行提供保障。几种常用固定液的比较见表10-1-1。

表10-1-1　几种常用固定液的比较

特点	10%中性福尔马林液	95%乙醇	15%酒精福尔马林液	丙酮	Bouin液
组织渗透性	渗透性好作用均一	渗透性差	渗透性好 作用均一	渗透性好	渗透性良好
组织收缩	收缩小	较明显	收缩小	收缩严重	轻微
抗原保存	能保存大部分抗原	易丢失小分子抗原	能保存大部分抗原	抗原保存较好	对抗原有一定损害
最适组织类型	适合大部分组织的固定	常用于细胞学固定	骨髓、脂肪	常用于细胞学固定	骨髓、脂肪
主要优点	使用最广泛，固定效果稳定	细胞涂片的固定，方法简单易行	对骨髓标本有很好的固定效果	对细胞内多种酶的保存较好	对骨髓、皮肤、脂肪组织有很好的固定效果
主要缺点	甲醛有一定毒性，且易挥发	组织收缩硬化明显，且易丢失小分子抗原	甲醛有一定毒性，且易挥发	组织收缩明显，对细胞核固定差	对抗原有损害，引起组织收缩，有一定毒性

3. 标本的固定

（1）骨髓标本的固定：①骨髓活检组织。目前，国家卫健委对骨髓活检组织尚未有推荐使用的固定液，至今未有统一方案。中国医学科学院血液病医院实验室对骨髓活检组织的固定采用的固定液为15%酒精福尔马林液。使用该固定液固定直径约0.2cm骨髓组织，推荐的固定时间为6～48小时，最少固定时间不得小于3小时。②骨髓液标本。在骨髓活检时，一些难以取材的患者，临床往往抽其骨髓液送检，骨髓液标本除做骨髓涂片检查，还常常要求病理科做骨髓液Clot检查，骨髓液Clot检查除能观察形态学，还可做免疫组化及原位杂交EBER检查，是骨髓涂片检查的重要补充，具有重要的诊断意义。骨髓液标本收到后放入4℃冰箱，待自然凝固后，尽快将凝块分割成较薄组织，用包埋纸包好放入包埋盒，用10%中性福尔马林液进行固定，固定时间为6～48小时，可按软组织固定程序处理。

（2）非骨髓标本的固定：①手术切除、钳取、穿刺等方式所取的软组织标本，国家卫健委颁布的《病理专业医疗质量控制指标》（2015年版）文件中所推荐使用的固定液为10%中性福尔马林液，该固定液在保存软组织的细胞形态、蛋白、核酸质量综合性能最优，是软组织固定使用最多的固定液。

使用该固定液的固定时间与组织厚度有关，根据其渗透组织的速率计算公式：$t = k \cdot d^e$（t为时间，d为组织厚度单位为毫米，$k = 1.14$，$e = 1.25$，）。例如，厚度为2mm的组织，10%中性福尔马林液单向穿透时间 $= 1.14 \times 2^{1.25} \approx 2.7$小时，实际上10%中性福尔马林液诱导的蛋白交联速度是远滞后于其组织渗透速度的，因此，厚度为2mm的组织最少固定时间不得小于3小时，推荐固定时间为6～48小时。此外，温度也会影响固定效果，根据固定环境温度的高低，可适当增减固定时间。②体液标本，如胸腔积液、腹水这类体液标本，只做细胞涂片检查的，经离心后取沉淀进行细胞涂片，涂片用95%乙醇固定5～15分钟；若体液标本做细胞蜡块的，标本离心去上清、留沉淀，使用细胞蜡块制备试剂制成细胞块后，用包埋纸包住，放入10%中性福尔马林液中固定6～48小时，可按软组织固定程序处理。

4. 固定的注意事项

（1）及时固定：标本应在离体后30分钟内进行固定，缩短热缺血时间，减少细胞代谢，保持原有形态。固定不及时可导致蛋白降解，免疫组化出现假阴性结果。

（2）充分固定：为确保固定液的充分渗透和固定，一般2mm厚的组织，固定时间为6～48小时。

（3）对于免疫组化，最优的固定时间为24～48小时，抗原修复后免疫反应最稳定。

（4）对于需要做分子检测的，固定时间以24小时为宜，超过24小时会减少中等螺旋化DNA量。此外，固定时间过长可造成荧光原位杂交（FISH）杂交信号弱。

（5）固定时间过短，不稳定交联，对染色、分子生物学检测等会导致不可补救的后果。

（6）对于组织体积较大者，固定时要充分剖开，剪切后的组织厚度一般以2～3mm为宜，不应大于5mm。

（7）固定液的体积应≥10倍组织体积。例如，长1.5cm、直径为0.2cm的骨髓组织，其体积为$\pi \times 0.2cm^2 \times 1.5cm \approx 0.19cm^3$。因此，其固定时最少的固定液量为1.9ml，实际工作中固定液的量往往大于10倍组织体积。

（8）固定应在室温或35～37℃的全封闭组织处理机内进行，固定时温度不宜过高，温度过高会加重组织收缩，加快组织自溶，且还会破坏细胞相关抗原；固定温度过低，会降低固定液的渗透性，组织内部得不到有效固定。因此，实际工作中需注意固定的环境温度。

5. 质量控制

（1）严格把控标本送检流程，保证病理标本正确及时送检。

（2）收到病理标本后应及时取材，对于较大的非骨髓标本应注意取材厚度，取材后要做好记录，及时放入固定液中进行固定。标本固定不及时，会造成组织自溶、抗原丢失，常表现为镜下组织自溶、碎裂，免疫组织化学染色呈假阴性结果，从而导致诊断困难或无法诊断。

（3）固定液应及时配制，一次不要配制过多，避免保存不当或时间过长导致甲醛挥发；若使用商品化固定液，应注意其有效期，保证固定液在有效期内使用，不可使用过期的固定液。

（4）固定时间充分，特别是小组织标本，不可轻易缩短固定时间，固定时间最好控制在6～48小时。固定不充分，酒精难以渗透入组织，会造成脱水不佳，从而影响二甲苯渗透入组织，进一步影响石蜡渗入组织，即影响脱水、透明及浸蜡整个过程，最终导致制片困难。

（5）固定在室温中进行（一般室温设置为25℃），若室温不可控，可根据室温的高低适当减少或增加0.5～1小时。

注：固定是病理前期工作中最重要的一个环节，一定要足够重视，良好的固定是后续工作顺利进行的关键。

（四）脱钙

在病理制片流程中，对于含钙组织如骨组织、牙组织、钙化组织及骨髓组织等，需要进行脱钙处理。脱钙的目的是将含钙组织中的钙盐去掉，保留完整的胶原纤维成分，以利于切片及减少染色时掉片。选择合适的脱钙液是后续制片及染色成功的关键。

1. 脱钙液的种类　常用的脱钙液包括无机酸脱钙液、有机酸脱钙液、混合酸脱钙液及螯合剂脱钙液等。

（1）无机酸脱钙液主要有10%硝酸水溶液、20%盐酸水溶液等。

（2）有机酸脱钙液主要有5%三氯醋酸水溶液、20%甲酸水溶液等。

（3）混合酸脱钙液有盐酸-甲酸水溶液、甲酸-柠檬酸钠水溶液等。

（4）螯合剂脱钙液中最常用的是EDTA脱钙液，pH接近中性。

各种脱钙液的特性见表10-1-2。

表10-1-2　各种脱钙液的特点

特点	无机酸脱钙液	有机酸脱钙液	混合酸脱钙液	螯合剂脱钙液
酸性	强	弱	较弱	中性
脱钙速度	快	慢	较快	慢
对组织损伤	大	小	较小	小
抗原保存	差	好	较好	好
对染色的影响	大	小	较小	小

从表10-1-2中可以看出：①无机酸脱钙液，多为强酸性水溶液，因此脱钙速度快，但对组织损伤大，特别是对抗原损伤大，不利于免疫组织化学染色，且还会对苏木精-伊红染色造成一定影响，此脱钙液适用于需要快速脱钙且对抗原保存要求不高的研究。②有机酸脱钙液，多为弱酸性水溶液，脱钙速度慢，但对组织损伤小，能很好地保存抗原，适用于需要做抗原标记的研究。③混合酸脱钙液，脱钙速度、抗原保护、对苏木精-伊红染色影响综合性能最优，是使用较多的脱钙液。④螯合剂脱钙液，如最常用的EDTA脱钙液，对组织抗原保存最优，但脱钙速度慢，需要数天甚至数周，不适合用于病理科的大量标本脱钙。

2. 脱钙液的选择　脱钙液的选择要根据研究目的进行适用性选择，对于骨髓组织的常规病理检查，在实际工作中应选择既能满足快速脱钙，又能较好保存骨髓组织的抗原及酶类。目前，对于骨髓组织脱钙液的使用尚无规范性文件，各家医院病理科使用的脱钙液不尽相同。中国医学科学院血液病医院实验室骨髓组织脱钙采用的是8%盐酸-12%甲酸混合脱钙液，具有脱钙时间短（3小时左右）、脱钙后对骨髓组织苏木精-伊红染色及免疫组化染色影响小的优点，能够满足医院日常大量骨髓标本的有效脱钙，既能保证工作效率，又能保证工作质量，是我们推荐使用的骨髓标本脱钙液。

3. 脱钙方法　标本脱钙时，应根据脱钙组织的数量选择合适大小的容器，尽量让包埋盒分散开，脱钙液的体积约为所有脱钙组织体积的4倍，置于摇床上使其充分浸润，脱钙效果会更好；若脱钙环境温度不恒定，可根据温度高低适当增减脱钙时间，脱钙结束后需要进行流水冲洗，以去除骨髓组织中残留的脱钙液，保证骨髓组织内的pH接近中性，从而不影响后续的染色。骨髓标本脱钙后若流水冲洗不彻底，组织中残留的酸会导致苏木精-伊红染色整体偏红，且细胞核染色也会模糊不清，还可能导致免疫组化染色出现假阴性结果。

4. 质量控制　保证脱钙完全，鉴定脱钙是否彻底，最简单的方法是针刺，如果组织很容易被刺透，未感到阻力，说明脱钙完全，但需注意不要过度针刺，造成组织损坏。建议用小镊子轻轻按一按，夹一夹，感觉组织柔软无明显硬度，包埋后进行切片时无明显刀痕即可。为保证脱钙完全，每次脱钙冲水后，放入脱水机前可随机挑取几个组织采用以上方法进行鉴定。为保证脱钙液无残留，须确保组织用流水冲洗30分钟以上，充分洗去酸溶液。

（五）脱水

利用脱水剂将组织内的水分置换出来，该过程称为脱水。现大部分实验室都有全自动脱水机，组织标本脱水过程通常在脱水机中完成。标本脱水实际上还包括透明、浸蜡两个步骤。脱水机的工作原理为：标本组织依次经过低浓度至高浓度的乙醇，组织中的水分被乙醇置换出来，即起到脱水的作用；再经过透明剂二甲苯，二甲苯交换出组织中的乙醇，起到透明的作用；最后石蜡交换出二甲苯，渗透到组织内部达到饱和状态。

1. 脱水步骤　提前设置好脱水机工作程序，待组织上机后，点击机器操作界面的"开始"键即可在脱水机内进行脱水、透明、浸蜡的全过程。使用全自动脱水机完成脱水等工作流程，与手工脱水相比，大大减轻了技术人员工作量，并可避免人为操作误差。

中国医学科学院血液病医院实验室采用的骨髓组织和非骨髓组织的脱水程序有所不同，主要为第一缸试剂不同、各缸的时间设置不同（表10-1-3，表10-1-4）。

表10-1-3　骨髓组织脱水程序（参考时间）

试剂	时间/分钟	温度
70%乙醇	60	室温
80%乙醇	60	室温
85%乙醇	45	室温
95%乙醇Ⅰ	45	室温
95%乙醇Ⅱ	45	室温
100%乙醇Ⅰ	45	室温
100%乙醇Ⅱ	45	室温
二甲苯Ⅰ	30	室温
二甲苯Ⅱ	30	室温
二甲苯Ⅲ	45	室温
石蜡Ⅰ	30	64 ℃
石蜡Ⅱ	30	64 ℃
石蜡Ⅲ	30	64 ℃

表10-1-4　非骨髓组织脱水程序（参考时间）

试剂	时间/分钟	温度
10%中性福尔马林	90	室温
80%乙醇	90	室温
85%乙醇	90	室温
95%乙醇Ⅰ	60	室温
95%乙醇Ⅱ	60	室温
100%乙醇Ⅰ	60	室温
100%乙醇Ⅱ	60	室温
二甲苯Ⅰ	60	室温
二甲苯Ⅱ	60	室温

续　表

试剂	时间/分钟	温度
二甲苯Ⅲ	45	室温
石蜡Ⅰ	30	64℃
石蜡Ⅱ	45	64℃
石蜡Ⅲ	60	64℃

2．注意事项

（1）设置合适的时间：为充分脱去组织内部的水分，组织在低浓度乙醇的时间应适当长些，因为低浓度乙醇渗透性更好，更容易置换出组织内部的水分，而高浓度乙醇容易使组织细胞表面蛋白凝固，形成屏障，不利于乙醇渗入组织内部。因此，组织在低浓度乙醇中的时间应适当长于在高浓度乙醇中的时间。

（2）设置合适的稳定：浸蜡温度不宜设置过高，且浸蜡时间也不宜设置过长，否则会导致组织脆硬，切片如豆腐渣样，甚至还会导致抗原破坏。蜡缸温度通常设置为包埋蜡的熔点；浸蜡时间第一缸15～30分钟，第二缸30～45分钟，第三缸30～120分钟即可。

（3）定期更换试剂：根据标本量的数量及切片染色效果确定更换试剂时间，以保证充分脱水，不能因"节约"成本而延长使用，延长试剂使用时间会导致脱水不彻底，从而导致组织发脆、变硬，切片时无法形成完整的蜡片，严重影响制片，严重者可能造成医疗事故。

（六）包埋

1．包埋的意义　在制作切片或超薄切片时，由于组织是柔软的，或局部的软硬不均，制作厚薄均匀的切片非常困难。因此，需要使用包埋剂（石蜡、塑料等）支撑组织制成蜡块或塑料块，该过程称为包埋。经包埋后，组织可达到一定的硬度和韧度，有利于切成厚薄均匀的切片。塑料包埋由于处理程序繁多，抗原活性易丢失，常规病理已不采用，主要用于免疫电镜的超微切片前定位。目前，石蜡是最常用的包埋剂，其主要优点是能切出极薄的蜡片，所制作的切片可连成蜡带，便于制作连续切片，操作容易，且组织在石蜡中可长期保存。组织包埋是制作蜡块的最后一步，包埋确定了组织的切面，是制作良好、连续切片的关键。

2．包埋步骤　以最常用的石蜡包埋为例。

（1）从脱水机内取出组织，放入包埋机内。

（2）用加温预热好的眼科镊子，将已浸蜡的组织块放入包埋模具底面的中央处，一般包埋面为最大面，如果组织是平切的，应按照病理医生取材的要求，把朝下的面作为包埋面。对于管状结构的组织，以横切面为包埋面。皮肤组织或有表层上皮的组织，包埋面应垂直于上皮表面。对有多块小组织的，应将多个组织放一起，保证在一个平面上。带有病变的组织，或者对包埋面有特别要求的组织应按预先标记的包埋。

（3）放置好组织后，将包埋模具移到冷冻区冷冻片刻，至组织固定在一层凝固的蜡中，立即将组织块对应病理号的包埋盒放于包埋模具上，并从上面注入足够的液体石蜡，然后将包埋模具连同包埋盒一起移至包埋机的冷冻台上冷却。

（4）待蜡液完全凝固后，从包埋模具中取下凝固的包埋蜡块（简称蜡块），放入冰箱冷冻，准备切片。

3．包埋的注意事项

（1）包埋过程要操作迅速，以免在组织块放置好之前蜡液凝固。

（2）破碎的多块小组织应聚集平铺包埋，使所有组织在同一水平面上，避免一些组织深埋，一些组织浅埋。

（3）包埋温度不应过高或过低，太高易造成组织块的烫伤，太低会引起组织块与周围石蜡的脱裂，影响切片及诊断，通常包埋温度与脱水机内蜡缸所设温度一致即可。

（4）选择合适大小的模具，保证组织周围不缺蜡，空白蜡边1～2mm。

4．质量控制

（1）将组织块严格分件包埋。包埋时应认真核对组织块的病理号（包括次级号）、块数和取材医生对包埋面的要求。

（2）包埋时避免同时打开多个包埋盒，防止组织混淆；同时应检查包埋模具是否干净清洁，做好模具的除蜡等清洁工作。

（3）包埋时应随时检查镊子，特别夹过软组织的镊子一定要及时清洗，以免把上一个组织带到下一个组织中，造成组织交叉污染。

（4）发生包埋差错时必须立即与取材医生和病理科负责人联系，并及时核对标本相关信息，积极纠正错误，避免诊断失误。

（5）严格防止各种异物污染，勿将无关组织如缝线、纸屑或其他异物（尤其是硬质异物）埋入蜡块内。

（6）包埋用石蜡必须定期过滤，蜡液温度设置在包埋蜡熔点即可，不能过高或过低。

（7）组织包埋完成后必须清点蜡块数量，保证蜡块数量与上机前组织块数一致。

（七）切片

切片是用切片机将蜡块切成连续蜡片的过程。切片要求组织切面平整、完全、厚薄适宜。切片厚度与组织类型及用途有关，对于淋巴结、骨髓组织常规切片厚度以2～3μm为宜，对于需要做特殊染色的根据染色要求进行切片，如网状纤维戈莫理（Gomori）染色、甲苯胺蓝染色、马森（Masson）染色切片厚度以5μm为宜；PAS染色、铁染色切片厚度以4μm为宜；刚果红染色切片厚度在5μm为宜，但在怀疑早期淀粉样变时，可考虑8～10μm切片，否则容易出现假阴性结果。各组织常规切片厚度推荐见表10-1-5。

表10-1-5　各种组织常规病理切片厚度推荐

组织类型	厚度/μm
骨髓	2～3
淋巴结	2～3
脾脏	3～4
肝脏	4～6
肾脏	1～3
胃肠道	3～4
脑	4～5
脂肪组织	6～7

1．切片步骤

（1）安装好切片刀片，现多采用一次性刀片。

（2）蜡块装到切片机的蜡块夹上，夹持蜡块要求平稳、牢固。调整好蜡块的方位，不能偏斜，应把皮肤表面、包膜、浆膜等较难切的部分放上面，以减少组织断裂的现象。刀刃与蜡块的上、下缘平行。切片刀与蜡块的平面之间应保持一定的角度，一般为20°～30°，以免刀刃面将组织刮坏。

（3）修片：即粗切的过程，一般粗切时切片厚度设置为20～30μm，修片时要循序渐进，力争修出最大面。对于小组织，要防止小组织被修坏、修光，此时要减小粗切厚度，仔细观察切面情况。

（4）细切：需要设置合适的切片厚度，切片的速度和力量直接影响切片的质量，因此，细切时需连续转动手轮，用力平稳、均匀。手轮转得快，切片就薄；手轮转得慢，切片就厚；快慢不均，则会出现蜡片厚薄不均。细切时刀片应足够锋利，才能切出连续且厚度真实的蜡片。

（5）带出蜡片：切下的蜡片相连成带状，待蜡带至一定长度时，右手用镊子夹住蜡片末端，左手持毛笔轻轻将蜡带的另一端与切片刀剥离。

（6）展片：将切好的蜡片放入温水中，去除皱褶这个过程称为展片。展片用的水温应根据包埋蜡的熔点、组织类型等因素进行设置，展片温度过高会导致蜡片熔化，组织细胞散开，展片温度过低则不能充分展开细褶。中国医学科学院血液病医院实验室包埋蜡熔点在62℃左右，对于骨髓组织展片的温度设置为37～40℃，非骨髓组织展片温度40～44℃，能够使蜡片皱褶充分展开，且不会导致组织细胞散开。切较大的非骨髓组织时可能会出现较大的皱褶，此时应先放至冷水中，待其自然展开或用镊子轻轻拨开皱褶，然后再转移至温水中继续展片。对于不好展片的，必要时可以在冷水中加入少量乙醇，增加液体表面张力，有利于蜡片充分展开。展片用水应经常更换，保持干净，以防污染。将蜡片较光滑的一面朝下置于温水中，待其自然展开去除皱纹后，选择完整、无划痕、厚薄均匀的蜡片，附贴到载玻片上。

（7）捞片：是蜡片展平后，用载玻片捞起蜡片的过程。捞片时应注意位置不宜太高，也不宜太低，一般居中，若需连续捞多张蜡片，应尽量使蜡片的方向要一致；捞片时需注意避免产生气泡，同时，捞片用的载玻片应清洁，以防污染和掉片。

2．切片的注意事项

（1）切片前核对石蜡块和载玻片上的病理号，检查石蜡块和载玻片是否受到污染，确认无误方可切片。

（2）检查切片机是否正常，自动切片机需打开电源调整数据，检查并确保切片台上无肉眼可见污染物，准备好干净的毛刷和镊子。

（3）及时清洁展片机水池中的水，确保表面无肉眼可见污染物，可在每个蜡块完全切片后应清洁水面一次；定期更换展片用水。

（4）每次切片完毕应用毛刷彻底清洁切片刀头、刀架以及废蜡盒，并用温水冲洗干净以备下次使用。

（5）充分展片，镜检发现组织皱褶常常是因展片不充分所致。

（6）及时更换刀口，保持切片刀口足够锋利，避免出现切片厚薄不均、破裂等情况。

（7）定期维护切片机，保持转轴顺滑及螺纹间能够紧密锁死，以防出现切片呈搓衣板样纹路。

3．质量控制

（1）切片刀应固定牢固，否则切片中会出现许多人为现象（最常见的是波纹，厚薄不均等）。

（2）切片应完整，确保无污染，无皱褶，无刀痕。

（3）附贴时，蜡片与载玻片之间避免产生气泡；蜡片最好附贴在载玻片的中心位置。载玻片一端保留约1/3的位置粘贴标签。

（4）切片、捞片时严格分块完成，切忌在水面上残留上一个蜡块的碎片，防止污染。

（5）捞片或贴（裱）片时，蜡块编号与载玻片上的编号必须一致，捞片时应尽量保证组织在载玻片上的方向一致，并保持正面向上，以便于病理医生显微镜下观察时比较不同染色玻片间的差别。

（八）烤片

烤片的目的是使蜡片牢固地粘在载玻片上。烤片在恒温箱中进行，一般温度设置在65℃左右，烤片时间根据染色项目不同可选择设置在0.5～2小时。烤片时需注意，温度过高或时间过长，可能会导致切片烤焦及组织细胞收缩；温度过低或烤片时间过短，可能会导致掉片。捞片后不宜直接放入烤箱烤片，应稍沥干水后再烤片，以免组织从玻片上脱离。烤片结束后，完成脱蜡、水化过程的组织切片可以用于不同的染色。

（彭先稳　李占琦　孙　琦）

第二节｜染色方法

一、苏木精-伊红染色

苏木精-伊红染色（hematoxylin and eosin staining，HE staining）是病理技术中最基础也是最重要的一种染色技术，在病理诊断中不可或缺，染色质量与病理诊断密切相关，而准确的病理诊断为临床治疗提供重要的参考依据，因此HE染色每一环节都应给予高度重视。

（一）实验原理

苏木精染液为碱性染液，细胞核内的染色质主要是由许多核苷酸聚合而成的脱氧核糖核酸（DNA），DNA双螺旋结构外侧带负电荷，pH呈酸性，易与带正电荷的苏木精碱性染料以离子键或者氢键结合，细胞核可被染成颜色鲜明的蓝色。伊红是一种化学合成的酸性染料，在水中电离成带负电荷的阴离子，而细胞质的主要化学成分是蛋白质，为两性化合物，其等电点pH为4.7～5.0，当pH小于其等电点时，伊红与胞质内蛋白质解离出的正电荷结合使其着色。苏木精、伊红染色液配合使用，使细胞核呈颜色鲜艳的蓝色，核仁、核膜清晰，细胞质呈鲜艳粉红色，纤维组织、红细胞、嗜伊红颗粒等呈现不同层次的红色，对比鲜明，分辨良好。

（二）方法学——HE染色（可分为手工法和机器法）

【手工法】

1. 试剂　商品化苏木精-伊红染色液套装；1%盐酸-乙醇、0.3%氨水、无水乙醇、95%乙醇、80%乙醇、二甲苯。

2. 标准操作规程

（1）烤片：石蜡切片烤箱70℃×30分钟

（2）脱蜡水化：二甲苯10分钟×3，无水乙醇2分钟×2，95%乙醇2分钟×2，80%乙醇2分钟，流水冲洗。

（3）苏木精染液浸染4分钟，水洗。

（4）1%盐酸-酒精分化液10～30秒，水洗。

（5）0.3%氨水返蓝1分钟，水洗。

（6）伊红染液染色30秒，水洗。

（7）80%乙醇5秒，95%乙醇5秒×2，无水乙醇2分钟×2，二甲苯2分钟×3。

（8）中性树胶封片镜检。

（9）染色结果：细胞核呈蓝色，结构清晰，细胞质呈不同程度的红色，红蓝对比鲜明，背景干净无杂质。

3. 性能验证　应每半年对HE染色手工法的方法学及操作人员是否合格进行一次验证。

（1）方法学验证：查验该HE染色手工法的流程是否需要改进，染色结果是否可靠且便于观察，可挑选10例病例比对同期染色效果，或将手工法和机器染色进行比对，查验染色结果的稳定性。

（2）操作人员比对：可挑选多个病例同时进行手工染色，在显微镜下比对不同操作人员染色效果，按照HE染色切片质量标准进行评分，如染色不能达到合格标准，应该对该技术人员进行再次培训至考核合格。

4．室内质控

（1）每批次染液使用前，对该批次试剂进行性能验证。选取细胞丰富、取材良好组织进行常规制片，严格按照标准操作规程进行HE染色，封片镜检，细胞核呈蓝色，细胞质、胶原纤维、红细胞、嗜伊红颗粒等呈现不同层次的红色，对比鲜明，分辨良好，不同的组织细胞易判读，染色结果合格，该批次染液可投入使用。

（2）每天HE染色后，随机抽检几例患者标本，评估本次染色结果是否满意。

5．室间质评 推荐质控项目如下。

（1）定期参加美国病理学家协会（CAP）提供的能力验证（proficiency testing，PT）。

（2）定期参加国家病理质控中心、中国医学装备协会病理装备分会的室间质评项目。

（3）若以上均无法参加，也可每半年进行1次与同级实验室或更高级实验室的比对。比对实验室需选择已获得认可的实验室或有相同检测方法的实验室。

注：无论参加哪种室间质评项目，均要求由平时进行该项目的操作人员严格按照标准操作规程进行标本的制备及染色，及时查看PT或质评结果，结合总结报告和其他实验室结果进行自我评估。

6．注意事项

（1）严格把控制片流程，切片平整，烤片牢固；及时更换脱蜡水化及脱水透明的试剂，脱蜡彻底。

（2）保持适当的室温，需注意苏木精染色液在低于20℃时着色能力下降，可适当延长着色时间或给苏木精加热。

（3）苏木精染液长时间放置会产生过氧化现象，出现核质共染，伊红染液随着水分的带入及乙醇的挥发，染色效果也会变差，因此应每天观察染色效果，根据染色切片数量及时更换染色试剂。

（4）组织标本的运输、取材、前期处理应严格按照标准操作流程进行；实验室内所有技术人员要求进行实验室操作、生物安全等相关培训且考核合格，能够严格按照标准操作规程进行操作；所有试剂均应严格按照说明书保存使用。

（5）染色过程中，在经过返蓝液后随机抽检，观察染色效果，确保细胞核呈蓝色且着色鲜艳。若着色较浅可适当延长返蓝时间或者进入苏木精重新染色，若着色较深可继续分化后重新返蓝；伊红染色至放入无水乙醇后，抽检胞质着色效果，胞质呈不同程度的红色，且与胞核相比红蓝对比鲜明，即可继续进入二甲苯透明，若伊红着色偏红，可返回95%乙醇继续分色，若着色偏浅，可从无水乙醇梯度退回至80%乙醇，冲水后重新染伊红，再进行分色过程。

（6）HE染色不良常见原因及处理办法：①脱蜡水化后玻片表面不透亮，发白呈雾状，应考虑烤片脱蜡不彻底造成，可延长烤片时间，更换二甲苯和梯度酒精。②细胞核染色偏浅，苍白暗淡，应考虑苏木精着色时间过短、分化过度或者返蓝不充分导致，可适当延长苏木精浸染时间，缩短分化时间，延长返蓝时间，或考虑苏木精使用时间过长，需重新换液。③细胞核过染，呈蓝紫色，应考虑苏木精时间过长或分化时间太短，可缩短苏木精浸染时间，延长分化脱色过程，另可镜下观察切片厚度，若因过厚可重新薄切染色。④细胞质染色偏浅，红蓝对比不鲜明，可梯度乙醇退回重染伊红，缩短脱色时间；反之，胞质染色过深时，可在95%乙醇中继续脱色，无水乙醇观察染色效果。⑤封片镜检视野中出现水珠，应考虑无水乙醇不纯、二甲苯带入水或者空气湿度太大导致，应及时更换脱水透明试剂，控制好温湿度，重新退回脱水透明后封片。

【仪器法】

手工染色存在标本量过大或者人为操作不稳定等因素，全自动HE染封一体机可批量高效处理标本，染色条件相对稳定，染色结果更为可靠、安全且节省人力。HE全自动染色机分为滴染和浸染两种方法，全自动封片或体外封片，国产或进口等多种选择，可综合考虑染色成本及后期仪器维护等多方面因素自行选择。以HE自动染色仪Dako CoverStainer为例介绍仪器染色流程（仅供参考）。

1. 试剂　商品化苏木精-伊红染色液、商品化分化液、返蓝液；无水乙醇、95%乙醇、二甲苯。

2. 仪器　Dako CoverStainer。

3. 标准操作规程（不同仪器可按厂家说明书操作）。

（1）开机准备：检查上下水及排风，浸槽锁紧手柄，确保所有试剂瓶至少含有800ml试剂且已定期更换或添加，确保溶剂室装有溶剂（如二甲苯），且未被封片剂污染，检查盖玻片匣盖玻片高度，检查封片剂液位，确认无误后开机。

（2）将切片装入片架，运行染色方案：骨髓标本使用BONE NEW染色程序；非骨髓标本使用TISSUE NEW染色程序。

BONE NEW染色程序依次为65℃烤片10分钟，二甲苯脱蜡5分钟×2，无水乙醇2分钟×2，95%乙醇2分钟×2，水洗3分钟，苏木精8分钟，水洗2分钟，分化45秒，水洗30秒，返蓝4分钟，水洗30秒，95%乙醇30秒，伊红35秒，水洗30秒，95%乙醇1分钟×2，无水乙醇1分钟×2，二甲苯2分钟×2，封片，烘干10分钟。

TISSUE NEW染色程序依次为65℃烤片10分钟，二甲苯脱蜡5分钟×2，无水乙醇2分钟×2，95%乙醇2分钟×2，水洗3分钟，苏木精10分钟，水洗2分钟，分化15秒，水洗30秒，返蓝5分钟，水洗30秒，95%乙醇30秒，伊红45秒，水洗30秒，95%乙醇45秒×2，无水乙醇2分钟×2，二甲苯2分钟×2，封片，烘干10分钟。

（3）染色完成后卸载片架，取下染好色切片。

（4）仪器停机：关闭仪器，将所有浸槽锁紧手柄转到左边。

4. 性能验证　同手工HE染色法。

5. 室内质控

（1）每批次染液使用前，选取细胞丰富、取材良好的组织进行常规制片，严格按照标准操作规程进行上机HE染色，取出染好玻片后镜检，细胞核呈蓝色，细胞质、胶原纤维、红细胞、嗜伊红颗粒等呈现不同层次的红色，对比鲜明，分辨良好，不同的组织细胞易判读，染色结果合格，该批次染液可投入使用。

（2）每日上机前，准备几张玻片上机调试染色效果，镜检合格即可将当天标本上机。

6. 室间质评　同手工HE染色法。

7. 注意事项

（1）确保外部供水截门打开。必须至少送水2分钟后才能使用Dako CoverStainer。点击Water supply inspected（已检查供水）按钮后将开始注水。

（2）由于HE染色是离子解离及酸碱结合原理，必须每天严格监测纯水机pH呈中性，以免影响着色效果，定期更换滤芯，保证染色质量。

（3）开机启动至少10分钟后方可上机，其间等待试剂抽吸及加热模块预热，保证染色效果。

（4）HE自动染色机在使用完成后必须将试剂排放到试剂瓶，以降低试剂的蒸发量，以免缩短试剂使用期。

（5）自配1%盐酸乙醇分化液和0.3%氨水返蓝液因分别含酸和碱性物质，长时间使用可能会腐蚀机器，因此要慎重选择分化液及返蓝液。

（6）机染程序虽然可以保证染色效果的稳定性，但灵活性较手工染色稍差，针对中国医学科学院血液病医院实验室组织标本的差异性，分别对骨髓和非骨髓组织采用2套不同的染色程序，其差别主要是分化时间长短不同。

（7）机器需定期清洗维护，清洗管路，以免染液沉渣堵塞染液抽吸通道。

二、特殊染色

HE染色作为病理的常规染色方法，不能将组织内的某些特殊成分或细胞结构很好地显现出来，根据诊断需要，针对不同病变或特定细胞的特殊属性，使用不同的染料和方法将其呈现出来，衍生出多种特殊染色技术，操作流程相对简单，结果稳定可靠，可用于病理精准诊断及指导临床治疗。

（一）纤维组织染色

结缔组织广泛分布于人体内，由大量的细胞、纤维和细胞外基质构成，其中固有结缔组织纤维包含胶原纤维、弹性纤维及网状纤维，显示不同的纤维需要不同的特殊染色方法。下面针对骨髓组织的网状纤维和胶原纤维染色介绍2种染色方法。

【嗜银染色】（戈莫理染色）

1. 实验原理　网状纤维主要由Ⅲ型胶原蛋白构成，是一种纤细的纤维，交错排列形成网状，此纤维对银的浸染着色显著，又称嗜银纤维，可吸附氨银液中银氨化合物，经甲醛还原形成黑色的金属银沉淀沉积于组织内及其表面，滴加氯化金后可将网状纤维清晰地呈现出来。嗜银染色是最常用的网状纤维染色法。

2. 方法学——戈莫理银氨染色法

（1）试剂：20%甲醛、浓氨水、0.5%酸性高锰酸钾、2%草酸、0.2%氯化金、2.5%硫酸铁铵、10%氢氧化钾、10%硝酸银。

氨银液配制：用量筒分别量取10%硝酸银40ml，10%氢氧化钾10ml（即两者比例为4∶1），先后加入烧杯（共50ml反应物），立即出现灰黑色海藻样沉淀，弃上清，加去离子水洗，反复4～5次，至沉淀较为清晰，弃上清后加去离子水达到初始反应体系体积（即50ml）。然后一边加入浓氨水一边不断用玻璃棒搅拌，使沉淀逐渐溶解，至溶液清亮，但仍余有极少量小颗粒沉淀时可停止滴加氨水，此时滴入几滴10%硝酸银溶液搅拌，溶液变为泥汤样均一混浊液体（无明显沉淀），再加几滴浓氨水，边滴加边搅拌直至溶液重新变清亮，去离子水稀释1倍后置于4℃冰箱避光保存，每次使用前取出适量加入两倍去离子水稀释为工作液。

（2）标准操作规程：①切片入0.5%酸性高锰酸钾液中氧化5分钟，自来水冲洗。②2%草酸漂白1分钟，自来水冲洗后用去离子水洗。③2.5%硫酸铁铵溶液媒染8分钟，自来水洗后去离子水净浸泡。④取出玻片甩去多余水分，滴加氨银液均匀覆盖组织反应1分钟，去离子水反复冲洗干净。⑤20%甲醛液滴染3～5秒，自来水冲洗。⑥0.2%氯化金分化2～5秒，自来水洗。⑦烤干，中性树胶封片。⑧染色结果：网织纤维呈黑色，状如发丝，细胞膜呈黑色，骨小梁呈砖红色，背景干净无杂质。

3. 结果解读

（1）结果判读：在正常人的骨髓中，在血管及骨小梁周围可见少量疏松的网状纤维，在评估患者网状纤维染色时，应避开这2个区域，选择造血组织区域评估，此区域可以作为内对照来评估网状纤维染色效果。现使用2017年WHO分类中推荐的半定量分级系统评估骨髓网状纤维，按网状纤维增生程度分为0～3级，评分标准见表10-2-1。若网状纤维分布不均匀，当最高等级的区域≥30%造血面积时，可将最高等级评为最终等级；当最高等级的区域<30%造血面积时，可提示已出现灶性的最高等级，并标明此等级区域占总造血面积的百分比。此外，在当网状纤维染色评级达到MF-2级或MF-3级时，需进行胶原纤维染色并评估胶原纤维等级。图10-2-1示网状纤维染色半定量分级。

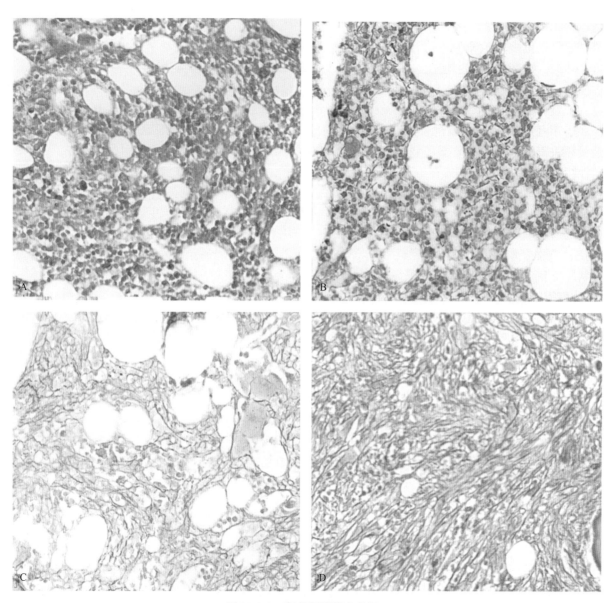

图 10-2-1 网状纤维染色分级。

注：A.MF-0级；B.MF-1级；C.MF-2级；D.MF-3级。

表 10-2-1 网状纤维染色评估标准

分级	分级标准
MF-0	散在的线条状网状纤维，无交叉，符合正常骨髓
MF-1	网状纤维形成疏松的网格结构，有许多交叉，在血管周围更为明显
MF-2	网状纤维弥漫增生且密集分布，出现广泛交叉，偶见局灶粗纤维束，多伴随胶原增生和/或局灶骨硬化
MF-3	网状纤维弥漫且致密增生，有广泛交叉和粗大纤维束，通常伴有骨硬化

（2）注意事项：①重新配置氨银液时，为防止氨银液中析出的银沾染在组织上，需用稀氨水浸洗所有容器10分钟，自来水冲洗1遍，去离子水浸洗3遍，甩干水分，方可使用。②酸性高锰酸钾溶液易与空气中还原性气体发生反应，染液表面出现一层氧化膜，可用滤纸将其撇去，观察染色效果定期更换试剂，每次更换后需对配制试剂进行性能验证，验证合格方可投入使用。③媒染及氨银液滴染

后，必须用去离子水冲洗干净，以免自来水中氯离子与氨银液反应出现沉淀，影响染色效果。④配制好的氨银液需要用洁净棕色玻璃瓶2～8℃避光保存，使用期限不得超过1个月，如超过使用期限仍需使用时，应提前验证试剂有效性。⑤特殊染色过程步骤较多，基本全部过程结束后才能表现结果，这类特殊染色必须严格按照病理科特殊染色操作规程严格操作，每步操作需仔细用肉眼观察，发现异常情况及时处理。中间环节如浸染酸性高锰酸钾后组织应呈紫红色，草酸后为无色，硫酸铁铵后为浅黄色，甲醛后为黄色，氯化金后为黑色，以此来控制特殊染色效果。⑥戈莫理染色对水质要求很高，应使用去离子水或双蒸水。

【胶原纤维染色】

1. 实验原理 胶原纤维主要成分为胶原蛋白，常聚集形成粗细不等的束状，具有一定的韧性和紧固性。在HE染色中呈粉红色，光镜下不易与淀粉样物质等鉴别，网状纤维染色中可被染为棕黄色。使用特殊染料可以将其进行染色，易于区分在HE染色下与之相似的物质。常用的染色方法有马森三色法、范吉森（VanGieson）染色法等。其中马森三色法的原理是不同组织的疏密不同导致其渗透性差异，不同组织选择分子大小不同的染料结合，通过将2种或3种阴离子染料混合进行染色，可使不同类型组织显色为不同颜色。胶原纤维结构疏松、渗透性高，可被大分子染料苯胺蓝染成蓝色，肌纤维结构致密、渗透性低，可被小分子染料酸性品红和丽春红染成红色，铁苏木精将胞核染成蓝褐色，三种颜色对比鲜明，易于区分。

2. 方法学——马森三色法

（1）试剂 商品化马森三色染色液套装；二甲苯、无水乙醇、95%乙醇。

（2）标准操作规程：①常规切片脱蜡水化，去离子水浸洗。②乙醇苏木精和三氯化铁1:1混合（即用即配）染色5～10分钟，流水洗。③1%盐酸乙醇分化5～15秒，流水冲洗5分钟。④丽春红酸性品红作用5～10分钟，蒸馏水洗净。⑤磷钼酸处理约5分钟。⑥不用水洗，直接加苯胺蓝复染5分钟。⑦1%冰醋酸作用1分钟。⑧95%乙醇脱水3次，每次1分钟。⑨无水乙醇脱水，二甲苯透明，中性树胶封片。

3. 结果解读

（1）结果判读：细胞核呈蓝褐色，胶原纤维呈蓝色，胞质、肌纤维和成熟红细胞呈红色（表10-2-2）。

表10-2-2 胶原纤维分级标准

分级	分级标准
0	仅血管周围存在少量胶原纤维
1	局灶骨小梁旁或中心区域出现胶原纤维且未连接成网
2	骨小梁旁或中心区域出现局灶连接成网的胶原纤维或骨小梁旁广发的胶原纤维增生
3	骨髓中≥30%的造血组织中出现弥漫且广泛链接成网的胶原纤维

（2）注意事项：①每批染液使用前，选取结缔组织丰富标本，常规制片脱蜡至水化，严格按照标准操作规程进行马森染色，封片后镜检，胶原纤维呈蓝色，胞质、肌纤维和红细胞呈红色，细胞核呈蓝褐色，背景干净无杂质，红蓝对比鲜明，胶原纤维和肌纤维易于区分，染色结果良好，该批次染色液可投入使用。②乙醇苏木精和三氯化铁混合液应现用现配，否则易发生氧化沉淀反应减弱着色。③不同固定液处理的组织染色效果存在差异，可按实际情况调整染色时间。④磷钼酸染色分化时间应在镜下控制，胶原纤维淡红色、肌纤维呈红色即可。

4. 纤维组织染色临床意义 正常人的骨髓中，仅在骨小梁及血管旁出现疏松的网状纤维，血管周围可见少量胶原纤维，网状纤维染色评级在MF-0级至MF-1级。当骨髓中纤维组织出现明显增生，通常提示骨髓出现异常，对疾病的诊断、鉴别诊断及预后评估有重要意义。

（1）诊断与鉴别诊断：在初诊骨髓增殖性肿瘤（MPN）的患者中，当患者骨髓网状纤维染色评级＞MF-1级时，原发性血小板增多症（ET）应慎重诊断，因为初诊ET患者的骨髓网状纤维染色评级通常 ≤MF-1级。原发性骨髓纤维化（PMF）的诊断根据网状纤维染色分级是否 ≤MF-1级，分为PMF纤维化前期和纤维化期。需注意，在多种疾病中骨髓可出现纤维组织增生，如造血系统肿瘤（淋巴瘤、白血病、MPN等）、非造血系统肿瘤（转移癌等）、自身免疫性疾病、代谢性骨病及某些药物的使用等，诊断时需注意鉴别。不同疾病中，骨髓纤维组织增生的模式可能不同，如在转移癌中，纤维组织多围绕癌巢生长，而在癌巢内部罕见增生（图10-2-2）；而在造血系统肿瘤中，纤维组织多在肿瘤细胞内部穿插分布。

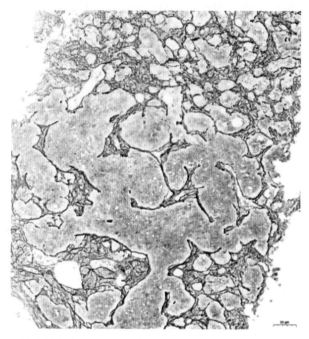

图10-2-2　骨髓转移癌网状纤维染色显示转移癌细胞巢周围的基底膜样结构

（2）预后意义：纤维组织增生不仅是骨髓异常的表现，还可以提示疾病的进展与转归，如在原发性骨髓纤维化中，纤维组织增生程度的增加多提示疾病的进展。轻中度的网状纤维增生可通过治疗逆转，而胶原纤维的增生不可逆转。在急性白血病、多发性骨髓瘤等疾病的患者骨髓中出现纤维组织明显增生多提示预后不良。

（二）过碘酸希夫染色（PAS染色）

1. 实验原理　过碘酸是一种强氧化剂，可氧化血细胞内多糖类物质（糖原、糖蛋白等）的1,2-乙二醇基变为双醛基，双醛基与希夫试剂中的无色品红结合形成一种紫红色化合物，定位于胞质，显示糖原及其他多糖类物质。

2. 方法学——过碘酸希夫（PAS）组织化学染色法

（1）试剂：过碘酸和希夫试剂为商品化PAS染色液套装；二甲苯、无水乙醇、95%乙醇、苏木精、分化液、返蓝液。

（2）标准操作规程：①常规切片脱蜡水化，去离子水浸洗。②过碘酸滴染氧化8～10分钟，去离子水充分冲洗。③希夫试剂滴染10～15分钟，流水冲洗5分钟。④苏木精复染核1分钟，返蓝1～2分钟，自来水冲洗干净。⑤常规脱水透明，中性树胶封片。

3. 结果解读

（1）结果判读：细胞内糖原、中性黏多糖及其他PAS反应阳性物质呈紫红色，细胞核呈蓝色。

（2）临床意义

评估粒红比例：在骨髓中，粒系细胞因其胞质中含有大量消化酶而被PAS染色成为紫红色。粒系细胞越成熟，其胞质中消化酶的含量越高，PAS染色越深。而红系各阶段的细胞胞质内均不含有多糖成分，所以以PAS染色均为阴性（图10-2-3）。根据以上染色特点，PAS可将粒红系细胞清晰地区分出来，易于观察粒红系细胞的分布模式，粗略评估骨髓中的粒红比例。

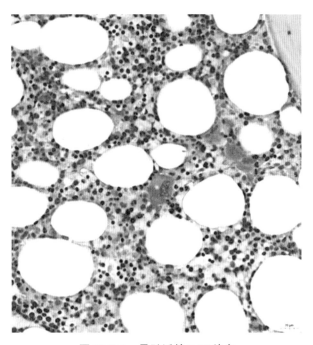

图10-2-3　骨髓活检PAS染色

突出显示巨核细胞：巨核细胞胞质内的α颗粒中含有大量糖化修饰的蛋白，可被PAS染色成紫红色，颜色醒目，易于观察。因此，PAS不仅可用于评估巨核细胞的数量及分布，也有助于观察巨核细胞的形态特点。

PAS染色示粒系细胞、巨核细胞阳性，有核红系细胞阴性。

突出显示异常细胞：在部分急性髓系白血病中，如急性早幼粒细胞白血病肿瘤细胞中丰富的胞质颗粒可被PAS染色，使肿瘤细胞胞质呈现较一致的深紫红色，不同于正常髓系细胞，可提示异常；而急性淋巴细胞白血病的肿瘤细胞PAS通常阴性。在转移性腺癌中，癌细胞胞质内含有大量多糖成分，可被PAS染色呈紫红色。在脂质贮积病中，吞噬脂质的组织细胞可被PAS染色呈鲜艳的紫红色而易于发现。

4．注意事项

（1）每批染液投入使用前，选取几例阳性标本常规制片，严格按照标准操作规程进行PAS染色，镜下观察，细胞内糖类及多糖物质呈紫红色，细胞核呈蓝色，染色结果较为满意，性能验证合格，试剂可投入使用。

（2）染色试剂均应严格按照说明书保存，如需冷藏，则使用前应恢复至室温。

（3）过碘酸是一种强氧化剂，具有腐蚀性，易经皮肤吸收，可致眼和皮肤灼伤，应有适当防护措施。

（4）滴加染液时应控制好室温，温度低于20℃则需将染液加热，以免影响染色效果。

（5）若染色效果着色稍浅，可适当延长希夫试剂染色时间，过碘酸可氧化细胞内其他物质，因此调整时间时应注意，既要保证糖类物质被氧化，又要防止时间过长出现过氧化；若出现掉片现象，则需适当缩短过碘酸染色时间。

（6）镜下观察，若细胞核染色过深呈蓝紫色，影响PAS染色结果，可在苏木精染色后，适当分化5～10秒。

（三）铁染色

1. 实验原理　含铁血黄素是一种金黄色或棕黄色大小形状不一的含铁蛋白颗粒，以三价铁离子（Fe^{3+}）为主，稀盐酸可以将Fe^{3+}从蛋白质中分离出来，与亚铁氰化钾发生普鲁士蓝反应生成蓝色的亚铁氰化铁，经中性红复染，铁色素呈蓝色，细胞核呈红色，是一种定性检测，可用于检测骨髓中铁含量水平和环形铁粒幼细胞。

2. 方法学——亚铁氰化钾法

（1）试剂：商品化含铁血黄素染色液套装、二甲苯、无水乙醇、95%酒精。

（2）标准操作规程：①常规切片脱蜡水化，去离子水浸洗。②取亚铁氰化钾溶液和盐酸溶液等份混合后，滴于切片，保证组织全部覆盖，作用20～30分钟，去离子水洗净。③核固红染液复染胞核5～10分钟，去离子水洗净。④常规脱水透明，中性树胶封片。

3. 结果解读

（1）染色结果：含铁血黄素呈蓝色，胞核呈红色。

（2）临床意义：普鲁士蓝反应可显示出在巨噬细胞内、间质中和幼稚红细胞中的含铁血黄素，以此评估巨噬细胞中铁的含量，以及幼红细胞发育过程中铁的储存状态，评价标准见表10-2-3。因石蜡包埋的骨髓活检标本需经过酸溶液脱钙处理，此过程会将骨髓中的含铁血黄素部分或全部去除，所以石蜡包埋骨髓活检组织铁染色只能报告骨髓中出现含铁血黄素沉积，无法评估骨髓中真实的铁含量减少或缺失。塑料包埋骨髓活检标本因其不需要脱钙处理，所以铁染色结果更加可靠。含有骨髓小粒的骨髓涂片铁染色既可评价人体铁储存，又可观察铁粒幼红细胞形态，因此铁染色在骨髓涂片中更有临床意义。

表10-2-3　骨髓活检铁染色分级标准

级别	评价标准
-	阴性。无蓝色物质
+	偶见巨噬细胞胞质内蓝色（细颗粒）物质
++	巨噬细胞胞质内及间质中散在蓝色粗颗粒物
+++	巨噬细胞胞质内及间质中可见蓝色粗颗粒，偶见中等块状物
++++	巨噬细胞胞质内及间质中较多大小不等蓝色块状物

（3）注意事项：①每批试剂盒投入使用前，选取已知阳性标本常规制片脱蜡至水化，严格按照标准操作规程进行铁染色，封片后镜检，含铁血黄素呈蓝色，胞核呈红色，背景干净无杂质，染色结果易判读，性能验证合格，该批次试剂盒可投入使用。②染色过程保持洁净，避免使用铁制工具。③水洗步骤应用去离子水或蒸馏水反复冲洗，避免自来水中铁离子与组织中钙盐结合出现假阳性。④亚铁氰化钾工作液即用即配，用后弃去，该试剂暴露于空气或见光易变质，应密闭储存于棕色瓶中。⑤该染色是离子反应，中间水洗步骤应用去离子水充分冲洗，避免其他离子干扰影响染色效果。

（四）刚果红染色

1. 实验原理　刚果红（Congo red）是一种分子为长线状的偶氮染料，对淀粉样物质有选择性亲和力，病理切片中淀粉样物质的羟基可与刚果红的氨基牢固结合，形成红色复合物，平行地附着在淀粉样物质的纤维上，在偏光显微镜下呈特征性的苹果绿双折光性，对诊断和实验研究具有重要意义。

2．方法学——甲醇刚果红染色法

（1）试剂：商品化甲醇刚果红染色液套装。

（2）标准操作规程：①常规包埋切片至脱蜡水化。②用甲醇刚果红染液染30分钟，倾去染液。③直接用碱性乙醇分化液分化数秒。④流水冲洗5分钟。⑤Mayer苏木精染细胞核2分钟，水洗5分钟。⑥常规脱水透明，中性树胶封片。

3．结果解读

（1）染色结果：明视野显微镜下，淀粉样物质及胶原蛋白等纤维物质呈砖红色，细胞核呈蓝色，在偏光显微镜下，淀粉样物质呈苹果绿色（图10-2-4）。

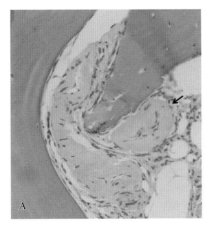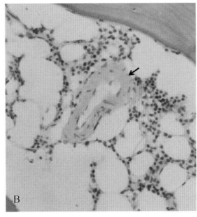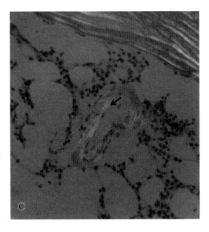

图10-2-4　骨髓活检刚果红染色

注：A.骨髓活检HE染色切片中可见血管壁增宽，且呈粉染均质状改变（箭头所示）；B.骨髓活检刚果红染色，在光镜下可见血管壁呈砖红色（箭头所示）；C.骨髓活检刚果红染色，在偏振光显微镜下，血管壁呈苹果绿色（箭头所示）。

（2）临床意义：刚果红染色是诊断淀粉样变性的"金标准"，且方法简单，特异性强，被广泛应用于临床。淀粉样变性物在HE染色下呈均质粉染云雾状。当HE染色发现组织内存在均质粉染物沉积，疑为淀粉样变性时，应进行刚果红染色进行验证。淀粉样变性多发生于浆细胞疾病，也可发生于类风湿关节炎、家族性地中海热综合征及遗传性转甲状腺素淀粉样变性（hereditary transthyretin amyloidosis）等疾病中。轻链相关的淀粉样变性是最为常见的淀粉样变性类型。在骨髓中，淀粉样物质常沉积于血管壁或间质中。除骨髓外，髓外组织也可以用于检测淀粉样变性，肾脏是淀粉样变性最常受累的部位，当患者出现肾功能损伤后，可通过肾脏活检判断是否出现肾脏累及。除肾脏外，皮下脂肪也是诊断淀粉样变性常进行活检的部位。

（3）注意事项：①每批次试剂盒使用前用已知阳性切片验证其染色效果，阳性部位染色鲜明，结果易判读方可投入使用。②刚果红染液完全覆盖待染组织，可置于湿盒内37℃恒温箱操作，防止干片同时可加速染色。③滴加分化液后应在镜下观察染色效果：分化时间太短，胶原纤维也可着色，应继续分化，分化过度淀粉样物质也可脱色，可流水冲洗后复染刚果红。

（五）甲苯胺蓝染色

1．实验原理　甲苯胺蓝（toluidine blue）是常用的人工合成碱性染料，组织内细胞中的酸性物质可与甲苯胺蓝中的阳离子结合而着色呈蓝色，在血液系统中可用于肥大细胞和嗜碱性粒细胞的染色。肥大细胞胞质中的粗大颗粒含有组胺、肝素等，具有异色性，甲苯胺蓝染液可将其颗粒染为紫红色，胞核呈蓝色。

2．方法学

（1）试剂：商品化甲苯胺蓝染色液套装、二甲苯、无水乙醇、95%乙醇。

（2）标准操作规程：①常规包埋切片至脱蜡水化。②甲苯胺蓝染色液染色20～30分钟，蒸馏水洗净。③滴入醋酸溶液分化，分化至胞核和颗粒清晰，蒸馏水洗净。④烤箱烘干后二甲苯透明，中性树胶封片。

3. 结果解读

（1）染色效果：肥大细胞及嗜碱性粒细胞的胞质颗粒呈紫红色，细胞核呈蓝色。

（2）临床意义：甲苯胺蓝染色液可将肥大细胞及嗜碱性粒细胞的胞质颗粒染色为紫红色，胞核染为蓝色，具有一定特征性，在骨髓活检中易于观察肥大细胞及嗜碱性粒细胞的数量、分布及形态，对肥大细胞疾病及嗜碱性粒细胞疾病的诊断有辅助价值。

（3）注意事项：①每批次试剂使用前，选取阳性标本常规制片，严格按照标准操作规程进行甲苯胺蓝染色，观察染色效果，肥大细胞颗粒呈紫红色，细胞核呈蓝色，背景干净无杂质，染色结果稳定可靠，性能验证结果合格，试剂盒可投入使用。②分化染色时应在显微镜下观察染色效果，肥大细胞颗粒逐渐清晰，背景干净即可快速水洗。③染好的紫红色肥大细胞颗粒会被乙醇脱色呈蓝色，影响染色结果，造成假阴性，故烤箱烘干后透明封片即可。④组织固定不良时，肥大细胞颗粒着色不明显，可呈片状，需注意鉴别。

（六）特殊染色的质量控制

1. 性能验证　每半年对特殊染色方法学及操作人员是否合格进行一次验证。

（1）方法学上查验该特殊染色方法有无差错，染色结果是否稳定可靠，可挑选10例已染色标本，重新制片并严格按照标准操作流程进行特殊染色，查验染色结果稳定性。

（2）不同操作技术人员之间比对，可挑选相同病例同条件进行手工染色，比对技术员之间染色结果是否满意。

2. 试剂验证　每批次试剂使用前，分别选取阴性和阳性对照对该批次试剂进行验证。

3. 室内质控　同HE染色。

4. 室间质评

（1）定期参加国家病理质控中心、中国医学装备协会病理装备分会的室间质评项目。

（2）每年进行2次实验室室间比对或替代评估。

注：无论参加哪种室间质评项目，均要求由平时进行该项目的操作人员严格按照标准操作规程进行标本的制备及染色，及时查看回馈的质评结果，结合总结报告和其他实验室结果进行自我评估；另外，比对实验室需选择已获得认可的实验室或有相同检测方法的实验室，不断提升染色技巧。

三、免疫组织化学染色

（一）实验原理

免疫组织化学染色（immunohistochemical staining，IHC）是利用抗原抗体特异性结合的特性，用已知抗体结合组织中特定抗原，并以酶催化底物显色的方式，对待检细胞或结构进行定位、定性及半定量的染色技术。常用的标记酶有辣根过氧化物酶（horseadish percexidases，HRP）和碱性磷酸酶（alkaline phosphatase，ALP），常见的底物显色反应有3-3DAB与H_2O_2反应后显棕黄色及快红（fast red）与萘酚磷酸盐反应显红色等。

免疫组化染色可根据第二抗体与酶结合形式的不同，分为直接法（一步法）、间接法。临床常用的过氧化物酶-过氧化物酶复合物法（peroxidase anti-peroxidase complex method，PAP法）、碱性磷酸酶抗碱性磷酸酶复合物法（alkaline phosphatase anti-alkaline phosphatase，APAAP法）、链霉亲和素-生物素-碱性磷酸酶连接法（streptavidin-alkaline phosphatase conjugtate method，SAP法）及商业化试剂的多聚螯合物酶法均属于间接法。如Leica免疫组化试剂为PowerVision法，DAKO免疫组化试剂为

EnVision法，Roche免疫组化试剂为小分子HRP Multimer技术等。

（二）方法学

【PAP法/APAAP法－手工染色】

1．试剂

（1）第一抗体（以下简称一抗）：商业化多克隆或单克隆抗体。多克隆抗体多来源于兔和山羊，单克隆抗体多来源于小鼠和兔。多克隆抗体由于可结合的抗原决定簇较多，其敏感性也较高，但容易导致非特异性着色；单克隆抗体仅针对单一特定抗原表位，特异性极高，容易造成其阳性信号略低。在此基础上，也可使用混合型单克隆抗体，即将识别同一蛋白质不同抗原决定簇的不同克隆单克隆抗体混合使用，既能高特异性地结合抗原，又能提高染色的信号强度。

抗体克隆号是选择一抗的重要的指标，应尽可能地选用国际通用克隆号，或选择阳性反应更容易被清晰观察的优选克隆号。笔者推荐抗PAX5单克隆抗体（简写PAX5抗体，下同）使用克隆号ZP007，CD30抗体使用克隆号Ber-H2，SOX11抗体使用克隆号MRQ-58，Ki67抗体使用克隆号MIB-1等。有些抗体针对不同的目标细胞有不同的优势克隆号，如目前ALK抗体对于非小细胞肺癌优先选择D5F3和5A4克隆号，而针对间变性大细胞淋巴瘤则优选SP8或1A4克隆号，亦可混合抗体使用。某些针对靶向药的抗体亦需使用专门的克隆号，如一线治疗欲使用免疫治疗抗癌药Keytruda（pembrolizumab，帕博利珠单抗）时，PD-L1应使用与其对应的克隆号22C3等。

（2）二抗检测系统：商业化免疫组化试剂盒套装一般包括3%过氧化氢溶液、第二抗体聚合物、DAB浓缩液、DAB稀释液，有些套装内还包含脱蜡液、清洗缓冲液、不同pH修复液。

（3）修复液：常用的修复液有pH6.0柠檬酸钠、pH8.0 EDTA及pH9.0 EDTA等。

（4）清洗缓冲液：多为PBS。

（5）苏木精液及返蓝液：可与HE染色试剂相同。

（6）脱蜡水化及脱水透明试剂无特殊要求。

（7）封片胶推荐使用中性树胶。

2．标准操作规程

（1）准备3～4μm涂胶白片，65℃烤箱烤片1～1.5小时。

（2）常规脱蜡水化。

（3）修复：①修复的作用：经过福尔马林固定的组织，其抗原决定簇会被封闭，影响抗原抗体反应的进行，现在普遍认为修复的过程可以打开蛋白之间的交联，暴露出抗原决定簇，有利于抗原抗体反应，使抗原表达更容易被观察。②修复方法的分类：酶消化或热修复的方式使免疫组化阳性率得到有效提高。其中热修复技术的应用更为普遍，其本质即保持一段时间的湿热。不同的热修复技术有不同的优缺点，其中，水煮修复的组织抗原表达良好，效果稳定，且操作安全，为推荐方法。微波修复的组织抗原表达良好，但容易造成修复不均匀。高压修复的组织抗原表达非常好，且修复时间短，但操作不当容易引发事故。水浴修复的组织抗原表达略弱于其他方法。应注意，高热有可能会破坏一些抗原，因而充分的固定是非常必要的，同时应注意严格控制修复时间和修复液pH，不能一味地追求高pH长时间的修复，否则容易适得其反。过度修复还可能引起组织从载玻片上脱落，即掉片，骨髓活检组织的骨小梁尤其容易发生掉片现象，有时甚至会连带骨小梁旁细胞一并脱落，影响诊断。③修复液的选择：应根据抗体说明书选择相应的修复液，若效果不能达到满意则在此基础上进行调整。一般我们认为pH高的修复液修复强度也高。少部分抗体不修复亦可达到满意的效果。可采用多张相同的已知阳性的组织切片进行不同方案的修复，从而比对出某抗体的最佳修复方式，而不能所有抗体均使用同一种修复条件。应注意不同抗体对修复液pH敏感性不同，如CD20、CD34等抗体对pH不敏感，低pH修复液即可有良好表达，而Ki-67、BCL-6等抗体应用高pH修复液能得到更好的染色效果。而有些抗原决定簇不受固定液影响，则无须修复即可获得良好的表达，如CD45、Vimentin等（图10-

2-5）。④操作方法：a.水煮修复：将不锈钢容器中盛有的修复液加热至沸腾，放入已水化的切片，煮沸20～30分钟，自然冷却至室温，取出切片浸泡于PBS中。b.微波修复：高火2～3分钟预热修复液至沸腾（99～100℃），然后放入已水化的切片，同时转低火或中低火，使修复液保持在临沸点（注意不要沸腾）20～30分钟，待结束后自然冷却，取出切片浸泡于PBS溶液中。c.高压修复：预热高压锅至修复液沸腾，放入已水化的切片，气阀喷气后开始计时3～5分钟停止，待其自然冷却后取出切片，浸泡于PBS。d.水浴修复：将盛有修复液的容器放置于水浴锅，加热至沸腾，放入已水化的切片，继续加热20～30分钟，取出容器，待其自然冷却后取出切片，浸泡于PBS。应注意无论是哪种修复方式，均应等待修复液自然冷却后再取出切片，以PBS浸洗2～3次，方可进行后续操作。⑤应达到的修复效果：组织、细胞完整，结构清晰；阳性定位清楚，阳性反应强，无或很少非特异性着色，无异常阳性定位，易于观察；排除假阴性。

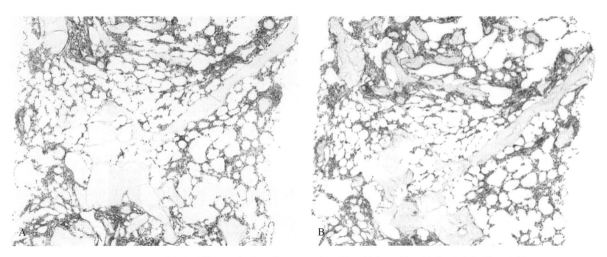

图10-2-5　同一骨髓活检组织免疫组化CD45未经抗原修复和抗原修复后染色效果比较

注：A.未进行修复的CD45染色；B.经pH8.0 EDTA水煮修复15分钟的CD45染色；两者CD45染色的着色范围和着色强度基本一致。

（4）内源性过氧化物酶的消除：一般以试剂盒内过氧化氢溶液室温孵育10～15分钟，若试剂盒内不包含，也可自行配置3%过氧化氢水溶液灭活组织内过氧化物酶。此步骤可减少非特异性着色。如为碱性磷酸酶标记二抗，大多数组织均无须进行内源性酶消除，但肝肾组织中含大量碱性磷酸酶，如有需要，可将左旋咪唑加入底物液进行封闭处理。应注意某些抗体，如CD4（克隆号1F6）对过氧化氢较敏感，浓度过高可能会导致假阴性。

（5）一抗孵育：将玻片用PBS冲洗3遍，甩掉表面大部分残留水分，可用纸巾小心吸干组织旁边的多余水分。以免疫组化笔圈好组织，滴加相应一抗试剂，放置于湿盒内。4℃冰箱孵育过夜，也可以室温或37℃温箱孵育30分钟。如染色效果不好，可增加抗体效价或延长孵育时间。

（6）二抗孵育：将玻片用PBS冲洗3～5遍，去掉多余水分，滴加相应的二抗试剂，放置于湿盒内，室温或37℃温箱孵育30分钟。此步骤应注意，必须使用与一抗种属来源相同的二抗，否则会造成假阴性。如某些试剂盒内含有增强试剂，则按说明书进行相应步骤染色以放大阳性信号。目前商业化二抗多为鼠兔通用二抗，若一抗为羊抗，则需在二抗前增加一步鼠抗羊抗体或兔抗羊抗体作为中间抗体。

（7）DAB显色：按试剂说明书新鲜配制一定量的DAB染液。将玻片用PBS冲洗3～5遍，去掉多余水分，滴加配置好的DAB染液，放置于显微镜下观察，待出现明显棕黄色阳性反应而组织背景仍然干净时，立即用清水冲洗玻片终止显色。如为碱性磷酸酶染色，则可使用快红等进行显色。显色时间过长可造成背景着色，显色时间过短可造成阳性反应不清晰。

（8）细胞核复染：苏木精溶液复染0.5～1分钟，流水冲洗，返蓝液浸染2分钟，流水冲洗。免疫组化反应中苏木精复染可略浅一些，以便观察阳性。若过浅则不易观察细胞核形态，此时可重染苏木精并返蓝；若过深则会影响阳性信号判读，此时可短暂浸泡分化液并快速冲洗，而后返蓝。

（9）DAB显色玻片可常规脱水透明封片。如为快红等显色则不可接触酒精，晾干后直接浸泡两步二甲苯后封片。

3. 结果解读　根据标记的一抗不同，阳性信号显示为表达于细胞膜和/或细胞质和/或细胞核的棕黄色（显色液为DAB）或红色（显色液为快红）等。某些抗体有特殊着色模式，如CD30（图10-2-6A）及CD15抗体可标记细胞膜及高尔基复合体，阳性反应呈胞膜阳性和/或核旁点状阳性，TIA1抗体在胞质中呈颗粒样阳性（图10-2-6B）。如果出现非特异性着色，则应适当减弱染色条件；如阳性反应较弱，不便于观察，则应增强染色条件；若出现假阴性，则应检查一抗二抗种属是否对应，试剂是否有效滴加等。

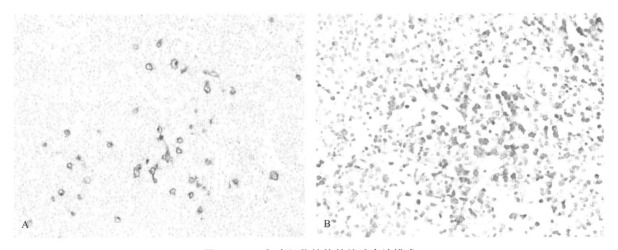

图10-2-6　免疫组化抗体的特殊表达模式

注：A.CD30呈核旁点状及胞膜阳性；B.TIA1呈胞质颗粒样阳性。

4. 临床意义

（1）不同系列相关抗体分类见表10-2-4。

表10-2-4　免疫组化抗体系别分类

系别	抗体
髓系	MPO、CD33、Lysozyme
B系	CD20、PAX5、CD19、CD79a、CD22、BOB1、OCT2
T系	CD3、CD5、CD2、CD7、CD4、CD8、TIA1、GranzymeB、Perforin
NK细胞	CD56、TIA1、GranzymeB、Perforin
浆细胞	CD38、CD138、MUM1、κ、λ
原始/幼稚	CD34、CD117、TDT、CD1a、CD99、CD10
巨核细胞	CD61、CD42b
组织细胞	CD4、CD68、CD163

（2）不同疾病免疫组化抗体组合推荐见表10-2-5。

表 10-2-5　不同疾病免疫组化抗体组合

疾病	抗体组合（骨髓）	抗体组合（非骨髓）
再生障碍性贫血、原发免疫性血小板减少症、溶血性贫血等良性造血细胞疾病	CD34、CD117、MPO、Lysozyme、CD42b、CD20、CD3	—
急性白血病	CD34、CD117、MPO、Lysozyme、CD42b、TDT、CD19、CD3、CD10、CD99、CD1a	
骨髓增生异常综合征、骨髓增殖性肿瘤、骨髓增生异常综合征/骨髓增殖性肿瘤	CD34、CD117、MPO、Lysozyme、E-cadherin、CD42b、CD20、CD3	—
小B细胞淋巴瘤	CD20、PAX5、CD3、CD5、CD10、CD23、CyclinD1、LEF1、CD103、CD11c、CD25、AnnexinA1	CD20、PAX5、CD3、CD5、CD21、Ki-67、CD10、BCL-6、BCL-2、CyclinD1、SOX11、LEF1
大B细胞淋巴瘤	CD20、PAX5、CD3、CD5、CD30、CD10、MYC、BCL-2、BCL-6、MUM1	CD20、PAX5、CD3、CD5、CD21、Ki-67、CD10、BCL-6、BCL-2、MYC、MUM1、CD30、P53
浆细胞肿瘤	CD38、CD138、κ、λ、CD56、CyclinD1、CD117、CD20、CD3	
T/NK细胞淋巴瘤	CD20、CD3、CD5、CD2、CD7、CD4、CD8、CD56、CD57、TIA1	CD20、PAX5、CD3、CD5、CD21、Ki-67、CD4、CD8、CD2、CD7、CD56、CD10、CXCL13、BCL-6、PD-1、ICOS、TIA1、GranzymeB、Perforin等
霍奇金淋巴瘤	CD30、CD15、Fascin、CD45、OCT2、BOB1、CD20、PAX5、CD3、MUM1、Ki-67	
组织细胞肿瘤	CD4、CD68、CD163、CD123、CD56、Langerin、CD1a、S100、CD34、CD117、MPO、Lysozyme、Ki-67	

以上免疫组化组合可根据实际工作中不同病例的病史及形态学的特点进行添加或删减，以满足诊断及鉴别诊断的需要。

5．注意事项

（1）所有试剂均应使用具有相应资质的合格试剂，包括生产许可证、医疗器械注册证、经营许可证。最初，一抗试剂均按照科研试剂管理备案，2018年开始，国家药品监督管理局对于大部分一抗种类有了管理办法，要求病理科使用已按第一类或第三类体外诊断试剂管理进行注册审批的合格试剂，不在注册清单范围内的一些新抗体应谨慎使用，且应在病理报告中有所标注。此注册范围每年都有更新。目前大部分一抗为一类试剂，部分与治疗药物作用靶点检测相关的抗体试剂为三类试剂，免疫组化和原位杂交类抗体产品分类可以参考国家药品监督管理局发布的最新清单。

（2）若一抗为成品工作液，可直接进行染色。若为浓缩液，应先进行梯度稀释，比例一般可设置为1∶50、1∶100、1∶200、1∶400……摸索出最佳稀释比例后，再进行使用。

（3）抗体试剂应严格按照说明书保存和使用，否则容易导致抗体失效。浓缩型抗体在冷冻保存前，最好分装成若干小份，尽量避免反复冻融，否则容易导致抗体失效。此时应注意小包装容器应提前做灭菌处理，避免微生物污染导致抗体变质。

（4）抗体变更克隆号或生产厂家时，均应按照新试剂进行验证后方可投入使用。

（5）免疫组化染色过程中尽量避免干片，以减少非特异性着色。

（6）若觉得PBS冲洗不够干净，也可在PBS中滴加tween 20增强其清洗能力。

（7）PBS和DAB溶液均应新鲜配制，PBS在配制完成后应当用pH计验证其pH是否为中性（pH范围应为7.2～7.4），其目的是给抗原抗体反应提供最合适的实验环境，减少非特异性着色。

（8）快红显色液可溶于酒精，以快红进行显色的切片在浸泡二甲苯时，应当使用新灌注的二甲苯溶液，以避免二甲苯中残留的酒精使快红褪色。

（9）骨髓活检组织经过酸性脱钙液处理后，容易造成抗原丢失。虽然使用混合酸脱钙液能在快速前处理的同时保留绝大部分组织抗原，但这些抗原抗体反应在免疫组化实验过程中的染色条件均应增强，如使用高pH修复液或延长修复时间或使用高浓度的抗体等。但即使如此，仍有小部分抗原会受到影响，不能完全表达，如骨髓穿刺组织经酸脱钙后标记Ki67抗体，此时Ki67的阳性比率会被认为是不可靠的。

（10）以笔者实验室的经验来看，核阳性的抗体相对于膜浆阳性的抗体更不容易检测。所以核阳性抗体的实验条件应适当增强，如增强修复条件、增加抗体效价等。

（11）标本前处理对免疫组化染色影响很大，应注意使用标准固定液进行充分固定，若特殊标本选择了特殊固定方法，应重新验证染色程序的有效性。

（12）DAB溶液有致癌性，在使用过程中应注意防护，冲洗DAB的废液应收集于废液桶，等待专业人士处理，不应直接排入下水道。

（13）以上介绍的试剂只包含目前临床病理常用商业化试剂，实际上还有很多不同方法学的免疫组化染色试剂盒，且同一种检测系统也有很多不同种类的显色液，如HRP显色系统的显色液除DAB外，还有AEC显色液等；AP显色系统的显色液除快红外，还有NBT/BCIP显色液、AP-Red显色液等。

6. 染色不满意原因分析

（1）假阳性及非特异性着色：标本未及时固定或固定不充分导致抗原弥散；过度修复或抗体浓度过高；显色液孵育时间过长；抗体有交叉污染；人为操作不当如洗脱不干净、脱蜡不彻底、染色过程中干片等。

（2）假阴性及弱阳性：标本未及时固定或固定不充分导致抗原丢失；固定时间过长导致抗原决定簇封闭；前处理温度过高导致抗原被破坏；抗体效价低；抗体之间种属不匹配；修复液选择不当或修复时间过短或修复温度过低；人为操作不当如滴加抗体前水分残留过多造成抗体过度稀释等（图10-2-7）。

（3）组织切片周边和中间阳性信号不一致：可能由于固定时间太短，固定液未渗透至组织块中央就转入了后续流程，导致中间组织细胞被可能的脱钙程序破坏，或由脱水时乙醇补充固定；或由于切片薄厚不均匀，导致试剂分布不均匀等（图10-2-8）。

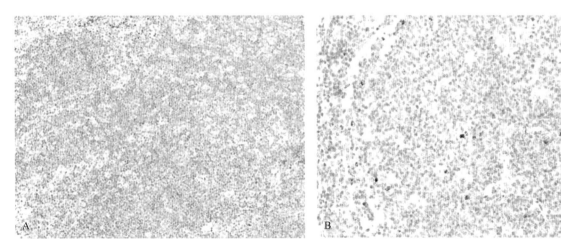

图10-2-7 淋巴结活检免疫组化染色结果不合格

注：A.Roche免疫组化染色仪油膜分离，抗体未孵育，导致CD3染色结果假阴性；B.清洗液残留过多，一抗过度稀释，致Ki-67染色阳性强度较弱。

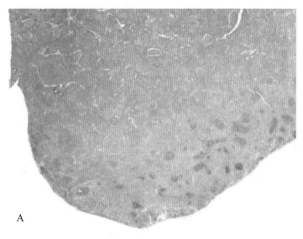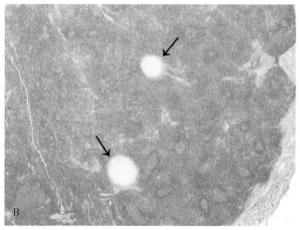

图10-2-8　免疫组化染色不均匀

注：A.淋巴结活检BCL-6染色不匀，原因为淋巴结未及时取材固定或固定时间过短导致组织内部抗原丢失；B.淋巴结活检CD30染色可见空泡状不着色区域（红色箭头所示），是Leica免疫组化染色仪探针抽吸试剂有空泡所致。

（4）组织上有污染物附着：如为黑色絮状物，则可能因为试剂或使用的耗材有真菌污染；如为黑色点状，则可能因为玻片灰尘污染或铅笔粉掉落；如为其他组织污染，则可能为包埋设备或展片设备未及时清理，造成交叉污染（图10-2-9）。

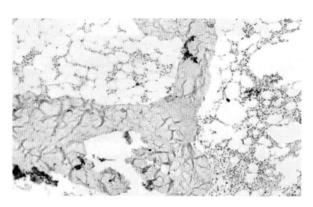

图10-2-9　骨髓活检免疫组化切片污染现象

骨髓组织免疫组化染色切片内有外源组织污染，原因为切片操作员在切完淋巴结组织后未及时清理展片机，导致水池中残留的破碎淋巴结组织黏附在骨髓组织上。

【多聚螯合物酶法－自动免疫组化仪】

1. 试剂　一抗试剂，与免疫组化仪配套的二抗试剂套装。

2. 仪器　全自动或半自动免疫组化仪。

3. 标准操作规程　不同实验室具体反应条件会因所使用的仪器和试剂不同而异，在保证方法可靠的前提下，应按仪器和试剂说明书设定染色条件，进行质控片和待测临床标本的分析。

（1）常规切片烤片。

（2）按抗体说明书或实验室SOP文件，在免疫组化仪设置已验证合格的染色程序（通常此步骤已提前完成，无须每次染色都重新操作），准备相应抗体试剂，灌注仪器所需其他试剂如脱蜡液、清洗液等。

（3）打印抗体标签，粘贴于载玻片上，装载上机，仪器自动扫描标签后按照已设立的程序进行染色。

（4）通常仪器完成时已复染苏木精染液，如仪器没有复染功能，也可手工复染，操作同手工染色。

（5）常规脱水透明封片。

4．结果判读及临床意义同手工染色。

5．注意事项

（1）免疫组化仪上机前应保证配套试剂充足，清洗缓冲液应按照试剂盒要求进行配比，且应每天新鲜配制。

（2）与手工染色相比，免疫组化仪由于仪器内温湿度相对稳定，实验条件恒定，染色效果更好，且排除了不同操作人员手法不同的问题，更易于质量控制，但仍需加做阴、阳性对照组织和空白对照以避免仪器故障引起假阴性或假阳性。

（3）应特别注意一抗灌注时避免加错抗体；开关抗体瓶盖时应注意不要用手碰触瓶盖内部，以免导致交叉污染；若瓶盖与试剂瓶不为一体，最好在瓶盖上标准相应抗体名称或简写，避免瓶盖混淆。

（4）程序设置和试剂瓶注册时应仔细核对信息，打印抗体标签时应特别注意病理号及抗体种类，避免误将A抗体做成了B抗体的情况出现。

（5）各种免疫组化仪均有优缺点，如Dako免疫组化仪通量较大，半自动免疫组化仪仪器外修复的特点可在仪器运行时提前进行下一轮修复，缺点是由于其仪器原理，全片覆盖的前提下单张载玻片抗体用量较大；Roche免疫组化仪染色条件相对温和，染色效果透亮干净，特有的油膜技术可减少单张载玻片的试剂量，缺点是骨髓组织经过酸脱钙处理后部分抗原表达偏弱，且其液体封盖膜技术对载玻片亲水性要求较高，容易出现油膜下沉现象导致假阴性；Leica免疫组化仪染色条件较强，染色时间较短，缺点是容易出现空泡及染色不均匀的情况。其他品牌在此不进行过多赘述，在准备购买免疫组化仪前，应提前调研，选择最适合自己实验室的品牌。

（6）务必注意抗体种属来源是否一致，一般免疫组化仪二抗为鼠兔通用二抗，要求一抗试剂为鼠源性或兔源性，若来源为山羊，则应考虑更换二抗或改为手工染色。

（7）按仪器要求定期进行仪器清洗、探针维护和管路更换，否则容易导致染色切片上覆盖杂质，背景重。

【双重标记和多重标记】

1．使用背景　在某些特殊情况下，如玻片数量有限，或验证某两种或多种抗体的关系，或进行两种或多种细胞数量对比时，可在一张玻片上同时染两种或多种抗体。此时既可以选择不同检测系统搭配不同显色试剂（如HRP显色系统搭配棕黄色的DAB和AP显色系统搭配红色的快红）联合应用，也可以选择同一种检测系统但阳性定位不同的一抗（如选择细胞核阳性抗体搭配细胞膜阳性抗体）联合应用。双重标记和多重标记染色可手工进行，亦可使用免疫组化仪进行。

2．标准操作规程　以双重标记染色为例：

（1）仪器试剂：与手工免疫组化染色和仪器免疫组化染色相同。

（2）染色方法：包括顺行染色和并行染色两种方法。①顺行染色：即以HRP标记的二抗结合第一种抗体后，以DAB显色，第一种抗体整体染色完成后，然后再以AP标记的二抗进行第二种抗体的染色，以快红显色，进行第二种抗体的染色步骤。②并行染色：以不同种属的一抗混合（如一种为小鼠来源抗体，另一种为兔来源抗体）成为混合一抗，而后用分别标记了HRP和AP的抗鼠和抗兔的二抗与一抗结合，最后分别用DAB和快红进行底物显色。

3．结果判读　结果解读同免疫组化手工法。

4．临床意义

（1）单标记免疫组化方法：免疫组化在形态学的基础上提供客观的系别标志，帮助确定细胞系别及阶段。病理医生借助免疫组化染色即可同时观察目的细胞的形态和免疫表型，对疾病进行诊断与鉴别诊断。很多造血系统疾病的诊断，尤其是淋巴瘤，必须依赖于免疫组化的辅助。

（2）双重或多重标记免疫组化方法：免疫组化双染技术可同时明确一个细胞或组织内两种抗原的表达情况，已经被广泛应用于淋巴造血系统疾病的诊断中。尤其是在细胞成分复杂，单一免疫组化方法无法明确目标细胞的抗原表达情况时，免疫组化双染具有重要意义。CD3/CD20及CD45RO/CD79a等T/B细胞抗体组合可明确目标细胞系别，在淋巴瘤的诊断及鉴别诊断中有重要作用。

5. 注意事项

（1）双重标记指标搭配上应着重考虑两种抗体的特点，如阳性定位是否重叠，一种抗原修复方式是否影响另一种抗原表达，复染试剂是否会溶解有色染料等。

（2）由于快红显色相对弥散，为方便观察，推荐以DAB显色高表达的抗体，以快红显色低表达的抗体；或以DAB显色细胞膜或细胞质阳性抗体，以快红显色细胞核阳性抗体。

（3）双重标记可不局限于免疫组化染色，也可以组合原位杂交，如CD20/EBER、CD3/EBER双重标记等。

（4）务必注意双重标记染色玻片在脱水封片时应避免接触酒精，以免快红溶解，可直接晾干后浸泡干净的二甲苯溶液，中性树胶封片，也可使用某些水溶性胶。

（5）多重标记染色原理和注意事项与双重标记相同。

【SAP法－手工染色】

本部分主要介绍骨髓涂片CD41免疫组化染色（俗称"小巨核酶标"）。该项目主要用于识别巨核细胞，解决单纯细胞形态学上识别困难的问题，辅助细胞鉴别。

1. 标本类型　骨髓涂片。

2. 试剂　商业化CD41染色试剂盒。

3. 标准操作规程

（1）骨髓涂片在空气中干燥2小时后，浸入甲醇丙酮固定剂（甲醇∶丙酮＝1∶1）固定90s，自然晾干。无须经过脱水包埋切片的流程。

（2）滴加生物素-CD41，均匀覆盖在血膜上，置湿盒内室温孵育40分钟，用磷酸缓冲液冲洗涂片，然后浸泡2分钟，换液，再浸泡2分钟，取出晾干。

（3）滴加碱性磷酸酶－链霉亲和素，均匀覆盖在血膜上，置湿盒内室温孵育30分钟，用磷酸缓冲液冲洗涂片，然后浸泡2分钟，换液，再浸泡2分钟，取出晾干。

（4）1.0mg坚固红加入1ml底物储备液，混匀约1分钟，滴加标本上，置湿盒内室温孵育10分钟，镜下观察胞膜或胞质出现明显的红色，自来水冲，晾干。

（5）浸入苏木精染液中复染60s，自来水冲洗，滴加返蓝液，自来水冲洗，晾干后镜检。

4. 结果解读

（1）结果判读：抗原阳性部位为红色，阳性物多分布细胞质及细胞膜上，细胞核呈蓝色。

（2）计数方法：用10倍镜观察全片，计数胞膜或胞质呈红色标记的细胞总数，并加以分类。如巨核细胞数量很多，无法准确计数时，用油镜选择细胞分布均匀处，计数100个有核细胞或急性巨核细胞白血病时计数100个幼稚细胞，计数其阳性细胞数并分类。

（3）分级标准：①正常巨核细胞（胞体＞40μm）。②双核巨核细胞（胞体＞40μm）。③多核巨核细胞（胞体＞40μm）。④大单元核小巨核细胞（胞体25～40μm）。⑤单元核小巨核细胞（胞体12～25μm）。⑥双元核小巨核细胞（胞体12～40μm）。⑦多元核小巨核细胞（胞体12～40μm）。⑧淋巴样小巨核细胞（胞体＜12μm）。

（4）参考区间：以形态瑞氏分类为标准：全片巨核细胞数7～133个，平均36个。一般为正常巨核细胞，无小巨核细胞，特别是淋巴样小巨核细胞。

5. 临床意义

（1）巨核系发育异常的定义是在骨髓涂片上分析计数至少30个巨核细胞中存在≥10%具有发育

异常特征的巨核细胞。根据WHO的指导方针，发育异常巨核细胞包括微小巨核、低分叶巨核细胞、多核巨核细胞。将发育异常的巨核细胞进行系统分类，主要包括微小巨核细胞（<12μm），单个核微小巨核细胞（12～40μm），双核微小巨核细胞（12～40μm），多个核微小巨核细胞（12～40μm），单个核发育不良的巨核细胞（≥40μm），双核发育不良的巨核细胞（≥40μm），多核发育异常的巨核细胞（≥40μm）。按照国际共识指南来建立一个共享的诊断路径是必要的，但在不同的实验室之间建立统一的名称尚难以实现。根据多年的经验和实际情况，中国医学科学院血液病医院建立了适合自身实验室的命名和分类方法并延用至今，将全片巨核细胞进行分类计数，包括正常巨核细胞和各类发育异常的巨核细胞，将国际上的微小巨核又进行了更细致的分类，如把微小巨核细胞中大小<12μm的巨核细胞称为淋巴样小巨核细胞，但对临床诊断意义是一致的（图10-2-10）。

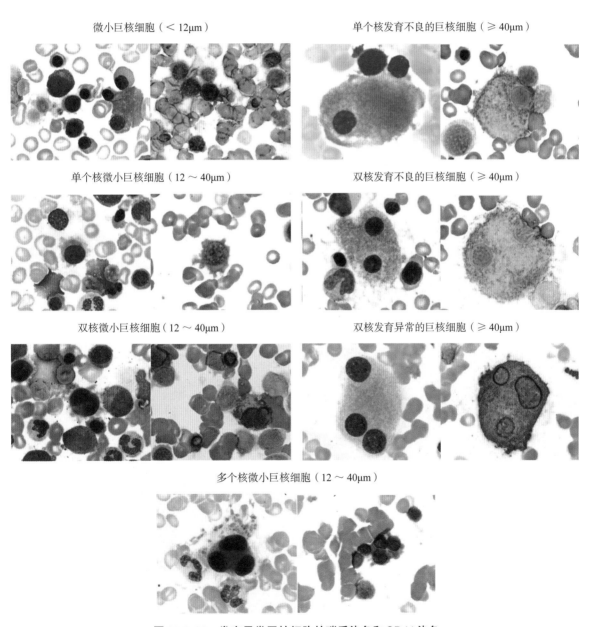

图10-2-10　发育异常巨核细胞的瑞氏染色和CD41染色

（本图片引自主编肖志坚2015年发表的文献。Feng G，Gale RP，Cui W，et al. A systematic classification of megakaryocytic dysplasia and its impact on prognosis for patients with myelodysplastic syndromes. Exp Hematol Oncol，2015，5：12.）

（2）CD41染色是诊断急性巨核细胞白血病（M7）的重要参考指标。M7临床上骨髓穿刺常干抽，骨髓涂片除有原巨核细胞增多外，部分病例骨髓中原巨核细胞呈未分化型，形态不易确认，容易同ALL、M5、M0混淆。通过CD41染色阳性结果可以鉴别出原巨核细胞（图10-2-11）。

（3）发育异常巨核细胞多见于MDS、MPN、AL等恶性血液病中。巨核细胞胞体小，低分叶核，即单个或多个独立的小圆核被认为是巨核细胞发育异常的主要特征。值得注意的是，虽然异常的较大的单核或多核巨核细胞在MDS、AML和MPN中出现的频率高，但在少数的对照组（正常人）中也是可以见到的，而微小巨核细胞（＜12μm）则仅限于MDS和白血病中。现微小巨核细胞和异常发育的巨核细胞出现的比例已经综合成为MDS特异的诊断标志之一，并且与预后和生存率密切相关。

6. 注意事项

（1）标本要求在室温放置2小时，充分干燥，不及时染色时应放4℃冰箱干燥保存。

（2）试剂盒中一抗、二抗、底物液和固红应放4℃冰箱，可根据每次用量分装保存。抗体避免反复冻融。

（3）滴加抗体不要过少，作用时一定放在湿盒中，以免骨髓膜上抗体干涸。

（4）显色剂必须现用现配。

瑞氏染色   CD41染色

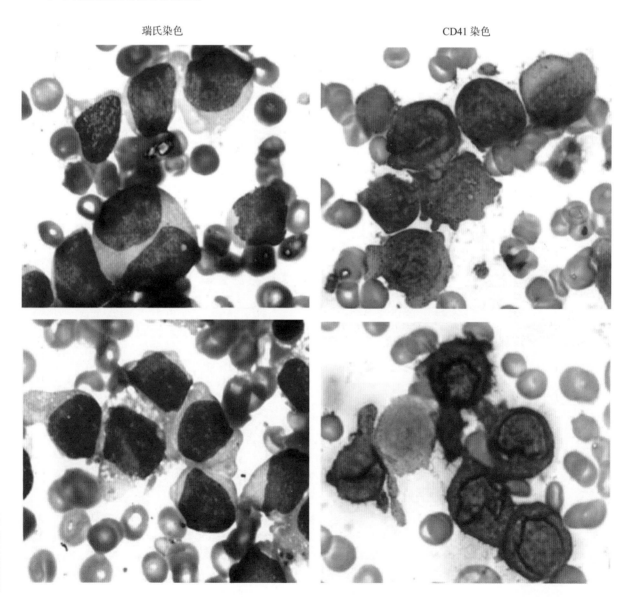

瑞氏染色   CD41 染色

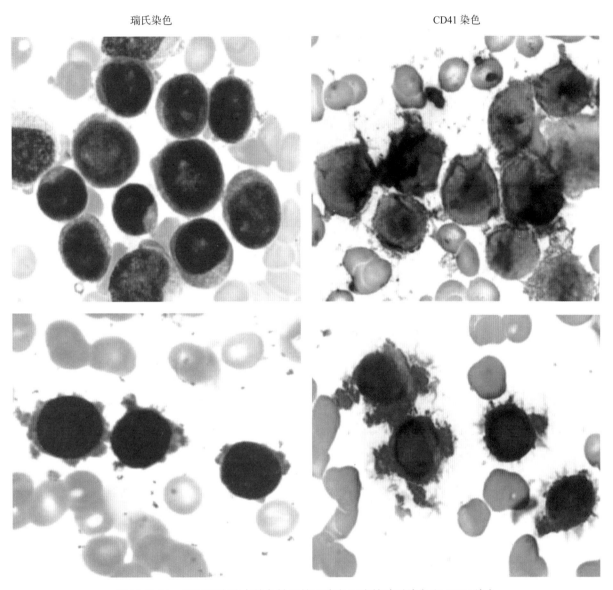

图10-2-11　不同形态特点的急性巨核细胞白血病的瑞氏染色和CD41染色

（三）质量控制

1. 性能验证　应每半年对免疫组化染色的方法学和重要检测仪器进行一次性能验证，中国医学科学院血液病医院实验室采用的方法如下（包括但不限于以下几方面）：

（1）选取10例已知阳性病例，重新染色后判读染色结果是否满意，并比对同期染色效果。

（2）选取5例病例，同时验证手工法与仪器法染色结果是否一致。

（3）选取5例病例，同时验证不同操作人或不同仪器之间染色结果是否一致。

（4）如主要试剂或操作人进行了更换或仪器有重大维修，应当重新进行性能验证。

2. 室内质控

（1）批次质控：每张玻片应同时配有阳性组织对照及阴性组织对照，每批染色中应配有阴性试剂对照（空白对照）。阳性组织对照推荐选择中低等强度组织，也可用组织内对照代替，如CD34可表达于血管内皮细胞，CD56围绕骨小梁周围有线性着色等（图10-2-12），阴性组织对照可用阳性组织内阴性细胞代替。每批染色玻片在判读前，均应先判读阴阳性对照及空白对照是否合格，若不合格则这一批染色玻片应作废。

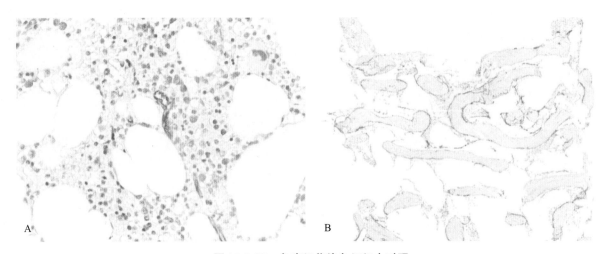

图10-2-12　免疫组化染色组织内对照

注：A.骨髓活检组织中血管内皮细胞表达CD34；B.骨髓活检中骨小梁旁CD56线性着色。

（2）新试剂准入：应选择至少20例阳性对照及20例阴性对照对新试剂进行验证。

（3）新批次试剂验证：新批号试剂与旧批号试剂比对应选择至少1例阳性对照及1例阴性对照进行验证。

3. 室间质评　应按质控机构要求的频次设置参加行业认可的室间质评或能力验证活动，如美国病理学家协会（CAP）、国家病理质控中心、中国医疗器械行业协会病理专业委员会（CCPI）等，若上述机构提供的活动不能满足科室需要或不能覆盖所有开展的抗体，则可至少每年2次与更高资质或至少平级实验室进行比对。

四、原位杂交

（一）实验原理

原位杂交技术（ISH）是用标记的已知核酸碱基序列作为探针，与组织细胞内待测核酸片段杂交，通过二抗试剂与探针结合，催化底物显色，检测和定位待测DNA或mRNA的存在。其本质是分子生物学技术与免疫组化染色技术的融合，是一项简单且灵敏的技术，可直接评估组织切片内DNA和RNA靶点，而免疫组化技术以蛋白为靶点。当免疫组化染色非特异性着色强时，常背景较重，目的细胞不易观察，如κ和λ轻链免疫组化染色，可选择原位杂交技术，清晰而准确地定位目标核酸，无背景显色，便于观察，弥补了免疫组化染色的缺点。当靶点核酸序列在细胞内含量较高，如EBV编码的RNA，在潜伏期出现较早且拷贝数较高，是检测EBV感染极好的靶点，因而EBER原位杂交比免疫组化染色更被病理医生所接受而广泛使用。

（二）方法学

【原位杂交技术－手工法】

1. 试剂　商品化探针：多为非放射性标记物如荧光素、地高辛等标记的一小段碱基序列；商品化二抗套装：包含消化酶，二抗试剂，显色液；PBS；苏木精溶液；返蓝液。

2. 标准操作规程

（1）脱蜡：常规切片烤片，三步二甲苯脱蜡，每步10分钟，三步无水乙醇脱苯，每步2～3分钟。晾干玻片。

（2）消化：消化的目的是增强组织的通透性。通常使用蛋白酶消化10～30分钟。应合理选择消化时间，时间过长可能使细胞核溶解无法观察形态（图10-2-13），过短则容易出现假阴性。

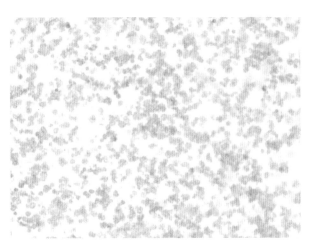

图10-2-13　淋巴结活检行免疫组化染色时，过度消化导致细胞核溶解

（3）漂洗及脱水：PBS冲洗3次，低浓度乙醇到高浓度乙醇脱水，晾干玻片，以免稀释探针影响杂交。

（4）探针杂交：由于探针的价格一般相对昂贵，可将少量探针滴加到洁净的比组织略大的盖玻片上，而后以组织玻片倒扣黏附于盖玻片上，并迅速将载玻片翻正，轻轻推动盖玻片，使组织全部覆盖在盖玻片下，盖玻片与载玻片中间应被探针试剂充盈，无气泡。使用特殊的软胶（中国医学科学院血液病医院实验室使用的是德国Marabu封片胶，部分实验室也有使用液体石蜡或橡皮泥）封住盖玻片边缘，4℃冰箱过夜或37℃温箱孵育4小时以上，或按照试剂说明书进行。

（5）洗脱：轻轻按住盖玻片防止其晃动磨损组织，用小镊子去除已经风干的胶，此时先不要揭开盖玻片，应将载玻片整体浸泡在PBS中轻涮，待盖玻片自动滑下脱落后，拿出载玻片，以PBS冲洗3次，此后的步骤应注意防止干片。

（6）二抗孵育：轻轻擦干组织边缘多余水分，用免疫组化笔圈住组织，滴加二抗试剂，置于湿盒内，室温或37℃温箱孵育30分钟左右。PBS冲洗3次。

（7）显色：新鲜配制显色液，多为DAB显色液，显色0.5～1分钟，待显微镜下阳性信号清晰且无背景显色时，以清水冲洗终止显色。

（8）复染：复染苏木精染液与免疫组化染色相同。

（9）封片：常规脱水、透明后封片。

【原位杂交技术-免疫组化仪器法】

大部分全自动免疫组化仪亦可进行原位杂交，目前血液学方面应用比较成熟的有EBER、κ、λ原位杂交。其操作规程及注意事项与免疫组化染色基本相同。

【原位杂交技术-双重原位杂交】

双重原位杂交在血液学诊断中暂无有意义的搭配，在此不做介绍，可与免疫组织化学染色搭配双重标记。

（三）结果解读

1. 结果判读　在预期表达部位出现棕黄色信号，视为阳性。EBER原位杂交为细胞核阳性，κ和

λ原位杂交为细胞质阳性（图10-2-14）。

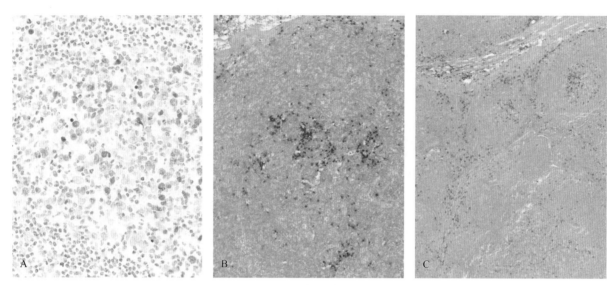

图10-2-14 淋巴结活检原位杂交结果
注：A.EBER原位杂交；B.κ原位杂交；C.λ原位杂交。

2. 临床意义 原位杂交技术可评估组织切片中的DNA或RNA靶点，是一种操作简单且灵敏度高的技术，被广泛应用于病理检测中。目前在淋巴造血疾病诊断中，常用的原位杂交为κ、λ及EBER检测。

（1）κ、λ原位杂交：用于检测B细胞及浆细胞克隆性。当间质中免疫球蛋白含量过高导致免疫组化κ及λ背景着色重或细胞不表达免疫球蛋白轻链蛋白时，免疫组化技术均难以明确细胞克隆性。而原位杂交技术定位于DNA或RNA，不受蛋白表达及背景蛋白沉积影响，在以上情况时仍可判断B细胞及浆细胞克隆性。

（2）EBER原位杂交：是检测组织内EBV感染最常用的技术，可用于检测EBV的潜伏感染。在淋巴组织中，EBER阳性的细胞多为B细胞，但也可在少量T细胞中被检测出来。此外，EBV还可以感染上皮细胞等非造血组织。EBER在疾病诊断和鉴别诊断中具有重要作用，介绍如下。

诊断意义：EBV感染与多种淋巴造血系统疾病相关。传染性单核细胞增多症（infectious mononucleosis，IM）、儿童EBV相关T/NK淋巴组织增殖性疾病及移植后淋巴组织增殖性疾病等疾病的发生与EBV感染密切相关；此外，EBV还参与多种淋巴瘤的发生，如EBV阳性大B细胞淋巴瘤、结外NK/T细胞淋巴瘤（鼻型）、浆母细胞淋巴瘤、原发渗出性大B细胞淋巴瘤等肿瘤细胞EBER阳性；诊断上述疾病必须检测组织中EBV的感染，若EBER阴性，则可基本排除上述疾病或慎重诊断。

鉴别诊断意义：不同的疾病EBV感染的概率不一样，EBER检测可以鉴别形态和免疫表型相似，而临床进程和预后不同的疾病。如浆细胞瘤与浆母细胞淋巴瘤，其中浆细胞瘤的EBV感染概率较低，而浆母细胞淋巴瘤通常肿瘤细胞EBER阳性；此外，还有表型相似的结外NK/T细胞淋巴瘤和NK细胞肠病，其中结外NK/T细胞淋巴瘤EBER阳性，临床表现侵袭，需积极治疗，而NK细胞肠病EBER阴性，临床表现温和，是良性NK细胞增生性病变，无须化疗。因此，EBER检测对于某些特征相似的疾病具有重要的鉴别意义。

3. 注意事项

（1）为防止RNA酶污染，整个过程中应戴消毒手套，避免手部皮肤或其他污染物碰触实验材料。

（2）从探针杂交的步骤开始应避免干片，以免造成非特异性着色。

（3）免疫组化染色的注意事项同样适用于原位杂交技术。

（四）质量控制

1. 性能验证　应每半年对原位杂交技术的方法学进行一次性能验证。中国医学科学院血液病医院实验室采取的方法如下所示（包括但不限于以下几方面）。

（1）选取10例已知阳性病例，重新染色后判读染色结果是否满意，并比对同期染色效果。

（2）选取5例病例，同时验证手工法与仪器法染色结果是否一致。

（3）选取5例病例，同时验证不同操作人或不同仪器之间染色结果是否一致。

（4）可考虑利用PCR技术进行方法学验证。

（5）如主要试剂或操作人进行了更换或仪器有重大维修，应当重新进行性能验证。

2. 室内质控

（1）批次质控：每批次染色均应使用阳性组织对照及阴性组织对照，必要时还应加做空白对照及阳性试剂对照。若待检组织中存在阳性的正常细胞，阳性组织对照可用组织内对照代替，如淋巴结κ、λ原位杂交。阴性组织对照可用阳性组织内阴性细胞代替。每批染色玻片在判读前，均应先判读对照是否合格，若不合格则这一批染色玻片应作废。

（2）新试剂准入：应选择至少20例阳性对照及20例阴性对照对新试剂进行验证。

（3）新批次试剂验证：新批号试剂与旧批号试剂比对应选择至少1例阳性对照及1例阴性对照进行验证。

3. 室间质评　目前国内暂无组织原位杂交室间质评的机构，可每年两次与更高资质或平级实验室进行比对。

（班宁溥　缐　霖　李　楠　陶　媛　孙　琦）

第三节 ｜ 正常淋巴造血组织形态学

一、骨髓活检

骨髓活检是骨髓形态学的重要部分，与骨髓涂片形态学相互补充，能够更加可靠地评估骨髓增生程度，直观地观察造血细胞的真实分布特点，且可以评估骨髓间质纤维组织增生的情况等，在骨髓增殖性肿瘤（MPN）、淋巴瘤等血液疾病的诊断中较骨髓涂片更具诊断意义，在准确评估骨髓造血功能、血液疾病诊断和疗效评估中具有不可替代的作用。

（一）骨髓增生程度

骨髓增生程度的评估不仅可对患者的骨髓造血功能进行初步评估，为诊断提供线索，还可以为患者的治疗提供参考依据，以掌握最佳治疗时机和确保用药安全。在骨髓活检切片中，根据造血细胞与脂肪细胞的相对比例评估增生程度，即造血细胞面积/（造血细胞面积＋脂肪细胞面积）×100%，这是最客观和准确的评估骨髓增生程度的方法，不易受血液稀释的影响。

健康人的骨髓增生程度和年龄密切相关（表10-3-1）。新生儿骨髓腔中几乎都是造血细胞，脂肪组织的面积可以忽略不计，随着年龄的增长，造血细胞的面积逐渐稳定地减少，而在70岁以后较快速地减少。造血细胞在骨髓内所占比例的减少，一是因为造血细胞面积真的减少，二是因为随着年龄增长，骨质丢失，导致骨髓腔容积增大，需要脂肪组织增生来填充增大的骨髓腔，在骨质疏松的情况下，这种现象尤其明显。骨髓的增生程度与活检的位置也有关系，腰椎的增生程度比髂骨一般高10%，也高于胸骨。

目前对骨髓增生程度的不同研究因为采用的技术方法不同，很难对正常增生程度进行统一。但一般来说，除年龄特别大的老人，增生程度＜20%，或者20岁以上的人增生程度＞80%，均认为是异常的表现。在诊断工作中，可用一个简单的公式来粗略估计骨髓的正常增生程度：（100-年龄）×100%±（10-20）%。国外常采用骨髓增生低下、大致正常和增生活跃三个等级来划分增生程度（图10-3-1）。中国医学科学院血液病医院实验室采用五级分级法，即经患者年龄调整后划分为增生大致正常、增生较活跃、增生极度活跃、增生较低下和增生极度低下。

表10-3-1　各年龄组正常骨髓组织增生程度的大致范围

年龄	增生程度（%）
0～＜1岁	80～100
1岁～＜12岁	60～80
12岁～＜40岁	50～70
40岁～＜70岁	30～50
≥70岁	20～40

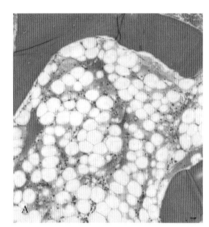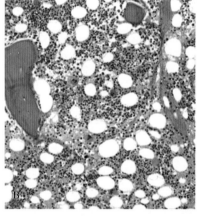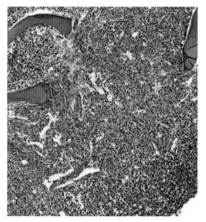

图10-3-1　骨髓活检所示不同的增生程度
注：A.增生低下；B.增生正常；C.增生活跃。

需要注意的是，不同小梁间隙内造血细胞比例可能存在差异，取材长度较短的活检标本可能只有少量的皮质下骨髓，不能准确评估增生程度，因为这个区域常常是低增生，尤其在老年人中。因此要求活检标本至少需要包含5个或6个小梁间隙，才能对骨髓的增生程度进行相对充分的评估，并有助于发现局灶性的骨髓病变。骨髓活检的标准长度要求达到约20mm，而实际工作中常达不到，临床医生还需要结合患者的临床表现、血常规等综合分析骨髓病理报告中骨髓增生程度的价值。

（二）造血细胞

狭义的造血细胞仅包括不同分化阶段的粒-单核系细胞、红系细胞和巨核系细胞，淋巴细胞、浆细胞、肥大细胞则归为非造血细胞。

1. 粒系细胞　中性粒细胞是正常骨髓中数量最多的造血细胞，其中早期阶段粒系细胞（原粒细胞和早幼粒细胞）数量少，通常胞体较大，胞质较少，胞核圆形，染色质细腻、染色均匀，多靠近骨小梁（骨膜）分布，少数围绕小动脉条带状分布。中幼及以下阶段中性粒细胞胞质丰富，核质比减小，在制作良好的HE切片中胞质内可见粉染的细小颗粒，但在Giemsa染色中更易观察；在成熟过程中，胞核逐渐由圆形凹陷至不规则形，并逐渐远离骨小梁分布。嗜酸性粒细胞（图10-3-2）在骨髓中数量很少，随机性分布，胞质可见强嗜酸性颗粒，在HE染色中，颗粒呈橘红色，粗大、可见折光性，成熟嗜酸性粒细胞胞核分为两叶，与中性粒细胞易于区分。骨髓活检中嗜碱性粒细胞因其颗粒为水溶性而在组织处理过程中溶解，无法观察。

如果原粒细胞远离骨小梁和小动脉旁，在小梁间呈簇状聚集（＞3个及以上），称为幼稚前体细胞异常定位（abnormal localization of immature precursor, ALIP），该现象常见于MDS等造血异常疾病，在骨髓活检中肉眼识别较困难，需免疫组化染色（CD34）辅助观察。需要注意的是，在活检石蜡切片中不易准确区分早阶段细胞的细胞系列及分化阶段，即使有免疫组化辅助，有时区分也很困难，因为部分异常原始细胞不表达原始细胞标记。取材、制片良好的骨髓涂片对原始细胞比例的确定和系列的划分最为准确。此外，正常骨髓中有少量单核细胞，因骨髓活检切片中单核细胞形态与不成熟的中性粒细胞不易区分，推荐在骨髓涂片中观察单核细胞的数量和分化阶段，在此不详细描述。

2. 红系细胞 有核红细胞正常情况下分布于骨小梁之间的区域，远离骨小梁表面，呈簇状聚集。各阶段的有核红细胞均为圆形胞核，聚集形成红系细胞岛，岛内有时可见一个组织细胞。红系细胞岛内的有核红细胞从内向外逐渐分化成熟，在成熟过程中胞体、胞核逐渐变小，胞质颜色逐渐由嗜碱性的蓝色变为嗜酸性的粉红色。正常情况下，骨髓中原、早幼红细胞胞体大，胞质偏少，胞质偏嗜碱性，因比例非常低，不易看见，但在骨髓造血旺盛时会增多。红血病中原红细胞明显增多，占有核细胞比例≥30%。中晚幼红细胞是正常骨髓中数量最多的有核红细胞，染色质凝集，胞核呈非常规则的圆形，核周有较丰富的粉染胞质，且聚集成簇状分布，容易识别（图10-3-3）。石蜡切片中，晚幼红细胞可见制片过程中人为形成的胞质收缩，此形态可有助于与淋巴细胞鉴别，但在塑料包埋切片中无此现象。当骨髓快速再生时，可出现相同阶段的前体红细胞形成的幼红细胞岛，在MDS患者中由于红系异常增生时也可以出现类似的现象，需要结合患者的病史及其他相关检查进行鉴别。

3. 巨核细胞 巨核细胞的大小与染色体倍体数有关，倍体数越大，胞体越大。骨髓中最多见的

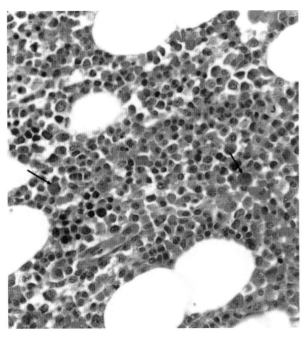

图10-3-2 骨髓活检中，中性粒细胞和嗜酸性粒细胞（箭头所示）的分布

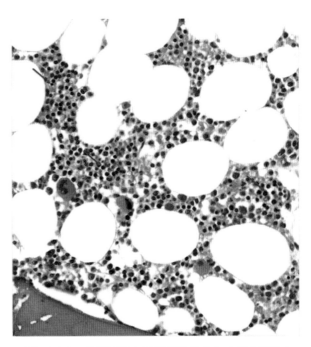

图10-3-3 骨髓活检中红系细胞的分布（箭头所示）

是16倍体巨核细胞，其次是8倍体和32倍体。在骨髓活检中观察巨核细胞数量的变化、分布特征及明显的发育异常较骨髓涂片更加方便、快速和准确。成熟巨核细胞胞体大、胞质丰富，胞核分叶状，在骨髓活检低倍镜下极易识别。正常情况下，每个骨小梁的间隙通常有3～6个巨核细胞（图10-3-4A），一般单个散在分布，远离骨小梁而靠近血窦，通过胞质凸起穿过血窦内皮释放血小板。在造血功能异常时可见巨核细胞靠近骨小梁分布，或形成大于2个或3个巨核细胞的簇状聚集（图10-3-4B）。通常在化疗、骨髓移植后以及各种病理状态下可见巨核细胞形成较大的簇，这个特征具有诊断提示意义。PAS染色可以突出显示巨核细胞富于糖原的粉红色胞质，较HE染色更易识别巨核细胞。裸核巨核细胞属于晚期巨核细胞，胞质已全部脱去形成血小板，残留一个非常固缩、深染的细胞核，此时体积仍比其他系列造血细胞大，易于识别。完整的巨核细胞和裸核也可以进入循环，在肺、肝、脾等器官的组织切片中的血管内查见。正常骨髓中原巨核细胞极少，且胞体较小，特点不突出，识别较困难，经免疫组化染色可帮助识别。在发生急性巨核细胞白血病时，原巨核细胞比例升高。

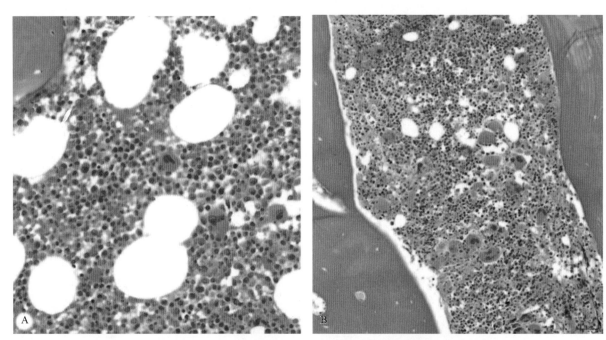

图10-3-4　骨髓活检中巨核细胞正常分布和异常分布方式

注：A.巨核细胞正常情况下在骨小梁间单个散在分布；B.MPN中巨核细胞数量增多，簇状聚集。

在评价巨核细胞的形态时，需要注意的是巨核细胞胞体很大，我们观察的活检切片只有一个切面，不能完整地显示巨核细胞，因此不能单独评价一个巨核细胞的大小和核分叶的程度。只有观察多量的巨核细胞，才能从整体上对巨核细胞的分布、平均大小及分叶程度有一个可靠的评估。

巨核细胞产生的血小板在HE染色中呈均匀的粉红色细小颗粒，数量较少时不易察觉，聚集成堆或大片时易于发现，免疫组化染色CD42b、CD61显示为棕褐色颗粒状。MPN患者的骨髓中常见巨核细胞数量明显增多和血小板增多，此时巨核细胞胞体也常增大、核分叶增多（CML除外）。

（三）非造血细胞

1. 淋巴细胞　正常骨髓活检切片中淋巴细胞多为小淋巴细胞，胞质少而核浆比大，核染色质凝集，在髓腔内呈间质性分布。婴儿期淋巴细胞比例常较高，在儿童和成人中淋巴细胞比例下降，约占有核细胞的10%，且多为CD8[+]T细胞。骨髓涂片中淋巴细胞比例常高于骨髓活检，这是因为涂片易受血稀释的影响。免疫组化染色显示T细胞多于B细胞，不同研究中T细胞、B细胞的比例略有差异，显示T细胞：B细胞比例约6∶1或4～5∶1。随着年龄增长，在骨髓活检中发现淋巴细胞灶的概率升高，反应性淋巴细胞灶内细胞成分较杂（图10-3-5A），免疫组化显示淋巴细胞多为T细胞，少数为B细胞，同时可见浆细胞、组织细胞及血管等。正常儿童中可见一定数量的正常前体B细胞（B祖细胞，hematogones），但在化疗后的儿童及成人患者中常见B祖细胞增多。

2. 浆细胞　浆细胞在健康人骨髓中数量较少，比例小于2%，在正常儿童中尤其少见，多围绕血管分布（图10-3-5B）。HE染色中成熟的浆细胞容易识别，具有丰富的胞质，嗜双色性，呈蓝紫色，胞核圆形、偏位，胞核染色质凝集成粗块状，位于核周，染色质凝集块之间可见空隙，形成车轮样或钟面样外观，核旁有明显淡染的高尔基体区。病毒感染、自身免疫性疾病等疾病状态下可出现反应性浆细胞增多。而肿瘤性浆细胞形态多样，可能失去上述典型的形态学特征，免疫组化染色有助于识别异常浆细胞。

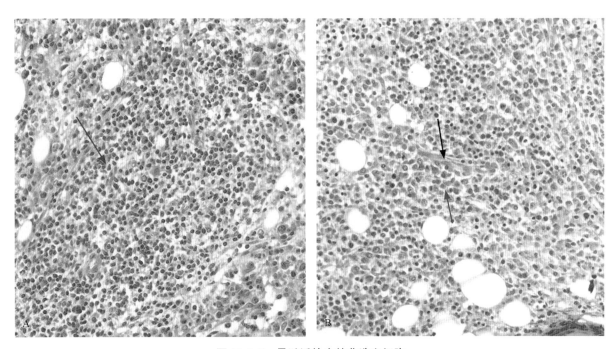

图10-3-5　骨髓活检中的非造血细胞

注：A.反应性淋巴细胞灶（红色箭头所示）；B.浆细胞沿血管分布（黑色箭头示血管，红色箭头示浆细胞）。

3. 肥大细胞　正常骨髓中肥大细胞少见，在髓腔内随机分布，但常见于骨内膜附近、小血管外膜、淋巴细胞灶的外围。HE切片中肥大细胞呈椭圆形或细长的梭形，胞质中可见纤细淡粉色的细颗粒，胞核圆形、居中，因颗粒不明显，在HE染色中与中性中、晚幼粒细胞有时不易区分，Giemsa染色中颗粒呈紫红色，更加显著而容易识别。特殊染色氯醋酸盐酯酶、PAS染色阳性。在EDTA脱钙而非酸脱钙标本中具有酒石酸抗酸性磷酸酶活性。

（四）脂肪组织、骨组织及其他成分

1. 脂肪组织　脂肪组织是骨髓的黄骨髓成分，在正常成人中黄骨髓与造血组织形成的红骨髓在骨髓腔中约各占一半。脂肪细胞分布于骨髓腔内造血细胞之间，在活检切片中体积较大，胞质空亮，胞核卵圆形，位于胞体的一侧。随着年龄增长，脂肪细胞不断增多。

2. 骨组织　骨组织是骨髓的重要框架结构，包括外侧骨皮质和内侧小梁骨。骨结构可见成骨细

胞、骨细胞和破骨细胞。成骨细胞是骨形成的主要功能细胞，胞核椭圆形，胞质丰富、偏位，有明显的核旁淡染区，沿着骨小梁呈行排列，在20～30岁间数量不断减少。骨细胞位于骨基质内的骨陷窝中，由成骨细胞分化发育而来，是骨组织中的主要细胞，具有分泌功能，形成骨基质。破骨细胞体积大，胞质丰富，具有多个卵圆形的细胞核，位于骨小梁一侧的陷窝内，称为Howship陷窝，具有骨吸收功能，参与骨小梁的形成与改建。破骨细胞常见于成骨细胞所在的另一侧骨板，或与成骨细胞间隔一定距离分布。成人骨髓中破骨细胞少见，儿童相对多见，10～20岁数目逐渐减少。制片过程中破骨细胞可能发生移位，与骨小梁表面间隔一定距离，不应将破骨细胞误认为发育异常的巨核细胞。

3. 其他组织及细胞　骨髓间质内还可见血管、神经、成纤维细胞、组织细胞及纤细的纤维网架等。

4. 外来组织　需要注意的是，骨髓活检切片中还可能见到穿刺过程中带入的正常外来组织，如表皮、毛囊、汗腺、皮脂腺和骨骼肌等，识别这些组织细胞成分非常重要，避免误认为转移性肿瘤细胞，导致误诊。

二、淋巴结

淋巴结是人类和哺乳动物特有的外周免疫器官，广泛分布于全身淋巴管系统的分叉处，接收来自各器官引流而来的各种抗原及细胞因子，发挥过滤抗原和免疫应答的功能，同时也是淋巴瘤的主要发生部位。淋巴结表面有一层薄的致密结缔组织形成的被膜，被膜向内延伸形成小梁，小梁为淋巴结内不同的细胞成分、血管及间质提供网架支撑。淋巴结实质可分为皮质和髓质两个部分，二者之间无清晰的界限（图10-3-6）。

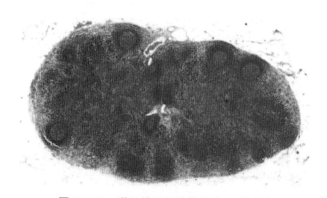

图10-3-6　淋巴结组织结构图（HE染色）

（一）皮质区

皮质区位于淋巴结被膜下，由浅层皮质、副皮质区及皮质淋巴窦构成。

1. 浅层皮质区　此区是B细胞区，内含淋巴滤泡和滤泡间的弥散淋巴组织。淋巴滤泡分为初级滤泡和次级滤泡。初级滤泡由形态单一的童贞B细胞聚集形成，其内可见疏松的较小的滤泡树突状细胞网，童贞B细胞胞体小、胞质少，胞核圆形，核染色质致密，是没有受抗原刺激的成熟B细胞，表达IgM、IgD、CD21和CD23。

受抗原刺激后，初级滤泡形成次级滤泡。滤泡中央形成细胞成分多样的生发中心，生发中心出现极化而形成暗区和明区。暗区位于生发中心内侧，主要由中心母细胞组成，可见少量中心细胞，染色深。中心母细胞胞体中等大至大，胞质嗜碱性，有一个圆形或卵圆形空泡状核，1～3个贴近核膜的小核仁。中心细胞由中心母细胞经过多次分裂形成，胞体小至中等大，胞质少，胞核不规则，染色质致密，核仁不明显。暗区核分裂多见，可见巨噬细胞吞噬核碎片（可染体巨噬细胞）。明区位于生发中心的外侧，其内淋巴细胞多为中心细胞，并含有较多的巨噬细胞和滤泡树突细胞（FDC），染色浅。FDC细胞胞核呈空泡状，有小核仁，双核常见。与其他树突状细胞不同，FDC起源于间叶组织，是生发中心和T细胞依赖免疫反应的主要介导者，可以通过CD21、CD23和CD35免疫标志识别。中心母细胞和中心细胞表达B细胞抗原和生发中心标志物（CD10、BCL-6、LMO2和HGAL），但凋亡抑制因子BCL-2表达下调，可依此与滤泡性淋巴瘤（follicular lymphoma，FL）的肿瘤性滤泡鉴别。FL是生发中心B细胞（中心细胞和中心母细胞）起源的淋巴瘤，多数病例发生t（14；18）和BCL-2基因重排，使BCL-2蛋白持续表达，致使这些细胞不能进入凋亡而形成肿瘤。

因为生发中心内Ig基因发生体细胞超突变和类型转换，产生对特异性抗原高亲和力的B细胞，此过程中中心母细胞逐渐分化为中心细胞，因此中心母细胞不表达sIg或仅以低水平表达，而具有高的抗原亲和力的中心细胞再次出现sIg表达。经历抗原选择的B细胞随后离开生发中心，成为记忆B细胞或长寿命浆细胞。

生发中心外周是套区，由初级滤泡的童贞B细胞形成，在生发中心的形成过程中被推挤到滤泡边缘。靠近被膜下的套区常呈月牙形增宽，似帽状结构，称帽区。套细胞淋巴瘤（mantle cell lymphoma，MCL）对应的正常细胞是滤泡套区细胞。淋巴结滤泡套区周围有时可见边缘区，较套区染色浅，不如脾脏白髓淋巴滤泡的边缘区明显。边缘区B细胞胞核类似中心细胞，胞质较丰富、淡染。边缘区淋巴瘤（marginal zone lymphoma，MZL）对应的正常细胞是边缘区细胞。反应性增生的淋巴滤泡通常大小不一，生发中心可见明暗分区，套区也有厚薄不同的极向。

淋巴滤泡内还包括特定的T细胞亚群，它们在B细胞分化和T细胞介导的免疫应答过程中发挥重要作用，滤泡辅助T细胞（T_{FH}）就是其中重要的一类T细胞。T_{FH}表达CD4、CD10、BCL-6、PD-1、CXCL13和CXCR5等，主要分布于生发中心的明区和套区，这类细胞肉眼无法识别，免疫组化标记可显示出，CD10染色通常比生发中心B细胞强，胞体较小。部分外周T细胞淋巴瘤起源于T_{FH}细胞，最常见的是血管免疫母细胞性T细胞淋巴瘤（angioimmunoblastic T-cell lymphoma，AITL）。

2. 副皮质区　位于淋巴滤泡之间，是T细胞聚集区，其间还有指状突细胞、免疫母细胞、巨噬细胞等。免疫母细胞胞体大，胞质较丰富，嗜碱性，有单个大核仁。细胞免疫应答时，该区内可见核分裂增多，范围迅速增大。副皮质区还可见较多高内皮静脉，这些静脉内皮细胞胞体大，胞质丰富，染色浅，核仁明显，是淋巴细胞再循环途径的重要部位，其中常见正在穿越的淋巴细胞。某些情况下还可见浆细胞样树突状细胞在副皮质区聚集，这类细胞胞体中等大，胞质嗜双色性，胞核圆形或卵圆形、偏位，染色质分散，可见小核仁，形态与浆细胞相似，但无透亮的高尔基体区，常聚集成小簇状，有时伴有核碎屑和组织细胞，类似小的生发中心。

3. 皮质淋巴窦　分为被膜下方的被膜下窦和小梁周围的小梁周窦，二者相通。淋巴窦内衬扁平的窦内皮细胞，有巨噬细胞附着内皮细胞，内皮外有薄层基质、少量网状纤维及网状细胞。被膜下窦包绕整个淋巴结实质，为一宽敞的扁囊状结构，其被膜侧有数条输入淋巴管通入。小梁周窦末端常为盲端，部分与髓质淋巴窦直接相通。

（二）髓质区

髓质区位于淋巴结的中央部分，由髓索和髓质的淋巴窦构成。髓索是相互连接的索状淋巴组织，形状不规则，由网状纤维作为支架，其中主要包含浆细胞、B细胞和巨噬细胞等。髓窦结构与皮质淋巴窦相同，但更宽大，与髓索相间分布，与皮质淋巴窦相通，其内含更多的巨噬细胞，有较强的滤过功能。

淋巴结发生淋巴瘤时，正常结构常被完全或部分破坏，不同类型的淋巴瘤呈不同的生长模式，如FL多呈结节状生长方式，而MCL可呈弥漫性、结节状或套区生长模式。结合组织形态学和免疫表型检测，有助于淋巴瘤的分型。

三、脾

脾是人体最大的次级淋巴器官，在胚胎期具有造血功能，人体发育成熟后关闭造血功能，在某些病理状态下如重度贫血、肿瘤等，可再次发生髓外造血。血液系统疾病常累及脾，可导致脾组织结构异常和破坏。脾表面可见致密的结缔组织被膜，被膜最外层为间皮细胞，下方是弹性纤维和平滑肌纤维，被膜向脾脏实质内延伸形成脾小梁，为脾脏的支架结构。脾小梁内有血管、神经和输出淋巴管，参与脾收缩，可调节脾内的血液储存。脾脏实质无皮、髓质之分，主要由被膜下的红髓和白髓两部分组成（图10-3-7）。

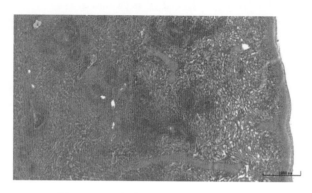

图10-3-7　脾脏组织结构图（HE染色）

（一）白髓

白髓位于脾内小动脉的周围，由致密的淋巴细胞构成，在新鲜脾脏的切面上，肉眼观为灰白色的小结节，因此称为白髓，包括动脉周围淋巴鞘（periarterial lymphatic sheath，PALS）和淋巴滤泡。PALS是围绕在中央动脉周围较厚的弥散淋巴组织，主要由T细胞和少量巨噬细胞、交指状树突细胞等组成，相当于淋巴结的副皮质区。细胞免疫应答过程中，此部分淋巴细胞数量会增多，免疫反应结束后，淋巴细胞数量逐渐恢复。淋巴滤泡与淋巴结内的淋巴滤泡结构相同，主要由大量B细胞构成，分为初级滤泡和次级滤泡，位于PALS相邻区域，或直接和小动脉相连而无T细胞层。淋巴滤泡周围的边缘区是脾脏白髓的特征性结构，在生发中心扩大的滤泡尤为明显。边缘区的B细胞胞核轻度不规则，类似中心细胞，但胞质更丰富、淡染，表达CD21和IgM。健康人脾脏内淋巴滤泡较少，当抗原入侵脾脏引起体液免疫应答时，数量明显增多。

（二）红髓

红髓是实质内白髓之间的区域，内有大量不同生命阶段的成熟红细胞（主要为衰老阶段的成熟红细胞），大体观为红色，由脾索和脾窦组成，二者形成相互交联的网络。脾索内富含血细胞，并有较多的B细胞、浆细胞、巨噬细胞和树突状细胞，是脾脏过滤血液的主要场所。其间的脾窦被覆一层窦内皮细胞，窦内皮细胞除表达内皮标志物Ⅷ因子等，还表达CD8，内皮外有不完整的基膜和环形网状纤维包绕。毛细血管开口于脾索，不能通过窦内皮细胞的血细胞会被脾索内的巨噬细胞吞噬而破坏掉，脾窦内的血液进入静脉系统。

脾发生淋巴瘤时，正常结构可被破坏，发生不同的组织学改变，如脾边缘区淋巴瘤（splenic marginal zone lymphoma，SMZL）和滤泡性淋巴瘤主要累及白髓，可见白髓内淋巴滤泡数目增加，体积增大，而毛细胞白血病常累及脾脏红髓，可见红髓扩张，白髓萎缩。这种组织结构的异常改变可以提示淋巴瘤的生长方式，有鉴别诊断意义。

（张洪菊　孙　琦）

第四节 | 骨髓组织病理学检查的临床应用

一、急性白血病

急性白血病（AL）指造血干/祖细胞于分化早期阶段发生分化阻滞、凋亡障碍和恶性增殖而引起的一组异质性造血系统恶性肿瘤。根据白血病细胞系列分为急性髓系白血病（AML）、急性淋巴细胞白血病（ALL）和不明系列急性白血病。AL的诊断和分型主要根据1976年修订的法美英（FAB）诊断标准和2017年出版的纸质版WHO诊断标准。按FAB诊断标准，AL诊断主要依据骨髓形态学检测，而按WHO诊断标准，诊断则需要结合形态学、免疫表型、分子生物学和细胞遗传学等多种检测技术综合分析。骨髓/外周血涂片中原始细胞比例≥20%是AL诊断的基础，但伴重现性遗传学异常t（8；21）（q22；q22.1）、inv（16）（p13.1；q22）或t（16；16）（p13.1；q22）及PML∷RARA的病例，原始细胞＜20%时也应诊断AML。当骨髓纤维化或其他原因导致骨髓穿刺细胞涂片不满意时，或者骨髓涂片中原始细胞增多，但不足以诊断AL时，必须做骨髓活检进行形态学和免疫组化分析，以避免漏诊或误诊。

（一）AL骨髓活检形态学特点

1. 骨髓增生程度极度活跃或较活跃，也可增生正常或增生降低。当增生程度＜20%时，为低增生性AML（图10-4-1）。低增生性AML需与再生障碍性贫血和低增生性骨髓增生异常综合征（hypoplastic myelodysplastic syndrome，hypo-MDS）鉴别。

2. 原始细胞明显增生，胞体可从小至大，胞质少量至丰富，核圆形至不规则，核染色质细腻。

3. 巨核细胞形态发育异常，可见胞体小、分叶少的巨核细胞，多见于急性巨核细胞白血病（图10-4-2）、AML伴MDS相关改变和急性全髓细胞增殖症伴骨髓纤维化（acute panmyelosis with myelofibrosis，APMF）。

4. 网状纤维和胶原纤维增生，多见于急性巨核细胞白血病、APMF。

（二）特殊染色

推荐进行网状纤维染色。按WHO推荐的骨髓网状纤维染色分级标准进行分级，当MF-2级或3级时为合并骨髓纤维化，可见于各种类型AL，常见于急性巨核细胞白血病和APMF。

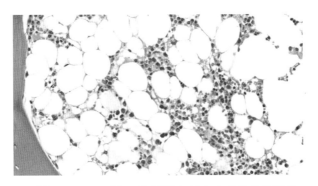

图10-4-1 一例40岁低增生AML患者的骨髓活检，增生程度减低，原始细胞增多

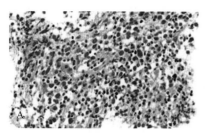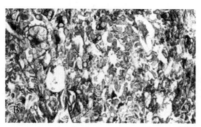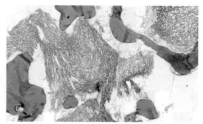

图 10-4-2 急性巨核细胞白血病患者骨髓活检

注：A.原巨核细胞明显增多，可见发育异常的小巨核细胞；B.CD61显示原巨核细胞和发育异常的巨核细胞阳性；C.网状纤维染色显示骨髓纤维化。

（三）免疫组化染色

骨髓活检免疫组化染色有助于原始细胞比例的确定和系别的划分。常用免疫组化抗体推荐见表10-4-1。首先推荐IHC抗体组合：CD34、CD117、TdT、MPO、lysozyme、CD3、PAX5、CD42b/CD61（可二者择一）。以上抗体组合基本能满足大多数AL诊断和大致系别鉴别的需求。而对于少数AML类型如红血病的诊断，则需要更多的组化标志，如E-cadherin、CD235a、CD71支持。对于疑似急性巨核细胞白血病病例，建议同时标记CD42b和CD61。而对于疑似ALL的病例，尤其是当CD3和PAX5均阴性时，则需加做更多系列相关免疫标志进一步鉴别，如B系标志（CD19、CD22、CD10、CD79a、CD20）和T系标志（CD2、CD5、CD4、CD8、CD7、CD1a）等。需注意，IHC虽能辅助AL分型，但目前仍以流式细胞学术（FCM）作为AL系别分型的主要依据。IHC对一些标记胞核或胞质的抗体，如TDT、MPO等，染色效果良好，可与FCM互为补充，当FCM标记TDT、MPO阴性时，须加做IHC进一步确定，以防漏诊和误诊。

表 10-4-1 AL诊断中免疫组化抗体的应用

类别	免疫组化抗体标志
一线抗体组合	
幼稚细胞标志	CD34、TDT、CD117
髓系分化	MPO、lysozyme
巨核细胞	CD42b、CD61
B系分化	CD19、CD22、CD79a、PAX5
T系分化	CD3、CD2
二线抗体组合	
进一步鉴别髓系分化	红系标志：E-cadherin、CD71、CD235a
	单核系标志：CD14、lysozyme
进一步鉴别B系分化	CD10、CD20
进一步鉴别T系分化	CD4、CD8、CD1a、CD99、CD5、CD7

CD34在造血干细胞中表达，但无系别特异性，AML和ALL均可阳性，除原始细胞外，反应性或发育异常的巨核细胞CD34也可阳性。TdT标记原始细胞，ALL阳性比AML更常见。CD117标记原始细胞、早幼粒细胞、早幼红细胞和肥大细胞，对于CD34阴性AML（如急性早幼粒细胞白血病、红血病等）的识别很重要，在少数ALL病例也有表达。可以通过MPO、lysozyme和CD3、PAX5等进行髓系和淋系（T、B系）初步鉴别，但需注意，B细胞标志CD79a、PAX5可在少数AML，如AML伴

t（8；21）中表达，而PAX5也被发现在少数T-ALL中表达（常呈弱阳性）。此外，M7中CD61阳性比CD42b多见，因为与CD61相比，CD42b标记的巨核细胞阶段更成熟。此外，在一些骨髓组织中发现PAX5阳性的幼稚淋巴细胞增多，部分表达TDT和/或CD34，为正常的B淋巴细胞前体细胞（B祖细胞，hematogones），FCM有助于识别这类细胞，以免误诊为B-ALL，多见于婴幼儿和一些恶性肿瘤化疗后、移植后或免疫抑制状态中的患者。

（四）骨髓活检对于AL诊断的意义

1. 因骨髓细胞密集（骨髓增生极度活跃）、细胞黏附紧密或骨髓纤维化所致骨髓穿刺"干抽"时，AL的诊断和鉴别诊断。

2. 因骨髓增生低下（脂肪细胞增生）或针头穿破血管所致骨髓穿刺液"稀释"时AL的诊断和鉴别诊断。

3. 低增生性AML的诊断。

4. APMF的诊断。

5. 急性巨核细胞白血病的诊断。

6. IHC辅助AL分型。

7. 判断是否伴骨髓纤维化。

8. 鉴别其他肿瘤，如母细胞性浆细胞样树突状细胞肿瘤（blastic plasmacytoid dendritic cell neoplasm，BPDCN）、淋巴瘤、骨髓转移瘤等。

二、淋巴瘤

淋巴瘤指淋巴细胞在分化的不同阶段发生克隆性增生而形成的肿瘤。按系别划分，可将淋巴瘤大致分为B细胞淋巴瘤、T/NK细胞淋巴瘤。由于T细胞和NK细胞有密切关系，且部分免疫表型和功能相同，故考虑将这两类肿瘤放在一起。按分化阶段划分，可将其分为淋巴母细胞白血病/淋巴瘤和成熟细胞淋巴瘤，其中淋巴母细胞白血病/淋巴瘤已在急性白血病中介绍，本部分主要介绍成熟细胞淋巴瘤诊断的骨髓活检应用。

众所周知，病理诊断是淋巴瘤诊断的金标准，尤其以髓外肿物病理活检在淋巴瘤的分型中最为重要。骨髓活检病理诊断在淋巴瘤诊断的价值在于：第一，在临床怀疑或并未怀疑淋巴瘤时，进行骨髓活检初次诊断或辅助诊断淋巴瘤。第二，在诊断淋巴瘤后，常规进行骨髓活检，评估疾病分期。第三，在疾病过程中，进行骨髓活检评估治疗反应和疾病进展的可能。所以对于确诊或疑似淋巴瘤的患者，均需做骨髓活检病理检查。

在评估淋巴瘤累及骨髓时，骨髓活检能提供最丰富的诊断信息。此外，外周血涂片、骨髓涂片和骨髓印片可以提供有价值的补充信息。再结合其他辅助检查，包括免疫组化、流式细胞学检测、细胞遗传学检测及分子生物学检测全面考虑、综合诊断。所以骨髓淋巴瘤的诊断是综合性诊断。

淋巴瘤侵犯骨髓大致可以分为3种情况：第一，髓外淋巴瘤的骨髓侵犯，如HL、MCL、FL、SMZL、NMZL、EMZL、DLBCL、BL、AITL、ALCL、HSTL、PTCL-NOS等。第二，以白血病形式发生的淋巴瘤，如ALL、PLL、CLL/SLL、LPL、HCL、MCL、BL、T-LGLL、ATLL、ANKL等。第三，骨髓原发的淋巴瘤，即无髓外病变，也非白血病形式发生的淋巴瘤，如LBCL、FL、T细胞淋巴瘤、HL等，该类淋巴瘤少见。

（一）骨髓活检淋巴瘤侵犯的形态学特征

1. 分布方式　主要表现为5种分布方式，包括随机结节状/灶性分布（远离骨小梁）、小梁旁灶性分布（沿骨小梁表面或环绕骨小梁）、间质性分布（不破坏骨髓正常结构）、弥漫性分布（部分或完全破坏骨髓正常结构）和窦内浸润。淋巴瘤侵犯骨髓时可以出现1种分布方式，也可多种方式组合出现。随机灶性分布是最常见的分布方式，对于其良恶性的判断，需要从淋巴细胞灶的数量、大小、边界、细胞成分等多方面进行评估。若淋巴细胞灶数量多、范围大、边界不清呈浸润性生长、细胞成分较单一，常提示是恶性；反之，细胞灶数量少、范围小、边界清晰、灶内细胞成分杂提示为良性。小梁旁灶性分布和窦内浸润对于淋巴瘤的提示意义更大。窦内浸润在HE染色中常难以识别，可借助免疫组化染色标注。淋巴细胞弥漫性分布，尤其是B淋巴细胞弥漫性分布时，高度提示为恶性，若弥漫分布的为T淋巴细胞，则需要更多的证据，如流式细胞学、基因重排等检查结果支持，才能诊断为淋巴瘤。

2. 细胞形态 淋巴瘤侵犯骨髓的细胞形态多样，胞体可小、中等或大，核异型性可不明显或明显。可表现为形态单一的淋巴细胞浸润，也可表现为多种细胞成分（包括小淋巴细胞、活化细胞、浆细胞、组织细胞、嗜酸性粒细胞等）混杂增生。当细胞形态单一、核异型明显时高度提示为淋巴瘤。B细胞淋巴瘤侵犯骨髓时常表现形态单一，可从胞体小、核异型不明显的惰性小B细胞淋巴瘤到胞体中等至大、核异型明显的侵袭性B细胞淋巴瘤（图10-4-3）。少数情况如T细胞/组织细胞丰富的大B细胞淋巴瘤或经典型霍奇金淋巴瘤（cHL）侵犯骨髓时，少量异型明显的肿瘤细胞散在于丰富的小淋巴细胞、浆细胞及组织细胞等多形性反应性细胞背景中，仔细进行形态学辨认，结合相应的免疫组化染色，诊断并不困难。与B细胞淋巴瘤不同，外周T细胞淋巴瘤（PTCL）的骨髓诊断更具挑战性。大多数PTCL（如PTCL，NOS、AITL等）侵犯骨髓时常伴多形性反应细胞背景，血管增生和网状纤维增生可明显，而在此背景上增生的肿瘤细胞数量相对少且形态异型不明显，仅靠形态学难以识别，甚至免疫组化对诊断的帮助也有限，需结合更多的检测技术，包括流式细胞学检测、细胞遗传学和分子生物学检测综合分析。而浆细胞形态的异型性及胞核Dutcher小体提示其肿瘤性。

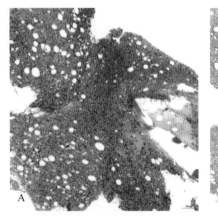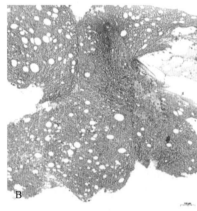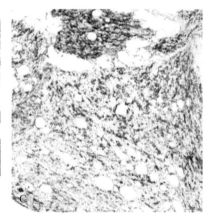

图10-4-3 弥漫大B细胞淋巴瘤侵犯骨髓

注：A.胞体大的异型淋巴细胞增生，核染色质细致，间质见纤维组织增生；B.网状纤维染色示骨髓纤维化；C.异型淋巴细胞CD20阳性。

3. 纤维组织增生 淋巴瘤侵犯骨髓常伴不同程度的网状纤维组织增生和/或胶原纤维增生（图10-4-3），纤维组织增生明显时可致骨髓"干抽"，常见于HCL、CHL等。

4. 其他成分 肥大细胞增生和含铁血黄素沉积对淋巴浆细胞淋巴瘤（LPL）的诊断具有提示意义。嗜酸性粒细胞增多常见于T细胞淋巴瘤和CHL骨髓侵犯。这些均非肿瘤成分，但对于疾病的诊断具有提示意义。

常见淋巴瘤累及骨髓的组织学和免疫组化表型特征见表10-4-2。

表10-4-2　常见淋巴瘤累及骨髓的组织学和免疫组化表型特征

类型	骨髓累及概率（%）	分布方式	细胞形态	免疫组化表型
CLL/SLL	85（SLL） 100（CLL）	随机灶性、弥漫性、间质性；典型CLL无小梁旁浸润	成熟的小淋巴细胞可见到增殖中心	典型表型：CD20$^+$（弱）CD5$^+$CD23$^+$LEF1$^+$CyclinD1$^-$CD10$^-$
LPL	80～100	随机灶性、小梁旁灶性、间质性、弥漫性	小淋巴细胞至浆细胞分化谱系，可见免疫母细胞，Dutcher小体，增加的肥大细胞	常发现两群细胞：异常B细胞（无特殊免疫表型）：CD20$^+$CD5$^-$CD10$^-$CyclinD1$^-$；异常浆细胞：CD38$^+$CD138$^+$，限制性表达κ或λ MYD88 L265P基因突变
MCL	60～90	随机灶性、小梁旁灶性、间质性、弥漫性，极少数可见窦内	核不规则的小至中等大淋巴细胞，可呈母细胞样，罕见核仁明显细胞	典型表型：CD20$^+$CD5$^+$CD23$^-$CyclinD1$^+$SOX11$^{+/-}$CD10$^-$ FISH：CCND1重排
FL	50～70（FL1～2） 15～25（FL3）	小梁旁灶性、随机灶性、间质性、弥漫性	小而不规则细胞，大细胞可见；形态可与髓外不一致：髓外LBCL或高级别FL，髓内为低级别FL	典型表型：CD20$^+$CD5$^-$CD10$^+$BCL-6$^+$BCL-2$^+$CD23$^-$CyclinD1$^-$；骨髓中CD10阳性概率较淋巴结中低 FISH：BCL-2重排
SMZL	100	窦内浸润、随机灶性、间质性、弥漫性	胞质中等量的小淋巴细胞，可见反应性生发中心	无特殊免疫表型：CD20$^+$CD5$^-$CD23$^-$CyclinD1$^-$CD10$^-$；少数病例CD5$^+$
EMZL	5～44	随机灶性、小梁旁灶性、间质性、窦内浸润	胞质少至中等量的小淋巴细胞，可见散在大细胞	无特殊免疫表型：CD20$^+$CD5$^-$CD23$^-$CyclinD1$^-$CD10$^-$；少数病例CD5$^+$，罕见报道CD10$^+$
NMZL	30～50	随机灶性、小梁旁灶性、间质性	胞质少至中等量的小淋巴细胞	无特殊免疫表型：CD20$^+$CD5$^-$CD23$^-$CyclinD1$^-$CD10$^-$；少数病例CD5$^+$或CD23$^+$
HCL	～100	弥漫性、间质性	"煎蛋样"细胞：胞质丰富的小至中等大淋巴细胞	典型表型：CD20$^+$CD5$^-$CD11c$^+$CD103$^+$CD25$^+$CD123$^+$AnnexinA1$^+$CyclinD1$^+$（弱或灶性）CD10$^-$CD3$^-$ BRAF V600E基因突变
DLBCL	10～30（普通型） 40～90（双打击）	随机灶性、小梁旁灶性、弥漫性、窦内浸润	核不规则的大细胞；可呈与髓外组织学不一致的低级别B细胞淋巴瘤形态；可见肿瘤细胞散在于丰富的组织细胞、小淋巴细胞等反应细胞背景	肿瘤细胞：CD20$^+$CD79a$^+$PAX5$^+$CD3$^-$；CD20可因靶向治疗致表达下调；若CD5$^+$，需要CyclinD1、SOX11鉴别MCL
BL	30～60	间质性，弥漫性	形态一致的中等大小细胞，染色质细致	典型表型：CD20$^+$CD5$^-$CD10$^+$BCL-6$^+$BCL-2$^-$MYC$^+$ FISH：MYC重排
PTCL，NOS	20～40	随机灶性、弥漫性	多形性形态，肿瘤细胞常混杂在丰富的反应性背景细胞中，形态难以区分	肿瘤细胞：表达一个或多个T细胞标志，如CD3、CD2、CD5等

续　表

类型	骨髓累及概率（%）	分布方式	细胞形态	免疫组化表型
ALCL	10～30	随机灶性，间质散在浸润，弥漫性	hallmark cell：肾形、马蹄形核	典型表型：TDT⁻CD30⁺ALK⁺/ALK⁻CD45⁺
HSTL	100	窦内浸润，间质性	形态多变；常呈不典型小至中等大小细胞	典型表型：CD3⁺CD4⁻CD8⁻/⁺CD5⁻CD2⁺CD7⁺CD56⁺CD57⁻TIA1⁺粒酶B⁻
AITL	50～80	随机灶性	多形性形态，肿瘤细胞常混杂在丰富的反应性背景细胞中，形态难以区分；胞质透亮，细胞不易见	典型表型：CD3⁺CD4⁺CD10⁺BCL-6⁺PD-1⁺CXCL13⁺ICOS⁺；骨髓中肿瘤细胞CD10、CXCL13阳性不常见，仅靠骨髓进行初诊具有挑战性
NK/T	10～20	间质性，常散在单个细胞	可呈小细胞、中等大小或大细胞，或大中小细胞混合存在	典型表型：CD3⁺CD5⁻CD4⁻CD8⁺/⁻CD56⁺原位杂交：EBER＋
CHL	5～15	随机灶性，弥漫性	丰富的小淋巴细胞，数量不等的浆细胞、组织细胞、嗜酸性粒细胞组成多形性背景，散在RS细胞及其变异型细胞；纤维化	典型表型：CD30⁺CD15⁺/⁻CD45⁻CD3⁻CD20⁻/⁺（阳性强弱不等）PAX5⁺（弱）ALK⁻

（二）特殊染色

推荐网状纤维染色和刚果红染色。

1. 网状纤维染色　淋巴组织增生常伴不同程度的纤维组织增生，网状纤维染色可以判断骨髓是否伴纤维化及纤维化程度。

2. 刚果红染色　在疑似淀粉样变性的病例中，必须行刚果红染色。淀粉样物质沉积于骨髓间质内及血管壁，刚果红染色使其在光学显微镜下呈砖红色，在偏光显微镜下呈苹果绿的双折光性。可见于原发性淀粉样变性和继发性淀粉样变性，而继发性淀粉样变性可见于浆细胞骨髓瘤、B细胞淋巴瘤及慢性感染等。

（三）免疫组化染色

免疫组化染色是骨髓活检淋巴瘤诊断的重要检测手段，其重要性体现在以下方面。

1. 鉴别淋巴细胞或浆细胞的良恶性，如伴明显浆细胞分化或浆细胞增多时κ和λ抗体的应用可辅助判断其克隆性。

2. 细胞系别的划分，确定是B淋巴细胞、T/NK淋巴细胞或浆细胞。

3. 淋巴瘤的分型，如CyclinD1、LEF1对于鉴别MCL和CLL很重要。

4. 突出疾病特点，如通过CD20或CD3标记SMZL或HSTL肿瘤细胞的窦内浸润。

5. 判断疗效和预后，IHC标注肿瘤细胞比例，通过对比上次骨髓活检评估治疗效果和疾病有无进展。

对于临床怀疑淋巴瘤或骨髓活检中发现淋巴细胞异常增生的病例均应进行免疫组化染色。疑似淋巴组织增殖性疾病（LPD）的免疫组化抗体选择见表10-4-3。对于疑似LPD的病例，建议首先进行系别标志。我们建议包括CD20在内的至少2个B细胞标志，推荐CD20和CD79a/PAX5。CD20是成熟B

细胞的特异性标志，但在某些情况下其表达会下调，如利妥昔单抗治疗后。CD79a表达谱系较CD20更广，前体B细胞、成熟B细胞及浆细胞均可表达，是很好的B细胞标志，但特异性不如CD20。PAX5表达谱系也较CD20广，前体B细胞和成熟B细胞均表达，其优势在于其着色部位为胞核，判读不受胞质染色的影响，更利于在骨髓活检组织中对于淋巴细胞大小和比例进行判断和评估。其次，根据不同的系别进行进一步分析。如小B细胞淋巴瘤推荐采用CD20、PAX5、CD3、CD5、CD23、CD10和CyclinD1组合进行初步分析，对于可能伴浆样分化的病例进一步加做CD138、κ和λ判断其克隆性。侵袭性B细胞淋巴瘤则可加做CD10、BCL-6、MUM1判断细胞起源（依据Hans分类法则进行生发中心和非生发中心细胞起源的区分）。T/NK细胞淋巴瘤可加做更多相关免疫标记，如CD4、CD8、CD5、CD7、CD25、TIA1、粒酶B、CD56、CD57、CD30、ALK等，观察有无异常表达或免疫表型的丢失，有助于T/NK细胞淋巴瘤诊断。

表10-4-3　疑似淋巴组织增殖性疾病时免疫组化抗体选择

类别	免疫组化抗体标记
一线抗体组合	
确定细胞系别	一个B细胞标志：CD20、PAX5、CD19、CD79a或CD22 一个T细胞标志：CD3或CD2
常见小B细胞淋巴瘤鉴别	CD5（多见于CLL和MCL）、CD23（CLL）、CD10（多见于FL）、CyclinD1（MCL）
二线抗体组合	
对疑似或确定的B-LPD的进一步分析	
FL	BCL-6、LMO2、BCL-2
疑为CLL	LEF1
疑为MCL	SOX11
疑为HCL	CD11c、CD103、CD25、CD123、AnnexinA1
疑为侵袭性B细胞淋巴瘤	CD10、BCL-6、BCL-2、MUM1、c-MYC、CD30、P53
对疑似PCN或伴浆样分化淋巴瘤（如LPL）	CD38、CD138、κ、λ、CD56、CD117、CyclinD1、CD19
对疑似或确定的T/NK-LPD的进一步分析	CD4、CD8、CD5、CD7、CD25、TIA1、粒酶B、CD56、CD57、CD30、ALK
对疑似HL的进一步分析	CD30、CD15、CD20、CD45、PAX5、MUM1、OCT2、BOB1、Fascin

常见淋巴瘤侵犯骨髓的免疫组化表型特点见表10-4-2，成熟小B细胞淋巴瘤免疫组化和分子遗传学鉴别诊断流程见图10-4-4。需注意与T细胞同时表达胞膜CD3和胞质CD3不同，NK细胞仅表达胞质CD3ε链，不表达sCD3，而常规的免疫组化CD3染色无法准确定位胞膜或胞质，故无法通过免疫组化CD3鉴别T细胞和NK细胞，需通过FCM进行鉴别。

（四）骨髓活检在淋巴瘤诊断中的优势和局限性

1. 骨髓活检在淋巴瘤诊断中的优势

（1）相较于髓外组织切检，骨髓穿刺活检更易获取且对患者损伤较小。

（2）相较于涂片、FCM、分子生物学和细胞遗传学等其他检测技术，骨髓活检可在形态学观察的基础上结合IHC对异常细胞进行定位、定性和相对定量的检测。

（3）一些IHC抗体如CyclinD1、LEF1和BCL-2等的应用对于疾病的诊断分型具有重要价值。

（4）诊断HL侵犯骨髓。

（5）诊断大细胞淋巴瘤侵犯骨髓。

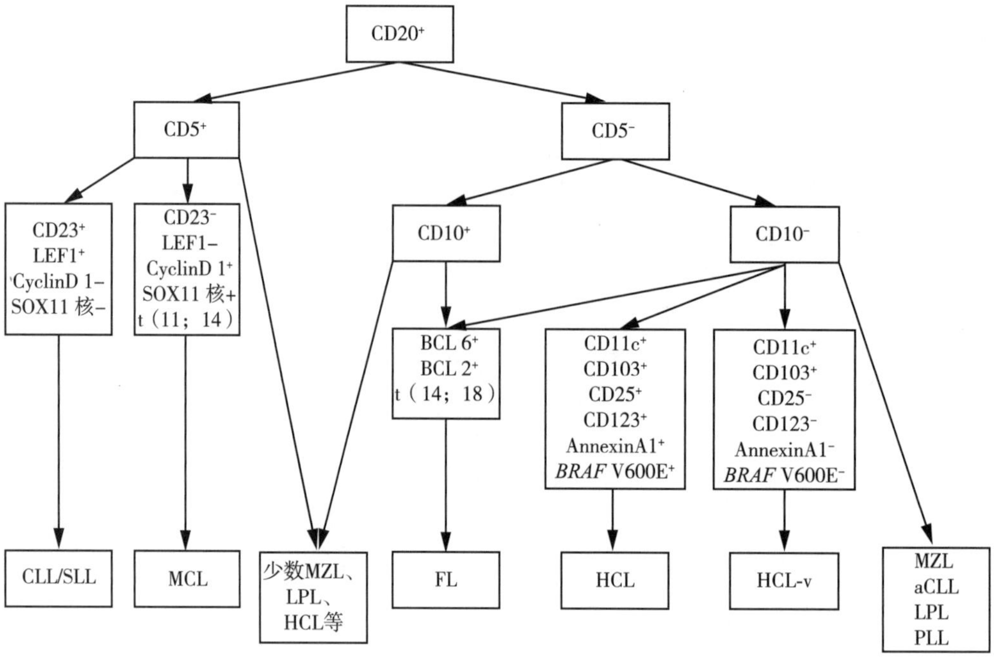

图10-4-4　成熟小B细胞淋巴瘤的免疫组化和分子遗传学鉴别诊断流程

（6）判断是否伴有骨髓纤维化。

（7）对于肿瘤细胞比例的评估更为客观，且受取材不良影响较小。

2．骨髓活检在淋巴瘤诊断中的局限性

（1）骨髓活检中常见良性淋巴细胞聚集灶，尤其是老年患者，有时即便综合了其他辅助检查结果，也与淋巴瘤鉴别困难。

（2）淋巴瘤形态大小可能出现髓内和髓外不一致现象，常见于DLBCL和FL，且髓内病变往往表现为更加惰性或更低级别的形态，故不能因为骨髓是惰性淋巴瘤推测髓外淋巴瘤也是惰性的，确诊还需以髓外肿物活检为准。

（3）在同一骨髓活检切面的不同部位，肿瘤细胞形态可能不一致，部分细胞胞体小，而部分细胞胞体中等至大，此时无法依据细胞形态判断淋巴瘤的惰性与侵袭性。

（4）淋巴瘤在髓外和髓内的免疫表型可能不一致，如FL在骨髓中CD10的表达率明显低于髓外组织。

（5）少量肿瘤性淋巴细胞伴有较多的反应性淋巴细胞增生时，形态和免疫组化难以准确识别肿瘤细胞。

（6）骨髓活检需脱钙处理，细胞内核酸物质会被脱钙液中的酸破坏，不建议使用骨髓活检进行分子或遗传学检测，此时可使用骨髓涂片和骨髓印片来弥补这一缺陷。

（7）骨髓活检形态学和免疫组化敏感度低，难以进行微小残留病的检测，推荐采用FCM检测。

（五）提高淋巴瘤检出率的建议

1．进行双侧髂骨骨髓活检，较单侧骨髓活检淋巴瘤的检出率明显提高。

2．骨髓长度至少1.5～2cm。因为肿瘤细胞在骨髓中分布不均，骨髓活检长度越长，淋巴瘤的检出率越高。

3．除形态学观察外，流式细胞学、免疫组化、细胞遗传学、分子生物学检测对于淋巴瘤的诊断和分型也很重要，应根据不同疾病的特点，选取有效的检测技术进行综合诊断。

4．如有髓外肿物，淋巴瘤诊断和分型应以髓外肿物病理活检为主，骨髓活检为辅。

三、骨髓增生异常综合征

MDS的诊断依赖于多种实验室检测技术的综合应用，其中骨髓穿刺涂片和外周血涂片细胞形态学是MDS诊断的基石。骨髓涂片的细胞数量尤其是原始细胞数量易受骨髓增生程度、网状纤维组织增生程度及抽吸时刺破血管等因素影响而产生误差，不能真实地反映骨髓组织病变特点，骨髓活检可以很好地弥补骨髓涂片的缺陷，故所有疑似MDS的患者都应进行骨髓活检。

（一）MDS骨髓活检形态学特点

1. 骨髓增生程度常增加或正常，少数病例（约10%）骨髓增生较低下至极度低下。≤60岁患者造血面积＜30%，＞60岁患者造血面积＜20%时为低增生性MDS（图10-4-5）。低增生性MDS必须与低增生性AML及AA鉴别。

2. 幼稚前体细胞异常定位（ALIP）现象 正常骨髓组织中原始和幼稚阶段粒系细胞靠近骨小梁或血管。MDS时，原粒细胞远离血管和骨小梁表面，原粒细胞在骨小梁中央聚集呈小簇（3～5个）或呈簇状（5个以上）分布的现象称为ALIP（图10-4-6）。每张骨髓活检组织切片≥3个ALIP簇为阳性。ALIP多见于MDS-EB（EB1和EB2）亚型。

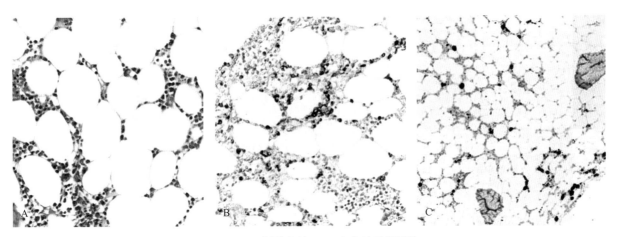

图10-4-5 低增生性MDS患者的骨髓活检

注：A.HE染色显示增生减低，幼稚细胞增多，巨核细胞形态异常（胞体小、分叶少）；B.CD34染色显示原始细胞增多；C.CD42b染色显示发育异常的巨核细胞，包括微小巨核细胞。

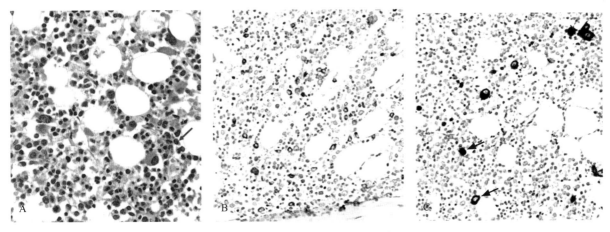

图10-4-6 MDS患者的骨髓活检

注：A.HE染色可见幼稚细胞增多（红色箭头）和巨核细胞形态异常（胞体小、分叶少）；B.CD34染色显示原始细胞增多及异常定位（ALIP，黑色箭头）；C.CD42b染色显示发育异常的巨核细胞（黑色箭头）。

3．红系细胞发育及分布异常　多表现为"核幼质老"的巨幼样变和巨大红细胞、双核和三核红细胞等，骨髓活检中对于红系发育异常的识别敏感性要低于骨髓涂片。其分布异常指红系细胞不分布在骨髓中央血窦周围，而靠近骨小梁分布。

4．巨核细胞发育及分布异常　主要表现为胞体小、分叶少的巨核细胞及多核巨核细胞，可见单圆核巨核细胞及微小巨核细胞（图10-4-6）。与MDS骨髓活检中的红系细胞相同，巨核细胞不分布在骨髓中央血窦周围，而靠近骨小梁分布。

5．凋亡细胞增多。

6．基质改变　网状纤维增生、血管壁变性、破裂、间质水肿、骨改建活动增强等。

（二）特殊染色

推荐PAS染色和网状纤维染色。

1．PAS染色　巨核细胞PAS染色呈阳性，可借助PAS染色观察和识别巨核细胞数量的增减、形态发育异常（尤其是微小巨核细胞）和分布异常。

2．网状纤维染色　按2017年出版的纸质版WHO分类推荐的网状纤维分级标准进行骨髓纤维化分级，MDS的骨髓网状纤维组织常见轻–中度增生，当网状纤维染色达到2级或3级时，诊断为MDS伴纤维化（MDS-F），且大多数MDS-F病例有原始细胞增多。

（三）免疫组化染色

首先推荐使用CD34、CD42b/CD61抗体进行免疫组化染色分别对原始细胞和巨核细胞进行识别。CD34对于原始细胞比例的确认和异常定位（ALIP）的识别具有重要价值，尤其是对伴有纤维化或骨髓增生低下的MDS病例特别有用。CD42b/CD61对于巨核细胞形态和分布的观察很重要，帮助识别小巨核细胞和微小巨核细胞。CD117可辅助识别MDS病例中CD34阴性的原始细胞，但需注意CD117对原始细胞并不特异，早幼粒细胞、早幼红细胞和肥大细胞均可表达。对于MDS的诊断，我们推荐IHC组合：CD34、CD117、MPO、lysozyme、CD42b/CD61、CD3、CD20。以上免疫组化标记组合基本可以满足对于MDS原始细胞识别、巨核细胞观察及疾病鉴别诊断的需求。

（四）骨髓活检对于MDS诊断的价值

1．当骨髓穿刺涂片混血时，可借助CD34对原始细胞比例进行评估，减少误差。

2．可借助CD42b/CD61观察巨核细胞形态和异常分布。

3．借助CD34染色与低增生AML鉴别。

4．借助CD34和CD42b/CD61分别识别ALIP和异常巨核细胞，与AA进行鉴别。

5．诊断低增生性MDS。

6．确定是否伴有骨髓纤维化。

7．当染色体核型分析无核分裂象时，可使用骨髓组织印片原位FISH检测进行细胞遗传学分析。

8．CD34染色确定是否有血管生成增多。

9．除外其他髓系或淋系肿瘤。

四、骨髓增殖性肿瘤

骨髓增殖性肿瘤（MPN）是骨髓克隆性造血干细胞疾病，以一系或多系髓系细胞（粒系、红系、巨核细胞系）增殖为特征。表现为有效造血，伴外周血一系或多系血细胞明显增多，常伴器官肿大。疾病晚期可进展为急性白血病或骨髓纤维化，最终发展为骨髓衰竭。2017年，WHO将其分为7个亚型（表10-4-4），其中$BCR::ABL1$阳性的CML和$BCR::ABL1$阴性的ET、PV、PMF较为常见。

MPN的诊断和分型需要结合详尽临床病史、外周血常规、实验室检查、形态学观察（包括骨髓活检和骨髓/外周血涂片）和分子遗传学检测等多方面信息综合评估、诊断。骨髓活检是公认的MPN诊断、分型的必须检测项目。

表10-4-4　骨髓增殖性肿瘤的类型（WHO，2017）

慢性髓细胞性白血病，BCR-ABL1阳性（CML）

真性红细胞增多症（PV）

原发性血小板增多症（ET）

原发性骨髓纤维化（PMF）
　原发性骨髓纤维化，纤维化前期或早期（Pre-PMF）
　原发性骨髓纤维化，纤维化期

慢性中性粒细胞白血病（CNL）

慢性嗜酸性粒细胞白血病，非特定类型（CEL，NOS）

骨髓增殖性肿瘤，不能分类型（MPN，U）

（一）MPN骨髓活检形态学特点

1. 增生程度　常增加或明显增加，ET时增生程度可不增加。

2. 粒、红系增生　CML、pre-PMF和PMF以粒系增生为主，PV粒、红系均明显增生，红系增生更明显，ET粒、红系均正常增生，多无明显增加。

3. 巨核细胞　数量常增加，也可不增加，可聚集成疏松的簇状或密集分布。形态多有异常改变，如CML的"侏儒巨"（小），ET的胞体大、分叶多的巨核细胞（大），PV的胞体大小不等、形态多样的巨核细胞（杂）和PMF的"气球样""云朵样"巨核细胞及核深染、浓集的巨核细胞（怪）（图10-4-7）。

4. 间质改变　骨髓纤维化时可见血管增生、血窦扩张及窦内造血，其中窦内造血以巨核细胞为明显特征。

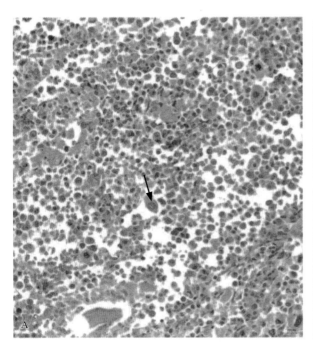

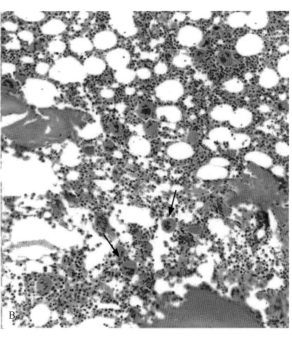

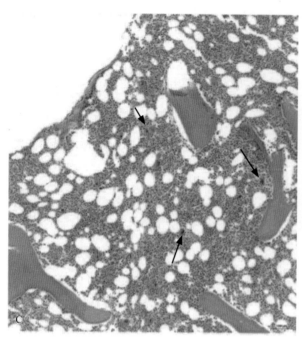
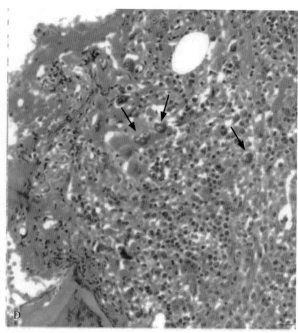

图10-4-7 MPN各亚型巨核细胞形态

注：A.CML中胞体小、分叶少的巨核细胞，为"侏儒"巨核细胞；B.ET中巨核细胞明显增生，以胞体大、分叶多的巨核细胞为主；C.PV中巨核细胞胞体大小不一、形态多样；D.PMF中巨核细胞分叶不良，呈"气球样"或"云朵样"，并可见核深染、浓集的巨核细胞。

5. 骨的改变 骨小梁增宽、密集，>50%骨髓面积时，称为骨骨髓硬化症，是MF晚期的一个表现。

MPN各亚型骨髓活检形态学特点见表10-4-5。骨髓活检形态学的观察，尤其是巨核细胞的观察，包括巨核细胞数量、簇的大小、分布和核异型性的观察是MPN诊断和分型的重点。

表10-4-5 常见MPN亚型骨髓活检组织形态学和分子学特征

特征	CML	PV	ET	pre-PMF	PMF
增生程度（经年龄调整）	明显增加	常增加	正常/轻度增加	明显增加	多样
粒/红比例	明显增大	减小或正常	正常	增大	增大
巨核细胞数量	正常或增加	可增加	明显增加	增加	可增加
巨核细胞簇	不定，散在分布或呈紧密或松散的簇状分布	常见，呈松散的簇状分布，常贴近骨小梁	少见，常散在分布，可呈松散的簇状分布	常见，呈紧密或松散的簇状分布	常见，呈紧密或松散的簇状分布
巨核细胞大小	小	小、中、大	大/巨大	小、中、大	小、中、大
巨核细胞核分叶	低分叶或不分叶	正常分叶或深分叶，可有轻微的"气球样"	过分叶、深分叶，呈"鹿角"样	低分叶，"气球样""云朵样"	低分叶，"气球样""云朵样"，核深染、浓集
MF-1级	常见，MF-2/3级可见	常见，post-PV可见MF-2/3级	罕见，多为MF-0级	常见	MF2级或3级
淋巴细胞结节	-	约20%	<5%	约20%	<10%

特征	CML	PV	ET	pre-PMF	PMF
分子生物学	BCR/ABL1	JAK2/V 617F、JAK2 exon12	JAK2/V 617F、MPL、CALR	JAK2/V 617F、MPL、CALR	JAK2/V 617F、MPL、CALR

（二）特殊染色

推荐PAS染色、网状纤维染色和胶原纤维染色。

1. PAS染色利于判断粒/红比例，观察巨核细胞数量、形态和分布。

2. 网状纤维染色和胶原纤维染色对MPN的诊断分型至关重要。依据WHO（2016）分类推荐的网状纤维分级和胶原纤维分级标准进行纤维化和胶原纤维增生分级。

（三）免疫组化染色

推荐CD34和CD42b/CD61。CD34标记原始细胞比例，对于疑似急变或加速的MPN诊断具有重要作用。CD42b/CD61辅助巨核细胞的形态学观察。

（四）骨髓活检对于MPN诊断的价值

1. 增生程度的判断。

2. 粒/红比例的判断。

3. 巨核细胞数量、分布和形态的观察。

4. 纤维化的判断。需注意骨髓纤维化是一种现象，不等同于原发性骨髓纤维化，多种疾病或反应性病变都可见到骨髓纤维化。

5. 借助CD34评估骨髓原始细胞比例。

6. 借助CD42b/CD61观察巨核细胞的形态。

7. MPN各亚型之间的鉴别，需注意PMF与post-PV MF和post-ET MF单纯依靠形态学无法区分，鉴别诊断需结合详细的临床病史。

8. 通过连续多次不同时间节点骨髓活检观察，监测疾病进展过程中的形态学变化。

9. 鉴别MPN与继发性红细胞增多或继发性血小板增多。

五、其他

（一）再生障碍性贫血

再生障碍性贫血（aplastic anemia，AA）是一组不同原因（化学、物理、生物或不明原因）引起的骨髓造血组织显著减少，导致骨髓造血功能衰竭的临床综合征。临床表现以贫血、出血和感染为主要特征。根据临床进程分为急性AA和慢性AA。根据病情轻重程度分为重型AA和非重型AA。骨髓活检是AA诊断和鉴别诊断的重要检测方法。

1. AA骨髓活检形态学特点　增生程度较低下或极度低下；脂肪细胞增生；造血细胞减少，以巨核细胞和粒系细胞减少为著，甚至不见巨核细胞；淋巴细胞、浆细胞、肥大细胞等非造血细胞比例相对增加；骨髓间质水肿、出血；无纤维组织的增生；可见含铁血黄素沉积（图10-4-8）。

2. 特殊染色　推荐PAS染色和网状纤维染色。PAS染色有助于巨核细胞的识别。网状纤维染色判断有无纤维组织的增生，AA通常无纤维组织增生，若发现纤维组织增生时，需注意鉴别低增生性MDS和其他疾病。

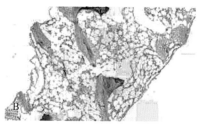
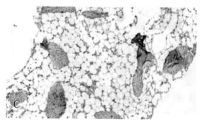

图10-4-8　AA患者的骨髓活检

注：A.HE染色可见造血细胞明显减少，非造血细胞增多，易见含铁血黄素沉积；B.CD34染色显示原始细胞缺乏；C.CD42b染色未见巨核细胞。

3．免疫组化　推荐CD34和CD42b/CD61。CD34标志原始细胞，有助于鉴别低增生性MDS和低增生性AML。CD42b/CD61标志巨核细胞，观察有无形态异常的巨核细胞（如胞体小、分叶少）。

4．骨髓活检对于AA诊断的价值

（1）判断增生程度。

（2）观察造血细胞和非造血细胞的比例。

（3）观察含铁血黄素沉积。

（4）借助CD34、CD42b/CD61与低增生性MDS鉴别。

（5）借助CD34与低增生性AML鉴别。

（6）借助网状纤维染色与骨髓纤维化鉴别。

（二）巨幼细胞贫血

巨幼细胞贫血（megaloblastic anemia，MA）是由于叶酸或维生素B_{12}缺乏，导致细胞DNA合成障碍引起的一类贫血。其特点为细胞核质发育不平衡（核幼质老）及无效造血，呈现典型的巨幼改变，这种改变涉及红系细胞、粒系细胞甚至巨核细胞。骨髓活检能为MA的诊断和鉴别诊断提供有价值的信息。

1．MA骨髓活检形态学特点　增生极度活跃，粒/红比例常减小，也可正常；粒、红系明显巨幼变，以红系为著，出现缺乏中幼粒细胞和中幼红细胞的"断代"现象是其特征，粒系可见过分叶核现象；巨核细胞大多形态正常，可出现过分叶巨核细胞；网状纤维可轻度增生。

2．特殊染色　推荐PAS染色和网状纤维染色。PAS染色有助于粒红比例的判断和巨核细胞的识别。网状纤维染色判断有无纤维组织的增生。

3．免疫组化　推荐CD34、E-cadherin和CD42b/CD61。CD34标记原始细胞，判断有无原始细胞增多。E-cadherin标记幼稚阶段的红系细胞，有助于巨幼变细胞系别判断和鉴别诊断（如侵袭性B细胞淋巴瘤、转移癌等），CD42b/CD61标记巨核细胞，观察有无形态异常的巨核细胞（如胞体小、分叶少），与MDS鉴别。

4．骨髓活检对于MA诊断的价值

（1）判断骨髓增生程度。

（2）观察到"断代"现象有助于MA的诊断。

（3）借助CD34、CD42b/CD61与MDS鉴别。

（4）与AA鉴别。

（5）纤维组织增生的评估。

（6）与其他疾病鉴别，如淋巴瘤、转移癌等。

（宋燕燕　孙　琦）

第五节｜报告书写

一、骨髓活检报告书写

血液病理科医生通过对骨髓活检的综合分析、异常特征的描述，结合临床，给予恰当的诊断意见和/或提出进一步（完善）检查的建议，发出骨髓活检病理报告。

（一）骨髓活检病理报告

包括4部分。

1. 病理号、患者姓名、性别、年龄、送检医院、送检科室、送检医生、床号、门诊号/住院号、取材部位、临床诊断、标本收到日期等基本信息。

2. 标本大体描述、镜下描述和诊断结果。

3. 其他需要报告或建议的内容。

4. 报告医生签名（盖章）、报告时间。

骨髓活检病理报告示例详见图10-5-1。

（二）骨髓活检病理报告

应为图文报告。

图像采集应突出疾病特点，采集异常组织结构或细胞，要求采集低倍和/或高倍的典型组织学图像。

（三）标本大体描述

组织标本的条数、长度、颜色描述，如骨髓组织一条，长约1.2cm，灰白色。若质地异常，不似骨髓，应描述出来供病理科医生参考，如组织一条，长约1cm，灰红色，质软，似血凝块。

（四）镜下描述

应包括：

1. 骨髓增生程度。

2. 粒、红、巨核三系造血细胞大致比例的估计（需注意骨髓活检中不能准确计数）。

3. 增多或减少细胞的种类、数量变化、分布特点（有无异常分布）、形态学特点（有无异常形态）等。

4. 描述具有诊断意义的狭义非造血细胞（淋巴细胞、浆细胞、肥大细胞等）。

5. 描述骨髓间质成分（网状纤维、胶原纤维、脂肪细胞、血窦、含铁血黄素沉积等）和骨小梁的变化。

6. 特殊染色（如网状纤维染色、刚果红染色）和免疫组化染色结果。

需注意，如有异常细胞浸润，应重点描述异常细胞的数量、分布及形态学特点。另外，规范的骨髓活检病理报告应包括详尽的镜下形态学描述，只写结论性诊断术语如"请结合临床"，而缺少组织形态学描述的骨髓活检病理报告对临床医生而言，其价值和意义均非常有限。

病人ID：   病理号：

姓名：   性别：   年龄：   床号：   住院号：

院别：   科别：   送检医师：   取材部位：骨髓

临床诊断：   收到日期：

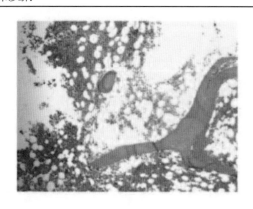
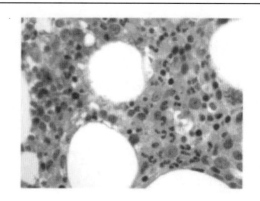

诊断结果：
　　骨髓增殖性肿瘤，符合真性红细胞增多症。

大体描述：
　　BM 1块，0.8cm×0.2cm×0.2cm，①×1

镜下所见：
　　骨髓活检：HE及PAS染色示送检骨髓增生较活跃（70%～80%），粒红比例大致正常，粒系各阶段细胞可见，以中幼及以下阶段细胞为主，嗜酸性粒细胞散在分布，红系各阶段细胞可见，以中晚幼红细胞为主，巨核细胞较易见，散在或簇状分布，胞体大小不一，形态多样；淋巴细胞、浆细胞散在分布。网状纤维染色（MF-1级）。

初诊医生：   审核医生：   报告时间：

声明：此报告仅对本样本负责，如有疑问，请及时与病理科联系。

图10-5-1　一例MPN病例骨髓活检病理诊断报告

（五）诊断结果分类

　　1. 明确诊断　当骨髓活检疾病形态典型，诊断证据充足时可做明确诊断，如骨髓增殖性肿瘤。

　　2. 提示性诊断　当诊断证据不充足，但骨髓活检组织形态有一定的特征性，可做提示或考虑某疾病的提示性诊断，并提出完善检查的建议，供临床参考。

　　3. 描述性诊断　非肿瘤性血液疾病（如溶血性贫血、白细胞减少等）的骨髓活检多无特殊形态学改变，需结合实验室检查诊断。对于这类疾病来说，骨髓活检的目的是为临床排除其他相关疾病的可能，可以直接描述组织形态学所见并提出如"未见原始细胞及异常淋巴细胞明显增多""未见转移瘤""未见寄生虫及肉芽肿性结构"等供临床参考。骨髓活检病理诊断不应使用非独立性疾病或症状性的临床诊断术语，如"全血细胞减少""贫血""脾功能亢进"等。

　　4. 其他　当骨髓活检取材不理想如骨髓活检组织过少、过短或混血等情况时，不可勉强诊断。可以"伴明显出血或见较多成熟红细胞""多为骨质，有核细胞少见，建议再取送检"等描述给临床医生以提示，但不宜使用"骨髓取材不合格""取材太少"等文字。若为疑难病例、少见病例或特殊病例，可在诊断结果后附相关文献供临床医生参考。

二、血液病理综合诊断报告书写

　　随着时代的进步和各种检测技术的不断发展，人们对血液疾病，尤其是血液肿瘤的认识不断深入，单一的形态学诊断模式已远不能满足人们对于疾病诊断、治疗指导和预后评估的需求。虽然形态学仍然是最重要和基本的诊断方法，但免疫表型、分子生物学和细胞遗传学特点在血液疾病诊断中的价值被逐渐重视并成为定义疾病的重要组成，血液病理综合诊断就是在这种背景下衍生而来。随着2001年WHO发表国际统一或通用的血液肿瘤诊断模式，即"MICM"综合诊断模式，包括形态学、免疫学、细胞遗传学和分子生物学等方面。其中形态学既包括传统的骨髓涂片和外周血涂片，又包括骨髓活检的病理组织学检查。免疫学检查包括流式细胞学免疫分型和免疫组化分型。细胞遗传学检查主要包括FISH和核型分析。分子生物学检查指应用PCR、一代测序、二代测序等检测技术进行基因重排、疾病相关融合基因及基因突变等的分析。

血液病理综合诊断是以临床特征为前提，形态学为基础，结合同步采集的骨髓和/或外周血标本进行免疫表型、分子生物学和/或细胞遗传学检测的结果及其他相关实验室检查（如血清游离轻链、免疫固定电泳等），综合分析完成的多学科综合诊断。血液病理综合诊断报告应整合上述检测技术中有效的诊断信息，综合分析，完成整合诊断（图10-5-2）。

病人ID：				病理号：		☆
姓名：	性别：	年龄：	床号：	住院号：		
院别：	科别：		送检医师：		取材部位：骨髓	
临床诊断：			收到日期：			

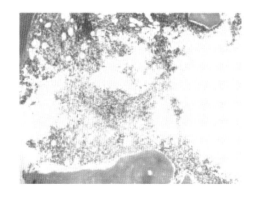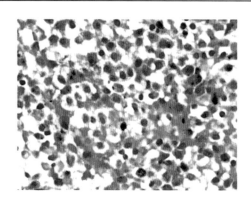

诊断结果：
急性早幼粒细胞白血病伴PML-RARA。

大体描述：
BM 2块，0.2cm×0.2cm×0.2cm，0.7cm×0.2cm×0.2cm，②×1

镜下所见：
骨髓活检：HE及PAS染色示送检骨髓增生极度活跃（约90%），髓系幼稚细胞弥漫增生，胞体中等至大，胞质丰富，胞核不规则，核染色质细致，偏成熟阶段粒红系细胞散在分布，偶见巨核细胞，为分叶核；淋巴细胞散在分布。网状纤维染色（MF-1级）。

骨髓涂片：粒系比例明显增高，以异常早幼粒细胞增多为主，不除外急性早幼粒细胞白血病。

流式细胞学检查：异常细胞群占有核细胞的95.37%，强表达CD33，表达CD117、CD13、CD38、CD123、MPO、CD9，弱表达CD64，不表达CD34、HLA-DR、TDT、cCD3、cCD79a及其他髓系、淋系标志，为异常髓系原始细胞，符合AML表型，SSC偏大，不除外APL。

分子生物学检查：融合基因PML/RARα（L型）定量检测结果为46.46%。

初诊医生：	审核医生：	报告时间：

声明：此报告仅对本样本负责，如有疑问，请及时与病理科联系。

图10-5-2 一例急性早幼粒细胞白血病的血液病理综合诊断报告

　　不同的学科、不同的实验室检测方法都有其优点和局限性，在不同疾病诊断中的重要性也各不相同，从整体上说，不存在定义或诊断全部血液疾病的金标准。充分了解不同检测技术的性能，根据不同疾病的诊断特点，选择有效的检测项目，整合有效的诊断信息，才能达到更精准的诊断目的。需注意，血液病检测项目众多，诊断时选择的检测项目并非越多越好，应根据不同疾病特点进行有针对性的选择，以免造成资源浪费和加重患者经济负担。如MPN中，骨髓活检形态学和相关基因学检测更有诊断价值，而IHC和流式细胞学检查则帮助不大，但这种选择并不是一成不变的，对于疑似MPN转化为急性白血病伴纤维化的病例中，CD34免疫组化染色对于原始细胞比例的确定尤为重要。所以我们要根据实际情况进行有效而充分的辅助检查选择，而如何合理恰当地应用这些检测项目，并分析和整合有效信息进行疾病诊断对血液病理医生也提出了更高的要求。

（宋燕燕　孙　琦）

参 考 文 献

［1］中华医学会. 临床技术操作规范. 病理学分册［M］. 北京：人民军医出版社，2004.

［2］王哲，王瑞安. 外科病理取材图解指南［M］. 2版. 西安：第四军医大学出版社，2009.

［3］陈辉树. 骨髓病理学［M］. 北京：人民军医出版社，2010.

［4］来得茂. 病理学高级教程［M］. 北京：人民军医出版社，2013.

［5］肖志坚. 骨髓增生异常综合征的精确诊断［J］. 中华血液学杂志，2015，36（5）：361-362.

［6］李楠，许议丹，刘锰. 巨核酶标染色对血液病鉴别的意义［J］. 中国血液流变学杂志，2016：107-110.

［7］中华医学会血液学分会. 骨髓增生异常综合征中国诊断与治疗指南（2019年版）［J］. 中华血液学杂志，2019，40（2）：89-97.

［8］王建祥，肖志坚，沈志祥，等. 邓家栋临床血液学［M］. 2版. 上海：上海科学技术出版社，2020.

［9］马国荣，胡艳萍，高丽，等. 三种刚果红染色的体会［J］. 诊断病理学杂志，2020，27（8）：602-603，605.

［10］陈辉树，李小秋. 血液病理与遗传学综合诊断［M］. 北京：科学出版社，2021.

［11］张淑正，张效娟. 石蜡包埋技术全程标准化探讨［J］. 诊断病理学杂志，2021，28（2）：155-157.

［12］STUART-SMITH SE，HUGHES DA，BAIN BJ. Are routine iron stains on bone marrow trephine biopsy specimens necessary?［J］. J Clin Pathol. 2005，58（3）：269-272.

［13］THIELE J，KVASNICKA HM. The 2008 WHO diagnostic criteria for polycythemia vera, essential thrombocythemia, and primary myelofibrosis［J］. Curr Hematol Malig Rep，2009，4（1）：33-40.

［14］BAIN BJ，CLARK DM，WILKINS BS. Bone marrow Pathology［M］. 4th ed. Hobken：Wiley -Blackwell，2010.

［15］WENDY N. ERBER. Diagnostic Techniques in Hematological Malignancies［M］. New York，2010

［16］GIANELLI U，VENER C，BOSSI A，et al. The European Consensus on grading of bone marrow fibrosis allows a better prognostication of patients with primary myelofibrosis［J］. Mod Pathol，2012，25（9）：1193-1202.

［17］FENG G，GALE RP，CUI W，et al. A systematic classification of megakaryocytic dysplasia and its impact on prognosis for patients with myelodysplastic syndromes［J］. Exp Hematol Oncol，2015，5：12-19.

［18］ES. JAFFE，DA. ARBER，E. CAMPO，et al. Hematopathology. Second Edition［M］. Philadelphia，PA：ELSEVIER，2017.

［19］SWERDLOW SH，CAMPO E，HARRIS NL，et al. WHO Classification of Tumours of Haematopoietic and Lymphoid Tissues（Revised 4th edition）［M］. Lyon：IARC，2017.

［20］ SHANNON-LOWE C，RICKINSON AB，BELL AI. Epstein-Barr virus-associated lymphomas［J］. Philos Trans R Soc Lond B Biol Sci，2017，372（1732）：20160271-20160285.

［21］ ZINI G，VISCOVO M. Cytomorphology of normal，reactive，dysmorphic，and dysplastic mega-kary-ocytes in bone marrow aspirates［J］. Int J Lab Hematol，2021，43（Suppl 1）：23-28.

第十一章
流式细胞术检查

11

第一节 | 标本采集、运输和保存

一、标本类型

流式细胞术检测样本包含骨髓、外周血、活检组织（淋巴结、脾脏、皮肤等）、各种体液（脑脊液、浆膜腔液、灌洗液等），将上述标本制备成单个活细胞悬液后，均可进行流式检测。

二、标本要求

（一）采集要求

标本管应标明患者基本信息（姓名、年龄、性别）、院内信息（病案号、科室、床位号）、标本类型（骨髓抽吸液/脑脊液等）、检测项目、采集时间及唯一标识码。

另外，有条件建议附带可查询病史信息（电子/纸质），提供初步诊断、治疗状况及其他常规检测结果（白细胞数及分类、形态学、遗传学等信息）。

（二）运输要求

外周血、骨髓标本若18～22℃运输，时间不超过72小时；非室温条件运输，建议4℃低温保存。

血清、血浆标本（用于细胞因子检测）4小时内可室温保存运输；4～24小时需离心后将血清或血浆4℃低温运输；超过24小时应将血清或血浆−20℃冻存运输。

新鲜（即未固定或化学保存的）组织标本在采集时应置于运输介质（用于外部运输）或无菌生理盐水浸泡纱布（用于内部运输）中，并在运输至实验室的整个过程中保持湿润，细胞培养液对于保持组织活性有利，但同时也会增加自发荧光风险，是否采用需要权衡利弊，长途运输建议使用细胞培养液4℃低温保存。

体液标本应尽快处理，4℃低温存放会延长其保存时间，远途运输建议使用专用保存管，超过48小时的标本需进行评估。

邮寄标本应在标本箱里放入温度传感器，来记录运输过程中是否出现极端温度，以便衡量标本是否合格。

（三）保存要求

流式细胞术检测标本放置时间及保存温度是影响标本质量的重要因素，原则上标本采集后均应尽快送检并及时处理，尤其对于高增殖能力肿瘤患者、刚刚放化疗后的患者标本以及体液和新鲜组织标本也应尽快处理。无特殊情况标本应尽量在4小时内处理，最迟在48小时内处理完毕，对于不可替代的样本即使超过48小时也不能拒收，但需要在报告的结果解释中予以备注。

外周血、骨髓标本18～22℃保存不超过72小时。采集物标本室温或4℃保存不超过12小时。

体液及新鲜组织标本18～22℃保存不宜超过12小时，4℃低温保存不宜超过24小时。

血清或血浆标本18～22℃保存不宜超过4小时，4℃低温可保存4～24小时，−20℃可保存1年，标本反复冻融不应超过3次。

荧光标记后的标本储存于4℃冰箱中，尽量8小时内上机检测。

（四）抗凝剂要求

骨髓标本优先推荐肝素钠抗凝，也可以使用EDTA-K$_2$抗凝，但尽量在24小时内处理完毕。因葡萄糖柠檬酸（ACD）抗凝会影响标本pH导致细胞活性下降，不建议骨髓标本使用。

外周血标本可以使用EDTA-K$_2$、ACD或肝素钠抗凝，三种抗凝剂标本稳定时间分别为12～48小时、72小时和48～72小时。

组织标本无须抗凝，但要在标本中加入足量的等渗液体（如生理盐水或组织培养液）来防止标本脱水。

体液标本如无大量红细胞则无须抗凝。

（王　冲　王慧君）

第二节｜标本制备

一、外观检查

检查标本外包装是否完整，标本是否有溶血、凝块，标本量是否充足，标本应具有唯一标识。不合格标本需填写不合格标本记录，进一步评估后，对于无活性细胞标本应拒收，并填写拒收标本记录，标本退回原科室。标本不合格但仍有活性细胞，需与临床医生沟通，如该标本不可替代，无须拒收，但要填写次优标本处理记录，并在报告结果中说明。

二、细胞数量调整

计数待测标本细胞数量，将目的细胞数量调整在（0.2～2）×10^{6}个/100μl范围内，或遵照仪器和试剂说明书调整。

三、标本活力评估

死细胞对多种抗体都有很强的非特异性染色，所以需要对细胞活性进行评估。使用7-氨基放线菌素D（7-AAD）结合CD45抗体复染进行淋巴细胞、单核细胞和粒细胞的细胞活力的评估。7-AAD阴性者为活细胞群，7-AAD阳性者为细胞膜不完整的细胞群。合格标本要求细胞活性＞75%。

需用7-AAD进行细胞活性评估的标本有组织标本、采集后超过48小时的血液与骨髓标本、放疗或化疗过程中的患者标本、对标本状态有疑问的患者标本及高增殖肿瘤标本。

四、组织标本处理

组织标本多采用机械法，用剪刀将组织剪成小块，在研磨器中加少量PBS研磨，用300目的滤网过滤，加入PBS离心洗涤2遍，再加入PBS重悬细胞调整到所需细胞浓度。标准操作规程如下：

1. 取组织（淋巴结、脾脏）约0.5cm×0.5cm×0.2cm（建议选取与送检病理学相邻的组织标本），剪碎放入研磨器中，加0.5ml PBS研碎。

2. 吸出上清液，再加入1ml PBS进一步研磨，将混悬液移入试管内。

3. 试管内加入2～3ml PBS，然后经300目滤网过滤，过滤后的细胞悬液300×g离心5分钟，清洗3遍待用。

4. 制备好的细胞悬液在4℃条件保存时间不超过24小时。

注意：建议将组织标本在第一时间全部按上述方法处理后4℃低温保存，不建议保存组织块。

五、染色

（一）细胞膜染色标准操作规程

1. 样品管准备　将流式管标记姓名及编号（双标记）。
2. 加抗体　每管分别加入预混的多色抗体（体积参照生产商试剂说明书及本实验室验证结果）。
3. 标本标记及孵育　每管分别加入骨髓或全血或其他混悬细胞液100～200μl，确保每管有核细胞浓度在（0.2～2）×10^{6}个/100μl范围内，18～22℃避光孵育15分钟。
4. 溶血　每管分别加入红细胞裂解液（参考说明书），混匀，室温避光孵育10分钟。
5. 200×g离心5分钟，弃上清液。
6. 每管分别加入4ml PBS，振荡混匀。
7. 200×g离心5分钟后，弃上清液。
8. 每管分别加入0.3～0.5ml PBS悬浮细胞，振荡混匀，待测。

（二）细胞内染色标准操作规程

1. 样品管准备　将流式管标记姓名及编号（双标记）。
2. 加抗体　每管分别加入预混的多色抗体（体积参照生产商试剂说明书及本实验室验证结果）。
3. 标本标记及孵育　每管分别加入骨髓或全血或其他混悬细胞液100～200μl，确保每管有核细胞浓度在（0.2～2）×10^{6}个/100μl范围内，18～22℃避光孵育15分钟。
4. 破膜及溶血　不同厂家破膜剂及溶血素使用方法及先后顺序参照试剂说明书，举例如下：①每管分别加入100μl A液，振荡混匀，室温避光孵育5分钟。②每管分别加入1×红细胞裂解液2ml Lysing Solution，混匀，室温避光孵育10分钟。③离心：450×g离心（破膜后离心速度加大）5分钟后，弃上清液。④每管分别加入50μl B液及5～10μl胞质抗体（体积由不同厂家及荧光素标记决定，具体参照试剂说明书）混匀，室温避光孵育15分钟。⑤每管分别加入4ml PBS，振荡混匀。⑥450×g离心5分钟后，弃上清液。⑦每管分别加入0.3～0.5ml PBS悬浮细胞，振荡混匀，待测。

（三）免疫球蛋白染色标准操作规程

1. 样品管准备　将流式管标记姓名及编号（双标记）。
2. 加入标本　每管分别加入骨髓或全血或其他混悬细胞液100～200μl，确保每管有核细胞浓度在（0.2～2）×10^{6}个/100μl范围内。
3. 洗涤3次　每管内加入4ml PBS，200×g离心5分钟后，弃上清液，重复此步骤2次。
4. 每管分别加入免疫球蛋白抗体，18～22℃避光孵育15分钟。
5. 溶血　每管加入红细胞裂解液，混匀，室温避光孵育10分钟。
6. 200×g离心5分钟，弃上清液。
7. 每管分别加入4ml PBS，振荡混匀。
8. 200×g离心5分钟后，弃上清液。
9. 每管分别加入0.3～0.5ml PBS悬浮细胞，振荡混匀，待测。
10. 如需胞质免疫球蛋白抗原染色，在第4步前进行细胞内染色第4步中①～④。

（四）稀有细胞标本染色

对于骨髓衰竭疾病患者标本或需要采集大量细胞的标本（如微量残留病等），需要首先将标本中的细胞富集。标准操作规程如下：

1. 样品管准备 将流式管标记姓名及编号（双标记）。

2. 富集细胞 将含有至少 $2×10^7$ 个有核细胞的骨髓或全血或其他混悬细胞液按照 1 : 9 加入不含固定剂溶血素中，18 ～ 25℃ 避光孵育 10 分钟。

3. 200×g 离心 5 分钟，弃上清液。

4. 加入 4ml PBS，振荡混匀。

5. 200×g 离心 5 分钟后，弃上清液。

6. 每管加入 0.3 ～ 0.5ml PBS 悬浮细胞，待用。

7. 取用新流式管，双标记同前。

8. 每管分别加入预混的多色抗体。

9. 每管分别加入第 6 步的混悬细胞适量，确保每管有核细胞浓度在（5 ～ 10）$×10^6$ 个/200μl 范围内，室温避光孵育 15 分钟。

10. 余步骤请参照细胞膜染色/细胞内染色/免疫球蛋白标记操作规程。

（王　冲　王慧君）

第三节 | 上机检测

一、仪器校准和性能验证

流式细胞仪在使用前应进行校准和性能验证。不同厂家和不同型号的流式细胞仪性能不一，使用过的同种型号仪器也具有不同的性能水平，因此需要定期对仪器进行性能验证和校准。

流式细胞仪的校准包括：①前向和侧向散射信号的灵敏度和分辨率。②荧光灵敏度和分辨率。③荧光线性。④荧光补偿。与前两项相关的参数包括检测效率（Qr）、相对光学背景（Br）、变异系数（CV）、系统电子背景噪音（S Den）等。荧光线性检查的原理是利用一组相同大小的、标记不同数量荧光素分子的微球（multilevel fluorescence beads）在仪器设定的光电倍增管（PMT）电压等条件下检测平均荧光强度（MFI），根据微球标记的荧光素分子数量和 MFI 计算线性回归方程。新装机或仪器配置发生改变时应当首先运行微球建立仪器特定的性能基线，此后每天标本检测前应再次采集以上参数与基线进行比较。目前很多流式细胞仪集成了质控软件，采集特定的荧光微球并计算以上参数，组成参数矩阵，生成自动化报告，判断仪器是否达标（图 11-3-1）。质控软件还能以 Levy-Jennings 曲线直观显示参数随时间的变化（图 11-3-2）。一台机器在没有维修的情况下推荐半年更新一次基线，建立参数的合理波动范围，当有参数超出合理范围时应检查原因排除故障再进行标本检测。另外，部分仪器还可以通过参数变化自动调整实验的电压设置、PMT 灵敏度，降低仪器变化误差。针对某些自动化分析如淋巴亚群，厂商可能会有项目配套的软件和微球来设置机器条件。

近年来，流式细胞术的广泛开展对多中心数据的标准化和可比性提出更高要求。为实现不同仪器对同一标本产生等同数据，流式细胞仪的标准化模板设置方案应运而生。它的原理是调整仪器设置使标准化微球在不同仪器上产生相等的荧光强度值，从而实现对实际标本检测的同等效能。仪器的标准化程序对流式结果的标准化有重要意义。

流式细胞仪应当由工程师每年进行一次性能验证。在同一实验室中有多台流式细胞仪检测同一项目时，每半年应进行一次仪器交叉标本试验，应用具有代表性的临床标本，按照标准操作规程制备标本，在不同仪器上分析结果，其结果应在预先确定的可接受范围内。

Laser	Detector	Parameter	Target Value	Actual Target Value	% Difference Target Value	Bright Bead % Robust CV	Mid Bead Median Channel	Mid Bead % Robust CV
Blue	FSC	FSC	125000	123720	−2	2	123509	1.99
Blue	F	SSC	125000	121994	−3	5.11	122291	4.98
Blue	E	FITC	20923	20344	−3	2.78	664	10.18
Blue	D	PE	30295	29806	−2	2.49	824	10.51
Blue	B	PE-Cy5	35831	34459	−4	3.33	1134	14.06
Blue	A	PE-Cy7	27582	26522	−4	6.11	706	33.14
Red	C	APC	42903	42315	−2	2.85	1824	11.87
Red	A	APC-Cy7	32339	31599	−3	3.23	1166	11.4
Violet	B	Pacific Blue	29432	28994	−2	3.9	1164	7.63
Violet	C	AmCyan	109023	107066	−2	3.86	3732	5.92

Detector Settings（Continued）

Laser	Detector	Parameter	Dim Bead Median Channel	Dim Bead %Robust CV	PMTV	ΔPMTV	Qr	Br	P/F
Blue	FSC	FSC	22243	2.85	569	−3	N/A	N/A	Pass
Blue	F	SSC	54372	3.33	400	−1	N/A	N/A	Pass
Blue	E	FITC	98	35.3	448	−3	0.0376	219	Pass
Blue	D	PE	166	34.45	449	−2	0.1919	230	Pass
Blue	B	PE-Cy5	219	33.12	550	−4	0.0161	62	Pass
Blue	A	PE-Cy7	147	75.31	560	−4	0.0115	17	Pass
Red	C	APC	293	28.85	581	0	0.0176	0	Pass
Red	A	APC-Cy7	297	23.69	557	−1	0.0041	1892	Pass
Violet	B	Pacific Blue	181	28.51	413	1	0.0994	2244	Pass
Violet	A	AmCyan	403	16.36	508	1	0.0285	1125	Pass

图 11-3-1　荧光参数矩阵

二、室内质控

不同流式细胞仪厂家均提供相应的质控血进行室内质控。质控血是一种经过稳定处理的人类红细胞和白细胞（淋巴细胞、单核细胞、粒细胞）液体制备物。每天将质控血按照临床标本标准操作规程进行抗体标记、溶血、洗涤、重悬。待仪器通过质控微球后将质控血标本同临床标本一样上机检测，分析各个抗原的表达情况（荧光抗体的阳性比例、抗原的平均荧光强度），与说明书的给定范围比较，在范围内为合格。通过质控血能够对流式检测全过程进行质量监控。

此外，某些特殊项目有专用质控品，如CD34$^+$细胞计数的质控品需要涵盖高、低两个检测水平。质控品或质控血在开启后需要进行验证，验证合格后方可使用。质控品的标记及检测由本实验室操作同类项目的工作人员完成。

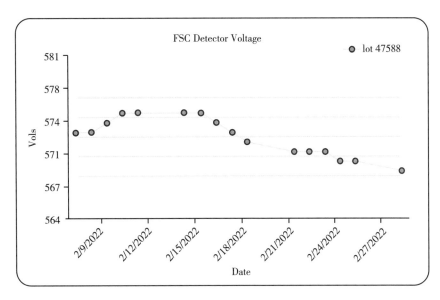

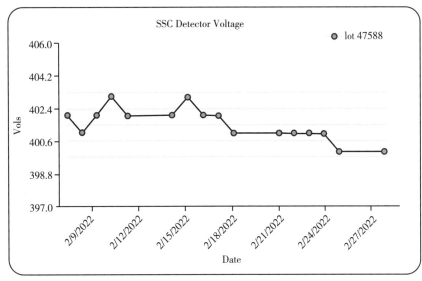

图 11-3-2　Levy-Jennings 曲线

三、标本检测

数据采集主要是收集每个细胞的光散射和荧光测量值。由于标准荧光微球与实际标本中的细胞有差异，流式细胞仪的一些参数常需要进行微调，包括光散射和荧光信号获取的 PMT 电压、放大值、荧光补偿值等，使混合细胞群体（如血液和骨髓）的各类细胞在散点图（dot plot）中分布正常后才能获取数据。

上机获取的细胞总数与检测项目有关。免疫分型或细胞亚群等项目通常获取 10^4 数量级的细胞，微量细胞（rare events）检测的细胞数量要大大增加，通常由目的细胞群的百分比和预期的检测灵敏性而定。国际上普遍采用最低检出限（LOQ）和最低定量检出限（LLOQ）两个指标来评价检测的敏感性。普遍将 20 个细胞作为流式最低检出限的阈值，LOD＝20/ 获取细胞数×100%。而 50 个细胞是普遍接受的可重复定量检测的最低细胞数，LLOQ＝50/ 总细胞数×100%。如微量残留病检测，若想达到 0.01% 的 LLOQ，获取细胞数量至少为 500 000，此时 LOD 为 0.004%。标本检测的标准操作规程如下：①开启计算机和流式细胞仪，预热。②进行仪器校准和每日质控，全部通过后方可检测临床标本。③将装有待测标本的试管依次放入进样盘。④打开分析软件，从Acquisition状态栏下选择合适的Panel。⑤输入进样盘号和与样品对应的编码。⑥运行机器，适当调节仪器探测器电压、阈值、荧光补偿等条件，获取细胞参数。

（蔡小矜　王慧君）

第四节｜结果分析及报告

一、设门

设门（gating）是流式分析中一个关键步骤，即选择流式细胞分布图中某一特定细胞群体并对其各个参数进行分析。包括应用散射光（FSC/SSC）设门、散射光和荧光的组合设门。常用的设门步骤包括：

1. FL/Time门　用于检查液流和荧光信号的稳定性。对于不稳定的数据应当检查原因，重新检测，无法重新获取的稀有标本可选取稳定区域的数据进行分析。

2. FSC-A/FSC-H门　用于去除黏连体。

3. FSC/SSC门　用于去除细胞碎片。

4. CD45/SSC或CD19/SSC等设门　应当视具体项目而定。国际通用的CD45/SSC设门法用于分析目的细胞群的各个抗原表达情况，适用于白血病/淋巴瘤和MDS免疫分型等。微量残留监测则根据目的细胞群来选择设门抗体。例如，B细胞残留采用CD19/SSC设门，多发性骨髓瘤的残留浆细胞采用CD38/CD138或CD38/SSC设门进行判定，免疫治疗后的微量残留检测需重新调整设门方案，具体可参考本章第五节相关内容。

二、补偿调节

市面上现有的流式细胞仪都可同时检测2种以上的荧光素标记。尽管各类荧光素发射光谱峰值不同，但很多相邻的发射光在峰值以外有所重叠，结果使某个荧光信号接收通道中混杂有其他荧光信号，这种现象称为荧光重叠（spectral overlapping）。克服这种误差必须进行荧光补偿（spectral compensation）调节，荧光素种类越多，则补偿调节越复杂。此外，串联染料的发明和使用使补偿调节更为复杂。最初的补偿调节只能在流式细胞仪上进行。目前补偿调节已经实现脱机，可以在检测完的数据上用分析软件完成。

对于多色流式，实验室需建立补偿矩阵对荧光素进行两两组合的计算，扣减荧光溢漏值。除使用实际标记荧光素的细胞标本进行手动补偿调节外，目前已有多种商业化补偿微球用于多色补偿的自动化调节。这类微球大小和淋巴细胞相当，包括可以结合抗体的阳性微球和不会与抗体反应的阴性微球。微球可以连接各种荧光标记的抗体，替代阳性和阴性细胞群来调节不同荧光素之间的补偿，这对稀有细胞阳性抗原的荧光素的补偿调节尤为友好。利用补偿微球和对应的软件，机器可以自动计算出一个补偿矩阵应用于真实的细胞检测环境，从而大大简化补偿调节的流程。但值得注意的是，实际细胞的荧光强度与微球可能存在差异，因此后续可能还需要进行补偿的微调。此外，荧光补偿的大小与激光功率、荧光信号获取的光电倍增管（PMT）、电压以及滤光片的种类有关，因此机器更新设置或配件时务必再次调整补偿。

光谱流式可以忽略补偿调节过程。光谱流式以光谱仪和多通道检测器代替了常规系统中的传统反射镜、滤光器和PMT对光信号的获取和转化，通过提前学习不同荧光素的光谱特征，用光谱解析的方法读取不同荧光素的数值，从而消除荧光溢漏的影响。

三、抗原表达百分比和荧光强度

在设门确定分析区域后，计算机可根据所选区域的数据进行定性和定量分析，以分析区域内细胞数目（events），占门内细胞的百分比（%gated）和占检测细胞总数的百分比（%total），平均荧光强度的算数平均值（mean）和几何均数（geo Mean）、细胞的荧光变异系数（CV）、荧光强度的中值（median）和峰值道数（peak ch）等统计参量。

其中，百分比和荧光强度是流式报告中的常用指标。百分比主要用于描述正常或异常细胞的比例，帮助判断目的细胞的数量变化。荧光强度反映与细胞结合的荧光染料的数量，代表了细胞抗原表达的丰度，是解析数据判定细胞性质的重要参数之一。在实际应用中，判断目的细胞群某抗原的荧光强度，要和同样条件下的正常细胞相对比，运用一些半定量词语，如弱表达、表达增强/减弱、部分表达、异质性表达等来进行描述。

四、结果阴阳性判读

每个双变量散点图一般限定4个区域（象限）：细胞没有结合任何抗体（双阴性）、仅结合1种抗体（单阳性）和结合2种抗体（双阳性）区域。实际工作中，对数据阴阳性的判读依赖于与同一检测标本中阳性和阴性染色的细胞进行比较，因此设定外部对照或内部对照是必要的。对照的设定包括：

1. 阳性对照　标本中已知的阳性细胞群或同样方法检测已知阳性的其他标本。例如，T-ALL患者检测胞质CD3时，成熟T淋巴细胞群胞质CD3作为阳性对照来判断；PNH克隆检测时以正常人的红细胞和白细胞作为阳性对照。

2. 阴性对照　指用已知不表达某种抗原的细胞作为标本检测，应出现阴性结果的对照试验。例如，PNH患者可能存在抗原强度不同的3种细胞类型，阴性对照设置对于PNH监测中鉴别Ⅱ型和Ⅲ型细胞非常重要。

3. 同型对照　同型对照是与目标抗体有相同重链和轻链，但靶点不同的抗体。同型对照的设置主要考虑细胞的自发荧光、Fc受体介导的抗体结合和非特异性抗体结合等影响因素。但也有学者认为，由于同型对照很难做到与目标抗体在非特异抗体结合力上的完全等同，因此同型对照采用空白管加Fc阻断剂更为合理。

4. 自身对照　在白血病及淋巴瘤免疫表型检测时，标本中其他细胞群可作为自身对照。例如，测定白血病细胞的MPO时，此标本中成熟中性粒细胞应呈阳性（阳性对照），成熟淋巴细胞为阴性（阴性对照），由此来判断白血病细胞MPO的结果。此种自身对照可能比外加阴性对照或阳性对照更可靠、更便捷，尤其在细胞内抗原分析时更是如此。但同时也要认识到，用不同类型的细胞群体作为内参照时，不同细胞的非特异性荧光是存在差异性的，此时对于判断一些弱阳性的标本有一定难度。

五、报告内容

在血液淋巴系统肿瘤中通常可检测到以下变化中的1种或多种：①存在与正常细胞FSC和/或SSC不同的细胞。②单一亚群的异常扩增。③扩增的细胞具有罕见表型。④细胞出现正常抗原的表达增强、减弱或消失。⑤外周组织出现不成熟表型的细胞。⑥出现其免疫表型在正常标本中不存在的免疫表型的细胞群。

流式结果报告要包括标本异常细胞的数量、大小、颗粒性和免疫表型特征，并根据抗体表达情况推断肿瘤细胞系别和阶段。如未检测到异常细胞，可提供正常细胞群的比例。异常细胞的识别依赖于对正常细胞的光散射和免疫表型特征的熟知，在正常标本中，细胞的特征性表型和光信号是相对稳定的；当异常（如肿瘤）细胞存在时，会出现细胞群大小、形状、位置的改变，或者是出现新的细胞群，而正常细胞群相对减少。

在报告的分析和结果解释时，如有临床和其他实验室信息，要注意充分结合，如年龄、临床表现、治疗方案以及形态学、遗传学等。

（蔡小矜　王慧君）

第五节│临床应用

一、淋巴细胞亚群

（一）实验原理

根据不同系别、不同分化方向及发育阶段的淋巴细胞抗原表达不同，利用多种荧光素标记的单克隆抗体及流式细胞仪对外周淋巴细胞进行细致分类，也可通过双平台或单平台法得到各淋巴亚群的绝对计数。

（二）方法学——流式细胞术

1. 试剂　临床检测外周血淋巴细胞亚群的常见抗体组合方案见表11-5-1和表11-5-2。

表11-5-1　T/B/NK淋巴细胞亚群常见组合方案

组合	抗体
4色方案	CD3/CD4/CD8/CD45
	CD3/CD19/CD16＋CD56/CD45
6色方案	CD3/CD19/CD16＋CD56/CD4/CD8/CD45

表11-5-2　T细胞精细亚群抗体方案

项目	抗体
T细胞功能亚群	CD3/CD4/CD8/CD197/CD45RA/ CD38/ HLA-DR
调节T细胞（Treg）	CD3/CD4/CD25/CD127/CD45RO
辅助T细胞（Th1/Th2）	CD3/CD4/CD183/CD196

2. 仪器　多参数流式细胞分析仪。

3. 标准操作规程　①取适量体积全血标本加入适量预混抗体，室温避光孵育。②按照溶血素说明书要求加入溶血素，室温避光孵育。③离心后，用PBS洗涤离心1次后，加入PBS重悬细胞。④上机检测（T/B/NK淋巴细胞亚群溶血后直接上机检测；其他淋巴细胞亚群不进行PBS洗涤后上机）。

（三）结果解读

1. 参考区间　淋巴细胞亚群正常值范围参考试剂说明书或实验室自建（表11-5-3）。

表 11-5-3　T/B/NK 成人外周血正常值范围（本室自建）

细胞群	细胞免疫表型	参考值范围（95%参考区间）	
		百分比（占淋巴细胞）/%	绝对计数/（cells·μl⁻¹）
总T细胞	CD3⁺	57～88	466～1992
辅助/诱导T细胞	CD3⁺CD4⁺	27～58	267～1257
抑制/细胞毒T胞	CD3⁺CD8⁺	16～45	147～778
NK细胞	CD3⁻CD56⁺/16⁺	3～32	51～574
总B细胞	CD19⁺	4～18	41～374

2. 临床意义　淋巴细胞是人体免疫系统的重要组成部分，广泛分布于血液、淋巴液、淋巴器官及淋巴组织中，在机体免疫应答过程中起核心作用。机体淋巴细胞是成分复杂、数量不均一的细胞群体，包括许多形态相似而功能不同的细胞亚群。根据主要功能可分为B淋巴细胞、T淋巴细胞、NK细胞，其中每一类淋巴细胞又可进一步分为若干亚群。T细胞亚群与细胞免疫功能相关，B细胞与体液免疫功能相关，NK细胞与非特异免疫功能相关。

T淋巴细胞是一群高度异质性的细胞群体，根据细胞表面分化抗原不同，可分为CD4⁺T细胞和CD8⁺T细胞；根据T细胞表面受体（TCR）不同，可分为αβ T细胞和γδ T细胞；根据功能可分为辅助性T细胞（Th细胞）、抑制性T细胞（Ts细胞）、细胞毒性T细胞（Tc或CTL）、迟发型超敏反应T细胞（TDTH）和调节性T细胞（regulatory T cell，Treg）等；根据抗原应答的不同，可分为初始T细胞（naive T cell）、效应T细胞（effect T cell）和记忆性T细胞（memory T cell）。

淋巴细胞亚群百分比和绝对含量的改变在很大程度上反映了机体的免疫功能状况，因此对淋巴细胞亚群检测在临床疾病的诊断、治疗方案选择、疗效检测及预后判断中均有重要意义。

T/B/NK淋巴细胞亚群检测中，总T细胞增多见于T淋巴细胞增殖性疾病及重症肌无力、慢性活动性肝炎等自身免疫疾病活动期。总T细胞减少见于恶性肿瘤、自身免疫性疾病、免疫缺陷性疾病、接受放化疗或者使用肾上腺激素等免疫抑制剂治疗后患者及艾滋病患者。Th细胞增多见于过强的细胞免疫反应、细菌感染等。Th细胞减少见于病毒感染、免疫功能缺陷，如艾滋病患者（＜200cells/μl）。Ts细胞增多见于各种病毒感染（如传染性单核细胞增多症）、真菌感染以及肿瘤患者具有抗肿瘤免疫反应时。Ts细胞与Th细胞同时减少常见于各种严重的免疫缺陷以及肿瘤患者晚期或免疫系统严重损伤后。总B淋巴细胞增多见于B淋巴细胞增殖性疾病，也可见于病毒感染早期。总B淋巴细胞减少见于原发性B细胞缺陷病和重症联合免疫缺陷、体液免疫功能不良者以及使用B细胞靶向药物后。NK细胞增多见于NK细胞增殖性疾病、病毒感染、肿瘤早期。NK细胞减少见于免疫功能低下、使用免疫抑制药物后以及肿瘤晚期。CD4⁺T/CD8⁺T比值降低见于传染性单核细胞增多症、急性巨细胞病毒感染、再生障碍性贫血、骨髓移植恢复期、肾病等，艾滋病患者的CD4⁺T/CD8⁺T比值多在0.5以下。CD4⁺T/CD8⁺T比值升高见于移植后发生排斥反应、类风湿关节炎、糖尿病等。

T淋巴细胞精细分群中，初始T细胞是没有接受过抗原刺激的成熟T细胞。在感染或用疫苗免疫时，该初始T细胞克隆随即以非抗原依赖的方式迅速增殖，并在周围微环境的影响下分化成效应T细胞。效应T细胞是执行机体免疫效应功能的细胞。不同的细胞亚群介导不同功能，如CD8⁺效应T细胞可以直接杀伤靶细胞，CD4⁺效应T细胞可以辅助T细胞和B细胞等。记忆性T细胞维持机体免疫记忆功能，又分为中央记忆性T细胞（central memory T，TCM）和效应记忆性T细胞（effector memory T，TEM）2个功能迥异的亚群，反应性记忆由TCM细胞发挥，其归巢到次级淋巴器官的T细胞区，几乎无效应功能，但能稳定地增殖并在抗原刺激下分化为效应细胞；保护性记忆由TEM细胞介导，其迁移到外周炎症部位并发挥效应功能。在外周血中，TCM和TEM细胞的CD4⁺和CD8⁺相对比例是变化的。TCM细胞主要为CD4细胞亚群，TEM细胞主要为CD8亚群。记忆性T细胞主要影响移植物的长期存活。外周血和移植物活检标本中记忆性T细胞表型的存在与急性排斥反应的发病率和严重程度、较低的移植物功能及慢性排斥反应的发生均有密切关系。研究表明，aGVHD组患者naive T、TCM、TEM细胞百分比及TEM细胞绝对计数显著低于无aGVHD组，并伴随aGVHD的转归而相应变化。再生障碍性贫血患者外周血及骨髓CD4$^+$和CD8$^+$T细胞中TEM细胞明显增多，骨髓中CD8$^+$终末TEM细胞又较外周血中明显增多；再生障碍性贫血患者的TEM细胞较自身naive T细胞、TCM细胞及正常对照的TEM细胞，表达更多的造血负调控因子IFN-γ，提示TEM细胞是再生障碍性贫血中主要的效应细胞，可能参与再生障碍性贫血的发病过程。活化T细胞是受抗原刺激后被激活的，获得了分裂分化能力，还没有形成效应T细胞，称为致敏T细胞。它再进行分裂分化才能形成效应T细胞和记忆性T细胞。研究表明，MDS患者体内活化的T细胞增多，检测MDS患者外周血活化T细胞的水平对指导免疫抑制治疗有一定的意义。

Treg细胞在免疫耐受机制中发挥了重要作用，具有抑制自身反应性淋巴细胞增殖、维持机体内环境稳定、预防和阻止自身免疫病的发生与发展、减轻机体过度免疫应答引起的组织损伤、改变肿瘤微环境等作用。正常人体中存在少量的Treg细胞，在感染、过敏反应、GVHD、肿瘤、自身免疫疾病和哮喘等疾病中，Treg细胞的数量和活性会发生变化。Treg细胞与机体清除肝炎病毒有关：慢性乙型肝炎外周血Treg细胞数量较正常人增多，认为Treg细胞可引起免疫反应下降，造成慢性感染，抑制Treg细胞增殖和分化或阻断其调控途径，将为HBV慢性感染免疫治疗提供新的手段。在血液肿瘤患者和部分实体肿瘤患者的外周血中，Treg细胞比例明显高于正常人，在治疗缓解后Treg细胞比例则下降至正常水平，复发时Treg细胞比例再次明显升高，故可以用于预测化疗敏感性及评估病情。再生障碍性贫血患者Treg细胞数量下降、表达水平降低，且Treg细胞的骨髓迁移能力和免疫抑制功能缺陷。通过修复与纠正Treg细胞数量与功能，有助于重建免疫稳态，Treg细胞相关免疫治疗为再生障碍性贫血的免疫治疗提供了一个新的方向。研究表明，在外周血干细胞移植物中如含有较高数量的Treg细胞，可以降低半相合造血干细胞移植（haplo-HSCT）发生急性移植物抗宿主病（aGVHD）的风险。

Th1细胞为CD4$^+$细胞，主要分泌白介素2（IL-2）、γ干扰素（IFN-γ）、β肿瘤坏死因子（TNF）等。其功能主要为参与和介导调节细胞免疫、辅助细胞毒性T细胞分化、参与迟发型超敏反应等。Th2细胞可辅助B细胞分化为抗体分泌细胞，与体液免疫应答相关。Th2可合成IL-4、IL-5、IL-6和IL-13等。在生理条件下，机体的Th1和Th2细胞间处于动态平衡。Th1细胞具有明显的抗肿瘤和增加细胞凋亡的作用。而Th2细胞主要的功能是免疫抑制。在AA及MDS的早期阶段主要表现为Th细胞向Th1型细胞极化，而在MDS晚期阶段及AML，Th细胞向Th2型细胞极化。综上，Th细胞亚群检测对于细胞免疫状态以及AA和MDS等类疾病的阶段判别具有一定的指导意义。

双阴性T细胞（double Negtive T cells，DNT）即CD3$^+$CD4$^-$CD8$^-$TCRab$^+$细胞，是一类新型Treg细胞，不仅能抑制抗原特异性免疫细胞发挥免疫调节作用，并且对肿瘤细胞也有一定的杀伤作用；同时，DNT在多种疾病如器官移植免疫、自身免疫性疾病、感染、炎性疾病中发挥着重要的作用，不仅可下调高度活化的CD4$^+$和CD8$^+$效应T细胞的扩增和细胞因子的产生，还可以抑制NK细胞、B细胞和树突状细胞的增生与活化。DNT细胞在自身免疫性淋巴组织增生症（autoimmune lymphoproliferative syndrome，ALPS）中数目明显增多，占总淋巴细胞的比例≥1.5%或占CD3$^+$淋巴细胞的比例≥2.5%成为诊断ALPS的可信指标。DNT细胞可以通过特异性地抑制抗移植物特异性CD8$^+$细胞的功能，避免发生移植物的排斥反应，延长移植物的存活时间。APO-1／Fas（CD95）为Ⅰ型跨膜糖蛋白可诱导细胞凋亡，APO-1/Fas（CD95）参与了胸腺细胞选择、CTL效应、免疫应答调节等多项生理活动，与自身免疫性疾病的发生联系密切，与肿瘤的生长和转移也存在潜在相关性。

3. 注意事项　①加样时避免血样污染试管壁，否则在侧壁的残留血液将不会被染色，出现假阴性。②绝对计数管保存温度为2～25℃，注意不可受潮。在取用绝对计数管前后，其铝箔小包装袋应及时保持密封状态，且每次打开包装袋都应检查干燥剂，若干燥剂由蓝色转变为淡紫色，则应不再使用袋中剩余的绝对计数管。取出试管之后应观察微球是否完整且处于试管底部与金属片之间，反之则不可使用。从铝箔小包装袋中取出的试管应在1小时内使用。已开封的铝箔小包装袋内的试管应在1个月内使用，超过1个月不可再继续使用。

二、细胞因子检测

（一）实验原理

基于免疫荧光技术原理，试剂盒里的捕获微球混合液中有12种荧光强度不同的捕获微球，捕获微球表面分别包被多种细胞因子特异性抗体，捕获微球分别与待测标本中相对应的细胞因子特异性结合后，再与其他荧光素标记的荧光检测试剂结合，捕获微球、待测标本、检测抗体形成双抗夹心复合物，通过分析双抗夹心复合物的荧光强度，得到待测标本中细胞因子含量。

（二）方法学——流式细胞术

1. 试剂 捕获微球混合液、定量标准品、荧光检测试剂、样品稀释液、微球缓冲液。临床常用细胞因子组合见表11-5-4。

表11-5-4 临床常用细胞因子组合

序号	名称	组分
1	6因子	IL-1β、IL-5、IL-8、IL-12P70、IL-17、IFN-α
2	8因子	IL-2、IL-4、IL-6、IL-10、IL-12P70、TFN-α、IFN-γ、IL-17
3	12因子	IL-1β、IL-2、IL-4、IL-5、IL-6、IL-8、IL-10、IL-12P70、IL-17、TFN-α、IFN-γ、IFN-α
4	14因子	IL-2、IL-4、IL-5、IL-6、IL-8、IL-10、IL-12P70、IL-17A、IL-17F、IL-21、TFN-α、IFN-γ、TFN-β、IL-1β

2. 仪器 流式细胞分析仪。

3. 标准操作规程 参考试剂盒说明书，简要步骤如下：①配制标准品。②分离血清或血浆。③混匀捕获微球混合液。④标准品管中加入稀释好的标准品。⑤加入待测标本。⑥加入荧光检测试剂，室温避光孵育。⑦清洗重悬。⑧将实验管按照标准品管、阴性对照、样品管的顺序依次上机检测。

（三）结果解读

1. 参考区间 参考试剂盒说明书。

2. 临床意义 细胞因子是一种多肽类细胞调节物质的总称，包括干扰素、生长因子、白介素、细胞刺激因子、肿瘤坏死因子等。细胞因子主要由外周的免疫细胞合成（如淋巴细胞、巨噬细胞、成纤维细胞）。IL-1β、IL-2、IL-4、IL-5、IL-6、IL-8、IL-10、IL-12p70、IL-17、IFN-γ、TNF-α、IFN-α等因子为人体免疫中常见的细胞炎症因子，在人体免疫调节中发挥着重要作用。依据其在炎症中的作用可分为促炎和抗炎因子两大类，促炎因子主要有IL-1β、IL-6、TNF-α；抗炎因子主要有IL-4、Il-10。例如，IL-1β、IL-6、TNF-α在骨性关节炎、冠状动脉粥样硬化综合征及脑梗死中发挥作用，IL-2、IL-4、IL-5、IL-6、IL-10、IFN-γ等由辅助性T细胞Th1和Th2细胞分泌，参与调节Th1和Th2细胞功能的动态平衡，维持机体正常的细胞免疫和体液免疫功能，当机体受到异己抗原攻击导致机体免疫功能失衡时，Th1和Th2细胞中某一亚群功能升高，另一亚群功能降低，导致Th1和Th2分泌的相关细胞因子浓度也会产生相应变化。IL-17主要参与固有免疫和某些炎症的发生，IL-17独特之处在于招募中性粒细胞的作用强大并促进多种细胞因子释放，参与机体多种炎性疾病的发生。IL-17具有强大的致炎性，是炎症反应的微调因子，可促进机体局部产生趋化因子，如IL-8、单核细胞趋化蛋白（MCP-1）、生长调节因子-α，从而使单核细胞和中性粒细胞迅速增多；能够刺激产生IL-6和前列腺素-2，增强局部炎症。IL-8、IL-12p70、IFN-α等表达水平则在病毒性感染、尖锐湿疣患者血清中显著升高。

细胞因子检测的重要作用是预测细胞因子风暴。在移植后发生移植物抗宿主病（GVHD）或是CAR-T细胞治疗后发生细胞因子释放综合征（cytokine release syndrome，CRS）都可能会产生细胞因子风暴。所以对细胞因子进行及时检测进而及时干预，有助于降低GVHD和CRS发生的风险。

IL-6和IL-10是辅助诊断感染的重要指标。感染发生时，IL-6和IL-10会出现明显升高，是较CRP、降钙素原、ESR反应更早的指标。与CRP相比较，IL-6在保持与CRP相同灵敏性的同时有更好的特异性；而IL-10虽然灵敏度比CRP略低，但有更好的特异性。细胞因子的检测在感染患者早期诊疗中具有较好的临床应用价值，为临床医生早期治疗提供重要的实验室依据。

细胞因子可用于鉴别嗜血细胞综合征和脓毒症，两者细胞因子谱不同。嗜血细胞综合征表现为IFN-γ和IL-10水平显著升高而脓毒症则表现为IL-6水平显著升高。若IFN-γ > 75pg/ml，IL-10 > 60pg/ml且IFN-γ > IL-6水平；其对于嗜血细胞综合征诊断敏感性为91%，诊断特异性为99.5%。

研究显示，再生障碍性贫血患者的预后与IL-8、IFN-γ、TNF-α水平呈负相关，可将其作为判断治疗效果和预后的指标。

3. 注意事项　①涡旋混匀3～5秒，立即检测。②强阳性标本各项因子测定值最高值不应大于2500pg/ml，标本结果高于2500pg/ml时，应用样品稀释液（D）将标本稀释适当的倍数（一般需1∶4倍稀释）再进行检测。

三、阵发性睡眠性血红蛋白尿症克隆测定

（一）实验原理

阵发性睡眠性血红蛋白尿症（PNH）是一种获得性造血干细胞疾病，其发病机制是体细胞Xp22.1上糖化磷脂酰肌醇-A（PIG-A）基因突变，使血细胞表面糖基磷脂酰肌醇（glycosyl-phosphatidyl inositol，GPI）锚蛋白合成受阻，引发细胞膜上的一组锚蛋白丢失，细胞灭活补体能力减弱，细胞容易被破坏，引起血管内溶血、血红蛋白尿等病症。常见的锚蛋白有CD14、CD15、CD24、CD64、CD33、CD55、CD59、CD157、CD235a。FCM检测原理是用一系列锚蛋白单克隆抗体CD59、CD24、CD14等及FLEAR与血细胞共同孵育，用流式细胞仪检测血细胞膜上GPI锚蛋白的缺失情况，来判断PNH克隆的大小。

FLAER是Alexa-488标记的无活性的嗜水气单胞菌溶素前体的变异体，可以特异性地与GPI锚结合，在所有具有GPI锚蛋白的白细胞上均有特异性表达，不会因不同细胞表达GPI锚蛋白的多少和种类不同造成误差。由于FLAER能直接检测GPI锚，有助于识别真正的GPI阴性细胞，因此，目前在白细胞PNH克隆检测中，FLAER已代替原有的CD55/CD59检测，选择中性粒细胞和单核细胞作为目的细胞。由于红细胞表面没有嗜水气单胞菌溶素前体产生所需要的蛋白水解酶类，且红细胞表面的血型糖蛋白影响其结合，所以FLAER不能用于红细胞的检测。

（二）方法学——流式细胞术

1. 试剂　组合抗体，根据实验室现有流式细胞仪条件，PNH克隆检测可以采用4/5/6色方案，国际临床流式协会（International Clinical Cytometry Society，ICCS）/欧洲临床细胞分析协会（ESCCA）在2018年发表了PNH及相关疾病GPI缺失细胞检测的共识指南，其中推荐红细胞PNH克隆检测采用CD235a-FITC/CD59-PE方案，该组合可以更好地避免红细胞聚集。白细胞方案见表11-5-5，设门抗体除CD45/SSC外，还加入了细胞系别标志，中性粒细胞采用CD15，单核细胞采用CD33或CD64，

来增加设门的纯度和分析的灵敏度，每个系别要同时检测到FLEAR及另一种GPI锚蛋白的缺失，即FLEAR和锚蛋白双缺失，如CD24/FLAER或CD14/FLAER双阴性细胞群才是真正PNH克隆阳性细胞群。指南中对具体抗体的克隆和生产厂家也有推荐。ICCS/ESCCA推荐的抗体及荧光素标记见表11-5-6。

表11-5-5　阵发性睡眠性血红蛋白尿症克隆白细胞检测常用抗体检测

组合	细胞	抗体					
4色	粒细胞	FLAER	CD24	CD15	CD45		
	单核细胞	FLAER	CD14	CD64	CD45		
5色	粒细胞	FLAER	CD24	CD15	CD45	CD64或CD33	
	单核细胞	FLAER	CD14	CD15	CD45	CD64或CD33	
	粒-单核细胞	FLAER	CD157	CD15	CD45	CD64或CD33	
6色	粒-单核细胞	FLAER	CD24	CD14	CD45	CD64或CD33	CD15

表11-5-6　ICCS/ESCCA推荐的抗体及荧光素标记

细胞	抗体	荧光素
红细胞	CD235a	FITC
	CD59	PE
白细胞	FLAER	
	CD24	PE
	CD14	PE-Cy5.5
	CD15	PE-Cy7
	CD64	APC-H7
	CD45	V500

ADP-核糖基环化酶2（CD157）是一种高表达在中性粒细胞和单核细胞上的GPI锚蛋白，可替代CD14和CD24，利用FLAER、CD157、CD64、CD15和CD45组成的单一5色组合，能同时评价中性粒细胞和单核细胞的GPI缺失，CD157/FLEAR双阴性细胞群是真正PNH克隆细胞群。

2. 仪器　多参数流式细胞分析仪。

由于检测的目的细胞是GPI锚蛋白阴性的细胞群，所以仪器设置需要遵循以下几个重要原则：①必须使全部阴性细胞群体都显示在图中，不要有压坐标轴的细胞群。②尽量不要使用双指数散点图。③对于红细胞，FSC和SSC要选对数坐标，PMT调节需要双阴性和单阳性管。

3. 标准操作规程　①红细胞CD59检测：用PBS对EDTA抗凝外周血样品进行1∶100稀释；取100µl稀释后的血样分别加入对照管和检测管中，避免接触管壁；分别加入经滴定后确定的适量CD235a-FITC和CD59-PE抗体（阴性对照管IgG1-FITC/IgG1-PE；单阳对照管CD235a-FITC/IgG1-PE；单阳对照管IgG1-FITC/CD59-PE；检测管CD235a-FITC/CD59-PE）；混匀，18～25℃避光孵育20分钟；用PBS洗涤离心2次后，加入PBS重悬细胞；立即上机检测（注意超过15分钟后，CD235a染色下降，并增加细胞聚集）；获取至少10万个红细胞。如果在Ⅲ型PNH红细胞区域检测到少量异常细胞，应继续采集标本达到高敏感的获取标准。②粒细胞、单核细胞PNH克隆检测：取100µl EDTA抗凝外周血或经浓缩处理的血样加入检测管中，避免接触管壁；加入FLAER及配制好的抗体混合液；混匀，室温避光孵育20分钟；加入溶血素室温避光孵育10分钟；用PBS洗涤离心后，加入PBS重悬细胞；上机检测：获取至少5万个中性粒细胞，如发现少量PNH表型细胞，应继续获取细胞数，以增加检测灵敏度。

（三）结果解读

1. 参考区间　①PNH克隆：PNH细胞＞1%。②较少的PNH细胞或小PNH克隆：PNH细胞为0.1%～1%。③有GPI缺失的罕见细胞或具有PNH表型的罕见细胞：PNH细胞＜0.1%。

2. 临床意义　由于FCM可以检测不同血细胞群体GPI锚蛋白及锚的缺失、精确量化PNH克隆的大小及其特性，同时对PNH小克隆的检出具有较高的灵敏度，目前应用FCM检测PNH克隆已经取代传统的酸化血清溶血试验和蔗糖溶血试验，成为PNH诊断的金标准。由于PNH红细胞克隆大小易受输血和溶血的影响，因此临床检测包含了红细胞、粒细胞和单核细胞，其中白细胞克隆（中性粒细胞或单核细胞）反映了PNH实际克隆大小。

PNH克隆不仅存在于PNH本病，亦可存在于其他各类贫血患者，国际PNH工作组（I-PIG）将PNH分为3类：①经典PNH：存在PNH克隆，同时有溶血和/或血栓的临床表现并除外其他骨髓衰竭性疾病（BMF）。②BMF伴PNH克隆：如再生障碍性贫血（AA）或骨髓增生异常综合征（MDS）等。③亚临床型PNH：有少量或微量PNH克隆，但没有溶血或血栓形成的临床或实验室证据。因此，在排除常见原因的血管内溶血和溶血性贫血后，不明原因的全血细胞减少、获得性骨髓衰竭性疾病和伴有异常体征的血栓形成等患者均应筛查PNH克隆。

有文献报道，部分具有PNH克隆的AA患者对免疫治疗效果更好，免疫抑制剂治疗PNH阳性AA的6个月疗效、5年无复发生存率明显好于PNH阴性AA患者，即使小于0.1%的克隆也会影响治疗效果。

根据CD59表达情况可将红细胞分为3型：Ⅰ型细胞（正常红细胞，CD59完全表达），Ⅱ型细胞（CD59部分缺失），Ⅲ型细胞（CD59完全缺失）。研究发现，Ⅱ型细胞为主的PNH阳性克隆患者更易诱发血栓，而Ⅲ型细胞为主的患者则以溶血为主要症状。因此，在流式检测报告中，红细胞PNH克隆需要分别报告出Ⅱ型及Ⅲ型细胞的比例，而粒细胞和单核细胞的Ⅱ型及Ⅲ型细胞则无须区分。

由于部分患者出现血管内溶血，使红细胞的PNH克隆比例往往比实际低，加之易受输血影响，不能真实反映病程。因此，白细胞PNH克隆比例尤为重要。高灵敏度FCM可以发现PNH小克隆、识别PNH表型特点、量化克隆的大小以及明显降低假阳性率，对PNH患者早期诊断，以及与其他贫血鉴别诊断提供帮助。

3. 注意事项

（1）检测灵敏度：国际指南推荐最低检出限（LOD）＝20/获取的目标细胞总数×100%。最低定量限（LLOQ）＝50/获取的目标细胞总数×100%。目前临床常规检测灵敏度为1%。由于外周血中可获得的成熟红细胞、粒细胞及单核细胞的难易程度不同，目前分别暂定为0.01%、0.1%及0.5%。

（2）PNH标本抗凝剂推荐用EDTA，也可用肝素钠和ACD，标本类型建议用外周血，不建议用骨髓。

（3）罕见的非PNH病例，在中性粒细胞和单核细胞谱系不能表达（全部或部分）CD157，但这种病例红细胞是正常的，同时中性粒细胞和单核细胞的FLEAR表达是正常的，从而可以避免误诊。

四、伊红-5'-马来酰亚胺（EMA）结合试验

（一）实验原理

遗传性球形红细胞增多症（HS）是一种红细胞膜异常的遗传性溶血性疾病，这类球形红细胞以α-血影蛋白、β-血影蛋白、锚蛋白、带3蛋白、蛋白4.1和蛋白4.2等膜骨架蛋白异常为主，通过脾脏时极易发生溶血，溶血程度差异很大。近年来利用流式细胞术检测伊红-5'-马来酰亚胺（EMA）标记红细胞成为诊断HS的新手段。EMA是一种荧光染料，可与红细胞膜蛋白（Rh相关膜蛋白和带3蛋白）相结合，可直接靶向HS的结构缺陷，结合后利用流式细胞仪检测红细胞上EMA的平均荧光强度（反映特定跨膜蛋白的含量），根据平均荧光强度的变化从而发现红细胞膜蛋白是否存在缺陷。此方法

具有较高的灵敏性和特异性。

（二）方法学——流式细胞术

1. 试剂 0.5mg/ml（用50ml PBS溶解25g EMA干粉）EMA流式荧光染料。

2. 仪器 流式细胞分析仪，FSC和SSC选对数参数。

3. 标准操作规程 ①选取6个正常人作为对照组，对照组和实验组每份标本各做2管。2管中加入全血各2μl，PBS洗涤1次，270g离心5分钟。②每份标本的第1管作为空白对照管，第2管中各加入EMA流式荧光染料20μl（0.5mg/ml），18～22℃避光孵育1小时。③用PBS洗涤3遍，270×g离心5分钟，弃上清液。④用0.3ml PBS重悬细胞，待上机检测。⑤上机检测：参照流式细胞仪标本测定步骤，获取细胞5万个。⑥应用流式软件进行数据分析：每份标本（对照组和实验组）用第2管的平均荧光强度减去第1管的平均荧光强度，作为此份标本的平均荧光强度。以检测当日6份正常人标本［平均荧光强度（MCF）变异系数＜6%］平均荧光强度的均值作为MCF对照组。MCF降低的百分比（%）=（MCF对照组-MCF实验组）/MCF对照组×100%。

（三）结果解读

1. 参考区间 成人外周血红细胞上EMA平均荧光强度降低的百分比＜16%。

2. 临床意义 目前诊断HS的实验室检查有血常规与血涂片检测、红细胞渗透脆性试验（OFT）、酸化甘油溶解试验（AGLT）、十二烷基磺酸钠-聚丙烯酰胺凝胶电泳（SDS-PAGE）试验、伊红-5'-马来酰亚胺（EMA）结合试验、分子生物学技术、基因检查。

新生儿MCHC＞360g/L时，诊断HS敏感性82%，特异性高达98%。OFT敏感度较低，其新鲜标本的敏感度为68%。AGLT敏感性较高，可达100%，但特异性较低。本实验应用EMA与Rh相关膜蛋白和带3蛋白相互作用，直接靶向遗传性球形红细胞增多症的结构缺陷，灵敏度和特异度均在90%以上，但对于锚蛋白缺陷患者检出率下降。此方法与AGLT联合检测，是目前首推的诊断HS最敏感且特异度较高的实验组合。

3. 注意事项 EMA对温度敏感，PBS溶解EMA干粉之后，需要分装，-80℃储存不超过180天，-80℃取出的试剂需当天用完，不能再重新冻存。试剂的保存是影响实验结果的重要因素。标本的储存期限4℃为6日，室温条件下为3日。

五、急性白血病

（一）实验原理

急性白血病是一组高度异质性的造血细胞恶性克隆性疾病，由各种致病因素导致造血干/祖细胞不能正常分化成熟，使骨髓中蓄积大量增殖的白血病细胞，其免疫表型停滞于发生恶变的阶段。白血病相关免疫表型（leukemia associated immunophenotype，LAIP）表现为与正常造血细胞相比抗原表达丢失、增强、减弱、跨系表达、不同步表达、细胞大小或颗粒性异常等。急性白血病免疫分型是MICM（Morphology、Immunology、Cytogenetics、Molecular biology）精准分型的重要组成部分，通过对一系列抗原表达的检测，把肿瘤细胞从骨髓正常造血细胞背景中区分出来（different from normal，DFN），这是白血病免疫分型的基础。

（二）方法学——流式细胞术，CD45/SSC设门法

1. 试剂 抗体组合方案对于急性白血病免疫分型至关重要。急性白血病免疫分型推荐一步法，一是节省时间，二是不容易造成一些特殊类型白血病的漏诊和误诊。结合2006年Bethesda血液系统肿瘤流式诊断的国际专家共识及近年来的新进展，表11-5-7列举了急性白血病诊断相关抗原及主次选

择。Euro Flow 推荐方案（2012）如表11-5-8～表11-5-11所示。中国医学科学院血液病医院实验室白血病免疫分型方案如表11-5-12所示。

表11-5-7　急性白血病诊断与分型相关抗原

系别	必要抗原	次选抗原
B系	CD19、CD22、cCD79a、CD34、CD10、CD20、CD45	cIgMsIgM（或Kappa、Lambda）
T/NK系	CD2、m/cCD3、CD4、CD5、CD7、CD8、CD34、CD56、CD45	CD1a、TDT、CD99
髓系	CD34、CD117、HLA-DR、CD38、CD13、CD33、CD11b、CD14、CD15、CD16、CD7、CD56、cMPO、CD45	CD2、CD4、CD25、CD36、CD41、CD61、cCD61、CD64、CD71、CD123、CD235a

表11-5-8　急性白血病定向管（Euro Flow）

Pac B	Pac O	FITC	PE	Per CP-Cy5.5	PECy7	APC	APCH7
CyCD3	CD45	Cy MPO	CyCD79a	CD34	CD19	CD7	SmCD3

表11-5-9　AML/MDS抗体方案（Euro Flow）

Pac B	Pac O	FITC	PE	Per CP-Cy5.5	PECy7	APC	APC-H7
HLA-DR	CD45	CD16	CD13	CD34	CD117	CD11b	CD10
HLA-DR	CD45	CD35	CD64	CD34	CD117	CD300e	CD14
HLA-DR	CD45	CD36	CD105	CD34	CD117	CD33	CD71
HLA-DR	CD45	TdT	CD56	CD34	CD117	CD7	CD19
HLA-DR	CD45	CD5	CD2	CD34	CD117	CD22	CD38
HLA-DR	CD45	CD45a＋CD61	CD203c	CD34	CD117	CD123	CD4
HLA-DR	CD45	CD41	CD25	CD34	CD117	CD42b	CD9

表11-5-10　TALL抗体方案（Euro Flow）

Pac Blue	Pac Orange	FITC	PE	Per CP-Cy5.5	PECy7	APC	APC-H7
CyCD3	CD45	TdT	CD99	CD5	CD10	CD1a	SmCD3
CyCD3	CD45	CD2	CD117	CD4	CD8	CD7	SmCD3
CyCD3	CD45	TCR γδ	TCRαβ	CD33	CD56	Cy TCR β	SmCD3
CyCD3	CD45	CD44	CD13	HLA-DR	CD45RA	CD11c	SmCD3

表11-5-11　BCP-ALL抗体方案（Euro Flow）

PacB	PacO	FITC	PE	PerCP-Cy5.5	PECy7	APC	APC-H7
CD20	CD45	CD58	CD66c	CD34	CD19	CD10	CD38
SmIgκ	CD45	CyIgμ	CD33	CD34	CD19	SmIgM＋CD117	SmIgλ
CD9	CD45	NuTdT	CD13	CD34	CD19	CD22	CD24
CD21	CD45	CD15＋CD65	NG2	CD34	CD19	CD123	CD81

表11-5-12 急性白血病抗体方案

FITC	PE	PerCPCy5.5	PE-CY7	APC	APC-H7	V450	V500
CD16	CD117	CD34	CD38	CD13	HLA-DR	CD11b	CD45
CD64	CD7	CD56	CD123	CD33	HLA-DR	CD15	CD45
CD36＋20	CD10	CD19	CD4	CD71	CD14	CD38	CD45
TdT	MPO	CD5	CD2	cCD79a	mCD3	cCD3	CD45

2. 仪器 多参数流式细胞分析仪。

3. 标准操作流程 细胞膜及胞质抗原染色见本章第二节"五、染色"部分。获取10 000～50 000个细胞。采用国际通用CD45/SSC设门法,分析目的细胞群的各个抗原表达情况,对急性白血病分型和亚型进行判定,设门顺序、方法、结果阴阳性判读参见本章第四节。

(三)结果解读

1. 参考区间 无。

2. 临床意义 急性白血病的诊断和分型需要综合MICM结果。流式检测白血病免疫分型在这一过程中具有几个明确的意义:明确白血病细胞系别来源;急性淋巴细胞白血病(ALL)和部分急性髓系白血病(AML)亚型的区分;用于形态学难以确诊的白血病类型,如母细胞性浆细胞样树突状细胞肿瘤(BPDCN)、急性髓系白血病微分化型(AML-M0)及系列不明急性白血病(acute leukemia of ambiguous lineage,ALAL)等;提示细胞遗传学异常;判断预后、检测潜在治疗靶点。

按照WHO分类标准急性白血病分为急性髓系白血病和相关的髓系前体细胞肿瘤、母细胞性浆细胞样树突状细胞肿瘤、前体淋巴细胞肿瘤及系列不明急性白血病。各系急性白血病表型特点如下:

(1)AML

1)AML伴重现性的遗传学异常

AML伴t(8;21)(q22;q22.1);RUNX1-RUNX1T1:原始细胞强表达CD34、HLA-DR、MPO、CD13,弱表达CD33,经常表达淋系标志CD19、CD56,也可以表达胞内CD79a。成熟粒细胞可异常表达CD56,并伴有分化异常。

AML伴inv(16)(p13.1;q22)或t(16;16)(p13.1;q22);CBFB-MYH11的免疫表型特征:可存在不同的异常细胞群。原始细胞强表达CD34、CD117,可向粒系(CD13、CD33、CD15、CD65、MPO)和单核细胞分化(CD14、CD11b、CD11c、CD64、CD36、lysozyme),可伴有CD2异常表达,经常可见抗原表达的不同步。

APL伴*PML-RARα*:SSC明显增大,特征性CD34及HLA-DR表达缺失,CD33均一性强表达,同时有MPO强表达及CD64弱表达。少颗粒型APL(AML-M3v)SSC增大不明显,可伴有CD34部分阳性,可伴有CD2阳性,MPO及CD33同样强表达。

AML伴t(9;11)(p21.3;q23.3);KMT2A-MLLT3:强表达CD33、CD65、CD4、HLA-DR,多数患者表达单核细胞分化标志,如CD14、CD4、CD11b、CD11c、CD64、CD36、lysozyme。

AML伴t(6;9)(p23;q34.1);DEK-NUP214:免疫表型无特征性,表达MPO、CD9、CD13、CD33、CD38、CD123、MPO,多数表达CD117、CD34和CD15。

AML伴inv(3)(q21.3q26.2)或t(3;3)(q21.3;q26.2);GATA2,MECOM:表达CD34、CD33、CD13、CD117、HLA-DR,常伴有CD7异常表达,一些病例会有巨核细胞标志CD41和CD61的表达。

AML(原巨核细胞)伴t(1;22)(p13.3;q13.1);RBM15-MKL1:原巨核细胞表达1个以上血小板糖蛋白(CD41、CD61、CD42),表达髓系抗原CD13及CD33,经常缺乏CD34、CD45、HLA-DR的表达,MPO阴性,特征性表达CD36。

AML伴*BCR∷ABL1*：表达CD13、CD33及CD34，经常伴随CD19、CD7及TdT的表达。

AML伴NPM1突变：强表达CD33，CD34及HLA-DR经常阴性，经常表达CD36、CD64及CD14等单核细胞标志。

AML伴*CEPBA*双等位突变：原始细胞表达1个或多个髓系相关抗原（CD13、CD33、CD65、CD11b、CD15），多表达CD34、HLA-DR及CD7。

AML伴*RUNX1*突变：白血病细胞通常表达CD13、CD34、HLA-DR。

2）AML-NOS

急性髓系白血病微分化型（AML-M0）：多表达早期造血细胞标志CD34及HLA-DR，缺乏粒系及单核细胞分化标志如CD11b、CD15、CD14及CD65等。原始细胞至少表达2个髓系相关抗原，无B系及T系分化标志（cCD3、cCD79a、cCD22），MPO为阴性。

急性粒细胞白血病未成熟型（AML-M1）：原始细胞表达MPO及1个以上的髓系标志如CD13、CD33、CD117。大约70%的病例表达CD34及HLA-DR，大部分不表达粒系（CD15及CD65）及单核细胞标志（CD14及CD64），无B系及T系分化标志（cCD3、cCD79a、cCD22）。

急性粒细胞白血病成熟型（AML-M2）：原始细胞表达1个以上髓系相关抗原如CD13、CD33、CD65、CD11b、CD15，常表达CD34、CD117、HLA-DR，一般不表达单核细胞分化标志如CD14、CD36、CD64。

急性粒-单核细胞白血病（AML-M4）：常出现几群原始细胞，不同程度地表达CD13、CD33、CD65、CD15等髓系细胞，一种原始细胞经常表达单核细胞分化标志如CD14、CD64、CD11b、CD11c、CD4、CD36、CD68、CD163、Lysozyme，出现CD15、CD36和强CD64共表达是单核细胞特征性表达。另外，经常出现一小部分表达CD34及CD117的原始细胞。大部分病例表达HLA-DR。

急性原单核细胞/急性单核细胞白血病（AML-M5）：不同程度表达髓系相关抗原如CD13、CD33（强表达）、CD15、CD65，经常表达至少2个单核细胞标志如CD14、CD4、CD11b、CD11c、CD64（强表达）、CD68、CD36（强表达）、Lysozyme，大部分病例表达HLA-DR，MPO阴性或弱阳性。

纯红白血病（AML-M6）：有核红细胞占有核细胞的比例＞80%，其中原红细胞≥30%，幼稚红细胞经常表达血型糖蛋白A和血红蛋白A，但分化程度差的红细胞经常不表达，HLA-DR及CD34经常阴性，CD117可阳性，大部分表达CD36，但CD36不是红系特异性抗原标记。

急性巨核细胞白血病（AML-M7）：幼稚巨核细胞特征性表达1个以上血小板糖蛋白CD41、CD61、CD42b，表达CD36，不表达MPO，可表达髓系相关CD13及CD33，CD34、CD45、HLA-DR常为阴性。

急性嗜碱性粒细胞白血病（acute basophilic leukemia，ABL）：表达CD123、CD203C、CD11b、CD9，常不表达CD117，与正常嗜碱性粒细胞不同，可以表达HLA-DR。CD25及CD117可以鉴别肥大细胞白血病（均阳性）及嗜碱性粒细胞白血病（均阴性）。

（2）BPDCN：肿瘤细胞强表达CD123，表达CD4、CD56、CD303、TCL1、CD45RA，经常表达CD7、CD33、TdT，不表达MPO，临床多有皮肤损害。BPDCN须与成熟浆细胞样树突细胞增生（MPDCP）相鉴别，后者的PDCs（浆细胞样树突细胞）形态成熟且CD56常为阴性，MPDCP常与髓系肿瘤（多数为慢性粒单核-细胞白血病、骨髓增生异常综合征或急性髓系白血病）伴随出现。

（3）ALAL：系列不明急性白血病指没有明确向某单一系别分化证据的白血病。包括缺乏系列特异性抗原表达的急性未分化白血病（acute undifferentiated leukemia，AUL）、表达2个或2个以上系列抗原的混合表型急性白血病（mixed phenotype acute leukemia，MPAL）。MPAL在AL中占比不到4%，包括之前所说的"双系列白血病"和"双表型白血病"，此类疾病的确诊依赖免疫表型，WHO对MPAL的诊断标准见表11-5-13。

表11-5-13 MPAL诊断标准（WHO 2016）

髓系：髓系过氧化物酶阳性（流式细胞术、免疫组化或细胞化学）或单核细胞分化标志（NSE、CD11c、CD14、CD64、溶菌酶至少2种阳性）
T系：cCD3（CD3ε链抗体）或mCD3阳性（在MPAL中罕见）
B系：CD19强表达，CD79a、cCD22、CD10至少1种强阳性；或CD19弱表达，CD79a、cCD22、CD10至少2种强阳性

1）急性未分化白血病：原始细胞表达不多于1个的各系相关膜抗原，不表达T系及髓系特异性抗原cCD3和MPO，也不表达B系相关抗原强CD19、cCD79a、CD22，缺乏其他系别细胞标志，CD34、HLA-DR、TdT及CD38常为阳性。

2）混合表型急性白血病：混合表型急性白血病伴t（9；22）（q34.1；q11.2）；BCR-ABL1：符合MPAL诊断标准，绝大多数病例是B/髓表型，也有少量为T/髓表型。

混合表型急性白血病伴t（v；11q23.3）；MLL：符合MPAL诊断标准，B系抗原表达与Pro-B-ALL表型相似，但经常表达CD15。

混合表型急性白血病，B/髓系，NOS：符合B/髓MPAL诊断标准，但无遗传学异常。

混合表型急性白血病，T/髓系，NOS：符合T/髓MPAL诊断标准，但无遗传学异常。

3）ALAL，NOS：这个类型的白血病没有独特的免疫表型可以定义，如白血病细胞表达T细胞相关标志物（如CD7和CD5），但不表达特异性标志物（如cCD3），同时表达髓系相关抗原（如CD33和CD13）而不表达MPO。应注意，如果有CD13、CD33和CD117表达，同时伴有CD7和CD19弱表达的白血病，应该定义为AML更为适合。随着更多、更新的抗原标志物的应用，可能会有助于此类白血病被更具体地分类。无特征性免疫表型不能归入上述所有急性白血病类型的病例可考虑诊断此类白血病。

（4）前体淋巴系统肿瘤

1）B-ALL/B-LBL

B-ALL/B-LBL，NOS：原始细胞几乎都表达CD19、cCD79a、cCD22，虽然这3个抗体都不是B系特异性抗体，但共表达能够高度支持B系原始细胞。B-ALL，NOS分为Pro-B-ALL、Com-B-ALL、Pre-B-ALL三种亚型，Pro-B-ALL原始细胞TdT阳性，CD10、cIgM及sIgM均阴性，Com-B-ALL原始细胞CD10阳性，cIgM及sIgM均阴性，Pre-B-ALL原始细胞cIgM阳性。

B-ALL/B-LBL伴重现性遗传学异常：B-ALL/B-LBL伴t（9；22）（q34.1；q11.2）；BCR-ABL1：原始细胞CD10、CD19、TdT阳性，经常表达髓系相关抗原CD13和CD33，一般不表达CD117，CD25的表达与成人患者有高度相关性。

B-ALL/B-LBL伴t（v；11q23.3）；KMT2A-rearranged：伴MLL异位的ALL，尤其是t（4；11）的病例，表现为CD19$^+$CD10$^-$CD24$^-$，是Pro-B的表型，并且经常伴有CD15阳性，NG2阳性是本病相对特异性标志。

B-ALL/B-LBL伴t（12；21）（p13；q22）；TEL-AML1：原始细胞表达CD19、CD10、CD34，缺乏CD9、CD20、CD66c的表达是相对特异性特点，髓系相关标记CD13经常阳性。

B-ALL/B-LBL伴超二倍体：原始细胞表达CD19、CD10和其他B-ALL标志，大部分病例CD34阳性，CD45阴性。

B-ALL/B-LBL伴亚二倍体：原始细胞表达CD19、CD10。

B-ALL/B-LBL伴t（5；14）（q31.1；q32.1）；IGH/IL3：如原始细胞比例较少，表达CD19及CD10并伴有嗜酸细胞增多，高度提示本病。

B-ALL/B-LBL伴t（1；19）（q23；p13.3）；TCF3-PBX1：大多数病例的原始细胞具有Pre-B表型，即CD10$^+$CD19$^+$cIgM$^+$。若cIgM$^-$CD9^{++}CD34$^-$，也提示此亚型。

2）T-ALL/T-LBL：原始细胞不同程度地表达CD1a、CD2、CD3、CD4、CD5、CD7和CD8，其

中只有cCD3是T系细胞特异性抗原，表达TdT。根据T细胞在胸腺内的分化阶段将T-ALL分为Pro-T-ALL、Pre-T-ALL、Cortical-T-ALL、Medullary-T-ALL，具体表型见表11-5-14。

表11-5-14　T-ALL分型免疫表型特点

亚型	TdT	CD34	cCD3	CD7	CD2	CD1a	CD3	CD4/CD8
Pro-T-ALL	+	+/-	+	-	-	-	-	-/-
Pre-T-ALL	+	+/-	+	+	+	-	-	-/-
Cortical-T-ALL	+	-	+	+	+	+	-	+/+
Medullary-T-ALL	+/-	-	+	+	+	-	+	+/-；+/-

早期T淋巴母细胞白血病（ETP-ALL）：原始细胞表达cCD3、CD7，但缺乏CD1a和CD8，并表达1个或1以上的髓系/干细胞标志如CD34、CD117、HLA-DR、CD13、CD33、CD11b及CD65，CD5通常为阴性，弱阳性则阳性率<70%，MPO为阴性。

3）NK-淋巴母细胞白血病/淋巴瘤（NK-ALL/LBL）：表达CD56及不成熟T淋巴细胞相关标志如CD2、CD7，甚至可以表达CD5和CD3ε链，与T-ALL的鉴别较困难。CD16作为成熟NK细胞的标志基本在急性白血病阶段不表达，不适用于诊断及鉴别诊断。NK-ALL/LBL不表达B系及髓系标志。

六、非霍奇金淋巴瘤

（一）实验原理

流式细胞分析的独特设门技术和多参数特点能够发现血液、骨髓和组织中的少量甚至微量异常细胞，在淋巴瘤的诊断、分型、分期中具有独立的重要作用，尤其是在小B细胞和NK细胞肿瘤中具有一定的优势。主要的诊断思路为：①通过与正常细胞抗原表达的不同（DfN及LAIP），确定异常细胞群。②确定细胞群的成熟度。③异常细胞群的克隆性分析。④结合临床及病理学特点，判读是否具有诊断价值，从而做出明确诊断或做出进一步做其他相关检查的意见。⑤明确抗原表达的预后意义及是否可作为潜在治疗靶点。

（二）方法学——流式细胞术

1. 试剂　淋巴瘤免疫分型通常采用两步法，先应用一线抗体确定肿瘤属性和系别，再应用二线抗体进行精准分型。国际认可的标准化方案或专家共识（Euro Flow、ICCS）推荐以及近年来一些淋巴瘤诊断分型的新抗体见表11-5-15～表11-5-20。中国医学科学院血液病医院实验室淋巴瘤抗体方案见表11-5-21～表11-5-25。

表11-5-15　NHL诊断与分型相关抗原

系别	必要抗原	次选抗原
B系	CD5，CD10，CD19，CD20，κ，λ，CD45	CD11c，CD22，CD23，CD25，CD38，CD43，CD49d，CD52，CD79b，CD81，CD103，CD123，CD200，FMC7，BCL-2，cκ，cλ
T/NK系	CD2，CD3，CD4，CD5，CD7，CD8，CD16，CD56，CD45	cCD3，CD10，CD25，CD26，CD30，CD57，CD94，CD161，CD279，TCRαβ，TCRγδ，端粒酶B，穿孔素，TIA-1，TCRvβ，KIRs
浆细胞	CD38，CD138，CD19，CD56，cκ，cλ，CD45	CD20，CD27，CD28，CD81，CD117，CD200

表11-5-16 淋巴瘤初筛方案（Euro Flow）

PacB	PacO	FITC	PE	PerCP-Cy5.5	PECy7	APC	APCH7
CD20	CD45	CD8＋SmIgλ	CD56＋SmIgκ	CD4	CD19	SmCD3＋CD14	CD38

表11-5-17 BLPD方案（Euro Flow）

PacB	PacO	FITC	PE	PerCP-Cy5.5	PECy7	APC	APC-H7
CD20＋CD4	CD45	Igλ＋CD8	Igκ＋CD56	CD5	CD19＋TCRγ/δ	CD3	CD38
CD20	CD45	CD23	CD10	CD79b	CD19	CD200	CD43
CD20	CD45	CD31	CD305	CD11c	CD19	IgM	CD81
CD20	CD45	CD103	CD95	CD22	CD19	CD185	CD49d
CD20	CD45	CD62L	CD39	HLA-DR	CD19	CD27	

表11-5-18 TLPD方案（Euro Flow）

PacB	PacO	FITC	PE	PerCP-Cy5.5	PECy7	APC	APC-H7
CD4	CD45	CD7	CD26	SmCD3	CD2	CD28	CD8
CD4	CD45	CD27	CD64	SmCD3	CD45RO	CD45RA	CD8
CD4	CD45	CD5	CD13	SmCD3	HLA-DR	cyTcl1	CD8
CD4	CD45	CD57	NG2	SmCD3		CD11c	CD8
CD4	CD45	CyPerforin	CyGranzyme B	SmCD3	CD16	CD94	CD8
CD4	CD45		CD279	SmCD3			CD8

表11-5-19 NK-CLPD方案（Euro Flow）

PacB	PacO	FITC	PE	PerCP-Cy5.5	PECy7	APC	APC-H7
CD2	CD45	CD7	CD26	SmCD3	CD56	CD5	CD19
CD16	CD45	CD57	CD25	SmCD3	CD56	CD45RA	CD11c
HLA-DR	CD45	CyPerforin	CyGranzyme B	SmCD3	CD56	CD94	CD8

表11-5-20 PCD方案（Euro Flow）

PacB	PacO	FITC	PE	PerCP-Cy5.5	PECy7	APC	APC-H7
CD45	CD138	CD38	CD56	β-MG	CD19	cIgκ	cIgλ
CD45	CD138	CD38	CD28	CD27	CD19	CD117	CD81

表11-5-21 B-LPD抗体方案

FITC	PE	PerCPCy5.5	PE-CY7	APC	APC-H7	V450	V500
CD19	CD10	CD5	CD3	CD71	CD8	CD56	CD45
CD43	CD79b	CD23	CD123	CD200	CD19	FMC7	CD45
CD103	CD22	CD25	CD11c	CD81		CD19	CD45
λ	sIgM	Ig D	CD38	Kappa	CD20	CD19	CD45

表 11-5-22　LPL 抗体方案

FITC	PE	PerCP-Cy5.5	PE-CY7	APC	APC-H7	V450	V500
CD22	CD10	CD56	CD3	CD5	CD8	CD19	CD45
CD43	CD79b	CD23	CD38	CD200	CD19	FMC7	CD45
λ	sIgM	sIg D	CD38	κ	CD20	CD19	CD45
cλ	CD138	CD56	CD117	cκ	CD19	CD38	CD45

表 11-5-23　淋巴瘤类型待定抗体方案

FITC	PE	PerCP-Cy5.5	PE-CY7	APC	APC-H7	V450	V500
CD103	CD25	CD23	CD11c	CD200	CD19	FMC7	CD45
CD57	TCRgd + 22	CD56	CD5	CD7	CD3	CD16	CD45
CD26	CD30	CD4	CD45RA	CD45RO	CD8	CD3	CD45
λ	CD10	CD5	CD38	κ	CD20	CD19	CD45
CD81	CD79b	sIgD	CD2	sIgM		CD19	CD45

表 11-5-24　T-NK 淋巴瘤抗体方案

FITC	PE	PerCP-Cy5.5	PE-CY7	APC	APC-H7	V450	V500
TCRgd	CD10	CD5	CD38	CD19	CD20	CD3	CD45
CD57	CD7	CD5	CD2	CD56	CD3	CD16	CD45
CD26	CD30	CD25	CD45RA	CD45RO	CD8	CD4	CD45
CD161	Perforin	CD56	CD3	CD94	CD8	GranzymeB	CD45

表 11-5-25　多发性骨髓瘤抗体方案

FITC	PE	PerCP-Cy5.5	PE-CY7	APC	APC-H7	V450	V500
CD81	CD19	CD56	CD27	CD200	CD20	CD38	CD45
cλ	CD138	CD28	CD117	cκ	CD19	CD38	CD45

2．仪器　多参数流式细胞分析仪。

3．标准操作规程　细胞膜抗原染色、细胞质抗原染色、免疫球蛋白抗原染色见本章第一节染色部分。获取 10 000 个细胞。采用国际通用 CD45/SSC 设门法，分析目的细胞群的各个抗原表达情况，对淋巴瘤分型和亚型进行判定，设门顺序、方法、结果阴阳性判读参见本章第四节。

（三）结果解读

1．参考区间　无。

2．临床意义　淋巴瘤免疫分型临床意义主要包括 3 个方面：①提供明确诊断或辅助诊断。具有特征表型并常以白血病形式存在的淋巴瘤类型可以通过 FCM 明确诊断，如急性淋巴细胞白血病/淋巴母细胞淋巴瘤（ALL/LBL）、CLL/SLL、HCL、浆细胞肿瘤（PCN）、T-LGLL、NK 细胞慢性淋巴增殖性疾病（NK-CLPD）、成人 T 细胞白血病/淋巴瘤（ATLL）等；免疫表型不具特异性，或具有特定遗传学异常的淋巴瘤类型，FCM 可以作为形态学、遗传学的重要补充，起辅助诊断作用。如 MZL、FL、

PLL、MCL、LPL/WM、BL、肝脾T细胞淋巴瘤、蕈样霉菌病/Sezary综合征、非特指型外周T细胞淋巴瘤（PTCL-NOS）和AITL。BL强表达sIgM，表达CD19、CD20、CD22、CD10等B细胞相关标志，并有轻链限制性表达，常伴有 *MYC* 基因异位改变；淋巴浆细胞淋巴瘤多数表达sIgM，伴有轻链限制表达，表达B细胞标记CD19、CD20、CD22、cCD79a等，多数不表达CD5和CD10，常伴有MYD88 L265P基因突变。②判断预后，如CLL的预后与CD49d、ZAP-70、CD38的表达率呈负相关，ZAP-70高表达的患者中位生存时间明显缩短，CD49d及CD38$^+$的患者生存期也明显缩短，疾病进展快。③为治疗提供依据，目前CD20、CD52、CD38、BCMA及PD-1单抗、CD22CAR-T、CD19CAR-T、BsAb等系列免疫治疗的应用，均需流式进行相应靶点检测，并用于治疗后疗效监测。

NCCN淋巴瘤免疫分型诊断总则为：①形态学/临床症状是特殊检查选择和结果解释的基础。②鉴别诊断基于形态学/临床特点。③基于形态选择一个相对全面的抗体模板，基于鉴别诊断选择特殊抗体模板。除非临床紧急需要，避免选择无针对性的抗体模板。④根据初步结果，增加新的抗体组合。⑤根据需要进行基因检测。⑥若免疫表型及形态学不特异，诊断要基于临床背景。

各种类型淋巴瘤表型特点如下：

（1）成熟B细胞淋巴瘤

CLL/SLL：CLL的免疫表型为表达CD19，轻链限制性表达，sIgM/IgD、CD20、CD22及CD79b均表达减弱，表达CD5和CD43，强表达CD23及CD200，不表达CD10及FMC。诊断要求外周血中具有CLL表型的单克隆B淋巴细胞≥5×10^9/L。

单克隆B淋巴细胞增生：外周血中出现单克隆B淋巴细胞＜5×10^9/L，无脾大、淋巴结肿大等症状，表型常与CLL表型相似，也可以与其他BLPD相似。

B-PLL：常强表达B淋巴细胞标志（CD19、CD20、CD22、CD79a、CD79b、FMC7）及sIgD/IgM，轻链限制性表达，CD5$^+$可见于20%～30%的患者，CD23$^+$见于10%～20%的患者，CD200阴性或弱阳性。

SMZL：肿瘤细胞表达CD20、CD79a、sIgM，不表达CD5、CD10、CD23、CD43、CD103、Annexin A1、CyclinD1，轻链限制性表达。CyclinD1阴性有助于排除套细胞淋巴瘤，CD103及annexin A1阴性有助于排除毛细胞白血病，CD10及BCL-6阴性有助于排除滤泡性淋巴瘤。

HCL：强表达膜表面免疫球蛋白、CD20、CD22、CD11c，表达CD103、CD25、CD123、TBX21、annexinA1、FMC7、CD200，多不表达CD10及CD5，轻链限制性表达。

脾脏弥漫红髓小B细胞淋巴瘤（SDRPL）：表达CD20、DBA44、IgG，不表达IgD、annexin A1、CD25、CD5、CD103、CD123、CD11c、CD10、CD23，轻链限制性标表达。

LPL：多数表达膜表面免疫球蛋白，轻链限制性表达，表达胞质免疫球蛋白（常表达IgM，有时表达IgG，少表达IgA，不表达IgD），表达B系相关标记（CD19、CD20、CD22、CD79a），大部分不表达CD5及CD10。其中的浆细胞表达CD138，限制性表达胞浆轻链，并与B细胞一致，与多发性骨髓瘤里的浆细胞不同，CD19和CD45经常阳性。

（2）浆细胞疾病

意义未明单克隆丙种球蛋白血症（monoclonal gammopathy of undetermined significance，MGUS）：流式细胞分析中，常显示两群细胞，一群为正常浆细胞，另一群为克隆性浆细胞，有胞质轻链的限制性表达，CD19阴性及CD56阳性，CD38表达减弱。

浆细胞骨髓瘤：表达CD138和CD38，不表达CD19，常有CD56的异常表达，也可见CD117、CD200、CD10的异常表达，限制性表达胞质轻链。

骨孤立性浆细胞瘤：免疫表型同浆细胞骨髓瘤。

免疫球蛋白沉积病：分为原发性淀粉样变性和轻链/重链沉积病，免疫表型同浆细胞骨髓瘤，2/3轻链沉积病限制性表达λ轻链，多数重链沉积病限制性表达κ轻链。

多发神经病/器官肿大/内分泌病/单克隆蛋白/皮肤改变综合征（POEMS综合征）：轻链几乎为

λ型。

3．注意事项　淋巴瘤的诊断不能单纯依靠流式免疫表型特点，一定要基于临床症状及病理形态学改变（NCCN淋巴瘤诊断总则），如在T-LGLL免疫表型分析中经常遇到小克隆T-LGL，是否要诊断T-LGLL要基于临床表现综合判断。另外，即使流式有特异的免疫表型改变，也要综合临床症状做出诊断，如Sezary综合征，除以上章节提到的免疫表型特征，也要有特征性皮疹等临床表现支持。

七、骨髓增生异常综合征和骨髓增殖性肿瘤

（一）实验原理

本项检查涉及MPN、MDS/MPN和MDS三大类疾病。上述肿瘤属于克隆性造血干细胞疾病，异质性强，以一系或多系细胞发育异常为主要特征。流式细胞术免疫分型对该系别疾病诊断及分型原理依赖于肿瘤细胞病变分化阻滞学说，判断异常的主要方向包括原始细胞及各系细胞的CD45/SSC参数变化、数量异常以及抗原跨分化阶段、跨系表达，失去规律性。这些异常表达在MDS及CMML中尤为明显，通过流式对各系抗原表达的分析，辅助临床做出相应诊断。MDS积分系统主要包括Wells等人推出的流式积分系统（flow cytometry score system，FCSS）积分系统、Ogata等人推出的国际预后积分系统（international prognostic scocing system，IPSS）、Mathis等推出的红系积分系统（表11-5-26～表11-5-28）。

表11-5-26　FCSS积分系统

分值	粒系异常	单核系异常
0	CD45/SSC正常	CD45/SSC正常
	不同程度表达CD11b，HLA-DR⁻	CD11b⁺，不同程度表达HLA-DR
	CD13/CD16分化抗原正常	CD13/CD16共表达
	CD33⁺	CD33/14共表达
	CD19/CD5/CD34/CD56/CD7⁻	CD19/CD5/CD34/CD56/CD7⁻
	同步左移	
1	存在任意1种以下异常：	存在任意1种以下异常：
	SSC异常	SSC异常
	CD45表达强度减弱	CD11b或HLA-DR表达异常
	表达HLA-DR或不表达CD11b	CD13或CD16表达减弱
	CD13/CD16分化抗原表达异常	表达CD56
	CD56表达异常	CD33或CD14表达缺失
	CD33表达缺失	
	非同步左移	
2	存在2～3种上述异常或粒系表达CD34或跨系表达淋系抗原	存在2～3种上述异常或单核系表达CD34或跨系表达淋系抗原（除外CD4）
3	≥4种上述异常或≥1种上述异常加粒系表达CD34或跨系表达淋系抗原	≥4种上述异常或≥1种上述异常加单核系表达CD34或跨系表达淋系抗原
4	粒系及单核系均有2～3种异常	粒系及单核系均有2～3个异常

附加分：异常髓系原始细胞＜5%或淋系/髓系＞1.0加1分；异常髓系原始细胞5%～10%加2分；异常髓系原始细胞11%～20%加3分；异常髓系原始细胞21%～30%加4分。

表11-5-27 Ogata 积分系统

测量参数	cut-off值	回归系数	变量加权得分[③]
与髓系原始相关的集群规模（%）[①]	≥2	2.59	1
B祖细胞相关的集群规模（%）[②]	≤5	1.87	1
淋巴细胞与髓系原始细胞CD45比率	≤4 or ≥7.5	1.76	1
粒细胞与淋巴细胞SSC比率	≤6	2.31	1

注：[①]在所有有核细胞中；[②]在所有CD34[+]细胞中；[③]如果FCM评分值≥2，则可诊断为MDS。

表11-5-28 红系积分系统

红系积分参数	阈值	分值
CD71CV（%）	<80	0
	≥80	3
CD36CV（%）	<65	0
	≥65	2
Hb含量（g/dl）	>10.5（F）or >11.5（F）	0
	≤10.5（F）or ≤11.5（F）	2

（二）方法学——流式细胞术

1. 试剂　ELN对各系细胞相关抗体推荐见表11-5-29，Euro Flow推荐MDS方案见表11-5-30，中国医学科学院血液病医院实验室等见表11-5-31。

表11-5-29 各系细胞相关抗体推荐（ELN）

细胞系别	骨架抗体	推荐抗体	备选抗体
髓系原始细胞	CD45、CD34、CD117、HLA-DR	CD13、CD33、CD10、CD11b、CD15、CD38、CD7、CD56	TdT、CD5、CD19、CD25、CD133
B祖细胞	CD45、CD34	HLA-DR、CD10、CD19	CD22
粒细胞	CD45、CD117	HLA-DR、CD13、CD33、CD11b、CD16、CD10、CD15、CD64、CD56	CD34、CD5、CD7
单核细胞	CD45	HLA-DR、CD13、CD33、CD11b、CD14、CD34、CD36、CD64、CD16、CD56、CD117	CD2、MDC、CD300e
有核红细胞	CD45、CD34、CD117	HLA-DR、CD36 、CD71、CD105、CD13、CD33	CD235a
嗜酸性粒细胞	CD45	CD123、HLA-DR	CD203c
肥大细胞	CD117	CD45、HLA-DR	CD2、CD25
树突状细胞	CD45、CD34、CD117	HLA-DR、CD123	CD11c、CD1c、CD141、CD303

表11-5-30　MDS抗体方案（Euro Flow）

PacB	PacO	FITC	PE	PerCP-Cy5.5	PECy7	APC	APC-H7
HLA-DR	CD45	CD16	CD13	CD34	CD117	CD11b	CD10
HLA-DR	CD45	CD35	CD64	CD34	CD117	IREM2	CD14
HLA-DR	CD45	CD36	CD105	CD34	CD117	CD33	CD71
HLA-DR	CD45	TdT	CD56	CD34	CD117	CD7	CD19

表11-5-31　MDS/MPN抗体方案

FITC	PE	PerCP-Cy5.5	PE-CY7	APC	APC-CY7	V450	V500
CD16	CD117	CD34	CD38	CD13	HLA-DR	CD11b	CD45
CD15	CD5	CD34	CD2	CD7		CD3	CD45
CD35	CD16	CD4	CD14	CD33$^+$CD8	HLA-DR	CD64	CD45
CD36	CD105	CD56	CD117	CD71	CD10	CD19	CD45

2．仪器　多参数流式细胞分析仪。

3．标准操作规程　1～3管采用先标后溶方法：①向1～3管中分别加入预混多色抗体及骨髓/全血细胞或其他混悬细胞适量，确保每管有核细胞为（1～5）×10^{5}cells/100μl。②室温避光孵育15分钟。③加入溶血素避光作用10分钟后立弃上清液。④用PBS洗涤离心后，加入PBS重悬细胞。⑤上机检测。

第4管采用先溶后标方法：①取适量细胞，加入不含固定剂的溶血素避光作用10分钟后立弃上清液。②用PBS洗涤离心后，加入预混多色抗体，室温避光孵育15分钟。③加入商品化红细胞裂解液，室温避光孵育10分钟后离心弃上清液。④加入PBS重悬细胞。⑤上机检测。

（三）结果解读

1．参考区间　无。

2．临床意义　MPN、MDS/MPN、MDS系列疾病无特征性免疫表型，PNH、巨幼细胞贫血等也可见相似的抗原表达异常，其诊断主要依赖于形态及细胞遗传学，流式细胞术不是这类疾病的诊断依据。但在现行诊断标准下，仍有部分患者外周血及骨髓检查结果不能明确诊断，流式细胞免疫分型能够准确定量和定性评价造血细胞，对检测髓系发育不良比形态学更为敏感，有助于此类疾病的诊断。

在疑似MDS的诊断工作中，流式细胞术在定量和定性评估CD34$^+$原始细胞、粒系及单核细胞方面具有重要价值，如在分类为单系发育不良的难治性细胞减少症或无法分类的MDS病例中，免疫表型发现髓系异常细胞比例高，有助于区分难治性贫血伴多系发育不良和难治性细胞减少症。而CD34$^+$原始细胞在外周血和骨髓中的比例是WHO中MDS分类及IPSS-R（IPSS-revised）预后危险度分级的重要参数。尽管MDS没有特异性免疫表型，各系抗原的表达变化也有助于区分正常骨髓和MDS。但单一的抗原表达异常不足以诊断MDS，疾病的诊断会随着各系异常表型的增多更加明确。MDS中各系免疫表型异常见表11-5-32。

表11-5-32　流式细胞检测MDS免疫表型异常

CD34$^+$原始细胞

CD34$^+$细胞增加①

CD34$^+$/CD10$^+$或CD34$^+$/CD19$^+$细胞（血细胞）数量绝对及相对（相比于所有CD34$^+$）减少

异常表达CD45、CD34或CD117

异常颗粒度（侧向散射）

过度或缺失表达CD13、CD33或HLA-DR

表达"淋系"抗原：CD5、CD7、CD19或CD56

表达CD11b和/或过表达CD15

成熟中性粒细胞

颗粒度减小（侧向散射）

未成熟和成熟细胞亚群分布异常

缺失或异常表达CD11b、CD13或CD33

延迟表达CD16或缺乏表达CD10

表达CD56

单核细胞

缺失或异常表达CD13、CD14、CD16或CD33

异常表达CD11b或HLA-DR

过表达CD56

未成熟和成熟细胞亚群的颗粒度或分布异常

红系前体细胞

表达减少或异质性表达CD36和CD71

CD117$^+$红系前体频率异常

CD105$^+$红系前体频率异常

CD105荧光强度异常

注：①流式细胞术检测到CD45$^+$/CD34$^+$细胞增加有助于MDS祖细胞（原始细胞）区域定量。原始细胞缺失CD34时，可用CD117/KIT作为祖细胞（原始细胞）替代标志物。

各系免疫表型的异常在MDS诊断中的作用参照MDS积分系统。目前的MDS积分系统中Ogata积分系统虽然重复性较好，但敏感性及特异性较差，红系积分系统没有得到很好的验证。基于流式表型分析建立的FCSS积分系统，对于MDS的诊断和预后判定有一定意义，其与预后积分系统IPSS-R具有明显的相关性。当FCSS积分≥2分时，诊断MDS的敏感性为70.43%，特异性为93.2%，当FCSS≥3分时，诊断MDS的敏感性为54.78%，特异性为100%，而单一分化抗原异常的诊断特异性较差。

3. 注意事项 在MDS诊断过程中，克隆性干细胞、造血衰竭、发育异常等能反映疾病本质及特性的指标被用于MDS诊断，但由于MDS的异质性，MDS的诊断非常复杂。2016版WHO基于形态学和遗传学特点对MDS进行了分型（请参考第八章），在此基础上，IPSS-R评分系统将MDS分为5个预后分层，这更加细化了MDS的诊疗（表11-5-33）。由NCCN、IWG（MDS国际工作组）、ELN等组成的国际专家小组共同研讨了MDS最低诊断标准（表11-5-34），将MDS的临床症状及形态学与特定的分子学、细胞遗传学及流式细胞术结合起来对MDS进行诊断和预测。

表 11-5-33　IPSS-R 评分系统

预后变量	0	0.5	1	1.5	2	3	4
细胞遗传学	非常好	—	好	—	中等	不好	非常不好
骨髓原始细胞/%	≤2	—	2～5	—	5～10	>10	—
血红蛋白/（g·L^{-1}）	≥10	—	80～100	<80	—	—	—
血小板（×10^9/L）	≥100	50～100	<50	—	—	—	—
中性粒细胞绝对值（×10^9/L）	≥0.8	<0.8	—	—	—	—	—

注：根据总分进行危险分组，非常低危：≤1.5分；低危：1.5～3分；中危：3～4.5分；高危：4.5～6分；非常高危：>6分。

表 11-5-34　MDS 最低诊断标准

必要条件	持续（≥6个月）一系或多系血细胞减少：红细胞（Hb＜110g/L）；中性粒细胞（ANC＜1.5×10^9/L）；巨核细胞（BPC＜100×10^9/L）
	排除其他可以导致血细胞减少或发育异常的造血及非造血系统疾病（确定标准）
相关条件	发育异常：骨髓涂片红细胞系、中性粒细胞系、巨核细胞系中任一系至少达10%；环状铁粒幼细胞＞15%
	原始细胞：骨髓涂片中达5%～19%
	典型染色体异常（常规核型分析或FISH）
	（用于符合必要条件，但未达到确定标准，但有典型MDS症状者）
辅助条件	骨髓活检支持MDS
	流式细胞术显示多系抗原的异常表达
	发现单克隆细胞出现分子学证据：测序发现突变等

注：若辅助检测为阴性或未进行，应对患者进行随访，部分患者会逐渐发展为典型MDS，如随访过程中出现遗传异常，应诊断为MDS。

八、淋巴细胞克隆性检测

（一）B淋巴细胞克隆性

1. 实验原理　膜免疫球蛋白（mIg）表达于所有成熟B细胞表面，具有抗原结合特异性，是个体识别各种抗原、产生特异性抗体的基础。Ig以两条重链（H）和两条轻链（L）组成的四肽形式存在，L链又分为κ和λ两种。编码H和κ、λ链的基因分别位于14号、2号、22号染色体上。在B细胞的成熟过程中mIg从无到有，要经历复杂的Ig基因重排，最终形成庞大的抗体库。在时间顺序上，H链基因先于L链基因重排和表达，进入轻链重排后，κ链又"优先"于λ链，只有当两条κ链基因均不能成功重排，才进入λ链基因重排，此即同型相斥（isotype exclusion），因而一个细胞只表达一种轻链，而人体总体的κ型Ig多于λ型Ig。κ和λ链的排他性是流式进行B细胞克隆性分析的基础。B细胞分化发育的终末阶段是浆细胞，它不再表达mIg，只是合成和分泌Ig，因此对浆细胞Ig的分析针对的是胞质而非膜表面抗原，染色需经过破膜处理。肿瘤的发生起源于单个细胞的克隆性扩增，因此肿瘤性细胞群表达同一种轻链，即轻链的限制性表达。

2. 方法学——流式细胞术

（1）试剂：见非霍奇金淋巴瘤、多发性骨髓瘤免疫分型/微量残留监测。

（2）仪器：多参数流式细胞分析仪。

（3）标准操作规程：见本章第二节"五、染色"部分。

3．结果解读

（1）参考区间：κ/λ＝0.3～3。

（2）临床意义：轻链限制性是判断成熟B细胞和浆细胞克隆性最重要的指标。反应性增生的淋巴细胞或浆细胞为多克隆来源，因此κ和λ混合表达，而肿瘤性细胞为单克隆来源，呈现轻链限制性。但本方法不适用于尚未出现Ig表达的前B细胞肿瘤和少数丢失Ig的成熟B细胞肿瘤。

临床检测的标本大多成分复杂，许多B细胞以外的细胞如自然杀伤细胞、活化的T细胞、单核细胞或粒细胞表达Fc受体，以及标本本身带有或处理过程中产生的死细胞或细胞碎片，都容易与血浆Ig产生非特异性结合而干扰分析。而在复杂的细胞背景中识别单克隆B细胞的能力是FCM较其他检测手段独有的优势。流式可以通过设门排除其他细胞成分对B细胞单独进行分析，或者根据异常细胞与正常细胞免疫表型的不同圈定异常B细胞进行分析，因此流式对小克隆的甄别具有很高的灵敏性，临床医生应综合解读不同检测方法得到的检测结果。

（3）注意事项：①单克隆抗体的特异性使其只能识别一种表位，这对于判断Ig的轻链限制性是一个缺点。因为B细胞淋巴瘤表达的Ig可能出现某些抗原表位的缺失或改变；如果使用的单克隆抗体碰巧是针对的这类抗原表位，则单克隆抗体染色可能产生假阴性结果。表位差异在轻链检测中应当被重视，在出现κ和λ双阴性的结果时，建议采用多厂家不同表位或多克隆抗体的进行重复。②由于血浆中存在游离的分泌型Ig，对轻链进行染色前必须洗涤标本去除游离Ig。③克隆性并不完全等同于肿瘤。

（二）T淋巴细胞克隆性

1．实验原理　T细胞受体（T cell receptor，TCR）是所有T细胞表面的特征性标志，以非共价键与CD3结合，形成TCR-CD3复合物。TCR的作用是识别抗原，和Ig一样同属于免疫球蛋白超家族。TCR分为2类：TCR1和TCR2。TCR1由γ和δ两条链组成；TCR2由α和β两条链组成，每条肽链又可分为可变区（V区）、恒定区（C区）、跨膜区和胞质区等几部分，其中V区（Vα、Vβ）决定了TCR的抗原结合特异性。外周血中，90%～95%的T细胞表达TCR2；任一T细胞只表达TCR1和TCR2中的一种。

TCR Vβ基因家族包括若干有功能的亚家族，表达TCR Vβ的基因随机重排。健康人TCR Vβ一般呈现多样性，经抗原刺激后，识别该抗原表位的某种TCR发生反应性重排，形成识别该抗原的特异性TCR，表达这种特异性TCR的T细胞具有特异性识别同类抗原的能力。

TCRβ恒定区由TRBC（T cell receptor beta chain constant region）基因编码，包括TRBC1和TRBC2。正常成熟T细胞的TCRβ链只表达TRBC1和TRBC2两种蛋白中的一种。

TCRα/β＋细胞的克隆性鉴定有2种方法：①使用T细胞Vβ受体库检测试剂盒检测T细胞受体β链可变区（TCR Vβ）的24种抗原表位。正常T细胞分散表达24种TCR Vβ抗原，总和约70%。当出现其中1种TCR Vβ抗原水平显著升高或者24种表位总和显著降低时，均提示T细胞克隆性增生。②TRBC1检测：正常T细胞部分表达TRBC1，部分表达TRBC2，只表达TRBC1或TRBC2可提示T细胞的克隆性增生。目前商品化有售的只有TRBC1，TRBC1阳性率大于85%或小于15%可作为克隆性证据。

2．方法学——流式细胞术

（1）试剂：T细胞Vβ受体库检测试剂盒；TCRB1抗体。

（2）仪器：多参数流式细胞分析仪。

（3）标准操作规程：参考本章第二节"五、染色"部分。

3．结果解读

（1）参考区间：TCR Vβ参考范围见表11-5-35；TRBC1阳性细胞百分比15%～85%为正常范围。

表11-5-35　TCR Vβ参考范围

Vβ	CD3+		CD3+ CD4+		CD3+ CD8+	
	min	max	min	max	min	max
Vβ1	1.89	11.7	1.62	14.2	1.4	8.21
Vβ2	4.03	23.48	5.43	12.84	1.65	12.42
Vβ3	0.52	15.71	0.66	10.04	0.32	13.80
Vβ4	0.79	3.26	1.20	2.83	0.61	4.34
Vβ5.1	3.19	14.93	4.67	10.94	1.12	8.92
Vβ5.2	0.49	4.98	0.5	2.87	0.18	3.53
Vβ5.3	0.37	2.98	0.36	2.1	0.32	2.64
Vβ7.1	0.64	20.01	0.59	3.8	0.87	7.14
Vβ7.2	0.05	5.45	0.00	3.10	0.01	12.10
Vβ8	2.26	29.47	2.94	6.73	0.86	11.43
Vβ9	1.1	9.3	0.78	8.24	1.16	7.67
Vβ11	0.25	5.11	0.3	1.9	0.14	2.25
Vβ12	1	4.76	1.08	2.8	0.33	3.33
Vβ13.1	1.62	8.16	1.93	7.7	0.41	5.35
Vβ13.2	0.80	5.28	0.72	7.27	0.96	9.62
Vβ13.6	0.84	8.8	0.86	3.4	0.47	4.56
Vβ14	1.33	8.03	1.57	4.68	1.5	14.3
Vβ16	0.42	1.9	0.34	1.8	0.02	2.24
Vβ17	2.28	12.61	3.12	8.32	1.83	11.18
Vβ18	0.58	5.23	0.72	3.35	0.02	2.76
Vβ20	0	9.73	0.04	5.3	0.08	5.61
Vβ21.3	1.08	5.97	1.53	4.7	0.54	4.93
Vβ22	1.99	9.89	1.98	8.48	0.54	6.47
Vβ23	0.28	4.76	0.13	1.9	0.04	5.13
TOTAL	69.95（CD3+）		72.25（CD3+CD4+）		66.58（CD3+CD8+）	

（2）临床意义：能否检测到单克隆T淋巴细胞是T细胞淋巴瘤诊断及鉴别的重要依据之一。T淋巴细胞的克隆性主要有分子生物学和流式细胞术两种手段。分子生物学方法是通过检测TCR重排，即用毛细血管电泳法检测TCRB、TCRG及TCRD基因重排来判断T细胞克隆性。其特异性欠佳，病毒感染（如EBV、HIV等）、某些自身免疫性疾病（如风湿性关节炎）、免疫缺陷状态（如移植后患者）都会导致TCR重排阳性。流式细胞术通过检测TCR可变区（V区），即TCR Vβ或TCR恒定区（C区），即TRBC1来判断T细胞克隆性。TCR Vβ的局限性是T细胞肿瘤的单克隆只有75%左右覆盖率，操作相对烦琐，而TRBC1操作相对简便。

当机体发生肿瘤及与免疫相关疾病时，特殊的抗原刺激可引起某一种或某些亚家族的TCR特异性重排，表现为选择性表达某些TCR Vβ亚家族，即优势表达或限制性表达，并可能出现克隆性增殖的T细胞。

T细胞克隆性检测通常需要结合T细胞免疫表型，必要时再结合TCR基因分子重排检测及患者临床表现、形态学、免疫学、细胞遗传学、分子生物学检查综合分析T细胞为反应性增生还是肿瘤性增生。在明确肿瘤细胞克隆来源的基础上，可以利用克隆性监测T细胞淋巴瘤微量残留病。

（3）注意事项：①不表达TCR或者表达TCRγδ肿瘤性T淋巴细胞，是不适合用TRBC1或TCRVβ来判断单克隆性的。②长期存在免疫原刺激和老年人群可能出现数量较少的T细胞克隆性增殖，目前临床意义尚不明确，有文献将其称为意义未明的T细胞克隆性增殖（T-CUS），因此克隆性并不完全等同于肿瘤。

（三）NK细胞克隆性

1. 实验原理　NK细胞无须抗原预先致敏就可以破坏靶细胞（如病毒感染的细胞、某些肿瘤细胞和受损伤的细胞）且无主要组织相容性复合物（MHC）限制性，应答速度快，可直接杀伤肿瘤细胞和病毒感染细胞，在机体免疫监视和早期感染免疫过程中发挥重要作用。

NK细胞的特征之一是表面表达十分复杂的受体谱，以此识别正常和异常细胞并调控自身活化、增殖以及发挥功能。根据这些受体的特征及介导活性，分为抑制性受体、活化性受体、黏附分子受体、细胞因子受体和趋化因子受体五类。其中抑制性受体和活化性受体在激活NK细胞和其执行杀伤功能方面起关键作用。

杀伤细胞免疫球蛋白样受体（killer cell immunoglobulin-like receptor，KIR）家族（又称CD158）是一类具多样性和多态性的NK细胞受体亚型，包含抑制性和激活性KIRs，每个受体识别特定的主要组织相容性复合物Ⅰ类（MHC-I）作为配体。激活性受体和抑制性受体均在NK细胞表面表达，共同维持NK细胞的细胞毒性作用和免疫调节功能。FCM通过检测KIR家族受体表达情况，来判断NK细胞的克隆性。

2. 方法学——流式细胞术

（1）试剂：CD158i、CD158a，h、CD158b、CD158e、CD158f。

（2）仪器：多参数流式细胞分析仪。

（3）标准操作规程：参考本章第二节"五、染色"部分。

3. 结果解读

（1）参考区间：CD158多克隆表达。

（2）临床意义：NK细胞的克隆性依据为KIR检测，即CD158系列检测。正常情况下人体NK细胞群的KIR系列抗原表达呈现多克隆性分布，不会出现某一亚型的聚集性表达，因此通过检测细胞表面的CD158系列抗体（主要为CD158i、CD158a，h、CD158b、CD158e、CD158f），可以直观地判断出这些细胞是克隆性增生还是反应性增生。

在所有成熟的淋巴系统恶性肿瘤中，NK细胞淋巴增生性疾病的诊断较为困难。原因：①正常和异常NK细胞免疫表型之间没有显著差异，除CD56dim和CD56str亚群外，没有公认的NK细胞分群标准来提示肿瘤性增殖。②NK细胞不表达T细胞表面受体，不能使用TCR克隆性的FCM分析，且其他克隆性检测手段，如分子遗传技术的适用性有限。因此，FCM检测CD158系列可以为NK细胞的克隆模式提供重要证据。

（3）注意事项：①与TCR Vβ不同的是不同亚家族的KIR可以同时表达。②有文献报道γδT细胞和细胞毒性T细胞可以表达KIR系列。

九、微量残留病

（一）急性白血病微量残留病

1. 实验原理　微量残留病（minimal residual disease，MRD）指恶性血液病经治疗达到血液学完全缓解后体内残存有通过形态学等传统方法无法检测出的微量肿瘤细胞状态。NCCN指南和欧洲专家共识根据现有检测技术的局限性将MRD定义为可检测残留病（measurable residual disease）。

FCM检测MRD的主要标志是白血病相关免疫表型（1eukemia-associated immunophenotype，LAIP），即识别骨髓中有白血病相关抗原改变的细胞，包括细胞抗原的跨系表达、发育不同步表达、抗原表达强度改变和光散射异常等。初诊时的LAIP对残留检测有一定提示作用，但白血病治疗后会出现表型变化，为了提高检测准确性，MRD检测方案设计不能局限于初诊时的LAIP，而需要涵盖尽可能全面的抗体组合，以识别出异常细胞表型（different from normal，DfN）的肿瘤残存细胞。综上所述，目前ELN推荐流式微量残留病检测的原理是LAIP-based DfN approach。

2. 方法学——流式细胞术

（1）试剂：对于急性白血病MRD的检测，中国免疫学会血液免疫分会临床流式细胞术学组发表的专家共识及西雅图华盛顿大学Brent L. Wood等都有推荐的抗体组合方案，分别见表11-5-36～表11-5-38。ELN（2018）对流式MRD评估的建议见表11-5-39。ELN（2021）建议进一步评估白血病干细胞（LSCs）在流式检测MRD中的作用。LSCs免疫表型为CD34$^+$/CD38$^-$细胞表达造血干细胞（HSC）上不存在的异常标志物（如CD45RA、CLL-1、CD23）。LSCs监测具有预后评估价值，应在前瞻性临床试验中进一步验证。LSCs监测需要采集4 000 000个细胞，单管分析多可实现。中国医学科学院血液病医院实验室急性白血病MRD抗体方案见表11-5-40。

表11-5-36　中国免疫学会血液免疫分会临床流式细胞术学组推荐的微量残留病检测抗体组合

疾病	参数/色	FITC	PE	PerCP-Cy5.5/PE-Cy5.5	PE-CY7	APC	APC-H7/Cy7或APC-AlexaFluor750	Pacific blue/BV421	Pacific Orange	BV605/ECD[⑥]	APC-AlexaFluor700/APC-R700
B-ALL	8	CD58	x	CD38	CD34	CD10	CD20	CD19	CD45		
	10	CD58	x	CD38	CD34	CD10	CD20	CD81	CD45	CD19	x
T-ALL	8	x	CD99	CD3	CD7	x	CD5	cCD3[①]	CD45		
	10	x	CD99	CD3	CD7	x	CD5	cCD3[①]	CD45	CD56	x
AML	8	CD38	x	CD33[②]	CD34	CD13	HLA-DR	CD117[③]	CD45		
	10	CD38	x	CD33[②]	CD34	CD13	HLA-DR	CD117[③]	CD45	x	x
PCN	8	cκ[④]	cλ[⑤]	x	CD19	CD138	CD45	CD56	CD38		
	10	cκ[④]	cλ[⑤]	x	CD19	CD138	CD45	CD81	CD38	CD27	CD56

注：x为预留抗体；[①]推荐克隆UCHT1；[②]建议选用PE-Cy5.5标记的单抗；[③]推荐克隆104D2，建议选用BV421标记的单抗；[④][⑤]推荐多克隆抗体；[⑥]根据仪器配置选择BV605或ECD。

表11-5-37　中国免疫学会血液免疫分会临床流式细胞术学组推荐的备选抗体
（用于表11-5-36中的预留通道检测）

疾病	备选抗体（推荐克隆）
B-ALL	nTdT（nTdT-6）、CD22、CD13、CD33、CD66C、CD65、CD15、NG2（anti-7.1）、CD123、CD73、CD304、CD86、CD81、CD200等
T-ALL	nTdT（nTdT-6）、CD4、CD8、CD10、CD34、CD1a、CD13、CD33、CD117、CD11b、CD65、CD44等
AML	CD56、CD19、CD2、CD4、CD5、CD7、CD11b、CD64、CD15、CD123、NG2（anti-7.1）、CD10等
PCN	CD117、CD81、CD27、CD28、CD13、CD33、CD20、CD22、CD200等

表 11-5-38　急性白血病MRD检测抗体组合（Brent L.Wood 等）

疾病	PB/V450	FITC	PE	PE-TR	PE-Cy5/ PerCP-Cy5.5	PE-Cy7	A594	APC	APC-A700	APC-Cy7/ APC-H7
B-ALL		CD20	CD10		CD34	CD19	CD38	CD58		CD45
T-ALL	CD8	CD2	CD5	CD34	CD56	CD3	CD4	CD7	CD30	CD45
AML	HLA-DR	CD15	CD33	CD19	CD117	CD13	CD38	CD34	CD71	CD45
	HLA-DR	CD64	CD123	CD4	CD14	CD13	CD38	CD34	CD16	CD45
		CD56	CD7		CD5	CD33	CD38	CD34		CD45

表 11-5-39　ELN（2018）对流式MRD评估的建议

推荐方案	骨架抗体/参数	CD45、CD34、CD117、CD13、CD33、FCSC/SSC
	其他抗体	CD7、CD11b、CD15、CD19、CD5、HLA-DR
	单核细胞抗体（如有必要）	CD64、CD11b、CD14、CD4、CD34、HLA-DR、CD33、CD45
注意事项	1.抽取5～10ml骨髓，并使用第1次抽吸液进行MRD评估。由于Pb的MRD含量较低，不宜用于MRD评价。应根据按需求抽取尽量少的骨髓液，以尽量避免血液混入	
	2.当第1次骨髓抽吸液不能用于评估MRD时，应评估血液混入情况	
	3.建议获取500 000～1 000 000个白细胞（不包括CD45阴性细胞及碎片）	
	4.要定义"MRD阴性"和"MRD阳性"患者组，建议使用0.1%为临界值	
	5. 如果发现确有MRD＜0.1%，将其报告为"MRD阳性＜0.1%，可能与残留白血病一致"。这种情况应添加注释"该水平尚未经过临床验证"	
	6.需多中心应用标本时，全骨髓液可在室温下运输和储存3天	
	7.强烈不鼓励没有广泛流式MRD检测经验而进行单中心研究	

表 11-5-40　中国医学科学院血液病医院实验室急性白血病MRD抗体方案

疾病	管	FITC	PE	PerCP-Cy5.5	PE-CY7	APC	APC-H7	BV421/450	V500
B-ALL	1	CD38	CD10	CD34	CD19	CD81	CD20	CD33-BV421	CD45
T-ALL	1	CD7	CD99	CD5	C CD3	CD16＋CD56	CD8	CD4	CD45
	2	TdT	CD2	CD34	CD117/CD33	CD7	CD10	cCD3	CD45
AML	1	CD38	CD117	CD34	CD33	CD13	HLA-DR	CD11b	CD45
	2	CD15	CD34	CD56	CD33	CD7	CD14	CD19	CD45

（2）仪器：多参数流式细胞分析仪。

（3）标准操作规程：胞质抗原及免疫球蛋白抗原染色见本章第二节"五、染色"部分。

3．结果解读

（1）参考区间：LAIP/DfN 阴性。

（2）临床意义：急性白血病诱导治疗的目的是实现完全缓解（CR），即患者体内白血病细胞总数从约 10^{12} 数量级降低到细胞学可检测水平（约 10^9 数量级）以下。因此，即使达到完全缓解，患者体内仍负荷大量白血病细胞，如果不采取缓解后治疗，疾病会在一定时间内复发。目前，比较灵敏的急性白血病MRD检测方法主要为多参数FCM和PCR。FCM测量敏感度可以达到 10^{-3} ～ 10^{-4}。

治疗相关时间点的FCM-MRD水平与预后及生存时间有很大相关性。儿童ALL患者在诱导治疗中、诱导结束、维持治疗中及复发后这些时间点的FCM-MRD水平与疾病复发率的相关性均有统计学意义。在诱导治疗过程中监测MRD，有助于临床疗效评估及疾病危险度分层；在诱导治疗结束或维持治疗早期监测MRD，有助于临床预后评估并指导进一步治疗方案；复发后MRD监测，有助于临床判断复发风险。

成人ALL诱导治疗中出现FCM-MRD水平完全缓解时间的早晚与疾病的复发率有相关性，诱导治疗后MRD水平对持续化疗组和自体移植组的复发率和预期无白血病生存率（LFS）具有统计学意义。

在AML中，患者在诱导治疗、巩固和强化治疗等时间点FCM-MRD水平与复发风险及生存时间均有高度相关性，在治疗期间或治疗后未到达MRD水平完全缓解或MRD水平升高，应及时调整治疗方案。但FCM-MRD评估并不适用于所有AML患者MRD监测，APL、CBF AML及伴有NPM1突变的AML建议用分子学检测评估MRD水平。

（二）非霍奇金淋巴瘤微量残留病

1. 实验原理　FCM检测非霍奇金淋巴瘤MRD的主要依据与AML相似，仍需根据LAIP概念，识别骨髓中有淋巴瘤相关抗原改变的细胞，仍然强调治疗后，尤其是免疫治疗后（见治疗后MRD部分）后会出现表型变化，MRD检测方案设计不能局限于初诊时疾病表型，而需涵盖尽可能全面的抗体组合，以识别出DfN的肿瘤残存细胞。

2. 方法学——流式细胞术。

（1）试剂：目前成熟的方案主要有CLL和MM的MRD，ERIC小组推荐的CLL-MRD抗体组合见表11-5-41。中国医学科学院血液病医院实验室淋巴瘤MRD方案见表11-5-42。国际骨髓瘤工作组（IMWG）推荐采用二代流式MM-MRD对MM患者进行监测，基于Euro Flow的二代流式MM-MRD抗体组合参照表11-5-43。

表11-5-41　多参数流式CLL及MM的MRD抗体组合推荐

	CLL	MM
首选方案	CD19、CD20、CD5、CD79b、CD43、CD81	CD138、CD38、CD45、CD56、CD19、CD27、CD28、CD117、cyκ/λ、CD81
附加标记	CD200、CD23、CD160、ROR1	CD33、CD54、CD200、CD229、CD307、CD319、CD150、VS38

表11-5-42　中国医学科学院血液病医院实验室淋巴瘤骨髓瘤MRD抗体方案

	管	FITC	PE	PerCP-Cy5.5	PE-CY7	APC	APC-H7	V450	V500
B-LPD	1	λ	CD10	CD5	CD38	κ	CD20	CD19	CD45
	2	CD81	CD79b	CD23	CD19	CD200		FMC7	CD45
HCL/HCL-v	1	λ	CD10	CD19	CD11c	κ	CD20	CD38	CD45
	2	λ	CD103	CD25	CD11c	κ	CD20	CD19	CD45
CLL	1	CD43	CD79b		CD5	CD81	CD19		CD45
	2	λ	CD22	CD5	CD19	κ	CD20	CD38	CD45
MM	1	cλ	CD138	CD28	CD117	cκ	CD19	CD38	CD45
	2	CD81	CD19	CD56	CD27	CD200	CD20	CD38	CD45
LPL	1	λ	CD10	CD5	CD38	κ	CD20	CD19	CD45

续　表

	管	FITC	PE	PerCP-Cy5.5	PE-CY7	APC	APC-H7	V450	V500
	2	cλ	CD138	CD56	CD38	cκ	CD117	CD19	CD45
TLPD	1	CD57	TCRgd	CD5	CD3	CD7	CD8	CD4	CD45
	2	CD26	CD30	CD4	CD2	CD3	CD10	$CD16^{+}56$	CD45
NK	1	CD8	CD16	CD56	CD2	CD94	CD3	CD4	CD45
	2	CD16	CD30	CD56	CD45RA	CD45RO	CD3	CD7	CD45

表11-5-43　二代流式MM-MRD八色方案（Euro Flow）

Tube	BV421	BV510	FITC	PE	PerCPCy5.5	PECy7	APC	APCH7
1	CD138	CD27	CD38	CD56	CD45	CD19	CD117	CD81
2	CD138	CD27	CD38	CD56	CD45	CD19	CyIg	CyIg

（2）仪器：多参数流式细胞分析仪。

（3）标准操作规程：胞质抗原染色、免疫球蛋白抗原染色参见本章第二节“五、染色”部分。

3．结果解读

（1）参考区间：阴性。

（2）临床意义：较成熟的FCM淋巴瘤MRD检测方案主要涉及CLL、B系NHL及MM。由于多数NHL缺乏特异性抗原表达，与正常细胞难以鉴别，目前FCM NHL-MRD检测主要涉及有特异性抗原表达的NHL，如套细胞淋巴瘤和毛细胞白血病。

欧洲CLL研究方案（European Research Initiative on CLL，ERIC）推荐了CLL MRD检测的4色、6色和8色标准化方案，获取白细胞总数达2×10^{6}个时，检测灵敏度可达10^{-5}。80%～90%套细胞淋巴瘤患者初发时可见骨髓或外周血浸润，这部分患者可进行流式MRD检测，检测灵敏度可达10^{-4}。典型毛细胞白血病的流式MRD灵敏度也可达到10^{-4}，并且与PCR技术有很好的一致性。FCM检测多发性骨髓瘤MRD具有范围广、灵敏度高、可定量等特点。

CLL的MRD监测具有重要临床意义。多数研究表明，MRD阳性与阴性患者的无症状生存率和总生存率均有差异。毛细胞白血病的MRD监测有助于疾病的疗效及复发风险评估，MRD阳性细胞比例不同，复发风险不同。

MM-MRD监测请参见下文二代流式技术相关内容。

（3）注意事项：无。

（三）应用二代流式技术检测微量残留病

1．实验原理　随着精准诊断、免疫治疗时代的来临，流式细胞术在检测深度和仪器革新上都取得了突破性进展，进入二代流式细胞检测技术（next generation flow，NGF）时代。二代流式技术主要包括诊断工具的创新、基于Euro Flow共识的全流程操作，基于正常及异常标本数据库实现自动识别功能，通过获取和分析更多细胞提高灵敏度（10^{-5}～10^{-6}）。

2．方法学——流式细胞术。

（1）试剂：二代流式检测MM-MRD抗体方案（Euro Flow）见表11-5-43。

（2）仪器：多参数流式细胞分析仪。

（3）标准操作规程：胞质抗原及免疫球蛋白抗原染色见本章第一节“五、染色”部分；本实验单管获取500万个细胞，最终两管叠加至1000万个细胞。

3．结果解读

（1）参考区间：阴性。

（2）临床意义：在过去十余年，随着免疫调节剂、蛋白酶体抑制剂和单克隆抗体等新型药物的应用，多发性骨髓瘤（MM）的治疗经历了根本性转变，患者的生存期延长至3～4倍。虽然新药大大提高了CR率，延长了无进展生存期，但几乎所有MM患者不可避免会出现复发，这与体内MRD密切相关。因此，在MM患者的疗效评价体系中，临床已经不满足于单纯的完全缓解（CR/sCR），MRD作为一项重要的独立预后因素越来越受到临床重视。

传统的流式细胞术MRD检测灵敏度可以达到10^{-4}，明显低于qASO-PCR或NGS（二代测序）。目前由Euro Flow开发用于多发性骨髓瘤的NGF已被纳入国际骨髓瘤工作组（IMWG）更新的治疗反应评价体系。该项技术将流式MRD的检测敏感度由传统多参数流式的10^{-4}提升至10^{-5}～10^{-6}，可实现样品制备及抗体组合构建（包括抗体克隆和荧光素的选择）标准化、异常浆细胞软件自动识别等，且不受CD38单克隆抗体治疗的干扰，几乎可适用于100%多发性骨髓瘤患者的MRD检测。

研究证明，使用传统多参数流式细胞术检测的MRD阴性标本，使用NGF检测后约1/4结果为阳性，NGF目前已达到与NGS接近的检测灵敏度，同时多项研究显示二者结果有高度的一致性，持续MRD阴性（NGF/NGS＋PET-CT）的患者，PFS明显延长、预后良好。IMWG微量残留病评价标准见表11-5-44。

表11-5-44　IMWG微量残留病评价标准

疗效	标准
持续MRD阴性 （sustained MRD-negative）	骨髓MRD阴性（NGF或NGS，或两者都有），并通过以下定义的影像学证实间隔至少1年 后续的评估可用MRD阴性持续的时间描述，例如"5年MRD阴性"
流式MRD阴性 （flow MRD-negative）	NGF检测显示骨髓无表型异常的克隆性浆细胞，流式采用EuroFlow标准操作规程（或者应用经过验证的等效方法），最低检测敏感度为10^{-5}
测序MRD阴性 （sequencing MRD-negative）	NGS检测显示骨髓无克隆性浆细胞，克隆定义为应用LymphoSIGHT平台（或者经过验证的等效方法）进行DNA测序，未发现有2个相同的序列。最低检测敏感度为10^{-5}
影像学＋MRD阴性 （imaging-plus MRD-negative）	要求NGF或NGS检测MRD阴性，并且原有PET/CT上所有高代谢病灶消失，或者病灶标准摄取值（SUV）低于纵隔血池，或者低于周围正常组织的SUV值

（3）注意事项：无。

十、血小板膜表面糖蛋白分析

（一）实验原理

血小板具有不同于白细胞的膜表面蛋白，按糖蛋白的分布部位可分为质膜糖蛋白和颗粒膜糖蛋白。质膜糖蛋白又称膜糖蛋白（GP），包括GPⅠb/Ⅸ/Ⅴ、GPⅡb/Ⅲa、GPⅠa/Ⅱa复合体等，主要存在于静止血小板细胞膜表面；颗粒膜糖蛋白如CD62P和CD63，主要存在于血小板胞质内的α、δ颗粒膜和溶酶体膜及活化血小板的质膜上。

传统血小板膜蛋白分析方法较多，十二烷基硫酸钠-聚丙烯酰胺凝胶电泳、交叉免疫电泳和免疫印迹法主要用于血小板定量、结构研究及生化分析。上述检查均需要分离、纯化血小板糖蛋白，由于标本用量大、提纯难度大、操作步骤复杂，在实际临床工作中应用有限。应用FCM进行血小板分析是临床血小板分析方法的重大进展。应用不同荧光素标记的抗体与血小板膜蛋白结合，然后根据光散射和荧光信号的强弱评估血小板的物理特性和对应抗原表达情况，可以辅助诊断膜表面蛋白缺陷性疾病和评估血小板的激活状态。FCM方法实现了全血状态即更接近生理状态的条件下直接测定血小板，降低了标本用量，极大提高了检测灵敏度。

FCM检测血小板膜表面糖蛋白主要用于Glanzmann血小板无力症、Bernard-Soulier综合征、血小板型von Willbrand disease（vWD）的诊断。三者都属于罕见的血小板功能障碍性疾病，前两者为常染色体隐性遗传，后者为常染色体显性遗传。GT是因GPⅡb/Ⅲa数量或质量异常导致血小板对多种生理激动剂的聚集反应减弱而引起出血性疾病。BS是因GPⅠb-Ⅸ-V复合物异常导致血小板不能与von Willbrand factor（vWF）和凝血酶作用而引起出血。目前的基因检测已鉴定出巨血小板综合征患者中GPⅠb、GPⅨ的多种突变形式，但尚未发现GPV的缺陷形式。血小板型vWD则是因为GPⅠb异常导致与vWF结合增强，血浆中高分子量vWF多聚体水平降低而引起出血。此外，GPⅠb/Ⅸ/V还参与构成血小板骨架，因此巨血小板综合征和血小板型vWD均会出现巨大血小板。对以上3种疾病，流式可以通过检测GPⅡb/Ⅲa、GPⅠb/Ⅸ/V的表达来辅助诊断。

（二）方法学——流式细胞术

1. 试剂 荧光素标记抗GPⅡb-Ⅲa（CD41/CD61）抗体，荧光素标记的抗GPⅠb/Ⅸ（CD42b/CD42a）抗体。

2. 仪器 流式细胞分析仪。

3. 标准操作规程 ①枸橼酸钠抗凝管抽取静脉血1ml，不推荐使用肝素抗凝管，同时抽取正常人作为阳性对照。②标本颠倒混匀后以150～200×g离心5分钟，取出上层富含血小板血浆（PRP）。③计数血小板浓度，用PBS-EDTA将PRP调整到$1×10^7$/ml。④每管取100μl稀释后PRP，按照试剂说明书抗体，避光孵育20分钟。⑤加入2ml PBS-EDTA混匀洗涤，地面离心机2000×g转8分钟，弃上清，以300μl PBS-EDTA重新混悬血小板。⑥上机检测：将同型对照、患者和阳性对照标本按照同样的条件上机检测，各获取50 000个血小板进行分析。⑦用FSC/SSC-LOG圈出血小板，根据同型对照、阳性对照圈定阴阳性细胞群，计算患者血小板GP的阳性率。

（三）结果解读

1. 参考区间 健康人血小板CD41、CD61、CD42a、CD42b阳性率＞98%。

2. 临床意义 流式可以作为血小板膜糖蛋白表型异常的首选筛查项目。当CD41/CD61的表达量小于正常的20%或数量正常但有质的缺陷时，应考虑诊断GT。根据CD41/CD61缺失的程度和突变类型，GT分3型：Ⅰ型GPⅡb/Ⅲa阳性率＜5% 正常；Ⅱ型GPⅡb/Ⅲa阳性率为5%～20%；Ⅲ型又称变异型，GPⅡb/Ⅲa阳性率＞20%，即GPⅡb/Ⅲa复合物没有数量减少，但有质的缺陷。患者一般为基因学检测的纯合子或复杂杂合子，表现为GPⅡb/Ⅲa严重缺失和血小板功能不全，基因携带者一般无出血症状，但GPⅡb/Ⅲa数量减少至参考范围的一半左右。值得一提的是，GPⅡb、Ⅲa在粗面内质网中进行蛋白质合成随即组成复合物运输到血小板膜表面，复合物的形成对这一过程中防止自身被水解具有保护作用，因此两种糖蛋白中任意一种合成不足都会导致两者同时表达降低，即CD41/CD61的表达率基本平行。另外，免疫性血小板减少症、多发性骨髓瘤、淋巴瘤、急性早幼粒细胞白血病、骨髓增生异常综合征等疾病继发的获得性血小板无力症也出现过个案文献报道。对巨血小板综合征和血小板型vWD，除GPⅠb/Ⅸ表达减少外，血小板FSC增大也是一个显著的变化，血小板综合征中的血小板甚至可以达到淋巴细胞的大小。值得注意的是，GPⅠb/Ⅸ表达率正常并不能完全除外血小板综合征，因为不排除某些抗原表位正常但整个蛋白分子带有功能缺陷的情况。对这些罕见的遗传性血小板疾病，除表型外，血小板功能检测和基因测序也是必需的。

3. 注意事项 ①血小板易发生体外活化，取血时建议弃去最开始的2ml送检。②应当15～25℃储存和运输，忌温度过高、过低和震荡，推荐在30分钟内处理标本，标本处理过程应尽量减少离心次数，操作应当尽量轻柔，洗涤建议采用含有EDTA的PBS。③由于血小板体积小，流式细胞仪获取条件中FSC应当设置为LOG而非线性,便于区分血小板、碎片和成熟红细胞。④制作好的标本如不能及时上机检测,应当以多聚甲醛固定,置于4℃冰箱保存,24～48小时内检测。⑤血小板的膜抗原表达分析缺乏内对照,应当设立阳性和阴性对照。⑥为避免离心对血小板产生影响,也有学者建议采用全血而非PRP进行标记。由于全血成分较PRP复杂,以FSC/SSC设门会影响门内血小板的纯度,因此建议加入设门抗体便于血小板进行单独分析。设门抗体的选择应避开本身可能带有缺陷的血小板膜抗原。例如,对疑似血小板无力症的患者应使用CD42a或CD42b设门,而非CD41或CD61;对血小板综合征则正好相反。

十一、血小板自身抗体测定

(一)实验原理

根据分布情况可以将人类血小板抗原分为2大类:特异性和非特异性抗原。特异性抗原位于血小板GP上,是血小板的特有抗原,而血小板与其他细胞或组织共有的抗原称为非特异性抗原,主要包括人类组织相容性Ⅰ类抗原(HLA-I)和血型抗原系统。针对血小板特有抗原的抗体称为特异性抗体,是导致原发性免疫性血小板减少症(ITP)的主要病因,抗体与其血小板膜表面抗原结合后,使血小板被单核吞噬细胞系统大量破坏,从而导致血小板寿命缩短,数量减少。少数患者的特异性抗体不仅导致血小板破坏,还能引起血小板功能异常,如获得性血小板无力症。针对非特异性抗原的自身抗体则是导致血小板输注无效和新生儿同种免疫性血小板减少的主要原因。

血小板自身抗体可通过酶联免疫吸附试验(ELISA)、免疫荧光显微镜技术、单抗特异性捕获血小板抗体试验(MAIPA)及流式等方法检测。早期的ELISA及流式方法可以检测血小板表面的自身抗体但无法鉴别其针对的抗原种类,此类抗体统称为血小板相关免疫球蛋白(platelet-associated immunoglobulins,PAIg),根据重链的种类可分为PAIgG、PAIgA、PAIgM、PAIgD四种。后期的MAIPA和流式微球技术(cytometric bead array,CBA)通过抗原固化可以甄别抗体针对的抗原种类,对于ITP的诊断更有意义。CBA是一种针对非细胞结合状态下游离分子的抗原固化方法,它利用特异性单克隆抗体包被的聚苯乙烯微球俘获游离抗原,通过微球的"放大"作用对这些小分子物质进行检测。具体到血小板特异性抗体,我们利用包被了特异性抗体的微球捕获GP与自身抗体的复合物,然后与荧光素标记的羊抗人多克隆抗体(goat anti-human,GAH)孵育,如果血小板膜糖蛋白上结合有血小板特异性自身抗体,就会形成检测微球-血小板膜糖蛋白-特异性自身抗体-羊抗人多克隆抗体复合物,抗体浓度越高,则流式细胞仪检测到的抗体荧光素对应通道的荧光强度越高(图11-5-1)。与传统的MAIPA法相比,微球检测的灵敏度显著提高并且省时省力。下文对PAIg和特异性抗体的检测分别加以说明。

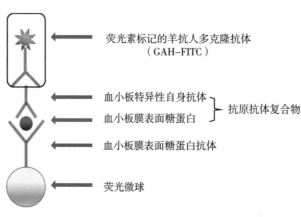

图11-5-1 CBA检测血小板自身抗体的原理

（二）方法学——流式细胞术

1. 试剂

（1）PAIg：PAIgG、PAIgA、PAIgM、PAIgD。

（2）CBA检测血小板特异性抗体：抗GPⅡb（CD41a）、GPⅢa（CD61）、GPIX（CD42a）、GPⅠbα链（CD42b）、GPV（CD42d）、GMP140（CD62P）等抗原的抗体。

2. 仪器　流式细胞分析仪。

3. 标准操作规程

（1）PAIg：EDTA抗凝血2～4ml，200×g离心5分钟，取上层PRP，计数血小板调整血小板浓度为$1×10^7$/ml，取5份100μl的PRP置于5个流式管中，加入设门抗体（如CD41-FITC），前4管分别加入鼠抗人IgA-PE、IgM-PE、IgD-PE、IgG-PE，第5管为阴性对照，加入同型对照抗体。具体用量和反应体系参照抗体说明书，避光孵育15分钟，PBS洗涤后上机检测。以CD41对血小板设门，分析PAIgG、PAIgA、PAIgM、PAIgD的阳性率。

（2）CBA检测血小板特异性抗体：①微球包被：将带有不同荧光强度（此处以APC为例）的微球包被不同抗体，抗体Fc段因疏水作用与微球吸附，Fab段仍保持与抗原结合的活性。包被前重悬微球，将微球加入包被缓冲液稀释好的鼠抗人单抗中（如CD41a、CD42a单抗），使抗体（μg）与微球（ml）比例为70∶1；抗体在0.1mol/L、pH7.4的PBS浓度为20μg/ml，室温振荡2小时（或4℃涡旋振荡过夜）；0.01mol/L PBS-Tween缓冲液洗涤3次，用5%小牛血清白蛋白振荡封闭微球2小时；0.01mol/L PBS-Tween洗涤3次，含0.2%叠氮钠的等渗盐溶液重悬微球，调整微球浓度为0.25%，4℃保存。于第1、2、5、10、30、40天应用荧光素标记的羊抗鼠IgG多克隆抗体及羊抗人IgG多克隆抗体（阴性对照）检测微球，根据荧光强度高低及变化判断微球包被效果和稳定性。②标本采集和处理：采血前计数患者血小板，用枸橼酸钠抗凝管采集静脉血，标本中应至少含有$2×10^8$个血小板；200×g离心10分钟，吸取上层PRP，转移至EP管；3000×g离心2分钟，弃上清液以pH 6.2、0.05 mol/L枸橼酸钠洗涤5次，重悬计数；取$1×10^8$个血小板悬液离心弃上清液，加入含1% Triton X-100的裂解液110μl（内含0.1mg/ml的抑肽酶），4℃ 30分钟。5000×g离心5分钟，吸取裂解后的上清（包含血小板抗原抗体复合物），转移至另一EP管。③抗原的俘获：向上述步骤制备好的上清液中加入不同单抗包被的微球，每种微球10 000个；室温振荡孵育2小时，离心弃上清液；PBS-Tween缓冲液洗涤3次之后用0.01mol/L PBS 98μl重悬；加入荧光素标记的羊抗人多克隆抗体2μl（此处的荧光素应当区别于上文微球本身的荧光，本文以FITC为例），避光振荡孵育1小时，离心弃上清；PBS-Tween缓冲液洗涤2次，0.01mol/L PBS调整最终体积至200μl。④上机检测：用FSC/SSC-LOG散点图画出荧光微球门，激发光波长选择488nm和633nm，调节APC通道，使不同荧光峰均匀并清晰地分布，在每个荧光峰内获取5000个微球，分析每一个荧光峰的FITC平均荧光强度（MFI）。

（三）结果解读

1. 参考区间　不同方法和条件下的参考范围有所不同，建议各实验室采用阴性和阳性对照与其他有确定检出限的实验方法（如MAIPA）比对建立参考范围。阴性对照取自无输血史和妊娠史的正常人。

2. 临床意义　ITP患者会出现PAIg水平升高，其中50%～60%为PAIgG。因此，PAIgG应用最为广泛，但多种抗体联合检测较单个抗体具有更高的特异性和敏感性，不建议PAIgG单项检测。应当注意的是，PAIg引起的血小板迅速破坏可能导致假阴性结果。此外，PAIg阳性还可见于新生儿同种免疫性血小板减少性紫癜、输血后紫癜、药物诱导的血小板减少症以及系统性红斑狼疮、慢性活动性肝炎、结缔组织病等多种免疫因素介导的血小板减少症。

引发ITP的特异性抗体中80%是针对GP Ⅱb/Ⅲa和Ⅰb/Ⅸ的，两者是血小板膜表面表达最丰富的糖蛋白，有关GPⅠa/Ⅱa、Ⅳ和Ⅴ等其他糖蛋白的抗体比较少见。特异性抗体对诊断ITP的特异性高于PAIg。《成人原发免疫性血小板减少症诊断与治疗中国指南》（2020年）明确将血小板糖蛋白特异性自身抗体作为ITP的特殊检查之一。指南同时指出这类抗体仅可鉴别免疫与非免疫性血小板减少，不能区分原发与继发。

3. 注意事项　①针对血小板数过高的患者标本，在标本处理时需要进行计数和稀释。②在PAIg的实验设计中，由于疾病相关的血小板计数减少可能导致目标细胞数量不足而无法进行有效分析，有研究者对其改良，将患者血清与健康人血小板混合，使健康人的血小板结合患者的抗体进行检测，但这种方法要求患者血浆中有足够的游离抗体，对于自身抗体以结合状态为主的患者可能出现假阴性。③尽管特异性抗体较PAIg对ITP具有更高特异性，但无论哪种抗体目前都不能作为ITP的特异性实验室检查，ITP仍然是一个除外性诊断。④由于PAIg的检测对象是活血小板，标本应当尽量即采即测，不能冻存；而CBA方法检测对象是血小板裂解后的抗原抗体复合物，不要求血小板活性，因此对不能及时处理的标本可以-20℃保存，保存时间为2周。

十二、造血干细胞及免疫治疗的流式检测

（一）CD34阳性细胞计数

1. 实验原理　CD34抗原存在于各种祖细胞上，其中包括多能干细胞和间质干细胞。在某些组织的上皮细胞上也有表达。CD34抗原的分子量为105～120kD，具有一个高度糖基化的类黏蛋白的结构。由于目前尚无一个与体内重建造血完全吻合的HSC体外检测法，应用流式细胞术计数CD34$^+$细胞，仍是临床用于衡量造血干细胞（HSC）/造血祖细胞（HPC）数量并确定采集时机的重要手段。在造血干细胞移植过程中采集足够数量的造血干细胞是造血干细胞移植成功的关键。

CD34$^+$细胞绝对计数分为单平台和双平台两种方法，双平台计数法先通过流式细胞术分析得出CD34$^+$细胞百分比，再结合血细胞计数仪计数的白细胞数得出CD34$^+$细胞绝对数。单平台CD34$^+$细胞计数法可以用绝对计数管或商品化的造血干细胞抗原CD34检测试剂盒（流式细胞仪法），采用流式细胞术获取CD34$^+$细胞百分比的同时，根据获取的已知密度的荧光微球数计算出CD34$^+$细胞绝对数。与双平台计数相比，单平台计数法裂解红细胞后无须洗涤，无须采用血细胞计数仪计数白细胞，因此系统误差小，被认为是首选的CD34$^+$细胞计数方法。

2. 方法学——流式细胞术

（1）试剂：CD34-PE单克隆抗体；CD45-FITC设门抗体；7-氨基放线菌素-D（7-AAD）-PerCP5.5细胞活性判定抗体。含7-AAD的抗体组合：CD34-PE、CD45-FITC、7-AAD-PerCP5.5；不含7-AAD的抗体组合：CD34-PE、CD45-FITC。

2015年国内中国免疫学会血液免疫分会临床流式细胞术学组发表的《CD34阳性细胞绝对计数的流式细胞术测定指南》中，无论是双平台、单平台都推荐采用ISHAGE设门方案。不含7-AAD双平台设门方案见文后彩图1，含7-AAD单平台设门方案见文后彩图2。

（2）仪器：多参数流式细胞分析仪。

（3）标准操作规程：不加7-AAD的双平台方法：①在试管中加入CD45-FITC抗体10μl、CD34-PE抗体20μl及200μl标本［全血有核细胞（0.2～2）×10^6个］。②混匀、室温下避光孵育15分钟。③加入溶血素室温下避光作用10分钟。④用PBS洗涤离心后，加入PBS重悬细胞。⑤上机检测：至少收集75 000个白细胞及100个CD34$^+$细胞。加7-AAD的单平台方法：①在绝对计数管中加入CD45-FITC抗体10μl、CD34-PE抗体20μl及50μl标本。②混匀、室温下避光孵育15分钟。③加入不含固定剂的溶血素，室温下避光作用10分钟。④加入10μl 7-AAD。⑤混匀、室温下避光孵育10分钟。⑥加入PBS重悬细胞。⑦上机检测：至少收集75 000个白细胞及100个CD34$^+$细胞。

3. 结果解读

（1）参考区间：无。

（2）临床意义：造血干细胞移植是多种血液系统疾病重要治疗手段，包括血液系统恶性肿瘤，如急/慢性白血病、淋巴瘤、多发性骨髓瘤、骨髓增生异常综合征等；血液系统非恶性肿瘤，如重型再生障碍性贫血、珠蛋白生成障碍性贫血等。外周造血干细胞移植由于操作简便、可快速重建造血、肿瘤细胞污染少，目前广泛采用。外周血中造血干细胞数量与动员方案有直接关系，而采集物中造血干细胞数量对成功有直接影响。因此，正确测定造血干细胞数量对移植成功有直接影响。

（3）注意事项：CD34单克隆抗体应使用Ⅱ类或Ⅲ类抗体，且不建议使用与FITC偶联的Ⅱ类抗体。双平台时，CD34$^+$细胞计数与血常规中白细胞计数需用同一个标本。

（二）免疫治疗后微小残留病（单抗治疗、CAR-T细胞治疗等）

1. 实验原理　在血液系统肿瘤的治疗中，免疫治疗（单抗治疗、CAR-T细胞治疗等）的使用变得越来越普遍和广泛。免疫治疗后，异常细胞和正常细胞均可丢失靶向抗原，复发后的异常细胞群仍可丢失此抗原，并且这些靶向抗原可能与初始分析设门抗体相重叠，使常规的设门方法无法发现异常细胞群。因此，需要灵活改变设门策略并设计尽可能全面的抗体组合，以达到发现异常群的目的。

2. 方法学——流式细胞术

（1）试剂：目前临床对流式MRD方案有影响的免疫治疗主要为MM中CD38单抗治疗以及B-ALL中CD3-CD19双特异性抗体及CAR-T细胞治疗。前者可使用二代流式MM-MRD方案，后者传统的CD19设门法不能满足分析的需要，需改变设门策略，Cherian等推荐的抗体方案见表11-5-45，方案1适用于CD19CAR-T细胞治疗后，方案2适合CD22或CD19CAR-T细胞治疗后。中国医学科学院血液病医院实验室方案见表11-5-46。

表11-5-45　CAR-T细胞治疗后流式B-ALL-MRD推荐方案

方案	BV421	FITC	PE	PerCPCy5.5	PECy7	A510	APC	APCH7
方案1	CD10	CD66b	CD22	CD34	CD20	CD38	CD24	CD45
方案2	CD15	CD20	CD22	CD34	CD19	CD38	cCD79a	CD45

表11-5-46　中国医学科学院血液病医院实验室CAR-T细胞治疗后B-ALL-MRD方案

管	BV421	FITC	PE	PerCPCy5.5	PECy7	APC	APCH7	V500
1	CD19	CD38	CD22	CD34	CD20	cCD79a	CD10	CD45

（2）仪器：多参数流式细胞分析仪。

（3）标准操作规程：胞质抗原及免疫球蛋白抗原染色见本章第二节"五、染色"部分。

3. 结果解读

（1）参考区间：LAIP/DfN阴性。

（2）临床意义：在免疫治疗的时代监测MRD，MFC与分子生物学方法相比具有明显的优势，因为它能直观地了解异常细胞的抗原表达情况，包括靶向抗原的表达，能够对临床用药及疗效判定起到指导作用。了解患者接受的治疗方案，以及这些药物如何影响正常和异常细胞的免疫表型至关重要，这是正确分析检测数据的关键。为提高检测准确性，需优化免疫治疗后MFC-MRD检测方案，如CD19CAR-T细胞治疗后的患者可能会复发CD19阴性的异常细胞，此时传统的CD19设门方案不再适用，可改为CD22$^+$CD24$^+$CD66b$^-$设门B淋巴细胞进行分析；如同时应用CD19和CD22CAR-T细胞治疗，上述设门方法又不适用，可改为cCD79a设门B淋巴细胞进行分析。

（3）注意事项：需注意细胞免疫治疗后白血病细胞系别转换的发生。

（刘　燕　王　冲　段浩清　蔡小矜　段中潮　王慧君）

参 考 文 献

［1］王建中. 加强临床流式细胞免疫表型分析的质量控制［J］. 中华检验医学杂志，2003，1：4-6.

［2］临床和实验室标准化协会，王亚哲，林海蓉，等. 血液淋巴系统肿瘤细胞的临床流式分析指南解读［J］. 国际输血及血液学杂志，2008，31（5）：467-473.

［3］李金霖，黄艳，张琼丽，等. 流式微球技术检测血小板膜糖蛋白自身抗体的方法建立及临床价值［J］. 临床血液学杂志，2010（3）：285-288.

［4］王继英，郑彬，赵玉平，等. 流式细胞术检测伊红-5′-马来酰亚胺标记红细胞在80例遗传性球形红细胞增多症中的诊断价值［J］. 中华血液学杂志，2015，36（7）：598-601.

［5］中国免疫学会血液免疫分会临床流式细胞术学组. CD34阳性细胞绝对计数的流式细胞术测定指南［J］. 中华血液学杂志，2015，36（7）：539-546.

［6］梁悦怡，谢守军. FLAER多参数检测PNH克隆的意义［J］. 国际检验医学杂志，2016，37（008）：1139-1141.

［7］王慧君，吴雨，翁香琴，等. 流式细胞学在非霍奇金淋巴瘤诊断中的应用专家共识［J］. 中华病理学杂志，2017，46（4）：217-222.

［8］中国医师协会血液科医师分会，中华医学会血液学分会，中国医师协会多发性骨髓瘤专业委员会. 中国多发性骨髓瘤诊治指南（2017年修订）［J］. 中华内科杂志，2017，56（11）：866-870.

［9］王建祥，肖志坚，沈志祥，等. 邓家栋临床血液学［M］. 2版. 上海：上海科学技术出版社，2020.

［10］侯明，胡豫. 成人原发免疫性血小板减少症诊断与治疗中国指南（2020年版）［J］. 中华血液学杂志，2020，41（8）：617-623.

［11］中国生物工程学会细胞分析专业委员会，中国免疫学会血液免疫分会临床流式细胞术学组，中华医学会血液学分会红细胞学组. 阵发性睡眠性血红蛋白尿症流式细胞术检测中国专家共识（2021年版）［J］. 中华血液学杂志，2021，42（4）：281-287.

［12］中国抗癌协会血液肿瘤专业委员会，中华医学会血液学分会白血病淋巴瘤学组. 中国成人急性淋巴细胞白血病诊断与治疗指南（2021年版）［J］. 中华血液学杂志，2021，42（9）：705-716.

［13］NGUYEN D，DIAMOND L W，BRAYLAN R C. Flow cytometry in hematopathology：A visual approach to data analysis and interpretation［M］. 2nd Edition. Totowa，New Jersey：Humana Press，2007.

［14］PETER VALENT，HANS-PETER HORNY，JOHN M. Bennett. Definitions and standards in the diagnosis and treatment of the myelodysplastic syndromes：Consensus statements and report from a working conference［J］. Leukemia Research，2007，31：727-736.

［15］CLINICAL AND LABORATORY STANDARDS INSTITUTE. Clinical flow cytometric analysis of neoplastic hematolymphoid cells：approved guidelines-second edition. USA，CLSI document H43-A2，2007.

［16］GERRIT J SCHUURHUIS，MICHAEL HEUSER，SYLVIE FREEMAN，et al. Minimal/measurable residual disease in AML：a consensus document from the European LeukemiaNet MRD Working Party［J］. Blood，2008，131（12）：1275-1291.

［17］KIYOYUKI OGATA，MATTEO G. Della Porta，Luca Malcovati. Diagnostic utility of flow cytometry in low-grade myelodysplastic syndromes：a prospective validation study［J］. Haematologica，2009，94（8）：1066-1074.

［18］UWEPLATZBECKER，VALERIA SANTINI，GHULAM J MUFTI C. Update on developments in the diagnosis and prognostic evaluation of patients with myelodysplastic syndromes（MDS）：Consensus statements and report from an expert workshop［J］. Leukemia Research，2012，36：264-270.

［19］MAECKER H，MCCOY J，NUSSENBLATT R. Standardizing immunophenotyping for the Human Immunology Project［J］. Nat Rev Immunol，2012，12：191-200.

［20］JJM VAN DONGEN，L LHERMITTE，S B Ö TTCHER. EuroFlow antibody panels for standardized n-dimensional flow cytometric immunophenotyping of normal，reactive and malignant leukocytes［J］. Leukemia，2012，26（9）：1908-1975.

［21］PAULMONAGLE. Haemostasis：Methods and Protocols［M］. Totowa，New Jersey：Humana Press，2013.

［22］ANDREWS R，BERNDT M. Bernard-Soulier Syndrome：An Update［J］. Seminars in Thrombosis and Hemostasis，2013，39（06）：656-662.

［23］S MATHIS，N CHAPUIS，C DEBORD. Flow cytometric detection of dyserythropoiesis：a sensitive and powerful diagnostic tool for myelodysplastic syndromes［J］. Leukemia，2013，27：1981-1987.

［24］C ALHAN，TM WESTERS，EMP CREMERS. The myelodysplastic syndromes flow cytometric score：a threeparameter prognostic flow cytometric scoring system［J］. Leukemia，2016，30：658-665.

［25］BRUNO PAIVA，MARIA-TERESA CEDENA，NOEMI PUIG. Minimal residual disease monitoring and immune profiling in multiple myeloma in elderly patients［J］. Blood，2016，127（25）：3165-3174.

［26］SWERDLOW SH，CAMPO E，HARRIS NL，et al. WHO Classification of Tumours of Haemapoietic and Lymphoid Tissues［M］. France：International Agency for Research on Cancer，2017.

［27］J FLORES-MONTERO，L SANOJA-FLORES，B PAIVA. Next Generation Flow for highly sensitive and standardized detection of minimal residual disease in multiple myeloma［J］. Leukemia，2017，31（10）：2094-2103.

［28］RISITANO AM.（Auto-）immune signature in aplastic anemia［J］. Haematologica，2018，103（5）：747-749.

［29］ANDREA I，IURI M，D. ROBERT S，et al. ICCS/ESCCA Consensus Guidelines to detect GPI-deficient cells in Paroxysmal Nocturnal Hemoglobinuria（PNH）and related Disorders Part 3-Data Analysis，Reporting and Case Studies［J］. Cytometry Part B：Clinical Cytometry，2018，94B：49-66.

［30］HILL GR，KOYAMA M. Cytokines and costimulation in acute graft-versus-host disease［J］. Blood，2020，136（4）：418-428.

［31］ZHOU Y，FU B，ZHENG X，et al. Aberrant pathogenic GM-CSF＋T cells and inflammatory $CD14^+CD16^+$ monocytes 1 in severe pulmonary syndrome patients of a new coronavirus［J］. National Science Review，2020，12：945576.

［32］WILLIAM G WIERDA，JOHN C BYRD，JEREMY S ABRAMSON. Chronic Lymphocytic Leukemia/Small Lymphocytic Lymphoma，Version 4. 2020. J Natl Compr Canc Netw，2020，18（2）：185-217.

［33］MUÑOZ-GARCÍA N，LIMA M，VILLAMOR N，et al. Anti-TRBC1 Antibody-Based Flow Cytometric Detection of T-Cell Clonality：Standardization of Sample Preparation and Diagnostic Implementation［J］. Cancers（Basel），2021，13（17）：4379-4397.

［34］JIANG H，FU D，BIDGOLI A，et al. T Cell Subsets in Graft Versus Host Disease and Graft Versus Tumor［J］. Front Immunol，2021，12：761448-761462.

［35］VAN DE VYVER AJ，MARRER-BERGER E，WANG K，et al. Cytokine Release Syndrome By T-cell-Redirecting Therapies：Can We Predict and Modulate Patient Risk［J］？Clin Cancer Res，2021，

27（22）：6083-6094.

[36] MICHAEL HEUSER, SYLVIE D FREEMAN, GERT J OSSENKOPPELE. 2021 Update on MRD in acute myeloid leukemia：a consensus document from the European LeukemiaNet MRD Working Party [J]. Blood, 2021, 138（26）：2753-2767.

[37] GIOVANNI RIVA, VINCENZO NASILLO, ANNA MARIA OTTOMANO G. Multiparametric Flow Cytometry for MRD Monitoring in Hematologic Malignancies：Clinical Applications and New Challenges [J]. Cancers, 2021, 13（18）：4582-4601.

[38] SINDHU CHERIAN, LORINDA A SOMA. How I Diagnose Minimal/Measurable Residual Disease in B Lymphoblastic Leukemia/Lymphoma by Flow Cytometry [J]. Am J Clin Pathol January, 2021, 155（1）：38-54.

[39] ARJAN A VAN DE LOOSDRECHT, WOLFGANG KERN, ANNA PORWIT. Clinical application of flow cytometry in patients with unexplained cytopenia and suspected myelodysplastic syndrome：A report of the European LeukemiaNet International MDS-Flow Cytometry Working Group [J]. Cytometry, 2021：1-10.

[40] ZELENETZ AD, GORDON LI, CHANG JE. NCCN Guidelines Insights：B-CellLymphomas, Version 5. 2021 [J]. J Natl ComprCanc Netw, 2021, 19（11）：1218-1230.

[41] CLINICAL AND LABORATORY STANDARDS INSTITUTE. Validation of assays performed by flow cytometry-1st ed. USA, Standards Institute Guideline H62, 2021.

[42] PERUZZI B, BENCINI S, CAPORALE R. TCR Vβ Evaluation by Flow Cytometry [J]. Methods Mol Biol, 2021, 2285：99-109.

第十二章
细胞遗传学检查

第一节 | 标本采集、运输和保存

一、标本来源

血液系统肿瘤细胞遗传学检查通常采用骨髓标本为宜，特殊情况可以采用静脉血、脑脊液、胸腔积液、腹水等肿瘤细胞浸润的体液以及新鲜组织标本。当患者采髓困难时，若外周血白细胞总数 $> 10 \times 10^9/L$，且原始及幼稚细胞百分率 $> 10\%$ 可采用静脉血替代骨髓进行检测。体质性（先天性）染色体异常检测、染色体断裂实验以及彗星实验应采用静脉血标本。CLL患者采用骨髓和静脉血均可。

二、标本采集

临床医生需按《骨髓穿刺标准化操作规程》采集骨髓标本并要求采集过程无菌。将采集的骨髓放入准备好的取材瓶（肝素＋1640培养基）或肝素钠（绿帽）抗凝管（肝素锂或者EDTA对细胞活性影响大，故不能采用其抗凝）。应尽可能采集第1或第2管骨髓以保证细胞数量充足，并避免骨髓稀释或凝固。骨髓抽取量根据外周血白细胞计数的高低而定，标本采集时机也很重要，细胞毒性药物和CML患者使用的羟基脲对分裂象的数量和质量有很大影响，可能会导致培养失败，应尽量在药物使用前或停止治疗1周后采集标本。静脉血一般要求采集 $3 \sim 5ml$，注入肝素钠抗凝管，亦应避免凝血、溶血及白细胞过少等情况。石蜡组织切片应采用防脱载玻片，切片厚度 $3 \sim 4\mu m$ 为宜，且标本组织不可经盐酸脱钙处理。

三、运输和保存

染色体核型分析需进行活细胞培养，为保证细胞活性，骨髓、静脉血等标本采集后应尽可能立即送检或 $2 \sim 8℃$ 保存24小时内送检处理。标本运输耗时对细胞活性的影响较大，尤其是对于外周血白细胞高计数或急性淋巴细胞白血病的标本。组织切片标本常温保存送检。

（李承文）

第二节 | 染色体核型分析

一、实验原理

骨髓或外周血经体外培养，通过秋水仙胺抑制纺锤体形成，将细胞有丝分裂阻滞在分裂中期，同时使染色体收缩。经过低渗、固定、制片、显带及染色，进而对染色体进行分析。

低渗使细胞内外产生离子浓度差导致细胞外水分进入细胞内，增加细胞体积，同时软化含有脂质成分的细胞质膜，使其具有更大的拉伸能力。固定可以去除细胞中的水分，杀死并保存细胞，同时硬化膜和染色体，抽提组蛋白，使显带更清晰。

制片是将细胞悬液滴到玻片上，在最初的几秒钟将固定液固定在玻片上，随着固定液的挥发，固定液层变薄，固定液表面张力向下挤压细胞，扩大细胞面积，同时挤压中期染色体使其展开，这个过程同时会拉伸染色体。

常用的显带方法有G显带和R显带。G显带为目前国际主流的染色体显带方法，其原理为DNA上富含AT碱基对的区段和组蛋白结合紧密，胰蛋白酶处理时不易被抽提，与染料有较强的亲和力，呈深带；富含GC碱基对区段相结合的蛋白质被胰酶抽提，导致该区段与染料的亲和力减弱，呈现浅带。R显带为热变性姬姆萨R显带法，其原理为DNA受热变性，富含AT碱基对区段单链化，不易着色呈浅带，富含GC碱基对仍为双链结构易着色，呈深带。

二、试剂

培养基（-20℃储存）：主要是由RPMI1640和胎牛血清组成，血清浓度为20%，基础培养基中含有缓冲盐、双抗（青霉素和链霉素）等。对于某些特殊的血液肿瘤还可以在基础培养基中加入不同的刺激因子或者细胞因子，提高细胞培养质量和存活率；白细胞稀释液（室温储存）：1%的冰醋酸溶液；秋水仙胺溶液（2～8℃储存）；低渗液（2～8℃储存）：37℃温浴的0.075mmol/L（或0.4%）氯化钾溶液；固定液由甲醇和冰醋酸按一定比例进行配制；生理盐水（室温储存）；0.5%胰蛋白酶（储存液）（-20℃储存）；姬姆萨染液（室温储存）；CPG刺激剂应用液（-20℃储存）；Earle溶液（-20℃储存）。

三、仪器

电子天平，磁力搅拌器，酸度计，洁净工作台，医用冰箱（4℃），低温冰箱（-20℃），CO_2培养箱（37℃，5% CO_2），全自动染色体制备仪，全自动染色体滴片仪，自动染片机，低速自动平衡离心机，恒温水槽，玻片加热仪，电热恒温干燥箱，恒温水浴箱，全自动染色体扫描工作站，普通光学显微镜。

四、标准操作规程

通常采用的培养方法有24小时短期培养法、直接法、48小时培养法和刺激剂培养法等。对于某些特殊的血液肿瘤，还可以在基础培养基中加入不同的刺激剂或者细胞因子，提高培养质量。推荐使用至少2种不同的培养方法，可以使用2种不同的培养基或者2种不同的培养时间。

推荐对疑似的特定血液病优化细胞培养条件（表12-2-1）。

表12-2-1 不同血液病培养条件

疾病类型	推荐使用方法
急性髓系白血病	直接法和短期培养法
急性淋巴细胞白血病	
急性双表型白血病	
骨髓增生异常综合征	
骨髓增殖性肿瘤	
儿童急性淋巴细胞白血病	直接法，短期培养法，可选48小时培养法
浆细胞恶性肿瘤	短期培养法、72小时培养法及120小时IL-4刺激法
慢性淋巴组织增生性疾病	根据免疫表型，可使用B细胞或T细胞刺激剂进行培养
慢性淋巴细胞白血病和其他成熟B细胞肿瘤	短期培养法、72小时CpG-寡核苷酸刺激培养
分化良好的T细胞疾病	短期培养法、T细胞有丝分裂原刺激培养

（一）染色体制备

1. 短期培养法

（1）抽取标本计数有核细胞，按（1～2）×10⁶/ml无菌接种于1640培养基内（高白细胞标本需预先稀释），37℃培养24小时和/或48小时；收获前加秋水仙胺，并作用一定的时间。

（2）离心：1500r/min离心5分钟，弃上清液。

（3）低渗：加入预温至37℃的低渗液，轻轻混匀，置37℃温浴（低渗时间视低渗效果随时调整）。

（4）预固定：加入少量固定液轻轻打匀，1500r/min离心5分钟。

（5）第一次固定：离心后弃上清液，加入固定液混匀，静置0～20分钟。

（6）第二次固定：1500r/min离心5分钟，离心后弃上清液，加固定液混匀。

（7）第三次固定：1500r/min离心5分钟，离心后弃上清液，加固定液混匀，放入2～8℃冰箱保存。

2. 直接法　抽取骨髓0.2～0.5ml注入10ml生理盐水中，加入秋水仙胺，37℃培养30～120分钟（收获同短期培养法）。

3. CLL染色体制备　人工合成的CpG-ODN DSP30联合IL-2可以特异性诱导CLL细胞增殖。CLL标本需进行双份培养即一份进行24小时短期培养，一份加入CPG刺激剂进行72小时培养。细胞接种同短期培养法。在完成接种的培养瓶中分别无菌加入CPG刺激剂。培养72小时后，收获前1小时加秋水仙胺。其余步骤同短期培养法。

4. 体质性异常检测染色体制备　抽取0.5ml静脉血至外周血培养基（含PHA）中，培养72小时。其余步骤同短期培养法。

（二）滴片

将处理好的细胞悬液1500r/min离心5分钟，弃上清液，加入适量新鲜配制的固定液重悬细胞，调成适合的细胞浓度，气干法滴片。有条件的实验室可以使用全自动滴片仪进行滴片。

（三）显带

1. G显带　将自然老化或烤片后玻片在37℃的胰酶工作液中轻轻震荡60～200秒（结合显带环境，胰酶工作液浓度及显带效果调整时间）。生理盐水中终止胰酶的消化。

2. 热变性姬姆萨R显带（RHG）　50ml立式染缸中加Earle液（pH6.3～6.6）置水浴箱内加热。温度达到87±1℃稳定后，放入玻片于Earle液中孵育80～90分钟。结合显带效果及环境条件做细微调整。

3. 10% Giemsa染液染色，冲洗晾干，镜检。

（四）图像采集及处理

实验室可采用染色体扫描工作站，自动扫描并采集图像，在分析软件上随机选取可分析的图像进行处理分析。也可采用人工采集的方法采集并分析分裂象，人工采集方法应先用低倍镜后用高倍镜自左至右，自上至下逐个视野寻找可分析的分裂象。分裂象可人工镜下分析或采用分析软件通过软件工具对染色体图像进行分割、智能化分离等处理后再进行分析。

（五）标本的保存

未使用完的骨髓液或者外周血需在2～8℃冰箱中保存，收获的细胞悬液如有留存需在-20℃冰箱中保存，染色完成的玻片可常温保存，数字图像需备份保存，保存时间由各个实验室根据自身情况自行制定。

五、核型分析及报告解读

（一）核型分析

核型分析是以分裂中期染色体为研究对象，通过染色体上的特定带识别每条染色体及染色体片段，并对全部染色体进行计数、配对、排序，以便发现染色体数目和结构异常，这些异常可以以任何形式组合发生。血液肿瘤染色体核型分析的目的在于发现有意义的克隆性染色体异常。

1. 细胞选择　核型分析在选择细胞时要遵循随机的原则，不能仅选择染色体形态好的中期细胞进行分析，凡分散良好，长度适中，带型可识别者均应列为分析的对象。因为形态好的中期细胞往往来源于正常造血组织，白血病细胞往往质量差。

2. 分析细胞个数　应分析足够的中期细胞，以最大限度地检测异常细胞并确定所发现的异常克隆性。核型分析要求至少分析20个分裂象，分析细胞不足而又未发现异常的不能给出未见克隆性异常的结论。当中期分裂象质量不佳，分析核型数量低于20个时，需重新显带，以获取更多的分裂象。低于5个分裂象和未见可分析分裂象的视为培养失败。

3. 分析原则

（1）分析时要先计数染色体的数目，看有无数目异常。

（2）分析结构异常时染色体带型是判断是否存在异常的主要依据，染色体的大小仅能作为参考。

（3）在分析染色体的结构异常时，需充分发挥想象力，考虑异常的各种可能性。对于检测到的每个异常，分析具有最佳染色体形态的核型，以提供最准确的断裂点，对于已知异常，断裂点要写已证实的固定区带。

（4）由于染色体异常有时来源于不同的克隆，分析人员不能仅局限于已发现的异常，还要注意有无伴有其他异常的旁系克隆或无关克隆存在，以免造成漏检。

（5）血液病患者的染色体分析中，常常会遇到一些比例为100%、意义不明的不常见异常，包括倒位、易位、标记染色体等，需加做体质性检查以排除该类异常为体质性异常的可能性，进一步确定其与疾病的相关性。

（6）初诊患者在分析时应充分了解患者临床信息，结合MICM等检查的结果，对疾病可能常见的染色体异常进行重点排查，但不可过分拘泥于这些信息，以免被误导。

（7）随诊患者注意"诊断异常"有无细胞遗传学缓解，有无克隆演变。

（8）接受过异基因造血细胞移植的患者，在分析过程中，要注意供体和受体细胞是否存在嵌合体，可通过性染色体或染色体多态性来确定。每个受体细胞是否存在移植前存在的异常（即诊断异常），新获得的异常应区分克隆性和非克隆性改变，并尽可能确定新异常的意义。

（9）当细胞由于形态不佳而无法分析带型时，对超二倍体或亚二倍体儿童ALL和超二倍体恶性浆细胞疾病尝试计数染色体的数目很重要，对于急性早幼粒细胞白血病等增殖不佳的疾病应尝试识别与疾病相关的可能的特异性染色体结构异常。

（二）染色体报告书写及解读

1. 报告书写　常规染色体检测以服务于临床为标准，及时出具检验报告，将患者最具代表性的染色体核型打印在报告单上，并详细标注和说明，以期为临床诊断、治疗和预后提供准确的参考依据。染色体报告一律采用中文报告格式，报告至少包含以下信息。

（1）实验室名称。

（2）患者相关信息：姓名、性别、年龄、住院号或门诊病例号、标本编号、临床诊断等。

（3）标本信息：标本来源、质量、采集/接收日期。

（4）染色体制备方法、显带方法。

（5）细胞生长情况、染色体形态。

（6）核型图和核型结果。

（7）结论，备注及建议。

（8）操作者、审核者姓名及报告日期。

（9）免责声明。

2. 报告解读　染色体核型报告中最重要的是核型结果和结论部分，核型描述遵循最新版本《人类细胞基因组学国际命名体制》（International System for Human Cytogenomic Nomenclature，ISCN）。

（1）人类正常染色体介绍：①人类正常染色体组成为二倍体（2n＝46），包括22对常染色体和1对性染色体，正常女性为46，XX，正常男性为46，XY。②沿着染色体的臂从着丝粒开始向远端连续的标记区和带，用p和q分别表示染色体的短臂和长臂，着丝粒区面向短臂部分为p10，面向长臂的部分称为q10。③在定义一个特定的带时，需要4个条件：染色体号、臂的符号、区号、该带在所属区的带号，带再分为相等或者不相等的亚带，如1p31.2表示1号染色体短臂3区1带2亚带。

（2）染色体数目异常：包括染色体条数的增加和缺失，可以是一条或者多条染色体的增加或者缺失，也可以是染色体数目整倍体异常，形成单倍体（n）、多倍体（3n或4n）。①"＋"或"－"号置于某染色体号前，用于表示某条特定染色体的增加或缺失。②数目异常在倍体水平上描述。

（3）染色体结构异常：包括平衡型和不平衡型两类。平衡型异常有相互易位（t）、倒位（inv）和插入（ins）等。不平衡型异常有衍生染色体（der）、等臂染色体（i）、缺失（del）、重复（dup）、标记染色体（mar）、双微体（dmin）和均质染色区（hsr罕见）等。有些异常经常会伴随其他特定染色体异常出现。常见结构异常术语缩写及介绍见表12-2-2。

表12-2-2　常见结构异常术语缩写及介绍

缩写	名称	说明
add	增加	未知来源的附加片段
del	缺失	染色体臂上有1处断裂，其以下部分消失（末端缺失）或染色体臂上有2次断裂，其中间的片段消失（中间缺失）
der	衍生染色体	由2条或2条以上染色体重排或由1条染色体内多种畸变而产生结构重排的染色体
dic	双着丝粒染色体	由于易位而形成带有2个着丝粒的新染色体，它替代了2条正常染色体，记数为1条染色体
dup	重复	指染色体片段在其原有位置上的复制
ins	插入易位	染色体断片插入另一染色体的臂中间，有正向插入和反向插入
inv	倒位	臂内倒位和臂间倒位
i	等臂染色体	染色体在着丝粒处发生横裂后形成2长臂或2短臂等长的新染色体
mar	标记染色体	不能辨别的结构畸变染色体
dmin	双微体	一种无着丝粒片段，不计数在染色体数目当中
r	环状染色体	由一条或多条染色体组成，断端首尾连接形成环状染色体
t	相互易位	2条或3条以上染色体相互交换其片段
rob	罗宾逊易位	端着丝粒染色体长臂通过着丝粒融合产生1个新的衍生染色体
trp	三倍重复	在其原有位置上复制3次
tas	端粒连接	2条染色体末端连接，参与端粒连接染色体分开计数

（4）克隆的规定：①2个中期有相同结构重排或数目增加，3个中期有染色体丢失。如果2个细胞

有一致的一条或多条染色体丢失，同时伴有一致的染色体数目增加或结构异常，则也定义为克隆性异常。除原有的核型异常外，在2～3个或以上细胞中出现新的克隆性改变，为克隆演变。原有克隆为干系克隆，演变克隆为旁系克隆。②曾发现的克隆性异常，在后续的检查中再次发现同样的异常时，即使是单个中期细胞，也是克隆性异常也要在核型中描述。③如果单个中期异常被不同的检查方法确认（如FISH）则为克隆性异常。④如核型异常不完全一致，具有异质性，但不同细胞可具有某些相同的细胞遗传学特征，此时可用混合性核型来表示（cp）。

（5）染色体异常书写顺序：①染色体数目，逗号，依次列出异常类型，用逗号隔开。不同克隆用"/"分开，在［　］中用数字表示分析细胞数。②异常涉及性染色体，性染色体会首先列出，若同时存在X和Y异常，先描述X，再描述Y，继之描述常染色体异常。③对于同一号染色体异常，先写数目异常，再写结构异常。④同源染色体同时有多种结构异常，按异常术语缩写字母顺序列出。⑤对于不能识别来源的环状染色体（r），标记染色体（mar）及双微体（dmin）同时存在，列于最后，顺序依次为＋r，＋mar，dmin。⑥×（乘号）：重排染色体的多拷贝或染色体区域的拷贝数，不使用乘号来表示正常染色体的多条复制。⑦?（问号）：对某一染色体或染色体结构的疑问。⑧or或者。⑨～（约等于号）表示染色体片段的间隔和边界，或染色体、片段、标记染色体的数量范围。

举例，ISCN描述如下48,X,－X,＋1,t（5；12）（q22；p13），del（7）（q?32）×2，＋r，＋mar[20]。结果解释：该标本共分析20个分裂象，核型描述为女性核型，染色体异常包括丢失一条X染色体，1号染色体三体，5号染色体长臂2区2带和12号染色体短臂1区3带发生平衡易位，两条7号同源染色体长臂均存在缺失，疑似为3区2带，另增加一条环状染色体和一条标记染色体。

（6）多克隆嵌合核型：①相关克隆，首先描述干系克隆，然后按克隆演化先后顺序，即由简单到复杂依次列出旁系克隆。idem表示亚克隆中的干系核型。②无关克隆，按克隆大小由大到小依次列出。③相关克隆和无关克隆同时存在，先描述相关克隆，再描述无关克隆。④正常核型列于最后。⑤骨髓移植继发嵌合，首先列出受体细胞克隆，随后是供体细胞克隆。供体和受体细胞系用"//"分开。

（7）染色体结构异常描述有简式体系和繁式体系，两者可同时在核型结果中出现，核型描述尽量用简式，当简式不足以表达或表达不清楚异常时用繁式。

简式体系：通过断裂位点来描述。

繁式体系：通过描述带的组成来描述，"："断裂，"：："断裂和重接，"→"方向，"ter"表示染色体末端，"pter"表示短臂的末端，"qter"表示长臂的末端。

（8）公认的与疾病无关的体质性异常如qh＋，ps＋，inv（9）等不出现在报告中，作为供者时可以提示移植成功与否。有些体质性异常需要在核型中描述时，在异常后面＋"c"，如＋21c，t（11；22）c等。

（9）染色体异常计数原则（ISCN2020）见表12-2-3：①不同克隆计数最大克隆里的异常数。②复合核型记录异常最多的分裂象。③体质性异常常见的不计数，不清楚的也需要计数。④MDS等髓系疾病异常计数≥3个异常定义为复杂核型，ALL等异常计数≥5个异常定义为复杂核型。

表12-2-3　染色体异常计数原则

染色体异常计数	异常类型	举例
1	数目增加	三体，两条衍生染色体（der）
1	数目减少	单体，包括-Y
1	平衡性结构异常	相互易位（t），倒位（inv），插入（ins）
1	涉及1条染色体的不平衡异常	等臂染色体（i），缺失（del），重复（dup），环状染色体（r），等臂双着丝粒染色体（idic），均质染色区（hsr），双微体（dmin），标记染色体（mar）
1	倍体异常	全染色体组的增加或减少（正常或异常）

续　表

染色体异常计数	异常类型	举例
2	涉及1条染色体的不平衡异常	同一染色体的四体，三倍或四倍重复，等臂衍生染色体（ider）
2	涉及2条以上染色体的不平衡异常	不平衡易位，不平衡插入，衍生染色体，复杂环状染色体，等臂衍生染色体（ider）

（10）结论备注及建议应包含：①提示是否存在克隆性异常。②提示是否为复杂核型。③提示异常的临床意义，包括涉及临床相关基因、可能的疾病关联和预后意义。④备注细胞增殖情况，对培养失败的建议复查。⑤对于一些特殊的结构异常建议加做FISH和分子生物学检测。

（三）临床意义

染色体核型分析可用于血液系统疾病的诊断、疾病分型及鉴别，监测白血病的MRD及早期复发，帮助进行预后判断及个体化治疗的选择。新的染色体异常的发现能够为研究血液系统疾病的发病机制，探索新的治疗方案和新的靶向药物的开发提供分子生物学水平的支持。

六、注意事项

（一）细胞培养

1. 用于细胞培养的标本应新鲜，无溶血、凝血，细胞状态良好，细胞有足够活性。

2. 骨髓液或外周血中有核细胞的计数决定了培养的接种量，接种细胞的终浓度一般在$(1\sim3)\times10^6$/ml。在接种时除保证接种细胞浓度外，还应对接种量进行限定，接种量过大，会导致培养基耗尽和代谢副产物增加，影响细胞生长，细胞数过少可适当增加培养时间以增加分裂象数目。

3. 细胞培养基的pH应在7.2 ± 0.1，偏酸细胞生长不良，偏碱细胞固缩，提高培养基中血清浓度可以促进细胞增殖。

（二）染色体制备

1. 随着秋水仙胺浓度和作用时间的增加，有丝分裂指数增加，分散程度变好，染色体被拉直，染色单体边缘锐化，染色体变短。为了获得长度相当的染色体，以增加检测微小重排的概率，应当在能满足有丝分裂指数和分散程度的基础上选择最低浓度和最短的作用时间。秋水仙胺对染色体的缩合作用可以通过使用抗缩合剂来减轻，如溴化乙锭（EB）、5-溴-2′-脱氧尿苷（BrdU）。

2. 低渗液中不同类型的盐对染色体有一定影响，如柠檬酸钠可以使染色单体变宽。低渗时间不足可导致染色体不分散及分裂象数目少；低渗时间过长可导致细胞膜破裂，染色体外溢，分裂象数目减少，染色体肿胀带纹不清，因此不同实验室应选择适合的低渗时间。

3. 预固定可以使红细胞充分裂解，也可以使低渗后的细胞和染色体开始固化，以增加抵抗其在离心过程中的机械损伤和固定过程中大量固定液对细胞的损伤。预固定时固定液应非常缓慢地加入，以免造成细胞损伤导致中期细胞丢失，并应静置一段时间，以使细胞在其他操作之前硬化。在进行之后的数次固定时，固定液可快速加入，但混匀时需轻柔直至细胞悬液澄清。冰的固定液可改善染色体形态，实验室可根据需要选择固定液的温度。甲醇-乙酸固定液的成分会随着时间的推移而发生变化，起初酸性更强，随着酸和甲醇之间发生反应而被乙酸盐污染，因此固定液在使用时需要新鲜配制。

4. 染色体核型制备过程受环境因素影响较大，应注意环境变化及时调整实验条件。

（三）制片

在滴片过程中需注意以下几个方面：

1. 环境温度与湿度　相对湿度是空气中实际湿度与其在该温度下最大潜在饱和度相比的百分比。相同的相对湿度值，暖空气的绝对水分含量比冷空气高，分散效果相对较好。相对湿度高，固定液挥发缓慢，相对湿度低，则挥发快，而过快或过慢的挥发都会影响滴片效果。推荐温度为25℃，湿度为40%～50%。

2. 固定液　固定液中甲醇可使细胞固化，乙酸可使细胞软化，通过调整固定液中甲醇与乙酸的比例，如使用甲醇与乙酸比例为2:1的固定液，可以一定程度上改善分散。增加固定的次数可以强化细胞，改善染色体形态，并清除细胞悬液中的碎片。在4℃冰箱或−20℃冰柜中过夜固定也可以强化细胞，改善分散。另外，随着固定液配制时间的增加，固定液的成分及酸度会发生改变，因而滴片时应使用新鲜配制的固定液。

3. 细胞悬液浓度　细胞悬液过稀会降低寻找分裂象的效率，细胞悬液过浓则会影响分散和显带。

4. 载玻片　用于核型分析的载玻片应保持洁净、无油。冷、湿的载玻片可以降低干片速度，增加染色体的分散和染色单体的铺展。载玻片角度可以保持在15°～30°。

5. 滴片　火焰法滴片时，应注意控制火焰的大小以及过火的时机与时间。全自动滴片仪极大地改善了环境因素对滴片的影响，有条件的实验室推荐使用。

（四）显带

1. G显带的效果易受到胞质影响，因而需要足够的干燥老化，可室温处理2～4天，低温60℃烘烤2～18小时或者高温90～95℃烘烤20～60分钟，未充分老化的玻片无论用胰蛋白酶处理多长时间都不能显出带纹。

2. G显带的效果与胰酶处理时间、胰蛋白酶活性和浓度及作用温度有关。预先配制的胰蛋白酶储备溶液需冷冻成小的等分试样，避免反复冻融。较高的pH（大约为8）和相对较高的温度可增加胰蛋白酶的作用效果，垂直方式将载玻片置于胰蛋白酶溶液中可能会略微增强其活性。

3. G显带的胰蛋白酶处理时间与玻片的老化程度有关，老化程度越长，显带时间越短。片龄超过1年的玻片显带不佳。骨髓标本胰酶处理时间略长于外周血标本。

4. R显带的关键是Earle溶液的pH和显带温度。

（五）染色体核型分析

1. 多种培养方式时，每种培养方式均需分析一定数量的分裂象。例如，CLL加刺激剂可能发现与CLL相关的克隆染色体异常，未经刺激很少产生CLL相关的克隆染色体异常，但可能发现因先前治疗或与年龄有关的合并症MDS相关的克隆异常。同样，未经刺激的24小时MM培养也可显示合并症MDS相关的克隆异常。

2. 在染色体制备过程中，由于重叠、扭曲、拉长、浓缩或断裂等可造成正常染色体形态的变异。

3. 制片过程中位于分裂象外围的染色体松散、胖大，造成2条同源染色体间的大小差异较大，在分析过程中需注意。

4. 有些染色体异常非常细微，某些小片段易位、插入、扩增或缺失难以识别或容易漏检，在染色体分析时需结合间期FISH、分子生物和二代测序等分子遗传学结果，以便给出更明确的诊断。

5. 核型结果与FISH结果不一致，还有一些难以诊断的复杂异常核型，有条件的可加做中期FISH，以便更精准诊断。

6. 核型检查结果正常不能否定诊断，一方面可能由于在病程早期白血病细胞克隆小，所占有核细胞比例低；另一方面某些慢性淋巴增殖性肿瘤，如CLL、MM等肿瘤细胞在体外增殖指数低而导致异常克隆检出率低。

七、质量控制

染色体核型分析实验的质量控制是融入每一个实验流程细节中的。染色体核型分析结果虽然是依靠分析人员主观判断得出的，但最终分析的图像质量直接关系到结果的准确性。因此，要得到更多具有高分辨带型的优质可分析分裂象，就需要严格把控每一个操作环节的质量。仪器、试剂、环境、人员各环节均需在控，尤其是对染色体制备影响较大的环境温湿度、培养及水浴温度、溶液pH等参数的质量控制尤为重要。显带染色环节每次操作前需做预实验，选取最佳条件进行标本显带染色。如实验过程中重新配液或更换新染液，均需重新做预实验，选取最佳条件。实验室应定期统计培养失败和次优分析所占比率，以及错误报告和超时报告例数等，以了解是否存在不良趋势，分析原因，及早采取应对措施。

染色体核型分析实验最终是人工分析判读，人员的能力验证也是保证报告质量的关键。实验室应定期进行人员比对和技术考核。新员工6个月内应至少进行2次能力评估。老员工每年至少进行1次人员能力评估。当职责变更时，或离岗6个月以上再上岗时，或政策、程序、技术有变更时，应对员工进行再培训和再评估，合格后才可继续上岗。此外，实验室应定期参与室间质量评价，如不能参与也应制定与其他实验室进行比对的替代评估方案。

（刘旭平　王　森　李承文）

第三节 | 荧光原位杂交

荧光原位杂交（fluorescence in situ hybridization，FISH）技术是介于传统细胞遗传学与分子遗传学之间的技术，即分子细胞遗传学的主要临床检测手段，是细胞遗传学与分子遗传学技术相结合的产物，是二者之间衔接的桥梁。该技术弥补了传统细胞遗传学方法受限于细胞培养、分裂象数量、染色体形态不佳、核型复杂以及隐匿易位等因素的不足，既可无须培养直接检测间期细胞，又可在染色体制片上结合核型进行中期分裂象杂交分析，亦可在细胞涂片和组织印片、冰冻及石蜡切片等材料上进行杂交，适用标本类型更广泛。同样，FISH技术可以直观检测单个细胞核内染色体的异常情况，并能如实反映相关检测克隆类型、大小，还可与形态、流式等技术结合识别特定细胞系列的遗传学异常，而这些是分子遗传学检测所不具备的。综上，由于FISH技术能快速、灵敏地检测染色体数目和结构异常，在血液肿瘤的临床检测和研究中广泛应用，已成为常规细胞遗传学检测的有益补充手段之一。

一、实验原理

FISH技术是根据DNA变性解旋成单链后，在适宜的温度和离子强度下可与互补DNA链退火杂交形成稳定异源双链的原理，利用已知核酸序列作为探针，以荧光素直接标记或先以非放射性物质标记后与靶DNA进行杂交，再通过免疫细胞化学过程连接荧光素标记物，在荧光显微镜下观察杂交信号，从而对标本中待测核酸进行定性、定位和定量分析。

二、试剂

（一）探针

一般首选具备医疗器械注册证的商品化探针，此类试剂均具备可靠的性能验证。对于无证的商品化探针及订制探针，应按实验室自建项目进行性能验证，包含（但不限于）灵敏度、特异性、准确度等。此外，需针对检测目的合理选择探针。

临床常见用于FISH检测的探针分为3种类型：①染色体重复序列探针，即着丝粒探针。②特异性序列探针，包括融合探针（双色单融合、双色双融合等）、双色分离探针、拷贝数探针等。③染色体涂染探针，包括特定染色体整条或局部涂染探针、全染色体24色涂染探针等。其中着丝粒探针、双色双融合探针、双色分离探针和特异性序列拷贝数探针，在血液病诊断与预后分型中应用最为广泛。文后彩图3为常见类型探针正常和异常信号模式图。

进行FISH检测前，应充分了解探针的设计和用途，避免选择错误的探针进行检测。着丝粒探针是针对染色体着丝粒的α卫星DNA设计的探针，主要用于检测染色体的数目异常，如三体、单体和其他非整倍体等。特异性序列探针是针对特定染色体区域或涵盖靶基因的特定DNA序列进行杂交。这类探针多用于鉴定染色体相互易位、倒位产生的融合基因，以及基因缺失或扩增。其中双色双融合探针通过采用跨越2条相互易位染色体特定区域或基因常见断点两侧的设计形式，显著改善了特异性，使假阳性和假阴性的比率降至最低。双色分离探针是在已知常见断点的两侧分别标记不同的颜色，通过对两种颜色信号分离距离的远近来判定是否有重排，多用于易位伙伴基因较多的基因重排筛查。拷贝数探针用于检测染色体特定区域或基因的缺失或扩增。涂染探针是分析分裂中期染色体结构异常的有利工具，但由于涂染技术敏感性差，不能检测染色体内部的缺失、重复或倒位，不能精准定位区带或基因，对分析末端微小易位也受限制，目前临床应用较少。

（二）其他辅助试剂

固定液（甲醇：冰醋酸＝3∶1），0.4% KCl低渗液（2～8℃储存），20×SSC（pH7.0±0.2）2～8℃储存，0.1%NP40/2×SSC（pH7.0±0.2）2～8℃储存，0.3%NP40/0.4×SSC（pH7.5±0.2）2～8℃储存，75%、85%、100%梯度酒精，生理盐水，胃蛋白酶，0.01N盐酸，脱蜡剂，CD138全血磁珠（2～8℃储存）等。

三、仪器

杂交仪、正置荧光显微镜、图像处理及分析软件、恒温水浴锅（37～100℃）、医用低速离心机、高速离心机、电子天平、磁力搅拌器、酸度计、医用冰箱等。

四、操作规程

（一）标本制备

1. 骨髓及外周血

（1）肝素抗凝管1000r/min离心10分钟，去上清液后直接吸取白细胞层注入含5ml生理盐水的15ml离心管，充分混匀。

（2）1000r/min离心10分钟，弃上清液。

（3）低渗：加入预温至37℃的低渗液5～8ml，轻轻打匀，置37℃温浴30～45分钟（视低渗效果随时调整）。

（4）预固定：加入1 ml固定液轻轻打匀，1000r/min离心10分钟。

（5）第一次固定：离心后弃上清液，加入固定液约8ml，打匀。

（6）第二次固定：1000r/min离心10分钟，离心后弃上清液，加入固定液约5ml，打匀。

（7）第三次固定：1000r/min离心10分钟，离心后弃上清液，加入固定液约5ml，打匀，放入2～8℃冰箱保存。

（8）气干法滴片后，置2×SSC溶液中37℃清洗30分钟，也可过夜老化或56℃烤片30分钟后室温2×SSC中清洗2次，每次2分钟。

（9）梯度乙醇脱水，每梯度1分钟，晾干。

（10）显微镜检，找细胞分散良好的区域标记准备杂交。

2. 骨髓涂片及组织印片　新鲜骨髓涂片及组织印片置新鲜固定液中30分钟。然后置2×SSC（37℃）溶液中清洗15～30分钟。梯度乙醇脱水，每梯度1分钟，晾干后镜检，找细胞分散良好的区域标记准备杂交。

3. 石蜡组织切片　10%中性福尔马林固定的石蜡组织经烤片、脱蜡、室温、100%、95%、85%梯度乙醇补水晾干。置中90℃蒸馏水处理30分钟。胃蛋白酶消化20～30分钟。75%、85%、100%梯度乙醇脱水准备下一步杂交。

4. 磁珠分选标本制备　按厂家说明书提供标准操作规程进行分选。每1ml骨髓加入CD138全血磁珠50ul混匀，4℃冰箱内孵育15分钟。MACS分选器过滤、洗脱分选细胞后用PBS-AB重悬。37℃低渗处理30分钟。加入5 ml固定液轻轻打匀，1500r/min离心10分钟。重复固定1次。气干法滴片镜检，找细胞分散良好的区域标记准备杂交。

（二）变性杂交

按厂商推荐操作流程进行探针预混或直接滴加探针。加盖盖玻片，用封口胶封边。将玻片放入杂交仪，选择相应程序，杂交温度、时间需按厂商提供最佳参数设置。

（三）洗涤复染

将玻片从杂交仪取出，轻轻揭去封口胶，推下盖玻片，立即放入73℃ 0.3%NP40/0.4×SSC溶液中洗涤2分钟。取出玻片，立即放入室温0.1%NP40/2×SSC溶液中洗涤1分钟，晾干。加入复染剂（DAPI或DAPI Ⅱ），盖好盖玻片，-20℃避光保存。

（四）标本保存

杂交玻片可于-20℃冷冻避光保存。玻片在上述的条件下可以保存超过12个月而不影响荧光信号的强度。为了长期保存还可以在复染时添加抗淬灭剂，并封片防止干燥。

五、结果解读及报告

（一）参考阈值

FISH的参考阈值并非生物参考区间，只是运用统计学方法对某探针检测正常人群特定类型标本中出现异常信号模式细胞真实上限的估计。统计方法可采用最大似然估计、平均值加标准差和反贝塔函数，但3种方法都存在缺陷。其中最大似然估计法可能是最合适的，因为它不受数据分布影响，但计算非常复杂，不适用于大多数分析。而后两者可以通过Microsoft Excel程序计算，操作简单，因此使用最为广泛。大多数FISH结果数值分布既不符合正态分布，又不符合二项分布，因此采用后两种方法也存在弊端。均值加标准差可能会导致阈值过低，以产生更多的假阳性结果为代价减少假阴性结果。而反贝塔函数会导致阈值较高，从而产生一些假阴性结果来减少假阳性结果。综上，无论采用哪种统计方法，实验室应了解其方法固有的局限性，对于临界结果还需通过增加分析细胞数量或结合其他实验室结果慎重分析。

国内实验室一般推荐采用20份已知正常标本一定数量的有核细胞建立相应探针数据库，以异常信号模式细胞数$\bar{x}$"+3S"作为参考阈值。而国外实验室多采用反贝塔函数（95%置信区间）设置阈值。无论采用哪种统计方法，针对特定探针均应建立基于不同标本类型、不同计数细胞总数，不同异常信号类型甚至不同计数主体（人工或自动扫描设备）的一组参考阈值。例如，针对*BCR∷ABL1*融合基因的双色双融合探针，骨髓、外周血、石蜡组织切片（包括不同厚度切片）均应采用不同的阈值，而相同样本类型计数总数是50、100、200、500时也应采用不同的对应阈值。此外，每一种异常信号类型也应计算独立的阈值。如存在人工分析和自动化设备扫描，也应建立不同的阈值体系或通过比对统一阈值标准。

一个探针阈值体系的建立是基于统一的判读标准，且由通过统一培训的工作人员建立的，只适合特定的人群，甚至特定的环境、设备。每一个阈值的应用条件都应具有唯一性。每个实验室都应建立自己的专有阈值数据库，不同实验室间不应通用。

（二）结果判读

通过荧光显微镜在合适的滤镜下观察间期细胞的荧光信号。观察前应首先对玻片进行评估，包括但不限于杂交效率、信号强度和背景等，以判断是否杂交成功，如出现任何一种达不到标准，应重新进行杂交。一般首先采用DAPI滤镜观察10×物镜下的细胞，找到细胞层，再转至40×物镜，同时更换不同滤镜浏览全部杂交区域进行杂交情况评估，杂交效率不应低于75%。然后选择标本分布稀疏的区域，避免选择细胞密集、重叠或核的边界模糊无法辨认的视野。转至100×油镜，由检验员随机选取不同杂交区域分别顺序扫描观察一定数量中期分裂象和/或间期细胞核中的杂交信号。为减少计数的人为误差，建议每例标本至少由2名有资质的检验人员分不同区域计数100～200个细胞，特别是出现结果不确定或接近阈值时应扩大计数范围，增加计数细胞数量。分析计数时应遵循随机原则，切忌有目的性人为筛选。杂交不均匀的区域、细胞核轮廓不清或重叠的细胞不宜进行分析。对于中期分裂象中的杂交信号定位，应结合染色体显带结果综合分析。分析中应随时采集信号清晰、强度适中、背景干净的相应结果图像并保存，且每个细胞图像应包含不同单色滤镜图像和全部图层叠加后组合图像。正常结果至少保存2张细胞图像，异常结果每种异常信号模式均需要至少保存2张。如果采集图像中包含正常细胞和异常细胞，则不需要再保存正常细胞图像。

分析结果须遵循最新版ISCN规范进行描述。中期FISH结果的描述是在染色体核型描述结果后用"ish"间隔表示，同时注明探针所在的染色体区带位置；基因名称用大写字母（不用斜体）表示，存在用符号"+"，缺失用符号"−"，基因数量在符号"×"后用数字描述。未做核型分析，则直接描述结果。间期FISH结果的描述直接在"nuc ish"后描述，信号数目用"×"和数字表示，两个基因融合用"con"表示，两个基因分离用"sep"表示，移植后的性染色体嵌合状态描述则先描述受者，以"//"间隔，再描述供者。描述最后应将分析细胞数量列于中括号内（包括异常数量和总分析数量）。同时描述染色体核型、中期FISH和间期FISH，之间用符号"."间隔。如FISH结果进一步阐明了核型异常，通过回顾分析可以发现，则可重新修改核型描述以反映这一通过FISH得到的新信息，但如果是核型分析无法识别的隐匿性异常，且回顾分析依然无法分辨，则不应将其列入核型结果。举例如下：

1. 分离探针和拷贝数探针间期FISH描述　nuc ish（IGH×2）（3′IGH sep 5′IGH×1）［120/200］/（TP53×1，CEP17×2）［80/200］。结果解读：采用*IGH*双色分离探针检测200个细胞，其中120个细胞发现1个*IGH*基因的3′*IGH*端和5′*IGH*端发生分离，提示存在重排。而采用双色*TP53*拷贝数探针检测200个细胞，其中80个细胞*TP53*基因只有1个信号，提示存在缺失。

2. 染色体核型、中期FISH和间期FISH联合描述　47，XY，+8，t（9；22）（q34；q11）［20］. ish t（9；22）（ABL1+，BCR+，ABL1+，BCR+）［20］.nuc ish（CEP8×3）［196/200］/（ABL1×3，BCR×3）（ABL1 con BCR×2）［195/200］。结果解读：染色体核型分析20个分裂象，结果显示为男性核型伴8号染色体三体和t（9；22）（q34；q11）。采用BCR/ABL1双色双融合探针进行中期FISH检测，分析20个分裂象中均可见der（9）上有1个*ABL1*和1个*BCR*杂交信号，der（22）上也同样具有以上两种信号。采用8号着丝粒探针行间期FISH结果显示，分析200个细胞，其中196个细胞可见*CEP8*三个信号，提示8号三体。而BCR/ABL1双色双融合探针间期FISH结果显示，分析200个细胞，其中195个细胞可见3个*ABL1*杂交信号、3个*BCR*杂交信号，其中2对*ABL1*和*BCR*信号发生融合，结合中期FISH提示存在*BCR::ABL1*融合基因，核型异常为经典平衡易位。

3. 移植后性染色体嵌合性间期FISH检测　nuc ish（CEPX×2）[50]//（CEPX×1，CEPY×1）[350]。结果解读：用CEPX/Y双色着丝粒探针进行间期FISH检测，400个间期细胞中，存在50个来源于受者的XX克隆，350个来源于供者的XY克隆。

对于常用探针类型检测结果的判读需注意：①融合探针。此类应用较多的是双色双融合探针，该类型探针判读应注意信号空间重叠和融合的区分及非典型异常信号的识别，如涉及3条染色体复杂（循环）易位信号、微小插入融合信号等。此外，对于预期异常信号类型应采用对应阈值判读。②着丝粒探针。应注意弥散分布信号的判读，呈聚集簇状分布的一般默认为1个信号。对于≥4个以上信号以及微缺失、微扩增信号（两个等位基因信号强度差异明显），应结合中期FISH和染色体显带结果综合分析，除外多倍体和结构异常。③双色分离探针。应注意阳性信号判读标准的设定。一般以分离信号之间距离超过1～2倍信号平均直径的间距判定为阳性。或结合探针设计图，以标记探针长度为参考依据，预估正常细胞2种颜色标记中间空隙的大小，并以此为判读参考依据。④拷贝数探针。此类探针多用于判断基因扩增和缺失，推荐采用双色带内参基因的探针。以着丝粒探针为内参的可以鉴别染色体部分（靶基因）扩增或缺失和整条染色体获得性增加或缺失。非着丝粒内参则应结合中期FISH或染色体核型显带结果综合分析。

对于石蜡组织切片的判读，应结合病理学家预先标记的相关肿瘤区域，选择感兴趣细胞的位置判读，以确保分析结果的可靠性。推荐与邻近切片HE染色结果对照分析，可区分肿瘤细胞和正常间质细胞。此外，与骨髓标本相比，石蜡组织切片在杂交质量和背景自发荧光方面存在更多的可变性。因此，应选择杂交最优区域评估，同时因组织三维立体结构的影响，每个视野均应多层聚焦以检测不同平面的信号，避免误判缺失或计数重叠细胞核。

（三）报告书写

FISH检测报告内容应包含（但不限于）以下内容：

1. 实验室名称。

2. 患者基本信息　包括姓名、性别、年龄、住院号、标本编号、临床诊断等。

3. 标本信息　标本来源、类型、质量状态、采集或接收日期和时间等。其中标本质量应详细描述，尤其是存在可能影响判读结果因素的让步接收标本。包括但不限于标本凝固、溶血、稀释、石蜡组织切片厚度等。针对非受控来源标本（如外单位送检）应在检测报告中提醒临床结果存在局限性。

4. FISH探针信息　探针名称、标记颜色设计以及经典阴性和阳性信号模式等。

5. 按照ISCN命名规范进行FISH分析结果描述。

6. FISH结果图（如适用）应包括阴性对照图和最具代表性的阳性结果图。

7. 结果解释及建议　报告应详细、清晰解释ISCN描述结果的含义，并明确指出分析细胞类型（中期分裂象、间期细胞、分选细胞等）、计数总数、异常细胞和正常细胞的百分比，以及诊断和预后意义。对于非检测目的其他异常信号也应予以解释。此外，还应对该患者下一步检测提出明确的建议。

8. 报告日期。

9. 操作者、审核者姓名等。

10. 免责声明等。

（四）临床意义

FISH技术具有较高的特异性和较好的重复性，相比染色体核型分析敏感性更高，是传统细胞遗传学分析的有益补充。FISH技术可检测中期（或间期）细胞、固定（或新鲜）组织标本等多种标本类型，适用范围广泛。该技术与流式细胞术及形态学结合，可同时对染色体畸变和免疫表型或细胞及组织形态进行评估，为结果提供更客观的解释，因此也是回顾性研究利器之一。

FISH技术可检测恶性血液病染色体数目和结构异常，为血液肿瘤鉴别诊断、治疗监测、预后评估提供更为精准的临床参考数据。例如，初诊急性早幼粒细胞白血病的快速诊断；通过FISH检测确认常规细胞遗传学不能发现的隐匿异常，如t（12；21）（p13；q22）、t（4；14）（p16；q32）等，为急性淋巴细胞白血病诊断、骨髓瘤预后评估提供依据等。此外，在跨性别异基因骨髓移植患者植入状态监测、恶性血液病细胞克隆来源的鉴定以及组织肿瘤（如淋巴瘤）细胞基因定位等方面也被广泛应用。常见血液肿瘤FISH检测探针组合见图12-3-1，其中深色部分为高频FISH检测探针组合。此外，Ph-like ALL的FISH检测相对复杂，应采取循序渐进的检测模式，如图12-3-2。

AML（非APL）	APL	MPN	髓系或淋系肿瘤伴嗜酸性粒细胞增多和基因重排	MDS	ALL	淋巴瘤								MM	跨性别异基因移植
						GLL/SLL	MCL	FL	MALT/MZL/SMZL	BL	DLBCL	HGBL（D/THL）	T细胞淋巴瘤		
AML1/ETO（RUNX1/RUNX1T1）	RARa	BCR/ABL	FGFR1/D8Z2	D5S721/EGR1（-5/5q-）	CEP4/10/17	IGH/CCND1	IGH/CCND1	IGH/BCL-2	MALT1	CEP8/IGH/MYC	BCL-2	BCL-2	CEP7/D7S486（-7/7q-）	RB-1	CEPX/Y
MLL（KMT2A）	PML/RARa	CEP8（+8）	PDGFRA	CEP7/D7S486（-7-7q-）	BCR/ABL	D13S319（13q-）	CCND2	BCL-6	IGH	MYC	MYC	MYC	ALK	P53/CEP17	
CBFB		D20S108（20q-）	PDGFRB	CEP8（+8）	TEL/AML1	CEP11/ATM	IGH/BCL-2	MYC	D13S319（13q-）	11q23/11q24	BCL-6	BCL-6	CEP9/CDKN2A	CKS1B/CDKN2C	
EVI1		NUP98	JAK2	D20S108（20q-）	MLL（KMT2A）	P53/CEP17	D13S319（13q-）	IRF4	P53/CEP17	BCL-2	IGH/PAX5	CEP8/IGH/MYC	CEP11/ATM	IGH/FGFR3	
BCR/ABL			CBFB	CEPX/Y	CRLF2	CEP12（+12）	CEP11/ATM	SRD（1p36）	CEP11/ATM	BCL-6			TP63	IGH/MAF	
D5S721/EGR1（-5/5q-）				EVT1	IGH	MYB	P53/CEP17		CEP12（+12）				ITK/SKY	IGH	
CEP7/D7S486（-7/7q-）				PDGFRB	ICF3/PBX1				CEP7/D7S486（-7/7q-）					IGH/CCND1（MYEOV）	
P53/CEP17				P53/CEP17	CEP9/CDKN2A									IGH/MAFB	
NUP98				ETV6	P53/CEP17									IGH/CCND3	
DEK/NUP214					ZNF384									D5S721/CEP9/CEP15	
					MEF2D										
					ETV6										

图12-3-1 常见血液肿瘤FISH检测探针组合

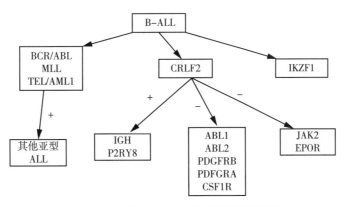

图12-3-2 Ph-like ALL的FISH检测流程

综上，FISH技术具有很多优点，但也应注意该方法依然存在局限性。FISH技术不能对全基因组进行评估，其检测探针的选择需受临床疑诊方向或染色体核型分析结果的指导。对于一些隐匿的插入易位，受商业化探针标记片段设计的影响，需多类型探针（分离探针结合融合探针）联合检测。在检测微小残留病方面相比定量PCR法敏感性差。

六、注意事项

1. 制片前细胞悬液要充分混匀，不应有团块或纤维物，可通过滤网去除。细胞悬液浓度要适中，避免细胞重叠影响分析。

2. 组织石蜡切片标本实验前应确认是否符合要求，评价标准包括送检切片是否连续切片；是否采用防脱胶片；组织是否平铺无缺损、皱褶、分离；厚度是否3 ~ 5μm；是否经过强酸脱钙处理等。此外，应由病理医生结合顺序切片的HE染色分析结果标注肿瘤细胞富集的目标区域强，且需保证细胞数量应满足分析要求（50 ~ 100个为佳）。

3. 对于全血和骨髓的分选标本，如有凝血团块出现，需使用100μm的过滤器进行过滤。此外，若标本存放时间过长，可使用相同体积的培养基或者缓冲液等比稀释后，离心去上清液，再用缓冲液重悬。

4. FISH检测过程中温度、试剂酸碱度以及反应时间都会对结果产生影响。操作过程中温度控制应严格按照操作规程，且在反应前液体试剂、盖玻片、载玻片等都应注意预温到所要求的温度。各步骤时间应准确，每次操作都要迅速。

5. 杂交前标本预处理要注意胃蛋白酶的浓度和消化的时间，掌握不好浓度和时间，将直接影响杂交效果。若消化过度，细胞出现"鬼影"或整个组织消失成为废片；若消化不足，则显示持续的自发荧光或者较差的DAPI染色。

6. FISH杂交后洗脱不当会造成背景非特异性信号较多，甚至影响判读，需注意不要一次清洗过多玻片，且注意洗脱时温度是否符合操作规程，必要时需适当增加洗脱时间。为防止淬灭，杂交后的洗脱和晾干要注意避光。

七、性能验证及质控

（一）性能验证

随着血液肿瘤FISH检测愈加重要，检测项目越来越多，检测前的性能验证也变得越来越具有挑战性。关于FISH的性能验证，国内尚无统一标准，参考定性、定量试验的性能验证。

1. 性能验证时机　新项目（探针）、新检验程序常规应用前；更换试剂厂家、更改探针设计、修改探针标准操作规程时；任何严重影响检验程序分析性能的情况发生后，应在检验程序重新启用前对受影响的性能进行验证。此外，实验室应定期对检程序的分析性能进行评审以满足结果预期用途的要求。

2. 性能验证参数　FISH的性能验证需要评估实验的灵敏度、特异性、参考阈值以及临床诊断符合率（准确性），以确保检测工作符合预期并达到预期结果。在临床实践中，验证还需包括人员能力验证。由于FISH属于定性试验，且标本中固有的生物学变异会混淆对精密度的评估，通常不评估FISH测试的精度。因为缺乏完美的精确度，可能会导致假阴性或假阳性结果，所以在报告接近参考阈值的结果时应结合临床其他结果慎重回报。此外，实验室可采用双人读片分析取平均值的方法，规避精密度偏差。

3. 验证方案

（1）灵敏度和特异性验证：FISH探针的灵敏度和特异性是衡量该探针检测特定染色体靶标有效性的指标。灵敏度是测试探针与目标染色体靶标结合的杂交效率，而特异性则是衡量探针是否仅与靶标结合的能力。验证可以通过中期FISH结合染色体核型（G、R显带或DAPI反带）定位来评估。测试结果应确保与探针预期检测目的相一致，并且没有污染或显著的交叉杂交，并应对足够数量的细胞和位点进行评分，以确保探针具有临床测试所需的灵敏度和特异性。一般推荐采用验证探针检测至少5份正常男性静脉血标本，每个标本至少分析40个分裂象（每个分裂象应确保包含46条染色体），以在正确的染色体位置具有预期信号模式中期的百分比作为该探针检测灵敏度。以杂交位点正确，其他位置无信号的中期百分比作为该探针的检测特异性。用于恶性血液肿瘤研究的探针应具有较高的分析灵敏度和特异性（＞95%），特别是被用于治疗监测时。

（2）阈值验证：新开展项目或更换新生产厂家的同种探针时均应建立新阈值数据库。每年应对已建立的阈值数据库进行复核，当新旧阈值存在较大差异时，由实验室主管结合具体原因分析结果决定是否采用新阈值系统。

（3）临床诊断符合率验证：为了验证FISH实验的准确性，应评估已知的正常和异常病例，以建立明确定义的评分标准，保证该测定是可接受的。临床诊断符合率验证应每年进行1次。选取20例阴性标本（包含至少10例已知其他靶标阳性标本）、20例阳性标本（阳性率要求包含高、中、低或临界值），随机盲选法检测标本，结果以相应检测靶点的分子生物学结果为金标准并结合临床诊断及病程、染色体核型等结果进行比较，计算诊断符合率。

（4）人员能力验证：FISH实验流程及结果判读主要依靠实验员手工操作和人工阅片，因此人员的能力验证也是保证结果准确的关键。实验室应制定完善的新员工培训计划或培训手册，尤其是针对判读标准应有明确定义。其内容应涵盖已开展临床检测的全部探针，每个探针应包括异常模式（简单的异常模式和复杂的变异模式）和正常模式的照片图像及相关解释、制造商提供的详细说明书等参考资料。新员工需经过培训并考核合格后方可正式检测临床标本并出具报告。此外，实验室应至少每半年进行一次全部FISH检测人员的能力验证，验证以人员比对方式实施，内容应涵盖FISH操作全部流程。判读能力可通过评估至少5份标本进行人员比对测试，标本需包含阴性、阳性及弱阳性，且检测探针需涵盖全部设计类型。定期的人员能力验证也是室内质控中非常重要的一部分。

（二）质量控制

FISH试验的质量控制不同于常规临床检测实验，是通过不断优化技术和制定规范以及完善操作流程来保证实验质量达到最佳结果，从而做出准确诊断的一系列措施。质量控制包括室内质控和室间质评。

FISH室内质控贯穿检验前、检验中和检验后的全流程，自标本采集到出具报告的每一个细节都应有质量保证措施，因此任一步骤的调整及试剂的更换均应重新进行相应的性能验证并达标后方能检测临床标本。FISH的室内质控应注意以下几点：

1. 实验人员应具备细胞遗传学、分子生物学或相关专业教育背景，经过严格的岗前培训，并应定期进行人员能力验证。熟悉染色体核型分析对于FISH异常结果的理解和判读非常重要。此外，由于FISH实验需对颜色准确识别的特殊性，从业人员不能是色盲症患者，并应每年定期体检。

2. 所有流程中涉及的仪器设备均应定期校准，如杂交仪、水浴箱、荧光显微镜灯泡、滤镜等。尤其是温控设备，应时刻关注并记录使用时温度的变化。实验环境温湿度变化也对实验流程有一定影响，同样需要重点关注。

3. 新批次的试剂，包括探针，在投入使用前必须经过测试。可以通过在同一载玻片上进行新旧批次平行比对的方式来完成探针批次验证。当操作流程中的实验条件、参数发生改变时，也均应通过平行比对等性能验证后方可使用，并应详细记录。

室间质评是在不同实验室间开展的，对各实验室的检测能力进行考核、监督并确认的一系列验证活动。建议每种FISH探针每年应至少参加一次全国或省市以及权威机构组织的室间质评。虽然国内权威机构尚未全面开展血液肿瘤FISH检测相关的室间质评活动，但可以通过参加国际组织（如CAP

等）的室间质评，或进行替代评估，即与国内已通过CNAS官方认证，且开展相同FISH检测项目的实验室进行室间比对，以确保实验室的检测能力维持在较高水平。

（李承文）

第四节 | 染色体断裂实验

一、实验原理

由于DNA修复途径异常引起基因组的不稳定，对DNA交联剂如丝裂霉素C（MMC）和双环氧丁烷（DEB）高度敏感。MMC或DEB等属于DNA交联剂，可以使细胞DNA解聚，同时阻碍DNA的复制，从而抑制肿瘤细胞的分裂增殖。大部分只和DNA其中的一条链结合，形成交联而阻碍DNA双链的打开，引起单链断裂。而高浓度条件下MMC分子还能部分地嵌入碱基对之间与双链DNA上的其他碱基继续发生交联反应，在一定程度上破坏DNA稳定的双螺旋构象。先天性贫血患者的DNA自我修复能力差，MMC处理后更容易发生断裂、重组等染色体畸变。

二、试剂

含有植物血凝素（PHA）的1640培养基＋20%的胎牛血清，MMC，秋水酰胺，氯化钾，姬姆萨染液，甲醇和冰乙酸。

三、仪器

CO_2培养箱，低速自动平衡离心机，恒温水浴箱，全自动染色体扫描工作站，生物安全柜，通风橱。

四、操作规程

（一）细胞培养

每个标本进行外周血1640培养基接种3瓶，37℃ 5% CO_2培养，24小时后另外2瓶加入MMC，终浓度为40ng/ml和80ng/ml，1瓶不加MMC为对照，再培养48小时。

（二）收获细胞

1. 细胞培养72小时后，加入秋水仙胺，终浓度为20μg/ml，37℃作用3小时，1500r/min离心10分钟。
2. 低渗　去上清，加入37℃预热的低渗液至总体积10ml，37℃水浴30分钟。
3. 预固定　低渗完成后，加1.0ml固定液，充分吹打混匀，1500r/min离心10分钟。
4. 进行3次固定　去上清加7ml固定液，震荡混匀，静置离心。

（三）制片

固定离心完成后去上清液，用新鲜固定液将细胞标本调至合适浓度，制成细胞悬液用气干法滴片进行滴片。滴片后于工作台内放置30分钟（保持一定湿度），然后将玻片架放入37℃温箱，过夜。

（四）显带和染色

进行R或G显带（也可以不显带直接染色）。G显带：玻片置恒温干燥箱80℃ 60～90分钟烤片，按自动染片机操作流程及试剂配比进行操作，胰酶消化及染色时间按试剂说明书操作，结合实际显带效果调节。R显带：PH为6.4左右的R显带液，87.5℃水浴90～100分钟，染色10～15分钟。

（五）图像扫描

使用Meta System全自动扫片仪将染色体核型图扫描入电脑，使用Meta System Ikaros软件进行染色体畸变分析，统计计算染色体畸变率。

五、结果解读及报告

（一）参考区间

选取10例正常人外周血标本，按照标准操作规程进行操作，由2人分别分析50个细胞中期分裂象，按照结果判读标准计算断裂总数和畸变率，然后通过两个人结果计数统计分析结果，正常参考区间应用反贝塔函数计算畸变率的95%累积β分布区间点为正常对照。

（二）结果判读

染色体单体断裂、染色体的碎片、末端丢失等是单次断裂；染色体双链断裂、染色体交换、双着丝粒染色体、染色体重组（三射体）等为两次断裂；染色体重组如四射体是三次断裂，多条染色体重组复杂畸变直接累计计算断裂次数，每个细胞统计断裂次数超过10次统一计数为＞10次（图12-4-1）。然后计数每个细胞断裂次数的总和，分析50个中期中存在染色体断裂、重组的细胞数。畸变率是每个细胞断裂次数的总和与发生畸变的细胞率的乘积（畸变率＝断裂次数/细胞×畸变细胞/总细胞数）。畸变率＜20%或断裂总次数小于对照3倍为正常范围，20%＜畸变率＜40%或者对照组的3倍＜断裂总次数＜小于对照组的10倍为范科尼贫血嵌合体或者放射、毒物、药物等损伤，畸变率＞40%或者断裂次数大于对照10倍为诊断范科尼贫血诊断提供指导价值。

（三）报告

1. 报告包含患者基本信息和实验室信息，包括采集标本类型、采集日期、报告日期以及检验者、审核者等信息。
2. 结果与图像 两个不同浓度MMC处理组和对照组的细胞断裂次数统计数据和染色体图像，文字描述的结果包含畸变率和染色体断裂阴阳性的结论。
3. 结果解释 结果解释包含畸变率判读的标准描述，临床意义及影响诊断的注意事项。

（四）临床意义

MMC断裂实验主要用于范科尼贫血等先天性贫血与再生障碍性贫血的鉴别诊断。也可用于放射线、核辐射及电离辐射等导致DNA放射损伤的疾病检测；还可用于硒、砷等重金属、化学物质中毒及基因毒性试剂（如H_2O_2、芳香类有机物）等引起细胞毒素损伤的疾病检测。

六、注意事项

1. 标本采集 外周血（3～5ml），白细胞越少，采集量越高，因为需要培养3个浓度的MMC，细胞太少容易导致分裂象数量少。
2. 特别高浓度的MMC的先天骨髓衰竭性患者分裂象质量更差，要详细书写病史和临床资料，

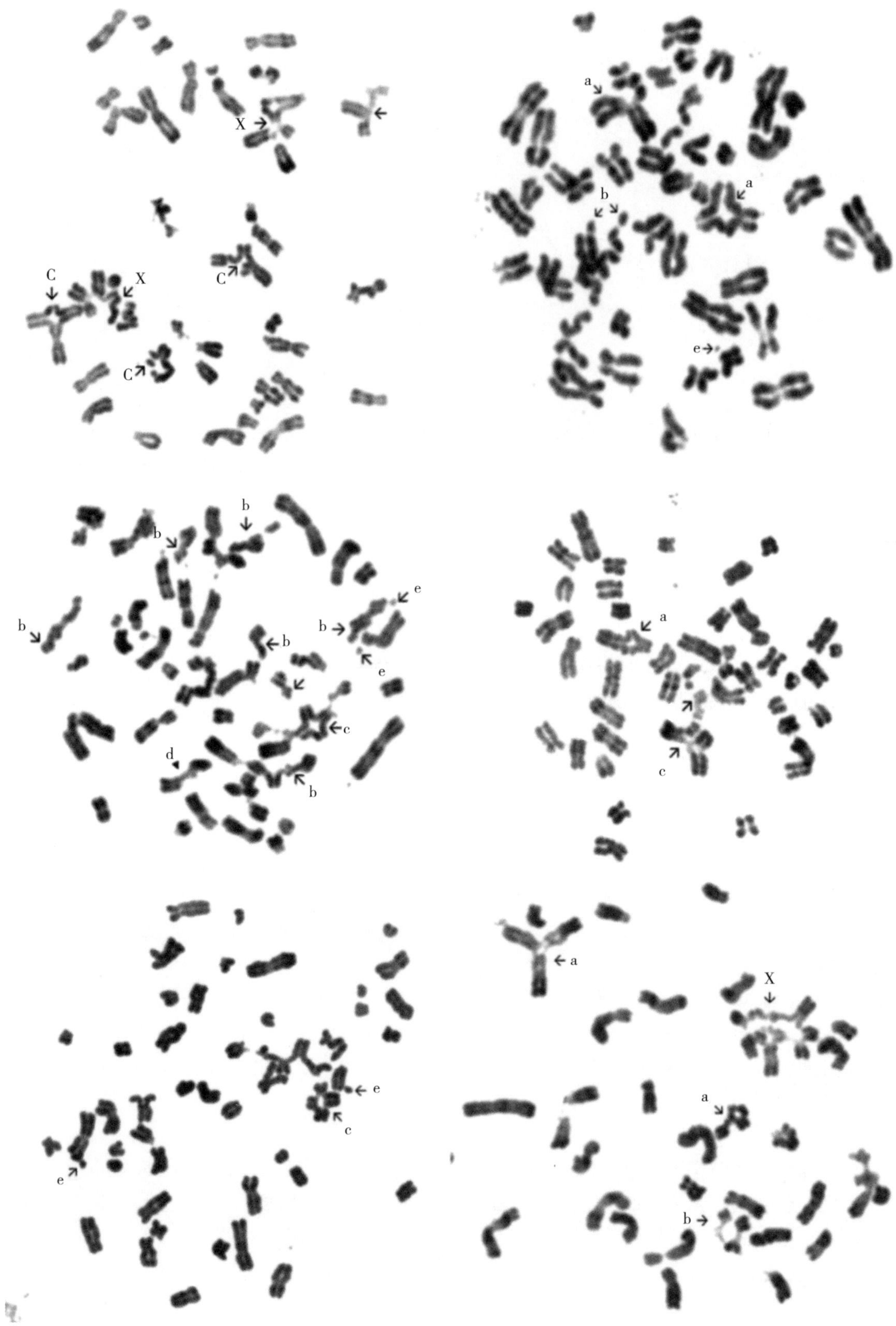

图12-4-1 染色体断裂实验结果

注：a.染色体交换（三射体）；b.染色体断裂（双链）；c.染色体重组（四射体）；d.双着丝粒染色体；e.无着丝粒断片；x.复杂畸变（多条染色体重组）。

白细胞极少高度怀疑先天性贫血的患者可以适当降低MMC浓度（终浓度30～50ng/ml），否则容易造成没有足够分裂象进行分析。

3. 需要结合二代范科尼贫血的基因筛查结果和彗星实验结果，同时化疗或者放疗等药物损伤可能导致患者出现假阳性。

（贡金英）

第五节｜彗星实验

彗星实验又称单细胞凝胶电泳（SCGE），是一种在单细胞水平上检测有核细胞DNA损伤和修复的方法。

一、实验原理

DNA受到内源性或外源性损伤后，其超螺旋结构受到破坏。在细胞裂解液作用下，细胞膜、核膜及其他生物膜被破坏，细胞内的DNA、蛋白质及其他成分进入凝胶，继而扩散到裂解液中。如果细胞未受损伤，由于核DNA分子量较大，不能进入凝胶，仍保持缠绕的环区（Loop）附着在剩余的核骨架上并留在原位，经荧光染色后呈现圆形的荧光团，无拖尾现象。若细胞受损，在中性电泳液（pH8）中，核DNA仍保持双螺旋结构，偶有单链断裂并不影响DNA双螺旋大分子的连续性。只有当DNA发生双链断裂时，其片断进入凝胶中，电泳时DNA片断向阳极迁移，形成荧光拖尾现象。在碱性电泳液（pH＞13）中，DNA双链解螺旋且碱变性为单链，单链断裂的碎片分子量小即可进入凝胶中，在电泳时断链或碎片离开核DNA向阳极迁移，形成拖尾，形似"彗星"状。细胞核DNA受损愈重，产生的断链或碱变性断片就愈多，其断链或断片也就愈小，在电场作用下迁移的DNA量就越多，迁移的距离越长，表现为尾长增加和尾部荧光强度增强。因此，通过测定DNA迁移部分的光密度或迁移长度可定量测定单个细胞DNA损伤程度。

二、试剂

Comet Assay试剂盒、淋巴细胞分离液、低熔点琼脂糖、碘化丙啶（propidium iodide，PI）、乙醇。

三、仪器

低速自动平衡离心机、电泳仪/电泳槽，生物安全柜，彗星成像系统。

四、操作规程

（一）制备单个核细胞悬液

用淋巴细胞分离液（Ficoll）进行分离提取单个核细胞，终浓度为$5×10^6$/ml的悬浮液。

（二）制片

微波加热0.6%低熔点琼脂糖胶（LMA），冷却后将细胞悬液与LMA按体积比1:3的比例混合，加入到预热的磨砂载玻片孔中，盖上盖玻片放入湿盒，4℃冷却30分钟。

（三）细胞裂解

冷却结束后将玻片放入事先预冷的细胞裂解液TREVIGEN彗星试剂盒中，4℃暗室裂解1～2小时，然后取出胶板，用4℃ dH$_2$O浸泡冲洗2次，每次5分钟。

（四）DNA碱解旋

将带有胶片的载玻片取出，放入预冷的碱性解旋液中解旋，4℃黑暗条件下保持30分钟。

（五）单细胞电泳

DNA展开、电泳裂解后载玻片置于水平电脉槽内，使新配制的碱性电泳液（1mmol/L Na$_2$EDTA、300mmol/L NaOH）盖过胶面约0.25cm，电泳条件25V，300mA，时间20～40分钟，使DNA充分展开。

（六）中和、染色

电泳结束后取出载玻片，用PBS洗涤2次，每次10分钟。每张胶板上滴加50～100μl染色剂（碘化丙啶），然后用纸巾吸去残余的液体，染色10～20分钟，用dH$_2$O洗2次，应尽快阅片，时间过长将导致荧光褪色。

（七）阅片及分析

荧光显微镜下观察图像，观察单细胞电泳图像（放大200×或400×），每片记数25～50个细胞，计数200个细胞，记录拖尾细胞数。计算拖尾细胞（彗星）率，使用SPSS 17.0进行χ^2检验。使用Comet Assay Software Pect（CASP）彗星图像分析软件，记录测量分析彗星强度、尾长、头面积、尾面积、尾部DNA含量、尾矩等多项参数，并利用统计软件SPSS17.0分析，采用t检验与正常对照进行显著性比较。

五、结果解读与报告

（一）参考区间

选取10例正常人外周血标本，按着实验流程进行操作，每例标本由2人各分析200个细胞，使用Comet Assay Software Pect（CASP）彗星图像分析软件，记录测量分析彗星强度、尾长、头面积、尾面积、尾部DNA含量、尾距等多项参数，计算各项结果的95%累积beta分布区间点为正常对照。采用t检验患者的彗星强度、尾长、头面积、尾面积、尾部DNA含量、尾矩等多项参数与正常对照做比较。

（二）结果判读

主要分析指标有尾长（tail length）、慧尾DNA（tail DNA）百分含量、尾距（tail moment）、尾块（tail local）和尾惯量（tail inertia）等。尾长即DNA迁移的长度，在低损伤剂量范围内与DNA损伤呈线性关系；尾矩是尾长与慧尾DNA百分含量的乘积，在高损伤剂量下与损伤程度呈线性关系；尾块即彗星尾部分散的大小不一的DNA断片，与损伤程度有关；尾惯量是与每个尾块的面积、平均荧光强度、在X轴上与彗核中心距离有关的综合性指标。根据拖尾细胞中彗星尾部DNA含量，将细胞DNA损伤程度分为5级（文后彩图4）。0级：无损伤（正常细胞），细胞损伤率＜5%；1级：低度损伤5%～20%；2级：中度损伤20%～40%；3级：高度损伤40%～90%；4级：重度损伤＞95%。范科尼贫血参考范围：彗星细胞率＞30%，或Tail moment、Olive tail moment均＞5.0属高度怀疑，请结合临床或范科尼贫血基因筛查结果；彗星细胞率＞50%，或 Tail moment、Olive tail moment均＞7.0可考虑诊断。

（三）报告

1. 报告包含患者基本信息和实验室信息，包括采集标本类型、采集日期、报告日期以及检验者、审核者等信息。

2. 结果与图像　患者和对照细胞的彗星强度、尾长、头面积、尾面积、尾部DNA含量、尾矩等数据及图像，文字描述的结果包含彗星率和染色体断裂阴阳性的结论。

3. 结果解释　结果解释包含彗星细胞和细胞彗星率判读的标准描述，临床意义及影响诊断的注意事项。

（四）临床意义

1. 主要用于范科尼贫血等先天性贫血与再生障碍性贫血的鉴别诊断。

2. DNA放射损伤检测，如放射线、核辐射和电离辐射等导致的疾病；细胞毒性检测，如硒、砷等重金属及化学毒性物质等导致的疾病。

3. 在肿瘤学中的应用　彗星凋亡率判定早期化疗疗效的指标，化疗疗效越好，凋亡细胞率越高。如果肿瘤细胞自我修复能力很强，对治疗不敏感，凋亡率低，预后较差。

4. 环境污染检测　用该方法检验的基因损伤已成为鉴别遗传毒性物质的敏感标志物，在致癌作用机制、环境污染监测及环境毒理和风险评价等研究中均发挥重要作用。

六、注意事项

（一）细胞数和实验温度的影响

琼脂糖液与细胞混合时琼脂糖液的温度30 ～ 37℃，温度过高可引起细胞损伤，此操作过程力求快速，以免加速细胞DNA的修复。实验细胞数应调至约5.0×10^6/L，细胞要消化成单个细胞，如果细胞数过低，一张片子中细胞数太少，很难完成彗星细胞分析；反之细胞数过高，片中细胞过密，位于不同层面的细胞相互重叠，难以分析彗星DNA损伤。

（二）实验温度的控制

样品应置4℃环境下进行，以抑制或降低核酸内切酶等活性，阻止DNA损伤的修复，从而达到准确地检测DNA初级损伤。已有研究表明，一些细胞DNA断裂损伤能在1小时内达到90%的修复，3小时达到97%。因此，应严格控制在操作过程中的温度。

（三）碱化处理及电泳的条件

凝胶内的细胞需在碱性环境下进行处理，其作用一是去除细胞蛋白质，使DNA暴露出来，二是碱化处理使DNA紧密螺旋结构解旋，使DNA损伤片断暴露出来。

（四）电泳条件

电压或电流过大，严重受损伤的细胞可能出现拖尾过长，彗星消失而影响结果，正常细胞可能因电压或电流过大而形成少许拖尾的假阳性结果。反之，电压或电流过小，受损伤的细胞不会出现拖尾，而出现假阴性结果。电泳的电压多选用低电压，一般为18 ～ 50V，在电泳过程中电泳液的温度应为4℃，电泳时间多在20 ～ 40分钟。

（五）荧光染色及彗星图像分析

视野中明亮荧光的"彗星"被光照时间一般不易超过2分钟，以免荧光剂快速衰退而不宜继续观察和拍照。

（贡金英）

第六节 | 临床应用

一、急性髓系白血病

（一）伴重现性遗传学异常的急性髓系白血病

急性髓系白血病（AML）常伴有重现性细胞遗传学异常，是2016 WHO对AML分类的重要依据。其中t（8；21）（q22；q22.1）（*RUNX1∷RUNX1T1*），inv（16）（p13.1q22）或t（16；16）（p13.1；q22）（*CBFβ∷MYH11*）和*PML∷RARA*是AML重要的诊断指标，凡出现上述遗传学异常，即使原始细胞＜20%，也可诊断为AML。出现t（9；11）（p21.3；q23.3）、t（6；9）（p23；q34.1）、inv（3）（q21.3q26.2）、t（3；3）（q21.3；q26.2）或t（1；22）（p13.3；q13.1）以及*BCR∷ABL1*融合基因阳性的患者，在原始细胞＜20%的情况下是否能诊断为AML，尚存在争议。

1. AML伴t（8；21）（q22.q22.1）；*RUNX1∷RUNX1T1* t（8；21）（q22；q22.1）产生融合基因*RUNX1∷RUNX1T1*，是AML中最常见的染色体异常，占AML的5%～12%，在青少年患者中更常见。绝大多数t（8；21）出现在原发的AML，尚有5%见于治疗相关的AML（t-AML），如拓扑异构酶Ⅱ治疗相关的AML。在成年患者中，伴t（8；21）的AML通常预后良好，对大剂量阿糖胞苷有反应，在常规化疗后有较高的完全缓解率和较长的无病生存期，而在儿童患者中预后较差。

约45%的t（8；21）单独存在，其余可伴随其他染色体异常，其中最常见的是伴性染色体丢失。伴随的染色体异常按其出现频率依次为−Y，−X（仅见于女性患者），del（9q）、＋8、del（7q）以及＋der（21）t（8；21）。

染色体核型分析和FISH *RUNX1∷RUNX1T1*（以往称*AML1∷ETO*）双色双融合探针可以检测出t（8；21）及其变异易位。大约3%的t（8；21）出现累及第3条甚至第4条染色体的循环易位，21号染色体片段易位到异常的8号染色体［der（8）］，8号染色体片段易位到另外的染色体上。

2. 急性髓系白血病伴inv（16）（p13.1q22）或t（16；16）（p13.1q22），*CBFB∷MYH11* inv（16）（p13.1q22）或t（16；16）（p13.1q22）产生融合基因*CBFB∷MYH11*，在儿童AML中占5%～8%，在成人AML中占3%～4%。伴inv（16）（p13.1q22）或t（16；16）（p13.1q22）的AML患者除骨髓和外周血中存在原粒细胞和原单核细胞，该亚型患者骨髓中的嗜酸性粒细胞增多，预后良好。inv（16）（p13.1q22）比t（16；16）（p13.1q22）更为常见，两者的临床特征并无差异。

大约70%的inv（16）或t（16；16）单独出现，部分患者可伴随其他染色体异常，其中最为常见的是＋22，其次是＋8、del（7q）和＋21。inv（16）或t（16；16）可通过核型分析和FISH CBFβ分离探针检测出。

3. AML伴t（15；17）（q24；q21），*PML∷RARA* 伴t（15；17）（q24；q21）的急性白血病又称急性早幼粒细胞白血病（APL）。在儿童AML中占10%～15%，在成人AML中占4%～10%，青少年更多见。形态学上以异常早幼粒细胞为主，且有成熟分化障碍。全反式维A酸单药或者联合化疗诱导治疗的CR率高达85%～95%，预后极好，是目前AML中最容易治愈的亚型。

t（15；17）（q24；q21）形成融合基因*PML∷RARA*，是APL特异性的染色体异常。70%的APL患者，t（15；17）是唯一的染色体异常，＋8是最常见的附加染色体异常，其他可见del（7q），del（9q），ider（17）（q10）t（15；17），＋21等。大约10%的*PML∷RARA*阳性病例出现三循环或四循环易位，以及隐匿性插入易位。t（15；17）有许多种变异易位，累及*RARA*基因，具有和t（15；17）相似的临床表现，包括t（X；17）（p11；q21）（*BCOR∷RARA*），t（2；17）（q32；q21）（*NABP1∷RARA*），t（3；17）（q26；q21）（*TBLR1∷RARA*），t（4；17）（q12；q21）（*FIP1L1∷RARA*），t（5；17）（q35；q21）（*NPM1∷RARA*），t（11；17）（q13；q21）（*NUMA∷RARA*），t（11；17）（q23；q21）［*ZBTB16*（原*PZLF*）∷*RARA*］，t（17；17）（q21；q24）（*PRKAR1A∷RARA*），17q21的重排（*STAT5B∷RARA*）等。

APL患者容易出现弥散性血管内凝血和纤维蛋白溶解，危及生命，需要快速诊断，给出准确及时的抗凝治疗及化疗。因此，必须将这些患者的标本作为急诊项目处理，FISH检测可以采用快速杂交的探针，缩短报告周期。部分隐匿性插入易位和变异易位，染色体核型分析很难检出，*PML∷RARA*双色双融合探针可以检出大部分插入易位和变异易位，但由于探针设计的问题，也有少数不能检出。*RARA*双色分离探针可以检测出累及*RARA*的重排，但不能区分常规易位和变异易位，不能确定对手基因。染色体中期FISH有助于验证变异易位。

4. AML伴t（9；11）（p21.3；q23.3），*KMT2A∷MLLT3* 伴t（9；11）（p21.3；q23.3）的AML在儿童AML中占9%～12%，在成人AML仅占2%，形态学上常表现为原单核细胞增多。t（9；11）（p21.3；q23.3）产生融合基因*KMT2A∷MLLT3*，是最常见的累及*KMT2A*基因的重排，预后中等，患者中位生存期长于伴有其他累及*KMT2A*重排的AML患者。

*KMT2A*位于11q23.3，其伙伴基因达120种以上，累及*KMT2A*基因的染色体异常往往比较细微，在核型分析中很容易漏检，或由于染色体分辨率较低（大于5Mb）无法检测到，FISH采用*KMT2A*双色分离探针虽无法检测出*KMT2A*的伙伴基因，但可大大提高其重排的检出率。

5. AML伴t（6；9）（p23；q34.1），*DEK∷NUP214* t（6；9）（p23；q34.1）产生融合基因*DEK∷NUP214*，见于0.7%～1.8%的AML患者，形态学上常表现为原单核细胞增多，常与嗜碱性粒细胞增多症和多系发育不良有关，患者常出现贫血和血小板减少，甚至全血细胞减少。

t（6；9）（p23；q34.1）绝大部分单独出现，也可出现于复杂核型中，预后一般较差。FLT3-ITD突变在具有t（6；9）（p23；q34.1）的AML中非常常见，在儿童患者中约占69%，成人患者中占78%。核型分析和FISH DEK/NUP214双色双融合探针均可检出该异常。

6. AML伴inv（3）（q21.3q26.2）或t（3；3）（q21.3；q26.2），GATA2，MECOM inv（3）（q21.3q26.2）或t（3；3）（q21.3；q26.2）在AML中占1%～2%，多见于成人，预后很差，生存期短，具有强的侵袭性。

*MECOM*是癌基因，inv（3）（q21.3q26.2）或t（3；3）（q21.3；q26.2）导致*GATA2*基因位置发生改变，*GATA2*增强子调控*MECOM*高表达，同时*GATA2*出现单倍体剂量不足，导致白血病的发生。

inv（3）（q21.3q26.2）或t（3；3）（q21.3；q26.2）继发的染色体异常最常见的是-7，占全部病例的一半以上，其次是del（5q）和复杂核型。-7和复杂核型的出现使该亚型的AML预后更差。核型分析和FISH MECOM（又称EVI1）三色分离探针均可检测出inv（3）或t（3；3）。

7. AML伴t（1；22）（p13.3；q13.1），*RBM15∷MKL1* 伴t（1；22）（p13.3；q13.1）的AML是一种少见的累及巨核细胞的白血病，在AML中，其阳性率不到1%。与其他细胞遗传学异常不同，该异常仅出现在婴幼儿中（≤3岁），常发生在出生后的前6个月（中位年龄：4个月）。大多数患儿为非唐氏综合征（无21三体），以女性多见。大多数研究表明，与没有t（1；22）的儿童急性巨核细胞白血病相比，这是一种高危疾病。

t（1；22）（p13.3；q13.1）产生融合基因*RBM15∷MKL1*，在大多数病例中，该异常是患者唯一的染色体异常。

8. AML伴t（9；22）（q34.1；q11.2），*BCR∷ABL1* 伴有*BCR∷ABL1*融合基因的AML是一种新的亚型，患者在治疗前或治疗后都没有表现CML的证据，占AML的不到1%，主要发生在成人中。所有患者均具有t（9；22）（q34.1；q11.2）和/或*BCR∷ABL1*融合基因。在大多数情况下，除t（9；22）（q34.1；q11.2）外，还存在其他细胞遗传学异常，如-7，＋8和复杂核型。

伴有*BCR∷ABL1*的AML可能是一种侵袭性疾病，对传统的AML治疗或单独使用酪氨酸激酶抑制剂治疗的反应很差。最近的报告表明，酪氨酸激酶抑制剂治疗后进行异基因造血干细胞移植可提高存活率。该异常的细胞遗传学检测方法同CML（参考第十三章第六节）。

（二）伴骨髓增生异常相关改变的急性髓系白血病

伴骨髓增生异常相关改变的急性髓系白血病（acute myeloid leukaemia with myelodysplasia-related changes，AML-MRC）具有骨髓增生异常的形态学特征，或发生于既往有MDS或骨髓增生异常/增殖性肿瘤病史的患者，伴有与MDS相关的细胞遗传学异常。AML-MRC主要发生在老年人，儿童少见，占所有AML病例的24%～35%。

AML-MRC出现的染色体异常与MDS相似，常涉及某些染色体主要片段的获得或丢失，核型复杂，最常见的是-7/del（7q）、del（5q）和涉及5q缺失的不平衡易位（参考第十三章第六节）。虽然在MDS中常见＋8，del（20q），但这些染色体异常不具有疾病特异性，不足以将其归类为AML-MRC的诊断依据。同样，Y染色体丢失在老年男性中是一种非特异性发现，也不能作为该疾病的充分细胞遗传学证据。AML-MRC一般预后较差，完全缓解率低于其他AML亚型。

上述染色体异常通常在核型分析中可以发现，荧光原位杂交（FISH）的方法主要用于患者的复查。初诊时，在标本量有限或考虑到患者经济条件等因素的情况下，首选核型分析，在AML中，它与FISH的符合率高达98%。对于伙伴基因较多且在核型分析中容易漏检的，如涉及*MECOM*、*MLL*的易位以及核型分析不能完全检出的*TP53*基因的缺失，这些基因的FISH检测在初诊时也推荐使用。AML初诊时，推荐选择核型分析和FISH检测，探针包括*MECOM*、*MLL*、*TP53*、*PML∷RARA*或*RARA*，D5S721，D5S23/EGR1，CEP7/D7S486等。复查时，推荐核型分析以及初诊时核型和FISH检出的细胞遗传学异常相应的探针检测，用于监测治疗是否有效及疾病有无复发，前者尚可检测克隆演变情况。由于APL病情变化迅速，可危及生命，怀疑APL时，除核型分析外，应做PML/RARA探针，并在24小时内给出书面或口头报告。

二、急性淋巴细胞白血病

急性淋巴细胞白血病（ALL）的克隆性染色体畸变在儿童ALL中约占80%，在成人ALL中占60%～70%。其细胞遗传学异常主要包括染色体数量异常和结构改变，对指导治疗和判断预后有重要意义。

（一）染色体数量异常

1. 超二倍体　超二倍体核型（＞50条染色体），发生在约25%的儿童ALL中，成人发生率＜10%。超二倍体B-ALL对于成人的预后意义尚不确定，但在儿童中预后极好。可通过常规的核型分析、FISH等进行检测。染色体的增加是非随机性的，常见的为＋4、＋14、＋21、＋X，其中21号染色体的增加最为常见。同时有染色体4、10和17三体的超二倍体ALL，预后最好。因此，当染色体核型分析不成功时，利用联合三种不同标记的4号、10号和17号染色体计数探针进行FISH分析（4、10、17三体三联FISH），可检测这些染色体的数目变化，提供重要的预后信息。部分超二倍体ALL患者可以合并其他染色体结构异常，常见的有dup（1q）和i（17q）。

2. 亚二倍体　染色体总数小于45条，约占ALL的5%。亚二倍体B-ALL病例可根据染色体数分为不同的亚类：近单倍体（众数23～29条）、低亚二倍体（众数33～39条）和高亚二倍体（众数42～45条）。有亚二倍体克隆的ALL患者通常预后不良，尤其是近单倍体和低亚二倍体克隆患者。

而近单倍体克隆经常伴随染色体组加倍（四倍体化），使患者成为额外获得某些染色体两份拷贝的超二倍体。真正的超二倍体群体和亚二倍体克隆中的染色体加倍（四倍体化）群体的预后差异很大，区分二者至关重要，DNA指数分析和着丝粒探针FISH检测有助于识别此类病例。

3. 假二倍体　假二倍体核型，染色体数量正常，结构异常。多见于T-ALL。当患者出现染色体结构异常，并且该异常有预后意义时，假二倍体患者的预后和该染色体结构异常的预后相关。反之，假二倍体患者的预后归为中等。

4. 近三倍体（众数66～69条）和近四倍体（众数80～100条）　在儿童ALL中，近三倍体和近四倍体的发生率分别为0.3%和0.7%。近四倍体核型在T-ALL中比B-ALL更常见。研究发现，B-ALL中具有近四倍体核型的患者发生ETV6::RUNX1融合的比例较高，预后良好。

（二）染色体结构异常

1. B-ALL/B-LBL　WHO将B-ALL/B-LBL分为以下几种亚型：伴t（9；22）（q34.1；q11.2）、t（v；11q23.3）、t（12；21）（p13.2；q22.1）、t（1；19）（q23；p13.3）、t（5；14）（q31.1；q32.3）、*BCR::ABL1*样ALL和21号染色体内部扩增（iAMP21）的B-ALL。随着现代高分辨率遗传学检测技术的快速发展，又识别出一系列新的遗传学异常，对指导治疗和判断预后有重要意义。B-ALL的遗传学预后分组见表12-6-1。

表12-6-1　B-ALL的细胞遗传学预后分组（NCCN 2021）

组别	细胞遗传学
预后良好组	高超二倍体（51～65条染色体；4、10、17三体预后最好）
	t（12；21）（p13；q22）：*ETV6::RUNX*1
预后不良组	低二倍体（<44条染色体）
	*KMT2A*重排：t（4；11）或其他
	t（v；14q32）/*IGH*
	t（9；22）（q34.1；q11.2）：*BCR::ABL1*
	复杂染色体异常（≥5种染色体异常）
	*BCR::ABL1*样（Ph样）ALL
	JAK-STAT（*CRLF2r、EPORr、JAK1/2/3r、TYK2r；SH2B3、IL7R、JAK1/2/3*突变）
	*ABL*同源激酶重排阳性（如*ABL1、ABL2、PDGFRA、PDGFRB、FGFR1*）
	其他（*NTRKr、FLT3r、LYNr、PTL2Br*）
	21号染色体内部扩增（iAMP21-ALL）
	t（17；19）；*TCF3::HLF*
	*IKZF1*改变

（1）t（9；22）（q34.1；q11.2）；*BCR::ABL1*：大约70%的*BCR::ABL1*阳性ALL常伴有额外的遗传学异常，包括+Ph，-7，+8，9p异常，+21，+X等，还常伴有7p12上编码转录因子Ikaros的*IKZF1*基因缺失。无论儿童还是成人，t（9；22）易位的患者都是B-ALL中预后最差的类型。常规染色体核型分析可检测出此易位，但对于隐匿性插入易位或非典型断裂以致PCR检测假阴性的患者，使用BCR/ABL1双色双融合FISH探针检测可作为有益的补充。

（2）t（v；11q23.3）；*KMT2A*重排：这种染色体畸变约见于5%的ALL患者，但在婴儿的发生率极高（60%～80%）。位于染色体11q23上的*KMT2A*基因有120多个伙伴基因，ALL最常见的是位于染色体4q12上的*AFF1*基因（*AF4*基因），其他常见的伙伴基因包括位于19p13上的*MLLT1*基因。伴*KMT2A::AFF1*的成人和儿童ALL均预后差。此外，伴*KMT2A*重排的ALL患者常有FMS样酪氨酸激酶3（FMS-like tyrosine kinase 3，FLT3）表达升高。由于存在多种变异型t（V；11q23）易位，检测*KMT2A*基因重排最敏感的探针是双色分离FISH探针。对婴儿白血病和常规细胞遗传学提示11q23异常的白血病患者，建议使用FISH双色分离探针检测*KMT2A*基因重排。

（3）t（12；21）（p13.2；q22.1）；*ETV6::RUNX1*：该易位在儿童ALL中很常见，但成人中就明显减少，T-ALL中则极罕见。伴t（12；21）（p13.2；q22.1）的ALL患者预后非常好。由于该异常十分微小，常规细胞遗传学技术难以检出，需要使用ETV6/RUNX1双色融合或额外信号FISH探针进行检测。如存在3～4个*RUNX1*信号而不见*ETV6::RUNX1*融合，可以高度提示超二倍体克隆。此外，还可见到*ETV6*基因信号缺失（有或无*ETV6::RUNX1*融合），提示染色体12p的缺失或不平衡重排。

（4）t（1；19）（q23；p13.3）；*TCF3::PBX1*：该易位见于5%～6%的儿童ALL，特别是30%的儿童pre B-ALL，成人中的发生率则不高。细胞遗传学上有2种亚型：①平衡易位t（1；19），占25%。②不平衡易位der（19）t（1；19），其特征为两条正常1号同源染色体、一条正常19号同源染色体以及一条重排的19号染色体，占75%。这2种亚型的主要临床表现、实验室特征以及无病生存情况似乎都没有差异。分子水平上形成*TCF3::PBX1*融合基因。利用TCF3/PBX1双色融合探针可检测该易位。0.5%前B细胞ALL病例中还可出现另一种涉及TCF3的易位，即t（17；19）（q22；p13.3），形成*TCF3::HLF*融合基因，多为青少年发病，与弥散性凝血障碍、高钙血症有关，预后差。

（5）t（5；14）（q31.1；q32.3）；*IL3::IGH*：该异常为5号染色体上的IL3基因与14号染色体上的IGH基因的功能性重排，从而导致IL3基因过度表达。占ALL不到1%，儿童和成人均可出现。临床特征类似于其他类型ALL，外周血无原始细胞，可伴有嗜酸性粒细胞反应性增多，这一特点是由于*IL-3*过度表达导致，而非肿瘤性克隆。目前认为其预后与其他类型的ALL相似。这种异常常用常规细胞遗传学技术检测。

（6）t（8；14）（q24；q32）；*IGH::MYC*：该易位见于约3%的ALL，常见于伴有FAB-L3型白血病细胞的ALL患者和伯基特淋巴瘤患者。涉及*c-MYC*基因的染色体易位主要包括3种：①t（8；14）（q24；q32），占85%。②t（2；8）（p11.2；q24），占5%。③t（8；22）（q24；q11.2），占10%。分别累及免疫球蛋白基因*IgH*（14q32）、*Igκ*（2p11.2）和*Igλ*（22q11.2）。临床上常伴有中枢神经系统受累和/或腹部肿瘤，预后差。t（8；14）（q24；q32）可采用*MYC*双色分离以及IGH/MYC双色融合FISH探针检测。

（7）*BCR::ABL1*样ALL（*BCR::ABL1*-like ALL）：*BCR::ABL1*样ALL是WHO新分类的一组*BCR::ABL1*阴性的ALL亚型，见于10%～13%的儿童，21%的青少年，以及27%的年轻成年患者。此种类型的ALL对标准化疗耐药，预后不良。*BCR::ABL1*样ALL患者常累及CRLF2基因重排或过表达，具体基因改变参见第十三章第六节。目前临床应用比较可行的是FISH、染色体核型分析和靶向基因测序，检测*BCR::ABL1*样ALL中常见的基因易位和突变。应用FISH分离探针可以检测*CRLF2*、*ABL1*、*ABL2*、*JAK2*、*EPOR*、*CSF1R*和*PDGFRB*等的易位。

（8）21号染色体内部扩增（iAMP21）：采用ETV6/RUNX1探针，FISH方法可发现*RUNX1*基因有5个或5个以上拷贝，或中期分裂细胞的1条染色体上*RUNX1*基因≥3个拷贝。占儿童ALL的2%（多为大龄儿童），成人少见。常伴有其他染色体异常，包括X染色体增加、7号染色体缺失或7q异常、del（9p）、del（12p）、del（13q/RB1）、*IKZF1*基因缺失和*P2YB8::CRLF2*融合。预后差，建议强化疗。常规染色体核型分析无法准确识别iAMP21扩增，FISH方法检测间期细胞时虽能发现*RUNX1*拷贝数增加，但也需着丝粒或端粒探针予以协助排除＋21，通过比较基因组杂交芯片（aCGH）技术可以准确识别iAMP21扩增。

（9）*IKZF1*基因缺失：*IKZF1*基因位于7p12，编码转录因子Ikaros锌指DNA结合蛋白，在正常的淋巴细胞发育中必不可少。约20%儿童B-ALL患者可检测到*IKZF1*基因缺失，集中发生在*BCR∷ABL1*阳性和*BCR∷ABL1*样ALL患者中。此外，部分*BCR∷ABL1*阴性的B-ALL和慢性髓系细胞白血病急淋变患者也可检出*IKZF1*基因缺失。伴有*IKZF1*基因缺失的患者复发率升高，对化疗不敏感，预后差。

（10）*PAX5*基因异常：*PAX5*基因位于9p13，属于*PAX*基因家族，主要表达于B细胞分化发育的特定阶段，是B细胞分化和发育中起重要作用的转录因子。约47%的儿童及34%的成人B-ALL患者可检出*PAX5*基因异常，包括*PAX5*基因缺失、扩增、突变和重排。累及*PAX5*基因的融合基因包括*PAX5∷ETV6*、*PAX5∷ENL*、*PAX5∷EVI3*、*PAX5∷PML*和*PAX5∷FOXP1*等，这些易位导致*PAX5*基因异常表达，阻滞细胞分化并促进细胞增殖，在B-ALL的发生发展中发挥重要作用。在儿童B-ALL患者中，*PAX5*拷贝数变异与*IKZF1*缺失及*CDKN2A/B*缺失有明显相关性。

（11）*ETV6∷RUNX1*样的ALL：是RNA-Seq方法识别的一类与*ETV6∷RUNX1*表达谱类似，但*ETV6∷RUNX1*融合基因阴性的B-ALL，伴随*ETV6*基因、*IKZF1*基因异常（缺失、易位、扩增），与*ETV6∷RUNX1*融合基因阳性ALL患者的生物学表型相近，二者均表达CD27，而CD44表达呈阴性或者部分弱阳性，在儿童BCP-ALL中占3%，在≤10岁的低龄BCP-ALL患儿中更常见，在BCP-ALL成年患者中较少见，预后较好。

（12）*DUX4*基因重排：*DUX4*基因位于4q35，*DUX4*重排通常是含有*DUX4*基因的D4Z4重复序列插入*IGH*位点，形成*IGH∷DUX4*融合基因，该基因重排常见于4%的儿童B-ALL患者，与*ERG*基因缺失有明显相关性。*DUX4*重排通常提示BCP-ALL患儿预后良好。由于插入染色体的片段较小，通过FISH技术不易筛查出*IGH∷DUX4*融合基因以及其他*DUX4*重排，需要依靠RNA测序技术检测*DUX4*重排转录物。

（13）*MEF2D*重排：*MEF2D*基因位于1q22，属于*MEF2*转录因子家族，对细胞分化进行调节。*MEF2D*基因重排多发生于B-ALL，占儿童BCP-ALL的1%～3%，在青少年中发生率高于儿童。*MEF2D*基因的伙伴基因已发现至少6个，最常见的是*BCL-9*。*MEF2D*重排B-ALL细胞分化阶段较晚，表现为CD10阴性或弱表达和CD38高表达。对化疗疗效差，复发风险高，预后较差。可使用FISH双色分离探针检测*MEF2D*基因重排。

（14）*ZNF384*基因重排：*ZNF384*基因位于12p13，编码C2H2型锌指蛋白，是一种转录因子。*ZNF384*基因重排ALL占BCP-ALL的1%～5%，*ZNF384*基因可与*EP300*、*TCF3*、*TAF15*、*EWSR1*、*CREBBP*、*ARID1B*、*SYNRG*等多种基因发生融合。伴有*ZNF384*基因重排的B-ALL患者常伴有髓系抗原CD13和/或CD33的表达，预后中等。FISH可采用*ZNF384*分离探针进行检测。

2. T-ALL/T-LBL　T-ALL占儿童ALL的10%～15%和成人ALL的15%～25%。50%～70%的T-ALL存在染色体畸变，几乎所有T-ALL/LBL均伴有克隆性的*TCR*基因重排，同时伴*IGH*基因重排的有20%。最常见的重现性染色体异常为累及T细胞受体（TCR）基因的异常（包括*TCRα/δ*，*TCRβ*和*TCRγ*）

（1）累及T细胞受体（TCR）：约35%的T-ALL可检测出累及T细胞受体的染色体易位，包括位于14q11.2的*TCRα/δ*、7q35的*TCRβ*和7p14-15的*TCRγ*基因，伙伴基因有很多，包括转录因子基因*HOX11*（*TLX1*）（10q24）、*HOX11L2*（*TLX3*）（5q35）、*MYC*（8q24.2）、*TAL1*（*SCL*）（1p32）、*RBTN1*（*LMO1*）（11p15）、*RBTN2*（*LMO2*）（11p13）、*LYL1*（19p13），以及胞质酪氨酸激酶*LCK*（1p34）基因等，易位使得伙伴基因并置到*TCR*基因启动子区域导致这些伙伴基因失调。这些易位常为隐匿改变，常规染色体核型分析很难发现，可用FISH分离探针检测*TCRα/δ*、*TCRβ*和*TCRγ*以及*HOX11*（*TLX1*）和*HOX11L2*（*TLX3*）重排。

最常见的为t（10；14）（q24；q11），易位导致10q24的*HOX11*基因与14q11的*TCRα/δ*发生并置而使*TLX1*基因表达上调。大约10%的儿童T-ALL和30%的成人T-ALL患者可检出t（10；14）（q24；q11），相对于其他T-ALL，其预后相对较好。t（7；10）（q35；q24）是其罕见的变异型。

（2）累及 *TAL1* 基因的异常：T-ALL 患者最常见的遗传学异常为累及位于 1p32 的 *TAL1* 基因重排，在 20%～30% 的 T-ALL 患者中，存在 90～100kb 的缺失，导致 *TAL1* 基因的编码区与 *SIL* 基因发生融合，产生 *SIL∷TAL1* 融合基因，可通过 PCR 检出。①t（1；14）（p32；q11）易位将 1 号染色体上的 *TAL1* 基因与 14 号染色体上的 T 细胞受体 δ 位点串联而导致 *TAL1* 的过表达。异常表达的 *TAL1* 蛋白通过抑制 E47/HEB 的转录活性，干扰细胞的分化与增殖。在儿童 T-ALL 中，t（1；14）（p32；q11.2）仅占 3%，而 *SIL∷TAL1* 的缺失却占 6%～26%，两种异常加在一起成为儿童 T-ALL 中最多见的异常。伴有 *TAL1* 异常的患者血常规表现为白细胞计数升高，血红蛋白水平升高，预后中等。②t（5；14）（q35；q32）；*TLX3∷BCL11B*：该异常是 T-ALL 患者中最常见的隐匿性染色体易位，该易位使 *TLX3* 基因与 *BCL11B* 的末端区域发生并置，导致 *TLX3* 基因表达上调。见于 10%～15% 的成人 T-ALL 和 20%～30% 的儿童 T-ALL。由于易位片段位于 5 号和 14 号染色体的末端，常规核型分析往往很难发现，可使用 *TLX3* 分离 FISH 探针检出，预后差，易复发。

（3）t（10；11）（p13；q14）；*CAML∷AF10*（*PICALM∷MLLT10*）：t（10；11）（p13；q14）易位形成 *CALM∷AF10* 融合基因，主要通过上调 HOX 同源框基因（包括 *HOXA5*、*HOXA7*、*HOXA9* 和 *HOXA10*）的表达导致白血病的发生。可见于 AML、ALL 和恶性淋巴瘤，在 T-ALL（包括儿童和成人）中的发病率＞10%。伴有 *CALM∷AF10* 融合基因的 T-ALL 患者通常预后较差。

（4）累及 *ABL1* 基因的异常：t（9；22）（q34.1；q11.2）主要见于 CML、B-ALL 及少部分 AML 患者，T-ALL 患者非常少见（＜1%）。大约 6% 的 T-ALL 中发现累及 *ABL1* 基因的另一个伙伴基因 *NUP214*，形成 *NUP214∷ABL1* 融合基因，为隐匿易位，常规核型分析不易检测到，可以通过 FISH 方法，采用 *ABL1* 分离探针予以确认。此类患者可采用酪氨酸激酶抑制剂治疗。

（5）t（9；9）（q34；q34）；*SET∷NUP214*：*SET∷NUP214* 融合基因由 t（9；9）（q34；q34）或 9 号染色体长臂隐匿性缺失 del（9）（q34.11q34.13）形成，见于 3%～10% 的 T-ALL 患者，在 AML 和 B-ALL 中也有报道，目前认为 *SET∷NUP214* 基因重排阳性的患者预后不良。该异常可通过 FISH 探针进行检测。

3. 系列非特异性

（1）del（6q）：见于 5%～15% 的 B-ALL 患者及 10%～20% 的 T-ALL 患者，通常为伴随性改变，可见于 *ETV6∷RUNX1* 阳性的病例。del（6q）通常为中间缺失，6q15～q21 是常见的断裂区域。目前没有明确证据显示 del（6q）对 ALL 患者的预后有影响。

（2）del（9p）：5%～10% 的儿童和成人 ALL 患者存在 9 号染色体短臂缺失。主要为 9p21 缺失，导致 *CDKN2A*（*p16*）肿瘤抑制基因的灭活和丢失，可能为 ALL 发生的机制之一。在 B-ALL 中占 20%～35%，T-ALL 中可高达 65%。无论 B-ALL 或 T-ALL，del（9p）均可继发于其他常见的原发性核型异常。部分 9p 缺失片段太小，常规核型分析难以发现，可采用 FISH 双色探针 *CDKN2A/CEP9* 检测 *CDKN2A* 的缺失情况，包括杂合缺失和纯合缺失。9p 缺失的预后意义尚不明确。

（3）双着丝粒染色体：双着丝粒（dic）染色体在 ALL 中是常见的，并且最常涉及 9 号染色体，包括 dic（9；20）（p13；q11.2）和 dic（9；12）（p13；p11.2）。dic（9；20）可能难以发现，ALL 患者的单体性 20 常预示 dic（9；20）。但有些病例合并 dic（9；20）也有 2 条正常 20 号染色体，需要利用 FISH 确认其存在。部分患者可伴有＋21 和＋X。dic（9；12）（p11；p12）具有前 B-ALL 或早前 B-ALL 表型，预后较好。

三、髓系或淋巴细胞系肿瘤伴嗜酸性粒细胞增多和基因重排

伴嗜酸性粒细胞增多和 *PDGFRA*、*PDGFRB* 或 *FGFR1* 重排的髓系或淋巴细胞系肿瘤包括 3 种特殊的罕见疾病组和一种类别暂定的疾病。这一类疾病的共同特点是多见嗜酸性粒细胞增多，伴有相关融合基因的多能干细胞导致酪氨酸激酶表达异常。

最常见的 *PDGFRA* 重排是由 4q 的隐匿性缺失［del（4）（q12q12）］产生的 *FIP1L1∷PDGFRA* 融

合基因。另外，可见少数几例累及4q12的平衡易位，如ins（9；4）（q33；q12q25），t（2；4）（p24；q12），t（4；12）（q12；p13.2）和t（4；12）（q12；p13.2）（*ETV6∷PDGFRA*）等。带有t（4；22）（q12；q11.2）和*BCR∷PDGFRA*融合基因的肿瘤，其疾病特征介于*FIP1L1∷PDGFRA*相关的嗜酸性粒细胞白血病和*BCR∷ABL1*阳性的慢性髓系白血病之间，嗜酸性粒细胞增多现象部分患者可能不显著。

*PDGFRB*重排最常见的是t（5；12）（q32；p13.2），产生融合基因*ETV6∷PDGFRB*。可见其他累及*PDGFRB*（5q32）的重排，如t（3；5）（p22.2；q32），t（5；7）（q32；q11.2），t（5；14）（q32；q22.1）等。

累及*FGRF1*（8p11.2）最常见的是t（8；13）（p11.2；q12.1）（*ZMYM2∷FGFR1*），其他累及*FGRF1*的重排有t（8；9）（p11.2；q33.2），t（6；8）（q27；p11.2），t（8；19）（p11.2；q13.3）等。

这类疾病导致酪氨酸激酶活性异常，使疾病对酪氨酸激酶抑制剂产生反应，因此加强对这类疾病的认识非常重要，目前TKI针对*PDGFRA*和*PDGFRB*重排阳性的患者治疗反应相对良好。而针对*FGFR1*重排相关的靶向治疗药物尚未发现，患者往往预后差，生存期较短。累及*PDGFRA*的重排，核型分析由于分辨率低，很难发现。而累及*PDGFRB*的重排，核型分析大多可以检出，但受主观因素影响，会造成5q断裂点描述不准确，因此累及5q31-33的重排，要高度怀疑是否累及*PDGFRB*。建议所有怀疑有嗜酸性粒细胞增多症的MPN，以及表现为急性白血病或淋巴母细胞淋巴瘤嗜酸性粒细胞增多症的病例，均应进行相关的细胞遗传学分析和/或分子遗传学分析。细胞遗传学分析包括常规核型分析，但需要依靠更重要更准确的FISH探针检测，包括*PDGFRA*、*PDGFRB*以及*FGFR1*双色分离探针。

四、骨髓增殖性肿瘤与骨髓增生异常综合征/骨髓增殖性肿瘤

（一）骨髓增殖性肿瘤

骨髓增殖性肿瘤（MPN）包括CML、CNL、PV、ET、PMF、CEL-NOS、MPN-U，细胞遗传学可用于MPN的精准诊断、预后判断、个体化治疗及疗效随访。其中CML的经典染色体核型异常为t（9；22）（q34；q11.2），形成Ph染色体，行FISH检测*BCR∷ABL1*融合基因阳性。CML治疗过程中在Ph$^+$基础上出现其他克隆性染色体异常（CCA/Ph$^+$），常见异常有＋8，i（17q），＋19，＋Ph染色体等，为诊断CML加速期的指标之一。细胞遗传学也用于CML患者接受TKI治疗过程中疾病评价及监测。CML治疗的细胞遗传学反应定义为：完全细胞遗传学反应（CCyR），Ph$^+$细胞；部分细胞遗传学反应（PCyR），Ph$^+$细胞1%～35%；次要细胞遗传学反应（mCyR），Ph$^+$细胞36%～65%；微小细胞遗传学反应（miniCyR），Ph$^+$细胞66%～95%，无细胞遗传学反应，Ph$^+$细胞＞95%。关于CML治疗细胞遗传学反应的监测频次推荐为初诊、TKI治疗第3、6、12个月时各进行1次，获得CCyR后每12～18个月监测1次，未达到最佳疗效的患者应增加监测频率。其他的MPN细胞遗传学异常多为非特异性改变，在疾病的不同阶段均可出现染色体异常，较为常见的有＋8、＋21、11q23重排、del（20q）、i（17q）、del（12p），与其他髓系肿瘤相似，细胞遗传学的克隆演变可能与疾病发生及进展相关。

（二）骨髓增生异常综合征/骨髓增殖性肿瘤

骨髓增生异常综合征/骨髓增殖性肿瘤（MDS/MPN）包括CMML、aCML、JMML、MDS/MPN-PS-T、MDS/MPN-U，细胞遗传学可应用于其鉴别诊断、预后判断及个体化治疗选择和疗效评价。其中CMML是最常见的MDS/MPN，较为常见细胞遗传学异常有＋8、−7/del（7q）、−Y、−20/del（20q）、＋21及复杂核型。当没有获得足够可分析中期分裂象或细胞增殖不佳时，应采用包括5q31、CEP7、7q31、20q、CEP8、CEPY和TP53的探针加做间期FISH检测，特别是通过间期FISH检测*TET2*基因（位于4q24）、*NF1*基因（位于17q11）和*ETV6*基因（位于12p13），隐匿性缺失的检出率可达2%～10%。其余的MDS/MPN细胞遗传学异常检出率不高，也多为非特异性改变，可提示疾病发生及进展。

五、骨髓增生异常综合征

骨髓增生异常综合征（MDS）是一组起源于造血干细胞的异质性髓系克隆性疾病，细胞遗传学检测技术是MDS诊断的核心之一，所有怀疑MDS的患者均应行染色体核型分析检测。40% ～ 60%的MDS患者具有非随机的染色体异常，其中＋8、−7/del（7q）、del（20q）、−5/del（5q）和−Y最为多见。在MDS患者常见的染色体异常中，部分具有诊断价值（表12-6-2），也是部分MDS诊断分型依据，如MDS伴单纯del（5q）的诊断，染色体核型为单纯del（5q）或del（5q）伴有1个非−7/ del（7q）的其他染色体异常，形态学未达到标准的MDS未分类型（MDS-U）伴有诊断意义核型异常等。骨髓细胞遗传学特征是MDS患者危险度分层的重要指标，细胞遗传学异常与MDS预后密切相关，常用的危险度分层系统包括国际预后积分系统（IPSS）、WHO分型预后积分系统（WPSS）和修订的国际预后积分系统（IRSS-R）。IPSS和WPSS中染色体核型分为预后良好组核型特点：正常核型，−Y，del（5q），del（20q）；预后中等组核型特点：其余核型异常；预后不良组核型特点：复杂核型（≥3个异常）或7号染色体异常。IRSS-R中染色体核型分为预后极好：−Y，del（11q）；预后好：正常核型，der（1；7），del（5q），del（12p），del（20q），伴del（5q）和附加另一种异常；预后中等：del（7q），＋8，i（17q），＋19，其他1个或2个独立克隆的染色体异常；预后差：−7，inv（3）/t（3q）/del（3q），−7/del（7q）

表12-6-2　初诊MDS患者重现性染色体异常及频率

染色体异常	频率	
	MDS总体	治疗相关性MDS
不平衡性染色体异常		
＋8[①]	10%	
−7/del（7q）	10%	50%
del（5q）	10%	40%
del（20q）	5% ～ 8%	
−Y	5%	
i（17q）/t（17p）	3% ～ 5%	25% ～ 30%
−13/del（13q）	3%	
del（11q）	3%	
del（12p）/t（12p）	3%	
del（9q）	1% ～ 2%	
idic（X）（q13）	1% ～ 2%	
平衡性染色体异常		
t（11；16）（q23.3；p13.3）		3%
t（3；21）（q26.2；q22.1）		2%
t（1；3）（p36.3；q21.2）	1%	
t（2；11）（p21；q23.3）	1%	
inv（3）（q21.3；q26.2）/t（3；3）（q21.3；q26.2）	1%	
t（6；9）（p23；q34.1）	1%	

注：[①]缺乏形态学诊断依据，伴单纯的＋8、del（20q）和-Y不能诊断为MDS；原因不明的持续性血细胞减少，伴表中的其他异常可作为MDS的诊断依据。

附加另一种异常，复杂核型异常（3个）；预后极差：复杂核型异常（＞3个）。染色体FISH检测，可提高部分MDS患者细胞遗传学的异常检出率，适用于细胞增殖不佳而核型分析失败、中期分裂象差或可分析中期分裂象数＜20个时，是染色体核型分析的有益补充。因此，对怀疑MDS的患者，如果骨髓干抽、分裂象质量差或可分析中期分裂象不足、无中期分裂象时，应行MDS常见异常的FISH套餐检测，通常探针包括5q31、CEP7、7q31、CEP8、20q、CEPY和TP53。

六、淋巴瘤

（一）霍奇金淋巴瘤

霍奇金淋巴瘤（Hodgkin lymphoma，HL）常见的染色体异常多为二倍体或非整倍体核型。与NHL不同，HL并无特定于组织病理类型的染色体易位，但约有20%的病例报道与免疫球蛋白相关的易位，但大部分的伙伴基因仍未知。其他的染色体异常可见del（1p）、dup（1q）、del（9q）和del（17q）以及4q25～28区带的异常在HL中也有报道。可选择病理组织石蜡切片进行FISH检测，探针可选择CDKN2A/CEP9，TP53/CEP17。

（二）慢性淋巴细胞白血病/小淋巴细胞淋巴瘤

慢性淋巴细胞白血病/小淋巴细胞淋巴瘤（chronic lymphocytic leukemia/small lymphocytic lymphoma，CLL/SLL）患者骨髓标本进行培养时，由于B细胞增殖活性低以及正常细胞过度生长，常规的培养方法往往异常检出率低，所以同时进行24小时常规培养和添加DSP30＋CpG寡聚核苷酸刺激剂培养72小时，可显著提高该类疾病的异常检出率。FISH检测也是该类疾病重要的检查手段，可应用骨髓标本和病理组织石蜡切片，用于评估染色体异常发生率及预后。

CLL常见的染色体异常包括del（13q）/-13、del（11）（q22-q23）、＋12/12q＋、t（14；var）和del（17p）。在CLL中，del（13q）/-13的核型检出率为10%～20%，FISH检出率为36%～64%，仅有13q-/-13提示预后良好。D13S319基因座位于13q14.3，RB1基因位于13q14.2，LAMP1基因位于13q34，都是FISH探针检测位点。del（11）（q22-q23），涉及ATM基因（位于11q22.3），CLL中核型检出率为5%～6%，FISH检出率为11%～18%，预后不良。＋12/12q＋，CLL中核型检出率为15%～20%，FISH检出率为16%～25%，预后不良，但与del（11q）、del（17q）并无相关性。del（17p）涉及TP53基因（17p13.1），CLL中检出率7%～8%，预后不良，生存期短。14q32异常：除去t（11；14）和t（14；18），CLL中t（14；var），检出率约4%，可见t（2；14）（p13；q32），t（14；19）（q32；q13）等累及14q32的重排，目前研究认为14q32受累时是CLL预后良好的特征（中位生存期＞15年）。其他异常包括del（6q），＋8q24，＋3，＋18等，其中del（6）（q21）提示预后不良。SLL染色体异常与CLL相似，但del（6q）发生率较CLL略高。del（6）（q21-q23）在20%～30%的SLL病例中发生，SCML4、SEC63、OSTM1、NR2E1、SNX3、AFG1L（LACE1）、FOXO3和MYB等基因位于6号染色体。14q32重排如t（14；19）（q32；q13.3）（受累基因IGH::BCL-3）在SLL中曾有报道，但需要与MCL和MZLs进行鉴别诊断。

CLL患者可以选择骨髓标本或外周血标本进行染色体核型分析以及FISH检测。通常用CpG寡脱氧核苷酸（CpG-ODN）联合白介素-2（IL-2）刺激B细胞，经过72小时培养，进行染色体核型分析。FISH检测，初诊患者通常采用IGH/CCND1探针用于CLL与套细胞淋巴瘤的鉴别诊断，推荐采用一组探针包括D13S319/LAMP1、ATM/CEP11、CEP12和TP53/CEP17作为预后评估的重要遗传学指标。此外，还可采用IGH分离探针进行初筛，IGH基因重排阳性时，可以选用IGH/BCL-2、IGH/BCL-3等探针来进一步明确IGH的伙伴基因。

（三）滤泡性淋巴瘤

滤泡性淋巴瘤（follicular lymphoma，FL）患者中约80%存在初级染色体异常t（14；18）（q32；q21），累及基因$IGH::BCL-2$，较少的病例为其变异易位，包括t（2；18）（p11.2；q21）和t（18；22）（q21；q11.2），分别累及$IGK::BCL-2$和$IGL::BCL-2$。约15%的FL存在3q27异常，累及基因$BCL-6$，主要为t（3；14）（q27；q32）或其变体t（3；22）（q27；q11.2）和t（2；3）（p11.2；q27）。在初诊患者中，6q21和17p13/$TP53$缺失FISH检出率约为60%和20%。

继发染色体异常包括染色体数目和结构异常，10%～20%病例发生7号染色体三体，＋8、＋12、＋3、＋18、＋X；其中＋7与大细胞成分的存在相关，但对预后并无影响。约10%发生17p13/$TP53$缺失，与疾病转归相关，提示预后不良。约15%发生del（6）（q23-26），预后差。少数患者的继发染色体异常出现t（8；14）（q24；q32），累及基因$IGH::MYC$，提示向高级别淋巴瘤进展，往往预后不良。另外，del（1）（p36）、del（10）（q22-24）、del（9）（p21）（累及p16缺失）也在FL中有过报道，多与组织转化相关。

FL诊断和鉴别诊断时优先选择探针IGH、BCL-2、BCL-6、MYC、TP53/CEP17、CDKN2A/CEP9、MYB进行FISH检测，IGH/BCL-2、IGK、IGL为进一步检查探针。

（四）边缘区B细胞淋巴瘤

边缘区B细胞淋巴瘤（marginal zone B-cell lymphoma，MZBCL）包括结外黏膜相关淋巴组织（MALT）边缘区淋巴瘤（extranodal marginal zone lymphoma of mucosa-associated lymphoid tissue）、结内缘区B细胞淋巴瘤（nodal marginal zone B-cell lymphoma，NMZBCL）和脾边缘区淋巴瘤（splenic marginal zone B-cell lymphoma，SMZBCL）3种亚型。MALT结外边缘区淋巴瘤约占NHL的7%，常见染色体异常为t（11；18）（q21；q21）形成$API2::MLT$融合基因，发生率为13%～35%，多见于胃、肺、肠等部位，对幽门螺杆菌清除治疗无效，易发生淋巴结和系统性扩散。t（14；18）（q32；q21）累及$IGH::MLT1$，多见于肝、皮肤、眼、肺、唾液腺等部位的MALT，对HP清除治疗无效。t（1；14）（p22；q32）涉及BCL-10（1p22）与IGH的易位，多见于高级别MALT中。约10%的MALT发生t（3；14）易位累及$IGH::FOXP$，多见于甲状腺和皮肤部位的MALT。＋3和＋18可见于高级别和低级别MALT，FISH检出率为20%～60%。SMZBCL约占NHL的1%，常见的染色体异常为del（7）（q22-32）或者不平衡的7q易位，发生率为10%～30%。20%～30%的病例可见＋3或3号染色体部分三体（＋3q21-23和3q25-29），＋12发生率20%～30%，del（17p）/TP53缺失，在10%～30%病例中发现，与更严重的临床病程相关。极少数的病例还发现t（11；14）（p11；q32），往往表现出更强的侵袭性。NMZBCL约占NHL的2%，无明显的遗传学特征，12号染色体三体是NMZL较常出现的遗传学异常。

可选择病理组织石蜡切片进行FISH检测。侵犯骨髓的患者可选择骨髓标本进行染色体核型分析和FISH检测。可选择的探针包括IGH、TP53/CEP17和CEP12。

（五）毛细胞白血病和毛细胞白血病变异型

2016版WHO将毛细胞白血病（HCL）和毛细胞白血病变异型（HCV variant，HCL-V）归为脾脏B细胞淋巴瘤，不能分类。二者具有不同免疫表型，HCL具有更好的预后，HCL-V预后更差。有研究显示，HCL可出现非克隆性染色体异常，克隆性染色体异常主要涉及IGH（14q32）基因易位，14q22-24的重排，以及5、11和12号染色体异常。而HCL-V则多出现复杂核型，t（14；18）（q32；q21）及t（2；8）（p12；q24）也在HCL-V中有过报道。HCL和HCL-V均可见del（17）（p13）/$TP53$基因缺失，但HCL-V更为预后不良。可选择的FISH检测探针$TP53/CEP17$和IGH。

（六）套细胞淋巴瘤

免疫球蛋白基因重排是淋巴瘤的重要遗传学事件，在其他淋巴瘤中几乎无免疫球蛋白可变区的基因突变，而有15%～40%的套细胞淋巴瘤（mantle cell lymphoma，MCL）存在免疫球蛋白基因的高频突变。几乎所有的MCL都存在t（11；14）（q13；q32），是MCL重要的初级染色体异常，累及 *IGH∷CCND1*，导致CCND1蛋白异常表达。位于11q22-23的 *ATM* 基因失活突变在MCL的发生率为40%～75%。

MCL是细胞遗传学异常最多的淋巴瘤亚型，次级的染色体异常包括获得性染色体异常：3q26＋（31%～50%），7p21＋（16%～34%），8q24＋/MYC＋（16%～36%），以及缺失性染色体异常：del（1）（p13-p31）（29%～52%），del（6）（p23-p27）（23%～38%），del（11）（q22-p23）（21%～59%），del（13）（q11-13）（22%～55%），del（13）（q14-34）（43%～51%），del（17p）/*TP53*（21%～45%），＋12（25%）以及9p-。另外，非编码RNA LINC-ROR（lncRNA ROR-AS1）与PRC2形成复合物调节基因表达，是潜在的MCL分子标志物。可选择病理组织石蜡切片进行FISH检测。侵犯骨髓的患者可选择骨髓标本进行染色体核型分析和FISH检测。建议首选FISH检测探针包括：IGH、IGH/CCND1、TP53/CEP17，后续检测可选MYC、RB1/LAMP1、D13S319/LAMP1、ATM/CEP11、CEP12、CDKN2A/CEP9。

（七）弥漫大B淋巴瘤

大部分弥漫大B淋巴瘤（diffuse large B-cell lymphoma，DLBCL）患者都存在遗传学异常，原发性染色体异常通常与淋巴瘤的形成相关，与诊断相关，而继发性染色体异常多与肿瘤的进展密切相关，可用于判断预后。

原发染色体异常主要有t（14；18）（q32；q21），t（3；v）（q27；v），t（8；14）（q24；q32）。t（14；18）（q32；q21）累及 *IGH∷BCL-2*，占15%～25%，这类患者被认为是从早期FL发展而来，并且几乎所有的病例都伴有del（17）（p13）/p53缺失。t（14；18）可采用IGH/BCL-2探针进行FISH检测，并且用于监测该疾病的微小残留。t（3；v）（q27；v）涉及 *BCL-6* 基因重排，14q32、2p11、22q11、4p11、6p11及11q23均是可与3q27发生易位的染色体片段，染色体核型分析检出率为5%～10%，FISH检出率高于核型分析，并且可检出IgH插入性易位。t（8；14）（q24；q32）累及 *IGH∷MYC*，检出率为7%～10%，与DLBCL的中心母细胞型相关。

继发性染色体异常包括数目异常和结构异常，＋3、＋5、＋7、＋11、＋12、＋18和＋X可见于超过10%的病例。约10%的次级染色体异常为1q＋和6p＋。缺失性结构异常多为1p-、6q-、del（7q32-qter）、8p-、9p-、11q-和17p-。继发性染色体异常发生的热点染色体区段包括1cen-p13、1p34-36、3q21-22、3q27-29、6q12-16、6q21-25、7q32、9cen-p21和17cen-p12。继发性染色体异常多与预后相关，涉及1q21-23、6q21-25、11q22-23区带的断裂，1q23-32区带的断裂多与预后不良相关。复杂核型往往提示更差的预后。

可选择病理组织石蜡切片进行FISH检测。侵犯骨髓的患者可选择骨髓标本进行染色体核型分析和FISH检测。首选FISH检测探针包括 *MYC*、*BCL-2*、*BCL-6*、*IGH*、*TP53*，后续检测选择IGH/MYC/*CEP8*、*IGH/BCL-2*、*IGH/BCL-6*。

（八）伯基特淋巴瘤

MYC 基因与免疫球蛋白重链或轻链发生重排，从而激活原癌基因MYC的蛋白表达，是伯基特淋巴瘤（BL）的重要分子标志物。经典的BL中，85%发生t（8：14）（q24；q32）累及 *IGH∷MYC*，约10%发生t（8；22）（q24；q11）累及 *IGL∷MYC*，5%发生t（2；8）（p12；q24）累及 *IGK∷MYC*。其他染色体异常可见1q21-25重复，6q11-14缺失，17p缺失，12号染色体三体，＋7、＋8和＋18。伴

11q异常的伯基特样淋巴瘤的特征染色体异常涉及11q23.3/11q24.3，主要表现为11q22-q24区带增加和11q24-qter缺失，且无*MYC*、*BCL-2*，*BCL-6*重排。可选择FISH探针11q23.3/11q24.3进行检测，Array-CGH为更为准确的检测手段。11q异常的BL次级染色体异常可见dup（11）（q23q13）、11q23＋、7q34＋、12p12＋、6q14-、4p12-，预后不良。

可选择病理组织石蜡切片进行FISH检测。侵犯骨髓的患者可选择骨髓标本进行染色体核型分析和FISH检测。首选探针MYC、IGH、IGH/MYC/CEP8及TP53，后续检测可选探针IGL、IGK、BCL-2、BCL-6、CEP12及11q23.3/11q24.3。

（九）高级别B细胞淋巴瘤伴*MYC*和*BCL-2*和/或*BCL-6*重排

高级别B细胞淋巴瘤伴*MYC*和*BCL-2*和/或*BCL-6*重排（high-grade B-cell lymphomas with translocations of *MYC* and *BCL-2* and/or *BCL-6*）常见染色体异常主要涉及位于8q24区带*MYC*基因重排，位于3q27区带*BCL-6*基因重排，以及18q21区带的*BCL-2*基因。同时发生*MYC*和*BCL-2*重排，*MYC*和*BCL-6*重排被称为"双打击"（DHL），同时发生*MYC*、*BCL-2*和*BCL-6*重排被称为"三打击"（THL），预后差。约66%为*MYC*和*BCL-2*重排，10%为*MYC*和*BCL-6*重排，24%为"三打击"。它们的对手基因主要为免疫球蛋白Ig基因（约60%），主要为*IGH*（14q32），其次为*IGL*（22q11），*IGK*（2p12），在40%的病例中伙伴基因非Ig基因，常累及19p13、1q24、9p13等。有20%～30%的病例同时伴有17p13/*TP53*缺失，进一步导致基因组不稳定，并导致疾病的侵袭性病程。可选择病理组织石蜡切片进行FISH检测。侵犯骨髓的患者可选择骨髓标本进行染色体核型分析和FISH检测。FISH具有更高的检出率，一些微小片段的插入性易位FISH检测具有更强的优势，首选探针MYC、BCL-2、BCL-6、IGH及TP53/CEP17，后续检测可选探针IGH/MYC/CEP8、IGL及IGK。

（十）淋巴浆细胞淋巴瘤/瓦尔登斯特伦巨球蛋白血症

淋巴浆细胞淋巴瘤/瓦尔登斯特伦巨球蛋白血症（LPL/WM）需要与MCL和MZL进行鉴别诊断。约有50%的FL病例报道过t（9；14）（p13；q32），形成融合基因*IGH∷PAX5*，但t（9；14）（p13；q32）在边缘区淋巴瘤和大细胞淋巴瘤中也有过报道。另外，t（8；14）（q24；q32），t（14；18）（q32；q21），＋3，＋12和i（6p）也在LPL中有过报道。del（17p）/*TP53*缺失，与预后不良相关,del（6q），del（13q）可能与预后不良相关。FISH检测首选探针包括IGH、MYC、BCL-2及TP53/CEP17，若需进一步检测可选FISH探针IGH/MYC及IGH/BCL-2。

（十一）多发性骨髓瘤

多发性骨髓瘤（MM）是由意义未明单克隆丙种球蛋白病（monoclonal gammopathy of undetermined significance，MGUS）发展而来，正常的浆细胞向骨髓瘤细胞转化被认为是由两个主要遗传事件引起的：①超二倍体。②相关开关基因的异常重组（aberrant class switch recombination，CSR）。该事件可能发生在生发中心，导致MGUS，继发性的遗传学异常使MGUS发展为SMM、MM和浆细胞白血病（PCL）。

在MM中，原发和继发染色体异常都有重要的临床意义，详情见表12-6-3和表12-6-4，常见IGH相关易位及模式见文后彩图5。

表 12-6-3　原发性细胞遗传学异常（正常浆细胞→MGUS/SMM）

异常类型	基因/染色体区段	发生率/%	SMM 中的临床意义	MM 中的临床意义
IGH 之外的超二倍体	除 1、13、21 之外的染色体数目增加	4	进展风险：中等 中位 TTP：3 年	预后：好 危险分级：一般 中位 OS：7～10 年
IGH 重排		30		
t（11；14）	CCND1	15	进展风险：一般 中位 TTP：5 年	预后：良 危险分级：一般 中位 OS：7～10 年
t（4；14）	FGFR3	6	进展风险：高 中位 TTP：2 年	预后：差 危险分级：中等 中位 OS：5 年
t（14；16）	C-MAF	4	进展风险：一般 中位 TTP：5 年	危险分级：高危 中位 OS：3 年
t（14；20）	MAFB	＜1	进展风险：一般 中位 TTP：5 年	危险分级：高危 中位 OS：3 年
其他 IGH 易位	CCND3，t（6；14）MM	5	进展风险：一般 中位 TTP：5 年	预后：良 危险分级：一般 中位 OS：7～10 年
IGH 易位＋染色体三体	同一患者既有染色体三体又有 IGH 易位	15	进展风险：一般 中位 TTP：5 年	对于存在高危 IGH 易位和 del（17p）的患者是利好因素
仅有 14 单体染色体		4.5	进展风险：一般 中位 TTP：5 年	预后不明
正常核型		3	进展风险：低 中位 TTP：7～10 年	预后：良 中位 OS：＞7～10 年

注：TTP，time to progression，疾病进展时间；OS，overall survival，总生存期。

表 12-6-4　继发性细胞遗传学异常（MGUS/SMM—＞MM—＞RR MM，PCL）

异常类型	基因	发生率/%
获得性异常		
1q	CKS1B 和 ANP32E	40
12p		
17q		
缺失性异常		
1p	CDKN2C，FAF1，FAMC46C	30
6q		33
8p		25
11q	BIRC2，BIRC3	7
13	RB1，DIS3	45
14q	TRAF3	38
16q	CYLD，WWOX	35
17p	TP53	8

续　表

异常类型	基因	发生率/%
易位		
t（8；14）	*MYC*	＜10
t（4；14）	*FGFR3，MMSET*	6
t（14；16）	*C-MAF*	4
t（14；20）	*MAFB*	＜1

有骨髓侵犯者可进行染色体核型分析检测，往往采用24小时常规培养和添加刺激剂72小时培养同时进行。MM的FISH检测需要采用有CD138磁珠富集细胞提高检出率，首先进行IGH，RB1/LAMP1、TP53/CEP17、CKS1B/CDKN2C、MYC探针的FISH检测，IGH阳性则进行IGH/FGFR3、IGH/MAF、IGH/MAFB、IGH/CCND1的FISH检测。

（十二）外周T细胞淋巴瘤

外周T细胞淋巴瘤（peripheral T-cell lymphoma，PTCL）常见的有外周T细胞淋巴瘤-非特指型（PTCL-NOS）、血管免疫母细胞性T细胞淋巴瘤（angioimmunoblastic T-cell lymphoma，AITL）、*ALK*阳性间变性大细胞淋巴瘤（anaplastic large cell lymphoma，ALCL）、*ALK*阴性ALCL。

t（2；5）（p23；q35）形成融合基因*NPM1∷ALK*，可用FISH探针ALK检测*ALK*重排，有助于确定*ALK*阳性ALCL。*ALK*（2p23）其他的染色体异常变体还有t（X；2）（q11；p23），t（1；2）（q25；p23），inv（2）（p23q35），t（2；3）（p23；q21），t（2；17）（p23；q23），t（2；17）（p23；q25）或t（2；22）（p23；q11.2）。*ALK*阳性ALCL比*ALK*阴性ALCL具有更好的预后，5年生存率超过70%，而*ALK*阴性ALCL 5年生存率为30%～40%。*PRDM1*（6q21缺失）和/或*TP53*（17p13缺失）在*ALK*阳性ALCL和*ALK*阴性ALCL中往往提示预后不良。*TP63*（3q28）基因重排（主要的伙伴基因*TBL1XR1*）提示预后不良。

AITL10%～30%为正常核型，另有10%～20%无克隆性单细胞染色体异常，有克隆性异常的病例中，常见的异常包括3号染色体三体、5号染色体三体、X染色体三体以及与14q＋相关的染色体结构异常。

PTCL-NOS多为复杂核型异常（70%～90%），涉及异常染色体较多，往往需要进行Array-CGH检测。

（十三）T细胞大颗粒淋巴细胞白血病

从终末分化的T细胞获得中期染色体较为困难，T细胞大颗粒淋巴细胞白血病（T-LGLL）细胞遗传学资料较少，较为常见的结构异常是del（6q）。可选择骨髓标本进行FISH探针MYB检测。

七、范科尼贫血

范科尼贫血（Fanconi anemia，FA）是一种染色体隐性遗传病，常伴有各种先天畸形，如桡骨缺如、指趾畸形、泌尿生殖系统发育不全等，并伴有智力发育落后及进行性骨髓衰竭、色素沉着症、进展为恶性血液系统肿瘤及实体瘤等倾向。骨髓造血衰竭是FA患者最常见的致病和致死原因，早期雄激素和糖皮质激素都不敏感，对免疫抑制剂治疗无效，而环磷酰胺烷化剂会加重FA患者的病情。多数患者在5～10岁时出现进行性骨髓造血衰竭，多进展为全血细胞减少，表现为重型再生障碍性贫血。目前认为，造血干细胞移植是治愈FA的唯一方法。所以将FA从再生障碍性贫血（AA）中区别出来非常重要。

FA患者DNA自我修复能力差，外周血淋巴细胞或成纤维细胞培养显示染色体高度不稳定，且对DNA交联剂如MMC和DEB高度敏感。MMC处理后更容易发生断裂、重组等染色体畸变。同时DNA发生断裂时，其断片进入凝胶中，电泳时断片向阳极迁移，形成荧光拖尾现象，形似"彗星"状。细胞核DNA受损越重，产生的断链或碱变性断片就越多，通过测定DNA迁移部分的光密度或迁移长度来定量测定单个细胞DNA损伤程度。所以染色体断裂实验（MMC）结合SCGE是辅助诊断FA的重要依据。

　　FA是一组临床和遗传学异质性疾病，通过对患者细胞株进行体细胞杂交及功能互补的研究，迄今为止至少发现21个基因突变互补群：FANCA、FANCU（XRCC2）、FANCB、FANCC、FANCD1（BRCA2）、FANCD2、FANCE、FANCF、FANCG、FANCJ（BRIP1）、FANCQ（ERCC4）、FANCI、FANCL、FANCM、FANCN（PALB2）、FANCR（RAD51）、FANCO（RAD51C）、FANCP（SLX4）、FANCT（UBE2T）、FANCS（BRCA1）、FANCV（MAD2L2），除FANCB为X连锁隐性遗传外，其他互补群均为常染色体隐性遗传。主要发病机制是FA相关基因突变或缺失导致FA/BRCA这一DNA修复途径异常，从而引起基因组不稳定。

　　MMC、SCGE实验和范科尼贫血基因筛查结合临床表现是诊断FA等先天性贫血的重要依据，用于全血细胞少特别是具有一些先天畸形的再生障碍性贫血的筛查来区别FA与AA。

八、血液肿瘤常见异常图

　　血液肿瘤常见异常见文后彩图6。

（崔成华　郑迎春　徐方运　肖　静　贡金英　李承文）

参 考 文 献

［1］马爱国，臧金林，刘四朝．单细胞凝胶电泳技术影响因素的分析［J］．中华预防医学杂志，1999，33（3）：165．

［2］薛永权．白血病细胞遗传学及图谱［M］．天津：天津科学技术出版社，2003．

［3］Barbara Beatty．荧光原位杂交技术［M］．天津：天津科技翻译出版公司，2003．

［4］范耀山．分子遗传学：实验步骤与应用［M］．北京：科学出版社，2007．

［5］中华医学会血液学分会实验诊断血液学学组．血液病细胞分子遗传学检测中国专家共识（2013年版）［J］．中华血液学杂志，2013，34（8）：733-736．

［6］张丽，刘强，邹尧，等．单细胞凝胶电泳试验在范可尼贫血诊断中的意义及其与丝裂霉素C试验相关性研究［J］．中华儿科杂志，2013，2（51）：122-125．

［7］董周寰，段敏刚，高颖，等．荧光原位杂交检测技术共识［J］．中华病理学杂志，2019，48（9）：677-681．

［8］周吉，赵佳炜，郑迎春等．伴ins（15;17）隐匿型急性早幼粒细胞白血病的遗传学检测及临床研究［J］，中华血液学杂志，2019，40（10）：843-847．

［9］中华医学会血液学分会．骨髓增生异常综合征中国诊断与治疗指南（2019年版）［J］．中华血液学杂志，2019，40（2）：89-97．

［10］王谦，陈苏宁，阮长耿．急性淋巴细胞白血病的分子诊断和危险度分层［J］．临床检验杂志，2019，37（11）：815-819．

［11］中华人民共和国国家卫生健康委员会，黄晓军．骨髓增生异常综合征伴原始细胞增多（MDS-EB）诊疗指南（2022年版）［J］．全科医学临床与教育，2022，20（6）：483-485．

［12］李兆琦，文飞球．儿童急性B前体淋巴细胞白血病新遗传学亚型分类的研究进展［J］．国际输血及血液学杂志，2020，43（6）：543-547．

［13］DE KEERSMAECKER K, MARYNEN P, COOLS J. Genetic insights in the pathogenesis of T-cell acute lymphoblastic leukemia［J］. Haematologica, 2005, 90（8）: 1116-1127．

［14］SUTCLIFFE MJ, SHUSTER JJ, SATHER HN, et al. High concordance from independent studies by the Children's Cancer Group（CCG）and Pediatric Oncology Group（POG）associating favorable prognosis with combined trisomies 4, 10, and 17 in children with NCI Standard-Risk B-precursor Acute Lymphoblastic Leukemia: a Children's Oncology Group (COG) initiative [J]. Leukemia,2005,19 (5): 734-740.

[15] GRAUX C, COOLS J, MICHAUX L, et al. Cytogenetics and molecµlar genetics of T-cell acute lymphoblastic leukemia: from thymocyte to lymphoblast [J]. Leukemia, 2006, 20 (9): 1496-1510.

[16] WOLFF DJ, BAGG A, COOLEY LD, et al. Guidance for fluorescence in situ hybridization testing in hematologic disorders [J]. J Mol Diagn, 2007, 9 (2): 134-143.

[17] MOHSENI MEYBODI A, MOZDARANI H. DNA Damage in Leukocytes from Fanconi Anemia (FA) Patients and Heterozygotes Induced by Mitomycin C and Ionizing Radiation as Assessed by the Comet and Comet-FISH Assay [J]. Iran Biomed J, 2009, 13: 1-8.

[18] JM BRIDGE, EV VOLPI. Fluorescence in situ Hybridization (FISH) Protocols and Applications [M]. New York Dordrecht Heidelberg London: springer, 2010.

[19] JAIN D, RAINA V, FAUZDAR A, et al. Chromosomal breakage study in aplastic anemia patients in India [J]. Asian J Med Sci, 2010, 2: 227-232.

[20] JT, HIRSCH B, KEARNEY HM, et al. Section E9 of the American College of Medical Genetics technical standards and guidelines: Fluorescence in situ hybridization[J]. Genetics IN Medicine,2011,13(7): 667-675.

[21] CASTELLA M, PUJOL R, CALLÉN E, et al. Chromosome fragility in patients with Fanconi anaemia: diagnostic implications and clinical impact [J]. J Med Genet, 2011, 48 (4): 242-250.

[22] MOZDARANI H, ABED AK, MOHSENI MA. Evaluation of concentration and storage effects of mitomycin C in the diagnosis of Fanconi anemia among idiopatic aplastic anemia patients [J]. Indian Journal of Human Genetics, 2011, 17: 145-151.

[23] RAND V, PARKER H, RUSSELL LJ, et al. Genomic characterization implicates iAMP21 as a likely primary genetic event in childhood B-cell precursor acute lymphoblastic leukemia [J]. Blood, 2011, 117 (25): 6848-6855.

[24] OOSTRA AB, NIEUWINT AWM, JOENJE H, et al. Diagnosis of fanconi anemia: chromosomal breakage analysis [M]. Anemia, 2012.

[25] VASQUEZ MZ. Recommendations for safety testing with the in vivo comet assay [J]. Mutat Res, 2012, 747: 142-156.

[26] ROBERTS KG, LI Y, PAYNE-TURNER D, et al. Targetable kinase-activating lesions in Ph-like acute lymphoblastic leukemia [J]. N Engl J Med, 2014, 371 (11): 1005.

[27] CHOWDHRY M, MAKROO RN, SRIVASTAVA P, et al. Clinicohematological correlation and chromosomal breakage analysis in suspected fanconi anemia patients of India [J]. Indian J Med Paediatr Oncol, 2014, 35: 21-25.

[28] STASEVICH I, INGLOTT S, AUSTIN N, et al. PAX5 alterations in genetically unclassified childhood precursor B-cell acute lymphoblastic leukaemia [J]. Br J Haematol, 2015, 171 (2): 263-272.

[29] LILLJEBJÖRN H, HENNINGSSON R, HYRENIUS-WITTSTEN A, et al. Identification of ETV6-RUNX1-like and DUX4-rearranged subtypes in paediatric B-cell precursor acute lymphoblastic leukaemia [J]. Nat Commun, 2016, 7: 11790.

[30] ZHANG J, MCCASTLAIN K, YOSHIHARA H, et al. Dereguµlation of DUX4 and ERG in acute lymphoblastic leukemia [J]. Nat Genet, 2016, 48 (12): 1481-1489.

[31] GU Z, CHURCHMAN M, ROBERTS K, et al. Genomic analyses identify recurrent MEF2D fusions in acute lymphoblastic leukaemia [J]. Nat Commun, 2016, 7: 13331.

[32] MS ARSHAM, MJ BARCH. The ATG Cytogenetics Laboratory Manual, 4 Edition [M]. Hoboken,

New Jersey：Joh Wiley and Sons Ltd，Inc. 2017.

［33］STEVEN H SWERDLOW. WHO Classification of Tumours of Haematopoietic and Lymphoid Tissues，Revised 4th Edition［M］. France：International Agency for Research on Cancer（IARC），2017.

［34］ZALIOVA M，KOTROVA M，BRESOLIN S，et al. ETV6/RUNX1-like acute lymphoblastic leukemia：a novel B-cell precursor leukemia subtype associated with the CD27/CD44 immunophenotype［J］. Genes Chromos Cancer，2017，56（8）：608-616.

［35］HIRABAYASHI S，OHKI K，NAKABAYASHI K，et al. ZNF3. 84-related fusion genes define a subgroup of childhood B-cell precursor acute lymphoblastic leukemia with a characteristic immunotype［J］. Haematologica，2017，102（1）：118-129.

［36］SMEENK L，FISCHER M，JURADO S，et al. Molecµlar role of the PAX5-ETV6 oncoprotein in promoting B-cell acute lymphoblastic leukemia［J］. EMBO J，2017，36（6）：718-735.

第十三章

分子生物学检查

13

第一节 | 标本采集、运输和保存

一、仪器、试剂和耗材

低温保存箱、冰箱、3.2%柠檬酸钠或EDTA抗凝管、白帽试管、痰盒、便盒等。

二、标本类型

（一）骨髓或全血标本

标本采集环境相对无菌，由门诊或病房的医护人员抽取采集，采集后要立刻盖好抗凝管的管帽，尽快送检。如果不能即刻送检，可将采集后标本暂时置于2～8℃保存。

1. 采集量　普通患者采集量约5ml（骨髓增生减低的患者其采集量应适当增加）。具体标准如下：

患者外周血WBC ≥ 10×10^9/L　　　　　　取3ml

　　　　　　（4～10）× 10^9/L　　　　　取3～5ml

　　　　　　≤ 4×10^9/L　　　　　　取5～10ml

2. 存储和采集容器的选择　建议使用一次性商品化抗凝采血管。抗凝剂为3.2%柠檬酸钠或EDTA，禁用肝素抗凝管。采集后2～8℃冷藏保存。

（二）脑脊液、胸腔积液、腹水等其他体液

1. 采集要求　满足分子检测的标本细胞数应 ≥ 10^6。

2. 存储和盛放容器的选择　采集后放入不含任何添加剂的试管中（白帽），尽快送检。如果不能即刻送检，可将采集后标本暂时置于2～8℃冰箱保存。

（三）淋巴结、脾等其他手术切除组织

1. 采集要求　小指甲盖大小（1cm×1cm）的手术切除新鲜组织，浸泡于生理盐水或PBS中。

2. 存储和盛放容器的选择　一般情况下置于无菌清洁容器（无抗凝剂，无甲醛、乙醇等固定剂）中冷藏，如果组织标本含红细胞过多，应加入适量抗凝剂。采集后冷藏保存。

（四）石蜡组织切片

1. 采集要求　满足大小约1cm×1cm，厚度3～5μm的切片需要5张。

2. 存储和盛放容器的选择　置于清洁的玻片盒中室温保存。

3. 骨髓的石蜡切片均经过了脱钙处理，对RNA损坏严重，因此只适用于DNA检测项目。

（五）口腔黏膜上皮细胞

1. 采集要求

（1）为采集到更多的口腔黏膜上皮细胞，尽可能清晨空腹采集，禁食，禁止刷牙漱口，禁止饮用牛奶、果汁、稀饭等饮食，以免污染或损失口腔黏膜上皮细胞，可以喝少量清水。

（2）采集前先让患者清水漱口，以去除唾液中的白细胞。采集者清洁双手，打开一次性口腔拭子包装，将拭子小心地从管子中取出，注意不要用手指触碰拭子的白色头部。手拿口腔拭子的远端，将

口腔拭子前端伸到患者口腔内，拭子的白色头部紧贴住口腔内壁（内颊、腮部）刮取口腔黏膜上皮细胞。大幅度用力刮取，使拭子上尽量多地沾取患者的口腔黏膜上皮细胞。每侧口腔颊部刮10秒左右，两侧共20秒。若有牙龈出血，操作时需避开出血处，避免血液污染拭子。

（3）由于采集量少，口腔黏膜上皮细胞不适用于RNA检测项目；由于口腔黏膜上皮细胞属于体细胞，不适用于移植后嵌合检测。

2．存储和盛放容器的选择

（1）采集完成后，把口腔拭子放回管中，拭子杆上小凹槽置于管口处，用力撅断，让拭子头部掉入管中。注意整个过程避免用手触及拭子头部。

（2）将预先分装好的350μl DNA保存液（室温保存）倒入拭子管中，盖上管盖，轻轻摇晃混匀，保证拭子浸入在保存液中。室温或冷藏保存。

（六）带毛囊的毛发

1．采集要求　拔取带毛囊毛发8～10根（尽可能拔取发根粗壮的毛发，这类毛发的毛囊较大，DNA提取产量高且完整性好）。

2．存储和盛放容器的选择　放入干净EP管、塑料袋或痰盒中，室温或冷藏保存。

（七）指甲

1．采集要求　剪取2～3个手指的指甲，指甲长度≥3mm，剪取部位尽可能靠近甲床的新鲜指甲，这样的指甲DNA提取产量高且完整性好。

2．存储和盛放容器的选择　放入相对无菌EP管、塑料袋或痰盒中，室温保存。

三、运输和保存

1．用于DNA检测的（3.2%柠檬酸钠或EDTA）抗凝标本可在22～25℃环境下于24小时内送达科室，2～6℃保存箱内于72小时内送达科室。

2．用于RNA检测的标本应置于4℃保存箱，于4～6小时内送达科室。

3．运送标本人员需经过生物安全培训，长途运送标本应采用专用的有温度监控的标本转运箱，运送过程中需保持转运箱平稳，不可颠倒震荡。

4．人类生物学标本可能存在潜在的传染性物质，所有标本应按照当地标准、规定和法律进行处理和处置。

四、不合格标本的处理

接收到不合格标本，应电话通知患者所在病房或门诊相应的采集人员，要求重新采集标本，同时填写《不合格标本登记表》。拒收标本包括以下情况：

1．标本抗凝管选择错误。根据检验目的，采用相应的抗凝管，不符合要求者拒收。

2．过期或污染的标本。标本未在规定时间内及时送达，或审核报告时发现可能由于输液、混入污染物等情况导致结果异常时，应及时联系重新采集标本。

3．标本量不能满足所有测试要求。如发现标本量明显不足、空管、破管等情况的，一般应拒收。但对于儿科和不易再采集标本的患者，应电话联系主管医生，根据情况进行下一步检测，并在结果报告中进行备注予以说明。

4．对于标本有大量凝块或乳糜血应拒收标本。

（李庆华　宋　鸽）

第二节 | 标本制备

本实验需在标本制备区内生物安全柜中进行操作,实验室人员应穿戴适当的个人防护装备(手套、工作服和防护眼罩),并定期更换。

一、单个核细胞提取和分离

(一)密度梯度离心分离血液或骨髓单个核细胞

1. 实验原理 淋巴细胞分离液为蔗糖的多聚体,中性,分子量较大,所选密度为1.2g/ml,此时未超出正常生理性渗透压,同时不穿过生物膜。红细胞、成熟粒细胞比重大,离心后沉于管底;外周血中的淋巴细胞和单核细胞或骨髓中的早幼粒细胞、早幼红细胞、淋巴细胞、单核细胞和少量的干细胞的比重小于或等于分离液,离心后漂浮于分离液的液面上。利用不同的比重大小实现不同种类的血细胞的分离,小心吸取分离液液面的细胞,便可从外周血或骨髓中分离到单个核细胞(文后彩图7)。

2. 方法学 密度梯度离心法。

(1)仪器:生物安全柜,低温低速离心机。

(2)试剂耗材:15ml离心管,淋巴细胞分离液,生理盐水,无菌带滤芯吸头,1.5ml离心管,一次性塑料吸管。

(3)标准操作程序:①使用前将淋巴细胞分离液上下颠倒数次使其充分混合,向15ml无菌塑料离心管中加入与标本等体积的淋巴细胞分离液。②把抗凝标本混匀后缓慢倒入装有淋巴细胞分离液的15ml无菌塑料离心管中并盖上管盖,标记患者姓名,配平全部标本,4℃,2000r/min,离心20分钟,离心时缓升缓降离心速率。③准备与标本数量相同的15ml无菌塑料离心管,置于试管架上并打开管盖,在15ml无菌塑料离心管中加入5ml预冷的无菌生理盐水。然后用一次性无菌塑料吸管充分吸取。②步离心后的标本白细胞层加入盛有5ml无菌生理盐水的15ml离心管中,标记好患者姓名,4℃,2000r/min,离心10分钟。④小心弃上清液,在15ml离心管中加入5ml预冷的无菌生理盐水,用吸管将细胞重新悬浮后,4℃,2000r/min,离心5分钟。⑤小心弃上清液,用吸管将细胞悬浮后吸到新的1.5ml无菌离心管中,标记患者姓名及检测项目名称,用于后续的DNA或RNA提取实验。

(二)红细胞裂解法分离单个核细胞

1. 实验原理 红细胞裂解液中含有可以攻击红细胞特定表面抗原的酶,该酶只会造成红细胞变形、生物通道扩大、膨胀、裂解,或者引起红细胞变性,最终导致红细胞裂解,此酶对单个核细胞没有任何伤害,不会损失单个核细胞,利用此原理可以获得较为纯净的单个核细胞。

2. 方法学 红细胞裂解法。

(1)仪器:离心机,摇床,生物安全柜。

(2)试剂耗材:商品化的红细胞裂解液,15ml离心管,一次性吸管,1.5ml离心管等。

(3)标准操作程序:①1倍体积的新鲜全血或骨髓,加入3倍体积的红细胞裂解液。如3ml新鲜全血或骨髓加入9ml红细胞裂解液,轻轻涡旋或颠倒混匀。②放置于摇床15分钟(或者室温放置15分钟,其间颠倒混匀两次)。红细胞裂解完全后,溶液呈清亮透明状态。③4℃,450×g离心10分钟,沉淀白细胞,弃上清液。④加入预冷的生理盐水,450×g离心10分钟,洗涤细胞2次。⑤重悬细胞,用于后续的RNA或DNA提取实验。

二、基因组DNA提取

（一）血液/骨髓细胞中基因组DNA提取

目前临床基因扩增实验室对于DNA的提取方法分为两种，包括人工提取和全自动核酸提取仪提取。根据需求，实验室可自行选择提取方法。

1. 人工法提取基因组DNA

（1）实验原理：利用细胞裂解液裂解细胞释放DNA，由硅胶膜柱可逆吸附基因组DNA，经蛋白酶消化、漂洗液清洗除去蛋白质、脂质等杂质后，用纯化液洗脱获得DNA。其基本过程包括裂解、结合、洗涤、干燥、洗脱。实验室按照所选用商品化试剂盒厂家说明书操作即可。以下简要介绍采用硅胶膜离心柱法在各种类型标本中的操作步骤。

（2）方法学：硅胶膜离心柱法。所需仪器和试剂耗材包括生物安全柜、离心机、移液器、无菌带滤芯吸头、15ml离心管及生理盐水等。

（3）标准操作程序：①标本前处理。为保证1%肿瘤负荷细胞靶基因的检出，如果所需DNA总量为1μg时，核酸提取的单个核细胞数要≥$1.5×10^6$。②消化和裂解。加入含有蛋白酶K的裂解液，消化和裂解标本。③结合。DNA结合到离心柱的硅胶膜上。④清洗。用含有乙醇的清洗液漂洗残留的蛋白质和脂质。⑤洗脱。用洗脱液将高纯度、浓缩的DNA从硅胶膜上洗脱。⑥核酸浓度检测。用微量分光光度计检测标本DNA浓度及纯度。⑦核酸定量。用洗脱液将标本的DNA浓度调整至100ng/μl，检测合格后，用于后续PCR扩增反应。⑧核酸的保存。DNA样品短期内可保存在4℃，长期保存可置于-30～-15℃环境冻存。

2. 全自动核酸提取仪提取基因组DNA

（1）实验原理：磁珠法是通过裂解液裂解细胞或组织标本，从标本中游离出来的核酸分子被特异地吸附到磁性颗粒表面，蛋白质等杂质不被吸附而留在溶液中。利用磁棒吸附携带核酸的磁珠移动至不同的试剂槽内，通过反复快速搅拌、混匀液体，经过细胞裂解、核酸吸附、洗涤与洗脱等步骤，最终得到纯净的核酸。

（2）方法学：磁珠法。仪器和试剂耗材：生物安全柜，全自动核酸提取仪，移液器，无菌带滤芯吸头，配套试剂盒等

（3）标准操作程序：①预分装试剂准备。试剂盒中取出预分装试剂，颠倒混匀数次使磁珠重悬，去掉塑料包装，轻甩孔板或试剂条，使试剂及磁珠均集中到孔板或试剂条底部，使用前小心撕去铝箔封口膜，避免振动，防止液体溅出。②自动化仪器提取。提取仪在不同的槽位依次进行细胞裂解、核酸吸附、洗涤与洗脱等过程。③将洗脱的DNA转移到1.5ml离心管中。④DNA浓度和纯度检测及保存同手工法。

（二）淋巴结、脾等其他手术切除组织中提取基因组DNA

采用玻璃或陶瓷材质的研磨器，组织应尽可能研磨细腻，利用硅胶膜离心柱法提取核酸，具体过程严格按照所使用的商品化试剂盒的说明书操作。

（三）石蜡组织切片中提取基因组DNA

1. 实验原理　同血液或骨髓中基因组DNA提取。
2. 方法学　硅胶膜离心柱法。
（1）仪器：离心机，生物安全柜，移液器，恒温水浴箱。
（2）试剂耗材：商品化组织切片基因组DNA提取试剂盒，二甲苯，无水乙醇，1.5ml离心管，无

菌带滤芯吸头，离心管架等。

（3）标准操作程序：①除石蜡。用刀片将石蜡组织刮下，置于含二甲苯的1.5ml无菌离心管中，标本溶解后离心弃上清液，加入无水乙醇，离心，弃上清液，室温干燥。②裂解。加入含蛋白酶K的裂解液，56℃恒温水浴箱孵育1小时。③加热。在90℃恒温水浴箱孵育10分钟，去除福尔马林交联造成的抑制效应。④结合。加入结合液，通过离心层析柱使DNA结合到硅胶膜上。⑤洗涤和洗脱：漂洗液漂洗后，利用洗脱液将DNA从离心柱洗脱。

（四）指甲中提取基因组DNA

1. 实验原理　同全血或骨髓中基因组DNA提取。
2. 方法学　硅胶膜离心柱法。
（1）仪器：离心机，生物安全柜，恒温水浴箱或金属浴。
（2）试剂耗材：商品化DNA提取试剂盒，1.5ml离心管，无菌带滤芯吸头，离心管架等。
（3）标准操作程序：①标本制备：将剪下的指甲剪成1～2mm²大小，转移到1.5ml无菌离心管中。②在盛有剪碎指甲的离心管中加入300μl裂解液，其中加入20μl蛋白酶K和20μl 1mol/L DTT，放入水浴锅或金属浴中，56℃孵育至少1小时，其间多次摇晃混合液以促进指甲消化，对于过度角质化的指甲，建议孵育过夜。③加入150μl无水乙醇，转移液体到离心柱中，室温作用2～3分钟。其后的步骤与全血或骨髓中提取基因组DNA步骤相同，包括漂洗、洗脱、核酸浓度检测、定量、保存等。

三、总RNA提取

本实验需在标本制备区内生物安全柜中进行操作，实验室人员应穿戴适当的个人防护装备（手套、工作服和防护眼罩），并定期更换，注意防止RNA酶污染，所有试剂耗材均应采用RNase-Free的。

（一）实验原理

使用酚-氯仿-异戊醇25∶24∶1混合液。酚使蛋白质变性，同时抑制RNase的降解作用。氯仿加速有机相与液相分层，不互溶，彻底去除水相中的残留苯酚。异戊醇可降低表面张力，从而减少蛋白变性操作过程中气泡的产生。使用酚-氯仿-异戊醇抽提，离心后的上层为水相，核酸溶于水相，因此内含RNA，中间为变性蛋白与基因组DNA，下层为有机溶剂相。异戊醇还有助于水相和酚相分离，使离心后的水相、变性蛋白相及有机相维持稳定，便于移取上清液。上清液借助异丙醇的沉淀作用，离心后便可得到浓缩RNA。

（二）方法学——酚-氯仿-异戊醇抽提法

1. 仪器　低温高速离心机，生物安全柜。
2. 试剂耗材　Trizol，三氯甲烷、75%无水乙醇、异丙醇，1.5ml离心管，无菌带滤芯吸头，离心管架等。
3. 标准操作程序
（1）将（5～10）×10⁶个细胞加入无菌的1.5ml离心管中，如为实体新鲜组织，需要50～100mg，在液氮中研磨后获取细胞加入1.5ml离心管中，然后加入1ml Trizol液（若细胞少于该数目，酌情减量），标记患者姓名，多次颠倒充分混匀，室温放置5～10分钟，使细胞充分裂解。
（2）小心打开离心管盖，每管加入氯仿0.2ml，盖好管盖，强力颠倒充分混匀或涡旋混匀，室温静置3分钟。然后4℃离心，12 000r/min，15分钟。
（3）取出上步离心管，小心开盖，用200μl加样器缓慢吸取上层水相，加入新1.5ml离心管中，然后向该新管中加入0.6ml异丙醇，混匀；4℃离心，12 000r/min，离心10分钟。

（4）取出上步离心管，小心开盖，弃上清液，加入0.5ml 75%乙醇（用经0.1%DEPC处理的去离子水配制），颠倒数次，充分洗涤管盖、管壁及管底部沉淀。4℃离心，12 000r/min，离心5分钟（如不能继续实验，可−20℃冰箱中储存，至少可保存1周）。

（5）缓慢充分弃去上清液，用RNase-Free的吸头吸去管中残留液体（操作中注意不要把RNA沉淀丢失），室温干燥10分钟。

（6）加入经0.1%DEPC处理后高压消毒的去离子水充分溶解RNA沉淀（溶解体积视RNA沉淀团块大小而定）。分光光度计检测RNA浓度和纯度，调整浓度为330ng/μl，准备用于后续的RNA逆转录实验。

（三）其他方法学

硅胶膜离心柱法、磁珠法制备总RNA，可参照试剂盒厂家说明操作。

（四）RNA质量鉴定与存储

1. RNA逆转录前抽样完成以下操作
（1）琼脂糖凝胶电泳，鉴定RNA的完整性。
（2）wipe test实验，监控环境中是否有RNase污染，同时验证RNA是否发生降解；确认无环境污染及RNA降解后可继续下一步的逆转录实验。
2. 核酸的存储 提取后的RNA标本应储存在2～6℃并立即进行下一步实验；若不能立即检测，应将RNA标本置于−80℃冰箱保存，保存时间超过12个月降解风险增加，使用前建议利用琼脂糖凝胶电泳方法对RNA的质量重新鉴定。

四、逆转录

本实验需在标本制备区生物安全柜内进行操作，需戴一次性PE或乳胶手套，并经常更换。采用商品化逆转录试剂，其差别在于所用的逆转录酶不同（M-MLV逆转录酶、AMV逆转录酶、热稳定性逆转录酶等），以及引物不同（Oligo dT、随机引物、基因特异性引物），各实验室根据需求选用合适的商品化试剂盒，按照说明书操作即可。

（一）实验原理

以RNA作为模板，利用通用引物Oligo（dT）、随机引物或特异性引物通过逆转录酶逆转录成cDNA，再以cDNA为模板进行PCR扩增而获得目的基因的扩增产物，cDNA较稳定，保存条件同DNA。

（二）方法学

1. 仪器 PCR仪，离心机，生物安全柜。
2. 试剂耗材 商品化逆转录试剂盒，0.2ml离心管，无菌带滤芯吸头。
3. 标准操作程序
（1）从冰箱中取出逆转录试剂盒放置在室温待其融化。
（2）取数个0.2ml灭菌PCR管（数量据标本数量而定），按试剂厂商提供的试剂说明书配制反应体系，并分装。
（3）每管中分别加入1μg RNA标本，标记好患者姓名及时盖好管盖，防止标本混淆和交叉污染。
（4）混匀反应体系，低速（1500r/min）离心30秒。
（5）将上述逆转录的标本管放在PCR仪上，按照试剂说明书提供的反应条件运行PCR反应扩增，

PCR反应完成后取出，置于4℃或−20℃冰箱保存，用于后续相关检测项目。

（李庆华　宋　鸽）

第三节 ｜ 定性聚合酶链反应

　　DNA的半保留复制是生物进化和传代的重要途径。双链DNA在多种酶的作用下可以变性解旋成单链，在DNA聚合酶的参与下，根据碱基互补配对原则复制成相同的两条链。DNA在高温时发生变性解链，当温度缓慢降低后又可以复性成为双链。因此，通过温度变化控制DNA的变性和复性，加入设计引物，DNA聚合酶、dNTP即可完成靶基因的体外复制。

　　聚合酶链反应（polymerase chain reaction，PCR）技术的基本原理类似于DNA的天然复制过程，其特异性依赖于与靶序列两端互补的寡核苷酸引物。PCR由变性−退火−延伸三个基本反应步骤构成：①变性。经加热至熔解温度（melting temperature，Tm）以上（通常在90～96℃）一定时间后，模板DNA双链或经PCR扩增形成的双链DNA解离成为单链，其与引物结合，为下轮反应作准备。②退火（复性）。模板DNA经加热变性成单链后，温度缓慢降至55℃左右，引物与单链模板DNA互补配对结合。③延伸。DNA模板与引物结合后，在72℃、DNA聚合酶（如Taq DNA聚合酶，耐热）的作用下，以dNTP为原料，靶序列为模板，按碱基互补配对原则和半保留复制原理，实现新的、与模板DNA链互补的半保留复制链的合成。

　　重复循环变性−退火−延伸三个过程就可获得更多的"半保留复制链"，且这种新链又可成为下次循环的模板。每完成一个循环需2～4分钟，如此循环，2～3小时待扩增目的基因以指数级扩增获得大量DNA扩增产物。PCR技术被广泛应用于医学领域，根据实验目的的不同，衍生出许多以PCR为基础的相关技术，以定性和半定量为主的PCR技术和一代测序、定量为主的荧光定量PCR技术、二代测序技术及数字PCR技术等，本节内容主要介绍在血液系统疾病临床检测中涉及的定性PCR相关技术。

一、巢式PCR

（一）实验原理

　　巢式PCR（nested PCR，N-PCR）含有两对引物，其中一对引物称为外引物，这对引物扩增的序列较长，另一对引物称为内引物，特异性扩增序列位于外引物扩增序列之内。巢式PCR扩增的第一轮，首先利用一对外引物扩增出包含目的基因的相对较大的基因片段，接下来，PCR反应将以第一轮的产物为模板，利用一对内引物进行第二轮扩增，经过两轮PCR扩增可以产生特异性的目的基因片段。巢式PCR适用于扩增模板含量较低的标本，也适用于较短的目的基因特异性差的基因片段、融合基因或扩增一个特定的多态基因家族成员，可提高PCR的敏感性和特异性。

（二）方法学

　　1. 标本处理和保存　参见本章第一、二节。

　　2. 仪器　PCR仪、常温低速离心机、生物安全柜、恒温金属浴、电泳仪、凝胶成像系统。

　　3. 试剂耗材　$2 \times$ Taq PCR mix（包含Taq DNA聚合酶、含$MgCl_2$的$10 \times$ Amplication buffer、dNTPs），溴化乙锭，琼脂糖凝胶，目的基因引物和内参引物，去离子水，无菌带滤芯吸头，0.2ml八联排离心管等。

4．标准操作程序

（1）第一轮PCR扩增反应：①向无菌的1.5ml离心管中按如下体系加入反应试剂并充分混匀：2×Taq PCR mix 12.5μl、外引物1 0.5μl、外引物2 0.5μl、去离子水8.5μl。②按照22μl/管分装至0.2ml八联排离心管中，备用。③分别加入模板（标本cDNA，阳性质控，弱阳性质控，阴性质控）各3μl，设置空白对照，1500r/min，离心1分钟。④将各反应管放入PCR仪中，按照表13-3-1中的程序进行第一轮扩增。

表13-3-1　巢式PCR第一轮扩增程序

循环数	变性	退火	延伸
30	94℃，30s	60℃，30s	72℃，1min
1	94℃，30s	60℃，30s	72℃，10min

注：根据待扩增区域序列中GC含量不同，引物与模板的退火温度不同，扩增目的基因不同，其退火温度也不同。PCR反应结束，扩增产物可以在4℃短暂保存备用，如果长期使用，建议−20℃冻存。

（2）第二轮PCR扩增反应：①向无菌的1.5ml离心管中按如下体系加入反应试剂并充分混匀：2×Taq PCR mix 12.5μl、内引物1 0.5μl、内引物2 0.5μl、去离子水 8.5μl。②按照22μl/管分装至0.2ml八联排离心管中，备用。③分别加入第一轮PCR产物作各3μl作为模板，1500r/min离心1分钟。④将各反应管放入PCR仪器中，按照表13-3-2中程序第二轮扩增。

表13-3-2　巢式PCR第二轮扩增程序

循环数	变性	退火	延伸
35	94℃，30s	60℃，30s	72℃，1min
1	94℃，30s	60℃，30s	72℃，10min

注：根据待扩增区域序列中GC含量不同，引物与模板的退火温度不同，扩增目的基因不同，其退火温度也不同。PCR反应结束，扩增产物可以在4℃短暂保存备用，如果长期使用，建议−20℃冻存。

（3）内参基因β-actin（内对照）扩增反应：①向无菌的1.5ml离心管中按如下体系加入反应试剂并充分混匀：2×Taq PCR mix 12.5μl、内参引物1 0.5μl、内参引物2 0.5μl、去离子水 8.5μl。②按照22μl/管分装至0.2ml八联排离心管中，备用。③分别加入模板（标本cDNA，阳性质控，弱阳性质控，阴性质控）各3μl，设置空白对照，1500r/min离心1分钟。④将各反应管放入PCR仪器中，按照表13-3-3中程序进行PCR扩增。

表13-3-3　巢式PCR内参基因扩增程序

循环数	变性	退火	延伸
35	94℃，30s	60℃，30s	72℃，1min
1	94℃，30s	60℃，30s	72℃，10min

注：根据待扩增区域序列中GC含量不同，引物与模板的退火温度不同，扩增目的基因不同，其退火温度也不同。PCR反应结束，扩增产物可以在4℃短暂保存备用，如果长期使用，建议−20℃冻存。

（4）结果分析：分别取步骤（2）和（3）扩增产物（5～10μl）进行琼脂糖凝胶电泳分析。确保使用适当大小的DNA分子标记物，并用DNA结合荧光染料溴化乙锭对凝胶进行染色。电泳结束时，凝胶成像系统中记录阴性、阳性质控品和待测标本PCR产物的分子量大小。

（三）结果解读

1. 质控结果　阳性对照：阳性；弱阳性对照：弱阳性；阴性对照：阴性；空白对照：阴性；内对照（内参）：阳性。

2. 检查项目目的片段判读　根据引物序列在模板的结合位置确定待测基因的片段长度，琼脂糖凝胶中显示预计大小的条带即阳性，条带的强弱应参照阳性和弱阳性对照的强度；相应大小的位置无条带，判读为阴性。

3. 在保证质控物在控基础上，确定阴阳性结果之后，发放报告。质控物失控时，表明检测过程存在问题，应及时分析失控原因，纠正原因后，做好失控记录，重复实验，只有检测在控后方可发放报告。

4. 临床意义　血液系统疾病往往由于细胞遗传学异常从而导致不同基因融合表达或者基因突变，PCR技术的出现为分子水平解析血液系统疾病的发生发展提供了有力的技术手段。在伴有遗传学异常的AML中，可以根据相互融合的基因特点设计引物，利用PCR反应扩增出相应的片段，为血液疾病的精准诊断，以及后续的精准治疗和预后分层提供证据支持。

比较经典且相对常见的几种融合基因有急性髓系白血病伴t（15；17）（q22；q21）形成*PML∷RARA*融合基因，见于98%的急性早幼粒细胞白血病患者中，另外的2%患者，*RARA*基因与不同基因产生变异性融合，如t（11；17）（q23；q21）形成*PLZF∷RARA*融合，t（5；17）（q35；q21）形成*NPM∷RARA*融合，t（11；17）（q13；q21）产生*NUMA∷RARA*，der（17）产生*STAT5b∷RARA*等。另外，急性髓系白血病伴t（8；21）（q22；q22）形成*RUNX1∷RUNX1T1*融合基因，急性髓系白血病伴inv（16）（p13.1q22）或t（16；16）（p13.1；q22）形成*CBFβ∷MYH11*融合基因，急性髓系白血病伴t（6；9）（p23；q34）形成*DEK∷NUP214*融合基因，急性巨核细胞白血病t（1；22）（p13；q13）形成*RBM15∷MKL1*融合基因，慢性粒细胞白血病t（9；22）（q34；q11）形成*BCR∷ABL1*，这些融合基因的产生均可以通过定性PCR实现初步检测，在此基础上商家利用特异性较好的引物组合和引物修饰实现同一扩增反应中多种基因的同时扩增（多重PCR），利用多管组合研发出含有血液系统疾病几十种融合基因的多重荧光定量PCR检测试剂盒，用于血液疾病融合基因的初筛检测。对于初筛阳性的患者，后续可以通过荧光定量PCR实现疗效判定和微小残留病监测，为白血病的诊疗提供分子水平的理论支持。临床应用详见本章第六节。

5. 注意事项

（1）PCR试剂准备与扩增过程应在实验室的不同分区进行，各分区的试剂和耗材不可混用。

（2）分装试剂：所用PCR试剂需分装成最小包装做好标识，避免反复冻融。

（3）经常用紫外光照射操作台面和操作环境。

（4）引物设计原则：实验室自建检测项目需要自行研发，引物在PCR相关检测项目中至关重要，根据已知核酸序列设计和合成引物：①每个引物长度为15～30个核苷酸，平均20个。②A、T、C、G 4种碱基随机分布，G和C均匀分布，比例控制在40%～60%。③引物自身不容易形成稳定的二级结构，以免影响引物与模板的结合。④引物3'端的碱基，特别是最末及倒数第二个碱基，应严格要求配对，最佳选择是G和C。⑤引物的5'端可以加修饰，如附加限制酶位点，引入突变位点，用生物素、荧光物质、地高辛标记，加入其他短序列，包括起始密码子、终止密码子等。

二、等位基因特异性PCR

单核苷酸多态性（single nucleotide polymorphism，SNPs）和单核苷酸突变（点突变）指基因组DNA序列中由于单个核苷酸（A、G、C、T）被替换而引起，是一种单核苷酸变异。SNPs和单核苷酸突变可能与疾病易感性、疾病发病机制和特定药物疗效相关。鉴别和检测SNPs或突变的方法要求具有高度特异性和敏感性，而等位基因特异性PCR（allele-specific PCR，AS-PCR）被认为是检测SNPs和单核苷酸突变最直接的方法。

（一）实验原理

由于PCR过程中引物延伸是3′端开始，所以3′末端的碱基对引物的延伸至关重要。基于在3′末端位置引入等位基因（一般指SNPs位点或突变点的位置）特异性引物进行DNA扩增，该引物可与SNPs或突变的等位基因互补结合，在Taq DNA聚合酶的作用下延伸，合成PCR产物。另外，由于Taq聚合酶缺乏3′-5′核酸外切酶活性，在3′末端含有不匹配模板的引物在PCR反应中既不能有效切除错配进行纠错，又不能使DNA链继续延伸，野生型DNA序列合成终止，突变型DNA序列得以继续扩增延伸，从而达到区分野生型和突变型序列的目的。

（二）方法学

1. 标本处理和保存　参见本章第一、二节。

2. 试剂　2×Taq PCR mix，溴化乙锭，琼脂糖凝胶，10μmol/L突变型引物，10μmol/L野生型引物和10μM通用引物

3. 仪器　PCR仪，常温低速离心机，生物安全柜，恒温金属浴，电泳仪，凝胶成像系统。

4. 标准操作规程

（1）PCR扩增反应：①向无菌的1.5ml离心管中按如下体系加入反应试剂并充分混匀：2×Taq PCR mix 12.5μl、野生型引物0.5μl、突变型引物0.5μl、通用引物0.5μl、去离子水8.0μl。②按照22μl/管分装至0.2ml八联排离心管中，备用。③分别加入模板（标本DNA，阳性质控，弱阳性质控，阴性质控）各100ng（调整体积为3μl），设置空白对照，1500r/min离心1分钟。④将各反应管放入PCR仪中，按照表13-3-4的程序进行PCR扩增：

表13-3-4　等位基因特异性PCR扩增程序

循环数	变性	退火	延伸
35	94℃，30s	60℃，30s	72℃，1min
1	94℃，30s	60℃，30s	72℃，10min

注：根据待扩增区域序列中GC含量不同，引物与模板的退火温度不同，扩增目的基因不同，其退火温度也不同。PCR反应结束，扩增产物可以在4℃短暂保存备用，如果长期使用，建议-20℃冻存。

（2）结果分析：取步骤（1）扩增产物（5～10μl）进行琼脂糖凝胶电泳分析。确保使用适当大小的DNA分子标记物，并用DNA结合荧光染料溴化乙锭对凝胶进行染色。电泳结束时，凝胶成像系统中记录阴性、阳性质控品和待测标本PCR产物的分子量大小。

（三）结果解读

1. 质控结果　阳性对照：阳性；弱阳性对照：弱阳性；阴性对照：阴性；空白对照：阴性；内对照（内参）：阳性。

2. 检查项目目的片段判读　根据引物序列在模板的结合位置确定扩增片段大小。当出现突变型和野生型两条条带者判读为突变阳性。

3. 在保证质控物在控基础上，记录PCR产物野生型和突变型的分子量大小范围，确定阴阳性，发放报告。质控物失控时，表明测定过程存在问题，应及时分析失控原因，纠正原因后，做好失控记录，重复实验，只有检测值在控后方可发放报告。

4. 临床意义　MPN是一种异质性比较强的血液系统肿瘤，以髓系造血细胞增多为主要特征。*JAK2* V617F是一种激活酪氨酸激酶*JAK2*的点突变形式，存在于大多数MPN患者中。*JAK2* V617F可引起MPN，因此*JAK2* V617F的检出有助于MPN的诊断。针对*JAK2*，可以应用AS-PCR对V617F该突变点设计引物进行检测即可区分突变型和野生型*JAK2*，在此基础上，衍生出*JAK2* V617F的定量检测方法，其灵敏度甚至可以达到0.001%，这对于MPN的疗效判定和微小残留病监测意义重大。

5. 注意事项　同巢式PCR。

三、多重PCR

（一）实验原理

多重PCR（multiplex PCR，mPCR）是传统PCR的一种变型，可以通过在同一反应中加入多对引物来扩增多个靶基因序列。反应原理和操作过程与普通PCR相同。不同引物扩增出的PCR产物长度不等，进而可以通过电泳等方法将不同大小的片段区分开，可以通过优化反应体系及反应条件来提高目的片段的扩增数量。相对于传统的PCR，多重PCR更为快捷和经济，该技术已被广泛应用于血液系统疾病的诊断，尤其是淋巴瘤的临床诊断领域，最有代表性的检查项目为免疫球蛋白（Ig）或T细胞受体（TCR）基因重排。

为了能够通过PCR分析鉴别反应性和单克隆性淋巴细胞增殖性疾病，PCR反应中的引物应能扩增所有可能重排的V（D）J外显子，并应该位于连接区的两侧。一个多克隆细胞群将产生不同大小的PCR产物，对应于不同的V（D）J重排，这些重排根据连接区插入或缺失核苷酸的数量呈高斯分布。在单克隆细胞扩增的情况下，仅仅产生相同大小和序列的PCR产物。

在过去，学者们设计了大量不同的PCR方案，但在检测可疑淋巴增殖性疾病的克隆性方面往往存在分析灵敏度的局限性。由于已知不同的V、D和J基因之间的序列多样性，一些家族性和/或共同的引物显示引物退火不充分，从而导致假阴性现象。此外，在生发中心或生发中心后B细胞克隆扩增的情况下，由于重排IG基因在体细胞高突变过程中发生突变（这种体细胞突变大多是单核苷酸突变，但也可见缺失和插入），不适当的退火也可能导致假阴性。为此，"BIOMED-2 Concerted ACTion BMH4 CT98-3936"开始开发标准化的PCR方案，最大限度地覆盖淋巴基因靶点所有可能的重排（包括体细胞突变的IG重排）。总共有来自7个欧洲国家的47个研究所合作参与了该项目的研究，并利用他们在IG和TCR重排方面的专业知识为每个靶基因制定了标准化的方案，*TCRA*由于其高度复杂性而被除外。他们总共设计了97个新引物，涵盖了大多数功能基因，代表了418个单个的PCR反应。在初步评估所有独立的418个PCR实验后，仔细评估引物组合后，只得到14个*IG/TCR*多重PCR管：3个扩增管用于完全*IGH*（V-J）以避免由于V区体细胞突变而可能出现的错配，2个扩增管用于不完全IGH（D-J），2个扩增管用于*IGK*（V-J和Kde重排），1个扩增管用于*IGL*（V-J），2个扩增管用于完全*TCRB*（V-J），1个扩增管用于不完全TCRB（D-J），2个扩增管用于*TCRG*（V-J）和1个扩增管用于所有*TCRD*基因重排。

基于多重PCR反应的*IG/TCR*克隆性检测的第二个主要技术缺陷是由于缺乏对多克隆、寡克隆和单克隆PCR产物的最佳区分，从而导致假阳性结果的发生。若用常规琼脂糖或丙烯酰胺凝胶电泳，多克隆和单克隆PCR产物将产生一条大小和强度明显相同的条带。因此，需要基因片段分析或异源双链分析来鉴定所获得的PCR产物在大小和/或序列上的差异。由于异源双链分析相对费力且灵敏度更低，因此限制了其应用，临床实验室多采用GeneScan片段分析的方法来区分多克隆和单克隆群体。

GeneScan片段分析需要对PCR产物进行荧光标记。因此，每个BIOMED-2多重PCR中的反向引物的5′端偶联一个荧光染料，使PCR产物能够在自动测序仪中被检测到。PCR产物变性后，毛细管电泳中对单链产物进行大小片段分离。被标记的PCR产物通过激光自动扫描迁移的分子和CCD摄像机捕捉荧光信号而实现可视化。多克隆增殖将产生多峰的高斯分布，对应于不同大小的PCR产物片段；而单克隆增殖由于反应中只有一种类型的PCR产物而产生一个单一的峰。由于GeneScan片段分析的高灵敏度和对克隆PCR产物大小的准确识别，该方法可用于在疑似淋巴瘤细胞侵犯骨髓的情况下证明类似克隆增殖的存在，或在患者随访期间监测克隆增殖的存在或克隆演变。

（二）方法学

1. 标本处理和保存　参见本章第一、二节。

2. 仪器　PCR仪，常温低速离心机，生物安全柜，基因分析仪。

3. 试剂耗材　商业化*IGH*、*IGK*、*IGL*、*TCRB*、*TCRG*、*TCRD*基因重排检测试剂盒，DNA聚合酶，分子内参照LIZ，POP7胶，无菌带滤芯吸头，1.5ml离心管，0.2ml离心管等。

4. 标准操作程序　通过基于PCR的IG和/或TCR基因重排分析来评估克隆性淋巴增生的存在，是诊断可疑淋巴增殖性疾病的一种有价值的方法。此外，该方法可用于评价淋巴瘤细胞的播散，研究多个（不同部位）或连续（随时间）淋巴瘤之间的克隆演变。它是一种通过分析*IGH*、*IGK*、*TCRB*和*TCRG*基因重排来评估克隆性的综合方法，是基于欧洲BIOMED-2联盟最初开发的标准化多重PCR的方法，所描述的方案包括DNA分离的分析前阶段（福尔马林固定石蜡包埋和新鲜组织、体液、外周血和骨髓）、PCR基因和异源双链分析的分析阶段，以及根据既定指南对所获得的图谱进行分析后解释等3个过程。

（1）DNA分离的分析前阶段：参见本章第一、二节。

（2）PCR反应体系配制：①对照PCR。每个标本进行检测前，使用试剂盒提供的DNA质量验证试剂对DNA完整性进行验证。向无菌的1.5ml离心管中按比例加入相应量的反应液及Taq酶，充分混匀后按照45微升/管分装至0.2ml八联排离心管中，加入标本DNA模板5μl，充分混匀，1500r/min离心1分钟。②待测标本检测体系配制。向无菌的1.5ml离心管中按比例加入相应量的PCR反应液及Taq酶，充分混匀后按照45微升/管分装至0.2ml八联排离心管中，备用。分别加入模板（标本DNA，阳性质控，阴性质控，水）各5μl，充分混匀，1500r/min离心1分钟。

（3）PCR扩增程序：按照试剂盒说明设置PCR扩增程序，依次进行变性、退火及延伸等程序。

（4）毛细管电泳：①按试剂盒说明向无菌的1.5ml离心管中按比例加入甲酰胺（Hi-Di）及LIZ内参照，混匀备用。②将Hi-Di和LIZ混合液分装至96孔板中，加入1μl PCR扩增产物，混匀并离心。③将96孔板置于PCR仪中进行热变性，95℃ 5分钟，4℃至少2分钟。④变性结束后将96孔板放于基因分析仪的板架上，在基因分析仪中运行毛细管电泳程序。

（5）GeneScan片段分析：通过基因分析仪的GeneMapper软件进行结果分析，导入实验原始数据，设置相应LIZ类型，分析结果。

（三）结果解读

1. 质控结果　阳性对照：阳性；阴性对照：阴性；空白对照：阴性；内对照（DNA完整性检测）：扩增出100bp、200bp、300bp及400bp片段，表明DNA质量完好。在保证质控物在控基础上，通过片段大小及不同荧光颜色峰来进行数据分析，判断结果，确定阴阳性，发放报告。质控物失控时，表明测定过程存在问题，应及时查找失控原因，纠正后，做好失控记录，重复实验，只有检测值在控方可发放报告。

2. 目的片段判读

（1）根据试剂盒说明书中的PCR产物的大小有效范围，确定目的条带是否在有效范围内。在有效范围内的片段在多克隆背景基础上存在一个或两个单克隆峰，且最高峰的高度是多克隆背景峰第二高峰的3倍以上判为阳性；当有效范围内的片段仅仅有多克隆背景时，判读为阴性。文后彩图8展示了IG和TCR基因重排的阴阳性结果。

（2）将同一*IG*或*TCR*基因的不同管放一起解释结果，并评估克隆峰的数量与克隆群体的存在是否一致。

（3）将获得的克隆性结果与临床、病理和免疫表型数据相结合分析，以便做出最终诊断和分类。

3．临床意义

（1）背景知识介绍：癌细胞一般具有独特的特点，起源于恶性转化的单个细胞，并且具有克隆性。成熟B或T淋巴细胞有几个独特的DNA序列用来编码独特的抗原受体分子。这一特征对于证明淋巴组织的恶性肿瘤中B或T细胞的克隆性扩增非常有用。B细胞的特点是在*IGH*、*IGK*和/或*IGL*位点上有独特的DNA重排序列，而在T细胞中发生*TCRD*、*TCRG*、*TCRB*和/或*TCRA*位点的重排。在淋巴细胞发育过程中，独特的DNA序列通过基因的逐步重排形成。在*IGH*、*TCRB*和*TCRD*位点中，可变区（V）、多样区（D）和连接区（J）基因偶联形成功能的V（D）J外显子，而*IGK*、*IGL*、*TCRA*和*TCRG*基因重排是一个特定的V基因与J基因连接的结果。根据序列同源性，V基因和D基因虽然略有不同，但可以划分为不同的家族。然而，家庭的数量在很大程度上取决于各自的基因座；例如，*IGHV*的44个功能基因簇分为7个家族，而*TCRBV*的47个功能基因簇仅仅分为23个家族，其中有12个家族仅包含1个基因。根据基因座的不同，不同数量的V、D和J基因可用于重组过程。因此，这些基因的组合库可以高达$3×10^6$个可能的重排。除功能基因外，尚存在假基因，它们不能重排或重排后不产生功能受体。在连接过程中，随机插入和/或缺失的发生形成每个细胞高度多样化（大小和核苷酸序列）、独特的连接区。然而，在不同的*IG*和*TCR*基因中，连接多样性水平并不相同。特别是*IGK*和*IGL*重排基因与其他基因座相比，表现出一个限制性的连接序列。根据组合多样性和连接多样性，健康人群的*IG*和*TCR*分子的多克隆总库大于10^{12}。

在早期淋巴细胞分化过程中，基因座按顺序重新排列。前B细胞首先重排*IGH*位点，其次是*IGK*位点。如果重排的*IGK*基因没有功能，则该基因被删除，发生*IGL*重排。*IGK*位点的缺失通过IGK位点所谓的R-deleting元件（Rde）一个特殊的重排介导，该元件可以重排到任何*IGKV*基因或*IGKJ-IGKC*内含子中一个分离的重组信号序列（RSS）上。最终，B细胞表达IGH/κ或IGH/λ受体。对于T细胞表面受体来说，要么表达TCR/αβ受体，要么表达TCR/γδ受体。首先是*TCRD*位点发生重排，然后是*TCRG*发生重排。发生无功能重排情况下，*TCRB*基因将发生重排，随后是*TCRD*缺失和*TCRA*位点重排。在正常成熟的B或T细胞中，可以发现单等位基因和双等位基因重排。在后一种情况下，其中一种重排产生一个非功能性受体基因，因为具有两种功能重排的淋巴细胞不能完全分化为成熟细胞。值得注意的是，恶性淋巴细胞有时会逃避分化控制检查点，导致一个细胞内产生不寻常的重排模式。

（2）临床意义：三项大规模、多中心的BIOMED-2研究表明，应用PCR方法，采用不同*IGH*管和*IGK*管的联合策略，可将5种B细胞恶性肿瘤（套细胞淋巴瘤、慢性淋巴细胞白血病、滤泡性淋巴瘤、边缘区淋巴瘤和弥漫大B细胞淋巴瘤）克隆性淋巴增殖检测的假阴性率降至1%以下。*IGL*重排的PCR没有显示出额外的价值，因此在大多数筛选策略中可以忽略。同样，*TCRB*管和两个*TCRG*管三者的结合对T细胞前淋巴细胞白血病、T细胞大颗粒淋巴白血病、外周T细胞淋巴瘤和血管免疫母细胞T细胞淋巴瘤的总克隆检出率为99%，其中包括间变性大细胞淋巴瘤。*TCRD*管可以省略。在绝大多数的反应性增殖标本中，*IG*或*TCR*基因重排似乎是多克隆的，而偶尔看到单克隆性，需要进一步明确诊断。

这种技术对于鉴别恶性状态和/或特定细胞谱系状态方面存在局限性。良性克隆性TCRαβ⁺在老年人的外周血中可以常规发现。急性EB病毒或巨细胞病毒感染患者的外周血或淋巴结可显示限制性的TCR库，通常出现寡克隆峰，尤其是在免疫功能低下的患者。良性单克隆性免疫球蛋白血症常表现为克隆性*IGH*或*IGK*重排。此外，*TCR*基因重排可在10%～20%的B细胞恶性肿瘤发生，*IG*基因重排在5%～10%的T细胞恶性肿瘤中发生，但大多发生在单个位点。因此，单个位点克隆模式不能作为B/T谱系鉴别的标记。

对*IG*重排和*TCR*重排的免疫生物学的良好了解是正确进行不同分子模式间相互作用的必要条件。此外，分子克隆性结果最终应在结合临床、形态学和免疫表型数据的基础上进行解读。

4. 注意事项

（1）质量控制是正确评价克隆结果的关键。为了保证PCR反应过程质量的有效控制，3个对照至关重要：无模板对照（空白对照）、多克隆对照（阴性对照）和克隆对照（阳性对照）。另外，所接收标本的质量、核酸质量同样是保证结果准确性的关键。

（2）石蜡组织切片标本的DNA通常质量较差，且含有PCR抑制剂，使用该标本时建议稀释到50～100ng/反应体系，有些石蜡组织切片标本由于石蜡包埋组织处理程序中受到化学试剂的浓度及处理时间长短影响而使DNA降解成小片段，此时对于基因重排大片段的扩增结果是不理想的，容易出现扩增失败情况。

（3）鉴于大多数*IG/TCR*的靶标的PCR产物大小，在内对照PCR中扩增300bp片段可预测可靠的*IG/TCR*检测结果；即使内对照PCR获得最大200bp片段的扩增产物，仍然可以可靠地评估较小（＜200bp）的IG/TCR扩增产物。

（4）其他注意事项同AS-PCR。

四、FLT3-ITD等位基因比率检查

（一）实验原理

*FLT3-ITD*突变是FMS样酪氨酸激酶3（*FLT3*）基因在*FLT3*的JM结构域或TKD1结构域发生基因内部串联重复，重复长度3～400个碱基，导致*FLT3*基因酪氨酸激酶活性组成性激活。应用不同荧光标记PCR引物，扩增*FLT3*的JM区和TKD1区，得到野生型FLT3等位基因的扩增产物为327±1bp，具有ITD突变的等位基因的扩增产物大于330bp，运用GeneScan片段分析的方法通过毛细管电泳分离荧光标记的片段并检测其相对的大小，应用GeneMapper软件采集突变型和野生型曲线下的面积，以野生型曲线下的面积值作为参照，通过突变型曲线下面积/野生型曲线下面积得到的比值即为*FLT3-ITD*等位基因比率。

（二）方法学——GeneScan片段分析法

1. 标本处理和保存　参见本章第一、二节。

2. 仪器　普通PCR仪，常温低速离心机，生物安全柜，基因分析仪。

3. 试剂　2×Taq DNA polymerase mix，荧光标记的引物，LIZ600，Hi-Di甲酰胺，POP7胶，灭菌的双蒸水，无菌带滤芯吸头。

4. 标准操作规程

（1）标本制备：参见本章第二节。

（2）PCR扩增反应：①配制反应体系混合液。2×Taq DNA polymerase mix 10μl、灭菌双蒸水7μl、正向引物（10μmol/L）0.5μl、反向引物（10μmol/L）0.5μl、模板DNA（10μmol/L）2μl，总体积20μl。②加入模板DNA，阴性和阳性质控品。③上机扩增：PCR反应程序如下表13-3-5。

（3）PCR产物变性：①配制分子量标准溶液：将30μl LIZ分子量标准液加至1ml的Hi-Di甲酰胺中。②制备标本板：每孔加入10μl分子量标准溶液，每孔加入1μl PCR产物。③上机变性：反应条件为95℃5分钟，4℃至少2分钟。

（4）毛细管电泳：通过毛细管电泳分离不同荧光标记、不同分子量大小的PCR产物，通过GeneMapper软件采集分析得到野生型和突变型曲线下面积，通过计算突变型曲线下面积/野生型曲线下面积得到的比值即FLT3-ITD等位基因比率（FLT3-ITD AR值）。

（三）结果解读

1. 质控结果　扩增反应时加入突变阳性质控、突变弱阳性质控、突变阴性质控和空白对照。变

表 13-3-5　FLT3-ITD 检查项目的 PCR 反应程序

反应阶段	温度/℃	时间	循环数
1	95	5min	1
2	95	30s	9
	63（−0.5℃/Cycle）	45s	
	72	40s	
3	94	30s	9
	58（−0.5℃/Cycle）	36s	
	72	40s	
4	94	30s	25
	55	36s	
	72	25s	
5	72	30s	1
6	12	∞	1

性反应时加空白对照。只有突变阳性质控、突变弱阳性质控扩增出相同位置和大小的突变片段，突变阴性质控为野生型，两个空白对照均未见扩增产物片段，才可评价此次实验质量控制在控，实验结果可信。

2. 结果分析　①通过毛细管电泳，得到野生型 FLT3 等位基因的扩增产物为 327±1bp，具有 ITD 突变的等位基因的扩增产物大于 330bp。②根据软件采集分析得到野生型曲线下面积和突变型曲线下面积。③FLT3-ITD 等位基因比率（FLT3-ITD AR 值）＝突变型曲线下面积/野生型曲线下面积。④ITD 突变可能携带多个克隆的突变，结果分析时将突变面积相加计算出总突变信号面积。⑤需要注意的是，标本可能出现纯合突变体，需要格外注意片段大小。

3. 临床意义

（1）预后评估：《中国成人急性髓系白血病（非急性早幼粒细胞白血病）诊疗指南》（2021年版）修订要点中指出，遗传学分组根据 FLT3-ITD 等位基因比率进行预后评估。具体为：①伴有 NPM1 突变但不伴有 FLT3-ITD 突变，或者伴 FLT3-ITD 等位基因比率＜0.5 为预后良好组。②NPM1 野生型但不伴有 FLT3-ITD 突变，或者伴 FLT3-ITD 等位基因比率＜0.5 或 NPM1 突变伴 FLT3-ITD 等位基因比率≥0.5 为预后中等组。③NPM1 野生型伴 FLT3-ITD 等位基因比率≥0.5 为预后不良组。如没有进行 FLT3-ITD 等位基因比率检测，FLT3-ITD 阳性应按照等位基因比率≥0.5 对待。

（2）指导诊疗：①在急性白血病初诊时，建议检测 FLT3-ITD 等位基因比率，根据指南指导预后分层，有助于选择对应的治疗方案和靶向药物。②在治疗过程中化疗后、移植前、复发难治等情况下，建议检测 FLT3-ITD 等位基因比率；尽管因为片段分析方法检测灵敏度低以及 FLT3-ITD 在疾病过程中的存在不稳定，FLT3-ITD 等位基因比率结果不能作为 MRD；但 FLT3-ITD 等位基因比率仍然有助于判断疾病缓解或进展情况。

五、多重定量 PCR

（一）实验原理

定量 PCR（quantitative PCR，qPCR）是一种常规使用的实时检测和定量基因表达的方法。多重定量PCR（multiplex quantitative PCR，mqPCR）需要基于探针的检测，其中每个探针都有独特的荧光染料标记，使每次测定可观察到不同的荧光颜色，来自每种染料的信号用于分别检测同一管中多个靶基因或其剪切体。mqPCR可用于快速测量多个靶标基因的表达，适用于多种基因的筛查，广泛应用于白血病（融合）基因的初筛。

（二）方法学

1. 标本处理和保存　参见本章第一、二节。

2. 仪器　定量PCR仪，常温低速离心机，生物安全柜。

3. 试剂　商业化白血病融合基因检测试剂盒，商业化Ph样急性淋巴细胞白血病检测试剂盒，无菌带滤芯吸头，0.2ml离心管。

4. 标准操作规程

（1）PCR扩增反应：①向无菌的1.5ml离心管中按标本数量和比例分别加入相应量的PCR反应液及Taq酶，充分混匀后按照20μl/管分装至0.2ml八联排定量离心管中，备用。②分别加入模板（标本DNA，阳性质控，阴性质控，水）各5μl，充分混匀，1500r/min离心1分钟。

（2）PCR扩增程序：按照试剂盒说明设置PCR扩增程序，依次进行变性、退火及延伸等程序，并在每次循环收集荧光信号。

（3）结果分析：①基线设置。设置3～15个循环的平均荧光信号为基线。②阈值。在阴性对照无扩增的情况下，阈值设定在无扩增曲线（噪声线）标本的最高点，且阴性对照未检出为原则，确定起始阈值。③在保证质控物在控基础上，记录位置标本的循环阈值（CT值），发放报告。质控物失控时，表明测定过程存在问题，应及时分析失控原因，纠正原因后，做好失控记录，重复实验，检测值在控时，可发放报告。

（三）结果解读

1. 质控结果　阳性对照：阳性；弱阳性对照：弱阳性；阴性对照：阴性；空白对照：阴性；内对照：阳性。

2. 标本结果分析　先分析标本在PCR反应液中的内参基因通道，确定CT值是否在合格范围内，再对符合要求的标本进行靶基因分析。因不同反应液、不同荧光通路检测不同的融合基因，因此每个标本的分析中，必须逐一对不同的反应液、同一反应液中的不同通道分别分析，根据反应液融合基因CT值，进行融合基因结果阴阳性判定。不同厂家试剂盒有不同的判读标准，一般为内参基因CT值≤36，目的基因的CT值≤36，且目的基因的CT值－内参基因CT值（又称△CT）≤5，结果判读为阳性；内参基因CT值≤36，目的基因的CT值为33～36，结果判读为弱阳性；内参基因CT值≤36，目的基因的CT值>36时，判读为阴性。

3. 临床意义　融合基因或重排基因种类繁多，血液肿瘤中常见的有数十种，但绝大多数患者仅有一种融合或重排基因阳性。初诊患者首先采用多重PCR方法同时筛查多种融合基因或基因重排，再对阳性的基因用RQ-PCR方法进行定量检测，这已成为临床常规应用，广泛用于初诊或复发白血病患者的诊断、分型和MRD检测。临床较为广泛应用的商品化试剂盒除血液系统疾病融合基因的初筛外，还有Ph⁺-ALL基因的初筛。

4. 注意事项　同定性PCR。

（王　君　宋　鸽　李庆华　万　丽）

第四节 | 定量聚合酶链反应

一、荧光定量PCR

（一）实验原理

实时荧光定量PCR（real-time fluorescent quantitative PCR，RQ-PCR）技术是在常规PCR基础上加入一条与模板特异性结合的荧光探针。目前RQ-PCR中应用最广泛的是TaqMan探针。TaqMan探针的5′端和3′端分别标记一个荧光报告基团和一个淬灭基团。TaqMan探针完整时，报告基团发射的荧光能量被淬灭基团吸收，因此检测不到荧光。当PCR扩增时，引物和探针都与靶序列结合，随着DNA链的延伸，Taq DNA聚合酶扩增到探针结合位点时，其5′-3′核酸外切酶活性酶切探针5′的报告基团产生游离的荧光报告基团。被激发的报告基团产生的荧光信号就可以被荧光检测系统检测到。每扩增一条DNA链，就会有一个荧光信号产生，荧光信号的累积与PCR产物生成同步进行，每经过一个循环，收集一个荧光信号，因此通过对荧光信号的检测就可以实时监控PCR的扩增过程，准确定量PCR的拷贝数。

TaqMan探针是目前RQ-PCR中应用最广泛的荧光探针。它的优点是特异性强、灵敏度高，条件易于优化。常规TaqMan探针的5′端的报告基团有FAM、VIC、Cy5、Cy3、JUN、ABY、NED等，3′端的淬灭基团为TAMRA。选择报告基团首先要确认激发波长和发射波长与仪器的匹配性，如AB7500推荐使用的FAM、VIC、NED、ABY和JUN。在白血病融合基因如$BCR::ABL1$、$RUNX1::RUNX1T1$、$PML::RARA$、$CBF\beta::MYH11$、$ETV6::RUNX1$、$SIL::TAL1$、$TCF3::PBX1$、$MLL::AF4$定量检测时常用的5′端的报告基团为FAM，3′端的淬灭基团为TAMRA。MGB-NFQ和QSY探针是美国Applied Biosystems公司开发的新一代TaqMan探针。与常规的TaqMan探针相比，其3′端的淬灭基团为不发光的淬灭基团NFQ和QSY。因为TAMRA本身有自己的发射荧光（577nm），因此作为淬灭基团时，不仅增加背景荧光信号，还要占用一个荧光通道，多数情况下仅用于单个基因的定量检测。NFQ和QSY因为不发荧光，作为淬灭基团时可降低本底干扰，同时提升淬灭效果，适用于多重RQ-PCR检测。

（二）方法学

采用欧洲抗癌项目的引物序列分别扩增阳性患者的cDNA标本，将PCR产物分别克隆到质粒载体中，经过细菌的转化、筛选、鉴定、扩增，提取DNA分别得到内参基因及各种目的基因的质粒标准品，测定质粒浓度，计算拷贝数，利用质粒稀释液10倍稀释成10^6、10^5、10^4、10^3、10^2个拷贝，用于制作内参基因ABL及不同靶基因的标准曲线。

1. 基本概念及参数设定

（1）CT值：每个反应管内的荧光信号达到设定阈值时所用的循环数。

（2）荧光阈值（threshold）缺省设置：PCR反应前3～15个循环荧光信号标准偏差的10倍。不同的仪器和检测项目，也可以自定义阈值的大小，在AB7500定量PCR仪上，常见白血病融合基因其阈值多设定为0.1。

（3）标准曲线：利用已知拷贝数的标准品和相对应的CT值计算得出。根据标准曲线及未知模板的CT值，可以对未知模板进行定量分析。标准曲线相关系数为0.997～1.0，斜率为−3.59～−3.33，扩增效率为90%～110%。

$$CT = -klgX0 + b$$

扩增效率计算公式：$E = 10^{-1/k} - 1$

k＝斜率，X0＝模板量，b＝截距

（4）内参基因：稳定表达于不同类型的组织和细胞中（如正常组织和癌细胞），且其表达量无显著差异，无非特异性扩增。表达水平与细胞周期、细胞是否活化无关，且不受任何外源性和内源性因素影响。血液病相关融合基因检测项目推荐ABL作为内参基因。

2. 标本目的基因表达水平计算 目的基因mRNA水平（%）＝（目的基因拷贝数/内参基因ABL拷贝数）×100%

3. 试剂耗材 TaqMan™ Gene Expression Master Mix、TaqMan探针、上游引物、下游引物、去离子水，0.2ml定量八连排管，无菌带滤芯吸头。

4. 仪器 实时荧光定量PCR仪，生物安全柜，移液器，常温低速离心机等。

5. 标准操作程序

（1）内部质量控制设置：每批RQ-PCR实验均同时进行两个阳性质控品（高定量值和低定量值）、无模板空白对照（H₂O）及无相关模板阴性对照（不表达目的基因的cDNA）。

（2）按照表13-4-1配制RQ-PCR反应体系（20μl）。

表13-4-1 RQ-PCR反应体系

成分	体积（μl）/反应管	终浓度
2×Master mix	10.0	1×
上游引物（10μmol/L）	0.4	0.4μmol/L
下游引物（10μmol/L）	0.4	0.4μmol/L
TaqMan探针（10μmol/L）	0.2	0.2μmol/L
去离子水	6.0	
模板（cDNA）	3.0	
总体积	20.0	

注：按照所扩增的靶基因不同，其引物、探针浓度应做相应的调整。

（3）RQ-PCR扩增程序见表13-4-2。

表13-4-2 RQ-PCR扩增程序

反应阶段	温度/℃	时间	循环数
1	50	2min	1
2	95	10min	1
3	95	15s	40
	60	1min	1
4	4	自定义	1

（4）RQ-PCR结果判定

1）观察标准曲线是否符合要求，去除标准曲线明显偏离的点。理想的标准曲线相关系数为0.997～1.0，斜率为-3.59～-3.33，90%≤扩增效率≤110%。ABL标准曲线和S形扩增曲线见文后彩图9。

2）观察标本管的扩增曲线是否呈S形扩增曲线，分为4个阶段：基线期、指数增长期、线性增长期和平台期（文后彩图9）。若出现异常扩增曲线如creep型时，为非特异性扩增，应重复检测。

3）内部质量控制结果是否在控。

4）结果判读：根据本室性能评估结果，将CT值≤38判定为阳性，对于CT值＞38判定为阴性，介于临界值（38＜CT值＜39）附近的结果应进行二次检测。

（5）报告的结果部分应包括：①目的基因和内参基因拷贝数。②目的基因表达水平（％）＝（目的基因拷贝数/内参基因ABL拷贝数）×100%。③对于有cutoff值的项目，如WT1，应在报告中体现该项目的cutoff值范围。注：临界CT值和cutoff值范围的判定应根据所用试剂盒或实验室自建检测项目的性能参数决定。④对于CML患者的 *BCR∷ABL1* p210检测，报告需包含转换系数CF及国际标准的 *BCR∷ABL1* mRNA水平（BCR-ABL1[IS]）。

（三）结果解读

1. 内部质量控制

（1）每批次RQ-PCR检测应具备内部质量控制

阳性对照：每批RQ-PCR实验应同时检测两个阳性质控品cDNA（高定量值和低定量值）。

阴性对照：无相关模板（不表达目的基因）的cDNA。

空白对照：无模板（H_2O）。

（2）内部质量控制结果评价规则

阳性质控品：定量值在质控范围内。

阴性对照：无扩增曲线或扩增曲线在39个循环以上出现爬坡曲线，该现象应视为非特异性扩增。

空白对照：理想情况下，扩增曲线是一条平线，只有背景荧光数值。

内对照：根据项目检测的最低灵敏度，标本的内参基因ABL拷贝数应大于或等于$1×10^4$。

（3）内部质量控制失控原因分析

阳性质控品定量值不在质控范围内：①更换质控品以排除质控品不合格所导致的实验失控。一旦发现不合格质控品应及时更换。②所用试剂进行逐一更换，以排除试剂因素。③更换仪器重复实验，以排除仪器因素。

阴性对照或空白对照出现假阳性结果：假阳性出现时，应首先考虑实验室污染的可能性并进行实验室内环境污染鉴定。防范假阳性的措施：①实验程序必须严格遵从区域划分原则，即PCR所有试剂的准备、PCR的加样、扩增过程分别在不同的区域或生物安全柜内进行。②所用试剂和质粒标准品必须在指定区域进行配制并分装。③物理方法：实验前后用紫外光照射操作台面，75%酒精擦拭实验台台面。

标本内参基因ABL值＜10^4如果批次内个别标本内参值低，首先验证RNA的纯度、质量和完整性；如果批次内标本内参值整体偏低，还要考虑RNA提取试剂和逆转录试剂是否失效，PCR仪是否出现故障。具体措施如下：①验证RNA的纯度、浓度和完整性：RNA的纯度和浓度是通过紫外分光光度计测定，RNA的260nm/280nm比值应为1.8～2.0；RNA的完整性是通过琼脂糖凝胶电泳法验证。未降解的RNA可见清晰的18S和28S两条带，如果出现弥散条带或5S条带清晰可见，说明RNA有所降解。如果确定是RNA降解造成的内参值低，应更换新的已去除RNase的RNA用水、吸头、EP管等耗材，同时使用RNase清除剂擦拭实验台。②提取RNA的试剂或反转录试剂逐一更换，以排除试剂因素。③更换仪器重复实验，以排除仪器因素。

2. 室间质量评价　目前无论国内还是国外都已开展白血病融合基因的室间质量评价。实验室可根据自身特点选择参与国内或者国际室间质评项目。室间质量评价的目的在于发现临床检测实验室在检测中存在的共性问题以及某些实验室存在的特殊问题，加强实验室间交流促进精准检测建设。现将中国医学科学院血液病医院实验室参与的室间质评计划和经验介绍如下。

（1）美国病理学家协会（College of American Pathologists，CAP）的能力验证项目（CAP-PT）：CAP-PT项目面向全球各家实验室，覆盖的融合基因定量检测检测项目有 $BCR::ABL1$ p210、$BCR::ABL1$ p190、$PML::RARA$，每年组织2次，每次发放3个标本。$BCR::ABL1$ p190和 $PML::RARA$ 的评判方法为比较待评价标本与基线标本的对数差，评价原则是计算所有参与实验室检测结果对数差的平均值（$\bar{x}$）（靶值）和标准差SD，$\bar{x}\pm2SD$分别为质控的上限和下限，当实验室的对数差（x）在$\bar{x}\pm2SD$范围内，结果判为acceptable。$BCR::ABL1$ p210项目是对所有标本标化后的定量值（国际标准值，IS）直接进行比较。评价原则是计算所有参与实验室分子学反应（MR）值的平均值MR_{mean}和SD，当实验室的MR值在$MR_{mean}\pm2SD$范围内，判为结果acceptable。例如，2021年MRD $BCR::ABL1p210$项目其中一份标本的室间质量评价结果：该标本共171家实验室回报有效数据，MR_{mean}和$MR_{mean}\pm2SD$分别为1.479和1.00 ～ 1.92，如果参与实验室的MR值在1.00与1.92之间，则该实验室的质控结果判定为acceptable。

注：$MR = \log[100/(\%IS)]$

（2）英国UK NEQAS的Major BCR-ABL1项目：该项目是对BCR-ABL1^{IS}值进行比较，目的是评估参与实验室BCR-ABL1^{IS}的检测灵敏度是否能达到MR4.5（0.0032%）。每年组织3次。

（3）国家卫生健康委临床检验中心组织的室间质评：目前覆盖的项目只有$BCR::ABL1$ p210和 $BCR::ABL1$ p190，每年组织2次，每次发放4个标本（1个基线标本，3个待评价标本）。实验室需回报每个待评价标本与基线标本的对数差x。室间质评的评价原则是计算所有参与实验室检测结果对数差的平均值（$\bar{x}$）（靶值）和标准差SD，$\bar{x}\pm3SD$分别为质控的上限和下限，当实验室的对数差（x）在$\bar{x}\pm3SD$范围内，判为结果通过（图13-4-1）。

项目：BCR-ABL1 p210/CG（对数值）			对数							
样本编号	你室结果	基准样本	对数差	对数差平均值	对数差SD	Z值	下限	靶值	上限	评价结果
202011	−1.3090	−0.2110	1.0980	1.1060	0.0770	−0.1060		✳		通过
202012	−2.9740	−0.2110	2.7640	2.6090	0.0800	1.9250			✳	通过
202013	−3.6020	−0.2110	3.3910	3.2670	0.0860	1.4320			✳	通过

图13-4-1　中国医学科学院血液病医院参加2020年BCR-ABL1融合基因检测室间质量评价结果分析

（4）国内$BCR::ABL1$ p210转换系数（CF）获得及再确认项目：实验室有效CF值的获得是通过与参比实验室（国内参比实验室是北京大学人民医院）比对结果来实现的，包括计算CF和确认CF两个步骤。具体步骤如下：

1）计算CF，北京大学人民医院统一制备比对样品，用$BCR::ABL1$阴性患者骨髓或外周血有核细胞10倍梯度稀释$BCR::ABL1$ p210阳性细胞，制备4个不同$BCR::ABL1$ p210转录本水平的比对样品（每个转录本水平制备3份平行样品）。北京大学人民医院与参与实验室分别检测比对样品，参与实验室检测结果与北京大学人民医院检测结果通过以下回归方程进行相关性分析：

$\log y =（斜率\times\log MMR^{IS}）+ 截距$

参与实验室CF计算公式：$CF = MMR^{IS}/antilog\ y$

2）确认CF，北京大学人民医院统一制备比对样品，用$BCR::ABL1$阴性患者骨髓或外周血有核细胞以不同倍数稀释$BCR::ABL1$ p210阳性细胞，制备24个不同$BCR::ABL1$ p210转录本水平的比对样品。北京大学人民医院与参与实验室（已获得CF的实验室）分别检测比对样品，参与实验室将24份样品检测结果转换为BCR-ABL1^{IS}后回报数据。北京大学人民医院采用GraphPad Prism软件对其与参与实验室的BCR-ABL1^{IS}检测值进行Bland-Altman一致性分析，分析指标包括偏倚和95%可信区间。对于未达到再确认标准的实验室根据这些标本结果重新计算CF。

目前，国内和国际NCCN的CML指南均是采用BCR-ABL^{IS}来评判疗效、指导临床用药，因此要求$BCR::ABL1$转录本水平的检测必须持续稳定，这需要通过室内质控品的持续监测和室间标本比对进行CF再确认来实现。

BCR-ABL1^{IS}＝本实验室检测值*CF

（5）室间比对：为确保国家卫生健康委临床检验中心和CAP-PT没有覆盖的临床基因检测项目结果（ 如$RUNX1::RUNX1T1$、$CBF\beta::MYH11$、$ETV6::RUNX1$、$SIL::TAL1$、$TCF3::PBX1$、$MLL::AF4$等）的准确性、可靠性以及检测方法的适宜性，由参比实验室组织，选择已获权威机构认可或认证、使用相同检测方法和试剂、使用相同配套系统的实验室进行比对。参照$BCR::ABL1$ p210的CF获得的要求，室间比对计划建议每年比对2次，每个项目6个标本，包括1个基线标本、4个阳性待评价标本（用基线标本和阴性标本梯度稀释）、1个阴性标本。评价原则参照北大人民医院的CF转换原则，计算本实验室5个阳性标本定量结果和比对实验室结果的相关性，用pearson相关性分析计算相关系数。相关系数＞0.98且阴性标本符合预期，认为两实验室间结果具有可比性。

目前，国际和国内只有$BCR::ABL1$ p210有CF，可以转换为BCR-ABL1^{IS}，实现不同实验室间的数据可比性，定量值可以直接用来评判疗效、指导临床用药。$BCR::ABL1$ p190和$PML::RARA$参与美国病理家协会组织和国家卫生健康委临床检验中心的室间质评项目，其他融合基因暂无室间质评。因此，建立其他融合基因的室间质评将是推动临床实验室分子检测领域进一步标准化的重要举措。

3. 临床意义　RQ-PCR技术在血液病领域的临床应用主要包括疾病诊断（分型）、MRD监测、疗效判定和预后分层。分子遗传学水平的检测有助于血液系统疾病的精准诊断。40%～60%的急性白血病伴有重现性遗传学异常，在基因水平形成不同的融合基因。融合基因是白血病重要且明确的分子标志物，定量PCR最主要的临床应用价值体现在有明确分子标志物的血液肿瘤患者初诊时的精准诊断和治疗后随访期间微小残留病的监测，通过对融合基因的检测实现对疾病诊断、疗效判定、预后分层和治疗方案的选择。

国内的慢性粒细胞白血病中国诊断与治疗指南（2020年版）中指出CML患者需规范化监测BCR-ABL1^{IS}。BCR-ABL1IS的分子学反应定义有：BCR-ABL^{IS}＝0.1%、0.01%、0.0032%、0.001%分别对应主要分子学反应（MMR）、分子学反应4（MR4）、MR4.5、MR5；早期分子学反应（EMR）指酪氨酸激酶抑制剂（TKI）治疗3个月后BCR-ABL^{IS}≤10%；深度分子学反应（DMR）包括MR4、MR4.5、MR5。不同的分子学反应具有不同的临床意义，具体监测时间点和频次请参见本章第九节。

对于没有国际/国内标准值的融合基因，可以通过转录本下降log值来代表肿瘤负荷的变化。《急性髓系白血病微小残留病监测与临床解读中国专家共识（2021年版）》指出，$RUNX1::RUNX1T1$、$CBF\beta::MYH11$和$PML::RARA$是AML MRD监测的可靠分子标志物。对伴t（8；21）的AML患者而言，巩固治疗2个疗程后$RUNX1::RUNX1T1$转录本下降＞3-log是预后良好的标志，复发率明显低于下降≤3-log的患者；APL患者治疗结束后，$PML::RARA$从MRD阴性（低于检测灵敏度）转为阳性，即从检测不到到可检测到，预警APL血液学复发；大量临床研究结果显示，$CBF\beta::MYH11$阳性AML患者，2个周期的巩固治疗后$CBF\beta::MYH11$/ABL水平＞0.1%的AML患者复发风险明显升高。值得注意的是，由于$RUNX1::RUNX1T1$、$CBF\beta::MYH11$和$PML::RARA$融合基因尚没有国际标准值，各实验室间的数据并不能通用，因此有必要探索以上融合基因的国际/国内标准值，汇总多中心临床数据，进而建立国际/国内标准值临床疗效评估模型。RQ-PCR技术凭借灵敏度高（10^{-4}～10^{-6}）、重复性好、定量准确的优势被广泛应用于融合基因检测和白血病MRD监测，是白血病患者初诊及治疗过程中定期随访的重要检测手段。

二、数字PCR

微滴数字PCR（ddPCR）是一种基于水－油乳状液滴技术的数字PCR方法，是继第一代定性、半定量PCR技术和第二代实时荧光定量PCR（RQ-PCR）技术的第三代PCR技术，与RQ-PCR相比，ddPCR是无须标准曲线的绝对定量方法，能够提高对抑制物的耐受度，适用于多种临床标本。ddPCR技术凭借高灵敏度、高准确度、可重复性好等优势在临床实验室的应用越来越广泛。通过在不同血液病中应用比对，ddPCR在微小残留病监测方面的实用性受到了业界的欢迎。

一直以来，微滴式的数字PCR作为行业标准，被大家广为接受，将反应液通过不同"相"分为以万为级的微小体积，然后通过泊松分布来做绝对定量计算，该分液方法简便易行。随着技术的发展，在微滴数字PCR的基础上进行优化，研发出芯片式图像法微滴数字PCR，这种固相分区技术避免了ddPCR液体混合和操作带来的误差。本部分重点介绍目前应用较为广泛的ddPCR。

（一）实验原理

数字PCR是一种核酸定量检测分析的新方法，可以作为传统实时定量PCR的替代方法，其定量结果不再依赖于CT值，可以直接给出靶序列的起始浓度，以实现绝对定量及稀有等位基因的检测，结果更准确、灵敏度更佳。数字PCR的工作原理在于将DNA或cDNA样品分割为许多单独、平行的PCR反应，部分反应包含靶标分子（阳性），而其他反应中则不包含靶标分子（阴性）。单个分子可以被扩增100万倍或更多。在扩增期间，TaqMan化学试剂及染料标记探针可用于检测特定靶标序列。当不存在任何靶标序列时，则没有信号累积。PCR分析后，阴性反应片段用于生成样品中靶标分子的绝对计数，而无须标准品或内标。市面上应用较多的是基于油包水的微滴式数字PCR，微滴发生器将含有核酸分子的反应体系形成成千上万个纳米级的微滴，每个微滴作为一个独立的PCR反应器。经PCR扩增后，采用微滴分析仪对每个微滴逐个进行检测，有荧光信号的微滴判读为1，没有荧光信号的微滴判读为0。通过微流控等技术将反应体系均匀导入芯片上的反应仓中进行PCR反应，然后通过基因芯片的方法扫描每个反应仓的荧光信号，单独分析以检测存在（阳性）或不存在（阴性）终点信号，根据泊松分布原理以及阳性微滴/信号的比例，分析软件可计算给出待检靶分子的绝对拷贝数。

（二）方法学——微滴式数字PCR

本方法采用微滴式数字PCR平台，详细步骤也可通过平台操作手册获得。

1. 标本处理和保存　参见本章第一、二节。

2. 试剂耗材　DNA提取纯化试剂盒，ddPCR探针预混液，引物，探针/荧光染料，微滴发生油，微滴分析油，低吸附带滤芯吸头。

3. 仪器　微滴生成仪，PCR基因扩增仪，微滴分析仪。

4. 标准操作程序

（1）基因组DNA的提取纯化：①参照DNA提取试剂盒或全自动核酸提取仪相应说明书进行提取。②DNA的要求：纯度A260/A280比值为1.7～1.9，浓度调至实验室固定量。

（2）配制反应液：①将引物、探针/荧光染料、模板（DNA/cDNA、阳性对照、阴性对照、空白对照）、ddPCR supermix配置成20μl反应液。②配置反应体系后，振荡混匀，离心除气泡，分装至八连管，每孔加入DNA模板，加盖，震荡混匀后瞬时离心并排除八连管中的气泡。③从八连管中吸取20.5μl样品反应体系加入到DG8 cartridge中间一排的8个孔内，不足8个样品时用稀释一倍的20μl 1×buffer control补足，加样时避免引入气泡。④在DG8 cartridge最下面一排8个孔中各加入70μl微滴生成油，不能有空白孔。⑤盖上胶垫。

（3）制备微滴：①将以上holder轻轻地平稳放置于微滴生成仪中，开始生成微滴，一般每个20μl反应液分成20 000个微滴。②转移油滴进入96孔板内，注意封上盖以防油挥发。③将膜置于96孔板上并固定好，进行封膜，推荐的运行程序为：180℃，5s，需确认各样品孔是否密封好，一般情况下无须颠倒方向进行二次封膜。

（4）PCR扩增：封好膜之后建议在30分钟内进行PCR扩增反应，或者放于4℃冰箱4小时之内进行PCR扩增反应（表13-4-3）。

表13-4-3　PCR反应条件

步骤	温度/℃	时间	变温速率	循环数
1	95	10min	～2℃/s	1
2	94	30s	～2℃/s	40
	60	1min	～2℃/s	
3	98	10min	～2℃/s	1
4	4	infinite	～2℃/s	1

注：PCR仪热盖温度设为105℃，反应体积设为40μl。

（5）检测微滴：①查看微滴读取仪上状态指示灯指示是否正常。②将之前完成PCR的96孔板放入plate holder中组装好，注意板斜角方位。③组装好之后轻轻地平稳放入微滴读取仪中，顺序吸取每个样品的微滴并随载液流逐一通过双色检测器。

（6）分析数据：检测结束后，在软件分析界面进行数据分析，可根据文后彩图10微滴分析软件中2D散点图和阳性对照的检测结果，人工复核并划定合适的阳性区域（一般将阳性区域划定在以FAM或HEX信号集中的区域为中心的位置），具体内容见文后彩图11，得到各检测靶标拷贝数。

（7）显示结果：软件自动分析数据，并以多种呈现形式显示检测结果。反应结束后保存数据。在保证质控物在控基础上，记录位置标本阳性微滴的比例，发放报告。质控物失控时，表明测定过程存在问题，应及时分析失控原因，纠正原因后，做好失控记录，重复实验，只有检测值在控后方可发放报告。

（三）结果解读

1．阳性判断值　通过参考值的性能验证或确认实验确定，中国医学科学院血液病医院实验室的检出下限为2～5个阳性微滴。

2．检测结果的解释

（1）实验质量控制：①各检测孔总微滴数应≥10 000，否则该检测结果不可靠。②对照品：阳性对照判读：检测结果为目的基因阳性且阳性微滴数高于2个。阴性对照判读：检测结果为目的基因阴性，目的基因阳性微滴不能检出，野生型基因拷贝数或ABL基因拷贝数不低于10拷贝/体系。如果任何一个对照品质控失败，则同一次实验全部检测结果定为无效，需要进行复检。

（2）应用定量检测技术检测基因的表达，内参基因的表达水平（copies）直接影响靶基因分子表达深度，灵敏度对应的内参值标准（拷贝/体系）可参见表13-4-4。

表13-4-4　不同灵敏度要求的内参值

序号	突变（%）	内参（拷贝/体系）
1	0.10	≥2000
2	0.01	≥20 000
3	0.001	≥200 000
4	0.0001	≥2 000 000

融合基因百分率%＝（目的融合基因拷贝数/内参基因拷贝数）×100%

（3）如果内参基因检测结果为全阳（没有阴性微滴），需要将标本继续稀释后，再次检测，确定检测标本的最佳（最低）上样量。

（4）如果目的基因检测微滴数低于2个阳性微滴，则低于该方法学检测下限，结果为阴性。

（5）异常结果处理，见表13-4-5。

表13-4-5　异常结果处理表

异常情况	可能原因	解决方案
没有检测到任何微滴	微滴生成失败	检查微滴生成仪
	芯片受到物理损伤	检查芯片是否损伤
	分析仪或软件故障	检查分析仪及软件是否出现故障
阴性对照出现阳性结果	PCR产物交叉污染	保证操作环境的洁净
		PCR实验实行严格分区

（四）临床意义

BCR::ABL1 mRNA水平是评价CML患者MRD的关键分子指标，定义了分子缓解的深度，并指导临床治疗决策，在追寻酪氨酸激酶抑制剂（TKIs）停用的时代，大多数服用TKIs的患者获得主要分子学反应（MMR），1/4～1/3获得深度分子学反应（DMR），可检测的白血病细胞较少，当低于一定的灵敏度时，即使作为目前监测该疾病的标准方法的实时定量PCR技术也无能为力。临床实践中把DMR作为追求目标并把DMR作为免治疗缓解方法的强制性先决条件，在这种情况下，亟需一种高度敏感和准确的*BCR::ABL1*水平监测技术，在此背景下，ddPCR代表了RQ-PCR的创新发展，具有许多实用性优势。两种实验技术在*BCR::ABL1*检测中的对比数据显示，ddPCR和RQ-PCR具有良好的一致性，但从检测性能方面，ddPCR凭借更高的灵敏度和更好的可重复性（批内和批间）略胜一等，已经成为CML患者MRD监测的一种有力的补充手段。

数字PCR具有更高的检测灵敏度，对抑制物的耐受度好，适用于多种临床标本，在石蜡包埋标本、全血、粪便及各种体液标本中的肿瘤标志物检测中得到了广泛应用。并且能够从大量野生型基因存在的情况下精准地检测含量较低的基因突变，适合在复杂的背景中检测基因突变的频率。在华氏巨球蛋白血症患者中，MYD88 L265P是治疗反应和预后分层的分子标志物。与等位基因特异性PCR相比，两种技术方法的一致率约为74%，同批次其他26%的样本中，ddPCR阳性，且主要集中于突变频率比较低的标本，因此，在低频突变或MRD阳性的临床标本中，ddPCR的优势更为明显。通过ddPCR进行MYD88 L265P检测将极大地提高淋巴瘤的诊断水平。

数字PCR不依赖于标准曲线，不易受PCR效率的影响，检测数据的重复性好，特别适合于标本中基因表达的准确定量检测。*WT1* mRNA水平有助于化疗或造血干细胞移植治疗的髓系恶性血液病的预后评估。*WT1* mRNA水平低于10拷贝的患者预后良好。RQ-PCR由于灵敏度的限制，RQ-PCR的定量结果＜10拷贝的患者中，依然有部分患者在ddPCR检测中高于10拷贝，因此，使用ddPCR检测深度*WT1*分子反应（＜10拷贝）将更有利于判定恶性血液病患者的预后分层。

（五）注意事项

（1）不合理的标本采集、转运、储存及处理过程均有可能导致错误的检测结果。

（2）实验室环境污染，试剂污染，样品交叉污染以及提取过程中的交叉污染会出现假阳性结果。

（3）试剂运输、保存不当、反应体系不准确等会引起检测效率下降，出现假阴性结果。

（4）PCR扩增前与扩增后应严格分区，进行PCR所使用的试剂物品不可带到PCR结果分析处。

（5）经常用紫外光照射操作台面和操作环境。

（6）数字PCR实验操作中使用的加样吸头应为低吸附无菌带滤芯产品，吸头的不正常使用将影响微滴的生成，导致检测结果不准确。

（韩　聪　马　娇　宋　鸽　李庆华）

第五节 | 一代测序

一、一代测序

（一）实验原理

PCR产物直接测序法采用的是双脱氧链末端终止法（Sanger测序法），其原理是使用链终止剂——四色荧光标记的2,3-双脱氧核苷三磷酸（ddNTP），将延伸的DNA链特异性地终止。其反应体系包括单链模板、引物、4种dNTP、一定比例的4色荧光标记的ddNTP和DNA聚合酶。ddNTP能随机掺入合成的DNA链，一旦掺入合成即终止，于是各种不同大小片段的末端核苷酸必定为某种荧光标记的ddNTP核苷酸，可以通过不同荧光颜色的识别直接阅读DNA的核苷酸序列。

（二）方法学

1. 标本处理和保存　参见本章第一、二节。

2. 试剂　PCR反应液，引物，EXOSAP-IT，BigDye Terminator v3.1 Cycle Sequencing Kit，Bigdye XTerminator TM Purification Kit。

3. 仪器　普通PCR仪，常温低速离心机，振荡器、生物安全柜，基因分析仪。

4. 标准操作程序

（1）基因组DNA的提取：详见本章第二节。

（2）PCR反应体系的配制及基因组DNA的加入需在标本制备区生物安全柜内进行。

PCR反应体系的配制如下：20μl反应体系，

2×PCR Mix	10μl
模板DNA	50ng
上游引物A（10μmol/L）	0.4μl
下游引物B（10μmol/L）	0.4μl
灭菌双蒸水	补齐反应体系至20μl

注：每次实验所需配置反应体系总管数＝被检测标本管数＋质量控制管数。

质量控制设置如下：

阳性标本对照：非同批次提取的经鉴定质量良好的阳性患者DNA作为模板。

阴性标本对照：非同批次提取的经鉴定质量良好的阴性患者DNA作为模板。

阴性对照：以水代模板。

空白对照：仅有反应体系并将反应管在操作环境中暴露至加样结束，最后一同上机扩增。

将上述样品经传递窗传至扩增区，低速离心混匀，置入PCR仪进行PCR扩增。

（3）PCR扩增程序：按照不同基因类型设置PCR扩增程序，依次进行变性、退火、延伸等过程。

（4）PCR反应结果判定：通过普通凝胶电泳结果来判定目的片段，首先判定质控结果：阳性标本对照：出现目的条带；阴性标本对照：出现目的条带；阴性对照：无条带；空白对照：无条带；在此基础上进行标本目的条带的判读：目的条带明亮、单一、锐利即可判定为合格标本，可用于后续实验。

（5）PCR产物纯化：每5μl PCR产物中加入2μl ExoSAP-IT，37℃孵育30分钟，80℃孵育20分钟，此产物即可用于后续反应。

（6）PCR产物的测序反应（BigDye反应）：

标准反应体系：

纯化的PCR产物（10ng/μl）	1μl
BigDye（2.5×）	8μl
引物（10μmol/L）	1μl
灭菌去离子水	10μl
总体积	20μl

BigDye反应条件见表13-5-1。

表13-5-1　BigDye反应条件

反应阶段	温度/℃	时间	循环数
1	95	1min	1
2	96	10s	25
	50	5s	
	60	4min	
3	4	自定义	1

（7）测序反应纯化（96孔板离心方法）：①将SAM Solution和XTerminator Solution按45∶10比例进行充分混合（现用现配）。②每孔依次加入55μl上述混合物室温震荡30分钟。③板式离心机1000×g 4℃离心2分钟。④将上清液移至另一96孔板（注意避免吸取到沉淀），置于基因分析仪进行测序。

（8）测序质量控制设置如下：除上述PCR阶段质控设置外，另设仅加纯化试剂SAM Solution与XTerminator Solution（45∶10）混合的空白对照孔，与待测标本一同上测序仪进行电泳检测。

（9）毛细管电泳：按照所使用的仪器操作说明执行。

（10）测序反应质控结果：分析每次实验后，只有质控在控时，其同时检测的标本的检测结果才为有效。如实验失控，要及时分析失控原因，做好失控记录，重复实验直至实验在控。

质控结果：正常的测序信号范围在150～1500点，峰形正常。

阳性标本对照：测序图谱显示为目的片段的突变型，有重叠峰，无杂带。

阴性标本对照：测序图谱显示为目的片段的野生型，无重叠峰，无杂带。

阴性对照：无峰图，有背景。

空白对照：无峰图，有背景。

纯化试剂空白对照：无峰图，无背景。

（11）检测标本的结果分析：

测序电泳图信号范围在150～1500点，峰形正常。

如果峰形正常，无重叠峰，无杂带，并经序列比对后与GeneBank所公布的野生型序列完全一致，则为野生型，报告结果判定为阴性。

如果峰形正常，部分片段出现重叠峰，重叠峰＞主峰的10%，经与野生型序列比对后并参考相关文献，可判定其是否为突变型。若判为突变型，报告结果为基因突变类型。常见基因突变类型表示方法如下：

1）点突变

错义突变：W26C代表第26位色氨酸突变为半胱氨酸。

无义突变：W26X代表第26位色氨酸突变为终止密码子。

2）缺失（del）

p.K29del代表第29位赖氨酸缺失。

p.C28_M30del代表第28、29和30位氨基酸缺失。

3）重复（dup）

p.G31_Q33dup代表第31位至第33位氨基酸重复，如CKMGHQQQCC（28-37）突变为CKMGHQGHQQQCC。

4）插入（ins）

p.K29_M30insQSK代表第29位赖氨酸和第30位蛋氨酸间插入QSK，如CKMGHQQQCC（28-37）突变为CKQSKMGHQQQCC。

5）插入/缺失（delins）

p.C28_K29delinsW代表3个碱基缺失影响第28位及29位氨基酸编码，同时产生1个新的氨基酸，如TGTAAA（C28 K29）突变为TTATAA。

p.C28delinsWV代表编码28位氨基酸的密码子中插入3个碱基，产生2个新的氨基酸，如TGT突变为TAATGT。

6）移码突变

p.R97fsX121代表第97位精氨酸开始出现移码突变，编码23个氨基酸之后发生终止。

（三）结果解读

1. 结果　根据以上阴阳性的序列和特点峰判断基因突变类型。如有突变，对突变类型进行文字解释说明。

2. 注意事项

（1）溶血标本应重新抽取血样。

（2）DNA提取时，应注意防止标本间的相互污染。

（3）PCR扩增前与扩增后应严格分区，进行PCR所使用的试剂物品不可带到PCR结果分析处。

（4）经常用紫外光照射操作台面和操作环境。

二、*BCR∷ABL1*酪氨酸激酶区突变检测

（一）实验原理

*BCR∷ABL1*酪氨酸激酶区突变检测方法是把巢式PCR得到的*BCR∷ABL1*融合基因ABL1激酶区产物，应用Sanger测序法进行测序分析，检测*BCR∷ABL1*酪氨酸激酶区突变的方法。应用巢式PCR第一轮扩增*BCR∷ABL1*融合基因序列，第二轮扩增*BCR∷ABL1*上的ABL1激酶区序列，可排除野生型ABL1的干扰，提高检测方法的灵敏度；应用Sanger测序法，以二轮PCR产物为模板，分别在正反向引物PCR测序反应体系中，加入dNTP和4种不同的荧光染料标记的ddNTP，利用DNA聚合酶，合成起点相同，终点为不同荧光标记的系列片段产物，应用基因分析仪毛细管电泳迁移率不同和不同荧光标记代表不同碱基的原理，得到由计算机分析软件把连续不同位置的不同荧光转换的二轮PCR产物序列。

（二）方法学——Sanger测序法

1. 标本处理和保存　参见本章第一、二节。

2. 试剂耗材　Lamp Master Mix、扩增引物，PCR产物纯化试剂，测序反应试剂BigDye Terminator v3.1 Cycle Sequencing Kit，测序引物，测序反应产物纯化试剂，测序用POP7胶，无菌带滤芯吸头，1.5ml离心管，0.2ml离心管等。

3. 仪器　普通PCR仪，常温低速离心机，生物安全柜，基因分析仪。

4. 标准操作程序

（1）PCR前准备：①评估*BCR::ABL1*融合基因转录本定量及*ABL1*基因定量，当*BCR::ABL1*融合基因拷贝数大于100，*ABL1*拷贝数大于10 000时，可扩增得到突变检测，可分析序列；在进行巢式PCR第一轮扩增反应时，根据*BCR::ABL1*融合基因定量的拷贝数适当调整模板cDNA用量。②选择引物，通过*BCR::ABL1*基因定性PCR检测明确*BCR::ABL1*转录本类型，根据e1a2、e13a2、e14a2或不典型慢粒等不同转录本类型，选择位于相应*BCR1*外显子序列作为第一轮扩增的上游引物（第一轮PCR反应条件见表13-5-2）。

（2）巢式PCR：①*BCR::ABL1*酪氨酸激酶区突变检测只针对*BCR::ABL1*融合基因阳性标本的ABL1激酶区进行检测，因此，*BCR::ABL1*融合基因阴性标本的*ABL1*激酶区检测是没有意义的。所以通过巢式PCR，第一轮扩增*BCR::ABL1*融合基因序列，上下游引物分别位于*BCR*外显子和*ABL1*外显子10，第二轮扩增*BCR::ABL1*上的*ABL1*激酶区，上下游引物分别位于*ABL1*外显子4和外显子10，得到的二轮扩增产物是*BCR::ABL1*融合基因阳性标本的*ABL1*激酶区，且二轮PCR产物需覆盖目前已报道的有临床意义的突变位点，即ABL的第230～490位氨基酸密码子（第二轮PCR反应条件见表13-5-3）。②二轮扩增产物经琼脂糖凝胶电泳判定是否合格，片段大小为863bp，目的条带明亮、单一、锐利即可判定为合格扩增产物，可进行后续实验。

ABL激酶扩增第一轮PCR反应体系：

2×Lamp Master Mix	10μl
模板cDNA	2μl（100ng）
上游引物A（10μM）	0.5μl
下游引物B（10μM）	0.5μl
灭菌双蒸水	7μl
总体积	20μl

表13-5-2　*ABL1*激酶扩增第一轮PCR反应的扩增条件

反应阶段	温度/℃	时间	循环数
1	95	5min	1
2	95	40s	30
	61	1min	
	72	2min	
3	72	7min	1
4	4	自定义	1

第二轮PCR反应体系：以第一轮PCR产物为模板实施第二轮PCR，扩增体系同第一轮PCR反应

体系。

表13-5-3　*ABL1*激酶扩增第二轮PCR反应的扩增条件

反应阶段	温度/℃	时间	循环数
1	95	5min	1
2	95	40s	30
	62	1min	
	72	2min	
3	72	7min	1
4	4	自定义	1

（3）PCR产物纯化：每5μl PCR产物中加入2μl EXOSAP-IT，37℃孵育30分钟，80℃ 20分钟，纯化产物用于后续反应。

（4）测序反应：应用上下游引物进行双向测序。

测序反应体系：PCR纯化产物　　　1μl
Buffer　　　　　　　　　　　　　3μl
BigDye（2.5×）　　　　　　　　2μl
引物（10μmol/L）　　　　　　　0.3μl
灭菌去离子水　　　　　　　　　13.7μl
总体积　　　　　　　　　　　　20μl

表13-5-4　BigDye处理过程的反应条件

反应阶段	温度/℃	时间	循环数
1	95	1min	1
2	96	10s	25
	50	5s	
	50	4min	
3	4	自定义	1

（5）测序反应产物纯化：将SAM Solution、X Terminator Solution按45∶10比例进行充分混合（现用现配），每孔依次加入55μl上述混合物室温震荡30分钟，板式离心机1000×g 4℃离心4分钟。

（6）将测序反应纯化产物上清15μl移至96孔板，应用基因分析仪进行测序检测。

5. 质量控制

（1）第一轮扩增反应时加入突变阳性质控、突变阴性质控和空白对照。

（2）第二轮扩增反应将第一轮阳性质控产物、阴性质控产物和空白对照产物加入第二轮反应体系，并设置仅二轮的空白对照。

（三）结果解读

1. 结果分析

（1）质控结果：①突变阳性质控标本出现相应的突变序列。②突变阴性质控标本得到野生型序列。③空白对照仅背景峰序列结果。只有质控结果在控才可评价此次实验质量控制合格，实验结果可信。

（2）待测基因结果：①测序图完整，背景干净，峰形正常，无重叠峰，无杂带，与NCBI GeneBank公布的野生型序列比对如完全一致，为野生型序列。②测序图所检测区域峰形正常，背景荧光强度在平均荧光信号强度的5%以下；当出现碱基序列重叠峰，突变峰荧光信号强度大于平均荧光信号强度的10%，则为杂合突变；或无重叠峰但经与野生型序列比对后发现待测序列存在碱基突变，则为纯合突变。③突变型需继续分析突变类型并进行解释说明。常见激酶突变类型包括p.T315I、p.E255K、p.F317L、p.G250E、p.Y253H和p.F359V等点突变（文后彩图12）。

2. 报告内容

（1）待测基因为野生型序列，意味着未检出突变，报告为阴性。

（2）待测基因激酶区突变阳性者报告突变位点及突变的氨基酸类型，如p.T315I，即在第315位苏氨酸突变为异亮氨酸；仅出现碱基突变而氨基酸未突变者不报告。

（3）由于*BCR∷ABL1*融合基因拷贝数低或为0时，不能扩增出所需条带，报告为无扩增条带，不能进行激酶突变分析。

（4）复合突变：因为此方法是对PCR产物的测序，而非克隆性测序，如果出现多个突变位点时，不能判断是否为复合突变（具有2种或2种以上的突变），需进行克隆性测序鉴别。

（四）临床意义

TKI治疗期间应定期监测CML的血液学、细胞遗传学及分子学反应，早期的分子学反应至关重要，特别是TKI治疗3个月的*BCR∷ABL1*水平。通过*BCR∷ABL1*激酶区突变检测，定期评估患者TKI治疗耐受性，参照中国CML患者治疗反应标准进行治疗反应评估，结合患者耐受性，随时调整治疗方案，这对于CML优化治疗和检测早期复发具有重要意义。临床治疗反应包括最佳反应、治疗失败以及警告。治疗失败以及警告的患者在评价治疗依从性、合并用药及患者的药物耐受性基础上，及时行*BCR∷ABL1*激酶区突变检测，适时更换其他TKI。

1. *BCR∷ABL1*酪氨酸激酶区的突变检测时机

（1）加速期和急变期的CML患者表明疾病已经进展，需要进行*BCR∷ABL1*酪氨酸激酶区的突变检测明确是否有突变，从而判断患者是否出现TKI耐药。

（2）CML患者在血液学和细胞遗传学治疗失败、警告及*BCR∷ABL1*转录本升高导致主要分子学反应（MMR）丧失时，需要进行*BCR∷ABL1*酪氨酸激酶区的突变检测。

（3）难治/复发的Ph阳性急性淋巴细胞白血病患者，需要进行*BCR∷ABL1*酪氨酸激酶区的突变检测。

2. 评估CML患者预后

（1）多项研究表明，伊马替尼一线治疗CML期间出现*BCR∷ABL1*激酶区突变，预示出现完全细胞遗传学丧失，更短的无进展生存期，更短的加速期或急变期的进展时间和更短的总生存期；出现*BCR∷ABL1*激酶区T315I突变患者与无T315I突变患者相比预后更差。

（2）根据激酶突变结果及TKI耐药位点更换TKI二线三线治疗，早期更换TKI治疗，可获得更好的治疗反应和远期生存。

3. 优化治疗方案　根据*BCR∷ABL1*激酶区的突变检测结果进行评估，突变阳性者，选择其他TKI治疗或进行异基因干细胞移植治疗或选择进入临床试验。2021年第2版慢性粒细胞白血病NCCN指南指出，*BCR∷ABL1*激酶结构域的点突变是TKI治疗继发性耐药的常见机制，与不良预后和疾病进展的高风险相关。在*BCR∷ABL1*激酶结构域突变中，T315I对伊马替尼、达沙替尼、尼洛替尼和博苏替尼完全耐药。T315A、F317L/I/V/C和V299L突变体对达沙替尼耐药，E255K/V、F359V/C和Y253H突变体对尼洛替尼耐药。E255K/V、F359C/V、Y253H和T315I突变体最常与疾病进展和复发相关。博苏替尼在对达沙替尼（F317L）和尼洛替尼（Y253H，E255K/V和F359C/I/V）耐药的BCR-ABL1突变体患者中显示出活性。而博苏替尼对F317L突变体活性极低。在F317L突变患者中，尼洛替尼可能优于博苏替尼。T315I、G250E和V299L突变体对博苏替尼耐药。普纳替尼对耐达沙替尼或尼罗替尼的*BCR∷ABL1*突变体有活性，包括E255V、Y253H和F359V以及T315I。

　　*BCR∷ABL1*复合突变（在同一*BCR∷ABL1*等位基因内可能依次出现的2个突变）表明对TKI治疗表现出不同的耐药程度，而含T315I的复合突变体对所有TKI的耐药水平最高，包括普纳替尼。在最近的一项研究中，在PACE临床试验中，利用NGS检测了267例重度预处理的CP-CML患者的低水平和*BCR∷ABL1*复合突变，没有发现复合突变持续对普纳替尼产生耐药性，提示这种复合突变在CP-CML用博苏替尼、达沙替尼或尼洛替尼治疗后并不常见。

　　*BCR∷ABL1*激酶结构域突变分析有助于早期反应不佳的患者选择其他一线或二线TKI治疗。指南建议对未达到反应里程碑的患者、有任何反应丧失迹象（血液学或细胞遗传学复发）的患者以及如果有MMR丧失的*BCR∷ABL1*水平增加1-log的患者进行*BCR∷ABL1*突变分析。

　　4. *BCR∷ABL1*以外的多种癌症相关基因（如*ASXL1*、*RUNX1*、*IKZF1*、*TET1/2*、*IDH1/2*、*JAK2*、*DNMT3A/3B*、*EZH2*、*WT1*、*NPM1*、*NRAS*、*KRAS*，*CBL*、*BCOR*、*CREBBP*和*TP53*）在CML患者初步诊断时以及AP-CML或BP-CML患者中都有描述。在进展期CML中，*ASXL1*、*RUNX1*、*BCOR*和*IKZF1*基因的外显子缺失和突变最多，而*IDH1/2*突变的频率明显较低。*IKZF1*和*RUNX1*改变均与细胞分化有关，可作为CP-CML向BP-CML发展的重要标志。

三、免疫球蛋白重链可变区（IGHV）高频突变检测

（一）实验原理

　　B细胞抗原受体（BCR）是存在于B淋巴细胞膜表面的Ig分子，Ig通过基因重排形成有功能的基因，它的结构包括2条重链和2条轻链，轻链包含可变区（V）和恒定区（C），重链由分离的编码片段组成，包含N末端的可变区（V）、多样区（D）、连接区（J）和C末端的3个恒定区（CH1，CH2，CDH3），在V区内，含有序列相对保守的4个框架区（FR1，FR2，FR3和FR4）和变化较大的3个互补决定区（CDR1，CDR2和CDR3），其中变化最大者为CDR3区，Ig重链的恒定区决定了其免疫原性，即哪一种免疫球蛋白；可变区决定了其与抗原结合的特异性。B细胞起源于骨髓，在外周免疫器官分化为可以分泌Ig的浆细胞，淋巴细胞发育过程中，B细胞的免疫球蛋白基因发生特定顺序的重排，形成V-（D）-J片段，人类序列由于V、D和J区由多个片段组成，导致重排基因的多样性，在重排过程中核苷酸丢失和随机插入使每个淋巴细胞有其独特的重排形式，保证了免疫反应中抗原受体的多样性。成熟的B细胞迁移至外周淋巴器官之后，在外界抗原的刺激下，在生发中心发生体细胞高频突变。在正常的人体内*IGH*重排是呈现多克隆性的，而B细胞淋巴瘤的发生被认为是当B细胞被阻断在其分化过程中的某一阶段而造成淋巴细胞的克隆性增生，使其某一类型的基因重排占一定的数量优势，从而表现为克隆性增生。IGHV高频突变检测对于B细胞淋巴瘤的辅助诊断具有重要价值，尤其适用于CLL，欧洲CLL研究倡议（European Research Initiative on CLL，ERIC）对于CLL的IGHV高频突变的突变率cutoff值设定为2%，突变率＞2%被认为CLL预后良好，突变率≤2%被认为CLL预后不良。之后，学者们又将这个cutoff值延伸到其他成熟B细胞淋巴瘤。实际上，IGHV高频突变的突变率分析一方面可以评估B细胞淋巴瘤患者的预后分层，另一方面，可以反映肿瘤细胞的来源，有助于判定是生发中心前还是生发中心后来源。

　　对成熟B细胞淋巴瘤患者的克隆型BCR *IG*基因重排序列的综合分析发现，*IG*重排库被一致性限定，表达高度相似、亚型固定的*IG*重排同型亚群，表明这些肿瘤的个体发生中通过共同表位或结构相似的表位类别进行选择。研究发现这种BCR *IG*固定的同型亚型不仅见于CLL患者，还见于其他成熟B细胞肿瘤，包括套细胞淋巴瘤（MCL）和脾边缘区淋巴瘤（SMZL），这种固定的IG同型亚型大多是疾病特异性的，与不同的免疫病理过程高度相关，基于这一点，人们发现表达特定同型亚型的

BCR IG表现出显著一致的生物学背景和临床病程，因此，对于成熟B细胞淋巴瘤患者，尤其是CLL患者，有充分必要进行IGH高频突变检测。

在方法学上，IGHV高频突变的检测以DNA或者cDNA为模板，利用靶定*IGH*基因的保守区域的引物，通常5′端引物位于FR1上游的leader区或者FR1区，3′端引物位于J区，采用多重PCR技术扩增IGH V-J片段，用于检测克隆性*IGH*重排，用测序的方法获得其序列并通过与线上数据库中的胚系基因比对获得IGHV的重排方式和突变率。PCR产物直接测序法采用的是双脱氧链末端终止法（Sanger测序法），其原理同上。

IGHV高频突变的检测是一个从标本收集到实验方法、到Ig数据整理，最后是生物信息学分析的过程链。ERIC已经将IGHV高突变的二代测序检测方法、数据管理和生物信息学分析过程的标准化提上日程，不久，相关标准文件将会问世。

（二）方法学

1. 标本处理和保存　参见本章第一、二节。

2. 试剂　商业化IGH体细胞高突变检测试剂盒，DNA聚合酶，分子内标LIZ标准品，POP7胶，虾碱酶（SAP），DNA测序试剂盒，纯化试剂盒，胶回收试剂盒。

3. 仪器　PCR仪，高速低温离心机，震荡仪、生物安全柜，基因分析仪。

4. 标准操作程序

（1）PCR扩增反应：①内对照PCR。每个标本进行检测前，使用试剂盒提供的DNA质量验证试剂对DNA完整性进行验证。向无菌的1.5ml离心管中按比例加入相应量的反应液及Taq酶，充分混匀后按照45μl/管分装至0.2ml八联排离心管中，加入标本DNA模板5μl，充分混匀，1500r/min离心1分钟。②克隆性检测体系配制。向无菌的1.5ml离心管中按比例加入相应量的PCR反应液及Taq酶，充分混匀后按照45μl/管分装至0.2ml八联排离心管中，备用。分别加入模板（标本DNA及对照品）各5μl，充分混匀，1500r/min离心1分钟。对照品设置如下：

阳性对照：可扩增出单克隆或双克隆峰。

阴性对照：可扩增出多克隆峰。

无模板对照：即空白对照（水）。

（2）PCR扩增程序：按照试剂盒厂家说明设置PCR扩增程序，依次进行变性、退火及延伸等程序。

（3）毛细管电泳：①按试剂盒厂家说明向无菌的1.5ml离心管中按比例加入甲酰胺（Hi-Di）及LIZ标准品，混匀备用。②将Hi-Di和LIZ混合液分装至96孔板中，加入PCR扩增产物，混匀并离心。③将96孔板置于PCR仪中进行热变性（95℃ 5分钟，4℃ 2分钟）。④变性结束后将96孔板放于基因分析仪的板架上，在基因分析仪中运行毛细管电泳程序。

（4）GeneScan片段分析：通过基因分析仪的GeneMapper软件进行结果分析，导入实验原始数据，设置相应LIZ类型，分析结果。在保证质控物在控基础上，通过片段大小以及不同荧光颜色的峰来进行数据分析，判断是否具有克隆性。质控物失控时，表明测定过程存在问题，应及时分析失控原因，纠正原因后，做好失控记录，重复实验。质控物全部在控时，对于毛细管电泳结果为多克隆性的标本，可直接报告为无克隆性重排，其余情况按照后续步骤操作。

（5）PCR产物纯化：每5μl PCR产物加入2μl SAP，按照试剂盒厂家说明书设置反应程序。

（6）直接测序反应：直接测序反应适用于几乎没有背景扩增且只有1种克隆产物的样品。按照测序反应试剂盒说明书要求配制反应体系并进行测序反应，双向测序。

（7）胶回收：适用于具有多克隆背景的弱单克隆条带，或者具有多个单克隆条带。①PCR产物进行琼脂糖凝胶电泳。②分析结果并确定克隆条带后，将凝胶放于紫外照明器上。③使用干净的手术刀从凝胶中取出阳性条带，避免切入其他条带而污染样品。④按照胶回收试剂盒说明提取胶内PCR产物。⑤按照步骤（6）进行直接测序反应。

（8）测序反应产物纯化：按照纯化试剂盒厂家说明书对测序反应产物进行产物纯化。

（9）测序：吸取纯化好的测序产物上清15μl于96孔板中，将96孔板放于基因分析仪的板架上，在基因分析仪中运行测序程序。

（10）测序数据分析：测序结果若峰形正常，无重叠峰，无杂带，通过IMGT/V-QUEST在线数据库（http：//imgt.org）与胚系IGH进行序列对比，计算公式：

$$IGHV一致性（\%）=100\%-\frac{IGHV区域内的突变数}{最同源胚系IGHV基因的核苷酸长度}\times100\%$$

（11）同型亚型（Stereotyped Subsets）分析：通过将FASTA格式的序列拷贝至ARResT/AssignSubsets（http://tools.bat.infspire.org/arrest/assignsubsets/）网站，分析确定所属亚型。适用于CLL中19个主要的亚型。

（三）结果解读

1. 质控结果　阳性对照：阳性，呈现单克隆或双克隆峰；阴性对照：阴性，呈现高斯分布的多克隆峰；无模板对照：阴性，无任何扩增峰；内对照（DNA完整性检测）：可扩增出100bp、200bp、300bp及400bp片段。

2. 质控失控情况

（1）重复检测后仍未扩增的标本，建议报告为：由于DNA总量或质量欠佳，无法报告结果。

（2）如果阳性对照扩增失败，应将同批次阴性标本重新检测。

（3）如果复孔产生不同结果，应重新评估标本并重新检测。

（4）在对标本结果进行解释之前，必须确定所有的对照都在控，如果对照结果失控，不允许发放报告。

3. 待测标本IG重排突变率报告：利用在线数据库IMGT/V-QUEST（http：//imgt.org）与胚系IGH进行序列对比，若一致性≥98%，即突变率 ≤2%，结果报未突变型；若一致性小于98%，即突变率大于2%，结果回报突变型。一致率如为97% ~ 97.9%，认为结果临界值，如实报告结果。

4. 结果报告所包含信息

（1）报告已比对出的IGHV基因及等位基因与其最接近的胚系基因的一致性百分比，转换为突变率，突变率cutoff值为2%，突变率＞2%被认为预后良好，突变率 ≤2%被认为预后不良。选择2%作为临界值是为了排除潜在的多态性变异序列，但对于临界值的病例，对其精确的预后判断仍需谨慎，需要在报告中说明。

（2）说明特定的*IGHV-IGHD-IGHJ*重排是有产物型还是无产物型，对于无产物型重排，需要说明原因，是框外连接还是引入终止密码子而导致无产物型。对于产物型*IGHV*，报告是否属于同型亚型。*IGHV*基因与*IGHD*和/或*IGHJ*基因之间有偏好关联性。三者之间这些偏好性关联是限制性同型亚型VH CDR3基序形成的基础，尤其是在表达IGHV3-21和IGHV4-34基因的情况下。*IGHV*基因的固定同型亚型是疾病特异性的，而且，*IGHV*基因的同一同型亚型在不同疾病中的生物学过程和临床过程高度相似。

报告结果时必须确定有产物型/无产物型突变状态。ERIC提出，因无产物型重排不在淋巴细胞中表达，也不对疾病的生物学作出贡献，所以仅针对于产物型重排报告突变状态。当存在或报告多个克隆时，应分别评估每个克隆的重排结果和体细胞突变状态。在CLL患者的临床标本检测中，仍有一些少见的复杂情况，参考如下情况进行报告：①标本含有2种重排，一种为产物型，一种为无产物型，二者突变状态一致，应根据产物型的突变状态进行报告。②含有2种重排，有产物型为未突变型，无产物型为突变型，应报告突变状态未确定。③含有2种重排，有产物型为突变型，无产物型为未突变型，按照有产物突变型报告。④含有2种重排，均为有产物型，突变状态一致，按照常规突变状态报告；突变状态不一致，报告突变状态未确定。⑤含有多种有产物型重排（大于2种），报告突变状态未确定（除非通过细胞分选后可以识别优势克隆）。⑥含有一种无产物型重排，并通过更换引物进行替代PCR后依旧为无产物型时，报告突变状态未确定。

（3）列出已比对出的*IGHV*、*IGHD*以及*IGHJ*基因及等位基因，有时很难获得可靠的*IGHD*基因，尤其是对于CDR3序列较短或者含有多种SHM重排类型的序列时，此时需要在报告中明确说明"IGHD基因或等位基因无法获得"。

（4）根据数据分析结果简要描述临床意义，尤其是对预后分层的评估。

5. 临床意义

（1）CLL：国际慢性淋巴细胞白血病工作组（iwCLL）和中国慢性淋巴细胞白血病/小淋巴细胞淋巴瘤的诊断与治疗指南（2018年版）均推荐应用CLL国际预后指数（CLL-IPI）进行预后评估，IGHV突变状态是CLL中对患者预后分层最重要的因素之一。根据IGHV基因SHM的类型将CLL分为2大类：一类包含未突变或低频突变的SHM，称为unmutated CLL，（U-CLL）；另一类包含显著的SHM，称为mutated CLL（M-CLL）。与M-CLL相比，U-CLL患者往往伴有预后不良的遗传学变异，BCR信号转导能力强、进展时间更短、总体生存更差。CLL研究中另外一个里程碑式的发现是约1/3的CLL患者的BCR *IG*重排具有相似的同型模式。这些相似的的同型模式归为同一亚型，具有相似的生物学特征和临床病程。最常见的4种亚型为Subset#1、Subset#2、Subset#4和Subset#8。其中，大部分的Subset#2（IGHV3-21）为M-CLL，具有中等水平的SHM状态，与胚系基因一致性虽然低于98%，但预后差，预后类似于U-CLL以及含*TP53*基因缺失的患者。Subset#1（IGHV1/5/7）和Subset#8（IGHV4-39）这两种同型亚型的患者，疾病侵袭性强，大部分为U-CLL，其中Subset#8的CLL患者易发生Richter转化。Subset#4主要存在于M-CLL患者中，临床病程呈惰性过程，很少累及NOTCH1、SF3B1以及TP53等重现性基因学异常，是较少需要治疗的亚型，首次治疗的平均时间为11年。

（2）MCL：MCL是一种侵袭性的小B细胞淋巴瘤，IGHV3为MCL患者BCR *IG*的主要重排亚型，以IGHV3-21、IGHV4-34、IGHV1-8和IGHV3-23占主导。经典MCL呈侵袭性，占MCL的绝大部分，其细胞来源于生发中心前的B细胞，IGHV呈现未突变或突变程度极低的状态，SOX11过表达，易累及淋巴结及其他结外部位。另一亚群的MCL起源于生发中心后，IGHV呈现突变状态，SOX11表达缺失，临床表现呈现白血病非结节性MCL，通常累及外周血、骨髓和脾脏，疾病表现惰性，但容易发生继发性异常，一旦累及*TP53*，疾病便具有侵袭性。

（3）SMZL：*IGHV*重排类型在SMZL中具有明显的倾向性，超过30%的患者发生*IGHV1-2*基因重排，SHM突变频率极低。在同型亚型模式上，SMZL和CLL具有相似性，这类患者的临床过程和生物学特点与CLL相似，表明在不同的惰性B细胞淋巴瘤中，可能存在潜在的共同致病因素。

（4）HCL：*BRAF V600E*突变存在于几乎所有的经典型HCL（HCL-C）中，但不存在于变异型毛细胞白血病（HCL-V）或其他小B细胞淋巴肿瘤中。研究发现，HCL-V中常见的*IGHV*基因重排为*IGHV4-34*，并与胚系基因具有高度的同源性，突变率低，这些特点与高龄、白细胞减少、对克拉屈滨治疗反应差、无进展和整体生存期差等特征强关联。此外，呈现*IGHV4-34*重排类型的小部分HCL-C患者，具有类似于HCL-C的典型形态学特征和免疫表型，但不表达BRAF V600E，对嘌呤类似物疗法反应差，预后相对较差。

（5）其他淋巴瘤：除以上几种疾病外，IGHV高频突变的检测还可以应用于其他具有异常克隆的B细胞淋巴瘤，其预后分层评估及临床意义不明，尚需深入研究。

6. 注意事项

（1）标本选择：基因组DNA以及cDNA均适用于IGHV高频突变检测，首选基因组DNA，一方面避免了制备cDNA所需的反转录步骤，另一方面冷冻细胞组织、石蜡组织切片或运输时间较长的标本DNA更稳定并且容易获得。在DNA标本检测到2个重排且片段大小相近的情况下，建议选用

cDNA，优势在于它能够优先识别功能性重排，因为在分析基因组DNA时，有检测到的第二个等位基因上发生无产物型和/或非转录的IGH基因重排的可能性。在分析cDNA时，也可以检测到在框内的双重重排，但很少见，这可能是在转录水平缺乏等位基因排斥导致的。

石蜡组织切片标本的DNA通常质量较差，且含有PCR抑制剂，使用该标本时建议稀释到50～100ng/反应体系，有些石蜡组织切片标本由于石蜡包埋组织处理程序中受到化学试剂的浓度及处理时间长短影响而使DNA降解成小片段，此时对于基因重排大片段的扩增结果不理想，容易出现扩增失败情况。根据大多数IGHV的靶标的PCR产物片段大小，在内对照PCR中扩增400bp片段即可预测可靠的IGHV检测结果。根据检测平台仪器和分析软件版本不同，毛细管电泳显示的PCR产物大小与说明书要求大小相差1～4个碱基为正常。

（2）引物选择：只有使用"leader"引物可以获得IGHV区域的完整序列，从而更精准地反映体细胞高突变（SHM）的真实和完整水平，是最推荐的选择。采用FR1引物以及FR1下游的引物（如FR2或FR3）只能计算出大概的一致性，不能准确确定SHM状态，在这些情况下，基因重排的部分序列被扩增，可能会低估IGHV全长的突变频率。在极少数情况下，对于leader未成功扩增的标本可以使用FR1引物扩增（但不推荐），但报告中应该指出，因为使用FR1引物扩增时扩增的IGHV结构域会有部分缺失，使用FR1引物可能低估IGHV的SHM状态。

（3）IGH重排检测：在进行PCR反应之后，有必要检查条带的存在，高浓度琼脂糖凝胶大部分情况可以有效地判定条带，但分辨率较低，对于DNA可以产生的多种克隆性产物，有时会造成结果误判，不建议使用。GeneScan片段分析可以更准确地反映克隆性结果。

（4）测序：建议使用正向引物和反向引物进行双向测序。美国病理学家协会（CAP）关于分子病理学检查表中的MOL.35805条款提出：当信号过低时，具有低等位基因分数的单核苷酸变异可能被忽略，为防止出现此问题，建议对正义链和反义链进行双向测序。

当存在亚克隆或者双克隆而无法获得有效的测序结果时，应考虑通过琼脂糖凝胶电泳胶回收后分离不同克隆。亚克隆的分析有助于识别IGHV-D-J重排序列的克隆演变和多样化，但尚无研究显示其预后意义及临床价值，值得进一步深入研究。

（5）一致性判定：IGHV序列比对范围从FR1区第一个密码子到最后一个密码子CDR3密码子105/106/107，这3种密码子取决于IGHV的外切酶修剪。最后一个密码子的变化只有第一个核苷酸位置发生改变才算作突变。对于插入/重复或缺失的情况，每个插入/重复或缺失的序列只能被计算为一个突变，而不是按照实际插入缺失的核苷酸数量计算。当使用FR1引物时，为了正确评估体细胞突变数量，应该从IGHV的5′端去除与引物长度相等的核苷酸数量。

（6）其他注意事项同定性PCR检测。

（李庆华　马　娇　王　君　万　丽　宋　鸽）

第六节 | 临床应用

随着血液学的发展，人们发现了血液系统肿瘤中大量的重现性、平衡性细胞遗传学异常，从单碱基对替换到完全染色体异常。在现代分子和细胞遗传学技术发展之前，区分特定疾病通常耗时且诊断困难。然而，在分子时代，细胞遗传学和分子生物学检测是血液系统恶性肿瘤精准诊断的常用且关键的技术，该项技术在了解疾病状态（缓解或复发）、疗效判定、预后评估和微小残留病（MRD）监测等方面扮演至关重要的角色。2016年WHO继续专注于有意义的细胞遗传学和分子学亚型来定义特定的血液系统肿瘤，新的分类整合了基于分子特征以及既定和临时使用的新的疾病分类，这些特征的引入为深入理解疾病过程的分子驱动因素提供了一个入口，有助于推动血液系统疾病精准诊断的发展，也为疾病治疗提供了精准有效的治疗靶点，最终造福患者。

本节内容重点介绍分子技术在血液系统疾病诊疗中的应用。

一、PCR技术在伴重现性细胞遗传学异常白血病中的应用

（一）急性早幼粒细胞白血病伴t（15；17）（q22；q21）/*PML∷RARA*

在AML中，t（15；17）（q22；q21）/*PML∷RARA*的存在是急性早幼粒细胞白血病（APL）的诊断要点，约占AML的10%。APL除具有明确的细胞遗传学异常外，还具有其独特的形态学和免疫表型特征。由于弥散性血管内凝血的高风险和对全反式维A酸（ATRA）和三氧化二砷治疗的反应性要求对APL要进行早期诊断。

该类型白血病累及15号染色体的早幼粒细胞白血病（*PML*）基因和17号染色体的维A酸受体α（*RARA*）基因，产生*PML∷RARA*融合基因或*RARA∷PML*互易产物。在大多数情况下，17号染色体上的断点位于*RARA*基因的Intron 2。而*PML*基因有3个断点簇区（breakpoint cluster regions，BCR），根据最终产物的大小，分别称为BCR1，位于Intron 6（L-型，长型）；BCR2，位于Exon 6（V-型，变异型）和BCR3，Intron 6（S-型，短型）。L型和S型见于90%的t（15；17）阳性病例。

98%的典型APL病例可检出*PML∷RARA*，其余2%的典型APL病例有一个隐匿的*PML*断点或带有罕见变异的*RARA*易位，包括*PLZF∷RARA*、*NPM∷RARA*、*NUMA∷RARA*、*STAT5b∷RARA*、*BCOR∷RARA*、*TBLR1∷RARA*和*FIP1L1∷RARA*等。随着研究的深入，不断有*RARA*新的伙伴基因被发现，*PLZF∷RARA*和*NPM∷RARA*的变体可能产生相互作用的产物（reciprocal products）。*PLZF∷RARA*基因融合的APL患者可能对组蛋白去乙酰化酶抑制剂有反应，对*ATRA*或三氧化二砷耐药；*STAT5b∷RARA*基因融合的APL患者可能也对*ATRA*耐药。

反转录PCR（RT-PCR）通常用于APL的诊断和预后评估，是APL确诊的重要依据。外周血或骨髓标本均可用于诊断APL的t（15；17）或其他变异易位异常。唯一值得注意的是，有时RT-PCR可能在BCR2 PML断点的患者标本中产生多条带，这些条带可能被误解为非特异性扩增产物。

（二）急性髓系白血病伴t（8；21）（q22；q22）/*RUNX1∷RUNX1T1*

t（8；21）占所有AML病例的5%～10%。它是21q22上的RUNT相关转录因子1（*RUNX1*）基因与8q22上的RUNX1-易位1（*RUNX1T1*）基因融合的结果。RUNX1又称AML蛋白（AML1）和核心结合因子亚基α-2（CBFA2），其在所有造血组分中均有表达。核心结合因子包括DNA结合单元*RUNX1*（*RUNX2*和*RUNX3*亚单位除外）和非DNA结合的CBF亚单位-β（*CBFB*）。所有4个亚单位都是胚胎发育过程中正常造血干细胞形成所必需的。RUNX1T1又称"821"，是一种转录调节蛋白，与核组蛋白去乙酰化酶和转录因子结合，阻断造血细胞的分化。一些报道表明，大约3%与t（8；21）相关的AMLs有变异易位，意义有待进一步证明。*RUNX1*和*RUNX1T1*基因的断点分布在高度保守的区域*RUNX1*内含子5～6和*RUNX1T1*内含子1b～2。因此，大多数易位产生了一个由*RUNX1*的5'端与*RUNX1T1*基因的3'端融合而成的融合转录本，这种转录本可以在所有患者中检测到相同的融合转录本。

该类型AML容易伴发多种驱动性基因突变，这些突变基因包括*FLT3*、*KIT*、*NRAS*、*DNMT3A*和*DHX15*等，提示白血病复发的2个潜在机制，一个是耐药的白血病克隆，另一个是耐药的白血病亚克隆在治疗中存活下来，获得其他突变后导致复发。定性和荧光定量PCR技术均可用于检测和确认*RUNX1∷RUNX1T1*融合基因来诊断该型白血病；一代测序可以检测以上基因的突变，从而对该类型白血病准确评估疗效和预后分层。

（三）急性髓系白血病伴inv（16）（p13.1q22）或t（16；16）（p13.1；q22）/CBFβ::MYH11

Inv（16）和t（16；16）两者均导致*CBFB*基因16q22位点与肌球蛋白重链11（*MYH11*）基因16p13.1位点的融合。尽管CBFB::MYH11嵌合蛋白倾向于被滞留在细胞质中，但它具有以显性失活的方式干扰CBF功能的能力。这种机制被认为是损伤细胞分化和增加白血病细胞转化的可能性。*CBFB*基因的断点发生在内含子5′端，而*MYH11*的断点是可变的，包括8个以上的区域。因此，细胞遗传学分析有可能忽略隐性融合。在这种情况下，应用RT-PCR方法检测*CBFB::MYH11*融合基因可能更具有意义。

（四）急性白血病伴11q23/混合谱系白血病易位

混合谱系白血病（*MLL*）基因又称*KMT2A*基因，位于11q23位点，是胚胎发生过程中造血发育的重要调控基因。*MLL*基因重排的存在被认为是预后不良的指标。*MLL*基因易位见于AML和ALL患者，成人和婴儿均受其影响，大多数患者先前有拓扑异构酶Ⅱ抑制剂治疗史，属于治疗相关急性白血病。MLL基因的断点位于第5外显子和第11外显子之间。截至目前，已有超过100个与*MLL*融合的伙伴基因被报道，其中大部分都被克隆。其中*MLL::MLLT3*、*MLL::MLLT1*和*MLL::AF4*这3个伙伴基因的占比约为80%。当伴侣基因已知时，RT-PCR是检测*MLL*重排亚型最敏感的方法；反之，当*MLL*的伙伴基因未知时，适合采用多重PCR方法。

（五）急性髓系白血病伴其他遗传学异常

1. AML t（6；9）（p23；q34）/*DEK::NUP214* 该类型急性白血病儿童和成人均受影响。*DEK::NUP214*嵌合蛋白编码异常的核孔蛋白融合蛋白，使其负责核转运的转录因子活性异常。这种易位与预后不良、多系发育不良、嗜碱性粒细胞增多和*FLT3-ITD*突变高度相关。正是因为这两个融合基因的断裂点是恒定的，才使设计特异性探针用于RT-PCR的精准检测成为可能。

2. AML伴inv（3）（q21q26.2）或t（3；3）（q21.3；q26.2）*GATA2，MECOM* 该类型白血病的染色体异常不代表融合基因，而是重新定位远端GATA2增强子激活*MECOM*表达，同时赋予*GATA2*单倍体不足。3q21和3q26之间的染色体倒位和易位导致AML/MDS，这种染色体重排将一个*GATA2*远端造血增强子从原来的3q21基因座重新定位到*MECOM*（*EVI1*是*MECOM*的一种异构体）基因座3q26。因此，来自2个*GATA2*等位基因之一的*GATA2*增强子驱动造血干细胞和祖细胞中的*EVI1*基因表达，从而促进异常祖细胞积累并诱导白血病发生。另外，*GATA2*基因的一个等位基因失去其增强子，导致*GATA2*表达降低。GATA2基因编码一种对造血干细胞和祖细胞的产生和维持至关重要的转录因子。已知GATA2单倍体不足会导致免疫缺陷和髓系白血病。减少的*GATA2*表达抑制了分化，但促进了表达EVI1的白血病细胞增殖，从而加速了*EVI1*驱动的白血病发生。一系列研究表明，由3q21和3q26之间的染色体重排引起*GATA2*增强子重新定位导致*EVI1*和*GATA2*基因的错误表达，并且这两种作用共同引发了高危白血病。在*EVI1*高表达的AML中，3q21和3q26之间的染色体重排占10%～20%。利用RQ-PCR技术可以检测*EVI1*的表达用于AML的预后评估。

3. 急性巨核细胞白血病伴t（1；22）（p13；q13）/*RBM15::MKL1* t（1；22）（p13；q13）/*RBM15::MKL1*仅见于3岁以下的患儿，约占AML的1%。形态学上表现为急性巨核细胞白血病的形态学特点，原巨核细胞增多，通常伴有程度不等的骨髓纤维化和肝脾肿大，患儿预后不良。该易位导致RNA结合基序蛋白15（*RBM15*）和巨核细胞白血病1基因（*MKL1*）融合。据推测，融合蛋白可能导致巨核细胞增殖和分化障碍。t（1；22）可通过常规的细胞核型分析和FISH检测到，但对于融合基因*RBM15::MKL1* mRNA的RT-PCR检测只有部分实验室可以做到。

4. AML伴t（9；22）（q34.1；q11.2），*BCR::ABL1* 该类型白血病的*BCR::ABL1*融合基因不是所有患者均为阳性，阳性患者中，大多数病例为p210转录本，少数报告病例为p190转录本。其他描述参见第十二章第六节。

（六）急性淋巴细胞白血病伴 t（9；22）（q34；q11）/ *BCR :: ABL1*

t（9；22）分别见于25%的成人B细胞ALL和5%的儿童B细胞ALL。所有典型CML病例均有 t（9；22）。该易位累及9q34位点的Abelson小鼠白血病病毒癌基因同源基因1（*ABL1*）基因和22q11 位点的*BCR*基因，两者形成融合基因*BCR :: ABL1*，Philadelphia（Ph）染色体是22号染色体的衍生染 色体，与B-ALL的不良预后相关。在CML和ALL中，*ABL*基因的簇区是相对固定的，但*BCR*基因的 融合位点是可变的。依据BCR在22号染色体上的位点，可产生3种具有高酪氨酸活性的融合转录本， 分别为Major-BCR（M-BCR）、Minor-BCR（m-BCR）和micro-BCR（mu-BCR）。M-BCR、m-BCR和 mu-BCR这3个转录本分别翻译产生p210、p190和p230蛋白。M-BCR见于95%的CML患者，几乎所 有t（9；22）阳性的B-ALL都属于m-BCR。*BCR :: ABL1*可通过FISH和RT-PCR等多种方法检测到， 在微小残留病监测方面，RT-PCR方法灵敏度较高，是最常用和首选的检测方法。

（七）BCR-ABL1样急性淋巴细胞白血病

BCR-ABL1样淋巴细胞白血病（Ph-like ALL）这一新的分类被添加到2016版WHO造血和淋巴 组织肿瘤分类中，用来描述一组累及酪氨酸激酶或细胞因子受体伴有易位的一类B-ALL。该类别的 特点是预后不良，对TKI治疗有潜在反应，基因表达谱类似于*BCR :: ABL1*阳性的淋巴细胞白血病。 *BCR :: ABL1*样ALL患者常累及*CRLF2*基因重排，可导致*CRLF2*基因过表达，从而促进JAK-STAT信 号通路异常活化，这些患者中还经常检测到累及*IKZF1*、*CDKN2A/B*、*PAX5*和*EBF1*等基因位点的缺 失。在其余无*CRLF2*过表达的患者中，*ABL1*、*ABL2*、*JAK2*、*EPOR*、*CSF1R*和*PDGFRB*等其他酪氨 酸激酶靶点通过多种染色体易位和融合而激活，目前已有30多个基因被识别，包括以上提及的基因。 二代测序技术是检测本组白血病的金标准。

（八）急性淋巴细胞白血病伴 t（12；21）（p13；q22）/ *ETV6 :: RUNX1*

t（12；21）（p13；q22）/ *ETV6 :: RUNX1*分别见于20% ～ 30%儿童和3%的成人B-ALL，该易 位累及12p13位点*ETV6*基因的内含子5和21q22位点*RUNX1*基因的内含子1，二者形成融合基因 *ETV6 :: RUNX1*。大多数情况下以隐匿形式存在。伴有*ETV6 :: RUNX1*的B-ALL预后良好，但容易晚 期复发。这种融合蛋白发挥作用的机制尚不完全明确，有报道显示，它似乎干扰*RUNX1*依赖的基因 调控。对于该融合基因的检测首选RT-PCR。

（九）急性淋巴细胞白血病伴 t（1；19）（q23；p13）/ *TCF3 :: PBX1*

t（1；19）（q23；p13）/ *TCF3 :: PBX1*约见于5%的儿童B-ALL，预后不良。19p13位点的T细胞 因子3（*TCF3*）基因与1q23位点的前B细胞白血病转录因子1（*PBX1*）基因融合，形成融合基因 *TCF3 :: PBX1*，融合蛋白引起B细胞成熟和增殖受损。在大约25%的病例中，易位是隐匿性的，RT- PCR被推荐用于*TCF3 :: PBX1*融合基因的检测。

（十）T-ALL/T-LBL

该类型疾病涉及染色体重排的种类较多，涉及的基因复杂多样，形成的融合基因可用RT-PCR检 测。具体内容参见第十二章第六节。

（十一）慢性髓细胞性白血病伴 t（9；22）（q34；q11）/ *BCR :: ABL1*

1960年，Ph染色体的发现提供了癌症与遗传关联的首个证据。该易位累及9q34的*ABL1*基因和 22q11的*BCR*基因，形成融合基因*BCR :: ABL1*。由于这种易位的发生，Ph染色体其实就是缩短的22

号染色体。Ph染色体含有的*BCR∷ABL1*基因能够编码融合蛋白，该融合蛋白具有高激酶活性，可引起多种细胞底物的磷酸化和募集。*BCR∷ABL1*融合蛋白通过多种途径诱导髓系细胞增殖，包括PI3K/AKT、JAK/STAT、RAS/RAF和JUN途径。

几乎所有典型CML的t（9；22）均呈阳性。根据细胞遗传学和分子学研究，Ph染色体阴性的CML在2016年更新的WHO分类中被归类到MDS/MPN这一类别。B-ALL部分已经描述BCR-ABL1融合蛋白，在此不做赘述。伊马替尼（格列卫）对BCR-ABL1融合蛋白中持续激活的ABL1结构域有抑制作用，能够抑制酪氨酸激酶的活性。除伊马替尼外，新一代药物达沙替尼和尼洛替尼能更好地改善CML的疗效。随着TKI药物的应用，*BCR∷ABL1*的新突变已经在一些耐药的CML病例表现出来。大约85%的抗性突变是由单一氨基酸替代引起的，包括T315I、F359V、Y253F/H、M244V、G250E、E255K/V和M351T。新一代TKI药物可用于耐药病例。对于耐药患者需要定期进行*BCR∷ABL1*激酶突变检测明确*ABL1*基因是否出现耐药相关突变（详见本章第五节）。

大多数实验室使用定量RT-PCR检测*BCR∷ABL1* p210、p230和p190转录本。定量PCR方法按国际标准化比值（IS）进行标准化，并以IS%表示。例如，灵敏度为0.001IS%，表示每10万个细胞中检测到1个易位阳性的细胞。

随着TKI引入CML的治疗，无治疗缓解（TFR）已成为CML患者新的治疗目标。欧洲白血病网络（ELN）也表示，部分获得深层分子学反应（DMR）的CML患者可停用TKI。对于CML患者的停药选择，目前仍以PCR检测为基础。对于PCR检测获得深度稳定缓解的患者，可以尝试进行停药，以获得TFR。患者停用伊马替尼，每月都要进行PCR检测。分子复发由连续两次阳性PCR结果或单次检测中MMR丢失来定义。因此，鼓励CML患者定期进行PCR检测，定期评估疗效和监测微小残留病预防复发，对疾病进行及时地干预，改善治疗结果。

二、PCR技术在伴基因突变的白血病中的应用

（一）急性髓系白血病伴*NPM1*突变

*NPM1*突变见于大约50%的正常核型AML和大约35%的异常核型AML。在生理学上，NPM1是一种核仁蛋白，它介导核糖体蛋白的核膜运输。*NPM1*的畸变导致其在细胞质中滞留，从而阻止其发挥转运蛋白的功能。5q35位点的*NPM1*基因功能失调可能是由平衡易位t（2；5）（p23；q35）/*ALK∷NPM1*、t（5；17）（q35；q21）/*NPM1∷RARA*或t（3；5）（q25.1；q34）/*ALK∷NPM1*导致的，也可能是由*NPM1*突变导致的的。

*NPM1*最常见的突变是在Exon 12插入4个碱基对，引起NPM1蛋白的C端7个氨基酸发生移码突变，被11个不同氨基酸残基所替代，从而导致核仁定位信号被破坏。一些研究表明，突变的*NPM1*对肿瘤抑制基因p14-ARF有抑制作用。*NPM1*突变常可能与*FLT3*突变共存，这种共存将直接影响其良好的预后。2021第2版AML的NCCN指南中明确指出，*NPM1*突变不伴*FLT3-ITD*或*NPM1*突变伴*FLT3-ITD^low*（*FLT3-ITD*等位基因突变比率低于0.5）提示AML预后良好；*NPM1*突变伴*FLT3-ITD^high*（*FLT3-ITD*等位基因突变比率高于0.5）、野生型*NPM1*不伴*FLT3-ITD*或野生型*NPM1*伴*FLT3-ITD^low*（且无预后不良基因变异）提示预后中等；野生型*NPM1*伴*FLT3-ITD^high*，*RUNX1*基因突变，*ASXL1*基因突变和*TP53*基因突变提示预后不良。在血液系统疾病的诊断中，通过PCR扩增*NPM1*片段，然后用毛细管电泳进行一代测序或片段分析，可以检测出*NPM1*较小的插入突变，同时检测*FLT3*、*RUNX1*、*ASXL1*、*TP53*等基因的突变情况能够全面评估AML患者的预后分层，为精准治疗提供指导。

（二）急性髓系白血病伴*CEBPα*双等位基因突变

CCAAT增强子结合蛋白α（CEBPα）是参与髓系细胞分化的转录因子。突变的*CEBPα*见于大约10%的AML，突变可能累及双等位基因，其中一个等位基因突变在C末端，另一个等位基因突变

在N末端。很少出现一个等位基因突变同时位于C端或N端。双等位基因*CEBPα*突变提示预后良好。*CEBPα*突变可通过一代测序的方法进行检测用于辅助评估AML预后。

（三）急性髓系白血病伴*RUNX1*突变

在2016年修订版WHO中，AML伴*RUNX1*突变作为一个临时类别被添加到与MDS相关的细胞遗传学异常无关的新AML的分类中。这一新的暂定疾病类别在生物学上可能是不同的AML群体，与其他AML类型相比，预后可能更差。RUNX1通过调节各种造血基因，包括生长因子（*GM-CSF*、*MPO*、*IL3*）、表面受体（*TCRA*、*TCRB*、*M-CSF*受体、*FLT3*）、信号分子（*CDKN1A*、*BLK*、*BCL-2*）和转录激活因子（*STAT3*、*MYB*）。因此，*RUNX1*调控的靶基因对所有谱系的造血至关重要。

*RUNX1*体细胞突变大约发生在10%的成人和3%的儿童初诊AML患者中，但在继发性MDS或AML中更常见。*RUNX1*是多种血液系统恶性肿瘤中突变最频繁的基因之一。*RUNX1*突变类型可见错义突变、无义突变和移码突变等，主要集中于RHD结构域。*RUNX1*的胚系突变导致家族性血小板紊乱并伴有髓系恶性肿瘤。累及*RUNX1*的体细胞突变和染色体重排在MDS、髓系和淋系白血病（即AML、ALL和CMML）中均可见。利用一代测序技术即可实现*RUNX1*的突变检测，在MDS继发性AML患者中有必要采集指甲或毛发/毛囊进行*RUNX1*胚系基因突变检测。

（四）急性髓系白血病伴*FLT3*突变

FMS相关酪氨酸激酶基因（*FLT3*）是一种酪氨酸激酶受体，参与细胞成熟和抑制细胞凋亡。*FLT3*突变见于大约30%的AML患者，预后不良。*FLT3*可能发生第20外显子上的天冬氨酸残基835（D835）点突变或第14/15外显子上的膜旁结构域的内部串联重复（ITD）。通过多重PCR扩增和毛细管电泳检测*FLT3*基因的长度。判断是否存在*FLT3-ITD*突变，通过计算突变型/野生型等位基因比率，判断患者预后，以0.5为界限值，大于0.5要比小于0.5预后差；PCR扩增后，利用EcoRV内切酶进行酶切，从而判断FLT3-TKD有无D835的点突变。

（五）白血病伴*c-KIT*突变

c-KIT（*CD117*）是猫肉瘤病毒癌基因v-kit的细胞同源物。它是一种参与干细胞归巢到微环境的Ⅲ类受体酪氨酸激酶，位于4q11-q12，*c-KIT*突变是功能获得性突变，它们是由第11外显子的ITD或第8外显子酪氨酸激酶结构域的插入/缺失引起的。*c-KIT*突变的存在提示预后不良，特别是在核心结合型白血病（t（8；21）和inv（16））中。临床实验室可以采用等位基因特异性PCR和一代测序检测*c-KIT*突变。

（六）白血病伴*WT1*基因突变

肾母细胞瘤基因（*WT1*）是一种转录因子，同时具有抑癌基因和癌基因的作用。该基因位于11p13位点，大多数突变位于外显子7和9。10%～14%的AML中存在*WT1*突变，该突变的伴随突变可为*FLT3-ITD*和*NPM1*突变，其表达与不良预后有关，且*WT1*突变是独立的预后不良因素。通过等位基因特异性PCR检测*WT1*突变，然后进行扩增产物测序。

（七）急性髓系白血病伴*IDH1/IDH2*突变

*IDH*突变型白血病约占所有AML病例的20%。临床上，*IDH*突变患者往往年龄较大，中位发病年龄为67岁，血小板计数升高，骨髓和外周血原始细胞计数升高，中性粒细胞严重减少。此外，*IDH*突变多见于中危人群，尤其是正常核型患者。生物学上，*IDH1/2*突变主要是体细胞突变，很少是胚系突变，几乎总是导致单个氨基酸残基突变，*IDH1*中的Arg132或*IDH2*中Arg172和Arg140的氨基酸替换。这3个残基位于酶的活性中心，表明突变对酶的催化性质有直接影响。首先，由于*IDH1*和*IDH2*突变影响了异柠檬酸和NADPH结合的酶活性位点，从而导致异柠檬酸和NADPH结合异常导致IDH

蛋白具有新的酶活性。其次，*IDH*突变可以通过旁分泌R-2-HG活性改变骨髓微环境。白血病细胞分泌R-2-HG诱导基质细胞NF-B稳定和转录激活，进而诱导基质细胞分泌IL-6、IL-8和C5，刺激AML细胞增殖。再次，*IDH1/2*突变在大多数情况下以相互排斥的方式发生，且在高度受限的肿瘤谱中发生。最后，*IDH*突变通常代表疾病发展和进展的早期基因事件，因此它们存在于优势克隆中，并在整个疾病过程中保持相对稳定。事实上，*IDH*基因的突变，尤其是*IDH2*基因的突变，偶尔被认为是年龄相关的不确定潜能的克隆性造血（CHIP）和不确定意义的克隆性细胞减少（CCUS）的一部分。*IDH*突变的存在与*TET2*、*ASXL1*或*DNMT3A*相关联时，作为CCUS的一部分，是发生髓系恶性肿瘤的危险因素。总之，这些生物学特征使*IDH1/2*突变成为可靠和特异性的生物标志物治疗靶点，为精准治疗提供了保障。通过一代测序有利于发现*IDH1/2*突变。

三、PCR技术在骨髓增殖性肿瘤基因突变检测中的应用

骨髓增殖性肿瘤（MPN）是一组与相对成熟造血细胞过度增殖有关的异质性克隆性疾病，包括*BCR::ABL1*阳性的CML、真性红细胞增多症（PV）、原发性骨髓纤维化（PMF）、原发性血小板增多症（ET）、慢性中性粒细胞白血病（CNL）、慢性嗜酸性粒细胞白血病非特指型（CEN-NOS）和MPN NOS。JAK2 V617F、骨髓增殖性白血病（MPL）蛋白和JAK2 Exon 12的突变引起细胞因子调节的细胞内信号通路的组成性激活，被认为是*BCR::ABL1*阴性MPN的主要驱动机制。2016年WHO更新将*JAK2*突变（V617F和Exon 12)）纳入了PV、PMF和ET的诊断标准。在*JAK2*突变阴性的MPN病例中，*MPL*突变被纳入WHO标准。

*JAK2*突变是MPN中最常见的突变，在大约95%的PV患者，大约一半的PMF或ET患者中均伴有*JAK2*突变，而在其他MPN、MDS和MPN/MDS中则很少发生。JAK2是一种下游酪氨酸激酶，参与不同的胞质蛋白质的磷酸化和活化，调节不同的细胞功能，包括细胞生长和分化。编码*JAK2*的基因位于9p24位点。在JAK2 V617F阴性的MPN患者中，*JAK2*基因第12外显子的3′末端可有其他突变（1%～5%）。*JAK2*突变是一种功能获得性突变，引起酪氨酸激酶的组成性激活和细胞因子调节的细胞内信号通路的激活。MPL是另一种在*JAK2*突变阴性的MPN发病机制中发挥作用的蛋白。*MPL*突变是由515位色氨酸被亮氨酸、赖氨酸或丙氨酸取代（W515L、W515K和S515N）引起的，这些突变分别见于大约5%和1%的PMF和ET的病例。*MPL*突变与严重贫血和血小板增多有关。采用等位基因特异PCR扩增，对扩增产物进行*JAK2*和*MPL*突变检测，检测结果为定性结果：阳性或阴性。由于测序技术本身敏感度（10%）的限制，对于野生型等位基因背景中存在的1%～10%的突变等位基因不能做出判断。在JAK2 V617F阳性的病例中，等位基因特异性PCR后，利用琼脂糖电泳可以区分纯合型还是杂合型突变体，也可通过NGS或实时定量PCR方法评估突变负荷。

除*JAK2*（exon12和exon14）突变外，2016年WHO更新还在*BCR::ABL1*阴性MPN分类中加入了2个额外的突变，分别是钙网蛋白（CALR，Exon 9）和*MPL*（Exon 10）突变，它们在BCR-ABL1阴性MPN中以不同的频率出现。研究表明，*JAK2*、*CALR*和*MPL*突变在ET和PMF中相互排斥。约95%的PV病例显示JAK2 V617F，5%为JAK2 exon 12，且*MPL*和*CALR*突变阴性。其余PV病例（5%～10%）为*JAK2*、*CALR*和*MPL*基因突变三阴性。10%～25%的ET和PMF病例分别为*MPL*和*CALR*突变。这些突变在ET和PMF中的临床意义尚在研究。一些研究表明，*CALR*突变可能与外周血白细胞计数降低有关，并且更容易向急性白血病进展。

四、PCR技术在髓系/淋系肿瘤伴嗜酸性粒细胞增多和*PDGFRA*、*PDGFRB*或*FGFR1*重排或*PCM1-JAK2*重排中的应用

嗜酸性粒细胞增多症表现为外周血嗜酸性粒细胞增多。WHO新近报道了"WHO定义的嗜酸性粒细胞疾病：2022年诊断、危险分层和管理更新"（World Health Organization-defined eosinophilic disorders：2022 update on diagnosis，risk stratification，and management），高嗜酸性粒细胞（HE）通常被定义为外周血嗜酸性粒细胞计数大于1.5×10⁹/L。在排除嗜酸性粒细胞增多症的继发性原因后，原发性嗜酸性粒细胞增多症的诊断依赖于血液和骨髓的形态学检查、标准细胞遗传学、FISH、分子生物学技术和流式免疫表型来检测急性或慢性淋巴样肿瘤的组织病理学或克隆性证据。分子生物学相关技术在该类疾病诊断和预后评估中作用相对有价值。

2016修订版WHO明确了髓系/淋系肿瘤伴嗜酸性粒细胞增多和*PDGFRA*、*PDGFRB*或*FGFR1*重排或*PCM1∷JAK2*重排的分子遗传学异常。①*FIP1L1∷PDGFRA*相关的嗜酸性粒细胞症的髓系/淋系肿瘤诊断标准：一种髓系或淋系肿瘤，通常伴有明显的嗜酸性粒细胞增多和*FIP1L1∷PDGFRA*融合基因或具有*PDGFRA*重排的变异融合基因的存在，*PDGFRA*的其他伙伴基因至少66个。该类型对TKI有反应。②*ETV6∷PDGFRB*融合基因或其他*PDGFRB*重排相关的髓系/淋系肿瘤诊断标准：一种髓样或淋巴样肿瘤，通常伴有明显的嗜酸性粒细胞增多，有时伴有中性粒细胞增多或单核细胞增多，并且存在t（5；12）（q32；p13.2）或变异易位或明确的*ETV6∷PDGFRB*融合基因或*PDGFRB*重排，*PDGFRB*的伙伴基因至少25个。该类型对TKI有反应。③*FGFR1*重排相关的MPN或急性白血病的诊断标准：一种MPN或MDS/MPN，伴有明显的嗜酸性粒细胞增多，有时伴有中性粒细胞增多或单核细胞增多或急性髓系白血病或T-ALL/T-LBL、B-ALL/B-LBL或混合表型急性白血病（通常伴有外周血或骨髓嗜酸性粒细胞增多）和在髓系细胞、淋巴母细胞或两者中均存在的t（8；13）（p11.2；q12）或*FGFR1*重排导致的变异易位。该类型预后不良，对TKI无反应。④2016修订版WHO在本病组合并髓系肿瘤t（8；9）（p22；p24.1）/*PCM1∷JAK2*作为一个新的临时分类。这一罕见分类的特征是嗜酸性粒细胞增多，同时骨髓显示红系左移、淋巴聚集和骨髓纤维化，有时类似PMF。其他*JAK2*重排肿瘤可能具有相似的特征，但不常见，如t（9；12）（p24.1；p13.2）/*ETV6∷JAK2*和t（9；22）（p24.1；q11.2）/*BCR∷JAK2*，目前不作为不同的分类。*ETV6∷JAK2*和*BCR∷JAK2*重排肿瘤主要表现为B-ALL，最好将其视为BCR-ABL1样B-ALL，是B淋巴细胞白血病/淋巴瘤的一个新的临时类别。

*PDGFRB*和*FGFR1*的重排利用传统核型分析、FISH、PCR和测序均可以检测到。然而，由于*PDGFRA*重排的特殊性，通常需要PCR扩增和测序进行分子检测才能检测到。淋巴细胞变异型HE可能表现出产生细胞因子、免疫表型典型异常的T细胞群的增殖，这种情况是克隆性和反应性过程的混合：它是克隆性的，产生异常的T淋巴细胞；然而嗜酸性粒细胞增多症对T细胞分泌的嗜酸性粒细胞生长因子有反应性。因此，这种情况下要利用*TCR*基因重排检测对此予以鉴别和排除。

五、PCR技术在骨髓增生异常综合征中的应用

MDS是一组以无效造血、细胞发育异常和外周血细胞减少为特征的克隆性髓系肿瘤。2016修订版WHO更新了MDS分类，与所有其他血液肿瘤一样，随着研究的深入，MDS患者中重现性突变越来越多，靶向测序数据显示80%～90%的MDS患者伴有突变。MDS中最常见的突变基因是*SF3B1*、*TET2*、*SRSF2*、*ASXL1*、*DNMT3A*、*RUNX1*、*U2AF1*、*TP53*和*EZH2*。重要的是，与MDS中相同的获得性克隆突变也可发生在那些没有MDS的健康老年人的造血细胞，即"CHIP"。尽管一些CHIP患者随后发展为MDS，但这种情况的自然病程尚未完全明确；在这一分类中，即使存在不明原因的血细胞减少和突变，仅存在与MDS相关的体细胞突变也不能诊断为MDS，因此，需要进一步研究以确定对此类患者的最佳管理和监测，进一步探索特异性突变、突变等位基因及突变基因组合与MDS发展之间的可能联系。罕见的家族性MDS病例与胚系突变有关，可以通过对家系非MDS患者进行测序来确定。

在MDS中，特定突变的数量和类型与疾病预后明显相关，这些突变改进了现有MDS危险分层（MDS的预后分层请参见NCCN指南，本章第八节已详细描述）。*TP53*突变提示MDS侵袭性，预后较差。伴5q-患者中存在*TP53*突变，可能对来那度胺反应较差，建议MDS伴孤立5q-患者评估*TP53*突

变以便将其从孤立5q-的预后良好组鉴别出来。

MDS另一常见的基因异常为剪接体基因*SF3B1*突变，它与环形铁粒幼细胞的存在有关。2016版WHO修订的MDS分类变化之一是将伴有环形铁粒幼细胞和多系发育异常，不存在原始细胞过多或孤立5q-的MDS病例纳入MDS伴环形MDS-RS这一类别。这一变化在很大程度上基于环形铁粒幼细胞和*SF3B1*突变之间的联系。*SF3B1*突变可能是MDS发病机制的早期事件，表现为独特的基因表达谱，并提示预后良好。现有研究表明，在MDS-RS病例中，环形铁粒幼细胞的实际比例与预后无关。因此，在修订分类中，如果鉴定出*SF3B1*突变，如环形铁粒幼细胞低至5%也可以做出MDS-RS诊断；对不能证明*SF3B1*突变的病例仍需要环形铁粒幼细胞≥15%。无*SF3B1*突变的MDS-RS患者预后比*SF3B1*突变者差，而多系发育异常与*SF3B1*突变对MDS-RS的预后影响仍不明确。

基于以上分析，无论对于哪种亚型的MDS患者，除进行细胞形态学、免疫表型鉴定、细胞遗传学和组织病理学检查外，还应该利用二代测序或者一代测序技术检测基因突变谱，对于家族性MDS，需要采集指甲或毛发等标本进行基因测序评估胚系突变状态，建议患者和家族非MDS的家人同时进行检测。

六、PCR技术在MDS/MPN中的应用

在MDS/MPN中，核型通常正常或表现出与MDS相同的异常。骨髓肿瘤中突变基因的靶向测序可检测到大部分慢性粒单核细胞白血病CMML病例以及其他MDS/MPN患者的突变。CMML中最常见的突变基因是*SRSF2*、*TET2*和/或*ASXL1*，其他发生频率较低的突变包括*SETBP1*、*NRAS/KRAS*、*RUNX1*、*CBL*和*EZH2*，在诊断困难病例中它们可能是有用的辅助诊断分子，特别是遇到正常核型的CMML，但不应单独用作肿瘤存在的证据，因为其中一些突变可发生在健康的老年人，即CHIP。*ASXL1*是疾病具有侵袭性的标志，已与核型和临床病理学参数一起被纳入CMML的预后评分系统。*NPM1*突变在CMML较少见，为3%～5%，提示预后相对较好的临床过程。

1. CMML 针对CMML中可能具有异常特征的单核细胞与幼稚单核细胞（blast等同细胞）的鉴别，有必要适当结合流式细胞术免疫分型、细胞遗传学和分子生物学对其进行精确的形态学评价。在诊断CMML之前必须排除其他疾病，所有病例都应排除*BCR::ABL1*重排，如果存在嗜酸性粒细胞增多症，则应排除*PDGFRA*、*PDGFRB*、*FGFR1*重排或*PCM1::JAK2*融合。先前有充分证据证明的MPN诊断通常也排除CMML或另一种类型的MDS/MPN。针对以上遗传学异常，可以利用PCR进行融合基因或突变检测用来明确诊断或排除诊断。

2. aCML 少见的MDS/MPN亚型aCML在分子水平有更好的特征，可以更容易地与CNL分离。CNL是一种少见的MPN亚型，类似的特征是中性粒细胞。尽管CNL与CSF3R突变密切相关，但这些突变在aCML中罕见，相反，aCML在多达1/3的病例中与*SETBP1*和/或*ETNK1*突变相关。所谓的MPN相关驱动突变（*JAK2*、*CALR*、*MPL*）在aCML中通常不存在。aCML可以通过RT-PCR检测来明确融合基因亚型，通过一代测序检测*SETBP1*和/或*ETNK1*突变。

3. MDS/MPN-RS-T 曾称RARS-T，包括血小板增多与难治性贫血、BM中的环形铁粒幼细胞占红系前体的15%或更多以及具有类似PMF或ET特征的巨核细胞相关改变。在发现MDS/MPN-RS-T经常与剪接体基因*SF3B1*的突变相关后，现在有足够的证据支持MDS/MPN-RS-T是一个完整的分类。在MDS/MPN-RS-T中，*SF3B1*经常与JAK2 V617F或较少与*CALR*或*MPL*基因共存，从而为这种罕见的髓样肿瘤的病理过程提供了生物学解释。诊断MDS/MPN-RS-T所需的环形铁粒幼细胞数量不因有无*SF3B1*突变而改变。

4. JMML JMML是一种发生于婴儿和儿童早期的侵袭性克隆性造血疾病，以单核细胞和粒细胞系过度增殖为特征，被列为MDS/MPN亚型。大约90%的患者携带*PTPN11*、*KRAS*、*NRAS*、*CBL*或*NF1*的体细胞或胚系细胞突变，这些基因畸变在很大程度上是相互排斥的，并激活RAS/MAPK通路。JMML的临床和病理发现与目前的WHO第四版（2008）没有实质性的变化。然而，分子诊断参

数已被细化：*PTPN11*（需要排除胚系突变）或*KRAS*（需要排除胚系突变）的体细胞突变，*NF1*突变的临床诊断，*CBL*胚系突变及其杂合性丢失。对于 JMML 患者，可利用二代测序或者一代测序技术检测基因突变谱，对于家族性 JMML，需要采集指甲或毛发等标本进行体细胞基因测序评估胚系突变状态，建议患者和家族非 JMML 的家人同时进行。

七、Ig和TCR重排在淋巴瘤和骨髓瘤辅助诊断中的应用

（一）免疫球蛋白基因重排

免疫球蛋白（Ig）是B淋巴细胞上的受体，能以高特异性结合抗原。在蛋白质水平上，每个免疫球蛋白（抗体）由重链和轻链组成。根据重链的大小和氨基酸组成，将重链分为5类：α、δ、ξ、γ、μ，它们代表重链免疫球蛋白类别分别是IgA、IgD、IgE、IgG和IgM。轻链比重链小得多，由两种可能的同型中的一种组成，κ或λ。Ig包含两条相同的重链和两条相同的轻链。每条链包含一个恒定区和一个可变区，恒定区在同种亚型表现相似，可变区在同种亚型中氨基酸序列不同。在B细胞发育和成熟过程中，重链和轻链的可变区要经历基因重排过程。因此，每一个单独的B细胞产生一个不同的Ig，该Ig由重链的一个可变区和轻链的另一个可变区组成，这种可变区均具有唯一性。

IgH的可变区包含可变（V）、多样（D）和连接（J）基因区，但数目可变。轻链含有不同数量的V和J基因区，但缺乏D基因区。这些基因对产生体内所需的不同数量的抗体至关重要，并且可以编码可变区的前90～95个氨基酸，总计可编码100多个可变区。其他剩余的可变区基因，即能够编码最后15～20个氨基酸的基因，存在于DNA链中更远的染色体上。从时间上看，重链可变区的重排先于轻链可变区的重排。成功的*IGH*重排触发*IGK*重排，失败的*IGK*重排触发*IGL*重排。另外，一个独立的可变区重排也是一个有序进行的过程。重链重组首先发生在随机选择的D和J基因之间，随后是V基因的连接，紧接着加入恒定链基因。类似地，*IGK*和*IGL*重排开始于V和J基因的连接，在加入恒定链基因之前形成一个VJ复合体。

（二）T细胞受体基因重排

T细胞受体（TCR）由两条不同的链偶联在一起。约95%的TCR中存在TCRα（TCRA）和TCRβ（TCRB）链，其余由TCRγ（TCRG）和TCRδ（TCRD）链组成。每条链均由可变区V区和恒定区C区组成。TCRα和TCRγ可变区的编码区是由VJ区基因重组而成（类似于Ig轻链），而形成TCRβ和TCRδ可变区的编码区是由VDJ区基因重组产生的（类似于Ig重链）。TCR包含不同数量的V、D和J基因区域。重排发生的模式类似于免疫球蛋白重链和轻链。由于*TCRδ*基因位于*TCRα*基因内，*TCRα*的率先重排导致嵌入的*TCRδ*基因区域缺失。

免疫球蛋白和*TCR*基因重排检测背后的基本概念是，大量的B细胞和/或T细胞对任何单个抗原发生反应，这导致许多B细胞和T细胞各自具有不同重排的非胚系可变区。肿瘤T细胞和B细胞在TCR或重链和轻链的V区重排相同，大多数T细胞和B细胞肿瘤都存在V区的克隆性重排，这些重排可通过PCR来检测。

（三）Ig和TCR重排用于辅助诊断淋巴瘤和骨髓瘤

B细胞肿瘤靶向最多的区域是免疫球蛋白重链（IGH）基因，而T细胞肿瘤靶向最多的区域是*TCRγ*基因。在设计引物时，需要对基因重排片段有准确的了解，许多特异性很强的商业性探针解决了这一问题。在B细胞肿瘤中，大多数PCR探针针对重链J区和V区框架段的一致序列，这些区域的PCR检测的缺点是存在假阴性，尤其是在发生体细胞高突变并随后改变引物结合位点的肿瘤中。弥漫大B细胞淋巴瘤（DLBCL）、滤泡性淋巴瘤、慢性淋巴细胞性白血病/小淋巴细胞性淋巴瘤（CLL/SLL）亚群和边缘区淋巴瘤更易发生体细胞高突变，使用附加引物可降低此类疾病检测的假阴性率。

目前，大多数临床诊断实验室均使用标准化的BIOMED-2操作流程。该实验方法针对免疫球蛋白和*TCR*基因中重排的多个可变基因片段，该引物可结合于3个VH-JH区、2个DH-JH区、2个IGK区、1个IGL区、3个TCRB区、2个TCRG区和1个TCRD区。该方案能够检测几乎所有的克隆性B细胞群体，包括那些具有体细胞高突变（SHM）高突变率的群体。

BIOMED-2标准化Ig基因重排技术也可用于多发性骨髓瘤的辅助诊断，采用毛细管电泳法可有效地区分单克隆、寡克隆和多克隆。对MM的诊断有指导意义。

此外，由于TCRG区在几乎所有的T细胞肿瘤中都发生了重排，而且许多肿瘤显示*TCRB*基因重排。因此，BIOMED-2方案能够检测几乎所有的克隆性T细胞群，但小的克隆性B细胞和T细胞群有可能被漏检。另外，由于PCR检测灵敏度高，可能扩增出少量多克隆的B细胞或T细胞基因，从而导致对克隆群体存在错误的解释。因此，在任何时候都需要与形态学和免疫表型的检查结果结合起来一起分析，才能发现关联性。

针对临床怀疑的疾病方向，推荐进行以下基因重排检测（图13-6-1）。

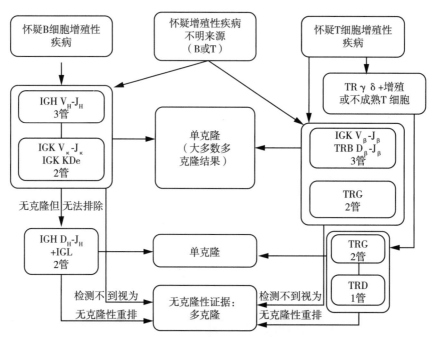

图13-6-1　怀疑淋巴细胞增殖性疾病时推荐的IG和TR重排

八、IGHV体细胞高频突变检测在淋巴瘤中的应用

参见本章第五节相关内容。

九、PCR技术在微小残留病监测中的应用

MRD指初诊或难治/复发状态的患者经化疗、靶向治疗、嵌合抗原受体T细胞和/或异基因造血干细胞移植等治疗获得血液学完全缓解后体内残存的少量肿瘤细胞。NCCN和ELN等国际指南将MRD认为是可检测到的残留病。在当前治疗模式下的恶性血液病患者中，约20%诱导后无法获得缓解，约30%的患者缓解后复发，根源在于MRD的持续存在。MRD监测在疾病预后分层、复发预警和指导临床治疗等方面有重要意义，能够及早发现疾病进展并进行抢先干预和及时调整治疗方案，从而明显改善患者预后，延长生存期。详见本章第九节。

十、总结

精准诊断是血液肿瘤管理的前提,得益于检测技术的发展,人们对血液肿瘤分子水平甚至肿瘤微环境的理解不断深入,结合临床病情发现分子标记对血液系统恶性肿瘤的诊断、治疗和预后大有裨益,而且往往是至关重要的。因此靶向治疗不断涌现,为患者带来了福音。

CML是一个典型的示例。t(9;22)易位形成 *BCR::ABL1* 融合基因导致组成性活化酪氨酸激酶。通过细胞形态学、细胞遗传学、分子生物学技术鉴定这种异常对CML做出精准诊断,这是MDS、CMML等其他血液肿瘤所没有的关键分子诊断优势,利用这一特点,学者们已经开发出酪氨酸激酶抑制剂,将一种普遍致命的疾病转化为一种预后极佳的疾病,大大延长了患者的生存期。将血液系统肿瘤真正推上了靶向治疗时代。

分子靶向治疗的示例无独有偶。维A酸在APL中的应用正是利用了分子在疾病病理生理学中的作用。在APL中,17号染色体上的维甲酸受体与15号染色体上的 *PML* 基因发生易位,由此产生的融合基因抑制髓系细胞分化。*ATRA* 的使用克服了这一现象,促使肿瘤细胞凋亡。这一成果已广泛应用于APL的治疗,不少患者获得长期生存。

分子水平的发现有助于理解疾病潜在的病理生理过程,并帮助临床医生理解治疗失败的原因。例如,AML伴inv(16)染色体异常与常规化疗的良好预后有关。研究表明,在常规治疗的患者群体中,完全缓解率高,10年生存率超过50%。然而,一些细胞遗传学正常的患者未能保持缓解,研究显示,失败的部分原因可能与 *c-KIT* 的突变有关。据报道,大约30%的inv(16)患者携带 *c-KIT* 突变,与他们的野生型 *c-KIT* 相比,复发率更高,总存活率更低。因此,由于分子之间的相互作用,预后良好的白血病可能会发生相反的改变。同样,在淋巴瘤中,*C-MYC* 过表达和 *BCL-2* 易位,即双重打击淋巴瘤,已被证明与传统治疗相比预后较差。然而,*C-MYC* 过表达和 *BCL-2* 易位的单独存在均没有导致较差的预后,这提示各个独自的异常之间可能存在相互作用。

AML的其他染色体异常对预后分层有重要价值,与其他因素结合分析,以帮助筛选高危组患者,为异基因造血干细胞移植做准备,为患者争取更多的生存机会。

定期监测MRD能够敏感地监测治疗反应或复发预警。CML和其他有明确分子标志物的血液肿瘤通过PCR来评估MRD以确定缓解的深度,缓解深度越深,患者生存期越长。

(宋 鸽 李庆华)

第七节 | 二代测序

二代测序(next generation sequencing,NGS)又称大规模平行测序,是对传统桑格(Sanger)测序(一代测序)革命性的改变,核心思想是边合成边测序(sequencing by synthesis,SBS),一次可以对几十万至数亿条DNA模板同时进行序列测定,目前已成为血液系统疾病常规检测技术,主要包括DNA测序和RNA测序。与PCR、一代测序及荧光原位杂交(FISH)等传统分子遗传学检测技术相比,二代测序的检测步骤多、操作复杂而且周期较长,流程既包括实验室操作的湿实验过程(wet bench process),又包括测序数据分析的干实验过程(dry bench process)。因此,在进行检测前,需要了解每一步操作原理,严格按照操作步骤来进行。下面我们会针对二代测序技术在血液病临床应用中的各个环节给予阐述。

一、相关术语

1. 读长（read） 又称读段或读序等，指高通量测序中一个反应获得的测序序列，是高通量测序仪产生的测序数据，每次测序会产生成百上千万的读长。

2. 转录本（transcript） 是由一段基因通过转录形成的一种或多种可供编码蛋白质的成熟mRNA，一段基因通过内含子的不同剪接可构成不同的转录本。

3. 测序深度（coverage depth） 指二代测序得到的目的基因片段的总碱基数与目的片段大小的比值。

4. Index 又称barcode，目的是给文库加上特定的标签，用于文库混合测序时区分不同的文库样本。

5. 拷贝数变异（copy number variant，CNV） 是基因组结构变异的一种形式，一般指长度为1kb以上的基因组片段的缺失和/或重复及其互相组合衍生出的复杂染色体变异。

6. 靶向测序（targeted sequencing） 又称目标区域测序，是利用多重聚合酶链反应（PCR）或杂交捕获的方法对目标基因组区域进行富集并测序的一种技术手段，优势在于有效降低成本、获得更深的覆盖度。

7. 插入（insertion） 一条染色体发生两次断裂，两个断裂点之间的片段插入另一条染色体短臂或长臂中间的过程，插入片段可以在新的位置保持原始方向，也可以保持相反的方向。

8. 缺失（deletion） 指染色体片段的丢失，使位于这个片段的基因也随之发生丢失的现象，按染色体断裂点的数量和位置可分为末端缺失和中间缺失两类。

9. 融合基因（fusion gene） 指两个或多个基因的全部或部分序列融合而成的一个新的嵌合基因，通常由染色体易位、倒位、部分缺失等所致。

10. 基因变异（gene variation） 指基因组DNA分子发生的可遗传的组成或排列顺序的改变，主要包括点突变、插入/缺失、拷贝数改变及基因融合等。

11. 生物信息学（bioinformatics） 指利用应用数学、信息学、统计学和计算机科学的方法研究生物系统规律的学科。

12. 等位基因（allele） 指位于一对同源染色体相同位置或基因座位上的基因，可以产生相同或不同的表型性状。

13. 多态性（polymorphism） 指个体间DNA序列中自然发生的变异，导致基因存在两种或多种等位基因形式的遗传差异。

14. 内部串联重复（ITD internal tandem duplication） 指基因内部部分序列的重复。

15. 结构变异（structure variation） 指染色体上发生的大片段的改变，主要包括染色体缺失、重复、易位、倒位，这些改变使染色体上基因的数目或排列顺序发生改变，从而导致生物性状的改变。

16. 杂合子（heterozygote） 指在同源染色体同一位点上的两个等位基因不同的基因型个体。

17. 纯合子（homozygote） 指在同源染色体同一位点上的两个等位基因相同的基因型个体。

18. 半合子（hemizygote） 在一对同源染色体上不成对出现，只存在于其中一条同源染色体上，另一条上没有与其对应的等位基因的基因。

19. 转录因子（transcription factor） 指一种通过与基因上游特异的核苷酸序列结合来调控基因转录的蛋白。

20. 重排（rearrangement） 指染色体发生断裂后未发生重接或未原位重接时，产生的各种染色体结构畸变。在DNA水平上是发生在重复DNA片段之间的交换。

21. 倒位（inversion） 指某一染色体发生两次断裂后，两个断裂点之间的片段旋转180°后重接，造成染色体上基因顺序重排的过程。有2种形式：臂内倒位和臂间倒位。前者2个断裂点在同一臂

（长臂或短臂）内，后者2个断裂点在两臂之间。

22．易位（translocation）　指一条染色体的断片移接到另一条非同源染色体臂上的一种结构畸变。常见的方式有相互易位、罗伯逊易位和插入易位等。

23．同源染色体（homologous chromosome）　指细胞有丝分裂中期出现的长度和着丝粒位置相同的两条染色体，或减数分裂时看到的两两配对的染色体。一条来自父本，一条来自母本，其形态、大小和结构相同。

24．基因型（genotype）　某一生物个体全部基因组合的总称，反映生物体的遗传构成，即从双亲获得的全部基因的总和。

二、标本

血液系统疾病二代测序检测项目涉及的临床标本类型与其他分子生物学实验类似，主要包括骨髓、外周血、新鲜活检组织、石蜡包埋组织切片、口腔黏膜上皮细胞等。

（一）标本的送检要求

足量合适的标本是一切临床检测的基础。不同的临床检测项目所需送检标本的类型和数量也不相同。通常白血病送检最多的标本类型是骨髓和外周血，淋巴肿瘤则是新鲜淋巴组织或者石蜡组织切片，而遗传性疾病可使用外周血、口腔拭子、毛发（带毛囊）等正常组织进行检测。接收标本时，要注意观察标本是否使用正确的采集管，标本是否存在溶血、凝血、脂血以及破损的情况，送检的标本量是否足够。一般建议单个检测项目送检的标本量不低于1ml，如果患者的白细胞数过高或过低，可酌情减少或增加标本量。如果同时检测多个DNA或RNA项目，可合并送检标本。此外，一些特殊检测，如进行疾病的微小残留病（MRD）监测时，需要送检足够标本量以保证检测灵敏度。对于大多数白血病患者来说，建议送检骨髓，如果外周血中肿瘤负荷较高，可使用外周血替代骨髓；淋巴肿瘤送检组织标本时，需要注意选取肿瘤所在位置的组织，如果不存在侵犯骨髓情况，不建议送检骨髓标本；此外，石蜡包埋组织切片使用福尔马林固定的时间不宜过长（最好不要超过48小时），否则会造成后续提取的核酸质量下降，且在蜡片制作过程中一定要防止标本交叉污染。RNA检测项目建议标本采集后放置在PAXgene全血/骨髓RNA采集管中送检，以保证后续提取的RNA质量良好。不同类型标本送检要求见表13-7-1。

表13-7-1　不同类型标本送检要求

标本类型	标本量	采集容器
骨髓	0.5～2ml	EDTA或枸橼酸盐抗凝采血管
外周血	1～3ml	EDTA或枸橼酸盐抗凝采血管
石蜡组织切片	10～15张白片（5mm×5mm×3μm）	
新鲜组织	至少绿豆样大小	一次性无菌
口腔拭子	4～8根	一次性无菌拭子采集管
DNA	≥1μg（OD260/280＝1.9±0.1）	无酶EP管
RNA	≥2μg（OD260/280＞2.0）	无酶EP管

（二）核酸提取

根据检测内容不同，核酸提取包括基因组DNA提取和RNA提取，通常情况下，临床检测基因突变和CNV改变等项目时，需要提取DNA标本，而检测基因融合以及基因表达等项目需要提取RNA样本。无论是DNA标本还是RNA标本都有不同的提取方法，需要根据检测需求合理选择。

1. 基因组DNA提取　高质量的基因组DNA对于文库构建至关重要，需要选择合适的提取方法以保证DNA的完整性、质量和纯度。目前提取方法包括有机溶剂提取法、离心柱提取法和磁珠吸附提取法三种，而满足二代测序高通量检测需求的主要为后两种。其中，磁珠吸附提取法不存在标本堵塞吸附膜的风险，且操作简单更易自动化，尤其对小片段DNA分子的提取有独特优势，因此，在临床检测中使用得越来越多。在二代测序临床检测中，骨髓或外周血的DNA提取推荐采用磁珠吸附法搭配核酸自动提取仪，此方法高效迅速、节省人工，且提取的DNA质量均一，不易出现操作失误。对于少数因细胞数过少、凝血或者溶血等情况造成提取失败的标本，建议用离心柱提取法手工操作重新提取额外标本，以获得合格的DNA标本。

某些特殊疾病，需要在DNA提取之前对标本进行特殊处理，如多发性骨髓瘤，需要先用CD138磁珠富集浆细胞后再进行DNA提取。此外，同一种提取方法（如磁珠吸附提取法）也有针对不同标本组织（如石蜡包埋组织、活检组织等）或不同标本量的提取试剂盒以供选择。

完成DNA标本提取后，需要使用超微量分光光度计（如Nanodrop）以及荧光定量仪（如Qubit）对DNA的质量和浓度进行检测，以确保此标本DNA满足后续文库制备的要求。此外，需要注意的是，前期标本处理或提取可能引入某些抑制剂或污染物，如EDTA会影响后续酶切打断，所以使用EDTA抗凝管提取的DNA需要进行纯化，以去除残留的EDTA。如果实验室已建立成熟的提取流程，EDTA残留很少或几乎不影响后续实验，此纯化步骤则可以省略。

2. 总RNA标本提取　目前主要有Trizol提取法、离心柱提取法和磁珠吸附提取法三种。其中Trizol提取法是最经典的，可适用于大多数标本类型，且提取的RNA获得率非常高，但因不能大批量自动化操作，在二代测序临床检测中仅有少数测序机构仍在使用。离心柱提取法操作简便快速且易自动化，适于大规模和高通量的处理，在二代测序检测中应用最为广泛。磁珠吸附提取法需搭配特殊裂解液对标本事先进行处理，此方法虽成本较高，但操作便捷、RNA降解风险低，尤其适用于采集后不能立即提取以及需要运输或保存的标本，因此，对于RNAseq检测推荐使用磁珠吸附提取法。

使用PAXgene采集管采集的标本进行磁珠法提取RNA时，标本需要15～25℃孵育至少2小时，以确保血细胞完全裂解，如果是经过运输的标本，血细胞在运输过程中已经完成裂解，这一步可省略。不立即提取的标本，采集管需要冻于-80℃。提取完的RNA标本需立即放置冰上，再进行后续操作。

后续检测至少需要0.1～2μg高质量的总RNA标本，使用Nanodrop测定RNA标本OD260/280和OD260/230值，Qubit测量RNA标本浓度，Agilent 2100评判RNA标本的质量、纯度及完整性。

三、文库制备及上机测序

二代测序和一代测序技术均可读取DNA序列信息，但与一代测序的一个反应只可获得有限长度的序列信息不同，二代测序可以在一次检测中同时获得百万甚至千万条碱基序列信息，而要做到这一点需要对提取的基因组DNA进行加工，首先将基因组DNA打断，使其长度缩短到测序仪可以进行检测的程度，而后进行修饰以及添加接头。上述对DNA进行加工的过程即全基因组文库构建，若在此基础上使用特异性的探针或引物对全基因组文库进行靶向富集，选择出感兴趣的目标区域，即靶向测序（targeted sequencing）文库；文库构建完成后进行大规模的边合成边测序反应，后期使用计算机转换信号进而读取碱基序列，此为测序；最后通过生信人员将测得的序列信息进行拼接和数据比对，从而获得目的区域的DNA序列，此为生信分析。

（一）文库制备

文库制备过程所需步骤繁多，不同的测序项目，如DNA靶向测序以及RNA测序等均需要不同的、特定的文库，因此只有在了解每一个操作步骤原理的基础上，才能根据检测目的选择出合适的方法，构建出合格的测序文库。根据测序的标本类型不同，文库分为DNA类文库及RNA类文库。

1. DNA类文库制备　血液病二代测序检测的DNA标本主要来源于骨髓、外周血、新鲜活检组织、石蜡包埋组织、口腔黏膜上皮细胞细胞等，这些DNA类文库的制备流程基本相似，主要包括以下步骤。

（1）基因组DNA打断：将提取的基因组DNA随机打断成匹配后续测序仪大小的小片段。打断方法目前主要有2种，超声打断法和酶切法。超声打断法较为精准，处理的DNA片段分布集中，但此方法需要配套仪器（如Covaris超声破碎仪）和耗材，难以大批量操作，并且机械打断对常染色质比异常染色质具有偏好性，以上几种情况限制了其推广，使其近几年在二代测序检测中的应用逐渐减少。酶切法使用非特异性核酸内切酶对DNA进行随机片段化处理，用试剂盒操作标本丢失更少，可实现高通量，更为便利，因此，该方法备受欢迎。但酶切法也有一定的局限性，这主要是受限于酶本身的稳定性、偏好性以及对DNA起始量的敏感性等因素。

无论是超声法还是酶切法，均需要根据标本类型的不同调整处理时长，如石蜡切片标本，DNA本身已经存在断裂，处理时间需要适当缩短。

（2）DNA片段大小选择：片段化后的DNA标本需要进行筛选，选择出合适大小的DNA片段，主要方法有凝胶电泳和磁珠吸附。目前一般采用磁珠吸附法进行DNA片段大小筛选，此方法高效迅速，适合大标本的临床检测。

（3）DNA末端修复、磷酸化、加"A"尾及接头连接：片段化的DNA两端大多都会带有5′-或3′-凸出的黏性末端，需要使用具有核酸外切酶活性的T4 DNA聚合酶及Klenow酶将其变为平末端，并采用T4多聚核苷酸激酶（T4 PNK）进行5′端磷酸化，随后在Klenow酶及dATP作用下进行3′端加"A"尾，最后进行接头连接。

接头（adapter）指一段已知的碱基序列，用于链接未知的待测目标片段。以Illumina双端测序为例，两端接头包括3个部分：P5、P7是与流动槽（Flow Cell）上寡核苷酸结合的区域，可将待测目的片段锚定在测序芯片上；Index1和Index2是区分每个标本的标签序列；Read1和Read2是与测序引物结合的区域，中间的DNA Insert是待测目的片段（文后彩图13）。

根据测序平台和原理不同，接头中的序列也各不相同。另外，根据不同的检测通量以及检测目的，接头中还需要加入一些其他标签。

对于Novaseq等高通量型测序仪，更多标本文库混合在一起同时进行测序，可能会存在标本标签错配的现象，即标签跳跃（index hopping），需要采用特异性的双端标签（unique dual index，UDI）对标本进行标记，使文库两端的Index序列一对一组合，只有两端带有完全匹配的Index序列的reads才能进入后续的标本分析，从而可以剔除标签错配的reads，有效避免标本之间的数据串扰。

对于测序深度要求更高的MRD检测，还需要加入唯一分子标签（unique molecular identifier，UMI），来特异性标记标本文库中的每个分子，精准定量起始的分子数，这样能够削弱靶向富集或测序过程产生的错误和不均一性，用以在海量数据中区分同一来源的DNA片段，并且通过对同一来源的多条DNA片段进行互相比对来有效分辨文库构建过程中引入的假阳性突变，从而有效检测超低丰度（≤0.1%）的突变。

（4）文库富集、纯化、定量及混库（pooling）：完成接头连接后的每个标本文库需要进行几轮高保真PCR扩增富集以及磁珠纯化，最后对每个标本文库进行Qubit定量以及Agilent 2100文库片段分析，此单标本文库可于−20℃保存1周。后期继续操作，可根据事先算好的DNA量进行标本的等量混库。混合好的文库体系需要进行干燥浓缩，目前有2种方法：一种是磁珠浓缩法，速度快、通量高，但会产生轻微重复可见的GC偏好；另外一种是真空浓缩法，此法得到的杂交文库质量更佳，目前建议使用真空浓缩法进行文库干燥。干燥浓缩完的混合文库可密封在室温过夜或−20℃长期保存。

混库时需要注意几点：含有相同标签序列的标本不能混，否则难以区分不同标本；不同检测panel的文库不能混；为保证文库的复杂度，建议每个标本文库总量的50%以上用于混库；某些特殊标本，如石蜡组织切片来源的DNA，推荐与原始标本质量相同的文库进行混杂。

如果是全基因组测序，此时文库加入测序体系后可直接上机测序，如果是靶向文库测序，后续还要进行靶向富集。血液肿瘤的二代测序项目通常是靶向测序，因此需要进行靶向测序文库的制备。

（5）靶向富集：使用特异性引物或设计好的探针对基因组DNA进行靶向序列富集，抓取目的区域，即靶向富集。靶向富集主要有2种方法：PCR扩增子法和杂交捕获法。

PCR扩增子法是基于多重PCR策略，使用高度特异的寡核苷酸库将目标区域扩增来获得靶向文库。PCR扩增子法使用标本量少，工作流程经济简便快速，但仅适用于panel基因较少（通常小于50个基因）或靶区域较小的情况，适合检测单核苷酸位点变异和插入/缺失（INDEL）；不适用于panel基因数目多或靶区域大（数Mb）的DNA测序、未知融合基因（fusion gene）的测序，以及存在扩增效率不稳定区域（如高GC含量区及高重复序列区）的测序。

杂交捕获法是基于核酸分子碱基互补原理，将特异性生物素标记的探针与目的区域进行杂交（固相或液相），然后通过链霉亲和素磁珠与生物素标记探针的结合将目的区域捕获。杂交捕获法的效率、均一性和特异性均较好，并且针对大panel（20kb ～ 62Mb）仍适用，能够全面分析多种类型的基因变异（gene variation），同时还可检测一些PCR难以扩增的目标序列。但杂交捕获法也有其劣势，因为DNA序列是随机打断的，探针结合目的区域进行捕获时会将目标区域两侧的序列一同捕获下来，在总测序数据量一定的情况下，将会降低目标序列的数据量；此外，杂交捕获方法手动操作时间以及实验周期较长。

目前血液肿瘤的靶向二代测序通常为大panel，所以一般采用杂交捕获文库构建方法，所得数据质量稳定，后续可进行各种变异类型分析。

（6）靶向捕获后文库扩增、纯化和定量：完成靶向富集的DNA文库需要再进行几轮高保真PCR扩增和磁珠纯化，以及文库定量和片段分布分析，至此靶向富集DNA测序文库便构建完成（文后彩图14）。

文库制备过程涉及的仪器、试剂以及耗材较多，步骤繁复，一些关键节点若操作不当，就可能引起整个实验的失败，因此各实验室在进行正式的临床检测之前必须建立成熟稳定的实验流程以及严谨完善的质控体系。例如，实验室内环境温度必须稳定在20 ～ 25℃，温度过低将影响捕获洗脱实验操作的稳定性；杂交捕获操作中的PCR管及96孔板的密封性必须完好；使用的实验耗材（如离心管、移液器吸头）须确保是低吸附状态。

最终构建完成的文库质量对测序结果有重要影响，需要对文库进行质控评估，包括文库片段大小、文库浓度以及文库的转化率和复杂度。文库的片段大小需要匹配特定的测序仪和检测目的，通常采用Agilent 2100对文库片段大小分布进行精确测定，满足实测片段大小主峰位于预期片段大小附近。文库终浓度需要大于实验既定值，通常采用Qubit荧光定量进行浓度测量，如果最后出库浓度不达标，可能是前期DNA质量差，文库复杂度低造成，可通过重新提取DNA构建文库，以及适当增加DNA起始量来解决。文库转化率指起始标本量转化为两端接有接头片段的文库的效率，主要受连接效率和纯化过程损耗的影响。其中，好的连接效率既可以提高转化率，又可以提高文库复杂度。文库复杂度指在文库制备过程中从样品中捕获特异分子的程度，文库复杂度越高，测序数据质量越高。在相同条件下，起始样品量越低或扩增循环数越多，文库复杂度就越低，对于起始量很低的样品，要尽可能地提高连接效率和转化率，从而使文库复杂度最大化，以保证测序结果的全面和准确。

此外，文库重复率（duplication rate）也是影响文库的指标之一，重复率越低越好。一般不同的检测项目重复率的标准也不一样，其中全外显子组文库的重复率不能超过15%，血液肿瘤靶向测序文库的重复率要低于30%，达到15%以下最好。若文库重复率过高，可能是由起始DNA严重降解或均一性差造成的需要重新提取DNA标本或重新取样。

2. RNA类文库制备　RNA类文库也需要根据实验目的及RNA标本类型选择构建方法。针对血液肿瘤的RNA类文库构建主要包括转录组文库以及靶向RNA序列的文库。这里所说的转录组文库是指去除rRNA的文库。RNA文库构建主要分为以下步骤。

（1）rRNA去除：提取的RNA是mRNA和非编码RNA（即ncRNA，包括tRNA、rRNA、miRNA、lncRNA、circRNA等）的总和，其中核糖体RNA（rRNA）是最多的一类RNA，约占RNA总量的80%，进行RNA文库构建第一步需要对rRNA进行去除，rRNA去除效率也被认为是确保转录物读取最大化的关键因素。目前rRNA去除主要有2种方式：poly（A）纯化法和rRNA直接去除法。poly（A）纯化法是基于大部分真核生物中的mRNA带有poly（A）尾结构，使用带有oligo（dT）的磁珠直接进行靶向杂交富集或使用oligo（dT）引物进行反转录扩增。poly（A）纯化法适用于总RNA标本量低且mRNA完整的情况，如果RNA存在降解或者mRNA poly（A）尾存在丢失，则不适用。rRNA直接去除法是通过探针杂交捕获rRNA再用磁珠吸附方法去除或者使用特异性核酸酶消化rRNA法去除，与酶消化法相比，磁珠吸附法虽然对标本起始量的要求较高（一般为1μg）且rRNA残留量略高，但胜在操作简单，可应用于混合标本，故而目前使用更广泛。rRNA直接去除法对于不含有poly（A）尾的转录本以及存在部分降解的总RNA标本同样适用，是进行RNA纯化的推荐方法。

（2）文库构建：RNA纯化之后进行文库构建时通常有2种思路，一种是先用oligo（dT）引物反转录RNA，再进行cDNA片段化；另一种是先将RNA片段化，再结合随机引物进行反转录。若先反转录，尤其是结合oligo（dT）进行反转录时，获得的测序reads会对转录本3'端具有比较强的偏好性；而先对RNA进行打断再反转录获得的测序reads才是针对基因本体的，所以在RNA测序中建议采用先打断RNA再反转录的文库构建方法。

打断RNA的方法有碱处理法、金属离子（Mg^{2+}、Zn^{2+}）溶液处理法及酶（RNase Ⅲ）处理法。使用酶处理法时，需要全程在冰上进行，以保证RNA不被降解。

RNA片段化的体系非常容易降解，需要立即进行第一链cDNA合成，而后是第二链cDNA合成；后续的ds cDNA末端修复、5'端磷酸化，以及加接头、扩增并定量最终文库的处理均与DNA类文库构建类似。在完成文库定量及标准化处理后，RNA文库即构建完成（文后彩图15）。

（二）上机测序

目前国内的二代测序平台主要以Illumina、Ion Torrent和华大基因为主，它们的检测原理虽不相同，但均实现了大规模平行测序。

1. 二代测序平台

（1）Illumina测序平台　是基于边合成边测序技术方法。利用单分子阵列在Flow cell上进行固态桥式PCR反应先将DNA分子扩增成簇，再进行边合成边测序；使用可逆阻断技术实现每次只合成1个碱基，并标记荧光基团，再利用相应的激光激发荧光基团，最后捕获激发光进而读取碱基信息。

（2）Ion Torrent测序平台　采用半导体测序技术。测序芯片的每个微孔的微球表面含有大约100万个DNA分子拷贝，测序时一个个核苷酸分子连续流过芯片微孔，如果核苷酸与特定微孔中的DNA分子互补，则该核苷酸释放氢离子，离子传感器检测到该孔溶液pH发生的变化，电压发生变化，之后电信号被转化为碱基序列。

（3）华大基因测序平台　采用了高密度DNA纳米球（DNA nanoball，DNB）技术。在芯片上嵌入DNB，然后用非连续、非连锁组合探针锚定连接（combinatorial probe anchor ligation，cPAL）技术读取碱基序列。

以上3种不同的测序平台在实际临床应用中都有各自的技术特点，详见表13-7-2。

表13-7-2 三大测序平台的技术特点比较

测序平台	技术特点
Illumina	1. 可扩展的超高通量，匹配不同测序通量的仪器型号较多，其中NovaSeq 6000系列数据量可达6000Gb 2. 支持双端测序，减少测序错误，保证高质量的测序数据 3. 采用SBS策略，能够更好解决连续好几个相同碱基测序不准的问题 4. 错误率低，单碱基可低至0.1%，主要错误来源是碱基替换 5. 基于可逆反应，随反应轮数增加，效率降低，信号衰减，且读取序列较短，给从头测序（de novo sequencing）拼接带来困难
Ion Torrent	1. 测序速度快，实验周期短 2. 有适合不同通量需求的测序芯片，可根据实验测序通量的要求选择不同的离子半导体芯片 3. 具有理想的测序读长，目前测序最大读长可达600bp 4. 对于连续相同碱基的测序存在误差
华大基因	1. 仪器耗材费用较低 2. DNB通过增加待测DNA的拷贝数增强了信号强度，从而提高测序准确度 3. 不同于PCR指数扩增，滚环扩增过程中的扩增错误不会积累 4. 在检测SNV方面准确性较高

2. 测序过程　不同的平台均有一系列应对不同测序通量的各种型号仪器，在实际临床检测中，需要根据检测目的和实际情况选择合适的平台和仪器。以Illumina平台靶向双端测序为例，测序过程主要包括以下几个操作步骤。

（1）锚定链接：测序反应是在Flow cell的玻璃板中进行的，Flow cell又被分成2个或8个泳道（lane），每个Lane的内表面有无数个被固定的随机分布单链接头（P5′和P7′），其根据不同需求检测不同数量的标本。将构建好的文库加载到Flow cell中，DNA靶序列通过P5和P7接头与Flow cell中的P5′和P7′互补结合，从而吸附到Flow cell的表面。

（2）桥式PCR扩增：可将目的区域的碱基信号强度放大，以满足测序需要。互补链的延伸是以待测DNA序列为模板来进行，而后模板链被切断并被清洗去除；随后互补链与Flow cell上的接头序列杂交互补，再进行链的合成，这个过程就是桥式PCR。通过上述过程的不断循环，Flow cell的固相表面上将会获得上百万条成簇分布的双链待测片段。

（3）边合成边测序（SBS）：采用可逆末端终止测序技术捕捉新合成的末端标记来确定DNA的序列，在反应体系中加入4种带有特异荧光标记的dNTP、DNA聚合酶以及接头引物进行扩增，这些dNTP的3′端经过化学保护，每轮只能添加1个dNTP，每加入1个被荧光标记的dNTP就能释放出相对应的荧光，测序仪通过捕捉荧光信号，并通过计算机软件将光信号转化为测序峰，从而获得待测片段的序列信息。Illumina测序原理如文后彩图16所示。

四、生物信息学分析流程

生物信息学分析流程（bioinformatics pipeline）指通过计算机编程将不同的生物信息学分析软件和参考数据库按照一定方式结合起来，完成从原始测序数据到获取检测结果的整个数据分析的过程。以下对血液系统疾病二代测序结果中常见分子异常（如基因突变和融合基因等）的生物信息学分析过程进行介绍。

利用二代测序进行基因突变检测的测序策略有全基因组测序（whole genome sequencing，WGS）、全外显子组测序（whole exome sequencing，WES）、靶向测序，其中靶向测序在临床上应用最多。靶向测序仅针对疾病的已知致病基因进行测序，因此测序的基因少，成本低，数据分析速度快，并且能够达到很高的测序深度，这在血液肿瘤临床检测中十分重要，因为一般认为测序深度越高，可靠性越高。但靶向测序也有一定的缺点，如只能检测靶区域内的基因；另外，由于探针捕获存在偏好性，CNV的可信度比WES和WGS低。基因突变类型根据突变的序列长度可分为单碱基变异（SNP/SNV）和小片段的

INDEL变异。SNP（single nucleotide polymorphism）即单核苷酸多态性，指基因组特定位点上单个核苷酸改变导致的DNA序列多态性，是人类遗传变异中最常见的一种方式；SNV（single nucleotide variant）即单核苷酸变异，又称单碱基变异，一个物种中单碱基变异的频率达到一定水平称为单核苷酸多态性，而频率未知或很低就称为单核苷酸变异；INDEL即核苷酸插入与缺失变异，通常指涉及50bp内的核苷酸改变。基因突变类型根据突变来源可分为体细胞突变（somatic mutation）和胚系突变（germline mutation）。体细胞突变又称获得性突变。发生在体细胞内的突变，是在生长发育过程中或者环境因素影响下后天获得的突变，通常只有部分细胞带有此种突变，不遗传给后代；胚系突变又称生殖细胞突变，是来源于生殖细胞（精子或卵子）的突变，通常全身所有细胞都带有此种突变，可遗传给后代。其中血液肿瘤的基因突变类型通常为体细胞突变，而血液遗传病的一般是胚系突变，两种突变类型在进行生信分析时用到的软件和筛选条件不同，下面将分别进行介绍。

（一）体细胞突变分析流程

体细胞突变是导致肿瘤发生及产生异质性的重要原因。研究发现，大约有90%的肿瘤基因（与肿瘤发生有因果关系的突变基因）显示有体细胞突变。体细胞突变检测流程主要包括获取变异位点、变异位点注释和筛选致病变异。

1. 获取变异位点　目前体细胞突变检测软件很多，其中GATK（The Genome Analysis Toolkit）是目前最主流的一款从高通量测序数据中分析变异信息的软件，MuTect（calls SNV in somatic variants）是GATK的模块，敏感性较高且假阳性较低，目前已经升级到MuTect2（calls both SNV & INDEL in somatic variants）。以GATK为例介绍体细胞突变的分析过程。首先利用MuTect2进行变异位点检测，接下来利用GATK其他模块进行变异位点过滤，具体流程见图13-7-1。此外，MuTect2在进行变异位点检测时支持输入PON（panel of normals）。

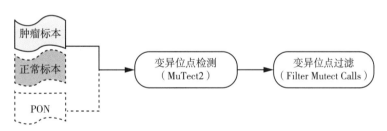

图 13-7-1　GATK体细胞突变检测分析流程

（1）PON：指利用健康个体构建的突变数据集。主要目的是消除技术偏差，提高结果准确性，以及过滤非体细胞突变。GATK官网建议构建PON的标本最好选择年轻健康个体，降低把未确诊的肿瘤患者用作正常标本的可能性。另外，GATK官网建议至少使用40个标本构建PON。MuTect2构建PON的命令如下（代码参考GATK官网）：

```
#每个标本进行检测变异
gatk Mutect2 -R reference.fasta -I normal1.bam --max-mnp-distance 0 -O normal1.vcf.gz
gatk Mutect2 -R reference.fasta -I normal2.bam --max-mnp-distance 0 -O normal2.vcf.gz
... etc.
#将所有标本的变异检测结果创建整合到一起
gatk GenomicsDBImport -R reference.fasta
-L intervals.interval_list
--genomicsdb-workspace-path pon_db \
-V normal1.vcf.gz \
-V normal2.vcf.gz \
-V normal3.vcf.gz
gatk CreateSomaticPanelOfNormals -R reference.fasta -V gendb：//pon_db -O pon.vcf.gz
```

（2）变异位点检测：理想情况下的体细胞突变检测是将个体肿瘤组织的变异结果和与其配对的正常组织的变异结果进行比较，找到仅在肿瘤组织中发生的突变。但在临床检测中，大多数情况下只能获得肿瘤组织，因此根据是否有配对的正常组织，MuTect2的体细胞突变检测流程可分为有配对正常组织时的体细胞突变检测和仅有肿瘤组织的体细胞突变检测。使用MuTect2进行以上两种情况的体细胞突变检测时，有配对正常组织时的体细胞突变检测比仅有肿瘤组织的体细胞检测需额外提供配对正常组织的BAM文件并指定正常组织标本名称。MuTect2在进行变异位点检测时，还支持输入正常人群突变数据集，用来注释变异位点。两种情况下变异位点检测的代码如下（代码参考GATK官网）：

1）有配对正常组织的体细胞突变检测

```
1. gatk Mutect2 \
    -R reference.fa \
    -I tumor.bam \
    -I normal.bam \
    -normal normal_sample_name \
    --germline-resource af-only-gnomad.vcf.gz \
    --panel-of-normals pon.vcf.gz \
    -O somatic.vcf.gz
```

2）仅有肿瘤组织的体细胞突变检测

```
2. gatk Mutect2 \
    -R reference.fa \
    -I sample.bam \
    --germline-resource af-only-gnomad.vcf.gz \
    --panel-of-normals pon.vcf.gz \
    -O single_sample.vcf.gz
```

（3）变异位点过滤：利用GATK对原始的变异位点检测结果进行过滤，主要是过滤一些技术偏差、测序错误造成的假阳性变异以及一些非体细胞突变。过滤时建议进行交叉标本污染评估，首先利用GetPileupSummaries（BETA Tool）分析肿瘤标本在已知变异位点数据集reads的支持情况，然后利用CalculateContamination估计污染比例，有无配对正常标本均可。代码如下（代码参考GATK官网）：

```
3. #估算标本交叉污染情况
4. gatk GetPileupSummaries \
5. -I tumor.bam \
6. -V common_biallelic.vcf.gz \
7. -L common_biallelic.vcf.gz \
8. -O pileups.table
9. gatk GetPileupSummaries \
10. -I normal.bam \
11. -V common_biallelic.vcf.gz \
12. -L common_biallelic.vcf.gz \
13. -O pileups.table
14. gatk CalculateContamination \
15. -I tumor-pileups.table \
16. -matched normal-pileups.table \ #if paired normal exist
17. -O contamination.table \
18. --tumor-segmentation segments.table
19. #过滤
20. gatk FilterMutectCalls \
21. -R reference.fasta \
22. -V somatic.vcf.gz \
23. --contamination-table contamination.table \
24. --tumor-segmentation segments.tsv \
25. -O filtered.vcf.gz
```

2. 变异位点注释 变异位点检测后只能得到变异位点在基因组上的位置以及突变前后的碱基类型等基本信息，通过变异位点的注释会得到突变对基因功能的影响，以及该变异位点在正常人群频率数据库以及肿瘤突变数据库的收录情况等信息，以便于对变异位点进行筛选和解读。目前变异位点注释软件很多，以ANNOVAR为例介绍变异位点的注释。ANNOVAR是一个注释软件，可以对SNV和INDEL进行注释，添加变异位点过滤筛选所需的各类信息。注释分为3步：下载注释数据库、准备变异位点输入文件和注释。各步骤说明如下：

第一步，下载注释数据库。变异位点的注释是将已知数据库的变异信息对应到检测到的变异位点上，因此在注释前应将所需数据库准备好。ANNOVAR提供了常用数据库文件，可通过ANNOVAR官网查看可供下载的数据库及其版本以及更新日期等，也可以通过命令查看。下载时利用annotate_variation.pl进行，命令如下（代码参考ANNOVAR官网）：

```
26. annotate_variation.pl -buildver hg19 -downdb -webfrom annovar refGene humandb/
annotate_variation.pl -buildver hg19 -downdb cytoBand humandb/
…
```

第二步，准备变异位点输入文件。ANNOVAR的标准输入格式为.avinput，可利用convert2annovar.pl进行格式转换，若为VCF格式可不进行转换。代码如下（代码参考ANNOVAR官网）：

```
27. perl convert2annovar.pl -format soapsnp input_file -outfile out.avinput
```

第三步，注释。ANNOVAR注释分为3个方面：Gene-based Annotation（基于基因的注释）、Region-based Annotation（基于区域的注释）、Filter-based Annotation（基于过滤的注释）。基于基因的注释主要是注释变异位点在基因上的位置以及对编码序列的影响等；基于区域的注释主要是注释变异位点是否存在于某些特殊的基因组区域，如保守区、重复区等；基于过滤的注释主要是注释变异位点在人群频率数据库等数据库中的记录情况等。ANNOVAR有两个脚本可以进行注释：annotate_variation.pl每次只能注释一个数据库，table_annovar.pl可同时注释多个数据库，通常采用table_annovar.pl进行注释。代码如下（参考ANNOVAR官网）：

```
28. table_annovar.pl example/ex1.avinput humandb/ -buildver hg19 -out myanno -remove -protocol refGene，cytoBand，exac03，
avsnp147，dbnsfp30a -operation gx，r，f，f，f -nastring . -csvout -polish -xref example/gene_xref.txt
```

3. 筛选致病变异 为了得到可信度高的致病变异需要对注释完的变异位点进行进一步筛选。变异位点的筛选主要包括以下几步：过滤等位基因（allele）频率；筛选功能区变异；过滤正常人群多态性（polymorphism）位点；有害性过滤。

（1）过滤等位基因频率：等位基因频率（variant allele frequency，VAF）即该位点突变的reads数占该位点总的reads数的比例。VAF太低的位点支持变异的reads数较少，有可能是测序错误造成的假阳性变异，因此一般会过滤掉VAF较低的位点。VAF的阈值可以设置5%，但对于已经报道的该疾病的致病位点，即使没有通过阈值筛选，也应当优先考虑。此外，VAF接近100%或50%的位点可能是生殖细胞变异。

（2）筛选功能区变异：氨基酸序列改变（或蛋白质结构或功能异常）对人类疾病的发生发展影响最直接，也是目前研究得最为清楚的，因此在筛选致病变异时首先会考虑对氨基酸序列影响比较大的变异。外显子区突变和剪接位点突变都可能会导致氨基酸序列的改变，造成蛋白质结构和功能的异常，因此优先

考虑对被注释到外显子区和剪切位点的变异进行研究。另外，位于外显子区的SNV又可分为同义突变和非同义突变等，同义突变由于密码子的简并性不会改变氨基酸的序列，因此建议进一步过滤掉同义突变。

（3）过滤正常人群多态性位点：正常人群突变数据库收录的是在健康人中检测到的突变，通常在正常人群中突变频率较高的位点为个体间多态性位点，一般是非致病的，因此在筛选致病变异时会过滤掉这样的突变。正常人群突变数据库一般包括2种：公共数据库和内部数据库，常用的公共数据库有1000 Genomes Project、ExAC数据库和GnomAD数据库等；内部数据库由实验室自己构建，内部数据的变异频率更符合本国人群，还可以消除测序平台造成的假阳性变异，因此建议实验室构建自己的内部数据库。一般将频率超过1%的变异称为正常人群多态性变异，比对检测到的变异位点是否存在于正常人群突变数据库，若不存在则保留该位点，若存在且频率高于设置的阈值则过滤掉该位点。过滤时可以选择其中的一个或多个数据库作为参考。

（4）有害性过滤：当检测到的变异位点不是已经报道的致病突变时，位点的有害性预测结果将是一个非常有用的参考信息。有害性预测通常应用于非同义突变和剪切位点突变。ANNOVAR可以注释多种有害性预测软件的分析结果，包括SIFT、MutationTaster、PolyPhen2等，过滤时可以选择其中一个或几个数据库的结果进行参考。

4. FLT3-ITD检测　FLT3-ITD是急性髓性白血病患者中最常见的体细胞突变之一，且与患者预后密切相关。ITD（internal tandem duplication）即内部串联重复，本质上为插入突变，插入的长度为3～400bp，插入长度较短的ITD理论上可以用INDEL的检测软件进行分析，插入长度较长的ITD一般需要用结构变异（structure variation，SV）软件进行分析。目前已经开发出许多专门检测ITD的软件，如ScanITD、ITD assembler、Genomon ITDetector、ITDseek等，这些软件能同时检测所有长度的ITD，本文以Genomon ITDetector为例介绍FLT3-ITD的检测。

ITDetector代码如下（参考ITDetector官网）：

```
29.  bash detectITD.sh ＜ path to the target bam file ＞ ＜ path to the output directory ＞ ＜ sample name ＞
```

（二）生殖细胞突变分析流程

5%～10%的肿瘤可以归因于遗传性肿瘤易感综合征。遗传性肿瘤易感综合征指由于生殖细胞突变导致个体具有肿瘤易感倾向，发生肿瘤的风险会远远高于正常人群，且其家族内常出现多人患癌，此外个体的发病年龄通常较早。近年来遗传性血液系统肿瘤也开始引起人们的重视，故而生殖细胞突变的检测也显得越发重要。生殖细胞突变的检测流程与体细胞突变的检测流程一致，也分为获取变异位点、变异位点注释和筛选致病变异。

1. 获取变异位点　生殖细胞突变的检测软件有GATK、samtool/bcftools、freebaeys等。这里以GATK为例介绍生殖细胞突变，分析流程可概括为位点检测、位点过滤，具体流程见图13-7-2。

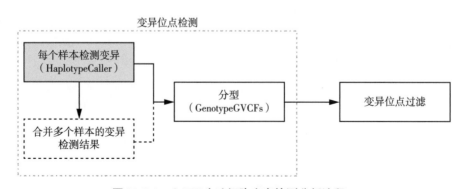

图13-7-2　GATK生殖细胞突变检测分析流程

（1）变异位点检测：利用HaplotypeCaller对单个标本进行变异位点检测，然后利用GenotypeGVCFs进行基因分型。代码如下（代码参考GATK官网）：

```
30. gatk --java-options "-Xmx4g" HaplotypeCaller \
   -R Homo_sapiens_assembly38.fasta \
   -I input.bam \
   -O output.g.vcf.gz \
   -ERC GVCF
gatk --java-options "-Xmx4g" GenotypeGVCFs \
   -R Homo_sapiens_assembly38.fasta \
   -V input.g.vcf.gz \
   -O output.vcf.gz
```

上述代码HaplotypeCaller的输出为GVCF（Genomic VCF）格式文件，GVCF和VCF的区别在于VCF文件仅包含突变位点的信息，而GVCF文件除包含突变位点的信息外，还包含未突变位点的信息；GVCF文件的优势是可以区分非突变位点是与参考序列一致还是未检测到，因此，GVCF在合并多个标本的文件时很有意义。生殖细胞突变检测时，有时会有多个标本，如家族标本。当有多个标本时可以利用GATK的CombineGVCFs或GenomicsDBImport合并多个标本的检测结果，GenomicsDBImport为新版本。代码如下（代码参考GATK官网）：

```
31. #合并
gatk --java-options "-Xmx4g -Xms4g" GenomicsDBImport \
      -V data/gvcfs/mother.g.vcf.gz \
      -V data/gvcfs/father.g.vcf.gz \
      -V data/gvcfs/son.g.vcf.gz \
      --genomicsdb-workspace-path my_database \
      --tmp-dir ＝ /path/to/large/tmp \
      -L 20
#对合并后的结果进行基因分型
gatk --java-options "-Xmx4g" GenotypeGVCFs \
   -R Homo_sapiens_assembly38.fasta \
   -V gendb: //my_database \
   -O output.vcf.gz \
   --tmp-dir /path/to/large/tmp
```

（2）变异位点过滤：GATK在这一步设置的过滤条件较为宽松，目的是保证变异位点过滤具有高度的敏感性，GATK过滤分为两步，首先是利用VariantRecalibrator对已知突变集（dbSNP、1000 Genome Project等）建模，利用该模型分别估算每个突变的突变质量得分，然后利用ApplyVQSR基于前一步计算的每个突变的质量得分进行过滤。由于SNP和INDEL的特征不同，采用的训练集不完全一样，所以需要分开训练评估模型，这里以SNP为例介绍。代码如下（代码参考GATK官网）：

```
32. #SNP
gatk VariantRecalibrator \
   -R Homo_sapiens_assembly38.fasta \
   -V input.vcf.gz \
   --resource: hapmap, known ＝ false, training ＝ true, truth ＝ true, prior ＝ 15.0 hapmap_3.3.hg38.sites.vcf.gz \
   --resource: omni, known ＝ false, training ＝ true, truth ＝ false, prior ＝ 12.0 1000G_omni2.5.hg38.sites.vcf.gz \
```

```
--resource：1000G, known ＝ false, training ＝ true, truth ＝ false, prior ＝ 10.0 1000G_phase1.snps.high_confidence.hg38.vcf.gz \
--resource：dbsnp, known ＝ true, training ＝ false, truth ＝ false, prior ＝ 2.0 Homo_sapiens_assembly38.dbsnp138.vcf.gz \
-an QD -an MQ -an MQRankSum -an ReadPosRankSum -an FS -an SOR \
-mode SNP \
-O output.recal \
--tranches-file output.tranches \
--rscript-file output.plots.R
gatk ApplyVQSR \
-R Homo_sapiens_assembly38.fasta \
-V input.vcf.gz \
-O output.vcf.gz \
--truth-sensitivity-filter-level 99.0 \
--tranches-file output.tranches \
--recal-file output.recal \
-mode SNP
```

2. 变异位点注释　生殖细胞突变的注释与体细胞突变的注释类似，可以参考上述部分。

3. 筛选致病变异　筛选生殖细胞致病变异时，类似于筛选体细胞致病变异，也需要过滤VAF，筛选功能区变异，过滤正常人群多态性位点和进行有害性过滤。但也有不同，如当测序深度足够时生殖细胞突变中杂合子（heterozygote）位点的VAF应该接近0.5，纯合子（homozygote）位点的VAF应该接近1，但实际上由于测序深度不足或者DNA双链扩增的偏好性等，可能会造成杂合位点的VAF在0.5左右浮动，纯合位点的VAF低于1。当杂合位点的VAF偏离0.5或者纯合位点的VAF低于1较多时，该位点是假阳性的可能性会比较高，建议优先不考虑这样的位点，但也会有一些特殊情况，如该位点存在多等位，或者存在嵌合情况，抑或是该位点所在区段有CNV时，该位点的VAF会偏离较多；过滤正常人群的多态性位点时，频率一般设置为1%，但有时需要根据疾病的发病率进行调整；当有家族内多个个体的检测结果时，可以利用共有变异或家系传递分析进一步确定致病变异。

（三）融合基因分析流程

融合基因指两个（或多个）基因的部分或全部序列相连形成的嵌合基因。融合基因是血液肿瘤中最早被鉴定的具有明确临床诊疗意义的异常。

目前利用二代测序进行融合基因检测的测序策略有全基因组测序、目标区域测序和全转录组测序（RNAseq），其中目标区域测序仅能分析目标基因相关的融合基因，全基因组测序成本高，且检测到的融合基因是否有意义取决于对表达是否有影响以及是否产生融合转录物，而转录组测序相比于全基因组测序成本低，并且可直接判断融合基因是否表达，因此目前一般利用RNASeq进行融合基因检测，但RNAseq检测融合基因也有缺点，如不能检测非转录区域的融合。利用RNAseq进行融合基因检测的软件很多，Brian J. Haas对STAR-Fusion等23个融合基因检测方法进行了评估，其中STAR-Fusion在准确度和运行时间方面都表现优秀，故这里以STAR-Fusion为例介绍融合基因检测。STAR-Fusion进行融合基因检测时，首先利用STAR将测序reads比对到参考基因组上，寻找junction reads（read1和read2中其中一条read跨越结合位点，另一条read位于结合位点的某一侧）和spanning fragments（read1和read2分别比对到不同的基因），然后利用junction reads和spanning fragments进行融合基因预测，最后过滤假阳性结果。代码如下：

```
33. #准备参考基因组
{STAR_FUSION_HOME}/FusionFilter/prep_genome_lib.pl \
      --genome_fa minigenome.fa \
```

```
        --gtf minigenome.gtf \
        --fusion_annot_lib CTAT_HumanFusionLib.mini.dat.gz
#融合基因检测
{STAR_FUSION_HOME}/STAR-Fusion \
        --left_fq rnaseq_1.fastq.gz \
        --right_fq rnaseq_2.fastq.gz \
        --genome_lib_dir ctat_genome_lib_build_dir
```

融合基因检测完后，接下来会对融合基因进行注释，常用的融合基因注释数据库有COSMIC、TICdb、ChimerDB等，利用数据库可以注释检测到的融合基因是否被文献报道过、是否被验证过以及对应的疾病信息等。

（贾玉娇　高　欣　王浩旭）

第八节｜二代测序技术的临床应用与结果解读

一、血液系统肿瘤DNA突变检测

关于血液系统肿瘤的基因突变检测，如对急性髓系白血病、骨髓增生异常综合征、骨髓增殖性肿瘤、急性淋巴细胞白血病、淋巴瘤等疾病的基因检测，通常是采用靶向测序的方法，同时对几十个甚至几百个基因的外显子区域或者突变热点区域进行二代测序检测。下机原始数据为fastq格式，通过生信注释初步处理和序列比对后生成BAM格式文件（可用IGV软件打开查看），最后经过人群数据库和功能预测数据库以及自建数据库等数据库的注释后，生成VCF格式文件，可用EXCEL打开，然后进行下一步基因突变位点筛选、注释及解读的工作。

（一）肿瘤突变的位点筛选

在进行肿瘤突变的筛选之前，实验室通常需要自建hotspot热点数据库，该数据库通常是通过文献查阅收录相关疾病的常见位点突变、驱动基因突变、已报道的致病基因突变，或检测项目包含的基因位点突变等。在肿瘤突变的位点筛选过程中，热点突变需要优先考虑。下一步，对于非热点突变，需要综合考虑该突变的人群频率（一般将人群中超过1%的变异称为正常人群多态性变异）、VAF、测序深度、功能有害性（如SIFT、MutationTaster、PolyPhen2等软件的预测结果）、批次间的重复出现频率等。此外，对于突变位点的碱基质量和链偏好性，以及对于低频突变的假阳性均需充分考虑。对于测序质量差的位点，建议通过IGV软件对BAM文件进行查看。如有必要，建议通过Sanger测序或数字PCR进行验证。

（二）肿瘤突变的结果解释

1. HGVS命名　肿瘤基因突变的报告内容主要包括突变基因、突变基因所在的染色体和/或物理位置、转录本信息、突变位置（外显子/内含子）、核苷酸改变、氨基酸改变、VAF和测序深度等信息。突变报告内容的书写遵循人类基因组变异协会（Human Genome Variation Society，HGVS）命名原则。

HGVS规则是目前学术界所公认的突变命名规则。一般而言，从不同的维度出发，相同的基因突变可以有多种不同的表现形式，例如，参考序列的不同、表现层次的不同（DNA、RNA或蛋白质水平）都会导致突变的表现方式产生差异。目前，通用的参考序列主要包括基因组参考序列（以前缀"g."表示）、非编码DNA参考序列（以前缀"n."表示）、cDNA参考序列（以前缀"c."表示）、RNA参考序列（以前缀"r."表示）、蛋白质参考序列（以前缀"p."表示）。参考序列的选择非常重要。在以DNA水平描述突变时，内含子中突变碱基与相邻外显子之间的关系对于临床诊疗和研究来说往往非常重要，为了能更好地阐明内含子的变异，通常会选择cDNA作为参考序列。另外，基因突变也常以蛋白质水平的变化进行描述。

（1）以cDNA为参考序列的突变主要表达方式：

替换：指与参考序列相比，一种碱基被另一种碱基所取代；以符号"＞"进行表示；如c.23A＞T，表示与参考序列相比，第23位的A碱基被T碱基所取代。

缺失：指与参考序列相比，一个或多个碱基缺失的现象；以"del"进行表示；如c.205delA，表示与参考序列相比，第205位的A碱基发生了缺失。

插入：指与参考序列相比，一个或多个碱基增添的现象；以"ins"进行表示；如c.576_577insAGG，表示与参考序列相比，在第576与577位点之间插入了AGG这三个碱基。

缺失插入：指与参考序列相比，一个或多个碱基被其他碱基所取代的现象，并且这种变异不包括替换突变、倒置以及转换突变；以"delins"进行表示；如c.605delinsGTA，表示与参考序列相比，第605位缺失了一个碱基，同时缺失的碱基被GTA所取代。

重复（duplication）：指与参考序列相比，同源染色体之间的不等交换或者染色单体之间的不等交换，或者同源染色体片段插入等，使一条染色体上某一片段增加了一倍或一倍以上的现象；以"dup"进行表示；如c.6_8dup，表示从第6位到第8位碱基发生了重复。

（2）内含子突变的主要表达方式：为了更好地理解内含子中碱基突变的表现形式，我们需了解DNA序列中各碱基所处的位置。从起始密码子开始到终止密码子为止，外显子序列的编号是连续的，而5′非翻译区、3′非翻译区以及内含子区的编码都是与外显子序列的编码密切相关的。因此，内含子中碱基的替换、缺失、插入等突变的表现形式就可以分别表示为：

替换：c.36＋55G＞T（c.36代表前一段编码区域或者说前面一个外显子的最后一个碱基位于编码区36位，＋55代表上述外显子后方紧邻的内含子区域的第55个碱基）。

缺失：c.4071＋1_4072-1del（表示两个外显子之间的内含子序列发生缺失）。

插入：c.37＋1_37＋2insTTC（表示在"37＋1"与"37＋2"位点间插入碱基TTC）。

（3）以蛋白质为参考序列的突变主要表达方式：

替换：如p.Trp26Cys，表示第26位的Trp被Cys取代（错义突变）；p.Trp26Ter（p.Trp26*），表示第26位的Trp变为终止密码子（无义突变）；p.Cys123＝，表示DNA碱基发生突变之后，氨基酸没有发生改变（同义突变）。

缺失：如p.Ala3_Ser5del，表示多肽序列中从第3位的Ala到第5位的Ser发生了缺失。

插入：如p.Lys2_Gly3insGluSerLys，表示在第2位的Lys和第3位的Gly之间插入了Glu、Ser、Lys三个氨基酸。

插入缺失：如p.Cys28delinsTrpVal，表示第28位的Cys缺失，同时被TrpVal取代。

重复：如p.Ala2_Ser5dup，表示从第2位的Ala到第5位的Ser重复了1次。

移码突变（frameshift mutation）：DNA序列中插入或缺失一个或多个碱基（非3的整数倍），导致密码子阅读框移位而引起的编码肽链的改变；以"fs"进行表示；如p.Arg97ProfsTer23，表示第97位的Arg是首个发生改变的氨基酸，且Arg变为Pro，同时发生移码突变后，终止密码子的位置变为其后第23位。

需注意的是，有时通过生物信息注释后发现同一个基因有2个或者多个相邻位点的突变且突变频率相似，遇到这种情况时可通过IGV查看BAM文件，若这些突变在同一条等位基因上则需遵循HGVS命名原则将其合并后书写。

2. 位点分级　体细胞突变是导致肿瘤发生及产生异质性的重要原因。研究发现，大约有90%的肿瘤基因（与肿瘤发生有因果关系的突变基因）会发生体细胞突变，血液肿瘤亦是如此。需要注意的是，肿瘤的发生发展是多基因参与、协同发挥作用的结果，即既有表观遗传学和基因组学层面的改变，又有转录组学和蛋白组学层面的改变。因此，患者的基因突变往往表现为一个突变谱系的改变而非单一基因的改变。例如，MDS患者的基因突变谱涉及DNA甲基化（*TET1*、*TET2*、*DNMT3A*等）、组蛋白修饰（*ASXL1*、*CREBBP*、*EP300*、*EZH2*、*KDM6A*、*SETDB1*等）、RNA剪接机制（*SF3B1*、*SRSF2*、*ZRSR2*、*U2AF1*等）、转录因子（*RUNX1*、*TP53*、*BCOR*、*PHF6*、*CEBPA*、*GATA2*等）、酪氨酸激酶受体信号（*JAK2*、*MPL*、*FLT3*、*GNAS*、*KIT*等）、RAS途径（*KRAS*、*NRAS*、*CBL*、*NF1*、*PTPN11*等）、DNA修复（*ATM*、*BRCC3*、*DLRE1C*、*FANCL*等）和黏连蛋白复合物（*STAG2*、*CTCF*、*SMC1A*、*RAD21*等）等相关基因的改变。所以在临床应用上，需要给予更多关注的是突变谱系的改变及其危害性和对临床治疗、预后的影响。

不同基因的突变在肿瘤发生发展过程中的重要性是不同的。我们建议将肿瘤的位点突变根据其对临床指导意义的不同来进行分级，如与疾病密切相关、与疾病可能相关和临床意义未明等。与疾病密切相关的位点突变包括热点突变以及功能有害的无义、移码、剪切位点突变等。与疾病可能相关包括人群频率低且功能性预测有害的体细胞突变等。除此之外，对临床指导意义不明确或突变位点功能不明确的位点，以及怀疑为胚系突变（VAF为40%～60%或≥95%）的位点则归为临床意义未明的突变。

3. 突变位点及涉及基因的解释　关于肿瘤突变的结果解释，我们建议对突变位点及突变基因均做出相应的解释。

（1）突变位点解释：首先，我们需要对突变位点进行详细解释，包括是否为热点突变、突变类型（错义、无义、移码、剪切位点突变）、是否在重要的蛋白功能结构域、是否有重要的体外功能学实验及其结果，以及对该突变在正常人群中的比例和功能软件预测数据库的预测情况等进行充分说明。此外，如果该突变具有相关的临床指导意义（如对患者预后的影响，或者可能导致患者对某种或某类药物耐药等）也可予以说明。

（2）突变基因解释：对突变基因进行解释时，我们需要从多个维度出发，对基因本身及它在疾病中的重要性给予充分解释。例如，我们可以对该基因的编码蛋白及其生物学功能、热点或功能区域、突变常见于哪些类型的疾病、变异类型（以表达量的改变还是基因突变为主，若为后者，则列出具体突变类型）和在疾病中的检出率，以及对每种疾病的临床意义做出详细的解释。基因突变对疾病的临床意义包括该基因突变的常见临床表型，是否常伴发其他基因的突变或与其他基因突变互斥，对疾病的诊断、分层及鉴别诊断的意义，对患者预后的影响，以及对放化疗药物治疗疗效的影响等。部分基因发生突变对成人非APL的AML患者的预后意义（表13-8-1）、MDS患者中常见的基因突变及其预后意义（表13-8-2）、PMF患者（表13-8-3）及PV患者（表13-8-4）基因突变的预后意义等可以参考NCCN指南。

表13-8-1　成人非APL的AML患者（＞18岁）基因突变的预后意义（参考NCCN指南版本3.2020）

预后等级	基因突变
预后良好	双等位基因*CEBPA*突变
	*NPM1*突变不伴*FLT3-ITD*或NPM1突变伴*FLT3-ITD*^{low}
预后中等	*NPM1*突变伴*FLT3-ITD*^{high}
	野生型*NPM1*不伴*FLT3-ITD*或野生型*NPM1*伴*FLT3-ITD*^{low}（且无预后不良基因变异）
预后不良	野生型*NPM1*伴*FLT3-ITD*^{high}
	*RUNX1*基因突变
	*ASXL1*基因突变
	*TP53*基因突变

表 13-8-2　MDS 患者中常见基因突变及其预后意义（参考 NCCN 指南版本 1.2022）

突变基因	MDS 中常见突变位点或类型	突变频率	临床意义
TET2	无义突变、移码突变或剪切位点突变；错义突变：1134-1444 或 1842-1921 任一密码子	20%～25%	与正常核型相关。更多见于 CMML（40%～60%）。常见于 CHIP 和 CCUS
DNMT3A	无义突变、移码突变或剪切位点突变；错义突变：密码子 G543、R635、A741、R736、H739、S770、M880、R882、W893、P904、A910	12%～18%	更常见于 AML，尤其是 R882H 突变。常见于 CHIP 和 CCUS
ASXL1	无义突变或移码突变	15%～25%	在 MDS 和 CMML 中与不良预后独立相关。在 CMML 中更频繁（40%～50%）。常见于 CHIP 和 CCUS
EZH2	无义突变或移码突变	5%～10%	在 MDS 和 MDS/MPN 中与不良预后独立相关。在 CMML 中更频繁（12%）
SF3B1	错义突变：E622、Y623、R625、N626、H662、T663、K666、K700E、I704、G740、G742、D781	20%～30%	与环铁粒细胞密切相关，在 MDS-RS 中更常见（80%）。与预后良好独立相关
SRSF2	错义突变或框内缺失：涉及密码子 P95	10%～15%	更常见于 CMML（40%），与不良预后相关
U2AF1	错义突变：S34、Q157	8%～12%	与不良预后相关
ZRSR2	无义突变或移码突变	5%～10%	与不良预后相关
RUNX1	无义突变或移码突变	10%～15%	在 MDS 中与不良预后独立相关
TP53	无义突变、移码突变或剪切位点突变；错义突变：除 P47S 和 P72R 以外的任一密码子	8%～12%	与不良预后独立相关。复杂核型（50%）和 del（5q）中更常见（15%～20%）。可能预测对来那度胺的耐药性或复发
STAG2	无义突变、移码突变或剪切位点突变	5%～10%	与不良预后相关
NRAS	错义突变：G12、G13、Q61	5%～10%	与不良预后相关，尤其是 MDS 风险较低的患者。在 CMML 和 JMML 中更常见（约 15%）
CBL	错义突变：366-420 任一密码子	<5%	在 CMML（10%～20%）和 JMML（15%）中更常见
NF1	无义突变、移码突变或剪切位点突变	<5%	在 CMML（10%～20%）和 JMML（15%）中更常见且通常为胚系突变
JAK2	错义突变：V617F	<5%	MDS/MPN-RS-T 更常见（50%）；可能与 SF3B1 同时出现
CALR	移码突变：352 位密码子之后	<5%	见于 MDS/MPN-RS&T，可能与 SF3B1 突变同时出现
MPL	错义突变：W515L/K	<5%	见于 MDS/MPN-RS&T，可能与 SF3B1 突变同时出现
ETV6	无义或移码突变	<5%	与不良预后独立相关
GATA2	无义突变、移码突变或剪切位点突变；错义突变：密码子 349-398		与不良预后相关

续　表

突变基因	MDS中常见突变位点或类型	突变频率	临床意义
DDX41	无义突变、移码突变或剪切位点突变；错义突变：密码子R525H		该基因可能发生胚系突变
IDH1	错义突变：R132	<5%	更常见于AML
IDH2	错义突变：R140Q、R172	<5%	更常见于AML。与不良预后相关
SETBP1	错义突变：E858、T864、I865、D868、S869、G870	<5%	与疾病进展相关。更常见于aCML（24%）、CMML（5%～10%）和JMML（7%）
PHF6	无义突变、移码突变或剪切位点突变	<5%	在原始细胞过多（EB）的病例中更为常见，但与存活率无关
BCOR	无义突变、移码突变或剪切位点突变	<5%	与不良预后相关。在CMML中更多见（5%～10%）
FLT3	内部串联重复（ITD）或错义突变：密码子D835		与不良预后相关
WT1	无义突变、移码突变或剪切位点突变		与不良预后相关
NPM1	移码突变：W288fs*12		与不良预后相关
STAT3	错义突变：584-674任一密码子	<5%	见于MDS相关的大颗粒淋巴细胞白血病（LGL）；与免疫性骨髓衰竭相关
PPM1D	无义或移码突变	～5%	与治疗相关的MDS相关，但与独立于TP53的不良预后无关。在CHIP和CCUS中常见

表13-8-3　PMF患者基因突变的预后意义（参考NCCN指南版本2.2021）

基因突变	预后意义
JAK2 V617F	与CALR突变的患者相比，预后中等且血栓形成风险更高
MPL W515L/K	与CALR突变的患者相比，预后中等且血栓形成风险更高
CALR	与JAK2突变和"三阴性"PMF患者相比，生存率更高；与JAK2突变患者相比，血栓形成风险更低
CALR 1型/1型样突变	与CALR 2型/2型样突变和JAK2 V617F突变患者相比，总生存率（OS）更高
"三阴性"（JAK2、MPL和CALR基因均未突变）	与JAK2突变和/或CALR突变的PMF患者相比，无白血病生存率更低；与CALR突变的PMF患者相比，OS降低
ASXL1	与造血干细胞移植后较低的OS和无白血病生存率以及较低的无进展生存率（PFS）独立相关
EZH2	与总生存率降低独立相关
RAS	与总生存率降低相关
IDH1/2	与造血干细胞移植后较低的无白血病生存率以及较低的无进展生存率独立相关
SRSF2	与总生存率和无白血病生存率降低独立相关
CALR和ASXL1组合状态	CALR（＋）ASXL1（－）患者的生存期最长（中位数10.4年），而CALR（－）ASXL1（＋）患者的生存期最短（中位数2.3年） CALR（＋）ASXL1（＋）或CALR（－）ASXL1（－）患者的生存期中等（中位数5.8年）
TP53	与白血病转化相关
U2AF1 Q157	与U2AF1 S34突变或U2AF1未突变的PMF患者相比，OS较低。这种效果在年轻患者中最为明显
U2AF1或DNMT3A或CBL	在接受异基因造血干细胞移植的MF患者中与OS降低相关

表 13-8-4　PV 患者基因突变的预后意义（参考 NCCN 指南版本 2.2021）

基因突变	预后意义
ASXL1/SRSF2/IDH1/2/RUNX1	这些"不良变异/突变"中存在 1 种及以上突变则与较低的总生存率（与其他序列变异/突变，或无突变相比）相关，与年龄、IWG PV 预后模型和核型无关。不良变异/突变也影响无骨髓纤维化生存率（*ASXL1*）和无白血病生存率（*IDH2* 和 *RUNX1*）
JAK2 外显子 12 突变	与 JAK2 V617F 突变的 PV 患者相比，JAK2 外显子 12 突变的 PV 患者在诊断时年龄更小，平均血红蛋白/红细胞压积增加，平均白细胞和血小板计数降低。然而，这两种 JAK2 突变在血栓形成率、骨髓纤维化或白血病的转化以及死亡都是相似的
CALR	与 *JAK2* 突变的 ET 患者相比，*CALR* 突变患者的血栓形成风险更低 与 JAK2 突变的 ET 患者相比，总生存率或骨髓纤维化或白血病转化率无差异 *CALR* 突变不会影响预测 ET 患者血栓形成的 IPSET 评分
TP53	在多变量分析中与无白血病生存率降低相关
SH2B3/IDH2/U2AF1/SRSF2/SF3B1/EZH2/TP53/RUNX1	这些"不良变异/突变"中存在 1 种及以上突变则与总体生存率降低相关（与其他序列变异/突变，或无突变相比），与年龄和核型无关 这些不良变异/突变也影响无骨髓纤维化生存率（*U2AF1* 和 *SF3B1*）和无白血病生存率（*EZH2* 和 *RUNX1*）

4. 医学解读注意事项　胚系突变和遗传咨询：胚系突变可在肿瘤靶向测序中被检测到，须予以重视并加以区分。事实上，检测到已知致病性胚系突变就意味着可以在发生恶性肿瘤之前进行早期识别和干预。尽管胚系突变的鉴定对于临床预判疾病转化或预后意义重大，但现有的监测和治疗数据体系仍不完备。例如，骨髓形态学、细胞遗传学、荧光原位杂交和流式细胞术等检测项目对 Shwachman-Diamond 综合征的诊断虽有助益，但有时也并不能及早预测出白血病的发生。因此，对于具有 MDS/AML 易感性的患者，如何将他们身上发生疾病恶性转化事件的风险进行分层仍没有绝对可靠的判断依据。下面我们将以 MDS 来举例。

一般来说，身体异常、生长不良、复发或异常感染史、存在医学共病和可疑家族史等特征可能是 MDS 易感性的判断指标。此外，前期检测结果显示存在血细胞减少、大细胞增多、骨髓衰竭、恶性肿瘤病史以及放化疗出现过度毒性现象应引起对 MDS 潜在易感性的怀疑。与 MDS 易感性相关的胚系突变基因包括 *RUNX1*、*GATA2*、*ETV6*、*CEBPA*、*DDX41*、*BRCA1/2*、*BRAF*、*TP53*、*MPL*、*JAK2*、*CSF3R*、*SAMD9/SAMD9L*、*RAS* 通路基因和遗传性骨髓衰竭疾病相关基因。因此，对于具有白血病等血液肿瘤或血液异常疾病家族史并携带家族性血液肿瘤易感基因突变的患者（包括但不限于表 13-8-5 所列基因），应考虑进行胚系检测和遗传咨询。强烈建议对于携带肿瘤易感基因突变且 VAF 为 40%～60% 或 ≥95% 的患者进行胚系检测。然而，VAF 有时候并不是区分胚系突变与体细胞突变的可靠指标；在某些情况下，对皮肤等非造血组织进行测序或对家庭成员进行检测方能辨明突变是否为胚系突变。

表 13-8-5　家族性 AML 相关基因（参考 NCCN 指南版本 3.2021）

疾病名称	致病基因	遗传模式	常见血液系统肿瘤	其他血液系统异常	其他相关症状	推荐实验室检测
有髓系恶性肿瘤倾向的家族性血小板疾病（OMIM 601399）	*RUNX1*	AD	MDS；AML；T-ALL	血小板减少；血小板功能障碍		*RUNX1* 基因外显子测序和重排检测
血小板减少症 2 型（OMIM 188000）	*ANKRD26*	AD	MDS；AML	血小板减少；血小板功能障碍		*ANKRD26* 基因 5'-UTR 和外显子测序

续 表

疾病名称	致病基因	遗传模式	常见血液系统肿瘤	其他血液系统异常	其他相关症状	推荐实验室检测
家族性AML伴CEBPA突变（OMIM 116897）	CEBPA	AD	AML			CEBPA基因外显子测序和重排检测
家族性AML伴DDX41突变（OMIM 608170）	DDX41	AD	MDS；AML；CMML	单核细胞增多	实体瘤易感可能（结肠、膀胱、胃、胰腺、乳腺和黑色素瘤）	DDX41基因外显子测序和重排检测
血小板减少症5型（OMIM 616216）	ETV6	AD	MDS；AML；CMML；B-ALL；MM	血小板减少；血小板功能障碍		ETV6基因外显子测序和重排检测
家族性MDS/AML伴GATA2突变（OMIM 137295）	GATA2	AD	MDS；AML；CMML	单核细胞减少；淋巴细胞减少（NK细胞、树突状细胞、B细胞或CD4⁺T细胞）	感音神经性耳聋；免疫缺陷；皮肤疣；肺泡蛋白沉积；MonoMAC综合征；Emberger综合征	GATA2基因外显子测序和内含子5增强子区测序以及重排检测
家族性AML伴MBD4突变	MBD4	AD	AML		结肠息肉	MBD4基因外显子测序和重排检测
MECOM相关综合征（OMIM 165215和616738）	MECOM/EVI1复合体	AD	MDS；AML	骨髓衰竭；B细胞缺陷	尺桡骨融合；指弯曲；心脏畸形；肾畸形；听力丧失	MECOM/EVI1复合基因座外显子测序和重排检测
先天性SAMD9/SAMD9L突变	SAMD9和SAMD9L	AD	MDS；AML	全血细胞减少	血磷正常的家族性肿瘤钙化；MIRAGE综合征；共济失调	SAMD9和SAMD9L基因全基因测序和重排检测
TERC或TERT突变引起的端粒综合征（OMIM 127550）	TERC/TERT	AD；AR（TERT）	MDS；AML	大细胞增生；血细胞减少；再生障碍性贫血	特发性肺纤维化；肝硬化；指甲营养不良；口腔白斑；皮肤色素减退；皮肤色素沉着；过早白发；小脑发育不全；免疫缺陷；发育迟缓	TERC和TERT基因全基因测序和重排检测；通过FlowFISH对淋巴细胞亚群的端粒长度检测；SNP芯片检测
ATG2B和GSKIP重复导致的胚系易感性髓系肿瘤	ATG2B和GSKIP	AD	AML；CMML；ET	骨髓纤维化		SNP芯片检测

二、血液系统肿瘤RNA融合基因检测

全转录组测序指利用二代测序技术进行cDNA测序，从而全面快速地获取特定器官或组织细胞在某一状态下所有转录本的信息。RNAseq技术目前在科学研究中被广泛利用，主要可以应用于分析差异基

因表达、表达谱聚类、融合基因以及突变基因检测，是一种具有广大临床应用前景的测序技术。

（一）融合基因形成与分类

基因融合是癌症发生发展过程中的常见现象。传统意义上的基因融合指不同染色体的重排或相同染色体的倒位（inversion）、微缺失导致两个基因的翻译区（CDS）发生异常拼接而获得的转录RNA产物，而后经过RNA剪接成熟，进而翻译成融合蛋白（左右断点均在蛋白编码区）。然而，最新研究发现的相邻基因间的反式剪接和顺式剪接事件表明，尚有不涉及DNA层面改变的其他机制也可以产生嵌合基因融合，如文后彩图17所示融合基因产生方式。已经有NCCN等指南以及大量研究证明，融合基因可作为血液肿瘤分子分型的依据，具有重要的预后判断和指导治疗方案选择的意义，还可作为高灵敏度的MRD监测指标。

由2条或2条以上的染色体平衡易位或非平衡易位所产生的融合基因是我们所熟知且最常见的类型，如*AML1∷ETO*、*BCR∷ABL1*、*PML∷RARA*及*NUP98∷NSD1*等。此外，由同一条染色体上的臂间或臂内倒位产生的基因融合也可作为重要的诊断分型标志，如由16号染色体长短臂臂间倒位所形成的融合基因*CBFβ∷MYH11*和*CBFA2T3∷GLIS2*分别是AML-M4Eo和急性巨核细胞白血病（AMKL）亚型的分子标志物。除此之外，DNA的微缺失也会产生大量的具有致病性的融合基因，如*STIL∷TAL1*、*STAT5B∷RARA*、*EBF1∷PDGFRB*、*EML4∷ALK*、*FIP1L1∷PDGFRA*、*FYN∷TRAF3IP2*、*KMT2A∷ARHGEF12*、*KMT2A∷CBL*、*MEF2D∷BCL-9*及*SET∷NUP214*等。近年研究表明，在RNA层面的反式或顺式剪接也能够产生致病融合基因，如CLL患者细胞中发现的*PPP1CB∷YPEL5*及前列腺癌中的*SLC45A3∷ELK4*基因融合均为相邻基因转录的RNA发生顺式剪接所产生的，这使癌症诊疗中的融合基因检测变得更为复杂，却是RNAseq技术用以检测和研究融合基因的优势之一。

（二）转录组测序检测融合基因的优缺点

在过去，新融合基因的发现主要依赖于先发现染色体核型异常，再定位和寻找可能发生断裂和异常拼接的基因，进而设计特异性的DNA原位杂交探针加以验证，但这种模式不能发现隐匿性染色体易位、微缺失及RNA异常剪接所产生的融合基因。近年来，转录组测序（包括全转录测序和RNA靶向测序）技术的成熟和推广应用，为直接测序和鉴定所有可能发生的可转录融合提供了强大的技术工具。目前，融合基因的检测方法主要有3种：多重PCR（或定量PCR）、荧光原位杂交技术（FISH）及二代测序（包括DNA测序及RNA测序）。基于PCR技术的检测方法是针对已知断裂点的融合基因，检测范围窄，容易漏检，但报告周期较短（2～4天），灵敏度高，所以适合已知融合基因阳性患者的复查监测。FISH方法是在DNA水平检测已知基因的重排，由于FISH探针片段长，所以适合检测仅在DNA水平发生的结构异常，同时也适用于断裂点不在基因蛋白质编码区（CDS）的情况，如*IGH*重排阳性（包括IGH-MYC、IGH-BCL-2、IGH-BCL-6等），这对于某些B细胞淋巴瘤和浆细胞异常的患者来说是不可或缺的。利用二代测序（主要是RNAseq）检测融合基因的主要优势为可以发现已知融合的非常规断裂方式及未知融合，但其检测灵敏度不如PCR，所以建议初诊患者送检RNAseq，融合基因阳性患者后期复查监测时使用定量PCR即可，表13-8-6展示了不同的融合基因检测方法的特点。

除此之外，RNAseq还可以分析患者异常细胞的基因表达水平异常。例如，白血病患者融合基因的整体阳性率在50%左右，还有很大比例患者的融合基因呈现阴性，但由于存在基因突变（如*FLT3*、*NRAS*、*NPM1*等）或染色体结构异常而导致细胞内众多基因出现异常表达，所以通过分析特定基因的表达谱可以反映患者的疾病发展状态及疗效和预后。

表 13-8-6　融合基因检测方法特点对比

对比项	PCR	FISH	RNAseq
检测周期	2～4天	3～5天	5～7天
检测范围	单个特定 几十特定（多重PCR）	单个特定	转录组融合（RNAseq） 靶基因相关融合（靶向测序）
检测分析	分析简便，数据量较低	分析简便，数据量较低	分析过程复杂，数据量大
费用（元）	几百到几千	一千	几千

（三）RNAseq检测融合基因的临床报告解读

长久以来，人们一直认为所有的基因融合和融合产物（RNA和蛋白质）都是肿瘤细胞所独有的，但越来越多的研究小组证明在非病理情况下也存在融合RNA和蛋白质，这对融合基因的临床报告分析及解读都造成了一定的困扰。因此，通过RNAseq寻找血液系统肿瘤相关融合基因的分析方法是在不断进步的。RNAseq检测血液系统肿瘤相关融合基因的数据分析过程重在原始数据的生物信息注释及注释数据的筛选解读，其中生物信息注释部分详见二代测序生物信息学相关内容，而注释数据的筛选解读所涉及的要点主要体现在以下方面。

1. 生物信息注释表的内容及格式需要根据报告人员的需求不断做出相应调整，以达到快速准确地筛选出有临床意义的数据的目的，如相关融合的Junction reads及Spanning fragments，文后彩图18以融合基因*NUP98-NSD1*的融合reads为例进行展示，包括左右基因断裂点的详细信息、左右基因本底表达值及人群出现频率等。

2. 报告人员需要自建相关数据库，如已知文献报道研究的与血液系统肿瘤相关的融合基因及正常人群的融合基因数据库等，通过软件程序可以初步快速的帮助报告解读人员挑选出有用的信息。

3. 建议将融合基因与疾病的关系划分为相应的分级，如与疾病密切相关的融合基因、与疾病可能相关的融合基因及意义未明的融合基因等，以便临床医生对于已知或未知的融合基因可以快速了解其临床相关性。

（四）小结

RNAseq分析融合基因及特定基因的表达极大地拓展了人们认识及研究血液系统肿瘤的能力，特别是发现未知致病融合基因及各种融合基因特性的能力。总的来说，RNAseq分析融合基因的优点远大于其不足，随着不断的降低成本、加快报告周期及提高分析的准确性，终将全面应用于初诊患者的融合基因筛查。

三、血液遗传病DNA突变检测

遗传性血液系统疾病是由于致病性的基因突变、染色体结构变异或线粒体基因突变的发生，导致血液中的细胞或成分的数量或功能异常的遗传性疾病。其中最常见的原因主要是基因的致病性单核苷酸变异（SNVs）、插入或缺失（Ins/del）。此外，染色体异常或CNV也是少数综合征性遗传性疾病的发病机制之一。由于造血干细胞的自我更新、分化以及发育过程非常复杂，涉及众多基因及遗传学机制的精细调控，因此累及血液系统的遗传性疾病种类众多，可能累及一系或者多系异常，甚至是多组织或者多器官的发育异常，需要结合临床表现、家族史以及实验室检查进行综合诊断。分子遗传学的进展对理解和明确遗传性疾病的分子发病机制产生了重大影响，而二代测序可以对来自多个标本的多个目标基因进行并行测序，为基因检测提供了经济有效的方法。本节着重讨论采用靶向基因包策略进行SNVs以及小片段Ins/del检测后的报告解读。

（一）临床适用性及信息采集

基因检测的主要目的是为医疗决策提供依据，适用于有确诊或疑似临床诊断的先证者、有基因确诊血液遗传病阳性家族史的个体，以及其他家庭成员等多种临床情况。对已患病个体进行基因检测，主要是为了给临床高度怀疑的疾病建立确诊诊断，或应用于疾病的鉴别诊断。对怀疑有隐性遗传或新发变异的患者，强烈建议在开展基因测序时，尽力做到"核心家系"检测（即患病儿童、母亲和父亲）。在年龄较大的成人患者或没有父母一方（或双方）时，纳入患病和/或正常的兄弟姐妹也具有一定意义。临床医生应确认受检者已经了解基因检测的目的、含义以及可能的条件结果，并获得受检者的书面知情同意。为无症状携带者诊断、症状前个体诊断和产前诊断而进行的基因检测应在适当的遗传咨询后进行，尤其是对于产前诊断或是胚胎植入前诊断，应遵守国家相关政策法规，并且需要考虑诸多医学、社会和伦理问题。

鉴于基因检测的复杂性，准确和完整的临床信息对于基因组水平DNA序列检测结果的解读是不可或缺的，为得到最佳结果，检测过程中需要相关医务工作者与临床实验室协作。实验室必须通过患者的病史、家族史、体格检查和前期实验室检查对变异和基因进行评估，进而区分致病变异和其他偶然发现或良性变异。若待测样品不能提供此类信息，实验室可以合理拒绝继续进行检测。

（二）基因检测项目设置

根据测序之前选择和富集DNA区域的建库方法，在临床检测中设置检测项目可以选择不同的检测范围（文后彩图19），包括全外显子组测序、全基因组测序和靶向基因包（或临床外显子组）测序。

1. 全外显子组测序 全外显子组测序是对人类基因组中已知蛋白质编码基因的外显子和侧翼内含子区域进行选择、富集和测序，目前已经有多种成熟的商品化的捕获试剂盒。虽然外显子组在基因组中只占很小的比例（约1.5%），但目前发现的超过85%的致病变异都位于蛋白质编码区域。由于覆盖所有已知基因的外显子区域，WES有可能筛选到与特定罕见疾病相关的新的致病基因。此外，外显子覆盖率以及reads覆盖深度数据可用于分析CNV，并可能有助于识别先前报道的与遗传性血液病相关的基因的重复或缺失。由于常规WES生成的reads平均深度不足以分析所有的缺失或重复，并且一些倒位、易位、复杂或非编码的重排等结构变异的断点通常未被覆盖，因此WES用于分析结构变异仍然存在困难。

2. 全基因组测序 人类全基因组测序覆盖了人类基因组超过2万个基因和30亿个核苷酸，能够提供整个基因组的全面视图。WGS方法省略了靶向和外显子组捕获的PCR扩增过程，能够覆盖包括高GC区域等PCR难以处理的基因组区域，可以识别罕见CNV、结构变异、基因间和深层内含子变异等特殊形式或特殊位置的基因变异。WGS结果的分析和解读成本远高于WES，目前并不推荐作为临床遗传学实验室检测的一线方法，而是作为靶向基因包测序或WES未能筛选到阳性致病变异时的备用选择。

3. 靶向基因包测序 在遗传学诊断中，靶向基因包测序的目的是通过一项二代测序检测实验最大化地检测致病基因变异，又称临床外显子组测序，是目前最为适合针对特定患病群体开展的检测项目。靶向基因包测序的检测对象是已知的特定疾病相关致病基因，一般应最大限度地覆盖相关的基因、区域，主要包括基因编码区、侧翼内含子、5′非翻译区（5′-UTR）、3′-UTR以及特定深层内含子区。靶向基因包测序一般通过2种方式实现：一种是定制设计目的基因区域的探针或引物，利用捕获富集或是扩增的方法进行建库后测序；另一种属于"虚拟基因包"，即将数据中的目的基因测序结果形成一个较小的基因子集进行集中分析。靶向基因包测序主要优势包括：①针对性识别变异，与临床相关性更为紧密。②生成的数据文件较小，运算、生物信息处理过程较少，数据存储空间要求低；③测序目标区域具有较大的读取深度，可识别较低VAF的变异或检测到嵌合现象。

在临床检测中开展相关检测项目，需要综合考虑到整体项目的临床适用性，遗传性血液系统遗传病检测的具体细节可以根据医院或是科室的规模进行调整，检测项目可以面向某一类相似临床表型的患者群体实施，如单独针对先天性骨髓衰竭、噬血细胞综合征、免疫缺陷病、出凝血疾病、红细胞发育异常等疾病开设相关靶向基因包检测，也可以根据最优的卫生经济学原则将不同基因汇总到一项检测项目进行开展。靶向基因包测序最大的局限性在于项目更新较慢，如发现一个新的基因导致或累及血液系统异常，无法直接添加到测序实验过程中，而是需要重新设计探针或引物，重新验证之后才能够付诸临床使用。从这一方面出发来考虑的话，可能"虚拟基因包"更占优势。

（三）变异判读与报告规范

遗传学报告是向临床医生传达标本的分析结果的正式文件，应当符合最佳临床实践要求，报告应清晰简明而内容丰富，指明所用术语的定义。报告应包含所有的检测基本要素，包括结构化的结果、解释、参考文献、检测方法和适当的免责声明。

1. 变异命名　针对遗传病的DNA水平的变异，一般推荐HGVS对基因变异的命名（https：//www.hgvs.org/mutnomen）作为规范标准，临床报告中应该包含参考序列以确保该变异在DNA水平上的明确命名，并提供编码和蛋白质命名法来协助功能注释，基本内容包括在核苷酸（基因组和cDNA）和蛋白质水平的命名、基因名称、遗传模式、外显子、疾病、合子类型及变异的分类，具体命名规则详见血液系统肿瘤DNA突变检测。若亲本来源明确，该部分描述也应包括在内。

2. 变异分级　在生物信息学处理之后，对每个确定的变异进行分析，以确定它与疾病表型的可能关联。通常因为临床解释直接评估致病性，所以推荐使用术语"致病性"而不是"影响功能"。依据美国医学遗传学与基因组学学会（ACMG）联合美国病理学学会（AMP）发布的孟德尔单基因遗传病变异解读及报告的指南，针对在临床诊断实验室中具有疑似遗传（主要指孟德尔遗传）疾病患者的变异，采用"致病""可能致病""意义不明确""可能良性"和"良性"五级分级系统。表13-8-7展示的是遗传变异分类联合标准规则。

不同的变异分级是依据不同类型的致病证据或良性证据进行综合得出的分级结论。致病变异标准可分为非常强（very strong，PVS1）、强（strong，PS1～4）、中等（moderate，PM1～6）和辅助证据（supporting，PP1～5）；良性变异证据可分为独立（stand-alone，BA1）、强（strong，BS1～4）、或辅助证据（BP1～6）；其中每个类别中的数字不表示分类的任何差异，仅用来标记以帮助指代不同的规则（表13-8-8）。对于一个给定的变异，实验室人员需要基于观察到的证据来选择标准，根据表13-8-7的评分规则把标准组合起来进而把特定变异划归为五级系统中的某一类。对于孟德尔疾病的致病或可能致病变异需进行正交法验证，具体方法包括但不限于：重新取样和检测、限制性内切酶消化、检测父母的变异情况、对于目标区域重新测序或使用其他的基因分型技术。

表13-8-7　遗传变异分类联合标准规则

变异分级	证据汇总
致病变异	非常强证据（PVS1）和≥1个强证据（PS1-PS4）
	非常强证据（PVS1）和≥2个中等证据（PM1-PM6）
	非常强证据（PVS1）和1个中等证据（PM1-PM6）和1个支持证据（PP1-PP5）
	非常强证据（PVS1）和≥2个支持证据（PP1-PP5）
	≥2个强证据（PS1-PS4）
	1个强证据（PS1）和≥3个中等证据（PM1-PM6）
	1个强证据（PS1）和2个中等证据（PM1-PM6）和≥2个支持证据（PP1-PP5）
	1个强证据（PS1）证据1个中等证据（PM1-PM6）和≥4个支持证据（PP1-PP5）

续　表

变异分级	证据汇总
可能致病变异	非常强证据（PVS1）和1个中等证据（PM1-PM6）
	1个强证据（PS1-PS4）和1～2个中等证据（PM1-PM6）
	1个强证据（PS1-PS4）和≥2个支持证据（PP1-PP5）
	≥3个中等证据（PM1-PM6）
	2个中等证据（PM1-PM6）和≥2个支持证据（PP1-PP5）
	1个中等证据（PM1-PM6）和≥4个支持证据（PP1-PP5）
良性变异	1个独立证据（BA1）
	≥2个强证据（BS1-BS4）
可能良性变异	1个强证据（BS1-BS4）和1个支持证据（BP1-BP7）
	≥2个支持证据（BP1-BP7）
意义不明确变异	不满足上述标准
	良性和致病标准相互矛盾

表13-8-8　变异证据分级标准

证据	分类
非常强致病性证据	PVS1：当一个疾病的致病机制为功能丧失（LOF）时，无功能变异（无义突变、移码突变、经典±1或±2的剪接突变、起始密码子变异、单个或多个外显子缺失）
强致病性证据	PS1：与先前已确定为致病性的变异有相同的氨基酸改变
	PS2：患者的新发变异，且无家族史（经双亲验证）
	PS3：功能实验已明确会导致基因功能受损的变异
	PS4：变异出现在患病群体中的频率显著高于对照群体
中等致病性证据	PM1：位于热点突变区域，和/或位于已知无良性变异的关键功能域
	PM2：ESP数据库、千人数据库、EXAC数据库中正常对照人群中未发现的变异（或隐性遗传病中极低频位点）
	PM3：在隐性遗传病中，证实在反式位置上检测到致病变异，并通过父母或后代标本验证
	PM4：非重复区框内插入/缺失或终止密码子丧失导致的蛋白质长度变化
	PM5：错义突变导致未曾报道的氨基酸变化，但在同一位点已经确认另外一种氨基酸的变异是致病性的
	PM6：未经父母标本验证的新发变异
支持致病性证据	PP1：突变与疾病在家系中共分离（在家系多个患者中检测到此变异）
	PP2：某个基因的错义变异是造成某种疾病的原因，并且这个基因中良性变异所占的比例很小，在这样的基因中所发现的新的错义变异
	PP3：多种统计方法预测出该变异会对基因或基因产物造成有害的影响，包括保守性预测、进化预测、剪接位点影响等
	PP4：变异携带者的表型或家族史高度符合某种单基因遗传疾病
	PP5：有可靠信誉来源的报道认为该变异为致病的，但证据尚不足以支持进行实验室独立评估
良性独立证据	BA1：ESP数据库、千人数据库、EXAC数据库中等位基因频率＞5%的变异

证据	分类
良性强证据	BS1：等位基因频率大于疾病发病率
	BS2：对于早期完全外显的疾病，在健康成人中发现该变异（隐性遗传病发现纯合、显性遗传病发现杂合，或者X连锁半合子）
	BS3：在体内外实验中确认对蛋白质功能和剪接没有影响的变异
	BS4：在一个家系成员中缺乏共分离
良性支持证据	BP1：已知一个疾病的致病原因是某基因的截短变异，在此基因中所发现的错义变异
	BP2：在显性遗传病中发现了另一条染色体上同一基因的一个已知致病变异，或者是任意遗传模式遗传病中又发现了同一条染色体上同一基因的一个已知致病变异
	BP3：功能未知重复区域内的缺失/插入，同时没有导致基因编码框改变
	BP4：多种统计方法预测出该变异会对基因或基因产物无影响，包括保守性预测、进化预测、剪接位点影响等
	BP5：在已经有另一分子致病原因的病例中发现的变异
	BP6：有可靠信誉来源的报道认为该变异为良性的，但证据尚不足以支持进行实验室独立评估
	BP7：同义变异且预测不影响剪接
良性独立证据	BA1：ESP数据库、千人数据库、EXAC数据库中等位基因频率＞5%的变异
良性强证据	BS1：等位基因频率大于疾病发病率
	BS2：对于早期完全外显的疾病，在健康成人中发现该变异（隐性遗传病发现纯合、显性遗传病发现杂合，或者X连锁半合子）
	BS3：在体内外实验中确认对蛋白质功能和剪接没有影响的变异
	BS4：在一个家系成员中缺乏共分离
良性支持证据	BP1：已知一个疾病的致病原因是某基因的截短变异，在此基因中所发现的错义变异

3. 结果解释　此部分应包含对变异检测结果进行分类的证据，包括编码蛋白的功能影响预测，是否可以全部或部分地解释患者的临床表型，是否已经在先前的文献、疾病病例或对照数据库中有过报道，以及进化保守性分析的结果等。由于绝大多数遗传性血液系统疾病属于罕见疾病，即使是血液专科医生对于部分疾病仍然缺乏了解，因此推荐在结果解释中将检测到变异的基因的主要生物学功能进行简单介绍，同时对相应的疾病表型进行基本概括，包括主要临床症状、特征性体征或实验室检查结果，以及与类似疾病的鉴别要点等。报告也应包括对临床医生给出相应建议，包括一些需补充的临床检测以及对患者家系其他成员进行的变异检测，以便为进一步解读变异检测结果提供支持。

4. 注意事项

（1）遗传病的基因变异检测旨在确定在孟德尔遗传病中有明确作用的基因变异是否对相应的遗传疾病是致病的。针对具体的患者，致病性判定应该独立于对疾病病因的解读。例如，某变异在一个案例中被评估为"致病的"，而在另一个案例中，由于不能解释该疾病，则未对该位点给出"致病的"评价，这样的情况是绝对不允许的。确定变异的致病性需要将全部的证据汇集在一起，包括所有的案例分析，最终得出一个结论。在难以确定一个新突变的病理意义且相应疾病的外显率低于100%的情况下，或评估在健康或无症状个体中检测到的变异与主要检测指征无关的偶然发现的变异时，进行结果解释时需要特别注意。

（2）基因检测有助于利用基因型-表型相关性的信息明确诊断，但明确诊断不能仅凭遗传检查结果，而应结合临床和遗传信息进行全面考虑。基因检测的证据如何使用也依赖于临床背景和检测指征，关键是相关的医务工作者应与临床实验室深入沟通，以了解所检测到的变异是如何进行分级，从而为患者提供准确的遗传咨询和临床决策。通常情况下，一个有足够的证据被划分为可能致病的变异，当与可疑疾病的其他证据相结合时，医务工作者可以使用分子检测信息进行临床决策的制定，如推荐进行蛋白水平检测、蛋白功能检测、体格检查，或影像学研究等可能的后续检测，追踪与可能致病变异相关的附加证据；意义不明确的变异不宜应用于临床决策。

（3）当临床实验室需要对某一变异进行分类并出具报告时，可在已有的数据库及发表的文献中寻找到有价值的参考信息。人群数据库适用于获取某变异在大规模人群中发生频率的相关信息，但需要明确数据库收录的是健康群体的信息还是未除外患病群体的信息；疾病数据库主要包含患者群体中已发现的变异以及对其致病性的评估，但多数数据库在收录变异相关信息时并未对证据进行基本的审核；由于患者及相关个体在基于不同背景和规模的研究中常常被多次重复报道，因此评估文献的数据时需要谨慎客观。

（4）各种公共和商业化计算机工具可以辅助解读序列变异，包括变异对主要转录本、可变剪接转录本、各类基因组元件影响作用的确认，也包括对蛋白质潜在影响作用的判定。在序列解读中，建议使用多种软件进行序列变异解读并且慎重应用。此外，不同软件工具组合的预测结果被视为单一证据而不是相互独立的证据，并且不建议仅使用软件预测结果作为唯一证据来源进行临床判断。

（5）随着检测变异数量的增加、检测范围的扩大，以及各个数据库的更新，建议定期进行开展基因检测数据的再分析。如果某些变异有新的证据增加，可以针对这些变异现有的分级进行修订。许多原本意义不明确的变异，可以因为意义被明确或是家系中其他成员的验证结果而进行重新分级。

（覃　莉　黄丙庆　张冬雷）

第九节 | 微小残留病分子监测

一、AML分子MRD评估

2021年欧洲白血病网（ELN）MRD工作组持续评估了可测量的残留病（measurable residual disease，MRD）的标准化，并根据最有意义的进展更新了2018年ELN MRD的推荐。主要变化包括基于二代测序的MRD检测的技术规范和不考虑技术的MRD综合评估。其他内容包括使用MRD作为药物监测的预后和替代终点；选择用于MRD评估的技术、材料和适当的时间点；MRD评估的临床应用。除分子MRD分析的技术建议外，还提供了MRD阈值并定义MRD反应，详细说明在使用多种技术时应如何报告和如何整合报告MRD结果。AML中的MRD评估复杂且具有临床相关性，因此，MRD的应用、解释、技术行为和报告的标准化方法至关重要。

ELN AML MRD专家小组的目标是更新共识，并就MRD的不同技术和当前临床应用提供最新的见解和专家建议，更新的指南是根据Delphi poll调查达成的共识编写的。2018年ELN AML MRD指南起，专家组已将术语MRD替换为"可测量残留病"（measurable residual disease）。"阳性"或"阴性"MRD检测结果指"检测到"或"检测不到"，超过特定阈值的MRD可能因检测方法和实验室而不同。建议临床医生与MRD实验室同事澄清某个MRD结果的解释。重要的是要认识到MRD阴性并不一定表明疾病根除，而是代表所测试标本低于检出限，患者仍然可能复发。此外，如果检测到的水平低于与预后相关的检出限，则非零拷贝的MRD检测结果仍可能被实验室报告为"阴性"。

我国的"急性髓系白血病微小残留病检测与临床解读中国专家共识（2021年版）"是结合国内外相关研究进展，尤其是NCCN指南和ELN AML MRD指南（2018版）发布的中国专家共识，根据最新发布的2021 ELN AML MRD共识，结合中国专家共识，现将目前的AML MRD的国际国内共识总结如下。

（一）基于PCR技术的分子MRD评估方法和技术推荐

1. 分子MRD评估的方法有2种　PCR和NGS。使用实时定量PCR（RQ-PCR）、数字PCR（dPCR）或NGS，分子MRD评估的技术应达到10^{-3}或更低的检出限。推荐的PCR方法为经典的荧光探针RQ-PCR。PCR的适用性仅限于40%～60%具有异常靶分子的AML病例，包括*NPM1*突变、*RUNX1 :: RUNX1T1*、*CBFB :: MYH11*、*PML :: RARA*、*KMT2A :: MLLT3*、*DEK :: NUP214*、*BCR :: ABL*和*WT1*表达。MRD评估*NPM1*或融合基因通常采用RNA/cDNA，因为PB和BM都可用于分子MRD评估，但PB的敏感度比BM低5～10倍。

分子MRD分析时的标本可以用EDTA抗凝。为了避免血液稀释，推荐使用抽吸出的第一抽骨髓5ml用于分子MRD检测；如果第一抽骨髓用于MFC-MRD，重新选择穿刺部位的第一抽也可用于分子MRD检测；如果PB用于分子MRD，需要10ml，具体取决于白细胞计数和检测方法。细胞分离方法应该保持一致，因为不同的分离方法有可能获得的白细胞比例不同。

2. PCR技术的技术推荐　PCR方法包括经典的荧光探针RQ-PCR、dPCR和分子嵌合分析。它需要白血病特异性序列，即基因融合、理想的4个或更多碱基对的插入或白血病细胞特异性表达的基因。由于引物和探针可能与野生型序列杂交，导致假阳性信号，因此这种方法难以在高灵敏度下可靠地定量表达错义突变和小插入/缺失。

数字液滴PCR是最常用的数字PCR技术，它使用乳状液PCR在液滴中扩增单个DNA片段。液滴还包含两个不同的DNA探针，每个探针均带有独特的荧光染料，一个探针识别正常序列，另一个识别突变。PCR后，理想情况下含有单个DNA分子的液滴中的荧光信号被"数字"测量，即计数具有不同荧光信号的液滴。根据突变的存在或不存在，单个液滴的荧光信号要么代表突变型DNA，要么代表野生型DNA，允许准确和敏感地定量突变。

对于新的MRD标志物，应评估它在AML细胞中的表达水平。欧洲抗癌计划早在2003年就已经公布了用于检测*RUNX1 :: RUNX1T1*、*CBFB :: MYH11*和*PML :: RARA*的MRD检测的详细建议，包括适当的管家基因。

（1）RQ-PCR方法检测MRD时，推荐应用1μg RNA反转录为cDNA，每个反应的cDNA相当于100ng RNA（对应约为200 000个细胞，如果基因表达水平高则需要的细胞数量少）；对于基于DNA的方法，每个反应至少使用100ng DNA（对应约为15 000个细胞），目标是每个反应使用1000ng（对应约150 000个细胞）。管家基因ABL的拷贝数至少为10 000拷贝（无论是基于RNA还是DNA的检测）。

按照欧洲抗癌计划的标准，每一个PCR MRD分析应一式三份，三个重复中至少有两个重复的Ct值≤40（循环阈值为0.1），才能将PCR结果定义为阳性。

在MRD由阴性转为阳性后，建议采取两种具体措施来控制重复标本中的检测变异性：第一，在重复标本的测量过程中，应包括怀疑分子复发的初始标本。第二，如果MRD检测是RQ-PCR检测，为了确保检测MRD水平在测量的线性范围内，则应包括涵盖患者标本CT范围的标准曲线。如果获得MRD阴性的结果，则必须要知道本次检测的灵敏度水平。以下公式建议用于计算单次实时qPCR测量的灵敏度，该灵敏度可用于使用外部质粒校准物来估计目标分子的数量的绝对定量，以及用于相对定量：

$$X = [(CT_{目标基因} - CT_{ABL})_{随访} - (CT_{目标基因} - CT_{ABL})_{诊断}] / 斜率$$

$$分析灵敏度 = 10^x$$

（CT＝循环阈值；ABL为管家基因；斜率为标准曲线的斜率，对于扩增效率为100%时，斜

率＝－3.32）

外周血 *WT1* mRNA 正常表达的上限为 50 拷贝 WT1/10⁴ABL。由于正常骨髓中 *WT1* 表达的背景水平较高，*WT1* MRD 评估的选择组织是外周血。基于对 620 例诊断性 AML 样本的分析，先前的一项研究确定，*WT1* 的高表达足以允许在 46% 的患者中降低至少 2-log 的转录水平。因此，与所有其他 MRD 技术一样，*WT1* RQ-PCR 不是通用的 MRD 方法。

在 allo-HSCT 患者中，PB 和/或 BM 中供/受体嵌合体的分析被认为是 MRD 的标志。使用短串联重复片段分析的传统检测方法灵敏度有限，因此不推荐用于 MRD。现代技术可能有更高的灵敏度。此外，用于检测小的 DNA 插入或缺失变异的等位基因特异性 PCR，可作为敏感方法检测自体细胞。

（2）dPCR 是一种对靶核苷酸进行绝对定量的方法。大多数的数字 PCR 系统基于划分的反应孔上进行终点 PCR：每个孔作为一个独立的 PCR 反应，从这些反应中可以通过荧光，检测靶区的扩增，量化需通过泊松定律从阴性和阳性分区的距阵中估计。与 RQ-PCR 相比，该技术的优点是：①无须标准曲线直接准确定量。②多通道检测能力，减少了移液偏差。③PCR 抑制剂的影响较小。但该方法的动态范围可能会因为分区的数量而低于 RQ-PCR。

dPCR 的 MRD 是根据分子靶点的不同来决定使用 DNA 或 RNA。RNA 样品必须根据欧洲抗癌计划的指南进行反转录：建议在每次 PCR 中用 1μg 总 RNA 或对应于 100ng RNA 的反转录体积进行反转录。RNA 质量应通过定量管家基因（如 ABL > 10⁴）来监测。当利用 dPCR 对 DNA 进行 MRD 评估时，样品 input 量可能受到技术分区有限的限制，这方面应遵循供应商的建议。

PCR 步骤与标准 RQ-PCR 相当，并使用相似的引物组合和荧光标记。对于高质量的运行，ABL 总拷贝数应大于 32 000，总液滴数应大于 15 000 个，空液滴数应大于 100 个。当使用 cDNA 时，结果应采用内参基因（*ABL1*、*GUS* 或 *B2M*）标准化的比率（%）表示；当使用基因组 DNA 时，结果应用变异等位基因比率来表示（变异等位基因百分比/（野生型＋突变的等位基因））。

以比率或等位基因分数表示的检出限（LOD）是在特定的置信度水平下可以检测到的靶基因的最低浓度。它取决于检测少量目的基因的能力和量化大量控制（采样）的能力。应该为每个靶基因确定 LOD。空白限（LOB）应该使用阴性对照来确定。

潜在的技术错误可能来自两个组成部分：次抽样错误和分区错误。当样本中存在很少的靶基因拷贝时，次抽样误差会产生主要影响，并影响所有的量化方法。它可以通过足够的样本输入或技术重复操作来最小化。划分误差是泊松定律估计的结果，是 dPCR 特有的。它随着靶基因量的增加而增加，并可能通过稀释样品而最小化。

（二）分子 MRD 评估的标志物

MRD 评估的分子标志物与 2018 年指南基本保持不变。

1. 治疗后持续存在 *NPM1* 突变或伴有融合基因 *RUNX1 :: RUNX1T1*、*CBFβ :: MYH11* 以及 *PML :: RARA* 是预测 AML 复发的可靠分子标志物。因此，伴有这些异常的患者应使用 RQ-PCR 对残留疾病进行分子评估。RQ-PCR 检测上述标志物的敏感性为 10⁻⁴ ～ 10⁻⁶。BM 和 PB 均可用于 MRD 评估（BM 的敏感性大约高于 PB 10 倍）

2. 获得血液学缓解的 AML 患者体内可检测到 *DNMT3A*、*ASXL1* 和 *TET2* 等前白血病克隆相关的突变，由于这些突变也可见于健康人群，且发生率随年龄增长而增加，又称年龄相关的克隆性造血或意义未明的克隆性造血。因此，这些突变预测复发意义仍待证实。在 AML 患者中，上述突变常发生在恶性转化的极早期阶段，对一些晚期发生的获得性突变，目前还不能确定能否作为 AML MRD 检测的可靠标志。

3. 如果 WT1 是唯一可用的 MRD 标志物时，则首选 PB 评估，因为正常 BM 中 *WT1* 表达的背景水平较高。初诊时，80% ～ 90% 的 AML 患者伴 *WT1* 表达升高；对缺乏特异性分子标志的患者，可在诱导缓解后、巩固治疗和结束治疗后以及移植前后单独使用 *WT1*，或联合流式细胞学检测评估 MRD

水平。

4. 在接受同种allo-HSCT的患者中，建议将PB和/或BM中供体/受体嵌合体的分析作为MRD标志物。使用短串联重复片段分析的常规检测方法灵敏度有限，因此不推荐用于MRD。检测小DNA插入或缺失的变异等位基因特异性PCR可视为检测自体细胞的敏感方法。

5. 由于复发时某些突变频繁丢失或获得，不建议使用*FLT3-ITD*、*FLT3-TKD*、*NRAS*、*KRAS*、*IDH1*、*IDH2*、*MLL-PTD*和*EVI1*的表达水平作为MRD的单一标志物。然而，当与另一个MRD标志物结合使用时，其中一些不推荐的标志物可能具有更大的预后意义。

6. 多个MRD分子标志物组合使用可克服单个分子标志物评估MRD的不足，该不足包括AML亚克隆的异质性和CHIP的存在等。NGS检测MRD的进展使组合标记检测MRD成为现实。例如，AML患者可能存在*TP53*、*ASXL1*和*PTPN11*突变；在患者获得血液学缓解后，*ASXL1*突变的VAF值保持高水平状态可能由克隆造血所致，此时，这些分子不能用于MRD评估；而*PTPN11*突变克隆可被化疗成功清除；这种情况下，*TP53*突变克隆的持续存在可能是复发的根源。因此，同时分析多个分子标志物有助于复发预警。在接受allo-HSCT的患者中，受者造血系统肿瘤相关的胚系突变和CHIP相关突变将来也有可能成为移植后MRD评估的标志。

7. *RUNX1*、*GATA2*、*CEBPA*、*DDX41*和*ANKRD26*等某些容易发生胚系基因突变来源的基因，如果需要用于MRD评估，需要确认这些基因是获得性的体细胞突变。

（三）基于NGS的MRD分子评估和技术推荐

使用初诊时的靶向NGS进行MRD检测与未知papel进行比较，各有优势和局限性，但两种方法都可以考虑，具体取决于敏感性、周转时间、资源使用、环境（研究、临床试验、临床常规）以及标准化方法和报告的能力。DNA是用于NGS-MRD检测的标准核酸。如果使用panel方法的NGS进行MRD评估，诊断时未发现的新变异应仅在可靠地检测到高于背景噪声的情况下报告。对于NGS-MRD评估，目标应该是允许从噪声中清楚地区分靶基因突变读取深度。通过在运行之间改变多重标识符与靶序列的组合，以及通过在运行之间彻底清洗测序仪，可以减少核酸污染。诊断样本不应与MRD样本同时运行，因为频率较高的突变可增加污染的风险。

1. NGS-MRD的分子标志物的选择 诊断性AML样本通常使用多基因panel筛查突变。对于NGS-MRD，专家组建议将所有检测到的突变视为潜在的MRD标志物，NGS-MRD尤其适用于NPM1突变的患者，因为在先前NPM1突变呈阳性的患者中报告了NPM1突变阴性复发。这一发现可能与具有复发性疾病的形态学或临床症状的患者特别相关，因为在NPM1阴性患者中对于克隆性造血发展为AML和MDS已在随访期间记录。此外，在完全分子缓解状态下的150名NPM1突变患者中，15%的患者携带非DTA（*DNMT3A*、*TET2*和*ASXL1*）突变，这些突变持续存在或在CR评估时获得，预示总生存期显著缩短。

胚系突变（VAF约为50%的*ANKRD26*、*CEBPA*、*DDX41*、*ETV6*、*GATA2*、*RUNX1*和*TP53*）应排除在外，因为这些基因对MRD来说无有效信息；*DNMT3A*、*TET2*和*ASXL1*（DTA）的突变可能是与年龄相关的克隆性造血，也应从MRD分析中排除，因为与克隆性造血相关的突变通常在缓解期持续存在，因此可能不代表白血病克隆。如果唯一可检测的突变为DTA基因时，ELN MRD共识建议使用流式细胞术MRD检测和/或PCR进行MRD评估；信号通路基因（*FLT3-ITD*、*FLT3-TKD*、*KIT*和*RAS*等）的突变在检测时很可能代表残留的AML，但通常是亚克隆并且具有低阴性预测值，这些突变最好与其他MRD标志物结合使用；使用靶向药物（FLT3抑制剂和IDH1/IDH2抑制剂）治疗的患者的NGS-MRD分析应包括被靶向的分子标志物，以及标本中存在的其他分子标志物。

2. NGS-MRD分子评估的技术推荐 对于NGS-MRD评估，强烈建议使用唯一分子标识符（UMIs）进行纠错测序。为了纠正错误，单个DNA（或cDNA）分子在第一轮扩增之前或期间将通过连接添加的引物/寡核苷酸中用独特的核苷酸序列标签条形码化。随后，进行标准PCR扩增和NGS测序，并根据条形码序列标签将单个读取分组为读取家族。由聚合酶活性和/或测序不准确引入的测序错误随后通过比较读数家族中的读数而被识别，并被移除以产生经错误校正的一致测序。

为扩增子法设计引物时，初始PCR的5′引物应位于靶突变点前10bp以上，3′引物应位于靶突变后10bp以上。在引物设计之后，每个引物都应该检查引物序列中的多态性（例如，在dbSNP中；覆盖多态性频率为目标人群中＞0.1%应避免；为了监测频繁突变基因的变异，不应在引物中或至少在引物的5′-3′方向的最后7个bp接受SNP）。在生产和纯化过程中，如果在高效液相色谱仪上连续运行引物，应该考虑引物可能会被其他引物污染。供应商可以提供NGS级引物产品，降低引物交叉污染的风险。扩增子的长度应该以这样的方式选择，即正向和反向测序读取覆盖突变的目标碱基对（例如，读取长度为2×151或2×251碱基对）。

目前大多数NGS技术每次分析使用250～500ng DNA。对于纠错测序，可以考虑有两个独立的扩增，例如，每个扩增有250ng DNA，这两个扩增可以pool到一起同时用于文库制备或测序，也可以不用pool到一起。为了在一次测序反应中汇集多个样本并能够解复用样本（demultiplex the samples），优选双索引，每个索引的推荐长度为8个碱基对；所有索引应至少相差3个碱基对；但如果使用一个UMI，建议长度为10个碱基对。对于用UMIs进行靶扩增子测序，建议在第一次PCR中使用较低的循环数，保证聚合酶引入新突变的风险较低（如5个循环），而在连接UMIs后，第二次PCR可使用30～35个循环数；当UMIs连接到靶DNA时，这并不适用。测序运行的质量参数应该在平台的推荐范围内。采用PCR扩增靶扩增子的方法，每次运行应有一个标准的阳性和阴性对照；对于NGS测序，不需要一个野生型样本作为对照，因为所有非靶核苷酸都可作为野生型对照序列。建议采用校对聚合酶进行PCR扩增。聚合酶应该被验证可以检测不同类型的畸变（至少一个错义突变、一个插入和一个缺失）。

3. NGS-MRD的生物信息学分析　　NGS-MRD数据应在变异特异性假阳性率背景下进行解释，应使用实验室和/或生物信息学方法来减轻错误来源。ELN MRD共识发表之时尚没有统一的生物信息学pipeline/平台用于NGS-MRD的变异检出。因此，本共识强烈建议使用已发布的、开源算法。在NGS-MRD中由于合并样本而导致的潜在交叉样本序列污染应进行生物信息学评估。

生物信息学分析技术推荐：由于目前尚没有统一的用于NGS-MRD变异检出的生物信息学pipeline/平台，可以使用BWA（Burrow-Wheeler Aligner）进行测序比对，但其他比对工具也同样不错。Indels不应参与比对或Blätte等人发布的方法应该使用。过滤可以手动完成，也可以使用可用的软件包（最常用的是shearwater，但它没有UMI选项），可以通过将已知的单核苷酸变异（SNV）加载到IGV浏览器的控制窗中来评估。每个样本的灵敏度都应报告［例如，灵敏度（%）＝（平均背景误差/read家族数或reads数）×100%］。背景误差是根据靶核苷酸周围核苷酸的最大变异等位基因频率计算的（使用除引物序列的核苷酸外的扩增子的所有核苷酸）。

对于纠错测序方法，建议将≥10 000个read家族和＞10个突变reads作为可评估样本的最低要求；一个read家族应包含至少3个reads。对于非纠错测序方法，建议将≥60 000个reads和＞60个突变reads作为可评估样本的最低要求。使用背景误差校正，将MRD阳性定义为VAF＞平均背景误差＋3×SD（背景误差的标准差）。MRD阳性的其他定义可用于已知突变，具体取决于方法。表征NGS-MRD实验的参数应按要求记录和报告，详见表13-9-1和表13-9-2。

表13-9-1　MRD报告中需要体现的MRD方法学的参数

参数	RQ-PCR-MRD	NGS-MRD
MRD技术	RQ-PCR	NGS-MRD
MRD方法	RQ-PCR	扩增子/Panel-MRD
样本类型	BM，PB	BM，PB

参数	RQ-PCR-MRD	NGS-MRD
样本取样时间点（治疗相关）	PC2，EOT等	PC2，EOT等
样品/分析的质量	足够（管家基因＞10 000拷贝）；不够	足够（如，＞100 000reads或＞10 000read家族）；不够
靶基因	突变的基因，如NPM1	突变的基因，如NPM1
基因定量	基因拷贝数①	%VAF
对照	管家基因名称	阳性对照基因名称（如NPM1）
对照的定量	管家基因的拷贝数	阳性对照的%VAF
定性MRD结果	MRD阳性或阴性	MRD阳性或阴性
检出限（尤其是MRD阴性时）	每一个分子标志物的检出限	每一个分子标志物的检出限
诊断	例如，CR MRD阴性	例如，CR MRD阴性

注：PC2为2个周期化疗后；EOT为巩固化疗。

①除报告倍数变化，还应报告绝对拷贝数，以便临床医生能够做出自己的判断。

表13-9-2　MRD报告中应该包含的参数

参数	举例
技术	FLOW-MRD，RQ-PCR，NGS-MRD
样本类型（对于每一种样本类型单独报告）	BM或PB
时间点（不同时间点单独报告）	PC2、EOT、随访
ELN风险分组（不同的分组单独报告）	例如，ELN中危组
MRD的靶基因（DfNs或突变的基因）	突变基因名称
LOD（检出限）	例如，0.01%VAF（NGS）
用标准cutoff的MRD阳性和阴性患者的比例：报告每种样本类型、不同时间点和不同ELN分组的标准cutoff（例如，RQ-PCR：≥1%，MP-LCN或阴性；NGS：≥0.1%，或阴性）	例如，在ELN中危组中，PC2 BM中的MRD阳性患者在cutoff值≥0.1%的比例
另外还可以报告MRD阳性和阴性患者使用其他cutoff值的比例	—
MRD阳性和阴性患者的预后	例如，在ELN中危组中，PC2 BM中的MRD阳性患者在cutoff值≥0.1%的OS，RFS和CIR/NRM等
分析方法，误差修正法	例如，绝对定量（RQ-PCR），read家族（NGS）
生物信息学软件及设置	NGS的软件/算法和设置等
NGS-MRD污染评估方法	例如，解析另一个样本上的样本标签

（四）未来发展方向

对于RQ-PCR-MRD，有临床试验正在评估诊断和诱导后时间点之间转录水平log值降低的预后价值。对于NGS-MRD，不同时间点、组织和靶基因的预后和预测相关性也在进一步研究中。生物信息学方法同样需要标准化和质量控制。在监测一个患者的多个基因突变时如何解释NGS的结果同样需要进一步研究，以及如果一个、一些或所有基因仍然可检测到是否存在预后差异。另外，确定针对NGS-MRD评估的靶向或panel方法的优势和局限性也是非常重要的一个方面。

（五）临床应用

AML中的MRD评估可用作：①预后/预测性生物标志物，以改进风险评估并为治疗决策提供信息。②复发预警的监测工具。③临床试验中总生存期的潜在替代终点，加速新的治疗策略研发。

1. MRD作为预后风险因素　获得形态学缓解的患者应当检测MRD评估复发风险，包括完全或部分血液学缓解（CR/CRi/CRp/CRh）。接受强化化疗的AML患者MRD阳性提示预后较差。初步数据表明，非强化诱导后MRD阳性患者的预后也较差。

2. MRD评估的技术选择、材料和适当的时间点　多参数流式细胞术（MFC）-MRD已被确定为BM诱导化疗后的预后因素，特别是对于长期随访。现有证据表明，使用PB监测MRD同样能够获益，但其敏感性和特异性尚需进一步研究和讨论。

理想情况下，应在诊断时使用MFC和分子技术确定潜在的MRD标志物。如果没有可用于比较的诊断标志物，则可以通过使用MFC或NGS与DfN（different from normal）方法或未知的基因panel来评估MRD。为了确认缓解程度，在获得的所有BM标本应常规进行MRD评估。除以下特定分子亚组外，不建议使用PB进行MRD监测。

对于*NPM1*突变、CBF-AML（*RUNX1 :: RUNX1T1*或*CBFB :: MYH11*）或APL（*PML :: RARA*）患者，推荐通过RQ-PCR或dPCR进行分子MRD评估。这些分子定义的亚型之外的AML患者应通过MFC监测MRD。除MFC外，虽然NGS-MRD监测可用于改善预后，但迄今为止，尚没有足够的数据推荐NGS-MRD作为一种独立技术来使用。

*NPM1*突变的AML患者，应在2周期化疗后对PB、在巩固治疗结束时对BM，以及在巩固治疗结束后24个月内每3个月对BM优先进行MRD评估。或者，可以在24个月的随访期间每4～6周进行一次PB的MRD评估。

在伴有融合基因*RUNX1 :: RUNX1T1*和*CBFB :: MYH11*的AML中，应在2周期化疗后对PB、在巩固治疗结束时对BM，以及在巩固治疗结束后24个月内每3个月对BM优先进行MRD评估。在APL中，最重要的MRD结束点是*PML :: RARA*在巩固治疗结束时RQ-PCR MRD阴性。对于非高危APL患者，建议仅在完成巩固治疗后监测MRD，一旦达到BM MRD阴性，就可以停止监测。对于高危APL，从治疗结束时开始，应每3个月进行BM的RQ-PCR MRD评估，持续24个月。或者，可以在随访期间每4～6周进行PB的MRD评估。基于ATRA方案治疗的高危APL患者的复发动力学，MRD监测24个月已足够。超过24个月随访的持续分子MRD监测应基于个体临床特征。

使用MFC-MRD观察的患者应在2个化疗周期后、巩固结束时和干细胞移植前（如果适用）进行BM MRD评估。序贯性NGS-MRD的临床应用是不确定的，但可以通过在2个周期的强化化疗后、干细胞移植前、治疗结束时和随访期间检查BM或PB来考虑。

3. MRD反应和复发

（1）MRD阈值：专家组推荐cDNA而非DNA用于融合基因检测，对于*RUNX1 :: RUNX1T1*、*CBFβ :: MYH11*和*PML :: RARA*融合基因，根据欧洲抗癌计划标准，每个样本设置3个平行反应孔，RQ-PCR的MRD阳性定义为3个重复反应中至少2个反应Ct值＜40。RQ-PCR的MRD阴性定义为3个重复反应中至少2个反应Ct值≥40。同时，管家基因*ABL1*的拷贝数至少为10 000，最好≥30 000拷贝（或其他管家基因的相对应的拷贝数，如*GUS*和*B2M*）。作为对照，专家组建议同时包括野生型样品（正常对照），以及至少2个覆盖灵敏度范围的阳性对照和空白对照（用水做对照），如果阳性对照来源于质粒，则应定期评估质粒的稳定性。

在*NPM1*突变的AML中使用cDNA进行低水平分子MRD检测（MRD at low level，MRD-LL），曾称低拷贝数分子持续存在），被临时定义为＜2%但高于检出限（靶基因和管家基因的比率）。MRD-LL提示*NPM1*突变患者巩固化疗结束时为低复发风险。目前，尚未在大型患者队列充分评估dPCR的最佳阈值水平。dPCR检测阳性（基因组DNA）暂时定义为≥0.2%VAF。使用cDNA时dPCR的基因表达阈值需要进一步验证。

目前尚未为单个突变、突变组合或治疗时间点确定最能区分后续复发风险的最佳NGS-MRD阈值水平。NGS-MRD检测阳性（基因组DNA）临时定义为≥0.1%VAF。尽管NGS-MRD检测阴性被定义为＜0.1%VAF，但结果＜0.1%VAF仍可能与不良预后相关，并且可能报告为分子MRD-LL。

（2）MRD反应和MRD复发的定义：

完全分子学缓解（CR_{MMRD^-}）：定义CR_{MMRD^-}的前提是患者必须获得CHR，连续2次分子学MRD阴性，标本采集间隔时间4周，检测方法敏感性至少为10^{-4}。

分子学进展：低水平分子标志持续存在患者，任何2份阳性标本之间MRD标志基因检测拷贝数升高≥1-log。

MRD复发定义为：①不依赖MRD技术情况下，MRD阴性转换为MRD阳性。②在MRD-LL患者的相同组织（PB或BM）中任何2份阳性样本之间MRD增加≥1-log。PB或BM中MRD从阴性转为阳性应在4周内确认，在第二次连续样本中，样本类型最好使用BM。

4. 多种方法的MRD检测的整合　任何方法学的MRD阳性都足以判定不好的临床结果。现有数据表明，通过两种不同技术获得1个阳性和1个阴性MRD结果的患者复发风险高于MRD结果2个阴性的患者，但复发风险低于MRD结果2个阳性的患者。未来的研究需要将多种MRD检测方法的结果整合到一个预后评分系统。

5. MRD检测参数已在表12-9-1中进行了定义，应包含在结果报告中。关于MRD的科学报告应包括表12-9-2中列出的参数。未来的MRD研究包括临床试验，应根据此处使用的阈值和反应定义进行数据报告。

6. 分子MRD评估的临床解读　MFC未能达到MRD阴性，巩固化疗完成后分子MRD阳性，和/或MRD复发（分子或MFC），往往导致疾病复发，临床结果较差。尽管分子MRD水平较低（＜2%，MRD-LL），但NPM1突变和CBF-AML的部分患者可能会延长生存期。

对于2个周期的强化化疗后、巩固化疗后、干细胞移植前和/或干细胞移植后MFC检测为MRD阳性的患者；在完成巩固化疗后，BM中NPM1/ABL1≥2%，或NPM1或核心结合因子（CBF）融合基因的转录水平测量的拷贝数未能（诊断时和巩固化疗之后的BM样本之间靶基因拷贝/ABL1拷贝的比率）在同一组织中下降3-log～4-log值视为MRD阳性和/或证明MRD复发（分子或MFC）的患者，应考虑个体化治疗和/或调整治疗方案，最好加入部分临床试验，努力减少疾病复发。值得注意的是，一次MRD阳性检测并不能确定复发，不应作为临床决策的唯一依据，可以适当采用多种方法进行MRD检测。

在治疗结束或随访期间，分子稳定MRD-LL的NPM1或CBF-AML患者不是改变治疗策略的指征。

在APL的积极治疗期间通过PCR检测到的$PML::RARA$水平稳定或下降不是改变治疗方案的指征。当在重复样本中确认后，利用PCR检测$PML::RARA$，从检测不到到可检测到，和/或先前稳定的高危患者的$PML::RARA$水平增加≥1-log应被视为APL疾病复发预警。

在ELN中危患者中，2个周期化疗后MFC检测的BM MRD阴性可以考虑巩固化疗或自体造血干细胞移植作为同种异体的潜在替代方案，对符合条件的患者进行allo-HCT。所有符合条件的ELN高危患者无论MRD结果为何，均应接受allo-HCT。在治疗结束、维持治疗和随访期间MRD阳性和/或MRD复发提示临床结果较差，因此有理由考虑抢救治疗，包括allo-HCT。

移植前MRD阳性不应被视为干细胞移植的禁忌证。专家组建议在allo-HCT前检测到MRD的患者考虑进行清髓性预处理，或选择其他方法，如allo-HCT后维持治疗或供体淋巴细胞输注，也可能减少复发风险。

基于大量临床试验和研究证实，KIT基因在CBF-AML预后分层中扮演重要角色，与inv（16）AML相比，t（8；21）的复发风险增加、OS更短。因此，NCCN指南在2021年第2版中，专家组根据现有研究修订了AML危险分层，将风险类别"无*KIT*突变的CBF-AML"修改为"MRD阴性的CBF-AML"，用来指出MRD在该风险组中的意义。在临床实践中，对于MRD阴性且具有预后良好的细胞遗传学异常的AML患者，没有足够的数据来评估在首次缓解后使用allo-HCT。现有数据表明，无论预后良好的细胞遗传学异常是初诊时就有还是治疗后获得的，对治疗的反应是相似的。然而，伴有*KIT*突变的t（8；21）患者的临床结果可能比野生型*KIT*或伴有*KIT*突变的inv（16）AML要差。在诊断时和巩固治疗2个周期后，*RUNX1∷RUNX1T1*转录本水平MRD下降＜3-log的患者复发率更高。因此，建议携带预后良好的细胞遗传学异常的患者在2个巩固治疗周期后，该转录水平下降＜3-log的患者可能需要选择替代疗法，包括allo-HCT或临床试验，但目前尚未确定选择替代疗法的最佳时机。

7. 使用MRD作为药物检测的替代终点 AML MRD阳性作为一种强有力的预后不良影响因素激发了人们使用MRD作为替代疗效反应生物标志物的兴趣，寄希望于加速药物开发/测试和监管批准。美国FDA发布了在临床试验中常规考虑使用MRD的指导文件。确定替代品的重要因素是生物学上的合理性，流行病学研究的结果证明了替代终点的预后价值（例如，与获得MRD阳性缓解相比，实现MRD阴性缓解必须与更长的生存期相关），并且来自临床试验的证据表明替代终点的治疗效应要与临床结果的治疗效应相一致（即与对照治疗相比，实验性治疗必须同时增加MRD阴性缓解率和延长生存期）。目前，尽管大多数非随机临床试验的一些数据显示对MRD反应和生存有治疗效果，来自随机试验的可靠数据是有限的。因此，所有AML的临床试验都应监测分子和/或MFC-MRD评估，而且须利用BM评估MDR反应。

8. 进一步改进MRD临床应用的建议 未来的研究应评价达到形态学无白血病状态的患者MRD评估是否可行，以及是否具有预后价值；应进一步评估非强化AML治疗方案中MRD预后相关性。此外，尚未确定首次抢救及以后治疗的MRD相关性和预后价值，也应进一步研究。前瞻性评估以MRD为导向的干预措施的结果对于临床应用来说至关重要（例如，MRD阴性患者的剂量减少或治疗中断，或可检测到MRD的患者的治疗强化或调整）。

总之，过去的十余年，MRD监测在AML患者疗效评估、复发预警以及指导干预和治疗方案选择等方面取得重大进展，但白血病复发仍然是AML患者的主要死因之一。规范MRD监测、准确解读MRD的临床意义并指导个体化治疗对降低AML治疗后的复发、改善生存至关重要。随着今后在AML诊疗领域MRD研究和临床实践的进展，标准化文件和共识，尤其是NGS-MRD相关共识将会不断完善和更新。

二、CML的分子MRD评估

近年来，CML患者的管理越来越重视生活质量，避免长期器官毒性，期望尽可能实现无治疗缓解（TFR）。为了协调和标准化CML患者的管理，欧洲白血病网（ELN）在前几年提出了许多建议。ELN召集了CML专家来定义概念，并在2006年制定了第一个治疗CML的建议。近些年，随着CML管理领域的重要进展，专家组分别在2009年、2013年和2020年对这些建议进行了更新。2013年的建议是在关于第二代和第三代酪氨酸激酶抑制剂（TKIs）和TKI时代长期结果的数据出现后提出的，2020年，ELN召集来自欧洲、美洲和亚太地区的34名专家就2013年以来出现的数据进行多轮讨论，就临床医生处理CML患者面临的一些基本临床困境达成共识，主要包括CML的风险评估、新型TKIs在治疗中的地位、患者监测、免治疗缓解（TFR）、不良事件管理（AEs）、希望生育的女性患者的管理以及成本效益等有争论的话题。ELN在2020年建议中更新了关于这些话题的建议。不久，NCCN发布了2021年第2版CML指南，由于管理目标和治疗方案的不断演变，NCCN也在不断更新CML的管理。现将近期有关CML的诊断和MRD监测等方面的更新进行总结。

（一）RQ-PCR监测*BCR∷ABL1*

CML的分子监测应根据欧洲抗癌标准进行定义，由于许多实验步骤和技术细节会导致RQ-PCR

分析的变异性和异质性，欧洲的欧洲治疗结果研究（EUTOS）方案和意大利的LabNet网络促进了RQ-PCR程序的标准化，并将 *BCR :: ABL1* 转录本的表达水平确定为国际标准（IS）。*BCR :: ABL1* RNA基线水平（100%IS）定义为IRIS（International Randomized Study of Interferon and STI-571）研究中30例新诊断CML患者的 *BCR :: ABL1* 转录水平与参考基因比率的中位数。最常用的参考基因是 *ABL1*、*GUSB* 或 *BCR*；*ABL1* 被世界上大多数实验室使用，*GUSB* 被一些欧洲实验室使用，而BCR在澳大利亚和一些美国实验室被用作参考基因。在IRIS研究中，第二个 *BCR :: ABL1* IS水平对应于 *BCR :: ABL1* 转录本水平比IRIS基线降低1000倍（3-log），定义为主要分子学反应（MMR）。根据ELN的建议，应每3个月进行一次RQ-PCR分析，直到MMR实现，甚至在MMR被确认后，考虑有可能治疗中断，有必要密切监测。如果在随访中MMR丢失，应检测ABL1是否发生突变，此种情况下更应频繁地进行分子监测。可使用PB或BM样本进行随访评估。通常，*BCR :: ABL1* 和内参基因都要进行复孔检测。当3个重复中的任何孔呈阳性时，*BCR :: ABL1* 定量被认为是阳性，*BCR :: ABL1* 和内参基因的最终拷贝数是所有重复的总和。当不同实验室使用不同的管家基因时，可以用ERM-AD623质粒作为RQ-PCR校准品来比较结果。

（二）分子反应里程碑

ELN指南2020重新制定了CML患者分子监测的关键点。在过去的几年里，RQ-PCR监测和治疗的改进引出了MR里程碑的定义，这是对患者在治疗过程中特定时间点给定的定义。根据细胞遗传学和/或分子里程碑的成就，ELN指南对CML患者进行了划分（表13-9-3），第一个关键时间点是治疗后3个月达到 *BCR :: ABL1* 转录本水平<10%（比标准化的IS基线降低至少1-log），定义早期分子学反应（EMR）。EMR被认为是一个关键的治疗反应，它能够预测接受伊马替尼或第二代TKI的CML患者的结果，也能够影响无事件生存（EFS）、PFS和OS。然而，最近的ELN和欧洲医学肿瘤学会（ESMO）的推荐认为没有达到EMR是一个"警告"，而不是治疗"失败"。最近的证据表明，前3个月 *BCR :: ABL1* 转录的动力学比3个月时EMR的结果更好。第二个重要的分子里程碑是在治疗后6个月 *BCR :: ABL1* 转录水平<1%（至少降低2-log）。第三个分子里程碑是MMR的实现，治疗后12个月 *BCR :: ABL1* 转录水平至少降低3个log（MR3）。MMR的定义是在IRIS研究期间引入的，该研究促进了伊马替尼作为一线治疗药物进行注册。更有效的第二代TKI能够达到深度分子学反应（DMR），定义为 *BCR :: ABL1* IS转录水平 ≤0.01%。DMR可进一步细分为MR4、MR4.5和MR5，对应对数降低分别为4-log、4.5-log和5-log，分别对应 *BCR :: ABL1* IS ≤0.01%，≤0.0032%和≤0.001%，当分子反应MR4时，ABL1转录拷贝数大于10 000（GUSB相当于24 000个拷贝数）时，样本被认为是高质量的，但在MR4.5和MR5时，最小ABL1拷贝数分别增加到32 000和100 000。RQ-PCR监测将CML患者分层为最佳应答者、警告病例和失败患者。最佳应答者能够继续相同TKI的治疗；警告病例考虑可能的TKI变更，失败患者第3、6或12个月没有达到分子里程碑并需要立即改变治疗方案。在前线治疗中引入更有效的第二代TKI可以更快地实现每个里程碑，并伴有持续深度MR。

表13-9-3　治疗中的CML患者BCR-ABL1 IS的里程碑

时间	最佳	警告	失败
基线	NA	高危ACA，高危ELTS得分	NA
3个月	≤10%	>10%	>10%（如果在1～3个月内确认）
6个月	≤1%	1%～10%	>10%
12个月	≤0.1%	0.1%～1%	>1%
任何时间	≤0.1%	0.1%～1%，MMR丢失（≤0.1%丢失）	>1%，耐药突变，高危ACA

注：NA，不适用；ACA，Ph⁺细胞的额外的染色体异常，ELTS：长期生存得分。

（三）TKI停药的分子监测

近几年，成功治疗使大多数新诊断的CML患者的预期寿命达到正常水平，与一般人群中年龄匹配的人的预期寿命相当。另一个CML临床治疗的关键目标是在长期TKI治疗后获得稳定的DMR，长期TKI治疗后DMR稳定是CML无治疗缓解（TFR）的前提，而TFR是CML临床治疗中最重要的目标。关于停药标准的建议，NCCN指南建议选择患者Sokal评分不高、伴有典型的*BCR :: ABL1*转录物（b2a2或b3a2）和MR4或MR4.5水平的分子学反应、TKI治疗至少1～2年。2020 ELN指南定义了更严格的TFR标准，要求典型的*BCR :: ABL1*转录物、TKI治疗的最小持续时间为4～5年、DMR（MR4或更好）持续时间超过2年。持久的DMR被认为是比TKI治疗持续时间更重要的选择标准，可以确保TKI停药更成功。

（四）dPCR监测*BCR :: ABL1*

在过去的几年里，dPCR已经彻底改变了血液病MRD分子监测。dPCR是测定特定核酸丰度的最准确和最灵敏的方法，与RQ-PCR相比，它属于绝对定量，并具有更高的精密度。最近的研究表明，dPCR比RQ-PCR能够更有效地用于CML MRD监测和更准确地选择符合TFR的患者。dPCR被认为能够在10^7个细胞中检测到单个*BCR :: ABL1*阳性细胞，并且较少受到抑制剂的影响，而且没有非特异性扩增。几项独立的研究表明，与RQ-PCR相比，dPCR的敏感性更高，大量的CML病例丢失了TFR，并通过dPCR发现*BCR :: ABL1*阳性。RQ-PCR在随访中显示DMR丢失的病例在3个月内均可被dPCR识别。

尽管dPCR有许多优点和应用，但由于它通常需要较长的实验时间，并且可以进行条件限制，也存在一些局限性，如在取样、RNA提取和cDNA合成等分析前阶段存在误差。此外，还需要阳性和阴性对照样本，参考基因的定量仍有助于对样本进行质量评估，并且根据IS要求使用CF来表达结果。因此，在将dPCR作为CML监测的常规分子方法之前，需要国际标准化。

三、急性淋巴细胞白血病分子MRD评估

ALL最新的NCCN指南指出，在ALL患者初诊和序贯治疗过程中需要对BM和PB进行MRD监测，用于疗效判定和复发预警。ALL治疗后的MRD指白血病细胞的存在低于常规形态学方法的检测阈值，仅通过形态学评估获得CR的患者骨髓中可能含有大量白血病细胞。MRD评估的最佳样本是骨髓抽吸物的第一次抽取或早期抽取。MRD是序贯治疗过程中患者评估的重要组成部分。如果患者不在学术中心接受治疗，有可用于MRD评估的第三方实验室检测也可以接受。对患有ALL的儿童和成人的研究表明，MRD与复发风险之间存在强相关性，以及MRD监测在初始诱导治疗期间和之后有较好的预后评估价值。最常用的分子MRD评估方法包括RQ-PCR检测融合基因（如*BCR :: ABL1*），NGS检测免疫球蛋白（Ig）重链基因和/或T细胞受体（TCR）基因的克隆重排（不需要创建患者特异性引物）。目前PCR/NGS方法可以检测白血病细胞，骨髓单个核细胞（MNCs）灵敏度阈值为$<1×10^{-6}$（<0.0001%），这些方法之间MRD检测的一致性通常很高。专门使用NGS（而不是PCR）检测替代白血病特异性融合基因的检测方法也在开发中，美国FDA最近批准了基于NGS技术用于ALL患者免疫受体基因MRD定量检测，但不建议在临床试验范围之外进行MRD量化。多参数流式细胞术MRD和分子MRD监测这两种方法的组合或串联使用对所有患者来说是有益的，可以避免潜在的假阴性结果。但这种做法可能会增加患者经济负担。因此，专家组建议MRD监测时间点为：完成初始诱导后；额外的时间点应以所使用的方案为指导；在分子复发或持续低水平疾病负担的患者，连续监测频率需要增加。

对于符合临床试验条件的老年ALL患者，NCCN专家组建议尽可能在临床试验中进行治疗。其他初始治疗方法取决于患者的年龄、PS和合并症的存在。对于Ph阴性ALL患者，治疗选择包括多药

化疗或姑息性皮质类固醇。应监测诱导后出现CR的患者是否存在持续性MRD，以确定候选的临床药物。如果MRD状态为阴性或不可用，则联合化疗和建议维持治疗。对于Ph阳性ALL患者，治疗选择包括使用皮质类固醇和/或化疗的TKI。对于诱导后出现CR的患者，应在单独使用TKI或联合皮质类固醇和/或化疗进行巩固治疗之前进行MRD评估。对于Ph阳性ALL，建议进行巩固后TKI维持治疗。一般建议在完成诱导后进行初始MRD评估；然而，额外时间点安排MRD评估应以所使用的治疗方案为指导。在所有情况下，要根据需要调整化疗药物的剂量。

四、淋巴瘤的分子MRD评估

（一）滤泡性淋巴瘤

在惰性非霍奇金淋巴瘤（iNHLs）中，MRD评估已被广泛应用于滤泡淋巴瘤（FL）。多年来，淋巴瘤治疗方案发生了的深刻变化。同时，治疗后MRD监测技术也发生了很大改变。目前MRD研究仅局限在临床试验中进行评估。肿瘤分子定量在诊断时可作为一种工具来评估患者的危险分层，并在治疗结束时用于MRD评估，以预测无进展生存期和总生存期。此外，MRD还可作为改善临床/代谢反应和调节治疗强度/持续时间的方法。复发率较高的患者可以被识别出来，但随访的结果应通过MRD动力学分析来明确。由于 BCL-2/IGH 基因重排可在 50% ~ 60% 的晚期FL和30%的断层扫描分期的局部的FL中检测到，二代测序/靶向定位基因扩增等技术的进步可能会扩大带有分子标志物的FL患者人群。dPCR可以在低浓度下检测MRD，其他iNHL的MRD如淋巴浆细胞淋巴瘤/华氏巨球蛋白血症等淋巴瘤也在探索的路上。

（二）慢性淋巴细胞白血病

对MRD的评估已成为治疗期间和治疗结束时疾病负荷的高度敏感指标，并且与慢性淋巴细胞白血病（CLL）的事件发生时间结果相关。治疗结束时MRD阴性在CLL中具有独立的预后意义，MRD阴性与化学免疫疗法的良好无进展生存期和总生存期相关。鉴于它在评估反应深度方面的实用性，确定MRD状态现在是CLL临床试验结果关注的焦点。结果数据报告越来越多地采用MRD评估作为标准。国际多学科的174名专家组成专家组提出了有关CLL MRD的共识，旨在确定最重要的有关CLL MRD的关键问题，审查可评估的数据，结合当地专家的意见给出统一答案，并为未来的研究提供建议。该共识提出了关于可测量残留疾病确定方法、测定要求和评估标本类型的建议，MRD评估的时间和频率、MRD在临床应用与临床试验中的使用，以及MRD评估的未来用途。采纳这些建议将有助于在未来使用新疗法的研究中标准化数据采集和解释，最终目标是改善结果和治愈慢性淋巴细胞白血病。遗憾的是，目前阶段这些共识中的建议只适用于临床试验，不建议在临床实践中常规采用。相信未来将会发布适合临床使用的MRD评估。

1. MRD方法学　仅推荐经过验证的检测。经验证的方法包括符合ERIC标准的流式细胞术和符合Euro MRD标准的RQ-PCR。检测方法的选择取决于MRD测定的基本原理。监管批准所需的最低灵敏度为MRD4（10^{-4}），而评估治疗方法可能需要最敏感的可用方法，这取决于当地的可用性和/或经济限制。报告MRD数据时，应说明每个样品的定量检出限，应提供方法验证和标准化信息。验证包括分析验证（准确度、精密度和灵敏度）和临床验证，确保检测与临床结果有效关联。评估经过验证的检测是否符合标准的要求。本地化测试需要进行精密度、重复性等质量保证的相关验证。

2. MRD标本类型　在PB和BM中，MRD状态对接受一线CIT治疗的CLL患者的PFS和OS均具有重要的预后意义。

3. MRD监测时机和频次　对于固定持续时间的治疗，MRD监测应该是与反应评估一致，至少完成最后一次治疗后2个月进行一次MRD评估。对于序贯治疗，应在已取得最佳临床反应时检测MRD状态；如果是临床试验，推荐固定的时间点进行MRD检测。重要的是，PR的患者有可能达到

MRD，但检测不到（U-MRD）。因此，MRD评估不应仅限于CR患者。应评估U-MRD时间和MRD复发时间的前瞻性研究，以确定它们作为次要终点的价值。序贯MRD评估监测克隆生长动力学对于将U-MRD视为固定持续时间治疗中PFS的替代标志物尤其重要。临床试验应评估MRD动力学及其与事件发生时间结果的相关性。

4. 临床反应（即iwCLL反应）与治疗结束MRD状态之间的关系需要说明。因为这可能因治疗策略而异，所以应该在治疗特定的背景下进行评估。治疗结束MRD状态与PFS和OS之间的关系也可能取决于其他因素。需要进一步的研究来阐明先前治疗的影响、先前的反应、IGHV突变状态、del（17p）/TP53突变的状态、细胞遗传学异常和其他变量。

五、多发性骨髓瘤的分子MRD评估

在过去十年中，新型药物的应用使多发性骨髓瘤的治疗发生了重大变化，这些药物大大提高了反应的速度和深度。既定的多发性骨髓瘤反应标准不足以满足临床真实情况，需要定义新的疗效判定标准缓解类别，用来识别比传统定义为完全缓解更深的反应。在分子监测方面的尝试主要是NGS识别骨髓中残留的肿瘤细胞。此外，敏感的成像技术可用于检测骨髓外残留疾病的存在。结合这些新方法，无论是否存在基于影像学的髓外疾病，国际骨髓瘤工作组定义了微小残留病阴性的新反应类别，来实现临床试验内外的统一报告。具体评价标准可参考Herve Avet-Loiseau研究团队2016年报道的国际骨髓瘤工作组对于多发性骨髓瘤微小残留病评估和反应标准的共识。

（宋　鸽　李庆华）

参 考 文 献

［1］中华医学会血液学分会实验诊断学组，中国医师协会中国慢性髓性白血病联盟. BCR-ABL酪氨酸激酶区突变检测实验室规范中国专家共识（2015年版）［J］. 中华血液学杂志，2015，36（11）：899-901.

［2］肖志坚，王建祥. 嗜酸粒细胞增多症诊断与治疗中国专家共识（2017年版）［J］. 中华血液学杂志，2017（38）：565.

［3］王秋菊，沈亦平，陈少科，等. 遗传变异分类标准与指南［J］. 中国科学：生命科学，2017，47（6）：668-688.

［4］李金明. 高通量测序技术［M］. 北京：科学出版社，2018：29-73.

［5］中华医学会血液学分会. 慢性髓性白血病中国诊断与治疗指南（2020年版）［J］. 中华血液学杂志，2020，41（5）：353-364.

［6］中华医学会血液学分会实验诊断学组. 急性髓系白血病微小残留病检测与临床解读中国专家共识（2021年版）［J］. 中华血液学杂志，2021，42（11）：889-897.

［7］陈雪，王芳，刘红星. 转录组测序描绘血液肿瘤融合基因图谱［J］. 白血病·淋巴瘤，2021，（2）：68-70.

［8］LI H, WANG J, MOR G, SKLAR J. A neoplastic gene fusion mimics trans-splicing of RNAs in normal human cells［J］. Science, 2008, 321（5894）：1357-1361.

［9］KAI W, MINGYAO L, HAKON H. ANNOVAR：functional annotation of genetic variants from high-throughput sequencing data［J］. Nucleic Acids Research, 2010, 38（16）：e164.

［10］AUWERA G A V D, CARNEIRO M O, HARTL C, et al. From FastQ Data to High-Confidence Variant Calls：The Genome Analysis Toolkit Best Practices Pipeline［J］. Current protocols in bioinformatics / editoral board, 2013, 11（1110）：11.10.1-11.10.33.

［11］VELUSAMY T, PALANISAMY N, KALYANA-SUNDARAM S, et al. Recurrent reciprocal RNA chimera involving YPEL5 and PPP1CB in chronic lymphocytic leukemia［J］. Proc Natl Acad Sci U S A,

2013，110（8）：3035-3040.

［12］XU H，DICARLO J，SATYA R，et al. Comparison of somatic mutation calling methods in amplicon and whole exome sequence data［J］. Bmc Genomics，2014，15（1）：244-253.

［13］RICHARDS S，AZIZ N，BALE S，et al. Standards and guidelines for the interpretation of sequence variants：a joint consensus recommendation of the American College of Medical Genetics and Genomics and the Association for Molecular Pathology［J］. Genet Med，2015，17（5）：405-424.

［14］JIA Y，XIE Z，LI H. Intergenically Spliced Chimeric RNAs in Cancer［J］. Trends Cancer，2016，2（9）：475-484.

［15］KUMAR，SHAJI，PAIVA，et al. International Myeloma Working Group consensus criteria for response and minimal residual disease assessment in multiple myeloma［J］. Lancet Oncology，2016，17（8）：e328-e346.

［16］BROWN P A，WIEDUWILT M，LOGAN A，et al. Guidelines Insights：Acute Lymphoblastic Leukemia，Version 1. 2019［J］.Journal of the National Comprehensive Cancer Network：JNCCN，2019，17（5）：414-423.

［17］HAAS B J，DOBIN A，LI B，et al. Accuracy assessment of fusion transcript detection via read-mapping and de novo fusion transcript assembly-based methods［J］. Genome Biology，2019，20（1）：213-228.

［18］FURUTANI E，SHIMAMURA A. Genetic predisposition to MDS：diagnosis and management［J］. Hematology，2019：110-119.

［19］DEININGER M W，SHAH N P，ALTMAN J K，et al. Chronic Myeloid Leukemia，Version 2. 2021，NCCN Clinical Practice Guidelines in Oncology［J］. Journal of the National Comprehensive Cancer Network：JNCCN，2020，18（10）：1385-1415

［20］HOCHHAUS A，BACCARANI M，SILVER R T，et al. European LeukemiaNet 2020 recommendations for treating chronic myeloid leukemia［J］. Leukemia，2020，34（4）：966-984.

［21］CUMBO C，ANELLI L，SPECCHIA G，et al. Monitoring of Minimal Residual Disease（MRD）in Chronic Myeloid Leukemia：Recent Advances［J］. Cancer Management and Research，2020，12：3175-3189.

［22］MICHAEL HEUSER，SYLVIE D FREEMAN，GERT J OSSENKOPPELE，et al. 2021 Update on MRD in acute myeloid leukemia：a consensus document from the European LeukemiaNet MRD Working Party［J］. Blood，2021，138（26）：2753-2767.

［23］WIERDA W G，RAWSTRON A，CYMBALISTA F，et al. Measurable residual disease in chronic lymphocytic leukemia：expert review and consensus recommendations［J］. Leukemia，2021，35：3059-3072.

［24］POLLYEADA，BIXBY D，PERLA，et al. NCCN Guidelines Insights：Acute Myeloid Leukemia，Version 2. 2021［J］. J Natl Compr Canc Netw，2021，19（1）：16-27.

［25］GREENBERG PL，STONE RM，AL-KALI A，et al. NCCN Guidelines® Insights：Myelodysplastic Syndromes，Version 3. 2022［J］. J Natl Compr Canc Netw，2022，20（2）：106-117.

第十四章
输血及输血前检查

14

第一节 | 输血相容性检查标本的采集、处理和保存

本节介绍的标本采集情况适用于ABO及Rh血型鉴定试验、红细胞意外抗体筛查与鉴定试验、其他血型系统抗原鉴定试验、交叉配血试验、吸收放散试验、抗人球蛋白试验、血型抗体效价测定试验和血小板抗体筛查、血小板配型试验等标本的采集、运送、接收。

（一）申请单填写

1. 血型血清学和血小板抗体检测申请单　主管医生开具的血型检查申请单内容包括申请科室、患者姓名、性别、年龄、患者ID号（门诊号、住院号）、申请日期、标本类型、临床诊断、申请检查项目以及特殊说明（输血史、妊娠史）等。

2. 输血申请单和血小板配型申请单　主管医生开具的输血申请单内容包括申请科室、患者姓名、性别、年龄、患者ID号（门诊号、住院号）、标本类型、临床诊断、申请日期、申请血量、输血史、妊娠史、过敏史、输血不良反应情况以及必需的输血前检查项目结果，如ABO和RhD血型、血常规结果（血红蛋白含量、血细胞比容、白细胞计数、血小板计数）、感染标志物检验结果（乙肝五项、抗-HCV、抗-HIV、梅毒等）。

（二）标本采集

1. 标本采集管类型

（1）血型及输血相关血型血清学检测方法应使用含有EDTA抗凝剂的真空采血管。在紧急情况下可以使用非抗凝采血管，在追加特殊的辅助检测时，按实验要求使用非抗凝促凝采血管。

（2）血小板抗体检测试验和血小板配型试验，应根据实验室的检测方法来选择相应的标本采集管，可以采用含EDTA、CPD或ACD抗凝剂的真空采血管、促凝真空采血管或非抗凝促凝真空采血管。

2. 标本类型　一般使用静脉血，在特殊情况下也可以使用动脉血。

3. 采集血量　一般要求采集血量≥3ml。但婴幼儿、血管条件极差患者及紧急情况下采集血量可以酌情减少，除满足检测量外，还应满足规定留样及重复检测的要求。

4. 标本采集流程

（1）准备工作：标本应由具有资质的医护人员采集，按医嘱检查项目准备好标本采集所需消毒器材、一次性注射器或蝶翼采血针、标本条形码或二维码、真空采血管、检验申请单、输血申请单等备用；将患者姓名、ID号或门诊号、申请单号标注于采血管标签上。如采用标本条形码或二维码的医院，可将条码打印直接贴于试管上，并对所标注和粘贴信息进行核对。

（2）标本采集：标本采集应按如下顺序进行：

1）主管医生开具申请单，并生成对应医嘱。

2）采血护士审核医嘱合格后，生成、打印申请单和条码，并将患者信息标注或者条码粘贴于采血管，检查核对申请单与采血管上患者信息或条码是否一致。

3）床旁再次与床头卡、患者核对申请单、采血管标注信息或条码是否一致，有条件的医院推荐通过检查核对患者腕带信息方式来确认患者身份。

4）选择合适的采血静脉，按照国家相关技术规范进行采血操作，采集≥3ml的血液。

5）将采集血液注入检验申请单或输血申请单项目所要求采血管，并按采血管使用说明要求进行

混匀或其他相关操作。

6）再次核对患者身份，并检查申请单、采血管标注患者信息或条码是否一致。

7）按照运送要求，由医护人员或经培训合格的专职外勤人员运送或经由标本物流传输系统传送至输血科待接收检测。

5．注意事项

（1）主管医生在患者血液标本采集前应确认其近期使用药物，如丙种球蛋白、抗胸腺细胞球蛋白/抗淋巴细胞球蛋白（antithymocyte globulin/anti lymphocyte globulin，ATG/ALG类、单抗类、肝素、头孢菌素、青霉素、右旋糖酐等药物。这些药物有可能会影响检查结果，应在申请单中进行注明，方便检测人员对结果进行准确的分析和判断。

（2）患者于采血前24小时内，应避免高脂肪饮食，避免乳糜血影响检查结果。

（3）采血护士须进行静脉穿刺采血操作，不得通过其他已存在静脉通路放血的方式进行采血，如静脉输液通道、留置针通道等。这些通道可能有药物残留会影响检查结果。如有婴幼儿、血管条件极差患者及紧急条件下进行了上述不建议的方式采血，需对输血科进行说明。

（4）患者采血部位应避开水肿、血肿、瘢痕部位、动静脉瘘管及静脉输液、输血的同侧手臂。

（5）患者血型检测标本严禁与交叉配血标本同时采集。

（6）采集时发生的相关职业暴露事件须按照《血源性病原体职业接触防护导则》和《职业暴露感染艾滋病病毒处理程序规定》相关规定处理。

（7）采集后相关医疗废弃物须按照国家相关规定进行分类处理。

（三）标本的运送

血液标本应由医护人员或经培训合格的专职外勤人员进行运送或经由标本物流传输系统传送。标本采集后须与对应申请单立即送检，运送过程中必须保证安全，防止血液标本溢洒、容器破碎、标识污损及申请单遗失。

（四）标本的接收与拒收

1．接收血液标本标准

（1）申请单内容、要求和说明填写必须完整；相关各级医生签字需清晰、齐全；各种审批符合医疗程序；血液标本管标识符合要求，内容与申请单一致；具有完善信息系统，使用电子申请单的医院，在有严格电子签名和账户权限管理制度的前提下，建议采用扫码签收方式，可以确保签收的准确和及时性。

（2）采血标本管类型、血样类型、标本量（≥3ml）符合申请项目要求。

（3）申请单和标本管在规定时间内一并由医护人员或经培训合格的专职外勤人员运送，或经由标本物流传输系统传送到达。

2．拒收血液标本标准　一般情况下，具有下列情况之一的，输血科签收人员应进行拒收操作。

（1）标本严重凝血、溶血、乳糜、稀释、标本量严重不足的，且临床无明确说明的，应予以拒收。

（2）血液标本到达输血科时，发现标本管破损、标本溢洒等情况，应予以拒收。

（3）标本管标签或申请单污损部分信息无法辨识、信息有误、信息填写不完整或标本管标识与申请单不符的，应予以拒收。

3．部分特殊情况的说明

（1）在婴幼儿、血管条件极差患者及紧急条件等特殊情况下，血液标本量不足、溶血、乳糜血的标本可进行接收和紧急检测，但须在接收登记上进行标注，在出具的报告单上进行说明，有条件的可在患者病情缓解后进行复查。

（2）对于临床医生怀疑为溶血性疾病的患者，溶血标本可以接收。

4. 输血科在拒收血液标本时，应做好纸质或信息系统的电子登记对拒收原因进行记录。同时应尽快通知临床标本拒收情况，并要求重新抽取标本。

5. 实行纸质或者电子接收登记，记录接收人员和接收时间，便于后期追溯操作。

（五）标本的保存

血液标本接收后应室温放置并及时进行检测；有特殊情况，需要进行短期保存时，必须按照相关实验要求进行保存或者取样冻存。

（六）检验报告时限及追加检查项目情况

1. 血型和输血相容性检测在没有疑难问题的情况下，应在0.5～3小时内出具报告，保证患者能够及时和安全的输血。

2. 血型和输血相容性检测若存在疑难问题的情况下，应视情况进行追加其他检查项目来保证临床申请项目试验结果的准确性，同时应当与主管医生取得联系询问患者输血相关的情况，并说明实验情况和追加相关实验的意义，报告时限应由实验最后确定结果来决定。涉及患者输血的，应按照相容性输血原则进行，保证患者能够及时和安全的输血。

3. 追加检查项目所使用血液标本，应符合实验要求保存条件，保存时间不超过72小时（特殊实验冻存血液标本除外）。

（七）疑难标本检测及追加采集血液标本的处理

1. 由于标本特殊和异常的反应格局表现无法确认检查结果时，实验室会加做其他检测实验，若此时血液标本已经用尽，应联系临床进行血液标本的重新抽取，并说明实验情况，而后进行下一步相关检查。

2. 实验室通过检测发现患者本次检查结果与既往结果不符或与申请单填写内容不符时，应与临床取得联系说明情况，要求相关科室护士按照检验要求重新抽取血液标本进行检测，直到找到不符原因后，方可出具检查结果的报告。

（八）检测后标本及数据报告的处理

1. 在输血科实验过程中产生的各种医疗废物和已过保存期的血液标本，都应当严格按照《医疗卫生机构医疗废物管理办法》进行处理。

2. 已完成各项检测的血液标本应当按照《临床输血技术规范》在4℃条件下保存7天，以便于对出现的问题进行追溯和复检。

3. 申请单及原始检测结果数据应该按《临床输血技术规范》要求，由输血科妥善保存10年。

（许新童　傅　烜　马兆勇）

第二节｜常用血型血清学检查

1901年Karl Landsteiner提出了人类ABO血型系统，至今仍然是输血医学和器官移植医学至关重要的血型系统。ABO血型系统主要有4个表型：A型、B型、O型、AB型，这是根据红细胞膜表面有无A抗原和/或B抗原决定的。ABO抗原广泛存在血液中，见于红细胞、血小板，同时还表达于其他组织，如内皮、肾脏、心脏、肠、胰腺和肺组织。因此，如果输注ABO血型不相容的血液和进行ABO不相容的器官移植都有可能会导致严重的临床后果。所以ABO血型鉴定和相关的相容性检查在输血前和移植前是至关重要的工作。

ABO血型系统的抗体中，A型和B型主要为IgM型的抗体，包含少量的IgG型抗体。O型的抗-A和抗-B主要为IgG型抗体，同时O型人血清中还包含IgG型的抗-A，B抗体。这种抗-A，B抗体不是简单的抗-A和抗-B混合物，而是针对A，B抗原的共同抗原表位，因此它可以和A型、B型红细胞同时发生反应。在B型和O型人血清中还含有抗-A₁抗体。因此，我们可以利用ABO血型系统这些抗原抗体的特性来鉴定患者的ABO血型。

一、ABO血型鉴定试验

（一）试管法

1. 实验原理

（1）选用商品化的IgM型抗-A、抗-B抗体的血型定型试剂与待检标本红细胞反应为正定型；选用商品化的已知ABO血型的红细胞试剂，与同一待检标本血清（或血浆）反应为反定型。通过正反定型试验观察凝集反应，来判断血液标本的ABO血型。只有当正反定型结果一致时，方可以确定待检标本的ABO血型。当正反定型结果不一致时，需追加检测项目来确定待检标本的ABO血型。

（2）正常成人血液中，ABO血型系统抗原抗体对应关系见表14-2-1。

表14-2-1 ABO血型系统抗原抗体对应关系

血型	红细胞表面抗原		血清/血浆所含抗体	
	A抗原	B抗原	抗-A抗体	抗-B抗体
A型	有	无	无	有
B型	无	有	有	无
O型	无	无	有	有
AB型	有	有	无	无

2. 方法学

（1）试剂：抗-A、抗-B血型定型试剂，3%～4%A₁型、B型、O型试剂红细胞，生理盐水。

（2）仪器：台式低速离心机、血型血清学专用离心机、显微镜、阅片灯箱、试管架。

（3）标准操作规程：

1）ABO血型正定型试验

取2支洁净的一次性硬塑试管，分别标记抗-A和抗-B，然后按照标记分别向2支试管中加入1滴抗-A、抗-B血型定型试剂。

向标记试管中各加入1滴2%～5%待检红细胞悬液（红细胞悬液使用生理盐水配制，必要时用生理盐水洗涤红细胞至少1次）。

轻柔晃动混合试管液体，使用血型血清学专用离心机以1000×g离心15秒，或按照试剂的说明书的要求进行离心操作。

将试管自离心机中取出，注意不要动作过猛。首先观察是否溶血，然后慢慢倾斜地拿至与水平面呈锐角，轻轻摇动试管，使液体来回冲刷离心后的细胞扣。当细胞扣不再附着在试管壁上时，继续轻柔振摇，同时观察试管内细胞状态，是均匀的红细胞悬液还是凝集块，并进行记录。

对怀疑为弱凝集的，须转移至显微镜低倍镜下观察结果。记录镜下观察到的凝集强度或溶血程度。然后进一步通过ABO血型反定型试验来验证正定型结果。

2）ABO血型反定型试验

取3支洁净的一次性硬塑试管，分别标记A₁细胞、B细胞和O细胞，然后分别向3支试管中加入2滴待检血清（血浆）。

按照标记向试管中分别加入1滴3%～4%A₁型、B型、O型试剂红细胞悬液。

轻柔晃动混合试管液体，使用血型血清学专用离心机以1000×g离心15秒，或按照离心机的说明书的要求进行离心操作。

将试管自离心机中取出，注意不要动作过猛。首先观察是否溶血，然后慢慢倾斜地拿至与水平面呈锐角，轻轻摇动试管，使液体来回冲刷离心后的细胞扣。当细胞扣不再附着在试管壁上时，继续轻柔振摇，同时观察试管内细胞状态，是均匀的红细胞悬液还是凝集块，并进行记录。

对怀疑为弱凝集的，须转移至显微镜低倍镜下观察结果。记录镜下观察到的凝集强度或溶血程度。然后与ABO血型正定型试验结果来互相验证。

3．结果判读与解释

（1）根据ABO血型正反定型反应格局表进行实验结果判读（表14-2-2）。

表14-2-2　ABO血型正反定型反应格局表

正定型		反定型			试验结果
血型定型试剂＋待检红细胞		待检血清＋试剂红细胞			
抗-A	抗-B	A₁细胞	B细胞	O细胞	血型
≥3＋	阴性	阴性	≥2＋	阴性	A
阴性	≥3＋	≥2＋	阴性	阴性	B
阴性	阴性	≥2＋	≥2＋	阴性	O
≥3＋	≥3＋	阴性	阴性	阴性	AB

注：符合国家标准的试剂，凝集强度须达到表中的强度才能确定实验结果。

（2）试管法ABO血型鉴定红细胞凝集强度（表14-2-3）是对反应格局进行解释的基础，是结果判读的标准。

（3）当出现与表14-2-2格局不符的情况，可初步判断为疑难血型。一般来说，导致ABO血型正反不符的原因较多，基本可以分为人为因素和生理病理性因素。其中生理病理因素又包括疾病因素干扰造成的血型抗原抗体减弱，异常蛋白水平升高等情况；自身生理因素有血型亚型、血型同种抗体产生等情况。

通常对于人为因素和疾病因素的影响进行处理后，大多数都可以鉴定出患者真实的血型，而亚型结果是不会因病情的缓解和治疗完成而消失或发生变化。

在出现正反定型结果不符时，应首先对待检标本管和试剂确认后，进行重复实验。若重复实验仍然不符，则应当考虑包括人为技术因素在内的，患者疾病因素、临床治疗情况、生理性因素等对检测结果产生影响的情况。上述几种情况如下：

表14-2-3 试管法ABO血型鉴定红细胞凝集强度

灯箱下肉眼和镜下结果		凝集强度	分数
描述	图片		
红细胞凝集成牢固的一大块，血清背景透明清晰		4＋	12
红细胞凝集为数个较大的凝块，血清背景透明清晰		3＋	10
红细胞凝集为中等大小的凝块，凝块较分散，血清背景尚清晰		2＋	8
红细胞凝集为许多小凝块或颗粒状，背景混浊		1＋	5
肉眼几乎看不到凝块；镜下可见数个红细胞凝集在一起，周围有许多游离红细胞		±	2
无凝集；镜下也观察不到凝集，红细胞均匀分布		－	0
红细胞的凝块和未凝集的游离红细胞混合在一起		Mf（混合外观）	—
完全溶血，颜色为樱桃红色，且背景清晰；镜下为破碎红细胞		H（完全溶血）	—
部分溶血，背景略清晰；镜下有游离红细胞和破碎红细胞		PH（部分溶血）	—

　　常见人为技术因素原因分析：标本错误，如标签贴错、采错血样、登记错误等；血液标本和采集问题，如标本溶血、乳糜、细菌污染等；采集问题，如采用输液通路放血，导致血液稀释。采样不规范，没有充分混匀或使用错误采血管；仪器问题，如离心机离心转速问题、孵育器温度问题等；试剂耗材问题，如试剂过期、失效或细菌污染；操作中试剂使用失误；试管不洁净等问题；试验操作不规范，如待检细胞未洗涤、配制红细胞悬液浓度问题、红细胞悬液与血浆或血清添加剂量问题等；观察结果问题，如弱凝集或混合外观的小凝集被忽略，溶血被误认为阴性。

　　人为因素除外后，原因分析：年龄，如老年人和6个月以内婴儿（均由抗原或抗体减弱、发育不成熟造成）；冷凝集素，如效价过高、反应温度低等问题；个体特异性，如先天ABO血型抗体无或减弱；血清中含有过多可溶性ABO血型物质；临床治疗原因，如大量输液（ABO血型抗体被稀释）；药物使用（丙种球蛋白、甘露醇、右旋糖酐）的使用导致红细胞异常凝集；近期异型红细胞的输入；

异型造血干细胞移植；疾病原因，如白血病和其他造血系统的恶性疾病；低丙种球蛋白血症；肝脏疾病；结核病；真性红细胞增多症；自身免疫性疾病；某些疾病导致的血浆中存在大量血型物质（腹腔癌等）；感染（革兰阴性菌可导致类B）；妊娠和输血会产生不规则抗体。

4. 室内质控

（1）质控品选择：建议使用有国家药品监督管理局（National Medical Products Administration，NMPA）正式批准文号的商品化的质控品；不建议使用实验室自配质控品。

抗-A、抗-B血型定型试剂，对照质控品应当选用1个阳性对照质控品（凝集强度为2＋或4＋）和1个阴性对照质控品。

A_1型、B型、O型试剂红细胞，对照质控品应当选用A_1或B型试剂红细胞，其中1个阳性对照质控品（凝集强度为2＋或4＋）和1个阴性对照质控品。

（2）标准操作规程：为了质控实验的真实有效，质控品的实验标准操作规程须与待检标本用完全一致的标准操作规程。

（3）质控频率：建议每批次实验进行室内质控；基本质控频率应满足每天实验开始前和在实验中途更换试剂后重做质控。

（4）质控结果分析：根据所选质控品说明书，若质控实验结果与说明书靶值相符，则结果在控，后续待检标本实验结果可靠；若质控实验结果与说明书靶值不符，则结果失控，后续实验不能进行，必须分析确定失控因素后，去除该因素重新进行质控实验，直至质控实验结果在控，才可以进行后续待检标本检测。

5. 室间质评　根据国家相关规定，依据医院等级和用血情况，参照实验室需要参加国家级或者省级输血相容性检测室间质量评价活动ABO正定型和反定型项目，成绩须达到合格以上。若成绩不合格，实验室需要立即停止该实验，查找、分析和确认原因，制定和实施失控相关问题的整改措施，并提出预防措施，进行持续改进。并重新确定该实验室间质评的，才可以重新进行该实验的开展。

6. 注意事项　①建议使用有NMPA正式批准文号的商品化的试剂；不建议使用实验室自配试剂。②应坚持真实有效的室内质控工作，该工作是待检标本结果可靠的基础，是保证患者输血安全有效的基础。③严格遵守实验标准操作规程，以尽量降低实验人员操作所造成的试验误差。④尽量避免人为技术因素干扰，对于非人为技术因素干扰，需要在加强与临床医生沟通和细心对患者病史的深入了解基础上进行具体分析，以得到可靠的检测结果，保证输血安全。

（二）微柱凝胶法

1. 原理　是利用微柱内凝胶介质的分子筛效应来区分抗原抗体反应后游离红细胞和凝集红细胞的方法。将特制的凝胶介质置入微柱中，微柱分为上下两部分，上部为反应池，下部为凝胶分子筛作用区域。当红细胞与血清在反应池发生反应后，在特定离心力的作用下，未发生凝集的红细胞以单个细胞形式通过凝胶分子筛部分，在微柱底部高度集中成为"细胞扣"，即为阴性结果；凝集的红细胞由于是多个细胞凝集或形成大的细胞团块，因此不能通过凝胶部分，而是依据凝集细胞团块的由大到小，自上而下的被滞留在凝胶柱的不同部位，形成不同强度的阳性结果。

2. 方法学

（1）试剂：ABO血型鉴定正反定型微柱凝胶卡、0.8%～1%浓度的A_1型、B型试剂红细胞、生理盐水、标本稀释液（自动化检测设备使用）。

（2）仪器：ABO血型鉴定正反定型微柱凝胶检测系统（全自动检测设备或者凝胶卡配套台式低速离心机和孵育器）、移液器、试管架。

（3）标准操作规程

1）手工操作：由于各生产厂家操作不尽相同，手工操作须严格按照ABO血型鉴定微柱凝胶卡的使用说明书要求进行操作。

2）全自动检测：请严格按照生产厂家提供的全自动微柱凝胶检测系统使用说明书进行操作。

3．结果判读与解释

1）判读标准见表14-2-4。

2）当正定型结果的凝集强度＜3＋时，需要进行试管法复检，根据试管法结果进一步分析，结合患者情况对结果进行判读。

表14-2-4　微柱凝胶卡判读标准

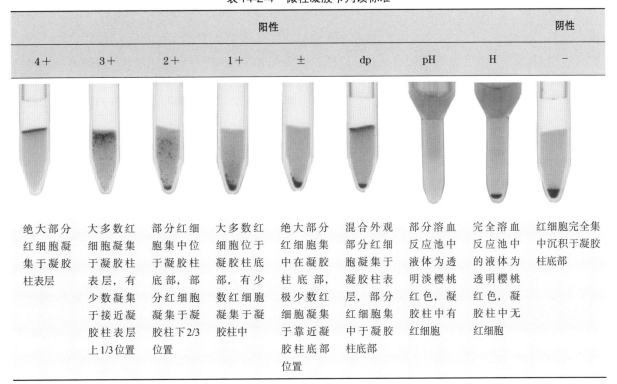

阳性								阴性
4＋	3＋	2＋	1＋	±	dp	pH	H	－
绝大部分红细胞凝集于凝胶柱表层	大多数红细胞凝集于凝胶柱表层，有少数凝集于接近凝胶柱表层上1/3位置	部分红细胞集中位于凝胶柱底部，部分红细胞凝集于凝胶柱下2/3位置	大多数红细胞位于凝胶柱底部，有少数红细胞凝集于凝胶柱中	绝大部分红细胞集中在凝胶柱底部，极少数红细胞凝集于靠近凝胶柱底部位置	混合外观部分红细胞凝集于凝胶柱表层，部分红细胞集中于凝胶柱底部	部分溶血反应池中液体为透明淡樱桃红色，凝胶柱中有红细胞	完全溶血反应池中的液体为透明樱桃红色，凝胶柱中无红细胞	红细胞完全集中沉积于凝胶柱底部

3）当反定型结果的凝集强度＜2＋或者O型反定型的A细胞和B细胞的凝集强度相差超过2＋时，需要进行试管法复检，根据试管法结果进一步分析，结合患者情况对结果进行判读。

4）当正反定型不符时，需要进行试管法复检，根据试管法结果进一步分析，结合患者情况对结果进行判读。

5）对照孔反应结果必须为阴性，正反定型反应结果才为有效结果；若对照孔反应结果为阳性，此时实验失控，必须对实验进行分析查找失控原因并进行重复实验，必要时需要采用试管法进行重复实验。

6）特殊情况的说明：抗凝剂不足、采集后摇匀操作不够或者非抗凝血的患者标本或献血员标本都有可能出现纤维蛋白原析出的情况，造成凝胶柱中形成纤维蛋白，导致未凝集红细胞被拦截在凝胶柱表面或者凝胶柱中，形成假阳性反应结果；红细胞异常时，如红细胞破碎、红细胞细菌污染等情况，都会导致红细胞碎片或者红细胞悬浮于凝胶柱表面或者凝胶柱中，形成假阳性反应结果；由于操作不当或者凝胶卡在离心机放置时存在阻碍未能放置到底，导致离心力与微柱轴未在同一直线上，使应该集中在微柱管底的阴性结果发生位置偏移，这时观察到的结果并非完全集中沉积在微柱底部，会出现如小斜坡的形态，造成弱阳性结果；当抗原/抗体量过少或者过弱、抗原抗体比例不适合、离心机故障出现离心力过大、离心时间过长时可引起假阴性反应结果。

7）疑难血型结果的解释：当实验结果为正反定型不符或对照孔反应结果为阳性时，可能为疑难血型。分析方法同本节试管法的结果判读与解释中对疑难血型的分析。

4. 室内质控　同本节ABO血型鉴定试验试管法。

5. 室间质评　同本节ABO血型鉴定试验试管法。

6. 注意事项

（1）建议使用有NMPA正式批准文号的商品化的试剂和耗材，以及同一厂家配套的仪器设备、试剂和耗材。不建议使用不配套的仪器设备、试剂、耗材和实验室自配试剂。

（2）凝胶卡和试剂必须按照说明书的保存条件进行贮存，同时在使用前按要求进行复温和混匀，避免出现假阳性或假阴性结果。

（3）实验前必须检查凝胶卡和试剂红细胞状态，如凝胶卡封条是否渗漏、微柱中凝胶有无干涸、气泡或者凝胶由于运输震动原因出现打散的情况。发现封口渗漏和干涸情况则凝胶卡应当弃用，气泡和打散情况在使用前应当进行离心处理。试剂红细胞应当检查复温、混匀和是否有细菌污染情况。

（4）操作时，撕开凝胶卡封条应当轻柔、加样枪吸头加样时不得接触孔壁，这样可以避免微柱间不同特异性抗体交叉污染；加样应当按照先加红细胞再加血浆/血清的顺序进行操作；注意避免垂直加样，应当适当倾斜加样使红细胞悬液加在反应池，而不是直接接触凝胶；加样完成后轻轻震动，使加入液体混匀，使抗原抗体充分反应。

（5）离心后判读结果应当立即进行，判读后竖直放置凝胶卡，不要将卡水平放置，以便于后期对结果进行重复观察。

（6）由于凝胶柱为立体结构，所以判读结果时应当对凝胶卡的正反两面都要进行观察，避免结果漏判和误判。

（7）患者红细胞悬液的配制应当进行标准化。

（8）不要忽视微柱凝胶卡离心后在反应池或凝胶柱中出现的溶血现象，若出现溶血则提示结果为阳性，需要对结果进行分析，必要时进行试管法实验。

（9）不同厂家的设备和实验操作会有不同，必须按照厂家说明书进行操作，以保证实验结果的可靠。

（三）微孔板法

1. 实验原理　与试管法相同，均是血型血清学的方法。只是将红细胞与血浆/血清的抗原抗体反应从试管移到微孔板的反应孔中。微孔板根据孔底形状分为U形和V形。一般采用U形微孔板。

2. 方法学

（1）试剂：抗-A、抗-B血型定型试剂，2%～5%A$_1$型、B型、O型试剂红细胞，生理盐水。

（2）仪器：台式低速离心机（96孔板转子）、自动震荡仪、血型血清学专用离心机、ABO血型鉴定正反定型微孔板法检测系统、显微镜、阅片灯箱、试管架。

（3）标准操作规程

1）手工操作

正定型：使用记号笔在微孔板上按列进行标记，第一、二列分别为抗-A、抗-B，在孔内分别加入1滴抗-A、抗-B血型定型试剂；然后再向每孔加入1滴2%～5%的待检红细胞悬液。

反定型：使用记号笔在微孔板上按列进行标记，第三、四、五列分别为A1c、Bc、Oc，在孔内分别加入1滴2%～5%的试剂红细胞悬液，然后在每孔再加入待检血清（血浆）。

加完样的微孔板置于自动震荡仪上震荡15秒，以便混匀，而后再放置于使用平板转子的离心机上参照试剂说明书建议条件进行离心（或400×g，离心30秒；200×g，离心60秒），再用自动震荡仪选择轻微挡震荡20秒重悬细胞扣。

观察反应孔内的凝集和溶血情况，并进行记录。

2）全自动操作：如实验室使用ABO血型鉴定正反定型微孔板法检测系统，请严格按照设备和试剂生产厂家提供的说明书进行操作。

3. 结果判读与解释

（1）结果判读：完成重悬细胞震荡后，红细胞在微孔板底部形成细胞扣、散在的小块状或者小颗粒状及溶血的，判读为阳性；完成重悬细胞震荡后，红细胞为均匀悬浮状态，无凝集或溶血的，判读为阴性；凝集强度的判读参照本节ABO血型鉴定试验方法试管法。

（2）结果解释：实验出现的正反不符等疑难血型情况，需要进行试管法复检，具体实验结果分析参照本节ABO血型鉴定试验方法试管法；全自动操作须按照ABO血型鉴定正反定型微孔板法检测系统软件进行判读，并且对出现疑难血型情况试管法复检。

4. 室内质控　同本节ABO血型鉴定试验试管法。

5. 室间质评　同本节ABO血型鉴定试验试管法。

6. 注意事项

（1）建议使用有NMPA正式批准文号的商品化的试剂和耗材；以及同一厂家配套的仪器设备、试剂和耗材。不建议使用不配套的仪器设备、试剂、耗材和实验室自配试剂。

（2）在操作过程中，应当仔细小心，避免出现由于操作不当造成孔间污染，导致结果不准确。

（3）注意试剂的保存条件、使用前复温及使用一次性耗材等操作，以避免由此造成错误的实验结果。

（四）玻片法

此方法存在诸多缺陷，检验血型不建议使用玻片法，因此本书不再进行介绍。

二、Rh血型鉴定试验

20世纪40年代Rh血型被发现，在此后的几十年的研究中，Rh血型系统的抗原和抗原基因及遗传方式等理论不断完善，现在Rh血型系统在输血、妊娠等方面越来越被人们关注。Rh系统有D、C、E、c、e五种主要抗原，都有很强的免疫原性，同时这5种抗原在体内的天然抗体极少，主要是由于输血、妊娠等原因产生的免疫性抗体。抗原性由强到弱的顺序为D、c、E、C、e，而且都具有剂量效应，从基因型角度来说，纯合子的反应强度要大于杂合子。

Rh血型系统具有重要的临床意义，RhD抗原重要性仅次于ABO血型抗原。在临床输血中，抗-D抗体能引起溶血性输血反应，且有研究表明RhD阴性受血者接受0.5ml RhD阳性血，即有可能产生抗-D抗体，产生的频率与量和输入阳性血量成正比。而Rh血型系统的其他血型抗体也都可以引起溶血性输血反应，尤其是抗原性稍弱于D的c和E，在中国人中的抗原频率分别为49%和43%。因此，我们应该给予Rh血型鉴定更高的重视，来保障患者的输血安全性和有效性。

（一）试管法

1. 实验原理　因为IgM型抗-D血型定型试剂具有在盐水介质中可以同时与多个红细胞膜上的D抗原决定簇进行结合形成凝集的特性，所以可以通过观察凝集，判断红细胞膜上是否存在D抗原，来确定RhD血型。但该实验只适用于输血前和新生儿溶血病等的RhD血型初筛检测，对于RhD抗原初筛阴性的情况，还需要进行RhD阴性确认试验。

2. 方法学

（1）试剂：抗-D血型定型试剂（单克隆IgM抗-D或IgM＋IgG混合型抗-D），生理盐水。

（2）仪器：台式低速离心机、血型血清学专用离心机、显微镜、阅片灯箱、试管架。

（3）标准操作规程

1）分别在2支洁净的一次性硬塑试管上进行标记，按照标记加入1滴抗-D血型定型试剂和对照试剂（如生理盐水）。

2）向标记试管中各加入1滴2%～5%待检红细胞悬液（红细胞悬液使用生理盐水配制，必要时用生理盐水洗涤红细胞至少1次）。

3）轻柔晃动混合试管液体，使用血型血清学专用离心机以1000×g离心15秒，或按照试剂的说明书的要求进行离心操作。

4）将试管自离心机中取出，注意动作要轻柔。首先观察是否溶血，然后慢慢倾斜地拿至与水平面呈锐角，轻轻摇动试管，使液体来回冲刷离心后的细胞扣。当细胞扣不再附着在试管壁上时，继续轻柔振摇，同时观察试管内细胞状态，是均匀的红细胞悬液还是凝集块，并进行记录。

3. 结果判读与解释

（1）实验结果凝集强度的判读标准同本节ABO血型鉴定试验方法的判读方法。

（2）结果解释：对照试剂管为阴性，抗-D试剂管凝集，且没有混合外观情况，表示待检红细胞上带有RhD抗原，报告为RhD阳性；对照试剂管为阴性，抗-D试剂管无凝集，表示待检红细胞上没有RhD抗原，进行RhD血型阴性确认试验确认后，报告为RhD阴性；对照试剂管为阳性，则实验失败，需要加做其他实验进行检测。

4. 室内质控　同ABO血型鉴定试验试管法。

5. 室间质评　同ABO血型鉴定试验试管法。

6. 注意事项　同ABO血型鉴定试验试管法。

（二）微柱凝胶法

1. 实验原理　同本节ABO血型鉴定试验微柱凝胶法。

2. 方法学

（1）试剂：RhD血型鉴定微柱凝胶卡、生理盐水、标本稀释液（自动化检测设备使用）。

（2）仪器：血型鉴定正反定型微柱凝胶检测系统（全自动检测设备或者凝胶卡配套台式低速离心机和孵育器）、移液器、试管架。

（3）标准操作规程

1）手工操作：由于各生产厂家操作不尽相同，手工操作须严格按照ABO血型鉴定微柱凝集卡的使用说明书要求进行操作。

2）全自动检测：请严格按照生产厂家提供的全自动微柱凝胶检测系统使用说明书进行操作。

3. 结果判读与解释

（1）判读标准：同本节ABO血型鉴定试验微柱凝胶法判读标准。

（2）结果解释：微柱凝胶卡对照孔为阴性，待检细胞孔凝集≥2＋，且没有混合外观情况，表示待检红细胞上带有RhD抗原，报告为RhD阳性。微柱凝胶卡对照孔为阴性，待检细胞孔凝集＜2＋；有混合外观情况；有溶血情况或其他引起检查结果存疑的情况，则需要进行试管法或其他检测方法进行检验来确定结果。微柱凝胶卡对照孔为阴性，待检细胞孔无凝集，表示待检红细胞上没有RhD抗原，进行RhD血型阴性确认试验确认后，报告为RhD阴性。对照孔为阳性，则实验失败，需要加做其他实验进行检测。

（3）特殊情况的说明：同本节ABO血型鉴定试验微柱凝胶法中结果判读与解释。

4. 室内质控　同本节ABO血型鉴定试验试管法。

5. 室间质评　同本节ABO血型鉴定试验试管法。

6. 注意事项　同本节ABO血型鉴定试验微柱凝胶法。

（三）微孔板法

1. 实验原理　与试管法相同，都是血型血清学的方法，只是将红细胞与血浆/血清的抗原抗体反应从试管移到微孔板的反应孔中。都适用于利用IgM型抗体检测红细胞表面的RhD抗原。微孔板根据孔底形状分为U形和V形。一般采用U形微孔板。

2. 方法学

（1）试剂：抗-D血型定型试剂（单克隆IgM抗-D或IgM＋IgG混合型抗-D），生理盐水。

（2）仪器：台式低速离心机（96孔板转子）、自动震荡仪、血型血清学专用离心机、ABO血型鉴定正反定型微孔板法检测系统、显微镜、阅片灯箱、试管架。

（3）标准操作规程

1）手工操作：使用记号笔在微孔板上按列进行标记，分别为抗-D、对照，在孔内对应加入1滴IgM（或IgM＋IgG）抗-D血型定型试剂和1滴生理盐水；然后再向每孔加入2%～5%的待检红细胞悬液1滴；加完样的微孔板置于自动震荡仪上震荡15秒，以便混匀，而后再放置于使用平板转子的离心机上参照试剂说明书建议条件进行离心（或400×g，离心30秒；200×g，离心60秒），再用自动震荡仪选轻微挡震荡20秒重悬细胞扣；观察反应孔内的凝集和溶血情况，并进行记录。

2）全自动操作：如实验室使用ABO血型鉴定正反定型微孔板法检测系统，请严格按照设备和试剂生产厂家提供的说明书进行操作。

3. 结果判读与解释

（1）结果判读：完成重悬细胞震荡后，红细胞在微孔板底部形成细胞扣、散在的小块状或者小颗粒状及溶血的，判读为阳性；完成重悬细胞震荡后，红细胞为均匀悬浮状态，无凝集或溶血的，判读为阴性。凝集强度的判读参照本节ABO血型鉴定试验方法试管法。

（2）结果解释：微孔板的对照孔为阴性，抗-D试剂孔凝集，且没有混合外观情况，表示待检红细胞上带有RhD抗原，报告为RhD阳性；微孔板的对照孔为阴性，抗-D试剂孔无凝集，表示待检红细胞上没有RhD抗原，进行RhD血型阴性确认试验确认后，报告为RhD阴性。微孔板的对照孔为阳性，则实验失败，需要加做其他实验进行检测。

4. 室内质控　同本节ABO血型鉴定试验试管法。

5. 室间质评　同本节ABO血型鉴定试验试管法。

6. 注意事项

（1）建议使用有NMPA正式批准文号的商品化的试剂和耗材，以及同一厂家配套的仪器设备、试剂和耗材。不建议使用不配套的仪器设备、试剂、耗材和实验室自配试剂。

（2）本实验操作一般与ABO血型鉴定试验同时在同一微孔板上进行，共用对照孔，从而节约资源，简化操作。

（3）在操作过程中，应当仔细小心，避免出现由于操作不当造成孔间污染，导致结果不准确。

（4）注意试剂的保存条件、使用前复温及使用一次性耗材等操作，以避免由此造成错误的实验结果。

（四）玻片法

此方法存在诸多缺陷，检验RhD血型不建议使用玻片法，因此本书不再进行介绍。

（五）RhD血型鉴定试验结果为阴性时的临床意义

因为RhD抗原表达阴性是多种原因造成的，抗原结构变化和数量减少都会造成在与初筛使用的IgM抗-D试剂反应时出现无凝集和弱凝集的结果，造成漏检，所以对于RhD初筛阴性的结果需要进行RhD确认试验。而对于本书所针对的血液病患者都是作为受血者出现，这时按照我们的输血原则，无论RhD确认试验是否能够证实患者D抗原的弱表达，这类血液病患者的血液输注都应当选择RhD阴性的血液进行输注。因此，本书在此对RhD阴性血型确认试验不再进行介绍。

三、其他血型抗原鉴定

（一）试管法（盐水介质法）

1. 实验原理　利用IgM或IgG类特异性单克隆抗体或血型试剂在不同介质中与红细胞膜上的血型抗原反应，利用凝集试验的特点，通过是否凝集待检红细胞来判断待检红细胞上是否存在相应抗原。大部分试剂厂商会在使用说明中明确试剂的使用方法。

2. 方法学

（1）试剂：血型特异性单克隆抗体或血型试剂（IgM型）、生理盐水等。

（2）仪器：台式离心机、血型血清学离心机等。

（3）标准操作规程

1）将待检红细胞用生理盐水充分洗涤，配制成2%～5%的悬浮红细胞。

2）取3支试管，分别标记待检抗原管、阳性对照管、自身对照管。

3）在待检管中加入1滴IgM特异性单克隆抗体或血型抗体，再加入1滴2%～5%的待检红细胞悬液；在阳性对照管中加入1滴IgM特异性单克隆抗体或血型抗体，再加入1滴2%～5%已知该抗原为阳性的红细胞悬液。如果该抗原为等位基因抗原，条件允许的情况下应选用该等位基因为杂合子的细胞，我们可以在抗体筛查细胞或抗体鉴定细胞中找到符合的细胞；在自身对照管中加2滴自身血浆/血清，再加入1滴2%～5%的待检红细胞悬液。

4）将上述步骤中的3个试管轻摇混匀，用血型血清学离心机以1000×g离心力离心15秒，轻摇试管观察结果并记录结果。

3. 结果判读与解释

1）自身对照阴性

阳性对照管阳性，待检抗原管阳性：患者待检抗原阳性。

阳性对照管阳性，待检抗原管阴性：患者待检抗原阴性。

阳性对照管阴性，待检抗原管阳性：患者待检抗原阳性，阳性对照可能发生剂量效应，可适当增加检测试剂量，重新进行实验。

阳性对照管阴性，待检抗原管阴性：患者该抗原待定。可能存在剂量效应或试剂失效，需增加检测试剂量或更换试剂。

2）自身对照阳性：患者的该抗原待定。可通过热放散，酸放散以及2-Me、DTT处理等方式处理待检红细胞后再进行检测（需确保处理方法不会破坏待检抗原）。

（二）经典抗人球蛋白法

1. 实验原理　同其他血型抗原鉴定的试管法。

2. 方法学

（1）试剂：血型特异性单克隆抗体或血型试剂（IgG型）、生理盐水等。

（2）仪器：台式离心机、血型血清学离心机、抗人球蛋白试剂、孵育器等。

（3）标准操作规程

1）将待检红细胞用生理盐水充分洗涤，配制成2%～5%的悬浮红细胞。

2）取3支试管，分别标记待检抗原管、阳性对照管、自身对照管。

3）在待检抗原管中加入1滴IgG特异性单克隆抗体或血型抗体，再加入1滴2%～5%的待检红细胞悬液；在阳性对照管中加入1滴IgG特异性单克隆抗体或血型抗体，再加入1滴2%～5%已知该抗原为阳性的红细胞悬液。如果该抗原为等位基因抗原，条件允许的情况下应选用该等位基因为杂合子的细胞；在自身对照管中加2滴自身血浆/血清，再加入1滴2%～5%的待检红细胞悬液。

4）轻摇上述步骤中的3个试管，令其充分混匀。将3个试管置于37℃孵育器中孵育30分钟，可适当延长温育时间。

5）温育结束后用生理盐水洗涤3个试管3次，弃去末次洗涤上清液后，扣干试管中液体，注意不要将细胞扣倒出，摇匀细胞扣。

6）3个试管中分别加入1滴抗人球蛋白试剂并混匀。用1000×g离心力离心15秒，轻摇观察结果，并记录实验结果。

3．结果判读与解释　同试管法。

（三）抗人球蛋白微柱凝集法

1．实验原理　同其他血型抗原鉴定的试管法。

2．方法学

（1）试剂：血型特异性单克隆抗体或血型试剂（IgG型）、抗人球蛋白微柱凝胶卡等。

（2）仪器：台式离心机、微柱凝胶卡孵育器、微柱凝胶卡离心机、移液器等。

（3）标准操作规程

1）将待检红细胞用生理盐水充分洗涤，配制成0.8%的悬浮红细胞溶液。

2）取抗人球蛋白微柱卡1张，选取3个孔分别标记待检抗原、阳性对照、自身对照。

3）在3个孔中分别加入0.8%待检红细胞溶液、0.8%阳性对照红细胞溶液、0.8%待检红细胞溶液各50μl。

4）在3个孔中分别加入血型特异性单克隆抗体或血型试剂（IgG型）、血型特异性单克隆抗体或血型试剂（IgG型）、患者自身血浆/血清各25μl。

5）将抗人球蛋白微柱卡放置在专用孵育器中孵育15分钟。

6）温育结束后将抗人球蛋白微柱卡放置在专用微柱凝胶卡离心机中离心。

7）离心结束后观察并记录结果。

3．结果判读与解释　同其他血型抗原鉴定的试管法。

4．注意事项

（1）商品化试剂一般配有使用说明书，具体采用哪种实验方法，需依照产品使用说明书。不同厂家的微柱凝胶卡对于加入的红细胞量、浓度、血清的量、反应时间等有相应的要求，需根据产品使用说明书进行加样。

（2）对于人源性试剂，特别是自制试剂需要检测试剂的反定型、检测抗体效价、进行抗体筛查试验，并确定试剂不会引起细胞非特异性凝集和冷凝集。

（3）对于可能发生剂量效应的抗原，必要时需增加试剂的使用量并适当延长抗原抗体的反应时间。

（4）注意试剂的效价、效期、最佳反应温度等。

（5）当需要使用热放散，酸放散，磷酸氯喹放散以及2-Me、DTT、酶处理等方式处理待检红细胞时，需要注意该处理方法是否会破坏红细胞或者破坏红细胞上的某些抗原（如用木瓜酶处理细胞会破坏MN抗原，某些酸放散试剂会使红细胞凝集等）。

（6）上述3种实验方法均未做阴性质控，请根据需要增加阴性质控。

（刘振云　许新童　刘　斌）

第三节 | 红细胞血型基因检查与应用

在美国血库协会（AABB）2019版的《技术手册》中已将分子生物学检测列入血型分析方法中，并且对献血者、患者给出适用方向。在《技术手册》中体现分子生物学可用于辅助检测血清学干扰样品（直接抗人球蛋白试验或自身对照阳性）、多次输血干扰、亚型样品检测、昂贵或尚无单克隆抗体试剂的抗原检测，并且对多抗原相合输血有效益优势。

一、红细胞血型基因检查

（一）实验原理

正常有核体细胞的细胞核中含有完整的染色体（DNA）遗传讯息。DNA片段按是否转录并转译为氨基酸可分为内含子与外显子。外显子片段可转录为RNA，而在外显子结构前后的部分内含子仍会转录为RNA但最终不会转译为氨基酸，其他内含子片段不会转录RNA，但与DNA结构与转录调控有关。转录为RNA的外显子与部分内含子片段会黏接，此时的RNA片段称为前信使RNA。大部分真核生物细胞中存在一种RNA剪切酶识别前信使RNA，将内含子转录为RNA的片段切除，并将剪切后的RNA片段黏接。经过修饰的RNA作为核糖体的模板形成氨基酸链，氨基酸链由亲水性与电性自行折叠或由高尔基体修饰形成氨基酸立体结构，接着氨基酸以作为抗原或酶的形式到细胞特定位置执行功能。血清学使用的单克隆抗体仅针对红细胞膜上特定的抗原表位进行抗原-抗体反应，基因分型一般针对抗原表位对应的DNA结构上某个特殊的排列差异进行聚合酶链反应（PCR）扩增。测序则针对整个抗原结构对应的DNA片段（外显子）以及相关的基因片段（内含子）结构进行判读。

1. 基因分型　基因分型原理为针对目标突变点设计特异性引物或探针，以扩增产物有无或荧光改变量确认模板DNA是否存在目标突变点。可分为琼脂糖凝胶电泳序列特异性引物PCR（PCR-SSP）、实时荧光PCR（荧光染料法）、实时荧光PCR（荧光探针法）、基因芯片、液相芯片、基质辅助激光解吸电离飞行时间质谱几种方法。主要用于已知的突变型，适用于高通量分析，但无法检测未知突变点，对于多样品单一突变位点比测序有时间与成本优势。

琼脂糖凝胶电泳PCR-SSP仍是目前经典普及的检测方法。其原理建立于核酸染料与DNA结合后在紫外线波长激发下可显色肉眼可见，进而确认PCR扩增有无，并相对于已知片段大小的标志物（marker），分析扩增产物的分子量、碱基数、DNA结构（线性或环状）等。电泳片段距离、位置与电泳的电压、时间、缓冲液离子浓度、PCR扩增产物大小特性有关。产物片段短，空间结构小，泳动速率快。设备为一般PCR、电泳槽、变压器、照胶系统，设备成本（不包含DNA提取、环境建设与常规实验用品；下同）约20万元，操作时间（包含从PCR到结果判读，不包含DNA提取；下同）2.5～4.5小时。优势在于：PCR经典判读平台；设备费用相对较低；适合用于研发设计。限制在于：通量较低；核酸染料毒性（溴化乙锭是二级致癌物）；引物二聚体干扰判读；PCR产物电泳暴露于环境中，存在环境污染风险；对比实时荧光PCR需要多一个空间用于产物分析；单人份多孔反应增加人工判读错误风险；无法定量。

2. 测序　测序可用于检测目标序列所有碱基排列形式，对比基因分型方法，可用于未知突变点或目标序列上有多种突变型的检测。

（1）Sanger测序（一代测序）原理为将PCR扩增产物利用酶切或电泳纯化；纯化后PCR扩增产物与dNTP及荧光染料标定的ddNTP、测序引物再次进行PCR扩增，由于Taq酶无法与ddNTP作用，会随机形成片段大小不等的PCR产物（末端含荧光染料标定的ddNTP）；毛细管电泳分离PCR产物，连续读取电泳后产物不同ddNTP荧光值即可推算每个位置的碱基。对比基因分型，Sanger测序可以对模板DNA进行完整解读，能分析读取片段的所有突变型，但通量较低，操作时间较长（约为基因分型的2倍时间）；对比高通量测序，Sanger测序的测序长度更长，稳定性与正确性更高，但全基因组或大片段基因判读成本较高。

（2）高通量测序（二、三代测序）原理为将DNA模板裂解成小片段DNA，小片段DNA同时进行PCR与测序，测序结果按照生物信息学进行拼接分析。对比Sanger测序具备低成本优势，可同时观察全片段基因组变异，对于疾病的遗传多态性有大范围分析价值；常规分析时间为50个工作日，对于高同源性基因存在测不准限制，单一测序长度与成本成正比（一般为200～400bp）。

一代测序比起基因分型或二、三代测序方法，拥有最佳的测序品质与准确性。也正因为此，即使二代测序逐渐用于科研或高通量样品分析，一代测序仪市场仍呈现正成长。主要因为一代测序对比二、三代测序，在准确性、所需分析时间上具有优势。二、三代测序更适合用于单一样品多信息量的建库运用，但该信息是否适用于临床样品检测需要数据验证，因为其误判率可能导致临床判读错误。

针对目前我国血站与输血科的仪器设备配置情况，PCR-SSP可能是目前最适合开展的血型基因检测技术。因此，本节将以ABO血型基因检测试剂盒（PCR-SSP）为例，对红细胞血型基因检测的试剂、仪器、性能验证和操作规程进行详细阐述（Rh及其他红细胞血型系统基因分型参照以下流程）。

（二）方法学

1. 标本要求　DNA样品提取后立刻使用或-20℃以下保存不要超过1年；DNA样品应该在4℃以下运输，以保护DNA的完整性。

2. 试剂　商业化血型测定试剂盒（PCR-SSP法）。

（1）人类基因组DNA提取试剂盒。

（2）引物PCR孔板：包被红细胞血型系统特异性干燥引物，每人份检测包括11孔特异性引物孔，且每孔还包含内参质控引物。

（3）浓缩dNTP缓冲液包括200mmol/L dNTP、3.5mmol/L Mg^{2+}、500mmol/L KCl、100mmol/L Tris-HCl，1%聚乙二醇辛基苯基醚（Triton X-100）等，浓缩的dNTP缓冲液到货后，要根据每次的用量稀释后进行分装，不可反复冻融。使用前用无菌去离子水稀释。

（4）Taq聚合酶。

（5）电泳染色剂：如溴化乙锭（EB）10mg/ml，规格要求分析纯。

（6）1×TBE（Tris-硼酸-EDTA）溶液。

（7）琼脂糖：规格要求分子生物学级。

（8）石蜡油：规格要求分析纯。

（9）去离子水。

3. 仪器　微量移液器、涡旋混匀器、低速离心机、微波炉、电泳仪（规格要求100～150V/cm）、电泳槽、紫外光成像仪或紫外光凝胶成像系统、96孔PCR仪、高速离心机。

4. 标准操作规程

（1）样品DNA提取：按照商品化试剂盒的要求操作。

1）在400μl抗凝血（冻存血使用前室温溶解，振荡混匀10秒）中加入800μl细胞裂解液，涡旋混匀5～10秒，静置3～5分钟，10 000×g离心1分钟，弃上清液（血液存放过久时，需裂解2次）。

2）加入200μl生理盐水，振荡混匀。加入10μl蛋白酶K和200μl细胞裂解液，涡旋混匀。

3）55～60℃温育20分钟，其间颠倒混匀数次。

4）加入200μl无水乙醇于上述离心管中，涡旋混匀5～10秒。

5）将④的溶液转移至试剂盒所带的套有收集管的纯化柱中，8000×g离心1分钟，弃去收集管中的废液，将纯化柱放回收集管。同时，将试剂盒中的洗脱液37～55℃预热（分装适当用量到新的1.5ml灭菌离心管中后预热）。

6）向纯化柱中加入500μl去蛋白漂洗液（使用前先检查是否已加入无水乙醇），10 000×g离心1分钟，弃去收集管中的废液，将纯化柱放回收集管中。

7）向纯化柱中加入700μl洗涤液（使用前先检查是否已加入无水乙醇），10 000×g离心1分钟，弃去收集管中的废液，将纯化柱放回收集管中。

8）再将纯化柱放回收集管中，13 000×g离心2～3分钟。

9）取下纯化柱，放入灭菌后的1.5ml离心管中。打开纯化柱管盖，室温放置5～10分钟，使纯化柱内残留乙醇挥发干净。向纯化柱中间膜所在位置悬空滴加100～150μl上述已预热的洗脱液，室温静置3～5分钟，10 000×g离心1分钟，收集离心液体（DNA溶液）至离心管中，待用。为增加基因组DNA的得率，可将离心得到的溶液再加入纯化柱中间膜处，室温放置3～5分钟，13 000×g离心2～3分钟。

（2）试剂配制

1）从冷冻室取出Taq聚合酶，放置冰上备用。

2）根据实验所需数量，将冷冻的引物板取出，放置室温解冻，备用。

3）根据实验所需数量，将冷冻的DNA样品、浓缩dNTP缓冲液取出，彻底融化，混匀离心。

4）配制dNTP缓冲液工作液：440μl浓缩dNTP缓冲液＋560μl无菌水＝1000μl dNTP缓冲液工作液。

5）配制dNTP-酶-样品混合液：每人份用量为110μl dNTP缓冲液工作液＋0.9μl Taq聚合酶＋10μl DNA＝120.9μl混合液。

6）漩涡混匀dNTP-酶-样品混合液，并简短离心。

7）分别向每个引物孔（1～11孔）各加入10μl上述混合液。

8）每孔再分别加入15～20μl石蜡油，用密封膜封好PCR反应板（引物板）。

（3）PCR扩增

1）将上述蜡封板置于PCR仪样本槽相应位置，配合使用适当的板架适配器，并记录放置顺序。反应板顶部置PCR密封压力垫，以防止液体蒸发，关上PCR仪，启动程序。

2）按表14-3-1推荐参数设置，进行PCR扩增。

3）取出引物板，若立即电泳，则轻轻地撕掉密封膜进行电泳；若不立即电泳，则置于4℃可保存48小时。

表14-3-1　PCR扩增参数

运行段	温度/时间	循环数
1	96℃/2 min	1cycle
2	96℃/20 s，68℃/60 s	5cycles
3	96℃/20 s，65℃/45 s，72℃/30 s	10cycles
4	96℃/20 s，62℃/45 s，72℃/30 s	15cycles
5	72℃/3 min	1cycle
6	4℃保存	

（4）PCR产物电泳

1）PCR扩增的间隔时间段内，配制2.5%（m/V）的琼脂糖凝胶，或使用商业化的2.5%琼脂糖凝胶。

2）按照引物孔位图的顺序，将每个PCR反应产物（5～10μl）转移到2.5%琼脂糖凝胶孔中。

3）140～150V电泳10～15分钟，内参质控带与阳性分型带清晰分开时即可停止电泳。

4）紫外光或紫外凝胶成像系统下观察结果并拍摄成像，保存实验结果。

（三）结果解释

1. 凝胶电泳结果　可能出现的几种状态见图14-3-1。

2. 基因分型结果判读　根据下方实验结果判读标准及试剂盒中提供的结果分型表（图14-3-2）或试剂配套软件判读基因分型情况。

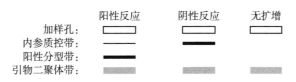

图14-3-1　凝胶电泳结果可能出现的几种状态

1	2	3	4	5	6	7	8	9	10	11	基因型	表型
+	+	−	+	−	+	−	+	+	−	+	AO1	A
+	+	+	+	−	+	−	+	+	−	+	O1O2	O
+	+	−	+	+	+	−	+	+	−	+	BO1	B
+	+	−	+	−	+	+	+	+	−	+	A205O1	A2
+	+	−	+	−	+	−	+	+	+	+	A201O1	A2
+	−	−	+	−	+	−	+	+	−	+	O1O1	O
−	+	−	+	−	+	−	+	+	−	+	AO2	A
−	+	+	−	−	+	−	+	+	−	+	O2O2	O
−	+	+	+	−	+	−	+	+	−	+	BO2	B
−	+	+	+	−	+	+	+	+	−	+	A205O2	A2
−	+	+	+	−	+	−	+	+	+	+	A201O2	A2
−	+	−	+	−	+	−	+	−	−	+	AA	A
−	+	−	+	−	+	+	+	−	−	+	A205A205	A2
−	+	−	+	−	+	−	+	−	+	−	A201A201	A2
−	+	−	+	−	+	+	+	−	−	+	A205A	A
−	+	−	+	−	+	−	+	−	+	+	A201A	A
−	+	−	+	−	+	+	+	−	+	+	A201A205	A2
−	+	−	+	−	−	+	−	−	−	+	BB	B
−	+	−	+	−	+	−	+	−	−	+	AB	AB
−	+	−	+	−	+	−	+	−	+	+	A201B	A2B
−	+	−	+	−	+	+	+	−	−	+	A205B	A2B

图14-3-2　ABO血型基因检测试剂盒（PCR-SSP）的结果分型表

阳性反应：有两条带，一条是内参扩增带，另一条是特异性扩增带（产物大小见表14-3-2）。

阴性反应：只有一条带，即内引物扩增带，无特异性扩增带。

无扩增：无任何条带，根据质控程序，试验无效，重新试验。

表14-3-2　PCR扩增条带大小

孔位	血型	PCR扩增条带大小/bp
1	O1	196
2	O2，B，A，A2	196
3	O2	220
4	O1，B，A，A2	220
5	B	246
6	A，A2，O1，O2	246
7	A2	155
8	A，B，O1，O2	155
9	O	280
10	A201	140
11	非A201	140

（四）室内质控

室内质量控制可以监测与控制实验室工作的精密度，提高常规检验工作中批内、批间样品检验结果的一致性，是用以确定检验结果是否可靠的一项重要工作。每个基因扩增检测步骤均应设置阳性质控对照、阴性质控对照和空白质控对照，当一种对照达不到预期结果时，以一定的时间间隔加入其他对照方法。使用阳性质控对照可监测整个实验过程的有效性。阴性质控对照可监测实验室以前扩增产物的污染、实验操作所致的标本间的交叉污染以及扩增反应试剂的污染。空白质控对照可监测扩增试剂是否发生污染，具有较强的污染鉴别性，也可监测反应液加样区及加样过程是否发生污染。如果要鉴别实验室是否发生污染，可以打开一个或多个空管静置于标本制备区30～60分钟，然后再加入扩增反应混合液同时用水替代核酸样品进行扩增，如果该结果为阳性，但上述仅含扩增反应混合液的管仍为阴性，则说明存在实验室以前扩增产物的污染。

根据不同的基因扩增监测设计方案，阳性对照可包括阳性提取对照、阳性目标序列对照、弱阳性目标序列对照、抑制反应阳性对照、方法阳性对照和基质添加；阴性对照可包括实验室环境对照、核酸提取空白对照、基因扩增试剂对照、阴性目标序列对照和方法空白对照。

参考美国血库协会（AABB）的Standard for Molecular Testing for Red Cell, Platelet, and Neutrophil Antigens中相关建议，分子检测标准要求的红细胞血型DNA见表14-3-3。

表14-3-3　分子检测标准要求的红细胞血型DNA

血型系统	基因	预测抗原表型	评注
ABO	ABO	A_1, A_2, B, O, A（B）	检测ABO骨架之外等位基因需要测序
MNS	GYPA, GYPB	M/N, S/s, U+^{var}	99.9%白人和黑人为U+，无须检测该抗原。应该增加中国人常见的Mur（MNS10, MiIII）抗原

续 表

血型系统	基因	预测抗原表型	评注
RH	RHD RHDΨ	D+/D−	包括弱D、部分D、DEL。可以检测单核苷酸多态性（SNP）和测序。RHDΨ外显子4含有37 bp插入片段
	RHCE	C/c,E/e,C^w−/C^w+,C^x−/C^x+,V−VS−/V+VS+,V+/V−	C，c，E，e之外的CE抗原变异体，在白人和黑人中频率3%～5%，缺少中国人资料。中国人DNA配组无须包括这些变异体
LU	BCAM	Lu^a/Lu^b	
KEL	KEL	K/k，Kp^a/Kp^b，Js^a/Js^b	中国人K抗原基本为阴性，无须检测Kp^a/Kp^b
FY	ACKR1	Fy^a或Fy^b，Fy^x	存在白人中的Fy^x抗原，在其他群体中罕见，无须检测
JK	SLC14A1	Jk^a/Jk^b	
DI	SLC4A1	Di^a/Di^b	
YT	ACHE	Yt^a/Yt^b	
SC	ERMAP	Sc1/Sc2	
DO	ART4	Do^a/Do^b,Hy+/Hy−,Jo（a+）/Jo（a−）	只检测Do^a/Do^b，其他高频率抗原无临床意义
LW	ICAM4	LW^a/LW^b	
CROM	CD55	Cr（a+）/Cr（a−）	几乎100%为Cr（a+），无临床意义无须检测
KN	CR1	Kn^a/Kn^b，McC^a/McC^b，SI1：1，2，3，KCAM+/KCAM−，Yk（a*）	只检测Kn^a/Kn^b，其他变异体无临床意义
IN	CD44	In^a/In^b	
OK	BSG	Ok（a+）/Ok（a−）	目前只在日本人中发现8例Ok（a−），无须检测

（五）注意事项

1. 试剂盒所有组分在−18℃环境下保存，避免反复冻融。特别是浓缩dNTP缓冲液到货后，要先根据每次的用量稀释后进行分装，再冻存，避免反复冻融。Taq聚合酶黏性很大，在分装过程中必须小心操作。

2. 储存和使用过程中避免把试剂暴露在过热环境及阳光和强光下照射。

3. DNA浓度为15～100ng/μl，最佳浓度为15～50ng/μl，纯度A260/A280值为1.6～1.8。

4. 提取全血中DNA时，不可使用肝素抗凝的全血标本，推荐使用枸橼酸钠抗凝剂。

5. 注意凝胶中的孔数满足试验中样品量数。

6. 为避免在孔之间的交互污染，确保将加入的样品正好覆盖在引物的上面（干燥的引物存在于每个反应管底部）再用板式离心机瞬时离心，使液体滑到管的底部。

7. PCR扩增前后使用的加样器具要分开，不得混用。

8. 所有血液制品均应按照潜在的传染物处理。

9. 所有使用过的PCR管、板条都应经过消毒后再丢弃到指定的地方。具体操作请参照地方法规规定的实验室要求进行。

10. 当观察和拍摄胶凝体时，要戴防紫外光的保护镜，不要直视紫外光源。

11. 试剂和标本应加样到微孔板的底部。

12. 为避免交叉污染，在不同标本和试剂之间要更换加样枪头。

13. 所有试剂和标本在检测前应准备好，一旦开始试验，为确保得到可靠结果不可中断操作，并严格按照指定的顺序操作。

二、临床意义

（一）与血型血清学检测的方法学对比

根据红细胞血型基因检测的优缺点（表14-3-4），其在ABO和Rh血型鉴定，ABO和Rh血型系统之外的稀有血型鉴定、疑难血型鉴定、产前胎儿血型诊断、干细胞移植血型基因分型等方面具有独特的优势。

表14-3-4　血清学血型鉴定与基因血型鉴定对比

对比项目	血清学血型鉴定	基因血型鉴定
检验耗时	1小时以内	约24小时
自动化程度	ABO/RhD可自动化	全自动化
标本要求	新鲜红细胞	任何有核细胞
仪器设备	简易可行	复杂专业
检测方式	直接检测抗原	间接预测抗原
抗干扰能力	易受异体红细胞和血浆抗体干扰	不受干扰
检测抗原种类	约20种	所有血型抗原
低丰度抗原检测	易漏检	不会漏检
分辨率	低分辨率	高分辨率

（二）红细胞血型基因检测在输血前相容性检测中的应用

分子生物学检测不受生理、病理、免疫因素的干扰，可用于临床辅助ABO与Rh血型鉴定。血型分子生物学必须同时合并考虑血清学结果方能正确诊断血型。

1. 诊断亚型

（1）ABO血型系统：已有参比实验室提出基因分型对于亚型的诊断力明显高于吸收放散试验。例如，正定型为O型，反定型为A、B、AB型样品，若基因分型结果带有A或B，则可初步确认该样品为Ael或Bel。

在设计能力较强的试剂盒中，ABO基因分型更可以用于鉴别AB亚型与B（A）或顺式AB。因为B（A）等位基因属于B糖基转移酶类变异，而顺式AB则为A糖基转移酶类变异。举例而言，B（A）02是中国北方相对常见的亚型，该血清学结果易与A亚B混淆无法鉴别，此时基因分型若观察为B/O基因，则该样品归类为B（A）型，若样品基因分型为A/B，则该样品怀疑为A亚B。

对于临床亚型检测，建议ABO基因分型试剂盒用于临床血型复核，特别是用于取代吸收放散试验。如果需要确认亚型突变状态，则使用测序分析。

（2）Rh血型系统：由于Rh血型系统存在2种突变形式：*RHD/RHCE*基因等量/不等量交换，单点或多点碱基突变。因此，当怀疑*RH*基因变异时，应首先确认*RHD*外显子1～10的表达状况，如果出现外显子1～10全缺失，则该样品为*RHD/RHCE*全片段交换；如果有部分片段缺失，如*RHD* 3～6外显子不表达，则该样品为*RHD-RHCE*（3～6）*-RHD*。另外，由于DEL1227在中国人群RhD血清学阴性样品中占20%，因此，针对中国地区的试剂一般需加入这个基因分型设计。

如果出现基因分型结果*RHD* 1～10外显子正常表达但血清学强烈怀疑*RHD*基因变异，此时这些样品需要测序分析，确认为何种单点突变。至于罕见案例，如出现 *RHD* 基因与 *RHCE* 基因皆为正常，但Rh血型血清学5抗原（C、c、D、E、e）皆为阴性或变异型时，则需进行RHAG测序确认。

2. 血清学疑难鉴定 例如，当出现正定型质量控制异常导致无法确认ABO血型时，或类孟买型合并抗体筛查试验阳性且干扰反定型结果的样品，此时基因分型就是非常易于确认血型的方法。

3. 输血后患者 例如，大量输注了O型异体血患者等情况可通过血型基因检测技术对患者本身的血型进行鉴定。综合血清学鉴定结果综合分析以确定血型。

4. 移植供受者 越来越多的移植登记患者采用咽拭子样品而不是红细胞样品来进行血型抗原与人类白细胞抗原（HLA）分型，以便选择供者。

肾移植供者A$_2$亚型鉴定等情况可通过血型基因检测技术，综合血清学鉴定结果综合分析以确定血型。

此外，在骨髓或造血干细胞移植后患者的嵌合体状态下，如果要鉴定移植患者原来的血型，也可采集患者咽拭子标本进行鉴定。

三、血型基因检查技术临床应用

（一）输血前血型抗原匹配

当前，在输血前需对ABO和RhD抗原进行鉴定，同时对有妊娠史和输血史的患者进行抗体筛查实验。如果抗体筛查实验为阳性，则需对抗体的靶抗原进行鉴定，并同时明确患者红细胞是否缺乏该靶抗原，进一步还需对供者红细胞进行筛查，筛选出不含有该抗原的血液进行输注。针对抗体筛查阳性并需要多次输血的患者，为了最大限度地减少其产生新的免疫性抗体，则需要对其他常见的血型抗原进行鉴定，通过血型基因检测技术对患者血型抗原进行鉴定后找出其缺乏的血型抗原，再针对这些缺乏的血型抗原设计基因检测或血清学检测筛选供者红细胞进行精准输注。

常规血型抗原匹配只涉及ABO和RhD抗原，但在以下情况需对匹配的血型抗原进行扩展。在一些欧洲国家和澳大利亚，为了减少因为针对K抗原产生的同种免疫性抗体导致的新生儿溶血病发生概率，在给女性患者输血时，需对K抗原进行鉴定。在一些欧洲国家，针对女性或需要多次输血的患者，常规进行Rh血型系统另外4个抗原（C、c、E、e）的血型鉴定。之前的"最小不相容"输血原则逐渐被"主要临床意义抗原匹配"输血原则所替代。通过对血型抗原匹配的扩展，可以减少迟发性输血反应的发生，降低产生新的同种免疫性血型抗体的概率。避免反复进行去除自身/同种抗体的治疗操作，改善患者的护理和缩短患者的康复周期。

（二）单克隆抗体干扰

随着单克隆抗体治疗药物在临床的广泛应用，输血前血型鉴定还面临着单克隆抗体的干扰。抗-CD38抗体（daratumumab，达雷妥尤单抗）自2015年被批准治疗多发性骨髓瘤以来，已在临床广泛应用，并有临床研究对其在其他血液疾病中的治疗作用进行研究。达雷妥尤单抗对间接抗人球蛋白试验有显著的干扰作用。此外，抗-CD47单抗也进入Ⅰ期临床试验，其可直接干扰ABO血型鉴定。抗-CD47单抗治疗的患者还表现出一定程度的贫血与血小板减少症状，增加了患者输血的机会。因此，美国血库协会（AABB）推荐对需要进行抗-CD47单抗治疗的患者在治疗前进行ABO/RhD血型鉴定、抗体筛查并对具有临床意义的血型抗原进行鉴定，方便治疗后进行血型抗原扩展匹配性输注。

（三）红细胞血型基因检查在镰状细胞病患者中的应用

针对需要长期多次输血的患者，特别是镰状细胞病（siclcle cell disease，SCD）患者和地中海贫血患者，发生同种免疫是最为常见而严重的并发症。为了减少发生同种免疫的风险，输注的红细胞血型抗原需匹配扩展到C、c、E、e和K，甚至Fy$^{a/b}$、Jk$^{a/b}$和S、s、M、N。上述抗原既可以通过血清学方法进行鉴定也可以通过基因检测技术进行鉴定。基因检测技术更加精准，并能提供更多的信息。基因检测技术还可以明确患者是否缺失某些高频抗原，从而防止因温自身抗体的干扰而导致的误诊。此外，针对Dombrock（Do$^{a/b}$、Jo^a、Hy），罕见Kell（Kp$^{a/b}$、Js$^{a/b}$），罕见Rh（V/VS），Colton（Co$^{a/b}$），Yt（Yt$^{a/b}$），Lutheran（Lu$^{a/b}$），Diego（Di$^{a/b}$）和Scianna（Sc1/2）等血型系统抗原，产生的同种抗体具有临床意义甚至威胁生命，但利用血清学方法很难鉴定，只能通过基因检测技术选择匹配的供者血液进行输注。

研究显示，采用血清学方法对SCD患者进行D、C和E抗原匹配性输注后，仍然有部分患者会产生针对Rh抗原的同种抗体。在美国，约6%的非裔RhD阳性SCD患者会产生具有临床意义的抗-D抗体，约21%患者具有产生抗-C、抗-c和抗-e抗体的风险。这是因为RH基因多态性导致的，就像HLA等位基因一样，只需单个氨基酸的差异即可发生同种免疫。然而，通过基因检测的方法可以在单个碱基/氨基酸水平实现对RH基因多态性的准确鉴定与分型，从而使供者和受者血液匹配得更加精准。

（四）红细胞血型基因检查在造血干细胞移植中的应用

虽然红细胞抗体并不是造血干细胞移植的障碍，但同种抗体的存在会导致并发症，导致患者的红细胞造血植入与红细胞生成延迟，并影响输血治疗的效果。针对已经存在同种抗体的移植患者，在移植之前就对患者与供者的红细胞血型进行基因检测，在HLA匹配的情况下，评估并筛选出红细胞血型抗原匹配度更高的供者。特别是SCD患者因反复输血产生了严重的同种抗体需进行造血干细胞移植时，对供受者血型进行基因检测尤为重要。移植之后，通过检测患者外周血与口腔细胞的血型基因，可以明确新生抗体的来源（供者来源或患者来源），从而选择更适合的血液进行精准输注。

（五）红细胞血型基因检测在产前诊断中的应用

在胎儿和新生儿溶血病（HDFN）的风险预测中，采用血型基因检测技术对红细胞抗原进行鉴定具有独特的优势。评估胎儿发生HDFN风险的关键在于父母基因型的确定，如果父亲表达血型抗原，则需通过基因检测技术鉴定其是否为纯合子，若为纯合子，其胎儿100%会携带抗原基因从而表达抗原；若为杂合子，则50%的概率将抗原基因遗传给胎儿，也有50%的概率胎儿不会受到影响。这时评估HDFN风险就需要对胎儿DNA进行基因检测。通过羊水穿刺，或者直接通过母体血浆中游离的胎儿DNA片段即可实现对胎儿血型抗原的基因诊断。在欧洲，已广泛采用这种非侵入式检测手段对胎儿临床意义最显著的抗原，包括D、c、C、E、e和K进行鉴定。通过风险评估，可以避免38%～40%的RhD阴性孕妇（怀有RhD阳性胎儿）进行Rh免疫球蛋白（RhIg）治疗。这在荷兰、丹麦、瑞士、法国和英国已广泛推广。在我国，无创产前诊断开展得如火如荼，但仅仅局限在21三体综合征等严重遗传学疾病，在HDFN风险评估方面亟待加强。

（六）红细胞血型基因检测在献血者中的应用

因为血清学方法敏感性原因，大约有0.1%的献血者因为RhD弱阳性不能被检测试剂检出，导致这部分血液被当成RhD阴性血液使用，具有导致D抗原诱导的同种免疫的发生风险。血型基因检测技术则可分辨弱RhD阳性，针对血清学检测为RhD阴性的献血者最好能够通过基因检测的方法对其是否为弱RhD阳性进行确认。

此外，在健康供者中会出现ABO抗原表达抑制或血浆抗体滴度较低的情况，这会导致正反定型不符，导致这些宝贵的血液不得不废弃。通过基因检测技术则可明确供者的ABO血型基因，结合血清学结果判断出供者的具体情况，避免血液资源的浪费。

（孙佳丽　李　强　房　阔）

第四节 | 红细胞输血前检查

一、红细胞抗体筛查试验

抗体筛查试验是利用2～3个筛选细胞（一般为O型红细胞）与待检血清反应，如果待检血清中存在非ABO系统的抗体，则应该可以和这2～3个细胞中含有相应抗原的细胞反应，通过不同的反应格局，初步判断待检血清中是否含有抗体或其他影响因素。红细胞抗体筛查可以通过盐水法，凝聚胺法，抗人球蛋白法以及抗人球蛋白微柱凝胶法等方法进行检测。对于弱抗体可以通过添加LISS、LISS重悬、酶处理红细胞、添加聚乙二醇（PEG）等方法来增强反应结果。

（一）试管法（盐水介质法）

1. 实验原理　室温或者低温条件下，IgM抗体和少部分IgG抗体可以在盐水中凝集有相应抗原的抗筛细胞，通过盐水法可以确定患者血清中是否有可以在室温或者低温条件下反应的红细胞抗体。一些天然抗体常见的如天然抗-E、抗-M、抗-P1等，往往会在盐水介质中反应；少数IgG抗体如某些患者免疫产生的抗-M，也可以在盐水介质中反应。

2. 方法学

（1）标本要求：同ABO血型鉴定的试管法。

（2）试剂：2%～5%浓度抗体筛查细胞、生理盐水等。

（3）仪器：台式离心机、血型血清学离心机、低温冰箱（非必需）等。

（4）标准操作规程

1）配置2%～5%患者自身红细胞备用。

2）取4支试管，分别标记Ⅰ、Ⅱ、Ⅲ及自身对照。每支试管中加入2滴患者血浆/血清，分别加入1滴2%～5%抗筛细胞的Ⅰ、Ⅱ、Ⅲ号细胞和自身红细胞。

3）使用血型血清学离心机，$1000 \times g$离心力离心15秒。必要时可多次离心结果。

4）观察结果并记录凝集强度。如果使用的是患者血清，要注意溶血也为阳性结果。

3. 结果判读与解释

1）自身对照阴性

标记Ⅰ、Ⅱ、Ⅲ管均为阴性：血清中未检出常见红细胞抗体。

标记Ⅰ、Ⅱ、Ⅲ管有阴性有阳性：血清中检出红细胞同种抗体。

标记Ⅰ、Ⅱ、Ⅲ管均为阳性：血清中检出红细胞同种抗体，抗筛细胞上均有抗体对应抗原；多发性骨髓瘤患者血清中异常球蛋白引起的非特异性凝集（显微镜下可看到缗钱状凝集）；一些更易与O细胞反应的抗体（非O型患者），如弱的抗-HI和抗-IH；孟买型患者体内有抗-H；保养液抗体。

2）自身对照阳性

标记Ⅰ、Ⅱ、Ⅲ管均为阴性：患者自身细胞凝集，无红细胞抗体；患者有自身抗体，由于自身吸收，血清中大部分自身抗体被吸收在自身红细胞上。

标记Ⅰ、Ⅱ、Ⅲ管有阴性有阳性：血清中检出红细胞同种抗体，不排除有自身抗体。

标记Ⅰ、Ⅱ、Ⅲ管均为阳性：三管凝集强度一致，自身抗体、冷抗体或者药物抗体；三管凝集强度不一致：自身抗体和同种抗体均有或者类同种抗体等。

3）其他情况：近年来，随着抗-CD47单抗药物的使用，该药物也会引起抗体筛查细胞在盐水中发生凝集，但该药物对自身对照的影响不确定，可阴性可阳性。

4. 注意事项 ①盐水抗体筛查阴性不代表一定没有红细胞抗体，需进一步使用抗人球法或者凝聚胺法进行体筛查。另外，针对低频率抗原的盐水抗体也会表现为盐水抗筛阴性。②结果解释仅包含常见情况分析。

（二）经典抗人球蛋白法

1. 实验原理 大部分IgG类抗体只能与红细胞结合形成致敏红细胞，而不能让致敏红细胞凝集。经典抗人球蛋白法通过向体系中加入抗人球蛋白试剂（二抗），与IgG抗体的Fc端结合形成桥联，从而使致敏红细胞凝集。

2. 方法学

（1）标本要求：同ABO血型鉴定的试管法。

（2）试剂：2%～5%浓度抗体筛查细胞、抗人球蛋白试剂、生理盐水。

（3）仪器：台式离心机、血型血清学离心机、37℃孵育器。

（4）标准操作规程

1）配置2%～5%患者自身红细胞备用。

2）取4支试管，分别标记Ⅰ、Ⅱ、Ⅲ及自身对照。每支试管中加入2滴患者血浆/血清，分别加入1滴2%～5%抗筛细胞的Ⅰ、Ⅱ、Ⅲ号细胞和自身红细胞。

3）立即离心试管，若结果为阳性，参考盐水法抗体筛查；若结果为阴性，请接着进行下面的实验。

4）将4支试管放置在37℃孵育器中孵育30分钟。

5）孵育结束用生理盐水洗涤4支试管3次，弃去最后一次洗液，扣干试管，摇匀细胞扣。

6）向4支试管中加入1滴抗人球蛋白试剂，混匀。1000×g离心力离心15秒。

7）观察结果并记录凝集强度。如果使用的是患者血清，要注意溶血也为阳性结果。

3. 结果判读与解释

1）自身对照阴性

标记Ⅰ、Ⅱ、Ⅲ管均为阴性：抗筛阴性或低频率抗原抗体。

标记Ⅰ、Ⅱ、Ⅲ管有阴性有阳性：抗筛阳性。检出同种抗体，反应阳性抗筛细胞上有抗体对应抗原。

标记Ⅰ、Ⅱ、Ⅲ管全阳性：抗筛阳性。检出红细胞同种抗体，抗筛细胞上均有抗体对应抗原；某些药物影响，如部分使用抗-CD38、抗-CD47单抗的患者血清；针对保养液的抗体。

2）自身对照阳性

标记Ⅰ、Ⅱ、Ⅲ管均为阴性：患者有自身抗体或冷抗体，抗体强度较弱，仅能使自身细胞凝集；患者有同种抗体，使输入红细胞致敏。但经典抗人球蛋白法未能检出该同种抗体；患者（非O型）近期大量输注丙种球蛋白。

标记Ⅰ、Ⅱ、Ⅲ管有阴性有阳性：抗筛阳性。检出同种抗体，反应阳性抗筛细胞上有抗体对应抗原；不排除有自身抗体；如果患者有近期输血史，不排除输入的红细胞被抗体致敏。

标记Ⅰ、Ⅱ、Ⅲ管均阳性：凝集强度一致：自身抗体或冷抗体；凝集强度不一：同种抗体和自身抗体均有；抗-CD47、抗-CD38药物影响，根据细胞上相应抗原量的多少，反应强度一致或有所差异；使用ATG，特别是输注ATG时抽取标本。

4. 注意事项 ①经典抗人球蛋白试验需要一气呵成，中间步骤不能停留时间过长。不同实验人员操作，结果可能会出现差异。②可向体系中加入增强介质如LISS增强反应结果。但需要做阴性对照，防止假阳性。③结果解释中仅包括常见情况分析，实际工作中可能会遇到新的情况，或用上述情况无法解释的情况出现。应结合患者的诊断、用药史、妊娠史、输血史、既往病史等综合分析结果。

（三）PEG抗人球蛋白法

1. 实验原理　PEG可以降低抗体分子与水分子之间的空间排斥力，使抗原和抗体更容易接触，从而促进抗原抗体的结合。PEG能够提高有临床意义抗体的检出，在经典抗人球蛋白法基础上联合使用PEG试剂，即PEG抗人球蛋白法。

2. 方法学

（1）标本要求：EDTA抗凝血或不抗凝血。

（2）仪器：台式离心机、血型血清学专用离心机、37℃孵育器。

（3）试剂：20%PEG溶液、生理盐水、抗人球蛋白试剂。

（4）标准操作规程：①取4支试管，分别标记Ⅰ、Ⅱ、Ⅲ及自身对照。每只试管中加入2滴患者血浆/血清，分别加入1滴2%～5%抗筛细胞的Ⅰ、Ⅱ、Ⅲ号细胞和自身红细胞。②每支试管内分别加入4滴20%PEG溶液，轻轻混匀，置37℃孵育器内孵育15分钟。③取出试管，轻轻混匀，不要离心，观察有无溶血和凝集，再分别用生理盐水洗涤4次，弃去最后一次洗液，扣干试管，摇匀细胞扣。④向试管内分别加入1滴抗人球蛋白试剂，经1000×g离心15秒。观察结果并记录。

3. 结果解释　参考经典抗人球蛋白法。

4. 注意事项

（1）PEG的使用要参考试剂使用说明书，添加PEG后避免立即离心。

（2）洗涤红细胞要及时、连贯。

（3）实验操作受到离心力、离心时间、振摇的速度、频率等多种因素的影响。

（4）其他可参考经典抗人球蛋白法。

（四）凝聚胺法

1. 实验原理　红细胞表面带有大量负电荷。当红细胞悬浮在生理盐水或其他电解质液中，阳离子被红细胞负电荷吸引，在红细胞外层形成阳离子云。此时红细胞被双层离子云围绕，而形成Zeta电位。Zeta电位决定红细胞之间的排斥作用。凝聚胺技术首先利用低离子溶液（LIM）降低红细胞周围阳离子云的强度，使红细胞与血浆中的抗体更容易结合。其次加入凝聚胺溶液，凝聚胺溶液是一种高价阳离子多聚物，溶解后能产生大量正电荷，可以中和红细胞周围负电荷，从而使红细胞产生非特异性凝集。最后，再加入悬浮液，悬浮液可以中和凝聚胺的阳离子，使红细胞的非特异性凝集散开。但如果血清中含有红细胞抗原相应的IgG抗体，由于之前红细胞距离较近，使IgG抗体能同时结合2个红细胞。当非特异性凝集消失后，真正的凝集在一定时间内不会消失，可判断为阳性结果。

2. 方法学

（1）标本要求：新鲜血清或EDTA抗凝血浆。不能使用溶血标本及肝素抗凝标本。

（2）仪器：血型血清学离心机。

（3）试剂：凝聚胺溶液、悬浮液、LIM、2%～5%抗体筛查细胞。

（4）标准操作规程：①取3支试管，分别标记抗筛Ⅰ、Ⅱ、Ⅲ。②向3只试管中加入2滴待检血清或血浆，再按照标识分别加入抗筛细胞Ⅰ、Ⅱ、Ⅲ各1滴，混匀试管。③向3只试管中分别加入650μl LIM液，混合均匀后，再加入凝聚胺溶液2滴，再次混合均匀。④用离心机1000×g离心力离心10～15秒，倒掉上清液，不要扣干，让试管底部留有100μl左右液体。⑤轻摇试管，观察试管有无凝集，若没有凝集需重新做实验。如果有凝集，继续下面的步骤。⑥加入悬浮液2滴，轻摇试管，1分钟内观察结果并记录。

3. 结果解释　①凝集在1分钟内散开，实验结果为阴性。②凝集在1分钟内未散开，实验结果为阳性。③其他参考抗体筛查（经典抗人球蛋白法）。

4. 注意事项　①加入悬浮液后需要在1分钟内观察结果。是否凝集也需要在1分钟内做出判断。

②试剂使用前先恢复到室温。③凝聚胺法会漏检Kell系统抗体，特别是抗-K，需要通过其他试验方法验证。同时，凝聚胺对抗-CD38单抗药物的检出能力较弱。④凝聚胺目前有商品化试剂，如果使用商品化试剂，需要按照试剂使用说明书进行操作。

（五）微柱凝胶抗人球蛋白法

1. 实验原理　微柱凝胶试验是利用微柱内凝胶介质或者微小玻璃珠等的分子筛功能，再结合抗人球蛋白试剂的桥联作用，检测待检血清中是否有能与抗筛细胞反应的抗体。其本质上仍为抗人球蛋白试验。

2. 方法学

（1）标本要求：新鲜的EDTA抗凝血或不抗凝血。结果依照不同抗体可能会存在差异。

（2）仪器：台式离心机、37℃孵育器、卡式离心机、移液器。

（3）试剂：0.8%抗体筛查细胞、抗人球蛋白微柱凝胶卡。

（4）标准操作规程：①抗人球蛋白微柱凝胶卡标记Ⅰ、Ⅱ、Ⅲ，按照标记每孔中分别加入0.8%抗体筛查细胞50μl。②向每孔中加入待检血清25μl。③将卡置于37℃孵育器中孵育30分钟。④卡式专用离心机离心，观察结果并记录。

3. 结果解释　①抗筛3个孔均阴性：抗筛阴性，不排除有低频率抗体。②抗筛3个孔任何孔阳性：抗筛阳性，提示有同种抗体、自身抗体、冷抗体、药物抗体、针对保养液抗体等。③其他可参考经典抗人球蛋白法抗体筛查试验结果解释。

4. 注意事项　①抗筛阴性，存在漏检的可能性。②某些自身抗体，也会表现为只致敏红细胞，但血浆/血清中抗体不与抗筛细胞反应的格局。③必要情况下，需增加自身对照和直接抗人球蛋白试验，以帮助判断抗体性质。④分析判断结果时，要结合患者的基本情况，如疾病诊断、既往病史、妊娠史、输血史、用药史等。⑤不同厂商的卡加样量存在差异，按照使用说明书操作。

（六）临床意义

抗体筛查试验可用来初步判断患者血清/血浆中是否存在同种抗体、自身抗体、药物抗体或者单抗类药物、ATG、异常球蛋白等影响因素；通过不同的实验方法及改变反应条件，初步判断抗体的性质，以及预估该抗体可能对患者造成的影响。同时，对于配血结果阳性但抗体筛查阴性的患者，也可帮助分析引起该患者配血不相合的原因（如ABO血型系统抗体、献血员血型异常、献血员直抗阳性等）。

二、交叉配血试验

交叉配血试验包括主侧配血试验和次侧配血试验。主侧配血试验是使用受血者血清（或血浆）与献血者红细胞进行的相容性试验；次侧配血试验是使用献血者血浆与受血者红细胞进行的相容性试验。常用的配血方法包括盐水法、经典抗人球蛋白法、凝聚胺法、PEG抗人球蛋白法以及微柱凝胶法等。

（一）试管法（盐水介质法）

1. 实验原理　盐水介质交叉配血是利用大部分IgM抗体和少数IgG抗体能够在盐水中与含有相应抗原的红细胞直接发生肉眼可见凝集的特点，从而判断该红细胞是否能够输注。

2. 方法学

（1）标本要求：新鲜的EDTA抗凝血或不抗凝血。无稀释、无严重溶血或乳糜。

（2）仪器：台式离心机、血型血清学离心机。

（3）试剂：生理盐水。

（4）标准操作规程：①将供、受者红细胞配置成2%～5%的红细胞悬液。②取两只试管，分别标记主侧、次侧。向主侧试管中加入2滴受者血清（血浆）、1滴供者红细胞悬液；向次侧试管中加入2滴供者血浆、1滴患者红细胞悬液。③混匀试管，以1000×g离心力，离心15秒。④轻摇混匀试管，观察有无溶血、凝集，记录试验结果。

3. 结果解释

（1）溶血和凝集均视为阳性结果。

（2）主侧和次侧配血均阴性视为盐水交叉配血相合。主侧和次侧配血任一阳性视为盐水交叉配血不相合。

4. 注意事项

（1）盐水介质交叉配血只能检测IgM抗体和少数IgG抗体，对大多数IgG抗体会造成漏检。因此不能单独使用盐水介质法进行交叉配血。

（2）冷抗体会对实验结果造成影响，应区分该冷抗体在37℃是否有临床意义。

（3）自身抗体、缗钱状凝集均可能会影响实验结果，必要情况下做自身对照。

（4）注意药物对实验结果的影响，如丙种球蛋白、抗-CD47药物等。

（二）凝聚胺法

1. 实验原理　凝聚胺技术首先利用低离子溶液（LIM）降低红细胞周围阳离子云的强度，使红细胞与血浆中的抗体更容易结合。其次加入凝聚胺溶液，凝聚胺溶液是一种高价阳离子多聚物，溶解后能产生大量正电荷，可以中和红细胞周围负电荷，从而使红细胞产生非特异性凝集。最后，再加入悬浮液，悬浮液可以中和凝聚胺的阳离子，使红细胞的非特异性凝集散开。但如果血清中含有红细胞抗原相应的IgG抗体，由于之前红细胞距离较近，使IgG抗体能同时结合2个红细胞。当非特异性凝集消失后，真正的凝集在一定时间内不会消失，可判断为阳性结果。

2. 方法学

（1）标本要求：新鲜的EDTA抗凝血或不抗凝血。不能使用溶血标本及肝素抗凝标本。

（2）仪器：台式离心机、血型血清学离心机。

（3）试剂：生理盐水、商品化凝聚胺试剂（凝聚胺溶液、悬浮液、LIM）。

（4）标准操作规程：①将供受者红细胞配置成2%～5%的红细胞悬液。②取2只试管，分别标记主侧、次侧。向主侧试管中加入2滴受者血清（血浆）、1滴供者红细胞悬液；向次侧试管中加入2滴供者血浆、1滴患者红细胞悬液。混匀试管。③每个试管中加入650μl LIM（或根据成品试剂要求），混匀试管。④每个管再加入2滴凝聚胺溶液，混匀，1000×g离心15秒，弃上清液，不要扣干，留约100μl液体，轻摇试管，肉眼观察有无凝集，如无凝集必须重做实验。⑤每管中加入2滴悬浮液轻混匀，1分钟内观察凝集是否消失。记录实验结果。

3. 结果解释

（1）加入悬浮液后，1分钟内凝集消失，结果为阴性。加入悬浮液后，1分钟内凝集未消失，结果为阳性。

（2）主侧和次侧配血均阴性视为凝聚胺法交叉配血相合。主侧和次侧配血任一阳性视为凝聚胺交叉配血不相合。

4. 注意事项

（1）凝聚胺法会漏检Kell血型系统抗体，交叉配血会出现假阴性。

（2）对操作手法要求较高，包括振摇的力度、时间、频率等。易出现假阴性结果，因此，必要情况下，需设立弱阳性对照管。

（3）肝素会影响实验结果。

（4）紧急情况下可用凝聚胺法给使用抗-CD38药物的患者进行交叉配血。

（三）经典抗人球蛋白法

1. 实验原理　大部分IgG类抗体只能与红细胞结合形成致敏红细胞，而不能让致敏红细胞凝集。经典抗人球蛋白法通过向体系中加入抗人球蛋白试剂（二抗），与IgG抗体的Fc端结合形成桥联，从而使致敏红细胞凝集。利用经典抗人球蛋白法进行交叉配血试验，可检测出大部分IgG抗体。

2. 方法学

（1）标本要求：新鲜的EDTA抗凝血或不抗凝血。无稀释、无严重溶血或乳糜。

（2）仪器：台式离心机、血型血清学离心机、37℃孵育器。

（3）试剂：生理盐水、抗人球蛋白试剂。

（4）标准操作规程：①用生理盐水将供、受者红细胞配置成2%～5%的红细胞悬液。②取2支试管，分别标记主侧、次侧。向主侧试管中加入2滴受者血清（血浆）、1滴供者红细胞悬液；向次侧试管中加入2滴供者血浆、1滴患者红细胞悬液。混匀试管。③1000×g离心力离心15秒，观察有无溶血及凝集。④如无溶血及凝集，将试管置于37℃孵育器中孵育30～60分钟。⑤1000×g离心力离心15秒，观察有无溶血及凝集。⑥用生理盐水洗涤试管3次，弃去最后一次洗液，并扣干。混匀试管。⑦向每支试管中加1滴抗人球蛋白试剂，轻摇混匀。用1000×g离心力离心15秒，观察有无溶血或凝集。记录实验结果。

3. 结果解释

（1）溶血和凝集均视为阳性结果。

（2）主侧和次侧配血均阴性视为交叉配血相合。主侧和次侧配血任一阳性视为交叉配血不相合。

4. 注意事项　对于一些冷凝集素病和冷凝集素综合征的患者，可以用37℃的盐水洗涤，能有效去除冷凝集素的干扰。

（四）PEG抗人球蛋白法

1. 实验原理　PEG可以降低抗体分子与水分子之间的空间排斥力，使抗原和抗体更容易接触，从而促进抗原抗体的结合。PEG能够提高有临床意义抗体的检出能力，在盐水抗人球蛋白法基础上联合使用PEG试剂，即PEG抗人球蛋白法。

2. 方法学

（1）标本要求：新鲜的EDTA抗凝血或不抗凝血。无稀释、无严重溶血或乳糜。

（2）仪器：台式离心机、血型血清学专用离心机、37℃孵育器。

（3）试剂：20%PEG溶液、生理盐水、抗人球蛋白试剂。

（4）标准操作规程：①取供、受血者红细胞分别用生理盐水（必要时，生理盐水洗涤1～3次）配制成2%～5%红细胞悬液。②取试管2支，分别标注主侧、次侧。向主侧管中加入2滴受血者血浆（或血清）和1滴供者红细胞悬液并混匀；向次侧管中加入2滴供者血浆和1滴受血者红细胞悬液并混匀。③每支试管内分别加入4滴20%PEG溶液，轻轻混匀，置37℃孵育器内孵育15分钟。④取出试管，轻轻混匀，不要离心，观察有无溶血和凝集，再分别用生理盐水洗涤4次，弃去最后一次洗液，扣干。混匀试管。⑤向试管内分别加入1滴抗人球蛋白试剂，经1000×g离心15秒。观察结果并记录。

3. 结果解释

（1）溶血和凝集均视为阳性结果。

（2）主侧和次侧配血均阴性视为交叉配血相合。主侧和次侧配血任一阳性视为交叉配血不相合。

4. 注意事项

（1）PEG的使用要参考试剂使用说明书，添加PEG后避免立即离心。

（2）洗涤红细胞要及时、连贯。

（3）实验操作受到离心力、离心时间、振摇的速度、频率等多种因素的影响。

（五）微柱凝胶抗人球蛋白法

1. 实验原理　微柱凝集试验是利用微柱卡内凝胶介质或者微小玻璃珠等的分子筛功能，再结合抗人球蛋白试剂的桥联作用，检测供受者血液是否相合。其本质上仍为抗人球蛋白试验。

2. 方法学

（1）标本要求：同PEG抗人球蛋白法的标本要求。

（2）仪器：台式离心机、卡式专用离心机、37℃孵育器、移液器。

（3）试剂：生理盐水（或LISS）、抗人球蛋白微柱凝胶卡。

（4）标准操作规程：①用生理盐水（或LISS）将供、受者红细胞配置成0.8%的红细胞悬液。②在抗人球蛋白卡上2个孔分别标记主侧与次侧。向主侧孔加入50μl 0.8%浓度供者红细胞悬液，25μl受者血浆（血清）；向次侧孔加入50μl 0.8%浓度受者红细胞悬液，25μl供者血浆。③将抗人球蛋白卡置于37℃孵育器中孵育30分钟（如果使用LISS配制红细胞悬液，时间为15分钟）。④孵育结束后，用卡式专用离心机离心。离心结束后观察结果并记录。

3. 结果解释

（1）溶血和凝集均视为阳性结果。

（2）主侧和次侧配血均阴性视为交叉配血相合。主侧和次侧配血任一阳性视为交叉配血不相合。

4. 注意事项

（1）不同卡的具体操作有差别，以产品使用说明书为准。

（2）使用LISS会增强弱反应，或者有效的缩短凝集反应时间，避免出现假阴性。但要注意，LISS会增强自身抗体的检出，因此对于某些患者，根据具体情况选择是否使用LISS。

（3）可适当增加反应时间，以避免出现假阴性。

三、特殊交叉配血试验

（一）DTT处理红细胞用于使用CD38单抗药物的患者配血

1. 实验原理　DTT可破坏红细胞上的CD38抗原，而不影响A、B抗原，Rh系统抗原及部分其他系统抗原（会影响K、k、LW^a、Yt^b、Do^a、Do^b、Gy^a、Hy、Jo^a等）。利用这点，可以消除抗-CD38单抗类药物对抗体筛查和交叉配血试验的影响。

2. 方法学

（1）标本要求：新鲜的EDTA抗凝血或不抗凝血。无稀释、无严重溶血或乳糜。

（2）仪器：血型血清学离心机、台式离心机、37℃孵育器、配血卡专用离心机等。

（3）试剂：0.2mol/L二硫苏糖醇（DTT）、pH7.3 PBS、抗体筛查细胞（需含E抗原、K抗原）、抗-E检测抗体、抗-K检测抗体、抗人球蛋白试剂、抗人球蛋白微柱凝胶卡等。

（4）标准操作规程：①解冻DTT试剂：根据分装量解冻DTT试剂，至少4ml，使用相同批号。37℃解冻，解冻后混匀备用。②选取细胞：用于配血的2袋红细胞、患者自身红细胞、抗筛细胞E抗原阳性细胞为阳性对照，K抗原阳性细胞为阴性对照，可以为同一细胞，该对照是为检测DTT处理是否有效）。③将上述6个细胞配制成3%红细胞悬液，各取200μl用PBS洗涤4次，之后仍调成3%浓度，洗涤时用吸管将洗液吸出。④准备6支玻璃管，分别标记抗筛细胞Ⅰ、Ⅱ、Ⅲ；配血管1、2；自身细胞。向每个试管中加入步骤③中相对应的细胞150μl。⑤向步骤④中各试管分别加入600μl DTT，封口膜封口混匀（混合物切勿接触到封口膜）。37℃水浴40分钟，最多不超过45分钟，温育期间每5分钟混匀一次。⑥温育结束后，用PBS洗涤步骤⑤中各试管细胞4次，弃去洗液。⑦检测对照细胞：E（＋）细胞仍为E（＋）、K（＋）细胞为K（－），才可证明DTT处理有效，否则需重复整个标准操作规程。⑧将步骤⑥中细胞配制成0.8%或2%～5%浓度细胞，进行卡式或者经典抗人球蛋白法交叉配血、抗体筛查及自身对照试验。⑨记录实验结果（文后彩图20）。

3. 结果解释　参考红细胞主侧交叉配血结果分析及抗体筛查结果分析。

4. 注意事项

（1）对于异常球蛋白比较高的患者，建议处理后的细胞使用经典抗人球蛋白法配血。

（2）由于细胞上CD38抗原量存在差异，处理后细胞与血清反应结果可能会存在差异。

（3）处理后抗筛如果表现出同种抗体的格局，需使用同样的方法处理抗体鉴定细胞，并进行抗体鉴定。

（4）DTT处理会破坏K抗原，故会漏检抗-K。但考虑到K抗原在国人中的频率，一般不需要特意筛选K抗原阴性红细胞。若怀疑患者有抗-K，可筛选K抗原阴性红细胞进行配血。

（二）对使用CD47单抗药物的患者进行特殊配血

抗-CD47会与所有红细胞结合，影响配血结果。可以利用抗-CD47的中和抗体中和血浆中的抗-CD47，从而消除抗-CD47药物对配血的影响。

1. 实验原理　利用抗-CD47的中和抗体中和血浆中的抗-CD47，从而消除抗-CD47药物对抗体筛查及配血的影响。

2. 方法学

（1）标本要求：EDTA抗凝血或不抗凝血。尽量不在刚输注抗-CD47药物后马上抽取配血管。

（2）仪器：37℃孵育器、移液器。

（3）试剂：抗-CD47药物的中和抗体。

（4）标准操作规程：①取中和抗体50μl，37℃解冻。②将解冻后的中和抗体加入200μl患者血清中。③混匀试管，置于37℃孵育器中，孵育15分钟。④处理后的血清可用来交叉配血，如经典抗人球蛋白法、抗人球蛋白微柱凝集法等。

3. 结果解释　参考红细胞主侧交叉配血结果分析及抗体筛查结果分析。

4. 注意事项

（1）中和抗体的使用量由药物在血液中的浓度决定，必要情况下需要增加中和抗体的量。但要注意由中和抗体引起的血清稀释。目前，部分厂商配备了干粉中和抗体，避免了血清稀释对抗体筛查和交叉配血的影响。

（2）刚输注抗-CD47后的血清，中和效果不佳。目前的经验是，输注药物24小时后再抽取交叉血，中和效果较好，并且中和抗体的使用量较少。

（3）不同药物配备的中和抗体不同，使用方法上会存在差异，详细使用方法向药物生产厂商咨询。

（4）现在常用其他配血方法，如经典抗人球蛋白试验法、凝聚胺方法等，在实践中均发现会出现不利于观察结果和不确定结果的情况。为保障患者输血安全，在此均不建议采用。

随着医疗技术手段的发展，抗体和细胞治疗的广泛开展，各种单抗、双抗和多抗药物进入临床试验，为输血医学提出了更多更严峻的问题。我们需要不断摸索，在传统输血前检测的基础上，不断进行实验的组合和新试剂的应用，来应对各种新情况。

（李　鹏　周雪丽　李　强）

第五节｜常用血清学实验和技术

一、抗体特异性鉴定试验

抗体鉴定一般是利用8～16组抗体鉴定细胞，对抗体筛查阳性的标本进行检测，通过抗体与不同细胞的反应结果，来判断抗体的特异性。抗体鉴定细胞某种意义上可以理解为多组抗筛细胞的组合，因此，抗体筛查的实验方法同样适用于抗体鉴定。

（一）试管法（盐水介质法）

1. 实验原理　IgM类同种抗体、部分IgG类同种抗体、冷抗体以及一些自身抗体可在室温盐水介质中与具有对应抗原的红细胞发生凝集反应，使用抗体鉴定细胞可以在盐水介质条件下鉴别出受检者血液中意外抗体的特异性。

2. 方法学

（1）标本要求：同本章第四节。

（2）仪器：台式低速离心机、血型血清学专用离心机。

（3）试剂：2%～5%抗体鉴定细胞（谱细胞）、生理盐水。

（4）标准操作规程：①依据谱细胞的数量（n）取相应数目的洁净试管，分别标记序号1～n，另取一支洁净试管标记为自身对照。②每管各加入被检血清（或血浆）2滴。③再分别于1～n号试管内对应加入2%～5%抗体鉴定细胞各1滴，自身对照管加入1滴2%～5%自身红细胞悬液。④混匀，1000×g离心力离心15秒，观察有无凝集和溶血并记录结果。

3. 结果解释

（1）自身对照阴性

任意一管或多管出现凝集：表示有IgM意外抗体存在，使用阴性排除法对照细胞谱反应格局表判断抗体特异性。如果判断有多种抗体存在，需选择其他谱细胞中合适的抗筛细胞继续进行区分，或者选择抗原阴性或阳性的细胞进行吸收、放散试验。

与所有谱细胞反应：可能存在多种抗体、复合抗体、高频抗原抗体；可能为更易与O细胞反应的抗体（患者非O型），如弱的抗-I和抗-HI；孟买型患者体内有抗-H；也可能是针对谱细胞的药物性抗体，如针对某些保存剂中药物的抗体；异常球蛋白水平升高引起的缗钱状凝集（如多发性骨髓瘤、巨球蛋白血症）。

（2）自身对照阳性

凝集强度一致：自身抗体、冷抗体、药物抗体等。

凝集强度不一致：同种抗体或同种抗体同时伴有自身抗体或原抗体、药物抗体等。

（3）其他情况：少数情况下会出现抗筛阳性，抗体鉴定阴性，可能的原因有抗筛细胞中含有低频率抗原或抗体鉴定细胞中不含该抗原抗体，如抗-Dia、抗-Mur等。

近年来，随着CD47单抗药物的使用，该药物也会引起抗体鉴定细胞在盐水中发生凝集但该药物对自身对照的影响不确定，可阴性可阳性。

4. 注意事项　盐水介质法主要用来检出IgM抗体，只能检出部分IgG类抗体，因此不能单一使用盐水法对抗体进行鉴定，一定要结合抗人球蛋白法、凝聚胺法等多种实验方法综合判断抗体特异性。

一般来说，抗体筛查阳性或者配血阳性才会进行抗体特异性鉴定。但也存在抗体鉴定阴性的情况，这时不排除为低频抗体的影响，或者反应介质存在差异等情况，需要具体问题具体分析。

对于怀疑有同种抗体或者反应强度较弱的时候，可以在4℃或者室温放置一段时间后，再离心观察结果。

充分了解患者的基本信息，如诊断、用药史、免疫史等，对判断抗体的性质有很大的帮助。

（二）经典抗人球蛋白法

1. 实验原理　参考红细胞抗体筛查试验（经典抗人球蛋白法）。

2. 方法学

（1）标本要求：EDTA抗凝血或不抗凝血，结果可能存在差异。

（2）仪器：台式离心机、血型血清学离心机、37℃孵育器。

（3）试剂：2%～5%浓度抗体鉴定细胞、抗人球蛋白试剂、生理盐水。

（4）标准操作规程：①配置2%～5%患者自身红细胞备用。②根据试验需要取多只试管，分别标记1～n及自身对照。每只试管中加入2滴患者血清/血浆，对应加入1滴2%～5%抗体鉴定细胞和自身红细胞。③立即离心试管，若结果为阳性，参考盐水法抗体鉴定；若结果为阴性，请接着进行下面的试验。④将试管放置在37℃孵育器中孵育30分钟。⑤孵育结束用生理盐水洗涤试管3次，弃去最后一次洗液，扣干试管，摇匀细胞扣。⑥向试管中加入1滴抗人球蛋白试剂，混匀。使用血型血清学离心机，1000×g离心力离心15秒。⑦观察结果并记录凝集强度，要注意溶血也为阳性结果。

3. 结果解释

（1）自身对照阴性

所有管均阴性：未检出IgG型抗体或不排除低频率抗原抗体。

部分管阳性：表示有IgG型意外抗体存在，使用阴性排除法对照细胞谱反应格局表判断抗体特异性。如果判断有多种抗体存在，需选择其他谱细胞中合适的抗筛细胞继续进行区分，或者选择抗原阴性或阳性的细胞进行吸收、放散试验。

所有管均阳性：高频抗原抗体、复合抗体等、多种抗体等；使用单抗类药物（如抗-CD38、抗-CD47等）影响结果。

（2）自身对照阳性

所有管均阴性：患者有自身抗体或冷抗体，抗体强度较弱，仅能使自身细胞凝集；患者有同种抗体，使输入红细胞致敏，但经典抗人球蛋白法未能检出该同种抗体。

所有管均阳性：凝集强度一致，自身抗体、冷抗体及药物抗体等。凝集强度不一致，同种抗体和泛反应抗体（自身抗体、冷抗体及药物抗体）均有；抗-CD47、抗-CD38等单抗药物影响，根据细胞上相应抗原量的多少，反应强度一致或有所差异；某些批次的ATG，特别是输注ATG时抽取标本。

4. 注意事项

（1）经典抗人球蛋白试验需要一气呵成，中间步骤不能停留时间过长。不同实验人员操作，结果可能会出现差异。

（2）可向体系中加入增强介质如LISS等增强反应结果。但需要做阴性对照，防止假阳性。

（3）结果解释中仅包括常见情况分析，实际工作中可能会遇到新的情况，或用上述分析无法解释的情况出现。应结合患者的诊断、用药史、妊娠史、输血史、既往病史等综合分析结果。

（三）凝聚胺法

1. 实验原理　参考红细胞抗体筛查试验（凝聚胺法）。

2. 方法学

（1）标本要求：EDTA抗凝血或不抗凝血。不能使用溶血标本及肝素抗凝标本。

（2）仪器：血型血清学离心机、台式离心机。

（3）试剂：凝聚胺溶液、悬浮液、LIM、2%～5%抗体筛查细胞。

（4）标准操作规程：①根据实验需要取多只试管，标记1～n及自身对照。②向每只试管中加入2滴待检血清或血浆，再按照标识分别加入2%～5%抗体鉴定细胞和自身细胞各1滴，混匀试管。③向每只试管中分别加入650μl LIM，混合均匀后，再加入凝聚胺溶液2滴，再次混合均匀。④用离心机1000×g离心力离心10～15秒，倒掉上清液，不要扣干，让试管底部留有100μl左右液体。⑤轻摇试管，观察试管有无凝集，若没有凝集需重新做试验。如果有凝集，继续下面的步骤。⑥加入悬浮液2滴，轻摇试管，1分钟内观察结果并记录。

3．结果解释

（1）凝集在1分钟内散开，实验结果为阴性；凝集在1分钟内未散开，实验结果为阳性。

（2）参考抗体鉴定（经典抗人球蛋白法）结果解释。

4．注意事项

（1）加入悬浮液后需要在1分钟内观察结果。是否凝集也需要在1分钟内做出判断。

（2）试剂使用前先恢复到室温。

（3）凝聚胺法会漏检Kell系统抗体，特别是抗-K，需要通过其他实验方法验证。凝聚胺法对CD38单抗药物不敏感。

（4）凝聚胺目前有商品化试剂，如果为商品化试剂，需要按照试剂使用说明书进行操作。

（四）微柱凝胶抗人球蛋白法

1．实验原理　同红细胞抗体筛查试验（微柱凝集抗人球蛋白法）

2．方法学

（1）标本要求：EDTA抗凝血或不抗凝血。结果依照不同抗体可能会存在差异。

（2）仪器：台式离心机、37℃孵育器、卡式离心机、移液器。

（3）试剂：0.8%抗体筛查细胞、抗人球蛋白微柱凝胶卡。

（4）标准操作规程：①抗人球蛋白微柱凝胶卡标记1～n和自身对照，按照标记每孔中对应加入0.8%抗体鉴定细胞50μl和自身细胞悬液50μl。②向每孔中加入待检血清25μl。③将卡置于37℃孵育器中孵育30分钟。④卡式专用离心机离心，观察结果并记录。

3．结果解释　参考经典抗人球蛋白法抗体鉴定实验结果解释。

4．注意事项

（1）抗体鉴定阴性，特别是配血有阳性结果时，不排除存在低频率抗体的可能性。

（2）某些自身抗体，也会表现为只致敏红细胞，但血清中抗体不与抗体鉴定细胞反应。

（3）针对保养液的抗体可能只与某抗筛细胞反应，而不与抗体鉴定细胞反应。

（4）分析判断结果时，要结合患者的基本情况，如疾病诊断、既往病史、妊娠史、输血史、用药史等。

（5）不同厂商的卡操作存在差异，按照使用说明书操作。

（五）其他抗体鉴定方法

除上述常用鉴定方法外，还有使用酶处理方法、PEG抗人球蛋白方法、使用放散液进行抗体鉴定等多种实验方法。可根据具体情况增加实验项目。抗体鉴定，特别是复杂抗体的鉴定，需要多种实验方法、技术的支持。了解患者的基本信息，从已知的实验结果中分析抗体的特点，选择恰当的实验方法，往往能够让抗体鉴定过程事半功倍，并节约试剂和患者标本。即使这样，我们有时仍然无法确定抗体的特异性。

（六）临床意义

当抗体筛查试验阳性时，我们应当进行抗体鉴定试验，以明确该抗体或影响因素的特异性，并评估其临床意义。具有重要临床意义的抗体能够引起急性或迟发性溶血性输血反应、胎儿和新生儿溶血病，影响输注红细胞的寿命等。有些抗体虽然不能引起红细胞寿命的缩短，但可能会造成直接抗人球蛋白试验阳性，误导医生诊断。另外，进行输血反应调查时可能也需要用到抗体鉴定试验。需要注意一点的是，不论是抗体筛查试验还是抗体鉴定试验，一般都是用来检测ABO血型系统以外的抗体，并且对于低频率抗体存在漏检的可能性。

二、吸收放散试验

（一）吸收放散试验检测弱的A抗原或B抗原

1. 实验原理　红细胞上的A、B抗原低温与单克隆抗体易结合，56℃孵育可破坏红细胞膜，使吸收的抗体游离释放到盐水中，通过检测放散液中的游离抗体，来确定待检红细胞上是否有相应的A、B抗原。

2. 方法学

（1）标本要求：EDTA抗凝标本，单个抗原检测需要压积细胞至少1ml。非抗凝标本，特殊情况下也可使用。

（2）仪器：台式离心机、血型血清学离心机、4℃冰箱、56℃水浴箱。

（3）试剂：抗-A、抗-B单克隆抗体、生理盐水、3组反定细胞（2%～5%，可自制）。

（4）标准操作规程

1）吸收：①取至少1ml待检标本压积细胞，生理盐水洗涤至少3遍，移除最后一遍洗液。②根据需确定的红细胞抗原，向洗涤后的红细胞中加入1ml（或与压积细胞等量）抗-A或抗-B单克隆抗体。③混匀细胞与抗体，将试管放置于4℃冰箱至少1小时。其间至少混匀3～4次。④台式离心机离心试管3分钟。除去所有上清液。⑤将剩余压积红细胞用生理盐水充分洗涤6～8次。最后一次洗涤上清液吸尽留存，用反定细胞检测最后一次洗涤上清液。无凝集进行下一步。

2）放散：①向压积红细胞中加入1ml生理盐水，混匀细胞与生理盐水。将试管放入56℃水浴箱中孵育10分钟，其间混匀3次。②立即离心试管，分离放散液。③检测放散液。用3组O细胞和3组A细胞或B细胞（根据需要确定的红细胞抗原），检测放散液。2滴放散液与1滴红细胞混合，1000×g离心力15秒立即离心观察结果并记录。

3. 结果解释

（1）最后一遍洗液与反定细胞不凝集：①放散液与O细胞不反应，与抗原阳性细胞反应：放散液中有待确定抗原对应的抗体，待确定抗原阳性。②放散液与抗原阳性细胞不反应：放散液中没有待确定抗原对应的抗体，待确定抗原阴性。也有可能放散试验失败。③放散液与抗原阳性红细胞或O细胞均反应或部分反应：可能放散出其他抗体。

（2）最后一遍洗液与反定细胞凝集：洗涤不够充分，需要继续洗涤红细胞。

4. 注意事项

（1）整个实验可同时设立O型红细胞吸收放散试验，作为阴性对照组。也可设立A型或B型红细胞吸收放散试验，作为阳性对照组。

（2）吸收后洗涤红细胞，最后一次洗液要留存。先检测是否有残留的抗体，再进行放散。若有抗体残留，需继续洗涤红细胞。不要在未确认洗液是否有抗体残留的情况下进行放散试验。

（3）检测放散液时，如果结果较弱，或者不凝集，可加大放散液的量。

（4）某些情况下，可使用高效价人源抗-A或抗-B。但要确保人源抗体中不含有其他抗体。

（5）放散液正常情况下为樱桃红色，颜色太浅放散效果可能不佳。

（二）O型红细胞吸收试验

1. 实验原理　在适当条件下，利用多个O型红细胞特异性或者非特异性吸收血清/血浆中的非ABO系统抗体。吸收完全后的血清可用来检测ABO血型反定型。

2. 方法学

（1）标本要求　EDTA抗凝标本或不抗凝标本。

（2）仪器：台式离心机、血型血清学离心机、4℃冰箱、37℃孵育器等。

（3）试剂：生理盐水、O型红细胞、反定细胞。

（4）标准操作规程：①制备O型压积红细胞。取多人份O型红细胞混合（至少3人份），离心后压积细胞至少1ml。用生理盐水充分洗涤混合O型红细胞至少3次。最后一次洗涤上清液吸尽留存，用反定细胞检测最后一次洗涤上清液。没有检出有残留的抗-A、抗-B抗体，再进行下一步实验。否则应继续洗涤红细胞。②向洗涤后的O型压积红细胞中加入16滴待检血清，根据待检血清的反应特点（如4℃凝集较强、室温凝集较强、37℃凝集较强等）选择适当的温度进行O细胞吸收。吸收30～60分钟。其间混匀试管至少3～4次。③立即1000×g离心力离心试管3分钟，迅速分离吸收后血清。④用吸收后血清进行ABO血型反定型检测。观察并记录结果。

3. 结果解释

（1）反定型O型红细胞不凝集：①正反定型相符。吸收成功。根据正反定型确认ABO血型。②正反定不相符。分析原因。不排除同种抗体未吸收完全。不排除血型正定型不正确。

（2）反定型O型红细胞凝集：①未完全吸收抗体。②不排除残留少量冷抗体（如抗-IH），与O细胞反应。

4. 注意事项

（1）O细胞吸收试验用来消除冷抗体、盐水同种抗体、某些自身抗体的影响，对异常球蛋白或大分子物质引起的凝集一般没有帮助。

（2）用来吸收的O细胞可大于3人份，也可大于1ml，均有利于抗体的吸收。必要时可进行二次或多次O细胞吸收试验（需使用新的O细胞，而非之前使用过的O细胞）。但多次吸收可能会稀释待检血清，故建议有条件的情况下一次性使用大于3人份，大于1ml的O型压积红细胞进行充分吸收。

（3）吸收高亲和力冷抗体时，吸收过程中混匀血清（血浆）与细胞要轻柔，否则极易造成溶血。

（4）洗涤O型红细胞，最后一次洗液要留存。先检测是否有残留的抗体，再进行吸收。若有抗体残留，需继续洗涤红细胞。不要在未确认洗液是否有抗体残留的情况下进行O细胞吸收试验。

（5）吸收后的血清（血浆）主要用来检测ABO反定型，一般不用来做交叉配血，除非能确定待检血清中没有同种抗体。

（三）同种抗体吸收试验

1. 实验原理　利用IgG型同种抗体与相应抗原在37℃条件反应最强，将待检血清（血浆）中该抗原的同种抗体去除，利用剩余血清进行其他抗体鉴定或吸收；也可配合放散试验，检测吸收的抗体为何种同种抗体。

2. 方法学

（1）标本要求：EDTA抗凝标本或不抗凝标本。

（2）仪器：台式离心机、血型血清学离心机、37℃孵育器、移液器。

（3）试剂：生理盐水、已知某抗原阳性红细胞。

（4）标准操作规程：①制备压积红细胞：将至少1ml抗原阳性红细胞用生理盐水洗涤3次，最后一次洗涤上清液吸尽并弃去。②向压积红细胞中加等体积待检血清混匀。③将试管放置在37℃孵育器中温育30～60分钟。④台式离心机1000×g离心3分钟，迅速分离细胞与血浆。根据实验需要选择细胞或者血浆进行其他实验。

3．注意事项

（1）离心分离细胞与血浆时，根据抗体性质决定是否要控制离心温度。

（2）如需使用细胞做放散试验，需检查吸收后细胞直接抗人球蛋白试验是否由阴性变为阳性。

（3）如需使用吸收后血浆，应检测吸收后血浆是否有抗体残留。如仍有抗体残留，可进行二次或者多次吸收。

（四）热放散试验

1．实验原理　通过改变温度，使与红细胞结合的抗体从红细胞上释放下来。常用温度为37℃、45℃和56℃。37℃一般用来放散冷抗体，45℃可用来放散37℃无法放散的冷抗体、部分IgG抗体。37℃和45℃放散后的细胞，完整性不受影响，可用IgM血型试剂检测相应抗原。56℃放散会破坏红细胞，使细胞表面的IgG、IgM抗体释放下来，可利用放散液做新生儿溶血的检测，也可用来做抗体鉴定。结合吸收试验，还可以进行弱A、弱B抗原的检测。

2．方法学

（1）标本要求：EDTA抗凝标本或非抗凝标本。56℃热放散需要压积细胞至少1ml。

（2）仪器：台式离心机、血型血清学离心机、可调温孵育器。

（3）试剂：生理盐水、直接抗人球蛋白试剂 、抗-A单克隆抗体、抗-B单克隆抗体、抗-D试剂、反定型红细胞等。

（4）标准操作规程

1）37℃热放散（37℃盐水洗涤）：将红细胞悬液于37℃孵育30～60分钟；用37℃温生理盐水洗涤红细胞若干次。目测细胞无凝集，配置成2%～5%的红细胞悬液；可以用洗涤后的细胞与IgM类/IgM＋IgG类单抗进行盐水法抗原检测，检测相应抗原。同时需用盐水或6%小牛血清加洗涤后红细胞做空白对照。

2）45℃热放散：制备压积红细胞：将1ml待处理红细胞用生理盐水洗涤3次，检测直接抗人球蛋白试验，直接抗人球蛋白试验阳性进行下一步实验；向压积红细胞中加入3ml生理盐水，混匀细胞与生理盐水；将试管放入45℃孵育器中温育10～15分钟，其间混匀多次；立即离心试管，去除最后一次洗液；放散后的细胞检测直接抗人球蛋白试验；直接抗人球蛋白试验阴性细胞可以与IgG类血型试剂反应，检测相应抗原。直接抗人球蛋白试验阳性细胞重复一次"将试管放入45℃孵育器中温育10～15分钟，其间混匀多次；立即离心试管，去除最后一次洗液；放散后的细胞检测直接抗人球蛋白试验"，继续放散。

3）56℃热放散：制备压积红细胞：将1ml待处理红细胞用生理盐水洗涤3次，最后一次洗涤上清液吸尽留存，根据实验需要用反定细胞或抗体筛查细胞检测最后一次洗涤上清液。检测直接抗人球蛋白试验。只有最后一次洗涤上清液中无游离抗体同时直接抗人球蛋白试验阳性，再进行下一步实验。向压积红细胞中加入1ml生理盐水，混匀细胞与生理盐水。将试管放入56℃孵育器中温育10分钟，其间混匀3次。离心试管，分离放散液，弃去细胞。

3．注意事项

（1）如有需要，可做平行对照实验组。

（2）用来放散的细胞可根据实验需要调整用量。

（3）56℃热放散，放散液检测需结合试管法与抗人球蛋白法等进行检测。

（五）酸放散试验

1．实验原理　将红细胞置于低pH的甘氨酸溶液中，可以使结合在红细胞上的IgG抗体从细胞膜上分离下来，离心取上清液，再用中和试剂中和。此时上清液中含有游离的IgG抗体，可用来做抗体筛查及抗体鉴定试验。目前，酸放散试剂有很多商品化试剂，标准操作规程相近。

2．方法学

（1）标本要求：新鲜EDTA抗凝标本，充分离心后压积红细胞至少1ml。

（2）仪器：台式离心机、血型血清学离心机。

（3）试剂：生理盐水、酸放散试剂盒。

（4）标准操作规程：①充分离心待检血样，尽可能去除血浆。②用生理盐水洗涤压积红细胞5次，留取最后一次洗液。③向洗涤后的压积红细胞中加入等量酸放散试剂盒中的洗脱液。室温中反应15秒，期间将试管倒置混合4～5次。④立即以1000×g离心力离心1分钟。⑤立即分离红细胞和上清液。将上清液置于另外一支试管中。⑥向上清液中加入酸放散试剂盒中的中和液，变滴边摇动试管，直到上清液颜色彻底改变。根据指示剂不同，颜色转变不同，如由黄变蓝或由无色变蓝等。⑦立即以1000×g离心力离心1分钟，再次分离转移上清液。此上清液为酸放散液，可使用多种实验方法检测抗体。必要时也可以添加增强介质（如PEG等）进行实验。

3．注意事项

（1）使用酸放散试剂盒需按照产品使用说明书操作。

（2）某些酸放散试剂盒处理后的细胞经过洗涤后可以继续进行红细胞实验，但不能用于Kell血型的检测。

（3）根据实验具体情况决定是否做最后一次洗液的平行对照实验。

（4）放散液可在2～8℃保存3天，但最好尽快检测。

（六）其他吸收、放散试验

除常用的吸收放散方法外，还有很多其他的吸收放散方法，如聚乙二醇吸收、氯仿放散、磷酸氯喹放散等。这些吸收放散的方法各有其特点，可以作为常用实验的补充实验。

三、红细胞血型抗体效价测定

红细胞血型抗体能够在特定的条件下与有相应抗原的红细胞发生反应。由于不同标本的红细胞抗体结合红细胞的能力不同，为了区分抗体之间的差异，通过对红细胞抗体进行倍比稀释，来确定该抗体与红细胞的反应能力。一般情况下，我们将最后一个（±）阳性管的稀释倍数的倒数作为该抗体的效价。特殊情况下，如同样效价的两个标本在同一稀释管凝集强度差异较大时，可以将最后一个（1＋）阳性管的稀释倍数的倒数作为该抗体的效价。血型抗体效价测定是一种半定量方法。

（一）ABO血型抗体效价测定（试管法）

1．实验原理　血清中的IgM类抗-A、抗-B抗体可以直接在盐水介质中凝集相应红细胞。将待检血清进行倍比稀释，让不同稀释度的血清与A_1或B型红细胞直接在盐水介质中反应，观察能够凝集红细胞的最高稀释度，从而确定待检血清中抗-A、抗-B效价。

2．方法学

（1）标本要求：新鲜的EDTA抗凝血或不抗凝血。无稀释、无严重溶血或乳糜。

（2）仪器：台式离心机、血型血清学离心机。

（3）试剂：2%～5%A_1、B型红细胞、生理盐水。

（4）标准操作规程：①取8支试管分别标记1、2、4、8、16、32、64、128。②除标记1试管外，其余7支试管每支试管加入生理盐水100μl。标记1试管中加入100μl待检血清。③向标记2试管中加入100μl待检血清混匀。取100μl稀释后血清加入标记4试管中混匀，再从标记4试管中取100μl稀释后血清加入标记8试管中。以此类推，直至从标记128试管中取出100μl稀释后血清另存备用。④向每支试管中加入1滴2%～5%A_1或B型红细胞。⑤混匀，室温反应30分钟。⑥以1000×g离心力离心

15秒，观察并记录结果。

3．结果解释　①将最后一个（±）阳性管的稀释倍数的倒数作为该抗体的效价。②特殊情况下，可以将最后一个（1＋）阳性管的稀释倍数的倒数作为该抗体的效价。③当标记128试管未达到凝集终点时，需使用备用的稀释血清继续实验。

4．注意事项　①使用新鲜标本进行抗体检测，一般为24小时内标本。②使用新鲜细胞做指示细胞。

（二）ABO血型抗体效价测定（经典抗人球蛋白法）

1．实验原理　通过巯基试剂破坏待检血清中的IgM类抗-A、抗-B抗体，再利用经典抗人球蛋白的方法对待检血清中的IgG类抗-A、抗-B抗体进行效价测定。一般检测IgG类抗体效价前，先确定IgM类抗体的效价。

2．方法学

（1）标本要求：同试管法ABO血型抗体效价测定。

（2）仪器：台式离心机、血型血清学离心机、孵育器。

（3）试剂：2%～5%A1、B型红细胞、0.01mol/L DTT、抗人球蛋白试剂、生理盐水。

（4）标准操作规程：①试管中加入1ml待检血清，再加入1ml 0.01mol/L DTT试剂充分混匀。将试管37℃孵育30分钟，其间混匀3次。②取7支试管分别标记2、4、8、16、32、64、128。③除标记2试管外，其余6支试管每只试管加入生理盐水100μl。标记2试管中加入100μl DTT处理后待检血清。④向标记4试管中加入100μl DTT处理后待检血清混匀。取100μl稀释后血清加入标记8试管中混匀，再从标记8试管中取100μl稀释后血清加入标记16试管中。以此类推，直至从标记128试管中取出100μl稀释后血清另存备用。⑤向每支试管中加入1滴2%～5%A1或B型红细胞。⑥将各试管37℃温育30分钟，生理盐水洗涤各管3次，弃去最后一次洗液，扣干。混匀试管。⑦各试管中加入1滴抗人球蛋白试剂，混匀后用1000×g离心力离心15秒，观察并记录结果。

3．结果解释

（1）将最后一个（±）阳性管的稀释倍数的倒数作为该抗体的效价。

（2）特殊情况下，可以将最后一个（1＋）阳性管的稀释倍数的倒数作为该抗体的效价。

（3）当标记128试管未达到凝集终点时，需使用备用的稀释血清继续进行实验。

（4）检测IgG类抗体效价前，先确定IgM类抗体的效价。IgG效价低于IgM效价两管以上，认为是处理有效。

4．注意事项

（1）使用新鲜标本进行抗体检测，一般为24小时内标本。

（2）使用新鲜细胞做指示细胞。

（3）DTT试剂处理血清时，已经将血清1∶2稀释。

（4）其他巯基试剂如2-Me（二巯基乙醇）也可用作处理IgM抗体。如果巯基试剂为商品化试剂，请参考试剂使用说明书操作。

（5）不同人员进行经典抗人球蛋白试验，结果可能存在差异。如果要比较两个标本效价的差异性，尽量由同一人员进行实验。

（三）ABO血型抗体效价测定（抗人球蛋白微柱凝胶法）

1．实验原理　将巯基试剂处理后的待检血清，利用抗人球蛋白微柱凝胶卡进行检测，比起经典抗人球蛋白法大大简化了实验过程。

2．方法学

（1）标本要求：参见试管法ABO血型抗体效价测定。

（2）仪器：台式低速离心机、微柱凝胶卡专用离心机、微柱凝胶卡专用孵育器、移液器。

（3）试剂：0.8%的A1、B型红细胞、0.01mol/L DTT、抗人球蛋白微柱凝集卡、生理盐水。

（4）标准操作规程：①试管中加入1ml待检血清，再加入1ml 0.01mol/L DTT试剂充分混匀。将试管37℃孵育30分钟，其间混匀3次。②取7支试管分别标记2、4、8、16、32、64、128。③除标记2试管外，其余6支试管每支试管加入生理盐水100μl。标记2试管中加入100μl DTT处理后待检血清。④向标记4试管中加入100μl DTT处理后待检血清混匀。取100μl稀释后血清加入标记8试管中混匀，再从标记8试管中取100μl稀释后血清加入标记16试管中。以此类推，直至从标记128试管中取出100μl稀释后血清另存备用。⑤抗人球蛋白微柱凝胶卡上标注2、4、8、16、32、64、128，向每个孔中加入0.8%的A1或B型红细胞50μl，再向各孔分别加入各稀释度血清25μl。⑥将卡放置在专用孵育器中孵育30分钟，后用专用离心机离心，观察并记录结果。

3. 结果解释　参见ABO血型抗体效价测定（经典抗人球蛋白法）。

4. 注意事项　微柱凝胶法与经典抗人球蛋白法灵敏度上存在差异。其他注意事项参见ABO血型抗体效价测定（经典抗人球蛋白法）。

（四）其他血型系统抗体效价测定

其他血型系统抗体检测，根据抗体的性质及反应特性，可参见ABO血型抗体效价测定的方法。需要注意的是，对于有剂量效应的抗体，优先选择纯合子细胞进行检测。对于抗-D抗体来说，优先选用R1R1（DCe/DCe）细胞进行检测。

（五）临床应用

1. 对异基因造血干细胞移植患者进行移植前后抗体强度的比较，评估供者红细胞的植入效果，以及指导输注血液血型。

2. 监测可引起新生儿溶血病的产妇血清中相应抗体效价的变化，从而决定是否进行干预。

3. 确定抗体为高效价低亲和力抗体，如Knops、Chido/Rodgers等系统的抗体，以及Cs^{a}和JMH的抗体等。

4. 检测商品化或者自制抗体试剂凝集红细胞的能力。

5. 巯基试剂处理血清后，比较IgM抗体与IgG抗体效价的差异。

四、直接抗人球蛋白试验

（一）直接抗人球蛋白试验（试管法）

1. 实验原理　直接抗人球蛋白试验是利用直接抗人球蛋白（二抗）的桥联作用，将抗体或补体与红细胞的结合放大到肉眼可观测的程度，以判断体内的红细胞是否被免疫球蛋白或补体致敏。

2. 方法学

（1）标本要求：新鲜的EDTA抗凝血。无稀释、无严重溶血或乳糜。

（2）仪器：台式离心机、血型血清学离心机。

（3）试剂：抗人球蛋白试剂（抗人-IgG、抗人-C3d、抗人-IgG＋C3d）、生理盐水。

（4）标准操作规程：①将待检红细胞用生理盐水洗涤3次，去除游离抗体或游离补体。②将待检红细胞配置成2%～5%的红细胞悬液。③取3支试管分别标记抗人-IgG、抗人-C3d、抗人-IgG＋C3d，每支试管中加入1滴2%～5%待检红细胞悬液，再按照标记分别加入1滴抗人球蛋白试剂。④混匀，用1000×g离心力离心15秒。观察凝集情况并记录。

3. 结果解释

（1）结果阴性：待检红细胞直接抗人球蛋白试验阴性。

（2）结果阳性：待检红细胞直接抗人球蛋白试验阳性。根据不同的直接抗人球蛋白试剂凝集，可以判断是IgG抗体还是补体或者是共同引起的待检红细胞被致敏。

4. 注意事项

（1）直接抗人球蛋白试验阴性时，如果有条件，需向体系中加入已知致敏细胞。只有当致敏细胞发生凝集，才能判定试剂有效，阴性结果可信。

（2）必要时需做空白对照（用生理盐水替代直接抗人球蛋白试剂）。

（3）由于直接抗人球蛋白试剂种类的局限性，对于IgA或IgM致敏的红细胞，试管法直接抗人球蛋白试验可能无法检测出来。

（二）直接抗人球蛋白试验（微柱凝胶卡）

1. 实验原理　微柱凝胶卡柱中包被有不同的抗人球蛋白试剂，利用凝胶卡的特点检测待检红细胞是否被抗体或补体致敏。相比于传统试管法，微柱凝胶法操作更加便捷，结果更直观。

2. 方法学

（1）标本要求：优先选用EDTA抗凝的新鲜标本。

（2）仪器：台式离心机、微柱凝胶卡专用离心机、移液器

（3）试剂：抗人球蛋白分型卡、生理盐水

（4）标准操作规程：①将待检红细胞配置成0.8%红细胞悬液。②抗人球蛋白分型卡每个孔中加入0.8%待检红细胞悬液50μl。③将卡放入专用离心机中离心，观察结果并记录

3. 结果解释　同直接抗人球蛋白试验（试管法）。

4. 注意事项

（1）卡式法一般不需要洗涤待检红细胞。

（2）不同厂商的微柱凝胶卡使用方法上会有差异，根据说明书使用。

（3）一些厂商的微柱凝胶卡会有抗IgA、IgM孔。

（4）一般直接抗人球蛋白卡都有空白对照孔。

（三）临床意义

直接抗人球蛋白试验用于检测红细胞在体内是否被抗体或补体致敏。主要用于自身免疫性溶血性贫血、新生儿溶血病、溶血性输血反应调查、交叉配血不合原因分析以及某些药物抗体引起溶血的分析等。

（李　鹏　李　强　周雪丽）

第六节｜其他血清学实验和技术

一、特殊血清学实验

（一）利用巯基试剂（DTT/2-Me）处理红细胞

1. 实验原理　IgM抗体是由J链连接的五个IgM单体组成的五聚体。巯基试剂在适当条件下，可裂解IgM抗体的J链，从而使IgM抗体失去血清学活性。冷凝集素综合征患者的红细胞表面结合大量的IgM抗体，使红细胞自发凝集，影响ABO血型正定型以及直接抗人球蛋白试验。当该抗体反应温

度范围较宽（＞37℃）时，无法通过37℃、45℃温盐水洗涤或者热放散的方式去除，可利用巯基试剂破坏IgM抗体，从而消除IgM抗体的影响。处理后的红细胞可以用来进行ABO系统血型和Rh系统血型的鉴定，以及直接抗人球蛋白试验。

2. 方法学

（1）标本要求：新鲜的EDTA抗凝血或不抗凝血。无稀释、无严重溶血或乳糜。

（2）仪器：台式离心机、血型血清学专用离心机、37℃孵育器。

（3）试剂：0.01mol/L DTT或0.1mol/L 2-Me、pH7.3 PBS、生理盐水、6%白蛋白（质控试剂）。

（4）耗材：一次性试管（大）、一次性试管（硬管）或者清洁的玻璃管、一次性吸管、封口膜等。

3. 标准操作规程

（1）将待检红细胞用生理盐水洗涤3次，使用PBS将洗涤后压积红细胞稀释为浓度50%的红细胞悬液。

（2）分别取等体积红细胞悬液和0.01mol/L DTT（或0.1mol/L 2-Me）混匀，封口膜封口。

（3）37℃孵育15分钟（DDT）或10分钟（2-Me），其间混匀试管3～4次。

（4）用生理盐水洗涤细胞3次后，取适量处理后红细胞用生理盐水配制成2%～5%红细胞悬液。

（5）取1支洁净试管，加入1滴2%～5%待检红细胞悬液和1滴6%白蛋白。混匀试管，以1000×g离心力离心15秒，观察结果。

（6）结果阴性，待检红细胞悬液可用于进一步血型抗原鉴定或直接抗人球蛋白试验。结果阳性，需要重复上述1～5步或者延长孵育时间。

4. 注意事项

（1）巯基试剂会刺激呼吸道黏膜，使用时注意做好防护，试管及时使用封口膜并注意通风。

（2）如果必要，可同步做目标抗原的阳性对照实验。

（3）巯基试剂会破坏Kell血型系统的抗原。

（4）处理后的细胞也可进行直接抗人球蛋白试验，请根据自己实验室需要报告是否被IgM抗体致敏。

（二）酶处理技术

1. 实验原理　木瓜酶、菠萝酶等蛋白水解酶能破坏红细胞周围的唾液酸层，减少红细胞表面的负电荷以及红细胞之间的排斥力，缩短红细胞之间的距离，使红细胞上的抗原与相应抗体更容易发生凝集反应。利用这个特性，可以提高Rh、Kidd、Lewis等系统抗体的检出。同时，酶处理会破坏Duffy、MNS系统抗原以及Xg^a抗原。工作中可以利用酶处理细胞的这两个特点增强弱反应，并排除或证实怀疑存在的抗体。目前，常用的酶处理方法包括一步酶法和两步酶法；常用的酶包括木瓜酶和菠萝酶等。

2. 方法学

（1）标本要求：新鲜的EDTA抗凝血或不抗凝血。无稀释、无严重溶血或乳糜。

（2）仪器：台式离心机、血型血清学离心机、37℃孵育器、移液器、卡式离心机等。

（3）试剂：生理盐水、配置好的酶试剂（根据试剂使用说明书配置）、2%～5%抗体筛查细胞或抗体鉴定细胞、抗人球蛋白试剂、微柱凝胶卡等。

3. 标准操作规程

（1）一步酶法（以木瓜酶、抗体筛查为例）：①取4支试管，分别标记抗筛Ⅰ、Ⅱ、Ⅲ和自身对照。②每支试管中加入2滴待检血清，根据标记加入1滴2%～5%抗筛细胞和自身红细胞混匀。③每支试管中加入2滴配置好的木瓜酶溶液，混匀。④经37℃孵育15分钟。⑤1000×g离心力离心15秒，观察有无凝集和溶血，记录结果。如有凝集反应则为阳性结果。如果不凝集，进行接下来的实验。⑥用生理盐水洗涤3～4遍，弃去最后一遍洗液并扣干，混匀试管。加入1滴抗人球蛋白试剂，混匀。

1000×g离心力离心15秒，观察结果并记录。

（2）二步酶法（以木瓜酶、抗体筛查为例）：①取4支试管，分别标记抗筛Ⅰ、Ⅱ、Ⅲ和自身对照。②每支试管根据标记加入100μl 2%～5%抗筛细胞和自身红细胞。用生理盐水洗涤细胞3遍，弃去最后一次洗液并扣干。③将细胞轻摇重悬，每支试管中加入100μl木瓜酶溶液，混匀试管。④37℃孵育15分钟。⑤用生理盐水洗涤酶处理过的红细胞3次，然后制成2%～5%或者0.8%的红细胞悬液。⑥选择经典抗人球蛋白法或者微柱凝胶抗人球蛋白法进行抗体筛查试验。

4．注意事项

（1）每个批次的酶效果可能存在差异；如果为商品化试剂，建议根据产品使用说明进行质控。

（2）酶法受到反应温度、保存时间、离心力、离心时间、红细胞浓度、抗原抗体比例、试管摇动力度、介质、pH等多种因素的影响。

（3）某些自身抗体存在的情况下，会使反应结果全变为强阳性。

（4）可能会检出唯酶抗体。

（5）一步酶法不如二步酶法敏感。

二、通过药物处理的红细胞检测药物抗体

（一）实验原理

一些青霉素类和头孢类的抗生素可以诱导免疫应答，产生IgG类抗体。通过药物处理后的红细胞，可以检测血清（血浆）、放散液、洗液中是否含有针对该药物的抗体。以下以头孢类为例，简述处理流程。

（二）方法学

1．标本要求　待检血清或血浆、红细胞放散液、红细胞末次洗液。

2．试剂　怀疑药物抗体相应的药物（本例为头孢类）、pH7.3 PBS、O型洗涤后压积红细胞、抗筛阴性的正常人血清（血浆）作为阴性对照、阳性对照的血清（血浆）、多特异性的抗人球蛋白试剂、生理盐水等。

3．仪器　台式离心机、血型血清学离心机、37℃孵育器、天平、烧杯。

4．标准操作规程

（1）头孢菌素处理红细胞：在烧杯中将400mg药物溶于10ml pH7.3的PBS中，加入1ml O型洗涤后压积细胞。在对照烧杯中加入10ml pH7.3的PBS，再加入1ml O型洗涤后压积细胞，两烧杯在室温孵育1小时，其间要多次混匀。PBS洗涤3次，配成5%的PBS红细胞悬液。

（2）标记两组试管（药物处理组和未处理组）分别为：待检血清（或血浆）、红细胞放散液、红细胞末次洗涤液、PBS、阴性对照（抗筛阴性的正常人血清或血浆）和阳性对照。如果药物会引起非特异性蛋白吸附，可以将患者血清、阴性和阳性对照1:20稀释后，加做一组试验（药物处理）。

（3）根据标记向各试管中分别加入2～3滴相应的标本或试剂。

（4）向药物处理组试管中加入1滴药物处理5%的O型红细胞悬液；向未处理组试管加入1滴未处理5%的O型红细胞悬液。

（5）将试管置于37℃孵育器孵育1小时，1000×g离心力离心15秒后观察是否有溶血和凝集，并记录结果。

（6）将红细胞用生理盐水洗涤3～4遍，弃去最后一次洗液，控干试管，加入1滴多特异性的抗人球蛋白试剂，混匀，1000×g离心力离心15秒后观察结果并记录。

（三）结果解释

1. 药物抗体存在时会与经药物处理的红细胞发生抗原抗体反应（溶血、凝集和/或间接抗人球蛋白试验阳性），与未处理的红细胞无反应，血浆管和放散液管不会看到溶血现象。

2. 没有阳性对照的情况下得到阴性结果，只能说明未检出药物抗体，药物很可能没有结合到红细胞上。

3. 阴性对照、PBS对照结果为阳性或者阳性对照为阴性请分析失控原因。

（四）注意事项

1. 吸收不同药物所需最佳pH值不同。

2. 可以根据可提供的药物量等比例增加或减少药物、红细胞、缓冲液的用量。

3. 药物处理后的红细胞可在4℃保存1周。

4. 如果抗体与药物处理的红细胞无反应，可考虑用其他药物进行抗体检测，许多三代的头孢菌素（如头孢曲松）不与药物处理的红细胞发生反应。

三、用已知药物检测药物抗体

（一）实验原理

在可溶性药物或其代谢物存在的情况下，使用红细胞或者酶处理的红细胞检测患者血清，可能会检出药物抗体。

（二）方法学

1. 标本要求　待检血清或血浆。

2. 试剂　待检药物（需与患者使用的粉剂、片剂、胶囊一致）、pH7.3 PBS、新鲜的抗筛阴性的正常人血清、普通5%O型红细胞悬液、酶处理5%O型红细胞悬液、抗人球蛋白试剂、生理盐水。

3. 仪器　台式离心机、血型血清学离心机、37℃孵育器、烧杯、天平、移液器等。

4. 标准操作规程

（1）配制1mg/ml的药物PBS。离心除去未溶解的物质，如果pH低于5或者高于8，用1mol/L的NaOH或1mol/L的HCl调节pH到7左右。

（2）标记两组试管（普通细胞组和酶处理细胞组）分别为：患者血清＋药物PBS液、患者血清＋PBS、患者血清＋补体（正常人血清）＋药物PBS、患者血清＋补体（正常人血清）＋PBS、正常人血清＋药物PBS、正常人血清＋PBS。

（3）根据标记向各试管中分别加入2体积相应的标本或试剂（如患者血清＋药物PBS各2滴）。

（4）向普通细胞组中加入1滴普通5% O型红细胞悬液；向酶处理细胞组加入1滴酶处理5% O型红细胞悬液。

（5）混匀各试管，将试管置于37℃孵育器中温育1～2小时，其间需多次混匀试管。

（6）1000×g离心力离心15秒，观察溶血及凝集情况，记录实验结果。

（7）将红细胞用生理盐水洗涤3～4遍，弃去最后一次洗液，控干试管，加入1滴多特异性的抗人球蛋白试剂，混匀，1000×g离心力离心15秒后观察结果并记录。

（三）结果解释

1. 所有试验管均阴性，未检出药物抗体。

2. 患者血清＋PBS、患者血清＋补体（正常人血清）＋PBS、正常人血清＋药物PBS、正常人血清＋PBS均为阴性，患者血清＋药物PBS和患者血清＋补体（正常人血清）＋药物PBS液阳性，检出药物抗体。

3. 正常人血清＋药物PBS、正常人血清＋PBS任一管为阳性，可能为失控。

4. 患者血清＋PBS、患者血清＋补体（正常人血清）＋PBS任一管为阳性不排除患者有自身抗体或者药物–抗体免疫循环复合物。

（四）注意事项

1. 37℃或震荡有利于药物的溶解，如果药物是片剂可以在研钵中研碎，去掉药物的包壳然后用PBS溶解。

2. 对于不能溶解于PBS的药物，可以向生产商咨询药品相关问题，也可以查阅药物使用说明书或者相关文献。

3. 如果条件允许，可选择含有某种药物特殊抗体的血清/血浆作为阳性对照。

4. 如果患者标本中存在自身抗体或药物–抗体免疫循环复合物，不加药物的对照实验也可能为阳性。自身抗体的反应可能长期存在，而免疫循环复合物的存在一般是暂时性的。

5. 用酶处理的红细胞加入正常人的血清作为补体来源可以提高反应的敏感性。

6. 用存在的药物和酶处理的红细胞无法检测出相应的抗体，可以考虑检测药物的代谢产物。

（李　鹏　李　强　周雪丽）

第七节 | 血小板血清学检查

在血小板表面有多种抗原的表达，一类是血小板相关抗原，是人体其他细胞和组织与血小板共有的抗原，如HLA抗原和ABO血型抗原；另一类为血小板特异性抗原，人类血小板同种抗原（human platelet alloantigens，HPAs）。血小板功能主要是通过其膜表面糖蛋白（GPs）上的受体与配体相互作用来实现。基因的单核苷酸多态性造成了GPs的不同，从而形成了糖蛋白结构不同的抗原，在妊娠和输注血小板后会刺激机体产生抗体。现在已知有30余种HPAs表达在6种不同的血小板膜糖蛋白（GP Ⅱ b、GP Ⅲ a、GP Ⅰ bα、GP Ⅰ bβ、GP Ⅰ a、CD109）上。这些抗原通常被称为血小板特异性抗原。我们进行检测的就是针对HPA和HLA抗原的抗体。

一、血小板抗体筛查试验

（一）固相凝集法

1. 实验原理　将血小板抗原或抗体固定在微孔板底部，然后利用指示红细胞通过桥联作用后，在微孔板底部分布的情况来判断反应结果。微孔反应板的微孔底部包被抗人血小板单克隆抗体，血小板悬液经离心洗涤后可在反应孔底部与包被的血小板抗体形成血小板单层；加入待检血清或血浆，在孔中经过孵育后，若该血清或血浆中含有血小板抗体，则抗体与反应孔中的单层血小板结合，未结合的成分通过洗涤被去除；加入抗人IgG及人IgG致敏红细胞（指示红细胞），经离心后指示红细胞通过抗人IgG的桥联与血小板单层上的血小板抗体结合，因此阳性反应为指示红细胞平铺在反应孔底部表面，而阴性反应为指示红细胞在离心力的作用下聚集于反应孔底部中央。

2. 方法学

（1）标本要求：血清或血浆（EDTA或枸橼酸钠抗凝）标本，3000r/min离心5分钟后，取上清液进行检测。标本4℃可保存7天，若需长期保存应−20℃冻存。发生溶血、黄疸及高脂的标本不能用于检测。

（2）试剂：血小板抗体检测试剂盒（固相凝集法）、生理盐水、纯化水。

（3）仪器：台式低速离心机（96孔板转子）、台式低速离心机、孵育器、阅片灯箱、洗板机。

（4）标准操作规程：①实验前将所用试剂平衡至18～25℃。②按照试剂说明书配制好清洗缓冲液或使用PBS液作为洗液。③制备血小板悬液：可将商品化的冻干血小板稀释后直接使用。也可采用三人份等比例混合O型血小板悬液（将有效期内机采血小板用生理盐水进行5～10倍稀释后混合；或采血当天8小时内EDTA或枸橼酸钠抗凝全血经200×g离心10分钟，取上层2/3富血小板血浆混合），血小板悬液的适宜浓度为（50～150）×10⁹/L。血小板悬液应贮于塑料容器中，20～25℃保存并在8小时内进行检测。④根据检测量取出微孔反应板条，标记患者、阳性对照及阴性对照孔，未使用的板条应储存于自封袋中，加入干燥剂密封后，2～8℃储存。⑤向反应孔中加入1滴（50μl）血小板悬液，轻摇反应板约10秒。⑥用平板离心机将微孔反应板以50×g离心5分钟（或按照所使用试剂盒说明书要求进行离心），使血小板固定在反应孔底部。⑦倒出反应孔中的液体，并用一次性吸管滴加洗液清洗3次，洗涤过程中轻摇微孔板，然后再轻轻甩掉洗液。最后一次洗涤后将反应板倒置于吸水纸上吸干残余液体（切勿拍打）。⑧立即向每个反应孔中加入2滴（100μl）低离子强度溶液，并分别向相应孔中加入1滴（50μl）患者标本、阳性对照及阴性对照。低离子强度溶液将由紫色变为天蓝或青绿色，如仍为紫色则说明可能没有加入标本。⑨将反应孔用封口膜封好，轻摇混匀后置于湿盒中37℃水浴孵育30分钟或气浴孵育45分钟（或按照所使用试剂盒说明书要求进行孵育）。⑩取出已孵育完毕的反应板，弃去封口膜。按步骤7洗涤反应板5次（或按照所使用试剂盒说明书要求进行洗涤）。⑪立即加入1滴（50μl）抗人IgG及1滴（50μl）指示红细胞，轻轻振荡混匀。⑫将反应板以200×g离心5分钟（或按照所使用试剂盒说明书要求进行离心）。⑬将检测孔与对照孔的结果进行比较，判读并记录检测结果。

3．结果解释

（1）阳性结果：指示红细胞平铺在反应孔底部表面；若指示红细胞只结合到部分孔底，并且结合的区域比阴性对照大为弱阳性。表明患者血清或血浆中含有血小板抗体。

（2）阴性结果：指示红细胞在反应孔底部中央形成红细胞聚集。表明患者血清或血浆中不含血小板抗体。

4．室内质控　血小板抗体检测试剂盒（固相凝集法）中配有阳性对照和阴性对照质控，阳性对照和/或阴性对照没有出现正确结果，则实验失败，查找并纠正原因后，必须重新检测。

5．注意事项

（1）检测溶血、黄疸及高脂和微生物污染的标本及血液没有完全凝固的血清标本可能会有错误结果。

（2）洗涤过程中须滴加洗液，水流剧烈冲击可能会造成血小板单层的破坏而导致错误结果。洗板过程中不能拍打板条，防止血小板单层脱落。

（3）板孔包被血小板单层后，检测过程中注意及时加入液体，血小板单层暴露于空气的时间不得超过1分钟，防止血小板单层干涸，影响检测结果。

（4）加入抗人IgG后应立即加入指示细胞，然后立即离心。

（5）指示红细胞使用前应充分摇匀。

（6）注意试剂盒内不同试剂的有效期的不同，使用前确认试剂均在有效期内。

（二）微柱凝胶法

1．实验原理　微柱凝胶法是利用凝胶的分子筛效应，来区分凝集反应中游离红细胞和凝集红细胞的技术。使用包被有动物抗人血小板抗体的指示红细胞，加入的血小板抗原会与指示红细胞表面包被的抗体结合，然后加入待测血清，如果其中有血小板抗体，那么就会与已经结合在指示红细胞上的血小板抗原结合，随后在抗人球蛋白的作用下，上述抗原抗体与指示红细胞会形成凝集复合物。在离心作用下，该复合物不能通过凝胶的分子筛，而被拦截于凝胶柱的表面或凝胶柱中。若待检血清中不存在抗体，则不能形成上述凝集复合物，离心后，指示红细胞可以通过凝胶间隙而沉降于凝胶柱底部。

2. 方法学

（1）标本要求：血清（EDTA、ACD、CPD抗凝）标本，3000r/min离心5分钟，取上清液进行检测。建议使用采集24小时内的标本。发生溶血、黄疸及高脂的标本不能用于检测。

（2）试剂：血小板抗体检测试剂盒（微柱凝胶法）、生理盐水、低离子溶液。

（3）仪器：微柱凝胶卡配套卡式离心机、台式低速离心机、移液器、孵育器。

（4）标准操作规程：①实验前将所用试剂盒及配套使用试剂平衡至18～25℃。②取出微柱凝胶卡分别标记，待测标本、阴性对照、阳性对照。③制备指示红细胞悬液：将试剂盒中的指示红细胞使用生理盐水溶解，由于其中含有冻干保护剂会影响检测结果，因此必须使用生理盐水洗涤3次，洗涤后取沉淀，按照试剂盒说明书使用生理盐水进行重悬。④向微柱凝胶卡按照标记依次加入50μl低离子液、50μl血小板抗原、50μl血清（待测血清、阴性对照血清、阳性对照血清），再加入25μl指示红细胞。⑤将微柱凝胶卡放入孵育器，37℃孵育15分钟，然后使用微柱凝胶卡配套离心机按照试剂盒说明书要求进行离心操作。⑥取出微柱凝胶卡，肉眼判读结果。

3. 结果解释

（1）阴性结果：指示红细胞完全沉积于微柱底部，表示待测血清中不含血小板抗体。

（2）阳性结果：指示红细胞形成凝集位于微柱凝胶顶部或者在胶柱中，说明待测血清中包含有血小板抗体。

4. 室内质控　血小板抗体检测试剂盒（微柱凝胶法）中配有阳性对照和阴性对照质控，阳性对照和/或阴性对照没有出现对应的正确结果，则实验失败，必须重新检测。

5. 注意事项

（1）建议使用血清进行检测，检测溶血、黄疸及高脂和微生物污染的标本及血液没有完全凝固的血清标本可能会导致错误结果。

（2）如果在微柱凝胶中出现溶血现象，则提示为强阳性反应，但也不能排除其他原因导致的溶血，建议其他方法进行复检。

（3）实验前试剂盒和相关使用试剂一定要进行室温平衡。

（4）注意加样顺序及加样手法避免出现假阳性或假阴性反应结果。

二、血小板抗体检查试验

（一）酶联免疫吸附法

1. 实验原理　将患者血清加入微孔板中，微孔中包裹有不同类型的血小板HPA和HLA糖蛋白，如果存在抗体，可使其结合。未结合的抗体随后被洗液冲走。在微孔中加入碱性磷酸酶标记的抗人球蛋白试剂（Anti-IgG/A/M）并孵育洗涤，加入底物经酶反应显色后使用酶标仪测定OD值，从而检测标本中含有的血小板特异性抗体种类。以PAKplus试剂盒为例进行介绍。

2. 方法学

（1）标本要求：按照试剂盒要求采集抗凝或不抗凝血液标本，并应在新鲜时进行检测，不能立即检测的样品应在2～8℃下保存不超过48小时或冷冻。并按照试剂盒要求保存在-20℃或-80℃以下冷冻的样品可以保持良好状态数年（2～3年）。同时为了避免反复冻融的有害影响，建议将样品以小体积分装，然后冷冻保存。发生溶血、黄疸及高脂的标本不能用于检测。

（2）试剂：血小板抗体鉴定检测试剂盒（酶联免疫法）、蒸馏水或去离子水。

（3）仪器：酶标仪（测量波长为405nm或410nm和490nm）、量筒、转移滴管、移液器、孵育器、台式低速离心机。

（4）标准操作规程：①用去离子水10倍稀释洗脱液，向1倍体积洗脱液加入9倍体积去离子水。每孔加300μl洗脱液，室温5～10分钟。甩干，倒扣于吸水纸上。②用稀释液按照3∶1比例稀释阴性对照、阳性对照、待测血清。每孔加稀释好的血清50μl，避免产生气泡，盖膜，37℃孵育30分钟，取出甩干，使用洗脱液洗板4次。用稀释液100∶1比例稀释抗-IgG。除空白孔，每孔加已稀释的抗-IgG 50μl，盖膜，37℃孵育30分钟。取出甩干，使用洗脱液洗板4次，洗板过程中尽量避免产生气泡。③用0.5ml去离子水溶解1瓶PNPP底物，然后用底物缓冲液100∶1比例进行稀释。除空白孔外，每孔加已稀释的PNPP底物稀释液100μl，避免产生气泡，室温避光30分钟。实验环境温度必须保持在22～25℃。④加终止液。所有孔加100μl，空白孔加200μl终止液。随后使用酶标仪在波长为405nm或410nm和490nm处测量吸光度，记录数值。

3. 结果解释

（1）测定结果取两孔的平均值，OD值大于或等于阴性对照OD值的2倍，则结果为阳性，反之为阴性结果。

（2）阳性结果说明待测血清中含有与包被血小板抗原微孔对应的抗体。

4. 室内质控

（1）血小板抗体检测试剂盒（酶联免疫法）中配有阳性对照和阴性对照质控血清，阳性对照和/或阴性对照没有出现对应的正常OD值，则实验失败，需查找原因并纠正后，重新检测。

（2）每批次实验必须进行室内质控，如果待测标本超出1个试剂盒检测量，则2个试剂盒必须都要做室内质控。

5. 注意事项

（1）建议使用血清进行检测，检测溶血、黄疸及高脂和微生物污染的血清标本可能会导致错误结果。

（2）水浴孵育时，板底要接触水面；若为空气孵育则应将孵育时间延长10分钟。

（3）如果夏天室内温度较高，最后一步显色时间应适当缩短，约25分钟即可。

（4）上酶标仪读数时将板底用纸巾擦干净。

（5）实验必须保持在22～25℃。

（6）结果的判读必须按照不同试剂环境温度盒要求进行。

三、血小板抗体筛查与血小板抗体检查的临床意义

由血小板抗体导致的临床问题有很多种，一般包括血小板无效输注、新生儿血小板减少症、输血后血小板减少性紫癜及移植相关的同种免疫性血小板减少症。而这些疾病大多数与输血相关，进行血小板抗体筛查和血小板抗体检测可以有效地解决上述问题，及早发现患者体内抗体情况，进行对症治疗、血小板配型试验或选取相应抗原阴性的供血者对患者进行输血。这样可以有效地提高输血效果，减少输血不良反应，节约血制品。

四、血小板配型试验

（一）固相凝集法

1. 实验原理 参见本节血小板抗体筛查的固相凝集试验原理。

2. 方法学

（1）标本要求：血清或血浆（EDTA或枸橼酸钠抗凝）标本，3000r/min离心5分钟，取上清进行检测。标本可于4℃保存7天，若需长期保存应-20℃冻存。发生溶血、黄疸及高脂的标本不能用于

检测。

（2）试剂：血小板抗体检测试剂盒（固相凝集法）、生理盐水、纯化水。

（3）仪器：台式低速离心机（96孔板转子）、台式低速离心机、孵育器、阅片灯箱、洗板机。

（4）标准操作规程：①实验前将所用试剂平衡至18～25℃。②稀释清洗液：将一瓶容量为20ml的25×浓缩洗涤液与480ml纯化水或蒸馏水混匀，即可得到清洗缓冲液工作溶液。也可按照比例（1∶24体积比）根据需要量量取稀释配制工作洗液。③制备供者血小板悬液：将有效期内机采血小板用生理盐水进行5～10倍稀释后使用；血小板悬液的适宜浓度为50～150×10⁹/L。血小板悬液应贮于塑料容器中，20～25℃保存并在8小时内进行检测。④向相应配型反应孔中加入1滴（50μl）上述血小板悬液，轻摇反应板约10秒钟。⑤用平板离心机将反应板以50×g离心5分钟，使血小板固定在反应孔底部。⑥倒出反应孔中的液体，并用滴管滴加清洗液洗涤3次，洗涤过程中轻摇微孔板，然后再轻轻甩掉洗涤液。最后一次洗涤后将反应板倒置于吸水纸上吸干残余液体（切勿拍打）。⑦立即向每个反应孔中加入2滴（100μl）低离子强度溶液，并分别向相应孔中加入1滴（50μl）患者血清标本、阳性对照及阴性对照。低离子强度溶液将由紫色变为天蓝或青绿色，如仍为紫色则说明可能漏加标本。⑧将反应孔用封口胶封好，轻摇混匀后置于湿盒中37℃水浴孵育30分钟或气浴孵育45分钟。⑨立即加入1滴（50μl）抗人IgG及1滴（50μl）指示红细胞，轻轻振荡混匀。⑩离心反应板，200×g离心5分钟。⑪将检测孔与对照孔的结果进行比较，判读并记录检测结果。

3. 结果解释

（1）阳性结果：指示红细胞平铺在反应孔底部表面；若指示红细胞只结合到部分孔底，并且结合的区域比阴性对照大为弱阳性，表明血小板配型不合。

（2）阴性结果：指示红细胞在反应孔底部中央形成红细胞聚集，表明血小板配型相合。

4. 室内质控　血小板抗体检测试剂盒（固相凝集法）中配有阳性对照和阴性对照质控，阳性对照和/或阴性对照没有出现正确结果，则必须重新检测。

5. 注意事项　参见本节血小板抗体筛查的固相凝集试验。

（二）临床意义

血小板无效输注是血液病患者治疗过程中，长期输注血小板极易出现的输血不良反应。在不进行血小板配型的情况下，对已经产生无效输注的患者进行血小板输注是一种对血液资源的浪费。所以在临床观察到无效输注情况后，应当及时对患者进行血小板抗体的筛查和鉴定，并进行血小板配型输注，能有效的支持临床治疗，并节约血液资源。

（李　强　孙佳丽　刘振云）

第八节 │ 其他输血前检查

一、血栓弹力图试验

（一）实验原理

血栓弹力图（thromboelastography，TEG）能够监测患者的凝血状况，主要基于以下2个事实：血液凝固过程的最终结果是形成血凝块；血凝块的物理性质（速率、硬度、稳定性）将决定患者是否具有正常的凝血功能，是否会出血或形成血栓。

　　TEG监测血凝块的物理特性基于以下原理：特制静止盛有血液的圆柱形杯，在水平方向，按顺时针和逆时针以4°45′的角度旋转（图14-8-1），每次转动持续10秒。通过一根由螺旋丝悬挂且浸泡在血样中的针来监测血样的运动。纤维蛋白血小板复合物将杯和针粘在一起后，杯旋转所产生的旋转力能传递至血样中的针。纤维蛋白血小板复合物的强度可影响针运动的幅度，以致强硬的血凝块能使针的运动与杯的运动同步进行。因此，针的运动幅度与已形成的血凝块的强度有直接关系。当血凝块回缩或溶解时，针与血凝块的联结解除，杯的运动不再传递给针。针的旋转被机电传感器转换成电子信号，这一电子信号可用电脑来监测。由TEG弹力图仪的设计原理可知凝血剖面图是对某些指标的测量，即第一块血凝块形成的时间、血凝块形成的动力学特性、血凝块的强度（用切应力单位dyn/cm^{2}表示）以及血凝块的溶解（图14-8-2和表14-8-1）。

表14-8-1　TEG图形参数释义

R	R时间是血样开始检测，直到第一块纤维蛋白凝块形成之间的一段潜伏期，代表凝血因子活性
K	K时间评估血凝块强度达到某一水平的速度。反映血块织网速度，代表纤维蛋白原水平
α	评估纤维蛋白块形成及相互联结（凝块加固）的速度。反映纤维蛋白原水平
MA	MA，或最大幅度，直接反映纤维蛋白与血小板通过GPⅡb/Ⅲa相互联结的纤维蛋白凝块的最终强度。反映血小板功能/聚集
LY30	LY30测定的是MA出现后30分钟幅度下降的比例。反映血块溶解

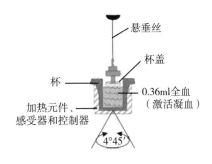

图14-8-1　血样杯设计

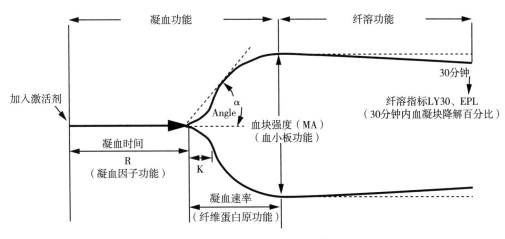

图14-8-2　TEG图形参数

（二）方法学

1. 标本要求　按照检测项目需要使用枸橼酸钠或肝素抗凝的标本管，标本量≥3ml；尽快送到检测实验室，应在抽血后1小时之内送达；标本管上须有准确、清晰的标识；标本采集质量符合要求，无严重溶血、乳糜、稀释等。

2. 试剂　组织因子、高岭土、磷脂、缓冲液、激活剂（F激活剂、花生四烯酸激活剂、ADP）、稳定剂。

3. 仪器　血栓弹力图仪器。

4. 标准操作规程　由于各个厂家的血栓弹力图设备操作方法不尽相同，请严格按照厂家的培训和说明书进行操作。本书在此不做详细介绍。

（三）结果解释

结果判读见表14-8-2。

表14-8-2　血栓弹力图结果判读

检测类型	常用参数	正常范围	参数意义	临床提示
普通检测	R	5～10分钟	代表凝血启动阶段，凝血因子的功能	延长，反应凝血因子功能不足 缩短，反应凝血因子功能亢进
	K	1～3分钟	血凝块生成速率，代表纤维蛋白原的功能	K时间延长，提示纤维蛋白原功能不足 K时间缩短，提示纤维蛋白原功能亢进
	Angle	53°～72°		Angle角增大，提示纤维蛋白原功能增强 Angle角减小，提示纤维蛋白原功能降低
	MA	50～70mm	主要反应血小板功能	MA值增大，提示血小板功能亢进 MA值降低，提示血小板功能降低
	LY30	＜7.5%	反映纤溶功能（结合D-Dimer，可更好区分原发性和继发性纤溶亢进）	LY30增大，提示纤溶亢进
	EPL	＜15%		EPL增大，提示纤溶亢进
快速TEG	ACT	86～118s	代表凝血因子的功能	延长：反应凝血因子功能不足 缩短：反应凝血因子功能亢进
肝素酶对比检测	R-R′	R＞10分钟，且R-R′＞2分钟，提示患者体内有明显肝素残留		判断出血原因是否与肝素残留有关（介入手术、透析、体外循环术后）
血小板图检测	ADP抑制率	ADP抑制率＜30%，提示氯吡格雷、普拉格雷等ADP受体抑制剂疗效不足		
	AA抑制率	AA抑制率＜50%，提示阿司匹林的抗血小板作用不足		
	MAADP	31～47mm，可为个体化抗血小板治疗提供治疗窗、为外科提供手术时机		

注：每种检测都有共同的参数，包括R、K、Angle角、MA、LY30、EPL等，具体参数的正常范围可能有变化，但意义同普通检测。

（四）室内质控

室内质控请严格按照试验设备厂家提供室内质控品的说明书进行检测。

（五）注意事项

1. 标本应在抽血后1小时之内尽快送到检测实验室。

2. 上杯应检查探针是否与杯盖底部相切。

3. 加样时，应让试剂或血液缓缓沿杯壁滑下，不要产生气泡。

二、血栓弹力图试验的临床意义

血栓弹力图试验是监测患者出凝血状态的一种实验方法。它比传统的凝血八项检测时间短，能够更快速地得到患者的出凝血状态，广泛应用于外科手术和创伤中。在血液病患者中，重症患者的出凝血状态是影响患者生存的一个重要因素。输血科快速查明患者出血原因，并及时进行有针对性的血液输注，对指导临床用血，挽救患者生命具有重要意义。

（李　强　孙佳丽　杜瑞辉）

参 考 文 献

［1］兰炯采，负中桥，陈静娴，等．输血免疫血液学试验技术［M］．北京：人民卫生出版社，2011．

［2］汪德清，于洋．输血相容性检测试验室质量控制与管理［M］．北京：人民军医出版社，2011．

［3］宫济武，李志强．输血相容性试验标准检测流程［J］．中国输血杂志，2012，25（9）：815-817．

［4］梁延连，苏宇清，李大成，等．流式细胞术在血小板相容性试验中的应用价值［J］．中国输血杂志，2012，25（4）：308-310．

［5］吴小利，李健，向代军，等．血栓弹力图异常图形分析及临床意义［J］．中华检验医学杂志，2013，36（5）：400-404．

［6］毛淑清，黄宇翔，王晴．固相凝集法检测血小板抗体的临床意义［J］．中国临床研究，2014，27（1）：98-99．

［7］中华医学会心血管病学分会，中华心血管病杂志编辑委员会．抗血小板药物治疗反应多样性临床检测和处理的中国专家建议［J］．中华心血管病杂志，2014，42（12）：986-991．

［8］梁振鸿，杜梅英，吴飞燕．固相红细胞免疫吸附试验在临床中性粒细胞抗体筛检中的应用［J］．中国输血杂志，2015，28（1）：69-71．

［9］汪德清，宫济武，李志强，等．输血技术操作规范［M］．北京：人民卫生出版社，2016．

［10］桂嵘，张志昇，王勇军．输血相容性检测及疑难病例分析［M］．北京：人民卫生出版社，2018．

［11］王贞，贾双双，陈景旺，等．100例RhD初筛阴性孕妇D放散型表型筛查及基因型分析［J］中国输血杂志，2018，31（6）：602-605．

［12］桂嵘．美国血库协会技术手册［M］．北京：人民卫生出版社，2020．

［13］刘建峰，黄丹，秦超，等．基于红细胞磁化技术盐水介质交叉配血方法的建立及应用研究［J］．中外医学研究，2020，18（6）：63-65．

［14］CHAPUY C I，NICHOLSON R T，AGUAD M D，et al．Resolving the daratumumab interference with blood compatibility testing［J］．Transfusion，2015，55（6 Pt 2）：1545-1554．

［15］YAZE M H，CURTIS B，CASTILHO L，et al．Standards for molecular testing for red cell，platelet，and neutrophil antigens，3rd ed［M］．Bethesda，Maryland，2016．

［16］VELLIQUETTE R W，AESCHLIMANN J，KIRKEGAARD J，et al．Monoclonal anti-CD47 interference in red cell and platelet testing［J］．Transfusion，2019，59（2）：730-737．

第十五章
细胞治疗相关检查

15

第一节 ｜ 造血干细胞移植相关检查

一、HLA高分辨基因分型

随着分子检测技术在HLA分型领域中的进展，我们先后经历了四种HLA分型技术的更迭，第一种是以多重PCR技术为基础的序列特异性引物（sequence-specific primer，SSP）方法。第二种是以高通量为优势的序列特异性寡核苷酸探针（sequence-specific oligonucleotide probe，SSOP或SSO）方法。然而以上两种方法因技术原理的局限性，在临床实验室的应用仅限于以中低分辨为主的HLA分型。第三种HLA分型技术是以一代测序为基础的基于测序法分型（sequencing-based typing，SBT）方法。这种一代测序技术是基于sanger方法的测序技术，又称sanger测序，它能直接读取基因序列，可以直接定位碱基位置和碱基类型，直观且确定，因此一代测序是目前基因检测方法的金标准，基于此，SBT方法可谓HLA分型的"金标准"，且分型结果为高分辨分型。但SBT方法因通量低，操作繁琐等缺点，越来越限制它在临床实验室的应用。第四种HLA分型技术是二代测序（next generation sequencing，NGS）技术，又称高通量测序、下一代测序。与一代测序相比，二代测序基于大规模平行测序技术（massive parallel analysis，MPS），通量高，能同时完成测序模板互补链的合成和测序数据的获取，在临床实验室应用方面优势突出，是目前标本量较大的临床实验室HLA分型的主流技术。中国医学科学院血液病医院实验室目前采用二代测序方法对HLA-A、B、C、DRB1、DQB1、DPB1六个基因座进行高分辨基因分型，大大提高了工作效率。

（一）实验原理

HLA-A、-B、-C、-DRB1、-DQB1、-DPB1六位点分别进行PCR扩增，扩增子等摩尔汇集后进行文库制备。不同的实验室因二代测序平台不同，文库制备方式不同。以Illumina二代测序平台为例，文库制备即使用高活性的转座酶将PCR扩增子随机片段化，修饰成平末端并加A尾，接着用接头序列（Adapter）对DNA片段进行标记，然后有限循环的PCR将标签接头序列（P5、P7和Index）添加到DNA片段的两端，最后在Illumina二代测序平台对混合文库进行双序列标签的边合成边测序。

（二）方法学——二代测序

1. 标本处理和保存　EDTA或3.2%柠檬酸钠抗凝全血或骨髓3～5ml，离心2000r/min 10分钟，吸取白细胞膜，利用商业化的DNA提取试剂盒进行基因组DNA提取，提取后的DNA置于4℃（短期）或-20℃（长期）保存。

2. 试剂　商业化DNA提取试剂盒和商业化HLA NGS试剂盒。

3. 仪器　PCR基因扩增仪、Illumina MiniSeq二代测序仪、Qubit 4.0荧光定量仪。

4. 标准操作规程

（1）基因组DNA的提取纯化：①参照DNA提取试剂盒或者全自动核酸提取仪说明书进行提取。②DNA纯度A260/A280比值为1.7～1.9，浓度调至30～50ng/µl。

（2）PCR扩增反应：①HLA-A、-B、-C、-DRB1、-DQB1、-DPB1六位点分别扩增（扩增片段长度3～6kb）。②在每一次PCR反应体系中最少包含一个不含模板核酸的阴性质控是非常重要的，用以监测可能出现的污染。

（3）文库制备：①HLA六个位点的扩增子进行等摩尔汇集。②汇集产物通过酶切法随机片断化、修饰成平末端并加A尾。③Adapter PCR，接头（Adapter）连接。④第一次产物纯化，弃除200bp以下的小片段及各种杂质。⑤Index PCR，加标签接头（P5、P7和Index）。⑥文库汇集，将不同标本汇集到一新的1.5ml离心管。⑦第二次产物纯化，弃除大片段，最终留下300～500bp主体片段。

（4）文库定量：①使用Qubit试剂测定文库浓度，测定出文库浓度ng/μl，再将ng/μl转换成nmol/L。②对文库进行琼脂糖电泳，以确定文库片段分布在正常范围内。③依据Qubit检测结果，将文库稀释至4nmol/L。

（5）文库变性：①配制新鲜的0.1mol/L的NaOH溶液，pH＝12。②取已汇集的文库5μl与0.1mol/L NaOH溶液混合，充分振荡混匀，并室温孵育5分钟使DNA变性。③向已变性的文库内加入990μl HT-1缓冲液，使变性反应终止，并使变性文库的终浓度为20pmol/L，震荡混匀该DNA文库，并瞬时离心。

（6）上机：①在满足每个标本平均读深最低为500X情况下计算上机数据量，不能超过FLOW CELL内存的80%，根据选用二代测序机型，调节上样文库的浓度。②上机试剂盒需至少提前3小时避光解冻，试剂融化后上下轻轻颠倒混匀10次，避免产生气泡，轻轻震荡消除气泡，放至4℃静置待用，使用前不要超过3小时。③将上样文库共500μl 1.2pmol/L加入MiniSeq的上样16号孔内，上Illumina MiniSeq二代测序仪读取数据，约20小时。

（7）下机参数记录及结果分析：①下机截图并填写记录。②查看各填写数据是否符合标准，如不符合标准分析其原因，对数据的正常分析是否有影响，是否需重新实验。③下机数据导入生物信息软件进行HLA结果分析。

（三）结果解读

1. 报告解读

（1）根据WHO HLA系统命名委员会2010年正式发表的HLA等位基因命名原则（http：//hla.alleles.org/nomenclature/naming.html），每一个HLA等位基因都有一个唯一的名字，星号代表基因分型，星号后是最多四组由冒号分隔的数字组成。第一组数字（第一个冒号之前的数字）描述了类型，通常对应于同种异型携带的血清学抗原。第二组数字（第一个冒号之后的数字）描述了亚型，代表特异性蛋白质，即编码序列的碱基不同并且编码氨基酸不同（又称错义突变）。第三组数字代表编码序列的碱基不同但是其编码氨基酸相同（也称为同义突变或沉默突变）。第四组数字代表非编码序列的碱基不同，包括编码区的内含子和非编码区5'UTR/3'UTR。报告中，HLA分型结果只报告第一组数字的，为低分辨结果，如HLA-A*02；报告第二组～第四组数字的均为高分辨结果，如HLA-A*02：01。HLA分型结果报告不是唯一结果，而是一组分型结果的，被认为是中分辨结果，如HLA-A*02:01/02:07。

（2）HLA等位基因除唯一的数字名字外，还有几个字母后缀可以添加到等位基因数字名字之后，指示其表达状态。例如，后缀"N"表示不表达的等位基因（Null），这种HLA等位基因实际上是截短型等位基因（truncated allele），一般是无义突变或移码突变后引起早出现终止密码子导致的，如HLA-A*02:53N；后缀"L"表示该等位基因在细胞膜上的表达水平低于正常水平（Low），如HLA-A*24:02:01:02L；后缀"S"表示该等位基因编码的蛋白质为可溶性"分泌"分子（Secreted），不存在于细胞表面，如HLA-B*44:02:01:02S。

（3）基因重组是形成生物多样性的重要原因，对生物的进化具有重要意义。当同胞供受者HLA分型结果为11/12等位基因匹配并且错配的等位基因是A或DP时，除可能是经典孟德尔遗传定律导致外，也要考虑到可能是A或DP重组导致的，需要加做其父母的HLA分型进行家系分析才能确定。HLA六大经典移植抗原的编码基因在染色体上的位置，距着丝粒由远及近依次是HLA-A、HLA-C、HLA-B、HLA-DR、HLA-DQ和HLA-DP。HLA-A与相邻的HLA-C显示弱的连锁不平衡，DNA易断裂，易发生HLA-A重组；同理，HLA-DP与相邻的HLA-DQ也显示弱的连锁不平衡，故也易发生HLA-DP重组。

2．临床意义

（1）人类白细胞抗原（human leukocyte antigen，HLA）是人类已知最复杂的基因群，定位于人类6号染色体短臂（6p21.3），每个基因座位/基因座/位点（locus）存在多种等位基因（allele），导致HLA系统是人类第一大多态性系统。造血干细胞移植成败的关键之一是供受者之间HLA配型匹配程度，匹配程度越差，发生移植排斥的概率越大，程度越严重，甚至可以危及患者的生命，所以HLA分型（俗称"HLA配型"）结果的准确性对移植而言是非常重要的。由于供者细胞在遗传上与受者细胞起源不同，与肾、肝、心等器官移植相比，allo-HSCT更易发生排斥反应，而一旦供髓植活后又可发生移植物抗宿主病（GVHD），中低分辨的HLA分型结果已无法满足allo-HSCT，故造血干细胞移植前，供、受者应进行HLA高分辨配型，以确定合适的移植供者。

（2）DPB1的匹配能降低患者GVHD风险和非复发死亡（non-relapse mortality，NRM）率，但在HLA-A、-B、-C、-DRB1和-DQB1的完全匹配，再要求DPB1匹配，大大增加寻找到合适供者的难度，所以国外根据供受者DPB1免疫原性的高低，把DPB1错配分为允许错配（permissive mismatch）和不允许错配（non-permissive mismatch）。这套算法是根据HLA-DPB1等位基因T细胞表位（T-cell epitope，TCE）的同种异体反应性，把DPB1分为3组（TCE3），即高免疫原性组（组1：DPB1*09:01；*10:01；*17:01），中免疫原性组（组2：DPB1*03:01；*14:01；*45:01）和低免疫原性组（组3：所有其他DPB1等位基因）。后来发现DPB1*02编码的抗原可引起中等水平的混合淋巴细胞反应（mixed lymphocyte reation，MLR），故在TCE3的基础上增加一个独立的组，将HLA-DPB1等位基因分为4组（TCE4），即组3为DPB1*02，剩下其他DPB1等位基因列为组4，因此TCE4分组比TCE3分组更合理。当两个错配的等位基因属于同一免疫原性组时，HLA-DPB1错配被认为是允许错配。相反，当供者的等位基因与受者的等位基因相比属于更高的免疫原性组时，在HVG方向上为不允许的HLA-DPB1错配。反之亦然，当受者等位基因与供者等位基因相比属于较高免疫原性组时，HLA-DPB1错配被定义为在GVH方向上不允许。在HLA-A、-B、-C、-DRB1和-DQB1的10/10和9/10匹配的无关供者移植中，避免DPB1不允许错配可增加患者的生存率。在PTCy方案进行单倍体移植中，在挑选供者时，最好挑选HLA-DRB1、HLA-DQB1或不允许HLA-DPB1 GVH方向错配的供者，这样可增加患者生存率。而在单份无关脐血移植（unrelated umbilical cord blood transplantation，UR-CBT）中，脐带血可能是HLA-DPB1 GVH方向错配首选。

3．注意事项

（1）EDTA-K$_2$抗凝全血或骨髓在4～25℃可放置1周，超过1周将明显降低基因组DNA产量和完整性。

（2）患者白细胞总数较低时，酌情增加血量；白细胞计数过低时，可采集患者口腔黏膜上皮细胞、带毛囊的毛发、靠近甲床的指甲等。值得注意的是，指甲提取基因组DNA的产量和完整性远差于口腔黏膜上皮细胞和带毛囊的毛发，由于部分HLA靶序列扩增片段较长（约6kb），若提取的DNA产量低、完整性差，容易导致PCR扩增失败，故不推荐首选指甲。

（3）文库制备时，使用Index时应分为A、B、C、D四个区域使用，区域内优先使用剩余量多的。

（4）因为二代测序过程繁琐，所以从PCR扩增直至测序仪上机应该由两人完成，防止出错或漏掉步骤。

（5）应及时记录试剂用量以及失败率以便总结。实验过程中有任何疑问或不寻常情况，应拍照或留下记录，并及时上报。

二、群体反应性抗体筛查和HLA特异性抗体检查

（一）实验原理

将待测血清与包被了HLA-Ⅰ、Ⅱ类重组抗原的微珠加入到微孔板中，孵育30分钟，若血清中存在

抗HLA抗体则可与微珠上的抗原结合，再用真空泵洗涤除去没有结合的抗体或其他杂质，加入二抗染色，孵育后，利用Luminex平台获取特异性结合微珠的荧光信号，软件分析后得到特异性抗原的类型。

（二）方法学——Luminex液相悬浮芯片系统

1. 标本处理、运输及保存

（1）用无抗凝剂的红帽采血管采集患者全血3～5ml，常温密封送检。如果运输过程超过48小时，应该分离血清红细胞，4℃或−20℃条件下运输。

（2）血液凝固后，3000r/min离心10分钟采血管，吸取采血管中部血清1.0ml，−80℃冰箱冻存至少12小时备用。

2. 试剂　商业化群体反应性抗体（PRA）筛查和HLA特异性抗体检测试剂盒。

3. 仪器　Luminex仪器，微孔板快速振荡器，过滤板，真空泵。

4. 标准操作规程

（1）每组实验至少设置1个阴性和1个阳性对照。

（2）每孔加入200µl去离子水，室温5分钟，用真空泵缓慢抽掉液体。

（3）群体反应性抗体筛查：每孔加入20µl洗脱缓冲液和2.5µl微珠，再加入6µl血清标本，阴性、阳性对照孔中分别加入6µl阴性、阳性血清，轻拍混匀。

（4）HLA特异性抗体检测：每孔加入20µl HLA特异性抗体微珠，再加入5µl血清标本，阴性、阳性对照孔分别加入5µl阴性、阳性血清，轻拍混匀。

（5）避光，将微孔板置于振荡器快速振荡300r/min，室温孵育30分钟。

（6）孵育结束后每孔加入100µl洗脱缓冲液洗脱，轻拍混匀，用真空泵缓慢抽掉液体。再加入250µl洗脱缓冲液洗脱，轻拍混匀，用真空泵缓慢抽去液体，加入250µl脱缓冲液重复洗脱2次。

（7）用洗脱缓冲液以9∶1比例稀释二抗，每孔加入25µl稀释的二抗。避光，将微孔板置于振荡器快速振荡300r/min，室温孵育30分钟。

（8）第二次孵育结束后每孔加入80µl洗脱缓冲液，用移液器吹打混匀。Luminex上机读取数值。

（9）结果分析

［PRA筛查］

首先观察Pos Ctrl与3个CONs是否在正常范围内。阴性、阳性对照血清及标本的Pos Ctrl应大于10 000。若所有微球的反应值均低于50，要考虑是否有遗漏加标本的情况。

观察Adj Val1、Adj Val2、Adj Val3，＞0为阳性反应，＜0为阴性反应。

依据积分判读结果：如果CI-01≥1，则HLA-Ⅰ类特异性抗体为阳性；若CI-01＝0，其他6微珠中的任意1个及以上（CI-02～CI-07）积分≥2，则HLA-Ⅰ类特异性抗体为阳性，否则为阴性。

当个别内控值很高但其余2个内控值正常时，可使用VBAF判断方式及另2个正常的内控值综合考量Raw/Adj Value/Score判断结果。

当3个CONs均很高时，此结果不能使用。必须通过重新处理标本血清或重新采血后再次实验。

HLA-Ⅱ类特异性抗体判断同上（图15-1-1）。

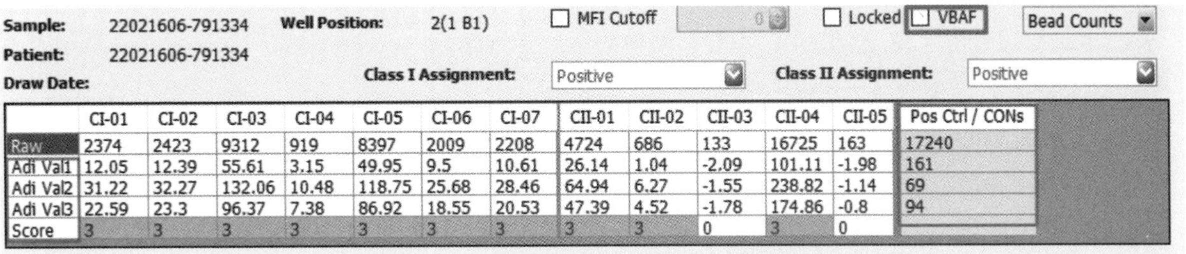

	CI-01	CI-02	CI-03	CI-04	CI-05	CI-06	CI-07	CII-01	CII-02	CII-03	CII-04	CII-05	Pos Ctrl / CONs
Raw	2374	2423	9312	919	8397	2009	2208	4724	686	133	16725	163	17240
Adj Val1	12.05	12.39	55.61	3.15	49.95	9.5	10.61	26.14	1.04	-2.09	101.11	-1.98	161
Adj Val2	31.22	32.27	132.06	10.48	118.75	25.68	28.46	64.94	6.27	-1.55	238.82	-1.14	69
Adj Val3	22.59	23.3	96.37	7.38	86.92	18.55	20.53	47.39	4.52	-1.78	174.86	-0.8	94
Score	3	3	3	3	3	3	3	3	3	0	3	0	

Sample: 22021606-791334　Well Position: 2(1 B1)　□ MFI Cutoff　0　□ Locked □ VBAF　Bead Counts
Patient: 22021606-791334
Draw Date:　Class I Assignment: Positive　Class II Assignment: Positive

图15-1-1　群体反应性抗体筛查结果判读

群体反应性抗体筛查结果中HLA-Ⅰ、Ⅱ类特异性抗体阳性时再继续进行确认实验，即HLA特异性抗体检测。

[HLA特异性抗体检查]

观察Lowest A、Lowest B、Lowest C及Negative CON反应值，是否在正常范围内（小于300）。

观察Positive CON反应值：阴性、阳性对照血清及患者标本的Positive CON应大于10 000，若患者标本的Positive CON偏低，但大于3500，也可以接受。

软件默认的MFI Threshold为750，当微珠的Raw Value＞750，且MFI/LRA＞Cutoff时，软件自动判定为阳性结果。根据Raw Value、MFI/LRA与Cutoff的差值、交叉反应组图谱（CROSS REACTIVE GROUP，CREG）、抗原表位（Eptiopes）等综合分析需要调节时，可选择MFI Cutoff手动输入数值，保存后，软件将重新分析抗体的抗原表位。

$$MFI/LRA = \frac{Individual\ bead\ MFI}{Lowest\ locus\ Bead\ MFI}$$

当患者标本绝大多数微珠的MFI＞15 000时，需稀释血清后重做实验。

供者特异性HLA抗体（donor specific antibody，DSA）是指患者体内存在的抗供者抗原的特异性HLA抗体。DSA判定原则：首先对比供者HLA抗原分型报告与受者的HLA抗体报告，如存在一致位点，此一致的位点为DSA；若无一致位点，再根据交叉反应组和抗原表位理论进一步分析，存在强交叉反应和相同的抗原表位时，也应把该位点作为DSA（文后彩图21）。

（三）结果解读

1. 参考区间

（1）群体反应性抗体筛查：MFI≥10 000强阳性；1000～10 000阳性；500～1000可疑阳性；＜500阴性。

（2）HLA特异性抗体检查：MFI≥10 000强阳性；4000～10 000中阳性；750～4000弱阳性；＜750阴性。

2. 临床意义　HLA在人类免疫系统中起到非常重要的作用。妊娠、输血、器官移植、骨髓移植、炎症和病毒感染等均可导致抗HLA抗体的产生。这些特异性抗体对移植物（造血干细胞移植）的存活起重要作用。目前临床单倍体移植处理原则是：患者DSA强阳性，原则上应更换供者，如果无供者可替换，或DSA中阳性时，需对受者进行治疗。患者在回输干细胞前，回输后14天、1个月、2个月等直至DSA转阴。DSA弱阳性时，可以酌情处理，MFI低于2000，一般不用处理。受者存在DSA时需要处理的最佳阈值仍是需要探讨的问题。

3. 注意事项

（1）采血时患者必须空腹，采用无抗凝剂的红帽管，严重溶血或脂血标本均为拒收标本，需要重新采集。

（2）检测前将血清标本置于-80℃冰箱冻存，以降低其聚集物和脂类的影响。

（3）实验过程中，孵育的环境温度需维持在22～24℃。

（4）当标本检测的背景值过高时，采用吸附微珠处理待测标本后重做实验。

（5）自身免疫病及免疫抑制剂的治疗会对检测值产生影响，当内控值异常时应结合患者病情及治疗情况，决定是否重新采血。

三、*KIR*基因分型检查

（一）实验原理

采用序列特异性寡核苷酸探针法（sequence specific oligonucleotide，SSO），利用Luminex平台，

对杀伤细胞免疫球蛋白样受体（killer immunoglobulin- like receptors，KIR）进行基因分型。实验基于标记的单链PCR产物与SSO探针之间杂交。使用PCR的DNA扩增通常利用等摩尔量的正向和反向引物以生成双链DNA产物。然而，如果一种引物的含量相对于另一种过量，则除双链产物外，还会生成一些单链DNA产物。在扩增步骤的初始循环期间，生成双链DNA。当限制性引物被耗尽，剩余的引物会利用双链产物作为模板生成单链DNA。该方法会生成双链和单链产物，发生变性后，二者均参与杂交反应。不同类型的KIR探针可吸附至相应颜色的微珠上，探针所获取的相应信号可用于将分配的探针作为与扩增DNA样品杂交而产生阳性或阴性反应，从而得出检测标本*KIR*基因分型的信息。

（二）方法学

1. 标本处理和保存

（1）用EDTA-K$_2$或3.2%柠檬酸钠抗凝采血管采集患者全血或骨髓3～5ml，密封送检。

（2）采血管2000r/min离心10分钟，吸取白细胞膜层，参照DNA提取试剂盒或者全自动核酸提取仪相应说明书进行提取。

（3）提取后的DNA置于4℃或−20℃保存。

2. 试剂　DNA提取纯化试剂盒，KIR-SSO试剂盒，2%琼脂糖凝胶，DNA Marker DL2000。

3. 仪器　Luminex仪器，PCR基因扩增仪，凝胶成像仪。

4. 标准操作规程

（1）基因组DNA的提取纯化：①参照DNA提取试剂盒或者全自动核酸提取仪相应说明书进行提取。②DNA纯度A260/A280比值为1.7～1.9，浓度调至30～50ng/µl。

（2）PCR扩增反应 扩增体系如表15-1-1所示。

表15-1-1　KIR扩增体系

成分	体积（µl）/份
LIFECODES Master Mix（MX-K1或MX-K2）	3
ddH$_2$O	4.8
Taq酶（1U/µl）	0.2
DNA模板	2
总体积	10

（3）PCR扩增程序（表15-1-2）。

表15-1-2　KIR扩增程序

步骤	温度/℃	温育时间	循环数
1	95	2分钟	1
2	94	30s	
	59	90s	40
	72	30s	
3	72	15分钟	1
4	4	保持	1

（4）采用2%的琼脂糖凝胶电泳的方法确认扩增效果。取2.5µl PCR产物电泳检测。

（5）杂交：①用热板或水浴将微珠在55～60℃预热5～10分钟；②取2.5μl PCR产物加至96孔板中杂交板上；③取7.5μl对应probe mix加至96孔板中与产物混合；④杂交扩增程序：56℃ 20分钟，56℃保持。

（6）配置 Dilution solution/PE-Streptavidin 混合液（Dilution solution 与 PE-Streptavidin 以200：1的比例混合）。

（7）结果分析：①首先内控 Probe 100和 Probe 200需大于400。②检查框架基因 *3DL3*、*3DP1*、*2DL4*、*3DL2* 是否均阳性。③Percentage 设置为30，cutoff＋/–10%以内的百分比用绿色标记、cutoff＋/–30%以内的百分比用蓝色标记，提示应注意是否需要调整。④探针111（2DS2）/151（2DL2）、126（3DS1）/131（2DS1）、128（3DL1）/145（2DS4）是否一致，一般均同时出现，如有不一致时需检查探针反应情况，必要时重新做实验。⑤检查是否有 *2DS4* 基因，如果有，则必须含有2DS4*all EX.4。本试剂 *2DS4* 基因设计有3种基因型，2DS4*all EX.4、2DS4*full length Ex.5、2DS4*deletion Ex.5，当 *2DS4* 的5号外显子为纯合型缺失时，该基因不算作激活型KIR。⑥有效iKIR的判断：查看并确认供、受者间不同的KIR配体，对于供者有，而患者没有的配体，其对应的 *KIR* 基因可确认为有效iKIR，可发挥移植物抗白血病作用。⑦激活型KIR拷贝数计算：计算KIR分型结果中激活型KIR基因的个数，有几个算作几个激活拷贝数，2DS4无论几个仅算作1个，且5号外显子为纯合型缺失时，不作为激活型KIR。⑧KIR单倍型：分为A、B型。

（三）结果解读

1. 临床意义　KIR是一种主要表达在NK细胞和部分T细胞表面的受体，呈高度多态性。KIR能特异性地识别细胞表面HLA-Ⅰ类分子并与之结合，从而发挥免疫调节功能。NK细胞对于自身细胞没有杀伤作用，KIR配体与HLA-Ⅰ类基因表达蛋白结合保护自身细胞免于杀伤，当自身细胞出现病变，HLA-Ⅰ类分子缺失时，失去KIR配体的抑制作用，NK细胞就将自身细胞杀死，发挥移植物抗白血病（graft versus leukemia，GVL）作用。本实验通过检测 *KIR* 基因分型，为患者选择合适的供者提供理论依据。目前国内外不同移植中心有关KIR不合对移植预后影响的结论不一致，可能是由预处理方案、干细胞来源、基础疾病及定义KIR不合的模式不同所导致。因此，KIR不合对移植预后的影响及供者选择时应充分考虑移植方式的差异。

2. 注意事项

（1）本试剂2DS3易出现假阴性，当有2DL5出现，而2DS3阴性时，应检查探针反应情况，必要时重新进行实验，或用其他实验方法验证。

（2）2DS3可算作激活型KIR，但不能作为有效iKIR。

四、STR嵌合分析

（一）实验原理

短串联重复序列（short tandem repeat，STR）是一类广泛存在于人类基因组中的DNA多态性基因座。它由2～6个碱基对构成核心序列，呈串联重复排列，因个体间DNA片断长度或DNA序列差异而成高度多态性。其产物长度的多态性，可用PCR扩增来进行嵌合分析。

此外，allo-HSCT早期免疫重建的监测可以通过分选不同免疫细胞亚群，来提高嵌合检测的准确性和灵敏度。因此，可以利用细胞分选技术分离不同亚群细胞，使用偶联有特异性识别抗体的磁珠，使细胞经过磁场时得到分离，提取目的细胞亚群DNA，进一步进行STR嵌合分析。

（二）方法学——STR-PCR片段分析法

本实验室利用STR多重分析试剂盒，在单个PCR反应中扩增23个常染色体STR位点（D3S1358、

vWA、D16S539、CSF1PO、TPOX、D8S1179、D21S11、D18S51、Penta E、D2S441、D19S433、TH01、FGA、D22S1045、D5S818、D13S317、D7S820、D6S1043、D10S1248、D1S1656、D12S391、D2S1338、Penta D）和2个性别标记位点（Yindel、Amelogenin）。检测采用6种荧光染料，其中1种用于染料与复合扩增产物混合后同步电泳的分子量内标DNA片段，余下的5种染料颜色标记STR基因座。荧光染料标记在引物的5′端，扩增后使相应PCR产物的一条链均携带标记引物的荧光染料，使扩增产物在检测设备上识别。用智能分析软件GeneMapper® ID-X处理序列文件，得到STR分型结果。

1. 标本处理和保存 EDTA或者枸橼酸钠抗凝全血或骨髓2～3ml，2000r/min离心10分钟，吸取白细胞膜，进行基因组DNA提取，提取后的DNA置于4℃或−20℃保存。

2. 试剂 DNA提取纯化试剂盒，商业化STR-PCR扩增试剂盒，商业化CD3/CD19/CD56阳性细胞免疫磁珠分选试剂盒。

3. 仪器 PCR基因扩增仪，Applied Biosystems 3730xl基因分析仪。

4. 标准操作规程

（1）基因组DNA的提取纯化：①参照DNA提取试剂盒或者全自动核酸提取仪相应说明书进行提取。②DNA的要求：纯度A260/A280比值为1.7～1.9，浓度调至2ng/μl。

（2）PCR扩增反应：①配制反应体系混合液：将各试剂组分仔细混匀，瞬时离心，并依次加入反应管中。每孔加入对应模板DNA，扩增反应管盖好盖，充分混匀、短暂离心使反应物完全离心到管底。②待PCR扩增仪预热半小时后，放上反应管，运行扩增反应程序。扩增完毕，关闭扩增仪，取出标本放入4℃冰箱中避光保存。

（3）扩增后测序标本准备及测序：①准备测序格局图和上机试剂，包括LIZ600、Ladder、甲酰胺。②配制甲酰胺/LIZ600测序体系，漩涡振荡10～15秒混匀，瞬时离心。③在每孔中加入一定体积甲酰胺/LIZ混合缓冲液，加入扩增产物（或等位基因Ladder混合物），轻轻混匀，略微离心进样板，以消除气泡。需注意LIZ600、Ladder，禁止高速离心；试剂对光敏感，避免长时间暴露并在冰上操作；每次电泳保证有要有1个Ladder。

（4）测序仪读板检测：①为便于及时上机检测，测序仪正式读取数据前30分钟请打开测序仪，相连电脑，最后打开软件。②编辑Sample Sheet，请特别注意核对待检测的标本编号为对应测序反应板及孔号。③将测序反应板按顺序放入测序仪上进行片段分析检测。④按下启动按钮，收集原始数据。⑤使用GeneMapper® ID-X软件进行数据分析，并最终产生STR嵌合报告。

（5）细胞分选步骤：本实验室采用CD3/CD19/CD56阳性细胞免疫磁珠分选试剂盒。①准备15ml离心管，标记标本名称，用于全血稀释。用缓冲液与全血1:1稀释，颠倒混匀。②室温下800×g离心10分钟，不能制动停止。③取白膜层细胞一定体积即全血体积的1/5至10ml圆底离心管中。④加入等体积的RBC裂解液，室温孵育5分钟。⑤加入CD3/CD19/CD56细胞分选液（按稀释标本的25μl/ml的量取细胞分选液），轻轻吹打或手指震荡混匀，室温孵育5分钟。⑥吹吸混匀CD3/CD19/CD56分选磁珠，加入磁珠（按稀释标本的25μl/ml的量取磁珠），轻轻吹打混匀，室温孵育5分钟。⑦加缓冲液补齐至指定位置（勿超过磁力架可吸附范围），吹吸混匀；将圆底离心管（无盖）放入磁铁中，室温孵育5分钟；拿起磁铁，弃上清液。⑧重复步骤⑦2次。⑨加入缓冲液使标本体积为1～1.5ml，将离心管壁上的细胞吹至管底瞬离，转移细胞到1.5ml离心管中并细胞计数后待用。

（三）结果解读

1. 参考区间 嵌合状态依据供者嵌合（donor chimerism，DC）分为3类：①完全嵌合（complete chimerism，CC），DC≥95%。②混合嵌合（mixed chimerism，MC），5%≤DC＜95%。③完全受者嵌合，DC＜5%。

嵌合率根据各位点的STR分型结果，将收集到的荧光标记的峰面积利用相应公式代入计算，分为两类公式。

（1）Ⅰ类公式中，供体和受体分别至少含有1个特异性等位基因，由供体和受体之间的非共享等位基因来计算嵌合率，Ad和Ar分别代表供体和受体的峰面积，计算方法：

$$嵌合率＝Ad/（Ad＋Ar）$$

（2）Ⅱ类公式中，供体和受体不能分别具有一个特异性等位基因，则由一个共享等位基因和一个非共享等位基因来计算嵌合率，A*代表共享等位基因的峰面积。

当供体含非共享等位基因，Ar代表非共享等位基因的峰面积，计算方法：

$$嵌合率＝1-2×Ar/（Ar＋A*）$$

当受体含非共享等位基因，Ad代表非共享等位基因的峰面积，计算方法：

$$嵌合率＝2×Ad/（Ad＋A*）$$

2．临床意义　动态监测allo-HSCT后，不同免疫细胞亚群的嵌合状态，对预判移植物植入，减少疾病复发和移植物排斥，降低移植物抗宿主病发生风险有重要意义。

3．注意事项

（1）分选标本：①用于分选的标本应尽早送达，且常温放置，避免细胞破碎细胞状态变差影响分选效果。②分选细胞数要求：

LY ≥ $0.5×10^9$/L 时，静脉血 5ml；

$0.1×10^9$/L ≤ LY < $0.5×10^9$/L 时，静脉血 10ml；

LY < $0.1×10^9$/L 或 WBC < $1×10^9$/L 时，不建议分选。

当细胞数过低时采血量需增加，原则上越多越好，以期足够分选。

（2）Stutter峰的干扰：Stutter峰的产生是由于链滑脱错配机制，在引物延伸过程中，引物链或模板链滑脱，导致一个重复单位形成碱基非配对环。大多数Stutter峰比相应等位基因峰小一个重复单位，具有基因座和试剂盒特异性及个体化差异。

如果用于计算嵌合率的特异性等位基因与Stutter峰重合，并且该特异性等位基因的峰面积小于产生该Stutter峰的等位基因的峰面积时，此基因位点将不作计算。

五、病原体核酸检测

血液系统肿瘤或大剂量化疗药物的应用极大地损害免疫系统，容易引起新的病毒感染或常见病毒再激活，包括CMV、EB、单纯疱疹病毒、BKV、HBV、HCV等。病毒感染与造血干细胞移植密切相关，其显著升高造血干细胞移植受者的致病率和死亡率。病毒能够影响造血干细胞移植后免疫重建，可能会干扰基础疾病和移植物抗宿主病的控制，最终影响造血干细胞移植的效果。因此，病毒感染的最佳处理是降低造血干细胞移植患者的病毒相关致病率和死亡率的关键。造血干细胞移植后病毒感染的管理包括多种步骤，其中，监测病毒血症是促进造血干细胞移植后抗病毒干预的主要内容。本书结合中国医学科学院血液病医院实验室开展的项目，就造血干细胞移植中常见的病毒监测的方法学进行阐述。

（一）实验原理

实验采用血清/血浆、尿液或便标本，利用针对所检测病毒的核酸保守区域设计一对特异性引物和一条特异性荧光探针，配以PCR反应液，通过荧光探针法定量PCR技术对标本中病毒的特异性片段进行检测，待测标本与一系列浓度已知的标准品在同一条件下共同扩增，并进行实时检测，基于标准品的循环阈值（Ct值）及一系列已知的浓度值作出标准曲线，再根据待测标本的Ct检测值在标准曲线上的位置找到对应的待测标本的拷贝数。

（二）方法学——荧光探针法实时定量PCR

1．标本处理和保存

（1）血液：用一次性的针筒抽取患者静脉血2～5ml，置于灭菌的一次性抗凝（枸橼酸钠或EDTA）试管中，密封送检。

（2）尿液：留取中段晨尿约20ml，密封送检。

（3）便：留取一元硬币大小的干便或1ml稀便，置于无菌的一次性容器中，密封送检。

2．试剂　商业化CMV核酸测定试剂盒、商业化EB病毒核酸测定试剂盒、商业化HBV和HCV核酸测定试剂盒以及商业化BK病毒核酸测定试剂盒。

3．仪器　荧光定量PCR仪，离心机，高速低温离心机，生物安全柜，恒温金属浴，磁力架。

[CMV、EB病毒和BK病毒核酸定量检测]

➤ 标准操作规程

（1）基因组DNA的提取纯化：①向1.5ml离心管中加入50μl DNA提取液。②加入50μl血清标本，充分混匀。③100℃孵育10分钟。④12 000r/min离心5分钟。⑤置4℃或-20℃保存。

（2）尿液DNA的提取纯化：①取晨尿1ml于1.5ml的无菌离心管中，12 000r/min 5分钟离心后，取沉淀。②向沉淀内加入50μl DNA提取液，充分混匀。③100℃孵育10分钟。④12 000r/min离心5分钟，取上清液4μl做PCR扩增，也可置4℃短暂保存或-20℃长期保存。

（3）便DNA的提取纯化：①取稀便50μl或将干便用生理盐水稀释后取50μl于1.5ml的无菌离心管中，12 000r/min离心5分钟后，取沉淀。②向沉淀内加入50μl DNA提取液，充分混匀。③100℃孵育10分钟。④12 000r/min离心5分钟，取上清液4μl做PCR扩增，也可置4℃短暂保存或-20℃长期保存。

（4）阳性定量参考品处理：震荡混匀，1500r/min离心数秒，备用。

（5）PCR扩增反应：①按比例取相应量的PCR反应液及Taq酶，充分混匀后按43μl/管分装至0.2ml离心管中，备用。②分别加入处理后样品（标本、阴性质控品、强阳性质控品、弱阳性质控品、阳性定量参考品）各4μl，1500r/min离心1分钟。③将各反应管放入定量PCR仪器中，按对应顺序设置阳性定量参考品、阴性质控品、弱阳性和强阳性质控品以及未知标本，进行PCR扩增。

（6）PCR扩增程序：按照厂家说明设置PCR扩增程序，依次进行变性、退火、延伸等流程。

（7）结果分析：反应结束后保存数据。调节baseline的start值（2～4）。Stop值（7～9）以及threshold值，使standard curve窗口下的标准曲线图达到最佳（r^2值为0.99～1），在保证质控物在控基础上，记录位置标本的拷贝数数值，发放报告。质控物失控时，表明测定过程存在问题，应及时分析失控原因，纠正原因后，做好失控记录，重复实验，检测值在控时，可发放报告。

➤ 结果解读

（1）可报告范围：可报告范围应依据试剂盒的性能实验，结合本实验室的特点，做出评估。血液病医院实验室CMV和EB病毒的可报告范围均小于1000copies/ml，BK病毒的可报告范围小于2000copies/ml。

（2）临床意义

1）监测血清/血浆、尿液和便中CMV和EBV活跃程度，对于造血干细胞移植、器官移植和免疫缺陷患者及使用免疫抑制剂治疗的患者预测CMV和EBV感染的发生、发展、抗病毒治疗的疗效评估和预后中具有一定的临床意义。

2）造血干细胞移植、器官移植和免疫缺陷患者及使用免疫抑制剂治疗的患者容易发生BK病毒再激活，导致不同程度的出血性膀胱炎。监测血清/血浆、尿液中BK病毒活跃程度，有助于预测BK病毒感染的发生和发展，评估抗病毒治疗的效果。

➢ 注意事项

（1）溶血标本应重新抽取血样。

（2）若甘油三酯含量超过6mmol/L或肉眼可见血浆/血清呈白色混浊状的标本，应4℃条件下13 000r/min离心15分钟，吸取下层清亮血清或血浆送检。血清、血浆标本在2～8℃可放置72小时，−70℃可长期保存，标本不宜反复冻融。

（3）DNA提取时，应注意防止标本间的相互污染。

（4）PCR扩增前与扩增后应在不同的实验室内，进行PCR所使用的试剂物品不可带到PCR结果分析处。

（5）经常用紫外光照射操作台面和操作环境。

（6）每批试剂标准品应与试剂批号相匹配。

[HBV核酸定量检测]

➢ 标准操作规程

（1）试剂准备：在试剂准备区取出试剂，室温平衡后，混匀备用。

（2）根据待测标本、阴性对照、阳性对照以及定量参考品的数量，按比例取相应量的反应液、酶混合液及内标，充分混匀成PCR混合液，瞬时离心后备用。

（3）标本处理及加样：在标本制备区，同步处理待测标本、阴性对照、阳性对照和定量参考品。取以上标本各5μl于0.2ml PCR反应管中，分别加入等量的释放剂，室温作用10分钟，按照厂家说明书加入按比例混匀的PCR反应液。

（4）PCR扩增：按对应顺序设置阴性对照、阳性对照、定量参考品以及待测标本，并设置标本名称及定量参考品浓度，选择探针的荧光通道。

（5）结果分析：反应结束后自动保存结果，根据实际情况自行调整Baseline的Start值、End值以及Threshold值，Start值可以在3～15、End值可设在5～20，调整阴性对照的扩增曲线平直或低于阈值线，分析阳性质控品和阴性质控品，使各项参数符合质控的要求，记录定量结果。

➢ 结果解读

（1）可报告范围：可报告范围应依据试剂盒的性能实验，结合本实验室的特点，做出评估。血液病医院实验室HBV的可报告范围小于1000IU/ml。

（2）临床意义：HBV再激活多见于恶性肿瘤和免疫抑制治疗患者，血液系统肿瘤患者更为常见，尤其是淋巴瘤患者。HBV再激活与多种因素相关，其中，宿主的高病毒载量是重要因素。而化疗导致的HBV再激活通常可分为三个阶段。阶段1：再激活通常始于化疗诱导的免疫抑制引起的病毒复制增加。阶段2：停止化疗后，免疫系统功能恢复，感染HBV的肝细胞被破坏。阶段3：在恢复阶段，临床肝炎消退，HBV感染标志物恢复到基线水平。因此，HBV载量监测在血液系统肿瘤预防和抗病毒治疗的各个疾病阶段均具有重要意义和价值。

（3）注意事项：注意事项除上面所述外，还应注意，实验过程严格分区进行，所用消耗品应灭菌后一次性使用，实验操作的每个阶段使用专用的仪器和设备，各区各阶段用品不能交叉使用。所有检测样品应视为具有传染性物质，实验过程中穿工作服，戴一次性手套并经常替换手套以避免样品间的交叉污染；标本操作、废弃物处理均需符合相关法规要求。

[HCV核酸定量检测]

➢ 标准操作规程

（1）试剂准备：在试剂准备区，取出试剂盒的各组分，室温放置，待其温度平衡至室温，混匀后备用。

（2）根据待测标本、阴性对照、阳性对照以及定量参考品数量，按比例取相应量的提取试剂及HCV内标，充分混匀成提取试剂混合液，瞬时离心后备用。

（3）根据待测标本、阴性对照、阳性对照以及定量参考品数量，按比例取相应量的HCV PCR反应液及 RT-PCR 增强剂，充分混匀成 PCR 混合液，瞬时离心后备用。

（4）将上述准备好的试剂转移至标本处理区，待用。阴性对照、阳性对照、定量参考品与待测标本同步处理。

（5）按照厂家试剂说明，取适量1.5ml 灭菌离心管，分别标记阴性对照、阳性对照、定量参考品及待测标本，每管加入要求体积的提取试剂1混合液。

（6）每管加入要求体积的待测标本或阴性对照、阳性对照、定量参考品，震荡混匀10秒钟，瞬时离心，每管加入要求体积的提取试剂2（充分混匀后吸取），震荡混匀10秒钟后室温静置30分钟。

（7）瞬时离心后将离心管置于磁力架分离器上，3分钟后缓慢将溶液吸出（注意不要碰到吸附于管壁的棕色物）。

（8）每管加入要求体积的 RNA 提取溶液3和要求体积的 RNA 提取溶液4，震荡混匀10秒钟，瞬时离心后将离心管再次置于磁力架分离器上。

（9）约3分钟后，将吸头插入离心管底部，从底部开始缓慢将液体完全吸出丢弃，静置1分钟后将管底残余液体完全吸出丢弃。

（10）每管加入一定体积的 PCR-mix，用吸头吸取 PCR 混合液洗脱吸附于离心管壁的棕色残留物，反复几次尽量将其完全洗脱，然后将洗脱后的全部棕色混合液转移至0.2ml PCR 反应管中，盖上管盖，转移到扩增区。

（11）PCR 扩增：将 PCR 反应管放入扩增仪样品槽，按对应顺序设置阴性对照、阳性对照、定量参考品以及待测标本，并设置标本名称及定量参考品浓度。选择所需荧光通道，设置仪器参数，保存文件，运行反应程序。

（12）结果分析：反应结束后自动保存结果，对 HCV 的曲线和相应 HCV 内标的曲线分别进行分析。根据分析后图像调节 Baseline 的 Start 值、End 值以及 Threshold 值，具体指标同 HBV，分析结果，使各项参数符合质控要求，记录定量结果。

➢ 结果解读

（1）可报告范围：可报告范围应依据试剂盒的性能实验，结合本实验室的特点，做出评估。血液病医院实验室 HCV 的可报告范围小于1000IU/ml。

（2）临床意义：HCV 再激活同样多见于恶性肿瘤和免疫抑制治疗患者，血液系统肿瘤患者更为常见，尤其是淋巴瘤患者。HCV 再激活也与多种因素相关，其中，宿主的高病毒载量是一个重要因素。与 HBV 相同，化疗导致的 HCV 再激活通常可分为相同的3个阶段。因此，HCV 载量监测在血液系统肿瘤预防和抗病毒治疗的各个疾病阶段均具有重要意义和价值。

➢ 注意事项

除以上注意事项外，HCV 检测过程中，还应注意以下几点：

1）提取标本核酸前，所有的试剂在使用前，均需在室温下充分融化、混匀后使用。建议室温放置1小时以上或置于30℃水浴30分钟以上。静置的提取试剂会形成棕色沉淀，使用前须充分混匀。

2）HCV 增强剂易粘着于管壁，使用前请瞬时离心数秒。

3）由于 HCV 为 RNA 病毒，操作过程中应特别注意防止 RNase 对 RNA 的降解作用，所有使用的器皿、加样枪等均为专用，离心管、PCR 管、吸管等一次性耗材在试验前应确保无 RNA 酶污染。

（王晓静　王继英　张　岩　宋　鸽）

第二节 | 细胞免疫治疗相关检查

细胞免疫治疗是通过体外刺激培养分离出的免疫细胞或经过修饰的免疫细胞，诱导扩增后回输患者体内，从而直接杀伤病原体、肿瘤细胞或间接抑制生存的治疗方法。细胞免疫治疗分为两大类，一类为非特异性的细胞免疫治疗，作用范围广，但缺乏特异性，包括NK细胞、淋巴因子激活的杀伤细胞（LAK）和细胞因子诱导的杀伤细胞（CIK）等；另一类为特异性的细胞免疫治疗，能够特异性识别靶细胞，杀伤效果好，包括肿瘤浸润淋巴细胞（TIL）、T细胞受体基因修饰T细胞（TCR-T）、嵌合抗原受体T细胞（CAR-T）和嵌合抗原受体修饰NK细胞（CAR-NK）等。

CAR-T细胞治疗是目前最具前景、也是临床应用最多的细胞免疫治疗方式。CAR是一种人工合成的跨膜结构，由胞外域、跨膜域和胞内域组成。胞外域是一个单链可变片段（scFv），表达识别某种肿瘤抗原的抗体可变区；跨膜域保证CAR的稳定性；胞内域进行T细胞信号转导，从而激活T细胞发挥细胞毒性。CAR-T细胞是将识别某种肿瘤抗原的CAR，通过基因转导的方法转染T细胞，使它具有特异性识别并杀伤肿瘤细胞的能力。CAR-T细胞与传统的T细胞识别抗原相比，CAR-T细胞识别肿瘤抗原不受MHC分子的限制，同时通过增加共刺激分子信号从而增强T细胞的杀瘤能力，这也就克服了肿瘤细胞在免疫逃逸机制中下调MHC分子和共刺激分子的问题。为了达到更好的治疗效果，CAR的结构经历了从第一代到第四代的发展，从第二代到第四代加入了个数不同的共刺激结构域或调控T细胞内部信号传导机制等，其增加了CAR-T细胞的增殖力和生存力。目前临床应用更多的是第二代和第三代CAR。

2021年6月，中国首个细胞治疗产品阿基仑赛注射液（Yescarta）获批上市，阿基仑赛注射液本质上是二代CAR-T细胞，为中国接受了二线或以上系统性治疗后，复发或难治性大B细胞淋巴瘤患者带来新生的希望和机会。阿基仑赛注射液是复星凯特于2017年从吉利德科学（Gilead Sciences）旗下公司Kite公司引进Yescarta（又称Axicabtagene Ciloleucel）技术，并获授权在中国进行本地化生产的靶向CD19的自体CAR-T细胞治疗产品。此前，Yescarta已在美国获批用于治疗复发难治性大B细胞淋巴瘤的成年患者。同时，它也是欧洲第一款获批上市应用的CAR-T产品，适应证有复发难治性弥漫性大B细胞淋巴瘤和原发纵隔B细胞淋巴瘤。随着细胞治疗领域的发展，CAR-T细胞产品不断向急性髓系白血病、多发性骨髓瘤、淋巴瘤甚至部分实体瘤等疾病类型拓展，同时，细胞免疫治疗的细胞类型也在不断探索，目前国际上针对NK细胞的临床试验多达千余项。未来，将会有更多的细胞免疫治疗产品不断获批，不断为患者带来曙光。

CAR-T细胞治疗使B-ALL和复发/难治B细胞淋巴瘤等多种血液肿瘤的治疗发生了革命性变化，许多患者获得持久和持续的缓解。CAR-T细胞治疗最显著的优点是治疗时间短，单次输液，封闭治疗。CAR-T细胞与常规的药品不同，细胞治疗是一种"私人订制"疗法，且生产环节复杂，所以成本非常昂贵。具体来说，CAR-T细胞治疗需要快速完成抽血、分离、激活、转染、扩增、制剂、放行、冻干、运输和给药。生产全过程需要无菌控制，同时防止不同产品之间的交叉污染，单个产品规模虽小，但操作复杂，耗时、耗力，目前多个环节都需要人工操作，机器无法取代。此外，在CAR-T细胞治疗之前对患者的选择、治疗过程后对器官各种功能的监测以及对体内持续存在的CAR-T细胞的监测均需要进行严格的实验室检查，因此，合理管理CAR-T细胞治疗是治疗成功的关键。以下内容将根据2021年欧洲血液和骨髓移植协会（EBMT）以及ISCT和EBMT联合认证委员会（JACIE）和欧洲血液学协会（EHA）的最佳实践建议讲述成人和儿童的CAR-T细胞治疗的实验室检查管理。

（一）CAR-T细胞治疗之前相关实验室检查

1. 患者资格　患者的资格应由CAR-T中心的多学科小组评估，包括细胞治疗和血液肿瘤的专家。通过询问恶性疾病等病史、身体状况、有无感染等评估患者对CAR-T产品的耐受性。

2. 实验室筛选检查和影像学检查　对于拟实施CAR-T细胞治疗的患者需要进行实验室检查，确保患者具备细胞治疗的资格，表15-2-1列举了应考虑的筛查试验。此列表并非详尽无遗，在实验设置中，应遵循实验协议。

表15-2-1　CAR-T细胞治疗前的筛查试验

筛查试验	EBMT/EHA建议	点评
疾病确诊	疾病确诊实验	如NHL的组织病理学诊断，ALL的免疫表型检测
血液病学	骨髓储备充足的证据	高疾病负荷的R/R ALL和MM很难评估骨髓储备
胆红素	临床试验＜34mmol/L；吉尔伯特综合征可接受的上限为43mmol/L	临床试验数据中没有该范围之外的患者
AST/ALT	＜4×ULN在某些试验中是禁忌证	试图确定肝脏紊乱的原因，如感染、药物毒性（包括抗真菌药物）、VoD、GVHD
肌酐清除率	＞30ml/min	当肌酐清除率＜60ml/min时，医生应考虑适当减少环磷酰胺和氟达拉滨的剂量，并可能增加LD（Lymphodepleting）和CAR-T恢复之间的间隔，允许氟达拉滨代谢物的清除
HBV	根据国家防治指南	血清学/分子检测
HCV	根据国家防治指南	血清学/分子检测
HIV	对于活动性HBV、HCV或HIV（SPC）检测呈阳性的患者，Kymriah制造的白细胞分离术将不接受。Yescarta并非如此	Kymriah采用慢病毒载体进行CAR基因制备，而Yescarta使用反转录病毒载体。关于慢病毒重组事件存在理论上的担忧
新冠病毒	白细胞分离术前鼻咽核酸检测应为阴性	通过qPCR检测新冠病毒呈阳性的无症状患者可能会继续进行CAR-T生产，但这是有风险的，由医生自行决定。在继续之前，应在白细胞分离术之前与CAR-T制造商确认可行性
新冠疫苗接种	推荐	虽然数据有限，但患者应该在入院接受CAR-T细胞治疗之前尽可能接种新冠疫苗
心功能	TTE评估心脏功能并排除显著的心包积液和结构异常，LVEF＜40%是相对的禁忌证（通过4DEF或Simpson的双平面方法） 心电图排除明显的心律失常 基线时的心脏生物标志物（肌钙蛋白和NT-proBNP）CMR评估PMBCL合并心脏疾病的程度	考虑进行心脏肿瘤学回顾以进一步评估治疗心脏优化的适用性和范围
中枢神经系统成像	除有中枢神经系统疾病史或目前神经症状者外，不需要磁共振检查	
腰椎穿刺	除有中枢神经系统疾病史或现有神经症状者外，不需腰椎穿刺	
生育能力	育龄期妇女血清或尿液妊娠试验必须阴性	必须重复检测，确认CAR-T细胞输注8天内为阴性

注：CMR，心脏磁共振；LVEF，左心室射血分数；PMBCL，原发纵隔的B细胞淋巴瘤；TTE，经胸超声心动图；ULN，正常上限；VoD，静脉闭塞性疾病。

3．白细胞分离　在进行白细胞分离之前需要对患者进行必要的实验室检查，评估是否适合单采，具体检查见表15-2-2。白细胞分离过程一般在生产车间完成。要成为CAR-T交付站点，建议获得细胞疗法认证基金会的认证。药品供应商和卫生服务有额外的要求。CAR-T产品处方/订单和非移动式白细胞分离计划/运输与CAR-T制造设施配套使用（通常通过专有的网络平台）。大多数制造商规定在运输前新鲜的白细胞储存温度为2～8℃。诺华还接受本地低温保存的细胞（30个月内）。认可、验证的白细胞分离测试方法应符合制造商的要求和授权。建议将绝对淋巴细胞计数（ALC）阈值设为0.2×10^9/L，但新证据支持对低ALC的儿科和成年患者进行CAR-T白细胞分离。必须在白细胞分离后30天内对外周血进行传染病标志物检测（结果可在发货当天获得）。微生物污染很少见，制造商可以接受白血病原始细胞的存在。由于T细胞因化疗会遭受损伤，在高危患者中，目前正在探索更好的白细胞分离技术，但同时对监管、基础设施带来了巨大挑战，成本也会受到影响。

表15-2-2　白细胞分离前的实验室检查

单采前	EBMT/EHA建议	点评
身体状态	ECoG＜2，Karnofsky＞60%	由白细胞分离医生酌情决定
化疗后间隔时间	预留足够的从细胞毒性化疗/免疫抑制/类固醇中恢复的时间	化疗后骨髓恢复造血功能
类固醇使用后间隔时间	白细胞分离前至少3天最好是7天，以尽量减少对白细胞分离的影响	允许生理替代剂量的氢化可的松，也允许局部和吸入类固醇
血氧饱和度	房间空气，≥92%	
HBV、HCV、HIV、梅毒和人类嗜T细胞病毒（HTLV）	白细胞分离前的30天内进行检测，采集和运输时必须有相应的检查结果，这些在某些国家强制执行	在一些国家，只需要进行血清学检测，如果所有血清学检测都是阴性，则不需要检测
新冠病毒PCR	无症状感染者不是禁忌证，有症状的感染者视为禁忌证	如果PCR阳性，应通知单采医生和细胞制备成员
新冠疫苗	推荐	虽然数据有限，但患者应该在入院接受CAR-T之前尽可能接种新冠疫苗
标准电解质和肾功能	必需	电解质失衡有可能导致单采过程中体液转移
血红蛋白	推荐血红蛋白＞80g/L，血细胞比容＞0.24	在白细胞分离过程中有助于建立一个良好的界面
淋巴细胞绝对计数	推荐≥0.2×10/L	低计数表明血液恢复不足，可能细胞制备会失败，幼儿需要更高的计数，值得注意的是，0.2×10^9/L CD3$^+$计数是推荐的最低阈值
血小板计数	推荐＞30×10^9/L	必要时输血
全血细胞计数	单采结束重新检查	单采可以去除＞30%的循环血小板

（二）CAR-T细胞治疗后相关实验室检查

1．短期并发症（0～28天）

（1）实验室检查：每天检查CRP、纤维蛋白原、肝功能和铁蛋白。大多数中心不定期进行细胞因子检测。在CAR-T扩张高峰期，类似白血病细胞的非典型淋巴细胞并不罕见。推荐对发热患者重复进行微生物学检测和影像学检查以排除感染。

（2）肿瘤溶解综合征：可在LD/CAR-T细胞治疗后发生，根据国家标准方案进行预防和处理。

（3）感染：活动性感染应在LD开始前控制。LD之后，所有患者均会出现中性粒细胞减少。发热时应行经验性抗微生物治疗，同时进行血液和尿液培养；胸部X线和/或胸部CT（如有指征）；呼吸道病毒筛查包括冠状病毒（新冠病毒）或更全面的呼吸道病毒筛查panel；CMV和EBV核酸检测；部分病例行腰椎穿刺和脑磁共振成像（MRI）检查。应在诊断工作和抗菌药物的选择中考虑患者的特殊危险情况（中性粒细胞减少的持续时间、以前的异基因造血干细胞移植、以前的感染和局部抗生素耐药情况）。

（4）细胞因子释放综合征（CRS）：CRS发生在30%～100%的患者，≥3级的CRS占据10%～30%，发病率取决于CAR-T产品、疾病特征和使用的CRS分级系统。典型发病时间为CAR-T后1～14天，持续时间一般为1～10天，有罕见的病例报告CRS延迟。CRS以发热38℃、血流动力学不稳定和低氧血症为特征。严重程度根据美国移植和细胞治疗协会共识标准分级，鉴别诊断包括中性粒细胞性败血症，一旦确定，应该使用经验性广谱抗生素静脉注射。

CAR-T激活导致效应细胞因子释放（IFN-γ、TNF-α、IL-2），从而引发促炎细胞因子释放［IL-1、IL-6、IFN-γ、IL-10和单核细胞趋化蛋白-1（MCP1）］，并增加CRP和高铁蛋白血症。高级别CRS的危险因素包括肿瘤负担、并发感染、CAR-T剂量和产物以及LD条件强度。

（5）巨噬细胞活化综合征（MAS）：尽管应用了托西利珠单抗，但仍持续发热，伴有器官肿大、细胞减少（骨髓噬血细胞增多）、高铁蛋白血症（＞10 000ng/ml）、肝功能障碍、凝血功能障碍（需要冷沉淀/纤维蛋白原浓缩物的低纤维蛋白原血症）和高甘油三酯血症容易并发CRS和MAS，而不单纯是CRS。患者应接受每日两次的血液检查（全血计数、肝功能、铁蛋白、CRP），并用重组人源IL-1受体拮抗剂阿纳金拉联合皮质类固醇治疗。在难治性CRS/MAS中，尽管目前缺乏数据报道，尽管有消融CAR-T的高风险，建议可以使用化疗，凡有神经系统受累，可考虑鞘内化疗。

（6）免疫效应细胞相关神经毒性综合征（ICANS）：ICANS影响20%～60%的CD19 CAR-T（≥3级，12%～30%）患者。发病通常在CAR-T治疗后3～5天，但可与CRS同时发生或在CRS后不久发生，10%的患者在输注后3周以上出现迟发性ICANS。在临床试验中，在部分患者中观察到一系列运动/神经认知障碍/神经麻痹/外周运动神经病变，与CRS无关，发病较晚（中位数27天），需要较长时间（中位数75天）来治疗。这些改变需要在临床试验中进一步评估。

ICANS的症状包括震颤、神志不清、烦躁不安和癫痫发作。语言障碍、说话迟疑和书写退化突出，可进展为表达性和接受性失语。ICANS是一种临床诊断，但脑部MRI和脑脊液检查可以排除其他诊断。脑电图（EEG）可以正常，但也可以表现出减缓和非惊厥性癫痫持续状态。诊断工作应包括头部CT、凝血筛查/纤维蛋白原和脑电图，严重ICAS或类固醇难治病例还应进行MRI和LP检查。

ICANS监测的持续时间和频率应按照产品标签/试验协议进行。成人的10点免疫效应细胞脑病（ICE）评分和儿童的康奈尔小儿谵妄（CAPD）评估通常每天进行2次。ICANS分级将ICE/CAPD评分整合到神经功能的整体评估中。

（7）心血管毒性：通常10%～20%的CAR-T治疗患者发生心血管并发症。在早期儿科CAR-T研究中，低血压是主要的心功能障碍，往往需要血管加压素支持，而心律失常、心肌损害、左心室收缩功能障碍（LVSD）、失代偿性心力衰竭和心血管死亡也有报道。CAR-T心脏毒性的危险因素包括≥2级CRS、高疾病负担和先前暴露于包括蒽环类、辐射和酪氨酸激酶抑制剂在内的心脏毒素后存在的心功能障碍。

全面的CAR-T前心血管评估，适当的监测和风险降低策略可以减少CAR-T心血管并发症。基线血清心脏生物标志物（肌钙蛋白、N-末端脑钠尿肽前体）水平升高，可能标志着CAR-T心脏毒性风险更大。心电图（ECG）将排除潜在的心律失常和QT间期延长和经胸超声心动图（TTE）定义基线左心室射血分数（LVEF）和舒张功能以识别先前存在的LVSD。在图像质量差的情况下，包括正电子发射断层扫描有心包/心肌受累的患者，可以考虑心脏磁共振（CMR）来评估淋巴瘤浸润。

2.中期并发症（28～100天）

（1）迟发的TLS/CRS/ICANS：虽然很少见，但迟发事件可能会发生，并且应该根据相应的标准进行管理。表15-2-3概述了在此期间监测并发症的推荐实验室检查。

表15-2-3　中期随访期间的实验室检查

检查	EBMT/EHA推荐		评论
	目的	频次	
全血细胞技术、生化（ALT、AST、胆红素和LDH）、纤维蛋白原和CRP	标准随访	每次随访时，按照临床指示进行	
CMV、EBV、腺病毒、新冠病毒	病毒再激活/感染（allo-HCT后）	按临床指示	
免疫球蛋白定量或血清蛋白电泳	免疫重建	1～3个月	考虑免疫球蛋白替代（静脉注射或者皮下注射）
外周血免疫分型——CD3/4/8/16$^+$56/19$^+$	免疫恢复	前3个月每月1次，之后的一年内每3个月1次	指导抗感染预防和疫苗接种
CAR-T监测	CAR-T持续时间	外周血流式细胞术检测CAR或根据临床指示用分子方法检测CAR基因	这在大多数中心是不可行的。对于B-ALL，B细胞再生障碍可作为持久性的替代

（2）感染与抗菌药物预防：常见机会性感染，在免疫重建之前必须进行预防。风险包括先前的自体/allo-HCT、桥接治疗和类固醇/妥昔单抗治疗CRS/ICAS。长时间的中性粒细胞减少、CD4 T细胞减少和B细胞再生障碍/低丙种球蛋白血症（在90天时，影响高达46%的患者）也是原因之一。第30天及90天以后的中性粒细胞减少症分别影响30%和10%～20%的患者。CD4 T细胞减少在1年和2年后恢复到＞200cells/μl者，分别占65%和86%的患者。

大多数早期感染（前30天）是细菌或呼吸道病毒感染。侵袭性真菌感染很少见。危险因素包括既往有allo-HCT、真菌感染和长期/大剂量类固醇暴露。超过30天，病毒感染占主导地位。单纯疱疹病毒和水痘-带状疱疹病毒在万乃洛韦预防的患者中不常见。CMV、EBV、腺病毒、人类疱疹病毒6、BK多瘤病毒和John Cunningham病毒的再激活是罕见的，不建议进行常规监测，除非是高风险患者（allo-HCT；高剂量/长期皮质类固醇）。新冠病毒感染对CAR-T患者来说是一个巨大的挑战，需要有在疫情期间保持CAR-T运输的指南作为指导。证据表明，CAR-T生产对HBV、HCV和HIV感染是可行的，只要在单采前和开始LD前病毒检测不到，治疗就是安全的。在HBV感染（特别是HBV表面抗原阳性和HBV DNA阳性），建议长期使用恩替卡韦/替诺福韦等药物预防。

（3）B细胞再生障碍与低丙种球蛋白血症：CAR-T细胞治疗后，B细胞再生障碍与肺部感染有关，应定期检查。在ELIANA研究（NCT02435849）中，83%的儿童B-ALL患者在6个月时都有持续的B细胞再生障碍。在ZUMA-1（NCT02348216）试验的78名应答者中，25%的患者在12个月时存在持续的B细胞再生障碍。

由于免疫学的不成熟（immunological immaturity），免疫球蛋白替换是儿科CAR-T的常规治疗方法。在成人中，CD19CAR-T细胞治疗后的长寿命浆细胞可能具有免疫保护作用，但常规的方法是对严重或复发/慢性感染的低丙种球蛋白血症（＜4g/L）进行免疫球蛋白替代。关于CAR-T中免疫球蛋白替代疗效的数据有限，目前的推荐主要是从原发性免疫缺陷（如Bruton无丙种球蛋白血症）推断出来的。一项研究表明，血清IgG水平升高导致CAR-T细胞治疗后肺感染明显减少。免疫球蛋白替代旨在维持血清成人的水平＞4g/L、儿童的水平在年龄适应的正常范围内，并按照突破性感染的发生率滴定。每周静脉注射免疫球蛋白（0.4g/kg）和皮下注射免疫球蛋白（0.1～0.15g/kg）各3～6次，达到稳定状态后，应每月测量3次，恢复功能性B细胞后可以考虑停止免疫球蛋白替代。

（4）迟发性血细胞减少：在CD19CAR-T细胞治疗后，血液毒性1年累积发生率为58%，通常会延长，并遵循两阶段的时间过程，最初的中性粒细胞恢复，随后是"第二次下降"。

持续时间和严重程度因产品和适应证而异，但28天后持续≥3级中性粒细胞减少（30%～38%）、血小板减少（21%～29%）和贫血（5%～17%）的发生率较高。危险因素包括基线血细胞减少、治疗前骨髓疾病负担、炎症状态、1年内有过allo-HCT和严重的CRS/ICAS。查找原因应考虑血红素缺乏（hematinic deficiency）、骨髓抑制药物和病毒感染（人类疱疹病毒6，细小病毒B19）。骨髓活检在28天后可能有用，以排除复发性疾病、噬血细胞和极少见的骨髓发育不良。

3. 长期随访（LTFU）（从100天起）　LTFU应由多学科团队（CAR-T医生、疾病特异性的专家、LTFU护理人员、数据管理人员、临床试验人员）进行，以了解疾病状况和晚期疗效。延长的细胞减少、低丙种球蛋白血症和感染较为常见。神经并发症和肺毒性增加死亡风险。继发性恶性肿瘤相对罕见：1例患者在制造过程中转导白血病B细胞后导致复发；在ZUMA-1试验中报道了有1例骨髓增生异常综合征。最近报道了一个由于插入突变导致的基因组编辑CD19 CAR-T后衍生的恶性肿瘤。由此可见，CAR-T治疗后的长期随访需要持续监测，推荐的实验室检查和随访频次见表15-2-4。

表15-2-4　LTFU期间推荐的检查

检查	目的	EBMT/EHA推荐的频次	评论
全血细胞计数、生化	标准随访	每次随访时	
病毒感染（外周血PCR，鼻咽拭子）	病毒感染/再激活	按临床指示	
免疫球蛋白定量、血清蛋白电泳	免疫重建	每次随访时	
外周血免疫表型—CD3/4/8/16＋56/19	免疫重建	每隔1次随访	正常化后不再需要
商业试剂盒可用于常规监测的情况下，抗CD19CAR-T监测CAR-T	CAR-T持久性	每次随访时	连续两次检测不到不再需要
内分泌功能和其他与年龄相适应的标准晚期效应检查	标准随访	每年或按临床指示	

（宋　鸽　陈树英）

参 考 文 献

［1］李丽莉. 实时荧光定量PCR产品质量标准要点分析［J］. 中国生物制品学杂志，2012，25（8）：1069-1071.

［2］V M VAN DEERLIN，D G LEONARD. Bone marrow engraftment analysis after allogeneic bone marrow transplantation［J］. Clin Lab Med，2000，20（1）：197-225.

［3］F NOLLET，J BILLIET，D SELLESLAG A CRIEL. Standardisation of multiplex fluorescent short tandem repeat analysis for chimerism testing［J］. Bone Marrow Transplantation，2001，28：511-518.

［4］CROCCHIOLO R，ZINO E，VAGO L，et al. Nonpermissive HLA-DPB1 disparity is a significant independent risk factor for mortality after unrelated hematopoietic stem cell transplantation［J］. Blood，2009，114（7）：1437-1444.

［5］MARSH SG，ALBERT ED，BODMER WF，et al. Nomenclature for factors of the HLA system［J］. Tissue Antigens，2010，75（4）：291-455.

［6］FLEISCHHAUER K，SHAW BE，GOOLEY T，et al. Effect of T-cell-epitope matching at HLA-DPB1 in recipients of unrelated-donor haemopoietic-cell transplantation：a retrospective study［J］. Lancet Oncol，2012，13（4）：366-374.

［7］RESTIFO N P，DUDLEY M E，ROSENBERG S A. Adoptive immunotherapy for cancer：harnessing the T cell response［J］. Nat Rev Immunol, 2012, 12（4）：269-281.

［8］STEFAN O CIUREA，PETER F THALL，DENÁI R，et al. Complement-binding donor-specific anti-HLA antibodies and risk of primary graft failure in hematopoietic stem cell transplantation［J］. Biol Blood Marrow Transplant, 2015, 21（8）：1392-1398.

［9］ROSENBERG S A，RESTIFO N P. Adoptive cell transfer as personalized immunotherapy for human cancer［J］. Science, 2015, 348（6230）：62-68.

［10］FEINS S，KONG W，WILLIAMS EF，et al. An introduction to chimeric antigen receptor（car）T-cell immunotherapy for human cancer［J］. Am J Hematol, 2019, 94（S1）：S3-S9.

［11］GILL S，M V MAUS，D L PORTER. Chimeric antigen receptor T cell therapy：25years in the making［J］. Blood Reviews, 2016, 30（3）：157-167.

［12］SRIVASTAVA S，RIDDELL SR. Engineering car-t cells：design concepts［J］. Trends Immunol, 2015, 36（8）：494-502.

［13］YABE T，AZUMA F，KASHIWASE K，et al. HLA-DPB1 mismatch induces a graft-versus-leukemia effect without severe acute GVHD after single-unit umbilical cord blood transplantation［J］. Leukemia, 2018, 32（1）：168-175.

［14］SOLOMON SR，AUBREY MT，ZHANG X，et al. Class Ⅱ HLA mismatch improves outcomes following haploidentical transplantation with posttransplant cyclophosphamide［J］. Blood Adv, 2020, 4（20）：5311-5321.

［15］PAPADOULI I. EMA Review of Axicabtagene Ciloleucel（Yescarta）for the Treatment of Diffuse Large B-Cell Lymphoma［J］. Oncologist, 2020, 25（10）：894-902.

［16］P J HAYDEN，C RODDIE，P BADER，et al. Management of adults and children receiving CAR T-cell therapy：2021 best practice recommendations of the European Society for Blood and Marrow Transplantation（EBMT）and the Joint Accreditation Committee of ISCT and EBMT（JACIE）and the European Haematology Association（EHA）［J］. Ann Oncol, 2022, 33（3）：259-275.

第十六章
药物浓度监测相关检查

16

第一节 | 治疗药物监测概论

治疗药物监测（therapeutic drug monitoring，TDM）是个体化药物治疗的一种重要手段。它是在药物治疗过程中，通过测定患者血液或其他体液中的药物暴露、药理标志物或药效指标，利用定量药理模型和药动学原理，分析判断药物应用的合理性，制订个体化给药方案的临床药学实践。TDM工作内容包括药物（及其代谢物、药理标志物）分析、定量计算、临床干预三部分，其临床意义在于能够优化药物治疗方案，提高药物疗效、降低毒副作用，同时通过合理用药最大化节省药物治疗费用。TDM实施应遵照《治疗药物监测工作规范专家共识（2019版）》。

一、TDM指征

具备以下性质的药物通常需要进行TDM：

1. 治疗指数窄，毒性反应强，且与体内浓度呈现相关性。该类药物的有效剂量与中毒剂量接近，用药剂量不易把控，易发生毒性反应。

2. 药物体内浓度个体间差异大。治疗过程中，患者间存在不同程度的药动学或药效学的个体间、个体内差异，体现在药物处置和药理效应方面。

3. 具有非线性药动学特征。该类药物体内消除过程存在饱和性，从而会引起体内药物浓度的急剧增加，易发生毒性反应。

4. 特殊人群中药动学特征易受影响，导致毒性反应或疗效不佳。接受药物治疗的患者中，对药物的药动学和药效学规律发生重大改变的群体，如婴幼儿、儿童、老年人、孕妇等，以及处于肝肾功能异常、胃肠功能紊乱、感染和危重症状态下的群体。

5. 易发生药物相互作用。目标药物的体内药动学或药效学过程易受到合并用药的影响，使药物处置相关蛋白（如代谢酶、转运体、耐药蛋白等）和药理效应蛋白功能增强或降低。

血液系统疾病常见TDM种类见表16-1-1。

表16-1-1 血液系统疾病常见TDM药物

类别	药物
抗菌药物	美罗培南、亚胺培南、替加环素、利奈唑胺、替考拉宁、万古霉素、达托霉素、伏立康唑、泊沙康唑、艾沙康唑、卡泊芬净
抗肿瘤药物	6-巯基嘌呤、吉非替尼、奥布替尼、来那度胺、白消安、氟马替尼、伊布替尼、伊马替尼、尼洛替尼、吉西他滨、芦可替尼、达沙替尼、维奈克拉、泽布替尼、卡非佐米
免疫抑制剂	甲氨蝶呤、麦考酚酸酯、环孢素、西罗莫司、他克莫司、甲泼尼龙
其他	艾曲泊帕、海曲泊帕

二、TDM标准流程

TDM的标准流程包括申请、标本采集、测定、数据分析、结果报送及临床干预（结果解读及调整治疗方案）、资料归档。具体如下：

1. 申请 临床提出TDM申请，必要时应详细填写患者基本情况及用药情况。

2. 标本采集　按照有关生物标本采集的要求采集标本。如为静脉用药，于静脉滴注的对侧前臂采集静脉血。及时将标本送至检测部门。

3. 测定　监测前完成当日项目质量控制验证。及时对标本进行处理和测定，不需或不能即刻测定的标本应按照具体的项目要求，妥善保存，避免稳定性因素对结果产生干扰。

4. 数据分析　依据患者用药信息、其他实验室检查信息等，计算相关药动学参数，对测定结果进行分析和判断。

5. 结果报送及临床干预　根据TDM数据分析结果，进行解释，制定个体化给药方案。

6. 资料归档　定期进行数据分析和汇总。

三、TDM标本采集要求

掌握正确的采样时间和采样方法对获得正确的血药浓度测定结果极其重要。可根据以下原则掌握采样时间：

1. 多剂量服药达到稳态血药浓度（即多次服用相同剂量超过6.64个半衰期）后采血。

2. 达到稳态血药浓度后，若评价疗效，可考虑采谷值血样或多时间点采样；若评估毒性及不良反应，可考虑采峰值血样。

3. 当怀疑患者出现急性毒性反应或急救时，可随时采血。

四、TDM标本处理方法

在保护仪器的同时降低分析背景、排除杂质对分析结果的干扰，需对待测TDM标本进行预处理。一方面由于药物在体内的存在形式不同、待测药物浓度低、生物介质组分繁杂，另一方面由于待测药物类型众多、理化性质各异等原因，对于TDM标本的预处理很难规定固定的程序和方式，需结合具体药物情况，采取恰当的分离、净化、浓集方法。

在测定血样时，首先应去除蛋白质。临床常用的标本处理方法为去除蛋白法和液-液萃取法。

去除蛋白法可选择加入与水相混溶的有机溶剂，如乙腈、甲醇、乙醇等。含药物的血浆或血清与水溶性有机溶剂的体积比为1:（1～3）时，可将90%以上的蛋白质除去。操作时，将水溶性有机溶剂与血浆或血清按一定比例混合后离心分离，取上清液作为样品。通常分离血浆或血清用的离心机（3000r/min）不能将蛋白质沉淀完全，而采用超速离心机（10 000r/min）离心1～5分钟便可将析出的蛋白质完全沉淀。此外，去除蛋白法还可选择加入中性盐、强酸、锌盐及铜盐。

液-液萃取法根据相似相溶的原则选择提取溶剂。提取时所用的有机溶剂量要适当。一般有机相与水相（体液标本）容积比为1:1或2:1。水相pH的选择一般遵循碱性药物在碱性pH、酸性药物在酸性pH介质中提取。如TDM标本不能及时测定，应短期2～8℃冷藏保存，或低于-20℃冷冻保存，冷冻既可以终止样品中酶的活性，又可以贮存样品，是一种较为理想的标本长期保存方式。血浆和血清需要在采血后及时分离，一般最迟不超过2小时，分离后再放置冷藏或冷冻柜中保存。冷冻样品测定时，需临时解冻，并平衡至室温。解冻后的样品应一次性测定完毕，避免反复冻融，以防药物含量下降。如果采集的样品需多次测定，则应以小体积分装贮存，每次按计划取一定数量进行测定。

五、TDM检测技术

据《治疗药物监测工作规范专家共识》（2019版）介绍，测定生物标本中药物浓度（血药浓度、尿药浓度、其他组织液中药物浓度）的分析技术主要有高效液相色谱技术、液相色谱-质谱联用技术、免疫学检测技术等技术方法，从药物专属性上推荐采用液相色谱-质谱联用技术和高效液相色谱技术。

1. 高效液相色谱技术　高效液相色谱技术（high performance liquid chromatography，HPLC）以液体为流动相，采用高压输液系统，将具有不同极性的单一溶剂或不同比例的混合溶剂、缓冲液等流动相泵入装有固定相的色谱柱。在柱内，各成分因在流动相和固定相中吸附或分配系数的差异而被分离，进入检测器进行检测，从而实现对样品的分析。

2. 液相色谱－质谱联用技术（LC-MS，LC-MS/MS） 集液相色谱（liquid chromatograph，LC）的高分离效能与质谱（mass spectrometer，MS）的强鉴定能力于一体，对研究对象不仅有足够的灵敏度、选择性，同时还能够给出一定的结构信息，分析方便且快速，具有其他分析方法所不能比拟的优点。随着接口技术的不断发展，LC-MS和LC-MS/MS联用技术在TDM领域的地位越来越重要，分析范围更广。对于能离子化的物质，质谱响应可达ng级甚至pg级。

LC-MS和LC-MS/MS是以液相色谱作为分离系统，质谱作为检测系统的一种分析方法。样品在流动相和质谱部分分离，被离子化后，经质谱的质量分析器将离子碎片按质量数分开，测定离子峰的强度计算出待测化合物的浓度，经检测器得到质谱图。串联质谱由两个质谱仪串联而成，一级质谱将化合物按不同质荷比进行分离并对化合物进行能量修饰，二级质谱检测被测物质与惰性气体碰撞后的碎片离子的子离子，被测物质的质荷比及其碎片子离子的质荷比共同对一个物质进行定性、定量分析，因此是一种特异性更高、更准确的定性定量分析技术。

3. 免疫学检测技术 免疫学检测技术是基于抗原－抗体之间的特异性反应，同时采用标记物标记抗体，放大检测信号，从而进行药物定量测定的方法。目前应用于药物浓度分析的免疫学检测技术主要有酶放大免疫分析法（enzyme-multiplied immunoassay technique，EMIT）、化学发光免疫分析法（chemiluminescence immunoassay，CLIA）及荧光偏振免疫法（fluorescence polarization immunoassay，FPIA）等。

EMIT通过竞争法原理检测样品中的药物。用G6PD标记的EMIT法，是利用标记在药物上的G6PD能将6-磷酸葡萄糖氧化成6-磷酸葡萄糖酸，在整个氧化反应过程中须有辅酶Ⅰ（NAD）参加，NAD本身被还原成还原型辅酶Ⅰ（NADH），同时吸收光谱发生改变。利用药物浓度与340nm处吸收度的变化关系建立标准曲线，测定样品。

CLIA是标记免疫分析法之一，是ELISA方法优化的检测方法。其原理是将发光物质直接标记于抗原或抗体上，在催化剂作用下，利用化学发光物质的氧化还原反应，分子外层电子由基态跃迁到激发态，形成一个激发态的中间体，激发态不稳定会发射光子释放能量以回到稳定基态，其产生的光量子的强度与所测抗原的浓度成一定比例，利用发光信号测量仪可实现检测；也可将氧化剂或催化剂标记于抗原或抗体上，反应结束后分离多余的标记物，再与发光底物反应，其产生的光量子强度也与待测抗原的浓度成比例。该检测方法不仅具有标本量少、操作简便等优势，还可以在较短时间内获得准确的检测结果，具有极高的临床应用价值。在定量测定人体中的微量成分和药物浓度时，CLIA主要利用微粒子发光技术，其线性范围宽、操作简便、易于实现自动化，属于高特异性、高灵敏度以及高稳定性的检测方法。

六、TDM 临床干预

当TDM检查结果不在目标治疗范围内，且出现或很可能出现临床疗效不佳或不良反应时，或检测结果在目标治疗范围内，但临床疗效不佳或出现不良反应时，需要对治疗药物监测结果进行解读。遵照《治疗药物监测结果解读专家共识》，TDM结果解读基本流程包括患者信息重整、监测结果分析、提出推荐意见、出具解读报告等过程。

1. 患者信息重整 解读前应对患者信息进行整理，整理内容主要包括患者基本信息、监测目的、待测物、检测结果、现有治疗方案、临床特殊诊疗操作、患者依从性评估、临床疗效与安全性评估、其他情况（如合并用药、肝肾功能、生活饮食特征）等。

2. 监测结果分析 解读人员应首先排除因给药方式及时间不适宜、采样方式及时间不适宜、样品保存与转运不当、实验室检测等因素导致的检测结果异常后，利用药动学、药效学、临床药物治疗学、遗传药理学等知识，结合不同的检测方法，综合分析产生该结果的原因；同时评估该结果对药物治疗效果、安全性及用药依从性等方面的影响。监测结果分析应包括但不限于：

（1）阐述监测指征与监测目的：应根据最新指南、共识或药品说明书等并结合患者的临床诊断、临床指征、用药情况及不良反应等情况，阐述监测指征与目的。

（2）分析原因：结合患者的饮食、依从性、肝肾功能、遗传学特征、现有治疗方案、合并用药等，综合分析可能导致该结果的原因。

（3）结果评价：结合监测目的、监测结果、原因分析等评价患者用药安全性、有效性或依从性等情况。当出现疑难病例时，建议根据需要组织相关专业的临床医生等治疗团队进行多学科讨论。

3. 提出推荐意见　依据监测结果分析提出推荐意见，为临床医生确定药物治疗方案、药师实施药物治疗管理及患者自我管理提供参考。推荐意见应包括但不限于以下几点：

（1）临床诊疗方案建议：基于可获得的最佳证据，结合监测目的及结果分析，提出干预建议，可利用定量药理学、遗传药理学等方法给出推荐剂量。

（2）监护与随访建议：结合患者个体情况、药物治疗特点、疾病特征等制订个体化监护与随访计划。

（3）患者自我管理建议：为患者提供自我管理（依从性、有效性、安全性）、饮食等方面的建议。

4. 出具解读报告　规范化的TDM解读报告内容应包括患者基本信息、监测结果、解读原因、结果分析与推荐意见等。

开展TDM临床干预应建立由医学、药学、护理、信息等多学科共同参与的临床路径。TDM临床干预工作指导文件（如SOP、临床路径、指南等），应由TDM专业部门和药学技术人员制定，通过医、药、护、管专家评价，报药事管理与药物治疗学委员会批准后执行。

七、TDM方法评价

建立准确可靠和可重复的定量分析方法是进行TDM的关键之一。为了确保分析方法准确性和可靠性，必须对所建立的方法进行充分验证，应考察方法的每一步骤，确定从样品采集到分析测试的全过程中，环境、介质、材料或操作上的可能改变对测定结果的影响。遵照《化学药物临床药代动力学研究技术指导原则》，一般从特异性（specificity）、标准曲线和定量范围（calibration curve）、精密度与准确度（precision and accuracy）、定量下限（lower limit of quantitation，LLOQ）、样品稳定性（stability）、提取回收率（recovery）等方面进行确认或验证，其具体要求可参考相应标准文件。

在生物样品分析方法确证完成以后开始对于未知样品进行测定。在测定生物样品中的药物浓度时应进行质量控制，以保证所建立的方法在实际应用中的可靠性。推荐由独立的人员配制不同浓度的质控样品对分析方法进行考核。

每个未知样品一般测定1次，必要时可进行复测。每个分析批生物样品测定时应建立新的标准曲线，并随行测定高、中、低三个浓度的质控样品。质控样品测定结果的偏差一般应小于20%。每个浓度质控样品至少双标本，并应均匀分布在未知样品测试顺序中。当一个分析批中未知样品数目较多时，应增加各浓度质控样品数，使质控样品数大于未知样品总数的5%。质控样品测定结果的偏差一般应小于15%，低浓度点偏差一般应小于20%，最多允许1/3不在同一浓度的质控样品结果超限。如质控样品测定结果不符合上述要求，则该分析批样品测试结果作废，应该查找和纠正失控原因后，重新进行质控和标本检测，质控合格后方可发放样品测试结果。

浓度高于定量上限的样品，应采用相应的空白介质稀释后重新测定。对于浓度低于定量下限的样品，应以零值计算。

对于缺失样品的原因应加以说明。对舍弃任何分析数据和选择所报告的数据说明理由。总之，整个分析过程应当遵从预先制定的实验室SOP。

八、TDM质量控制

质量控制是TDM的重要组成部分，通过质量控制可以有效发现和减小误差，保证测定质量。开展实验室间质量控制与实验室内部质量控制同等重要，对保证测定结果的精确能起到关键作用。

1. 实验室间质量控制　TDM实验室需符合临床实验室建设规范要求，设专门质量控制负责人，参加TDM专业组织或政府授权的相关质量管理机构的质量评价活动（能力验证）并达到要求，对仪器和设备应进行定期校准。

2. 实验室内部质量控制　在保障仪器、试剂、人员、方法、流程控制的前提下，在每批标本检测前，测定质控样品。质控样品一般为高、中、低三个浓度值。依据测定结果绘制质量控制图。允许误差依据检测方法的不同控制在可接受的范围内，以此判定当日当批测定结果的准确性。

九、TDM常用参数

C_{max}：大循环中的药物最高达峰浓度，即最大血药浓度。

C_0：药物谷浓度，即下一次给药前的血药浓度。

t_{max}：达到药峰浓度所需的时间为药峰时间。

$t_{1/2}$：体内药物消除降低一半时所需要的时间。

AUC：药时曲线下面积，反映药物体内暴露程度。

Pb：蛋白结合率，表征药物与血浆蛋白结合的程度。

CL：清除率，单位时间内清除药物的程度。

Vd：表观分布容积，表示药物在体内的分布程度。

$T > MIC$：超过MIC_{90}浓度维持的时间。

十、患者信息重整表单（表16-1-2）

表16-1-2　患者信息重整表单

患者基本信息
□门诊□住院　联系电话： 患者ID：＿＿＿＿＿＿＿＿　　姓名：＿＿＿＿＿＿＿＿　　性别：□男□女 年龄（岁）：＿＿＿＿＿＿　　身高（cm）：＿＿＿＿＿＿　　体重（kg）： 病情摘要：（包括主要诊断、简要病史、与本次监测目的相关病历记录、重要辅助检查结果等）
监测项目
监测项目： 监测目的：□常规监测□疗效欠佳□疑似药物相互作用□疑似不良反应□其他 监测次数：□初次监测□重复监测
监测结果
本次监测结果： 既往监测结果：
现行治疗方案
目前患者所处治疗阶段：□调整期□维持稳定期 当前治疗方案： 其他：
合并用药及饮食特征
可能影响监测药物浓度的合并用药情况（包括药品名称、用法用量及用药时间、可能影响分析）： 可能影响监测药物的生活饮食特征：

病理、生理状态
患者所处的特殊生理状态：□儿童□老年人□妊娠期□哺乳期 对监测药物浓度的预期影响及影响程度： 患者所处的病理状态 肝功能不全，Child-Pugh 分期：　　级 肾功能不全，cGFR：　　ml/（min·1.73m²）；CKD 分期：　　期 肾功能亢进（ARC），CRRT：　　；ECMO： 其他：
不良反应评估
□无□有。具体表现： 严重程度：□轻度□中度□重度 不良反应与待测药物关联性分析：□肯定□很可能□可能□可能无关□待评价□无法评价
遗传药理学
是否需检测患者相关基因多态性位点以明确代谢表型：□是□否 若已检测，结果为：

十一、TDM结果解读报告表单（表16-1-3）

表16-1-3　TDM结果解读报告模板

患者类型	□门诊□住院	患者ID		TDM申请科室	
姓　　名		性　别	□男□女	年龄（岁）	
临床诊断					
特殊状态	□无　　□血透　□CRRT　□其他，请详述：				
监测项目					
监测目的	□常规监测　　□剂量调整　　□药物选择　　□其他				
检测结果	检测时间		检测结果		
解读原因	检测结果不在目标治疗范围内，且出现或很可能出现临床疗效不佳或不良反应；检测结果在目标治疗范围内，但出现临床疗效不佳或出现不良反应 其他，如临床实践者提出解读需求				
结果解读	1. 阐述监测指征与监测目的 2. 分析原因 3. 结果评价与结论				
推荐意见	1. 临床诊疗方案建议 2. 监护与随访建议 3. 患者自我管理建议				

本建议仅供参考，请结合临床及其他相关检查确定诊疗方案

解读药师：＿＿＿＿＿＿＿＿＿＿　　　审核药师：＿＿＿＿＿＿＿＿＿＿

（章　萍　田稷馨　苗文娟　尹　冬）

第二节 | 抗肿瘤药物

一、伊马替尼

（一）检测方法

目前常用的检测方法有HPLC、LC-MS/MS。

（二）标本采集

1. 采血要求

（1）下次给药前30分钟内，采集静脉血3～5ml，置于EDTA-K$_2$抗凝真空采血管中，及时密封送检。

（2）若需长时间放置，可将全血标本以3000r/min离心10分钟，取血浆放入1.5ml离心管中，于−80℃冰箱中保存。

2. 监测时间及频率

（1）给予稳定剂量4～5日后达稳态，建议首日监测不应早于给药后第5天。

（2）在剂量调整时、合用细胞色素P450酶（CYP）抑制剂或诱导剂、出现肝功能异常时、怀疑疗效、患者依从性差等情况下均须进行监测。

（3）重复监测血药浓度时机与首次监测时机相同，即应在调整方案后第5日后重复监测伊马替尼血药浓度。

（三）结果解读

1. 参考范围　C_0参考范围为1000～3000ng/ml。

2. 临床意义　伊马替尼（Imatinib）作为一种成功的分子靶向治疗药物，可显著提高慢性髓细胞性白血病和费城染色体阳性急性淋巴细胞白血病患者的总体生存率，具有选择性高、疗效显著等特点，但仍有一部分患者疗效不佳或治疗失败，在考虑存在耐药、依从性差、药物间相互作用等可能的原因之外，还应考虑标准剂量是否为该患者的最佳治疗剂量。伊马替尼稳态谷浓度与临床效应之间有相关性，但稳态谷浓度存在较大的个体间差异。血浆蛋白结合率、药物吸收的个体差异性、CYP3A4酶的基因多态性等因素均可导致不同患者间伊马替尼的药代动力学差异，影响稳态血浆药物谷浓度，因此需要通过监测血浆药物浓度来判断患者体内真实的药物浓度。

3. 影响因素

（1）饮食：葡萄柚汁可使本药血药浓度升高，用药期间避免饮用葡萄柚汁。

（2）药物相互作用：①同时服用甲磺酸伊马替尼和CYP3A4诱导剂（如利福平，圣·约翰草制剂，抗癫痫药如卡马西平、苯妥英钠、苯巴比妥等）可显著降低伊马替尼的总暴露量，增加治疗失败的潜在风险，因此应避免甲磺酸伊马替尼与CYP3A4诱导剂合用。②甲磺酸伊马替尼与CYP3A4抑制剂（如酮康唑）合用可显著增加伊马替尼的药物暴露量。③甲磺酸伊马替尼与治疗窗狭窄的CYP3A4底物（如环孢素、匹莫齐特、苯二氮䓬类、HMG-CoA还原酶抑制剂）或治疗窗狭窄的CYP2C9底物或CYP2C19底物（如华法林和其他香豆素衍生物）同时服用时可使同服药物的血浆浓度升高，应谨慎合用。

（3）疾病：伊马替尼及其代谢产物几乎不通过肾脏排泄。轻中度肾功能不全患者的血浆暴露量略高于肾功能正常的患者，增加1.5～2倍，由于伊马替尼几乎不经肾脏排泄，故肾功能不全和肾功能正常患者的伊马替尼原药清除率大概相似。肝功能不全者使用本药，暴露量与肝功能正常者相似。但伊马替尼与大剂量化疗药合用时，已观察到一过性的肝毒性，患者转氨酶水平升高并出现高胆红素血症。化疗合用伊马替尼时，可能引起肝功能不全，要注意监测肝功能。

二、达沙替尼

（一）检测方法

目前常用的检测方法有HPLC、LC-MS/MS。

（二）标本采集

1. 采血要求

（1）下次给药前30分钟内及给药2小时后。采集静脉血3～5ml，置于EDTA-K$_2$抗凝真空采血管中，及时密封送检。

（2）若需长时间放置，可将全血标本以3000r/min离心10分钟，取血浆放入1.5ml离心管中，于−80℃冰箱中保存。

2. 监测时间及频率

（1）达稳态后（给予稳定剂量至少7日后）进行首次监测。

（2）在剂量调整后，合用CYP抑制剂或诱导剂，合用抗酸药、质子泵抑制剂、出现不良反应、怀疑疗效、患者依从性差等情况下均须进行监测。

（3）重复监测血药浓度时机与首次监测时机相同，即应在调整方案后第7日后重复监测达沙替尼血药浓度。

（三）结果解读

1. 参考范围　C$_0$＜2.5ng/ml，C$_2$＞50ng/ml。

2. 临床意义　达沙替尼（Dasatinib）是一种蛋白激酶抑制剂（TKI），用于治疗对甲磺酸伊马替尼耐药或不耐受的费城染色体阳性CML慢性期、加速期和急变期（急髓变和急淋变）成年患者。服用同等剂量（100mg qd）达沙替尼的患者中血药C$_0$和C$_{max}$的差异较大，且中国人群中的体内暴露量和半衰期等明显高于服用同等剂量的欧美人群。这些研究提示达沙替尼的药代动力学过程可能与基因和种族等相关。另外，研究证实达沙替尼胸腔积液的不良反应与其C$_0$显著相关：达沙替尼C$_0$每增加1.0ng/ml，风险比增加1.22倍。达沙替尼C$_0$浓度监测的主要目的是避免不良反应。达沙替尼峰浓度与AUC有良好相关性，推荐C$_{max}$或C$_{2h}$大于50ng/ml来防止T315I突变导致的疗效降低。

3. 影响因素

（1）饮食：葡萄柚汁可使本药浓度升高，用药期间避免饮用葡萄柚汁。进食高脂肪食物30分钟后单次给予本药100mg，可增加药时曲线下面积14%。

（2）药物相互作用：达沙替尼是CYP3A4代谢酶的底物和弱抑制剂。当与其他主要通过CYP3A4代谢或能够调节CYP3A4活性的药物同时使用时，有可能会影响血药浓度。①在接受达沙替尼治疗的患者中，不推荐同时应用强效的CYP3A4抑制剂（例如酮康唑、伊曲康唑、红霉素、克拉霉素、利托那韦、泰利霉素）。②达沙替尼与CYP3A4诱导剂（如地塞米松、苯妥英、卡马西平、利福平、苯巴比妥或含有金丝桃素的中草药制剂）同时使用时，可大大降低达沙替尼的暴露量，可能会增加治疗失败的风险。③H$_2$受体拮抗剂（如法莫替丁）、质子泵抑制剂（如奥美拉唑）或氢氧化铝/氢氧化镁与达沙替尼同时使用时，可能会降低达沙替尼的暴露量。因此，不推荐达沙替尼与H$_2$受体拮抗剂和质子泵抑制剂合用，同时，氢氧化铝/氢氧化镁制剂应在给予达沙替尼至少2小时前或2小时后给药。

（3）疾病：基于一项单剂量药代动力学研究的结果，轻度、中度或重度肝功能损害的患者可以接受推荐的起始剂量，但本品应慎用于肝功能损害的患者。有研究给予中度肝功能损害50mg和重度肝功能损害20mg（相当于肝功能正常者70mg），相比正常者使用70mg本药，C_{max}和AUC分别降低43%和28%。由于达沙替尼及其代谢产物在肾脏的清除率<4%，所以肾功能不全的患者预期不会出现全身清除率的降低。

三、氟马替尼

（一）检测方法

目前常用的检测方法为LC-MS/MS。

（二）标本采集

1. 采血要求

（1）在下次给药前30分钟内和用药2小时，采集静脉血3～5ml，置于EDTA-K_2抗凝真空采血管中，及时密封送检。

（2）若需长时间放置，可将全血标本以3000r/min离心10分钟，取血浆放入1.5ml离心管中，于-80℃冰箱中保存。

2. 监测时间及频率

（1）给药达稳态后（建议给予稳定剂量至少6～8天后），测定C_0和给药后2小时血药浓度（C_2）。

（2）在剂量调整后、联用CYP3A4强抑制剂或诱导剂时、不良反应时、怀疑疗效、患者依从性差等情况下均须进行监测。

（三）结果解读

1. 参考范围　暂无参考范围。

2. 临床意义　氟马替尼（Flumatinib）为小分子蛋白酪氨酸激酶抑制剂。通过抑制BCR-ABL酪氨酸激酶活性，抑制费城染色体阳性CML和部分急性淋巴细胞白血病患者的肿瘤细胞增殖，诱导肿瘤细胞凋亡。氟马替尼口服给药后吸收迅速，t_{max}中位值为2小时，高脂饮食增加氟马替尼的峰浓度和暴露量，氟马替尼与人的血浆蛋白结合率约为89.4%，口服给药后在体内分布较广，分布容积大。氟马替尼在血浆中主要以原形药物存在，主要代谢物为N-去甲基化代谢产物（M1）和酰胺键水解代谢物（M3），代谢物M1的稳态血浆暴露量约为原形药物的20%，代谢物M3的稳态血浆暴露量约为原形药物的10%，体外研究报道，代谢物M1和氟马替尼具有相似的药效作用。多次给药达稳态后，血浆中氟马替尼、M1和M3的峰浓度及AUC随剂量的增加而增加。氟马替尼在慢性髓细胞性白血病慢性期患者体内平均血浆消除半衰期为16.01～17.21小时，主要由CYP3A4酶代谢，氟马替尼对CYP3A4的抑制有时间依赖性，因此在联合CYP3A4酶强诱导剂和抑制剂时，要注意调整用药剂量。原形药物在血浆中呈双相消除，粪中原形药物排泄量约占给药剂量的50%以上。由于CML患者不同身体状况，氟马替尼、M1和M3的血浆浓度存在显著个体间差异。

氟马替尼是针对BCR-ABL设计的伊马替尼结构修饰药物，能与变异的ACR-ABL结合，从而导致白血病细胞凋亡，安全有效地治疗新诊断的费城染色体阳性CML，但仍有一部分患者疗效不佳或治疗失败，除考虑患者依从性差、药物间相互作用等可能原因外，还应考虑标准剂量是否为该患者的最佳治疗剂量，是否实现了氟马替尼治疗效益最大化。因此，需要通过检测药物浓度来判断患者体内真实的药物浓度。有必要在临床中常规进行氟马替尼的血药浓度监测。

3．影响血药浓度的因素

（1）饮食：进食高脂餐后口服氟马替尼，本药及其代谢物M1的血药峰浓度和AUC增加，M3的血药峰浓度和AUC减少，故应空腹服用。

（2）药物相互作用：氟马替尼主要由CYP3A4酶代谢，强效CYP3A4抑制剂（如大环内酯类抗菌药、三唑类抗真菌药、人类免疫缺陷病毒蛋白酶抑制剂）可能使氟马替尼暴露量增加，血药浓度增加。强效CYP3A4诱导剂（如利福平、卡马西平、苯妥英）、抑制血小板功能的药物、抗凝药可能使氟马替尼暴露量减少，血药浓度降低。

四、尼洛替尼

（一）检测方法

目前常用的检测方法有HPLC、LC-MS/MS。

（二）标本采集

1．采血要求

（1）下次给药前30分钟内，采集静脉血3～5ml，置于EDTA-K$_2$抗凝真空采血管中，及时密封送检。

（2）若需长时间放置，可将全血标本以3000r/min离心10分钟，取血浆放入1.5ml离心管中，于-80℃冰箱中保存。

2．监测时间及频率

（1）在给予稳定剂量情况下，至少7日达稳态，故首次采血时间不宜早于给药后第7日。

（2）在剂量调整后、合用CYP抑制剂或诱导剂、质子泵抑制剂、雷尼替丁、华法林、出现不良反应时、怀疑疗效、患者依从性差等情况下均须进行监测。

（3）重复监测血药浓度时机与首次监测时机相同，即应在调整方案后第7日后重复监测尼洛替尼的血药浓度。

（三）结果解读

1．参考范围

（1）有效C$_0$靶值约为761ng/ml。

（2）对于*UGT1A1*6/*6*、**6/*28*或**28/*28*基因型的患者推荐300～400mg bid：有效C$_0$靶值约为500ng/ml。

（3）对于*UGT1A1*1*等位基因的患者推荐600mg bid：有效C$_0$靶值约为800ng/ml。

2．临床意义　尼洛替尼（Nilotinib）是一种TKI，用于对既往治疗（包括伊马替尼）耐药或不耐受的费城染色体阳性CML慢性期或加速期成人患者。血浆蛋白结合率，药物吸收的个体差异性，CYP3A4酶、ATP结合盒转运体及*UGT1A1*的基因多态性等因素均可导致不同患者尼洛替尼的药代动力学差异，需要通过监测血浆药物浓度来判断患者体内真实的药物浓度。多数研究认为尼洛替尼用于CML治疗需要检测血药浓度，一定的血药浓度水平对于患者获得良好的CCyR和主要分子学反应率（major molecular response，MMR）有一定的指导意义，并可以减少相应的不良反应。

3．影响因素

（1）饮食：进食会使尼洛替尼的生物利用度增加，不应与食物一起服用，服药前2小时之内和服药后1小时之内避免进食。应避免进食葡萄柚汁和其他已知的有抑制CYP3A4代谢酶作用的食物。

（2）药物相互作用：①使用尼洛替尼期间应避免使用CYP3A4强诱导剂（如地塞米松、苯妥英、卡马西平、利福平、苯巴比妥或含有金丝桃素的中草药制剂）或延长QT间期的药物（如抗心律失常药物）。如果患者必须使用这样的药物治疗，应该考虑停止本药的服用；如果不能停止本药的治疗，并需要同时服用上述药物时，应密切监测QT间期。②质子泵抑制剂（如奥美拉唑）可能会降低尼洛替尼的疗效。因此，不推荐同时使用质子泵抑制剂，可使用质子泵抑制剂替代药物，H₂受体拮抗剂可于使用本药前10小时或使用本药后2小时后给予。氢氧化铝/氢氧化镁制剂等抗酸药应在给尼洛替尼至少2小时前或2小时后给药。③与强效CYP3A4抑制剂（如酮康唑、伏立康唑、伊曲康唑、利托那韦、克拉霉素等）合用可使本药血药浓度升高。④与P-糖蛋白（p-gp）底物合用可使两者的暴露量增加。⑤与治疗窗窄的CYP3A4底物（如环孢素、芬太尼、西罗莫司、他克莫司等）合用可使底物浓度增加，应调整给药剂量和进行适当监测。

（3）药物基因多态性：有文献指出，对于基因型为 *UGT1A1*6/*6*、**6/*28*，或者 **28/*28* 的患者，建议尼洛替尼目标C_0为500ng/ml，以防止胆红素水平升高，而对于具有 *UGT1A1*1* 等位基因的患者，初始剂量调整为600mg/d，建议尼洛替尼目标C_0为800ng/ml。

五、芦可替尼

（一）检测方法

目前常用的检测方法有 HPLC、LC-MS/MS。

（二）标本采集

1. 采血要求

（1）下次给药前30分钟内，采集静脉血3～5ml，置于EDTA-K₂抗凝真空采血管中，及时密封送检。

（2）若需长时间放置，可将全血标本以3000r/min离心10分钟，取血浆放入1.5ml离心管中，于-80℃冰箱中保存。

2. 监测时间及频率

（1）稳定剂量给药后第5天，进行首次监测。

（2）在剂量调整后、合用CYP抑制剂或诱导剂、出现不良反应时、怀疑疗效、患者依从性差等情况下均须进行监测。

（3）重复监测血药浓度时机与首次监测时机相同，即应在调整方案后第5日后重复监测芦可替尼血药浓度。

（三）结果解读

1. 参考范围　暂无相关参考范围。

2. 临床意义　芦可替尼（Ruxolitinib）是一种Janus相关激酶（JAK家族）JAK1和JAK2的选择性抑制剂，适用于治疗中危或高危骨髓纤维化、包括原发性骨髓纤维化、真性红细胞增多症后骨髓纤维化和原发性血小板增多症后骨髓纤维化患者。芦可替尼在口服后快速吸收，大约在给药后1小时血浆浓度达峰。在人的血浆中，以药物原形为主，占循环中药物相关物质的大约60%。在血浆中存在两种主要活性代谢产物，分别占原形药物AUC的25%和11%。有研究证明，芦可替尼药动学个体差异大，且该药与强CYP3A4酶抑制剂或强CYP3A4酶诱导剂合用，其暴露量会明显增加（AUC增加91%）或减少（AUC减少71%）。临床有一部分患者疗效不佳或治疗失败，应考虑标准剂量是否为该患者的最佳治疗剂量，是否实现了芦可替尼治疗效益最大化，需要通过监测药物浓度来判断患者体内真实的药物浓度。

3. 影响因素

（1）饮食：食物对本药影响不明显，可与或不与食物同服。与高脂饮食同服，未出现具有临床意义的改变（平均增加AUC14%，C_{max}降低24%）。

（2）药物相互作用：芦可替尼主要通过CYP3A4代谢（＞50%），其次通过CYP2C9代谢。体外数据表明，芦可替尼可能对肠内的CYP3A4、P-gp和BCRP有抑制作用。当与其他主要通过CYP3A4代谢或能够调节CYP3A4活性的药物同时使用时，有可能会出现相互作用。因此，不推荐同时应用强效的CYP3A4抑制剂（如酮康唑、伊曲康唑、红霉素、克拉霉素、利托那韦、泰利霉素、西柚汁等）。当本药与强效CYP3A4抑制剂或CYP2C9和CYP3A4酶双重抑制剂（如氟康唑）合并使用时，本品每日总剂量应当减少约50%，每天给药两次或在无法达到每日两次给药时将给药频率减少为对应的每日一次剂量。与强效CYP3A4抑制剂或CYP2C9和CYP3A4酶双重抑制剂合并使用时，建议增加血液学参数（如每周两次）以及与本药相关药物不良反应的临床症状和体征的监测频率。芦可替尼与P-gp、BCRP底物（如环孢素、达比加群酯、瑞舒伐他汀、地高辛等）合用时，会显著增加这些药物的浓度，使用时需注意监测，调整剂量或换用其他药物。芦可替尼与可以诱导CYP3A4的药物（如地塞米松、苯妥英、卡马西平、利福平、苯巴比妥或含有金丝桃素的中草药制剂）同时使用可大大降低芦可替尼的暴露量，可能会增加治疗失败的风险。

（3）药物代谢基因多态性：芦可替尼主要通过CYP3A4代谢（＞50%），其他代谢途径来自CYP2C9。主要包括*CYP2C9*基因的3个SNP（rs9332146、rsl057910和rs4917639）。

六、维奈克拉

（一）检测方法

目前常用的检测方法有LC-MS/MS。

（二）标本采集

1. 采血要求

（1）给药达稳态后（建议给予稳定剂量6～7天后），下次给药后5～8小时，采集静脉血3～5ml，置于EDTA-K_2抗凝真空采血管中，及时密封送检。

（2）若需长时间放置，可将全血标本以3000r/min离心10分钟，取血浆放入1.5ml离心管中，于−80℃冰箱中保存。

2. 监测时间及频率

（1）暂无明确推荐的监测时间点。建议服药后6小时抽血，即监测峰浓度（单一剂量给药时达峰时间为6～8小时，多次给药达峰时间为5～8小时）。

（2）在进行剂量调整、合用CYP 3A同工酶抑制剂或诱导剂、疗效不佳或有疑似不良反应、患者依从性差等情况下，均须重复进行血药浓度监测。

（3）重复监测血药浓度时机与首次监测时机相同，建议应在调整方案后第6～7日重复监测维奈克拉血药浓度。

（三）结果解读

1. 参考范围　无相关指南推荐范围。维奈克拉药动学研究表明，低脂饮食下，标准剂量400mg/d：稳态C_{max}为2.1±1.1μg/ml，AUC_{0-24}为32.8±16.9μg·h/ml。在150～800mg剂量范围内，其稳态AUC随剂量呈比例增加。

基于目前对维奈克拉的暴露−效应研究分析，维奈克拉体内暴露量可能与缓解率及不良事件发生率相关。

2. 临床意义　维奈克拉（Venetoclax）是全球首个靶向B细胞淋巴瘤因子2（B-cell lymphoma 2，BCL-2）的小分子选择性抑制剂类药物，它可选择性地与BCL-2结合，使BCL-2蛋白失去活性，从而快速诱导肿瘤细胞启动凋亡程序，达到治疗肿瘤的目的。

临床研究中发现，不同个体对标准剂量化疗药物的应答往往存在较大差异，会出现不同的药效学、药动学结果和不良反应，影响患者对治疗方案的短期应答和长期疗效。目前，维奈克拉的血药浓度-疗效-安全性的相关性并不明确，标准剂量是否为中国患者人群的最佳治疗剂量，药物相互作用对于维奈克拉暴露量的影响程度，都是临床剂量调整的问题和难点。因此，为实现治疗效益最大化，对于维奈克拉治疗药物监测和个体化治疗的探索十分必要。

3. 影响血药浓度的因素

（1）饮食：食物可影响维奈克拉的吸收，特别是高脂肪饮食，可增加维奈克拉的体内暴露量。与空腹相比，低脂肪饮食（约512kcal，25%脂肪卡路里、60%碳水化合物卡路里和15%蛋白卡路里）及高脂肪饮食（约753kcal，55%脂肪卡路里、28%碳水化合物卡路里和17%蛋白卡路里）可使维奈克拉的暴露量增加3.4倍和5.1～5.3倍。应在餐后30分钟内服用。

（2）药物相互作用：维奈克拉主要经CYP3A4/5代谢，且为P-糖蛋白（P-gp）抑制剂。中强度CYP3A抑制剂及诱导剂和P-gp抑制剂对该药的代谢影响较大，必须合用时，应适当调整用药剂量，并注意监测血药浓度。

（3）特殊人群：基于年龄（19～93岁）、性别、种族、体重的研究显示，在这些患者群体中，维奈克拉药动学参数未见显著差异。

（4）疾病：轻至重度肾功能损害（Cockcroft-Gault公式计算，肌酐清除率为15～89ml/min）或轻至中度肝功能损害（Child-Pugh A和B）患者，维奈克拉药动学参数未见显著差异。尚不确定肌酐清除率＜15ml/min或透析对维奈克拉药动力学的影响。重度肝功能损害（Child-Pugh C）患者，单次给予本品50mg后，AUC_{0-inf}比肝功能正常者高2.7倍，建议降低50%给药剂量。

（5）药物基因多态性：维奈克拉主要代谢酶为CYP3A4/5，其中CYP3A5具有基因多态性。CYP3A5活性降低是否会影响维奈克拉体内暴露量尚不清楚。目前，无不同基因型剂量选择推荐，建议密切监测血药浓度。此外，维奈克拉是有机阴离子转运多肽1B1（OATP1B1）弱效抑制剂，但该转运体表型对维奈克拉体内暴露量无影响。

七、巯嘌呤

（一）检测方法

目前常用的检测方法有HPLC、LC-MS/MS。

（二）标本采集

1. 采血要求

（1）在需要监测的时间点采集静脉血3～5ml，置于EDTA-K_2抗凝真空采血管中，及时密封送检。

（2）若需长时间放置，将全血标本以3000r/min离心10分钟，取下层红细胞进行计数，破碎红细胞后于−80℃冰箱中保存。

2. 监测时间及频率

（1）巯嘌呤在持续治疗2～4周内达到稳态血药浓度，达稳态血药浓度后，于下次给药前30分钟内采血。若进行剂量调整，则持续治疗时间从剂量调整日重新计算。

（2）在进行剂量调整、考虑药物相互作用、疗效不佳或有疑似不良反应等情况下，均须重复进行血药浓度监测。

（三）结果解读

1. 参考范围

（1）有研究显示，中国儿童红细胞内6-巯嘌呤核苷酸（6-thioguanine nucleotides，6-TGN）的浓度阈值约为197.5pmol/8×10^8RBC，超过浓度阈值，发生白细胞减少症的风险增加。

（2）有研究显示，红细胞内6-甲基巯基嘌呤核苷酸（6-methylmercaptopurine nucleotides，6-MMPN）的浓度阈值约为4884pmol/8×10^8RBC，超过浓度阈值，发生肝毒性的风险增加。

2. 临床意义　巯嘌呤（Mercaptopurine，6-MP）是一种抗代谢药物，是无活性的前体药物，该药主要用于治疗儿童急性淋巴细胞白血病。巯嘌呤口服吸收后代谢为具有细胞毒活性的核苷酸，主要为6-TGN，后者最终掺入DNA，导致细胞死亡。6-TGN的浓度和疗效呈正相关，同时与白细胞减少相关。巯嘌呤还可代谢产生非活性的6-MMPN，6-MMPN浓度与肝毒性相关。在接受6-MP治疗的患儿中，6-MMPN和6-TGN的红细胞浓度存在明显个体差异，治疗效果和毒副作用也不尽相同，且6-MP的治疗指数较窄，所以在治疗过程中监测患者体内巯嘌呤类药物的活性代谢产物6-TGN和非活性代谢产物6-MMPN，并以此为依据调整用药方案，对提高药物疗效、减少毒副作用具有重要意义。

3. 影响血药浓度的因素

（1）药物相互作用：别嘌醇会抑制巯嘌呤代谢，合用可明显增强巯嘌呤的疗效和毒性。巯嘌呤合用其他对骨髓有抑制作用的抗肿瘤药，会提高巯嘌呤的作用，需要调整巯嘌呤的剂量与疗程，并监测全血细胞计数。巯嘌呤合用具有肝毒性的药物，会提高肝细胞毒性的发生，应随时监测肝功能。合用氨基水杨酸盐（如奥沙拉秦、美沙拉秦、柳氮磺吡啶），会提高骨髓抑制的发生，氨基水杨酸盐可能抑制硫代嘌呤甲基转移酶（thiopurine s-methyltransferase，TPMT），合用时应尽量使用每种药物的最低剂量，随时注意有无骨髓抑制。

（2）药物基因多态性：①巯嘌呤在体内主要经过TPMT代谢，TPMT基因突变可导致酶活下降或缺失，据报道，代谢物6-MMPN与6-TGN浓度的平衡与巯嘌呤疗效密切相关，TPMT高活性者6-MMPN浓度升高、肝毒性发生增多，TPMT活性下降，在同等巯嘌呤剂量下6-TGN浓度升高，骨髓抑制发生风险提高。②NUDIX水解酶15（nudix hydrolase 15，NUDT15）是GTP脱磷酸酶，与巯嘌呤耐受、骨髓抑制相关。已有指南建议使用嘌呤类药物前进行基因检测，并根据TPMT和NUDT15基因型调整用药剂量，PharmGKB也将TPMT和NUDT15基因多态性的证据级别归为1A级别，FDA已将TPMT基因检测添加到巯嘌呤的药品说明书中，建议在使用巯基嘌呤类药物前检测TPMT基因，以筛选高风险人群。

八、白消安

（一）检测方法

目前常用的检测方法有HPLC、LC-MS/MS、GC-MS、纳米竞争性免疫法。

（二）标本采集

1. 采血要求

（1）在需要监测的时间点采集静脉血3～5ml，置于EDTA-K_2抗凝真空采血管中，及时密封送检。

（2）若需长时间放置，可将全血标本以3000r/min离心10分钟，取血浆放入1.5ml离心管中，于-80℃冰箱中保存。

2. 监测时间及频率

（1）首次监测为第一剂给药，0.8mg/kg/剂，每日4次输注：每日首剂给予白消安结束后的0、60、

120、240分钟采血（0点血样需静滴结束后5分钟在对侧手臂采集，以达到药物循环）。

（2）在进行剂量调整、考虑药物相互作用、疗效不佳或有疑似不良反应等情况下，均须重复进行血药浓度监测。

（三）结果解读

1. **参考范围**　欧洲药品管理局（European Medicines Agency，EMA）药品说明书推荐AUC = 900 ～ 1500μM·min。

2. **临床意义**　白消安（Busulfan）用于造血干细胞移植的预处理，是一种具有双重功能的烷化剂，可与鸟苷发生反应，并干扰DNA复制和RNA转录，为强效的细胞毒性药物，可引起深度骨髓抑制。33%白消安可与血浆不可逆的结合。白消安经肝脏代谢，与谷胱甘肽S转移酶（glutathione S-transferase，GST）相结合，再作为谷胱甘肽结合物被消除。白消安体内半衰期2.6小时。体内循环的白消安水平可能会受患者年龄和潜在疾病的影响。目前已有研究显示，白消安暴露量显著影响移植结果，移植之前的白消安低暴露量，与免疫抑制减少和移植失败有关联，特别是对于小儿患者，白消安是儿童造血干细胞移植预处理方案中的重要组成药物，白消安的高暴露量与移植物抗宿主病和神经毒性有关。同时白消安具有治疗窗窄、药代动力学个体差异大的特点。一些国内外中心已经开展了白消安血药浓度监测，进行个性化白消安剂量调整，以减少因暴露量过少导致的移植失败率和复发率，减少因暴露量过高导致的并发症，一定程度上改善移植的安全性和预后。最常见的白消安暴露量测定方法，是用梯形面积法估算AUC，根据AUC调整用药剂量。

3. **影响血药浓度的因素**

（1）药物相互作用：在给予白消安的前72小时内给予对乙酰氨基酚，或者两药合用，会降低白消安的体内清除率。大剂量白消安与甲硝唑、伊曲康唑合用，会提高白消安毒性发生率。白消安与地拉罗司合用，会降低白消安清除率，使用白消安前应停用铁螯合剂。白消安与抗惊厥药合用，会增加白消安的清除率、药时曲线下面积减少。

（2）特殊人群：儿童的大剂量口服白消安清除率明显高于成人，尤其是4岁以下儿童，相较于口服，静脉给药能最大限度地减少这种可变性。

（3）基因多态性：白消安主要通过与谷胱甘肽结合代谢，这依赖于谷胱甘肽S转移酶，该酶由 *GSTA1* 基因编码。目前研究表明，*GSTA1* 基因多态性与白消安清除率有相关性，从而影响白消安暴露量（PharmGKB证据级别3）。

九、吉西他滨

（一）检测方法

目前常用的检测方法有HPLC、LC-MS/MS、均相纳米免疫法（homogeneous nanoparticle immunoassay）。

（二）标本采集

1. **采血要求**

（1）在需要监测的时间点采集静脉血3 ～ 5ml，置于EDTA-K_2抗凝真空采血管中，及时密封送检。

（2）若需长时间放置，可将全血标本以3000r/min离心10分钟，取血浆放入1.5ml离心管中，于-80℃冰箱中保存。

2. **监测时间及频率**

（1）输注结束后5分钟内采血。

（2）在进行剂量调整、考虑药物相互作用、疗效不佳或有疑似不良反应等情况下，均须重复进行血药浓度监测。

（三）结果解读

1. 参考范围　目标浓度可能取决于治疗方案和药物组合，因此目前尚无统一参考范围。研究表明，吉西他滨血药峰浓度与白细胞计数下降率和血小板计数下降率存在一定相关性，峰浓度过高会增加血液学毒性的风险。

2. 临床意义　吉西他滨（Gemcitabine）为阿糖胞苷类似物，属于广谱抗代谢类抗肿瘤药物。吉西他滨静脉给药后迅速分布至全身，在细胞内脱氧胞苷激酶的作用下转变为有活性的吉西他滨三磷酸盐，该药具有细胞周期特异性，主要作用于DNA合成期的细胞，同时也可阻断细胞由G1向S期过渡，从而发挥抗肿瘤作用。吉西他滨静脉滴注后达到血药浓度峰值，血浆蛋白结合率低，在肝脏、肾脏、血液和其他组织中被胞苷脱氨酶快速代谢，半衰期短，按标准给药方案滴注，滴注开始后5～11小时内完全清除，按一周一次给药无蓄积。吉西他滨其临床疗效和不良反应具有明显的个体化差异，按体表面积确定吉西他滨给药剂量的方式，不能消除个体间的清除率和暴露量差异所带来的影响。吉西他滨血药浓度与疗效和毒性相关，血药浓度过低可能会导致肿瘤进展，血药浓度过高可能会增加毒性风险。多项研究表明，吉西他滨峰浓度与血小板减少和白细胞减少存在相关性。因此，监测吉西他滨血药浓度有助于促进其临床的合理应用。

3. 影响血药浓度的因素　药物基因多态性：研究发现其个体化差异与基因多态性有关，研究多集中于人平衡型核苷转运蛋白1（human equilibrative nucleoside transporter 1，hENT1）、脱氧胞苷激酶（deoxycytidine kinase，DCK）和胞苷脱氨酶（cytidine deaminase，CDA），但较少有明确的临床指导意义。

十、吉非替尼

（一）检测方法

目前常用的检测方法有HPLC、LC-MS/MS。

（二）标本采集

1. 采血要求

（1）下次给药前30分钟内，采集静脉血3～5ml，置于EDTA-K$_2$抗凝真空采血管中，及时密封送检。

（2）若需长时间放置，可将全血标本以3000r/min离心10分钟，取血浆放入1.5ml离心管中，于−80℃冰箱中保存。

2. 监测时间及频率

（1）给予稳定剂量7～10次给药后可达稳态，达稳态后，24小时间隔用药。建议首次监测不早于给药后第10日。

（2）在剂量调整时、合用CYP抑制剂或诱导剂、合用华法林、雷尼替丁、出现不良反应时、怀疑疗效、患者依从性差等情况下均须进行监测。

（3）重复监测血药浓度时机与首次监测时机相同，即应在调整方案后第10日后重复监测吉非替尼血药浓度。

（三）结果解读

1. 参考范围　有相关研究指出，非小细胞肺癌患者药物谷浓度≥200ng/ml时治疗有效，一般推荐浓度不高于500ng/ml。

2. 临床意义　吉非替尼（Gefitinib）是一种选择性EGFR酪氨酸激酶抑制剂，该酶通常表达于上皮来源的实体瘤，抑制EGFR酪氨酸激酶的活性可以明显抑制肿瘤生长、转移和血管生成，并加速肿瘤细胞的凋亡。作为第一个用于治疗非小细胞肺癌的分子靶向药物，吉非替尼已被美国国立综合癌症网络（NCCN）和中国临床肿瘤学会（CSCO）作为晚期EGFR突变患者的首选药物收录于指南中。吉非替尼的推荐剂量为250mg，每日一次口服，空腹或与食物同服。口服给药后，吉非替尼的血浆峰浓度出现在给药后的3～7小时。达稳后药物广泛分布于组织中，血浆蛋白结合率约为90%，可能与其他血浆蛋白结合率高的药物出现相互作用，如华法林、格列类降糖药等，同服时应注意INR及血糖监测。本药经肝脏肝药酶CYP3A4代谢，可能与肝药酶诱导剂苯妥英钠、卡马西平、利福平等及肝药酶抑制剂伊曲康唑、泊沙康唑等出现相互作用，同服时应注意监测治疗药物浓度，避免药效降低或发生不良反应。

3. 影响因素

（1）饮食：食物对本药影响不明显，可与或不与食物同服。

（2）药物相互作用：参与吉非替尼氧化代谢的P450同工酶主要是CYP3A4。与CYP3A4强诱导剂（如利福平、卡马西平、利福喷丁）合用可使本药的血药浓度降低，禁止联合使用；与华法林合用可增加出血风险，合用时应监测INR和凝血酶原时间。与长春瑞滨合用可加剧中性粒细胞减少的作用，应避免合用。与美托洛尔合用可增加美托洛尔的暴露量，也可升高其他CYP2D6底物的血药浓度。与升高胃内pH的药物（如雷尼替丁）合用可使本药平均AUC减少，减弱疗效。

（3）疾病：在中及重度肝功能损害的患者中，吉非替尼的暴露水平平均升高3.1倍。肝硬化所致中至重度肝功能损伤（Child-Pugh B或C）的患者吉非替尼血浆浓度升高。应密切监控这些患者的不良事件。肝转移导致谷草转氨酶、碱性磷酸酶或胆红素水平升高的患者其血药浓度未见升高。肌酐清除率＞20ml/min的肾功能损伤患者无须调整剂量。因肌酐清除率≤20ml/min的患者的数据有限，这些患者用药时应谨慎。

（4）药物基因多态性：吉非替尼氧化代谢的P450同工酶主要是CYP3A4。有研究认为，*CYP2D6*多态性可能在吉非替尼所致的肝损害中起作用，有关基因包括*CYP2D6*5*，*CYP2D6*10*。

十一、伊布替尼

（一）检测方法

目前常用的检测方法有HPLC、LC-MS/MS。

（二）标本采集

1. 采血要求

（1）在需要监测的时间点采集静脉血3～5ml，置于EDTA-K$_2$抗凝真空采血管中，及时密封送检。

（2）若需长时间放置，可将全血标本以3000r/min离心10分钟，取上层血浆放入1.5ml离心管中，于-80℃冰箱中保存。

2. 监测时间及频率

（1）不与CYP3A抑制剂合用时，伊布替尼420mg/560mg每日一次给药在1周后达到稳态浓度，建议用药达稳态后监测。

（2）在进行剂量调整、合用CYP3A酶抑制剂或诱导剂、疗效不佳或有疑似不良反应等情况下，均须重复进行血药浓度监测。

（三）结果解读

1. **参考范围** 迄今，尚无明确参考范围。伊布替尼 I 期临床试验中显示，AUC 超过 160ng·h/mL 的患者的布鲁顿酪氨酸激酶（BTK）被完全或几乎完全结合。

2. **临床意义** 伊布替尼（Ibrutinib）是一种不可逆的 BTK 抑制剂，与 BTK 活性位点的半胱氨酸残基形成共价键，抑制 BTK 的酶活性。非临床研究结果显示，伊布替尼能够抑制恶性 B 细胞的体内增殖和存活能力，以及体外细胞的迁徙和基底黏附能力。伊布替尼可作为单药或联合方案用于治疗慢性淋巴细胞白血病、套细胞淋巴瘤和华氏巨球蛋白血症。根据其适应证，伊布替尼的批准剂量为 420mg/d 或 560mg/d。心房颤动、出血和感染等不良事件正在成为现实世界中导致伊布替尼治疗中断的重要因素。同时从伊布替尼的药代动力学研究可以推测，药物相互作用的影响可导致伊布替尼靶向治疗浓度产生偏差，达稳态时间产生变化，从而可能导致伊布替尼相关毒性的恶化或治疗效果不足。当部分患者出现疗效不佳或治疗失败时，医生在考虑依从性差、药物间相互作用等可能的原因之外，还应考虑标准剂量是否为该患者的最佳治疗剂量，是否实现了伊布替尼治疗效益最大化，此时则需要通过监测血药浓度来判断患者体内真实的药物暴露情况。

3. **影响血药浓度的因素**

（1）饮食：与整夜禁食后服用伊布替尼相比，伊布替尼与高脂高热量膳食同服后的 C_{max} 增加 2 ～ 4 倍，AUC 增加约 2 倍。

（2）药物相互作用：伊布替尼主要通过 CYP3A4 酶代谢，因此伊布替尼与强效或中效 CYP3A 抑制剂联合给药后，其血药浓度可能增加，从而增加药物相关毒性的风险。伊布替尼与泊沙康唑、伏立康唑和中效 CYP3A 抑制剂合用时，建议调整伊布替尼的剂量。伊布替尼与强效 CYP3A 诱导剂联合给药时，伊布替尼的浓度可能降低达 90%。

（3）特殊人群：伊布替尼在肝脏中代谢，有研究显示伊布替尼的暴露量增加。

十二、泽布替尼

（一）检测方法

目前常用的检测方法为 LC-MS/MS。

（二）标本采集

1. **采血要求**

（1）在需要监测的时间点采集静脉血 3 ～ 5ml，置于 EDTA-K$_2$ 抗凝真空采血管中，及时密封送检。

（2）若需长时间放置，可将全血标本以 3000r/min 离心 10min，取血浆放入 1.5ml 离心管中，于 -80℃ 冰箱中保存。

2. **监测时间及频率**

（1）建议给药达稳态后监测。

（2）在剂量调整、用药方案改变、联用其他药物、发生不良反应时以及怀疑疗效、患者依从性差等情况下均须进行监测。

（三）结果解读

1. **参考范围** 暂无推荐参考范围。

2. **临床意义** 泽布替尼（Zanubrutinib）为布鲁顿酪氨酸激酶（Bruton tyrosine kinase，BTK）抑制剂，可与 BTK 蛋白 481 位点的半胱氨酸共价结合，抑制 223 位点的酪氨酸磷酸化，进而抑制 BTK

活性。泽布替尼用于治疗套细胞淋巴瘤（MCL）、慢性淋巴细胞白血病（CLL）、小淋巴细胞淋巴瘤（SLL）。药代动力学数据显示，泽布替尼平均终末消除半衰期为 $2 \sim 4$ 小时，在 1 天内达到稳定状态，重复给药后没有明显的蓄积，血浆浓度达到峰值的中位时间为 2 小时。泽布替尼在人体中主要通过 CYP3A 代谢。泽布替尼 320mg qd 方案的谷浓度低于 160mg bid 方案的谷浓度，但两种剂量方案的谷浓度水平都高于体外抑制实验的 IC_{50} 值。在复发难治性 B 细胞恶性肿瘤患者中的研究显示，320mg qd 和 160mg bid 剂量的稳态 C_{max} 和 AUC_{0-24h} 平均值分别为 608ng/ml 和 3492ng·h/ml，以及 344ng/ml 和 2733ng·h/ml。在套细胞淋巴瘤患者中的研究显示，320mg qd 和 160mg bid 剂量的稳态 C_{max} 平均值，分别为 513ng/ml、264ng/ml。AUC_{0-24h} 平均值相同，为 2042ng·h/ml。临床试验显示，在剂量递增中未发生剂量限制性毒性。目前有限的研究数据显示，泽布替尼的 $AUC_{0-24, ss}$、$C_{max, ss}$ 或 $C_{min, ss}$ 与疗效和不良事件无明显相关性，疗效似乎不受 $C_{max, ss}$ 或 $C_{min, ss}$ 的影响。

3．影响血药浓度的因素

（1）饮食：健康受试者随高脂餐服用泽布替尼，对泽布替尼的 C_{max}、AUC 无显著临床影响。

（2）药物相互作用：泽布替尼主要经 CYP3A 代谢，与中效或强效 CYP3A 抑制剂合用会增加泽布替尼的暴露量，与中效或强效 CYP3A 诱导剂合用可减少泽布替尼的暴露量。

（3）特殊人群：年龄对泽布替尼的药动学无临床意义的影响。轻至中度肾功能损害对本药的药动学无临床意义的影响，重度肾功能损害、透析对本药的药动学是否有影响尚不明确。与肝功能正常者相比，轻、中、重度肝功能损害者中，本药的总暴露量 AUC 分别增加 11%、21%、60%，游离药物的暴露量分别增加 23%、43%、194%。

十三、奥布替尼

（一）检测方法

目前常用的检测方法为 LC-MS/MS。

（二）标本采集

1．采血要求

（1）在需要监测的时间点采集静脉血 $3 \sim 5ml$，置于 EDTA-K_2 抗凝真空采血管中，及时密封送检。

（2）若需长时间放置，可将全血标本以 3000r/min 离心 10 分钟，取血浆放入 1.5ml 离心管中，于 $-80\,^{\circ}\mathrm{C}$ 冰箱中保存。

2．监测时间及频率

（1）给药达稳态后监测。

（2）在剂量调整、用药方案改变、联用其他药物、发生不良反应时、怀疑疗效及患者依从性差等情况下均须进行监测。

（三）结果解读

1．参考范围　暂无推荐参考范围。有文献报道，$C_{max} \approx 300ng/ml$ 导致 > 99%BTK 占用率。

2．临床意义　奥布替尼（Orelabrutinib）是一种新型强效的不可逆 BTK 抑制剂，通过与 BTK 活性位点内的半胱氨酸残基 Cys481 形成共价键而发挥作用，有效且持续地抑制 BTK 酶活性，用于治疗既往至少接受过一种治疗的 MCL、CLL、SLL 患者，具有高选择性。奥布替尼药代动力学数据显示，在 $20 \sim 400mg$ 剂量范围内，血浆暴露量 AUC 和 C_{max} 基本与剂量成等比增加。口服本药的达峰时间中值约为 2 小时。MCL 及 CLL/SLL 患者口服本药每次 150mg、每日 1 次，连用多次达稳态后的平均 AUC 分别为 $7970 \pm 1850ng \cdot h/ml$ 和 $7280 \pm 1750ng \cdot h/ml$，平均 C_{max} 分别为 $1330 \pm 384ng/ml$ 和 $1580 \pm 376ng/$

ml，平均终末消除半衰期分别为4.41±0.663h和4.04±0.313h。奥布替尼主要经CYP3A4代谢消除。目前奥布替尼的药物暴露量与临床疗效、不良反应相关研究较少，有待进一步研究探索。

3. 影响血药浓度的因素

（1）饮食：高脂高热量饮食后服用奥布替尼，可使奥布替尼的平均血药峰浓度约为空腹服药的74.8%，药时曲线下面积约为空腹服药的110%。

（2）药物相互作用：奥布替尼主要经CYP3A4代谢，与CYP3A4抑制剂或诱导剂合用可能会影响血药浓度。

（3）特殊人群：奥布替尼主要在肝脏中代谢，重度肝功能不全者禁用。

十四、来那度胺

（一）检测方法

目前常用的检测方法为HPLC、LC-MS/MS。

（二）标本采集

1. 采血要求

（1）在需要监测的时间点采集静脉血3～5ml，置于EDTA-K_2抗凝真空采血管中，及时密封送检。

（2）若需长时间放置，可将全血标本以3000r/min离心10分钟，取上层血浆放入1.5ml离心管中，于-80℃冰箱中保存。

2. 监测时间及频率

（1）首次采血时间至少在连续给予稳定剂量7天后，建议用药达稳态后监测。

（2）在进行剂量调整、出现严重不良反应等情况下，可重复进行血药浓度监测。

（三）结果解读

1. 参考范围　一项在日本新诊断的多发性骨髓瘤老年患者中进行的来那度胺和地塞米松联合治疗的Ⅱ期临床试验显示，AUC_{0-24h}用于预测严重的不良事件（AE）最准确，其中最能预测3/4级AE的AUC_{0-24h}临界值为2613.5ng·h/ml；同时一项包括6项临床研究，涉及多发性骨髓瘤、骨髓增生异常综合征、套细胞淋巴瘤患者的Meta分析显示，剂量为5～50mg范围内，来那度胺AUC是3/4级血小板减少症的重要预测因子。

2. 临床意义　来那度胺（Lenalidomide）是沙利度胺的类似物，具有免疫调节、抗血管生成、促红细胞生成和抗肿瘤的作用。来那度胺可增加T细胞和自然杀伤细胞的免疫功能，增加自然杀伤T细胞的数量，抑制单核细胞的促炎性细胞因子（如TNF-α和IL-6）的释放。来那度胺与地塞米松合用，用于治疗此前未经治疗且不适合接受移植的多发性骨髓瘤成年患者，与曾接受过至少一种疗法的多发性骨髓瘤成年患者。来那度胺与利妥昔单抗合用，治疗既往接受过治疗的滤泡性淋巴瘤（1～3a级）成年患者。

一项关于来那度胺在中国复发难治性多发性骨髓瘤患者中的研究结果显示，空腹口服10mg来那度胺胶囊（celgene），患者血药浓度达峰时间约为1小时，C_{max}为235.7±70.4ng/ml，$AUC_{0-\infty}$为873.09±235.53ng·h/ml，半衰期为3小时。一项关于来那度胺联合地塞米松治疗复发难治性多发性骨髓瘤的日本人群研究结果显示，空腹口服10mg来那度胺胶囊（celgene），第一天给药后约1小时达到峰浓度，C_{max}＝315±39.5ng/ml，$AUC_{0-\infty}$＝1037±30.5ng·h/ml；在25mg（celgene）的给药剂量下，首次给药后约1小时达到峰浓度，C_{max}＝622±29.3ng/ml，$AUC_{0-\infty}$＝2710±37.2ng·h/ml，两种给药剂量下药物的半衰期均为2.5～3小时。来那度胺主要经肾脏排泄，肾功能是影响来那度胺血浆暴露的重要因素，对于肾功能不全患者发生毒性反应的风险可能性更大，需要根据患者肾功能与血药浓度来调整剂量。同时有研究显示，来那度胺血浆暴露量增加与中性粒细胞减少症和血小板减少症的风险增加有关。因此，有必要进行来那度胺的治疗药物监测，以保证其临床合理应用。

3. 影响血药浓度的因素

（1）特殊人群：群体药代动力学显示，年龄对于来那度胺的清除率（血浆暴露量）没有影响，但需要注意老年患者更可能存在肾功能下降，在选择剂量时应谨慎并对肾功能进行监测。

（2）疾病：肾脏功能轻度受损的患者，来那度胺的药代动力学特征与健康人相似；中至重度肾功能不全患者的总清除率比健康受试者降低了66%～75%；需要血液透析患者的总清除率比健康受试者降低了80%。肾功能不全患者经过4小时透析后可以清除体内大约30%的药物。轻度肝损伤并不影响来那度胺在体内的分布，目前尚无中至重度肝损伤患者数据。

（3）其他：群体药代动力学分析表明，体重（33～135kg）、性别、种族和不同类型的恶性血液肿瘤，均不影响成年患者体内来那度胺的清除率。

（4）药物基因多态性：以下基因多态性参考PharmGKB，证据等级均为3级。①多耐药基因1（*ABCB1*）的*1199G＞A*可能是标准高危患者进行来那度胺治疗后无进展生存期的标志物；②碱性成纤维细胞生长因子（bFGF）在血管生成中起重要作用，有研究显示，携带*bFGF-921G*等位基因的患者对来那度胺联合地塞米松方案的反应性较差，治疗后疾病进展更为频繁；③β-连环蛋白（*CTNNB1*）的基因多态性可能和来那度胺治疗期间出现的中性粒细胞减少症有关。

十五、卡非佐米

（一）检测方法

目前常用的检测方法有HPLC、LC-MS/MS。

（二）标本采集

1. 采血要求

（1）在需要监测的时间点采集静脉血3～5ml，置于EDTA-K$_2$抗凝真空采血管中，及时密封送检。

（2）若需长时间放置，可将全血标本于3000r/min，4℃离心10分钟，取上层血浆放入1.5ml离心管中，于-80℃冰箱中保存。

2. 监测时间及频率

（1）推荐监测卡非佐米AUC，可于给药第1周期第1天开始采血计算AUC，以便后续调整剂量。

（2）在进行剂量调整、疗效不佳等情况下，可重复进行血药浓度监测。

（三）结果解读

1. 参考范围　迄今为止，尚无明确参考范围。一项采用多发性骨髓瘤受试者的Ⅰb/2期和2项Ⅲ期研究数据开发的群体药代动力学模型和暴露反应分析的研究表明，卡非佐米的给药剂量从15mg/m^{2}提高到20/56mg/m^{2}时，AUC越大，总体缓解率越高。此研究未发现最大浓度和总体缓解率之间存在正相关关系。对于安全性终点，此研究未发现暴露量与不良事件风险增加之间的统计学显著关系。

2. 临床意义　卡非佐米（Carfilzomib）是一种蛋白酶体抑制剂，单用于治疗先前接受过1种或更多疗法的复发性或难治性多发性骨髓瘤，与地塞米松或与来那度胺和地塞米松联用于治疗先前接受过1～3种疗法的复发性或难治性多发性骨髓瘤。卡非佐米已被证明在硼替佐米耐药的肿瘤细胞系中具有活性，并且卡非佐米对抑制蛋白酶体活性具有高度特异性。卡非佐米静脉给药后可迅速从体循环中清除，当以30分钟或者2～10分钟输注时，半衰期相似，终末半衰期为0.4～1.2小时，尽管卡非佐米的半衰期很短，但其药效学效应可持续数天。CYP酶系对卡非佐米的整体代谢中起次要作用，其主要代谢途径为肽酶的裂解和环氧化物的水解。卡非佐米全身清除率范围为151～263L/h，在肝外被清除。静脉给药后，其血浆浓度以双相方式迅速下降，峰浓度一般在输注结束时。单次静脉滴注本药27mg/m²，静脉滴注2～10分钟，平均C_{max}为4232ng/ml，平均AUC为379ng·h/ml。静脉滴注本药56mg/m²，静脉滴注30分钟，平均C_{max}为2079ng/ml，平均AUC为948ng·h/ml。剂量为20～56mg/m²时，本药暴露量呈剂量依赖性增加。鉴于卡非佐米的给药剂量较复杂，且目前尚无统一方案，因此，监测血药浓度将有助于更准确地将卡非佐米的暴露量控制在合理范围内，从而最大限度地发挥药效。

3. 影响血药浓度的因素

（1）药物相互作用：CYP酶系对卡非佐米的整体代谢中起次要作用，其主要代谢途径为肽酶的裂解和环氧化物的水解。体外试验显示，卡非佐米在体外抑制P-糖蛋白，不诱导CYP1A2和CYP3A4，然而，由于卡非佐米是静脉给药并且被广泛代谢，其药代动力学不太可能受到P-糖蛋白抑制或诱导剂的影响。

（2）特殊人群：年龄、性别、种族或民族和轻至重度肾功能不全等因素对卡非佐米的药代动力学不具有临床意义的影响。与肝功能正常者相比，轻度和中度肝功能损害者的AUC增加约50%，尚无重度肝功能损害者用药的药代动力学研究资料。

（孙新苑 李晋文 何 帅 田稷馨）

第三节 免疫抑制剂

一、甲氨蝶呤

（一）检测方法

目前常用的检测方法有HPLC、LC-MS/MS、化学发光微粒子免疫分析法（chemiluminescent microparticle immunoassay，CMIA）、EMIT、FPIA、酶免疫分析法（enzyme immunoassay，EIA）。

（二）标本采集

1. 采血要求 在需要监测的时间点采集静脉血3～5ml，置于无添加剂采血管中，及时密封送检。

2. 监测时间及频率

（1）白血病及淋巴瘤：给药开始后24小时、48小时、72小时。

（2）儿童：给药开始后18小时、42小时、66小时。

（3）一般首次监测后，每24小时监测一次血药浓度。正常代谢患者的监测频率为3次或4次；清除延迟患者的监测频率根据本药的血药浓度，儿童直到0.25μmol/L，成人直到0.1μmol/L可停止监测。

（三）结果解读

1. 参考范围

（1）成人：推荐血清浓度＜0.1μmol/L（或低于0.25μmol/L）时结合临床情况可停止解救。

（2）儿童：ALL（中/高危组）18小时：65μmol/L，ALL（低危组）18小时：33μmol/L。推荐血清

浓度低于0.25μmol/L时停止解救。

2. 临床意义　甲氨蝶呤（Methotrexate，MTX）为叶酸还原酶抑制剂，主要用于急性白血病、淋巴瘤、多发性骨髓瘤等恶性肿瘤和自身免疫性疾病。MTX的血药浓度与临床疗效及毒性反应关系密切。MTX的有效血药浓度范围窄，毒性较大，个体间差异大并且药物相互作用多。较低剂量的MTX无须常规进行血药浓度监测，大剂量MTX治疗时需进行TDM。TDM可以明确采用的化疗方案达到所需MTX胞外抗肿瘤血药浓度，避免大剂量MTX产生致命性毒性作用，明确MTX在体内的清除程度，及时制订和调整亚叶酸钙解救方案，亚叶酸钙的剂量过高会增加白血病复发风险，剂量不足会导致MTX相关毒性的发生。

3. 影响血药浓度的因素

（1）药物相互作用：非类固醇抗炎药、水杨酸类、丙磺舒、磺胺类、苯妥英、四环素、氯霉素、氨苯甲酸、长春碱、口服降糖药、质子泵抑制剂及糖皮质激素等药物致MTX血药浓度升高。考来烯胺可降低MTX的血药浓度。

（2）非基因因素：年龄、种族、性别、临床治疗方案等非基因因素与MTX清除相关。

（3）疾病：肾功能损伤会伴有血清MTX水平的升高。

（4）药物基因多态性：目前发现包括 *MTHFR*、*ABCB1*、*SLCO1B1*、*ATIC*、*GSTP1* 和 *ATIC* 等多个基因与MTX代谢相关，*ABCB1*、*MTHFR* 基因多态性与MTX的毒性和不良反应相关。

二、环孢素

（一）检测方法

目前常用的检测方法有HPLC、FPIA、RIA、CMIA、EMIT、LC-MS/MS。

（二）标本采集

1. 采血要求　下次给药前30分钟内和给药后2小时，采集静脉血2～3ml，置于EDTA-K_2抗凝真空采血管中，及时密封送检。

2. 监测时间及频率

（1）稳定剂量给药3～5天，用药达稳态后监测，口服给药下测定药物C_0和给药后2小时（C_2），静脉给药下测定药物持续静脉滴注稳态浓度（C_v）。

（2）在进行剂量调整、合用CYP同工酶抑制剂或诱导剂、疗效不佳或有疑似不良反应等情况下，均须重复进行血药浓度监测。

（三）结果解读

1. 参考范围　不同疾病、治疗方案、治疗的不同阶段，推荐的浓度范围不同。

（1）中国共识：推荐同胞相合移植有效C_0为150～250ng/ml；脐血干细胞移植持续静脉滴注方式给药，成人为200～300ng/ml，儿童为150～300ng/ml。

（2）英国指南：再生障碍性贫血患者行同种异体骨髓移植后环孢素C_0范围：成人为250～350ng/ml，儿童为150～250ng/ml。

（3）美国指南：脐带血移植后C_v为275～350ng/ml。

（4）欧洲血液和骨髓移植协会：血液恶性肿瘤干细胞预防急性GVHD移植后4周为200～300ng/ml，移植后3个月为100～200ng/ml。

（5）中国共识：自身免疫性溶血性贫血环孢素C_0范围：儿童为100～200ng/ml，成人不低于150～200ng/ml。

（6）中国共识：再生障碍性贫血患者的目标C_0范围：成人为100～200ng/ml，老年人为

100 ～ 150ng/ml；儿童为100 ～ 150ng/ml，在保持C_0的前提下尽量将C_2维持在300 ～ 400ng/ml。

（7）中国共识：获得性纯红细胞再生障碍性贫血患者的目标C_0范围：150 ～ 250ng/ml。

2. 临床意义　环孢素（Ciclosporin）作为一种钙调酶免疫抑制剂，用于预防各种组织和器官移植时的排斥反应，预防骨髓移植排斥反应，预防和治疗移植物抗宿主病、各种自身免疫性疾病。环孢素体内过程复杂，个体差异大，影响浓度的因素多。环孢素为CYP3A同工酶的代谢底物，同时是P-糖蛋白的底物。多种药物能通过抑制或诱导CYP3A4或P-糖蛋白转运体来提高或降低环孢素浓度。环孢素的治疗窗较窄。一方面，环孢素血药浓度过低，治疗疗效可能不佳；另一方面，环孢素有神经毒性和肝肾毒性，若血药浓度过高，易引起肾损伤。故建议监测环孢素的血药浓度。

3. 影响血药浓度的因素

（1）饮食：与葡萄柚汁同服可增加环孢素的生物利用度。

（2）药物相互作用：P450酶抑制剂如甲泼尼龙、大环内酯类抗生素、唑类抗真菌药物、地尔硫䓬、尼卡地平、维拉帕米、别嘌醇、胺碘酮、达那唑、溴隐亭、伊马替尼、甲氧氯普胺、口服避孕药、奈法唑酮、波普瑞韦、替拉瑞韦、HIV蛋白酶抑制剂可增加环孢素的血药浓度，增加肝肾毒性。P450酶诱导剂如萘夫西林、利福平、卡马西平、奥卡西平、苯巴比妥、苯妥英、奥曲肽、磺吡酮、特比萘芬、噻氯匹定、奥利司他、利福布汀、圣·约翰草可降低环孢素的血药浓度。

（3）特殊人群：儿童患者对环孢素的清除较快；老年患者易合并肾功能不全，慎用。

（4）疾病：肝胆和胃肠道功能；红细胞数和血红蛋白含量；对于移植患者，术后时间也是影响环孢素血药浓度的重要因素。

（5）药物基因多态性：CYP3A代谢酶和P-糖蛋白的基因多态性与环孢素药动学、疗效以及不良反应的个体间差异可能有一定相关性。

三、他克莫司

（一）检测方法

目前常用的检测方法有LC-MS/MS、RIA、CMIA、EMIT、MEIA、ELISA。

（二）标本采集

1. 采血要求　下次给药前30分钟内和给药后2小时，采集静脉血2 ～ 3ml，置于EDTA-K_2抗凝真空采血管中，及时密封送检。

2. 监测时间及频率

（1）稳定剂量给药3 ～ 5天，用药达稳态后监测，口服给药下测定药物C_0和给药2小时血药浓度（C_2），静脉给药下测定药物持续静脉滴注稳态浓度（C_v）。

（2）在剂量调整、联用药物改变、出现不良反应、怀疑疗效、患者依从性差等情况下均须进行监测。

（三）结果解读

1. 参考范围　C_0控制在20ng/ml以下，根据不同疾病、治疗方案、治疗的不同阶段，推荐的具体浓度范围有所不同。

（1）中国共识：同胞相合移植预防急性移植物抗宿主病C_v为7 ～ 12ng/ml。儿童脐带血移植后C_0为10 ～ 15ng/ml。

（2）中国共识：慢性移植物抗宿主病推荐浓度范围为5 ～ 15ng/ml。

（3）美国指南：脐带血移植后C_v为6 ～ 12ng/ml。

（4）国际治疗药物监测和临床毒性协会共识：推荐造血干细胞移植后C_0为10 ～ 20ng/ml。

2. 临床意义 他克莫司（Tacrolimus）是一种钙调酶免疫抑制剂，用于造血干细胞移植抗GVHD、自身免疫性疾病等。他克莫司属于狭窄治疗指数药物，口服后吸收不稳定，食物影响其吸收，胃肠代谢广泛，生物利用度差异显著。血浆蛋白结合率高，且在血液中广泛与红细胞结合，呈非线性模式，红细胞结合差异可导致大部分药动学差异。在肝脏中广泛代谢，主要由CYP3A4代谢，其代谢酶的基因多态性导致药动学的个体差异大。他克莫司的谷浓度和系统暴露量有很好的相关性。一方面，他克莫司血药浓度过低，治疗疗效可能不佳；另一方面，若血药浓度过高，可引起肝肾功能损害，且感染和恶性肿瘤的发生风险增加。故建议监测他克莫司的血药浓度。

3. 影响血药浓度的因素

（1）饮食：合用葡萄柚汁可升高他克莫司的全血谷浓度。空腹时他克莫司的生物利用度最大，应饭前1小时或饭后2～3小时服用。酒精可增加他克莫司缓释胶囊的释放速率，增加严重不良反应（如神经毒性，QT间期延长）的发生风险。

（2）药物相互作用：蛋白酶抑制剂、唑类抗真菌药、大环内脂类抗生素、钙通道阻滞药、胺碘酮、达那唑、炔雌醇、西咪替丁、质子泵抑制剂、氢氧化铝，氢氧化镁、甲氧氯普胺可升高他克莫司的全血谷浓度；利福平、利福布汀、苯妥英、卡马西平、苯巴比妥、圣·约翰草、甲泼尼龙、泼尼松可降低他克莫司的血药浓度。

（3）疾病：肝胆和胃肠道功能；血液红细胞总量和血红蛋白含量；对于移植患者，术后时间也是影响他克莫司血药浓度的重要因素。

（4）药物基因多态性：他克莫司血药浓度在个体间差异大与CYP3A代谢酶和P-pg相关。*CYP3A5*3* 基因携带者比 *CYP3A5*1* 等位基因携带者需要的他克莫司剂量低。

四、吗替麦考酚酯

（一）检测方法

目前常用的检测方法有 HPLC、LC-MS/MS、EMIT、克隆酶供体免疫测定、颗粒增强透射免疫浊度分析法。

（二）标本采集

1. 采血要求 下次给药前30分钟或在需要监测的时间点采集静脉血3～5ml，置于EDTA-K$_2$抗凝真空采血管中，及时密封送检。

2. 监测时间及频率

（1）建议在用药3天达稳态后监测，测定药物C$_0$。

（2）因C$_0$与药物AUC的相关性较低，有条件可采用有限采样法通过测定几个时间的药物浓度，采用简易梯形法推算AUC。通常监测点采取3点或4点法，包括C$_0$和给药2小时血药浓度（C$_2$）。

（3）在出现不良反应，疗效不佳时监测稳态血药浓度。

（三）结果解读

1. 参考范围 国际治疗药物监测和临床毒性协会（IATDMCT）推荐成人allo-HSCT/HSCT患者，建议总血浆霉酚酸（MPA）治疗范围C$_0$为1～3.5mg/L和AUC$_{0-24h}$（非AUC$_{0-12h}$）＞30mg·h/L，而脐血移植AUC$_{0-24h}$为30mg·h/L即可。小儿HSCT患者，MPA稳态浓度的暂定目标范围C$_0$为1.7～3.3mg/L（相当于AUC$_{0-8h}$14～26mg·h/L，但在较大的队列研究中并未得到验证）。

2. 临床意义 吗替麦考酚酯（Mycophenolate mofetil）为抗代谢类抑制剂，可用于预防和治疗移植物抗宿主病。吗替麦考酚酯在体内吸收后迅速水解为MPA，吗替麦考酚酯的代谢存在明显的个体内和个体间差异，监测的MPA浓度与药物疗效和毒性反应相关。低浓度MPA患者移植物抗宿主病的发病风险增加；高浓度MPA患者则易出现贫血，淋巴细胞减少，腹泻、恶心、呕吐等胃肠道不良反应及感染等不良反应。

3．影响血药浓度的因素

（1）药物相互作用：钙调神经蛋白抑制剂类药物环孢素和他克莫司对MPA浓度有不同的影响。环孢素抑制肠肝循环中MPA的吸收，导致MPA浓度降低；他克莫司竞争MPA肝脏代谢过程中的同种酶，导致MPA代谢和排出的延迟。

（2）特殊人群：性别和年龄因素可能导致代谢MPA的尿苷二磷酸醛酸基转移酶活性存在差异。女性体内MPA代谢比男性慢，浓度较男性高。女性体内药物代谢与年龄呈负相关。

（3）病生理状况：肾功能不全患者MPA的排泄减少，血中MPA浓度升高。MPA血药浓度与患者肌酐水平相关性较好，应定期监测MPA血药浓度。血浆白蛋白浓度可影响MPA浓度，MPA与血浆白蛋白结合率高，游离部分具有药理活性。血浆白蛋白浓度降低时，游离MPA增加，清除率升高，总MPA浓度降低。同时当血浆白蛋白浓度<31g/L，游离MPA分数大大增加。

（4）药物基因多态性：*UGT*基因多态性影响MPA的药代动力学，现在已知的3种亚型*UGT1A8*、*UGT1A9*、*UGT2B7*可能对本药代谢有影响。多药耐药相关蛋白*MRP2*基因多态性影响MPA在体内的转运，*MRP2C24T*基因多态性影响MPA口服清除率，*MRP2C24T*和*C3972T*基因多态性影响MPA的浓度。

五、西罗莫司

（一）检测方法

目前常用的检测方法有HPLC、LC-MS/MS、RIA、CMIA、EMIT。

（二）标本采集

1．采血要求 下次给药前30分钟内，采集静脉血2～3ml，置于EDTA-K_2抗凝真空采血管中，及时密封送检。

2．监测时间及频率

（1）至少在首次负荷剂量后4日采血，测定药物C_0。

（2）在西罗莫司（Sirolimus）剂量调整时、环孢素剂量大幅调整或停用环孢素时、合用强效CYP3A4诱导剂或抑制剂、合用HMG-CoA还原酶抑制剂时、体重小于40kg、肝功能损害时、怀疑疗效、患者依从性差等情况下须进行监测。

（三）结果解读

1．参考范围 与环孢素联用时，推荐西罗莫司C_0为4～12ng/ml。环孢素停药后，推荐西罗莫司C_0为12～20ng/ml。

（1）中国共识：慢性移植物抗宿主病C_0为5～15ng/ml。

（2）中国共识：儿童恶性血液病脐带血移植C_0为10～15ng/ml。

（3）中国共识：血管滤泡性淋巴结增生症的二线治疗方案时单药口服目标C_0为5～15ng/ml。

（4）美国指南：在发生溶血尿毒综合征的患者中，应调整西罗莫司C_0<10ng/ml。

2．临床意义 西罗莫司（Sirolimus）为免疫抑制剂，用于移植排斥反应和免疫性疾病。西罗莫司的治疗窗较窄；西罗莫司的免疫抑制效应和不良反应与血药浓度有关；口服生物利用率低，食物（尤其是高脂饮食）影响其吸收，胃肠代谢广泛，生物利用度差异明显。在血液中广泛与红细胞结合，红细胞结合差异导致药动学的差异。在肝脏中广泛代谢，主要由CYP3A4和CYP3A5代谢，其代谢酶的基因多态性导致药动学的个体差异大，同时是P-糖蛋白的底物。一方面，西罗莫司血药浓度过低，治疗疗效可能不佳；另一方面，若血药浓度过高，可引起严重的不良反应。目前认为西罗莫司血药浓度大于15ng/ml时，可导致三酰甘油水平升高及血红蛋白、白细胞或血小板减少。故建议监测西罗莫司的血药浓度。

3. 影响血药浓度的因素

（1）饮食：高脂饮食相较于空腹，西罗莫司吸收更加缓慢充分，生物利用率增加。西罗莫司应恒定地与或不与食物同服。西柚汁减缓由CYP3A4介导的西罗莫司代谢，同时加强由P-糖蛋白介导的西罗莫司的逆转运，不可合用。

（2）药物相互作用：西罗莫司在肝脏中广泛代谢，主要由CYP3A4和CYP3A5代谢。CYP3A4抑制剂可降低西罗莫司的代谢而升高其血药浓度。利福平等CYP3A4和P-糖蛋白酶强效诱导剂显著降低西罗莫司的血药浓度，不推荐同时服用。常用的联用药物环孢素或他克莫司与西罗莫司均为CYP3A和P-糖蛋白底物，代谢过程互相影响，浓度均比单用时高。

（3）特殊人群：肝功能变化显著影响西罗莫司的代谢，在剂量调整的情况下推荐血药浓度监测。

（4）药物基因多态性：不同 *CYP3A5* 基因型患者西罗莫司血药浓度有显著差异。相同剂量下 *1/*3 型和 *3/*3 型患者血药浓度比 *1/*1 型高。

六、甲泼尼龙

（一）检测方法

目前常用的检测方法有HPLC、LC-MS/MS。

（二）标本采集

1. 采血要求

（1）在需要监测的时间点采集静脉血3 ～ 5ml，置于EDTA-K$_2$抗凝真空采血管中，及时密封送检。

（2）若需长时间放置，可将全血标本以3000r/min离心10分钟，取上层血浆放入1.5ml离心管中，于−80℃冰箱中保存。

2. 监测时间及频率

（1）首次采血时间不宜早于第5剂给药前，建议用药达稳态后监测。

（2）在进行剂量调整、合用细胞色素P450同工酶抑制剂或诱导剂、疗效不佳或有疑似不良反应等情况下，均可重复进行血药浓度监测。

（三）结果解读

1. 参考范围　暂无明确监测指标及参考范围。

2. 临床意义　甲泼尼龙（Methylprednisolone）是一种人工合成的糖皮质激素，多种血液系统疾病常需甲泼尼龙的治疗，如成人血小板减少症、获得性溶血性贫血、成人白血病和淋巴瘤、儿童急性白血病的缓解治疗等，也可用于Allo-HCT后的GVHD的预防及治疗。甲泼尼龙是预防和治疗GVHD的主要免疫抑制剂，其作用机制主要通过受体介导的淋巴细胞杀伤和炎性细胞因子转录阻遏等，抑制免疫应答。甲泼尼龙的药代动力学呈线性，吸收迅速，广泛分布于组织，可透过血脑屏障。健康成人在各剂量口服给药后最大血浆浓度为1.5 ～ 2.3小时，绝对生物利用度为82% ～ 89%，总甲泼尼龙的平均消除半衰期为1.8 ～ 5.2小时。甲泼尼龙的表观分布容积约为1.4L/kg，人血浆蛋白结合率约为77%。甲泼尼龙是CYP的底物，主要经CYP3A4酶代谢，也可能是三磷酸腺苷结合盒（ABC）转运蛋白P-糖蛋白的底物，因此影响其组织分布及与其他药物的相互作用。由于甲泼尼龙与强CYP3A抑制剂同时服用会增加不良反应发生率，同时根据不同疾病的治疗需要，甲泼尼龙的给药剂量和给药方案多有不同，因此造成的血药浓度差异很大，监测甲泼尼龙的血药浓度可以实现精准的个体化给药，在保证安全的前提下发挥药物最大的疗效。

3. 影响血药浓度的因素

（1）药物相互作用：甲泼尼龙主要经CYP3A4酶代谢。CYP3A4抑制剂（如大环内酯类、三唑类抗真菌药和部分钙离子通道阻断剂）通常降低甲泼尼龙的肝脏清除，并增加其血药浓度，CYP3A4诱导剂（如苯妥英钠、苯巴比妥和利福平）通常增加甲泼尼龙的清除，导致其血药浓度降低。同时其他CYP3A4底物也可能会影响甲泼尼龙的肝脏清除。

（2）基因多态性：多耐药基因1（*ABCB1*）的遗传多态性可能导致甲泼尼龙的细胞内和细胞外分布及药代动力学发生变化，从而可能导致甲泼尼龙敏感性的个体差异，即疗效和不良反应。据报道，*ABCB1*中的外显子26（C3435T）和外显子21（G2677T/A）的多态性与肾移植患者接受甲泼尼龙治疗时发生骨坏死的风险相关。

（廖应熙　田稷馨　王晓丹）

第四节｜抗菌药物

一、美罗培南

（一）检测方法

常用的检测方法有HPLC、LC-MS/MS。

（二）标本采集

1. 采血要求

（1）下次给药前3小时及给药前0.5小时，分别采集静脉血3～5ml，置于相应的EDTA-K$_2$抗凝真空采血管中，及时密封送检。

（2）若需长时间放置，可将全血标本以3000r/min离心10分钟，取血浆放入1.5ml离心管中，于-80℃冰箱中保存。

2. 监测时间及频率

（1）对于非连续输注的患者，推荐在第4次给药后或治疗开始后的24～48小时（认为血药浓度已达稳态）进行监测；对于连续输注的患者，推荐在开始治疗后的4～5个半衰期或改变给药剂量后进行。推荐每次监测采集2个时间点的静脉血，用以计算%T＞MIC。

（2）对于重症患者，在进行剂量调整、治疗效果欠佳或有疑似不良反应等情况下，建议重复进行血药浓度监测。

（三）结果解读

1. 参考范围

（1）%T＞MIC：%T＞MIC为药代动力学/药效学（PK/PD）靶值。以获得杀菌效果与抑制耐药为目标时需≥40%，以获得临床疗效为目标时需为45%～100%（对重症感染患者应达到70%）。

2. 临床意义　美罗培南（Meropenem）属于碳青霉烯类抗生素，通过抑制细菌细胞壁的合成而产生抗菌作用，主要用于多重耐药菌感染以及重症感染的治疗。本药属于时间依赖型抗菌药物，

%T＞MIC是评价其临床抗菌效果的指标。在体内主要以原型经肾脏消除，体内药动学过程复杂，导致血药浓度的个体差异，当美罗培南的浓度过低时易导致耐药和治疗失败。因此，通过开展TDM来调整美罗培南给药剂量，将临床用药从传统的经验模式转换为精准用药，对提高该药的临床有效性具有重要意义。

3. 影响血药浓度的因素

（1）药物相互作用：与丙磺舒合用时，可使美罗培南的半衰期延长，血药浓度升高。与抗癫痫药物（丙戊酸等）合用，可使抗癫痫药物的血药浓度降低，导致癫痫再发作。

（2）老年人群：虽然说明书已明确提出老年人使用美罗培南时无须调整剂量，但老年患者多免疫力低下，合并多种慢性基础疾病，伴各器官功能减退，加之既往使用抗菌药物可能导致耐药率较高，建议在美罗培南治疗过程中监测血药浓度，保证用药安全。

（3）疾病：严重肾功能损害患者需根据其肌酐清除率调整给药剂量。严重肝功能损害患者使用美罗培南有加重肝功能损害的可能。

二、亚胺培南

（一）检测方法

常用的检测方法有HPLC、LC-MS/MS。

（二）标本采集

1. 采血要求　同美罗培南。

2. 监测时间及频率

（1）对于非连续输注的患者，推荐在第4次给药后或治疗开始后的24～48小时（认为血药浓度已达稳态）进行监测；对于连续输注的患者，推荐在开始治疗后的4～5个半衰期或改变给药剂量后进行。推荐每次监测采集2个时间点的静脉血，用以计算%T＞MIC。

（2）对于重症患者，在进行剂量调整、治疗效果欠佳或有疑似不良反应等情况下，建议重复进行血药浓度监测。

（三）结果解读

1. 参考范围

（1）%T＞MIC：%T＞MIC为PK/PD靶值。获得杀菌效果与抑制耐药时须≥40%，获得临床疗效时须为45%～100%（对重症感染患者应达到70%）。

（2）C_0：目标性治疗以C_0为1～10倍MIC为达标，经验性治疗C_0推荐1～8μg/ml为临床有效和安全指标范围。

2. 临床意义　亚胺培南（Imipenem）是目前国内应用最广泛的碳青霉烯类抗菌药物，具有抗菌谱广、抗菌作用强以及对多种β-内酰胺酶高度稳定的特点，常用于重症细菌性感染的经验治疗、多重耐药的革兰阴性杆菌感染、严重需氧菌与厌氧菌混合感染的治疗等。然而，亚胺培南的个体间差异较大且稳定性较差，经验性给药方案难以达到理想的治疗效果，需要进行TDM来调整和优化给药方案，提高疗效、减少耐药性的产生。亚胺培南为时间依赖型抗生素，%T＞MIC是评价其疗效的PK/PD指标。重症感染患者的病理生理情况特殊，可能使亚胺培南在体内代谢过程受到影响，PK/PD存在较大个体差异，国内外指导原则及指南均指出应根据抗菌药物的PK/PD确定用药方案，并可结合TDM进行个体化用药方案优化。国外有文献报道，危重症感染患者中亚胺培南临床治疗失败与低谷浓度相关；国内也有研究发现，重症肺炎患者亚胺培南正常剂量方案给药后，临床抗感染疗效与C_0达标率具有相关性。故建议监测重症患者的亚胺培南血药浓度。

3．影响血药浓度的因素

（1）药物相互作用：与丙磺舒合用时，可使亚胺培南的半衰期延长，血药浓度升高。与抗癫痫药物（如丙戊酸等）合用，可使抗癫痫药物的血药浓度降低，导致癫痫再发作。

（2）特殊人群：考虑癫痫发作的风险，不推荐用于儿童中枢神经系统感染。尚无足够的临床资料推荐可用于3个月以下的婴儿或肾功能损害（血清肌酐＞2mg/dl）的儿童。

（3）疾病：亚胺培南主要经肾排泄，肾功能减退时，亚胺培南的排泄量减少，半衰期延长，血药浓度升高。据报道，重症肺炎患者亚胺培南正常剂量方案给药后监测的C_0达标率低，C_0与患者肌酐清除率（Ccr）具有相关性。对于Ccr高的患者建议适当增加给药剂量及频次，延长滴注时间以提高C_0达标率。

三、替加环素

（一）检测方法

常用的检测方法有HPLC、LC-MS/MS。

（二）标本采集

1．采血要求

（1）在需要监测的时间点采集静脉血3～5ml，置于EDTA-K_2抗凝真空采血管中，及时密封送检。

（2）若需长时间放置，可将全血标本以3000r/min离心10分钟，取血浆放入1.5ml离心管中，于−80℃冰箱中保存。

2．监测时间及频率

（1）连续3日给药后替加环素血药浓度可达稳态，建议采集3个时间点的静脉血，分别为第7次给药结束后即刻、给药后6小时及下次给药前，采用简易梯形法，估算AUC_{0-24h}值，根据病原菌MIC计算AUC_{0-24h}/MIC（AUIC）。

（2）当患者肝功能情况发生改变或治疗效果欠佳需排除替加环素剂量不足时，须进行血药浓度复测。

（三）结果解读

1．参考范围

（1）复杂性皮肤软组织感染：AUIC≥17.9。

（2）复杂性腹腔感染：AUIC≥6.96。

（3）医院获得性肺炎（HAP）：AUIC≥4.5。

（4）社区获得性肺炎（CAP）：AUIC≥12.8。

2．临床意义　替加环素（Tigecycline）为甘胺酰四环素，通过与核糖体30秒亚单位结合，阻止氨酰化tRNA分子进入核糖体A位而抑制细菌蛋白质的合成，是治疗多重耐药菌如耐碳青霉烯鲍曼不动杆菌（CRAB）、耐碳青霉烯肠杆菌目细菌（CRE）所致各种重症感染的一线药物。给药后，替加环素广泛分布于组织中，表观分布容积较大，特别是对于危重症患者，因其生理病理学特点导致药物在体内的浓度具有较大的个体差异，可能会产生无法预测的药理及毒性反应。因此，对使用替加环素抗感染治疗的重症患者，推荐通过血药浓度监测进行个体化给药，以达到更高的疗效。替加环素为时间依赖型抗生素，并有较长的抗生素后效应（PAE），AUIC通常作为替加环素的PK/PD评价指标。在一项探讨替加环素致凝血功能异常与血药浓度之间的关联性研究中，发现部分活化凝血酶原时间（APTT）变化百分率与替加环素C_0和AUC呈中等相关，提示TDM对于减少替加环素致凝血功能异常有一定的指导意义。

3．影响血药浓度的因素

（1）药物相互作用：替加环素是P-糖蛋白（P-gp）的底物，对于P-gp介导的转运在替加环素体内处置过程中的潜在作用，目前尚不清楚，但与P-gp抑制剂（如环孢素）或P-gp诱导剂（如利福平）合用可能会影响替加环素的药代动力学，建议合用时进行血药浓度监测，以便于及时调整剂量。替加环素在体内代谢并不广泛，CYP酶抑制剂或诱导剂不会影响其清除率。

（2）负荷剂量：负荷剂量有助于替加环素快速达到稳态血药浓度，迅速发挥抗感染作用，建议临床使用时严格给予负荷剂量。

（3）老年人群：虽然说明书明确老年人使用替加环素时无须调整剂量，但老年患者多免疫力低下，合并多种慢性基础疾病，伴各器官功能减退，加之既往使用抗菌药物，耐药率较高，建议替加环素治疗过程中监测血药浓度，保证用药安全。

（4）儿童人群：尽管替加环素说明书明确该药禁用于18岁以下患儿，但因其超广谱性，临床多超说明书用于重症感染患儿危及生命或/和其他抗菌药物治疗无效时，特别是治疗多重耐药鲍曼不动杆菌所致感染，但目前仍未有小于8岁患儿的相关药动药效学研究。

（5）肾功能不全患者：替加环素属于脂溶性药物，在体内经肝脏代谢，说明书及指南提出肾功能损害的患者无须调整剂量。但仍建议肾功能损害患者在使用替加环素时，应将个体化的药动学参数结合临床治疗目标，为患者提供合适的剂量，不能盲目经验用药。

（6）肝功能不全患者：替加环素经肝脏代谢，肝功能损害对其体内过程影响较大，随着肝功能损伤程度加大，清除减少，半衰期延长，但仅严重肝功能损害患者的药动学改变具有临床意义。因此，轻至中度肝功能损害（Child-Pugh A和B）者无须调整剂量；重度肝功能损害（Child-Pugh C）者，推荐首剂100mg，随后一次25mg，每12小时1次。

四、万古霉素

（一）检测方法

常用的检测方法有CMIA、FPIA、MIA、ELISA、EMIT、HPLC、LC-MS/MS。

（二）标本采集

1．采血要求　同替加环素。

2．监测时间及频率

（1）推荐监测万古霉素（Vancomycin）C_0或AUC_{0-24h}。建议肾功能正常的患者第3天（首次给药48小时后）开始进行万古霉素血药浓度监测；推荐肾功能不全的患者首次给药72小时后开展万古霉素血药浓度监测。

（2）若调整了患者的给药剂量，则在血药浓度再次达到稳态后即新给药4～5剂时，重复进行血药浓度监测；对于入住ICU、接受血管活性药物治疗、接受肾脏替代治疗或严重感染患者，无论血药浓度监测后万古霉素剂量是否发生调整，推荐至少每周重复进行1次血药浓度监测；严重感染患者需更密集监测，以保证治疗期间持续达到PK/PD靶标值。

（三）结果解读

1．参考范围

（1）参照《中国万古霉素治疗药物监测指南》（2020版）：①C_0：对于普通感染的成年患者，推荐万古霉素目标谷浓度维持在10～15mg/L；对于严重耐甲氧西林金黄色葡萄球菌（MRSA）感染的成年患者，建议万古霉素目标谷浓度维持在10～20mg/L；对于新生儿/儿童患者，推荐万古霉素的谷浓度维持在5～15mg/L；对于肾功能不稳定患者，谷浓度降到10～20mg/L后，接受下一剂药物更具可行性，但监测AUC不适用这部分患者。②AUC_{0-24h}：推荐万古霉素AUC_{0-24h}的目标范围在400～650mg·h/L（本推荐范围基于最小抑菌浓度为1mg/L；在新生儿/儿童患者中未找到充分的证据）。系统评价结果显示AUC_{0-24h}/MIC＞400与万古霉素治疗有效性相关，AUC_{0-24h}＞650mg·h/L与更高的肾毒性风险相关。

（2）其他指南：2020年美国卫生系统药师协会（American Society of Health-System Pharmacist, ASHP）发表的新版万古霉素TDM指南不再推荐监测万古霉素C_0（目标范围15～20mg/L），对于疑似或确诊为严重MRSA感染的患者，建议个体化的目标AUC/MIC_{BMD}（BMD：微量肉汤稀释法）比值为400～600（假设万古霉素MIC_{BMD}为1mg/L），在提高患者安全性的同时达到临床疗效。

2. 临床意义　万古霉素是临床常用的糖肽类抗菌药物，主要用于革兰阳性球菌感染，尤其是MRSA感染的一线治疗。既往研究显示，对万古霉素开展治疗药物监测可显著提高治疗有效率，并降低肾毒性的发生风险。万古霉素药代动力学参数在不同的患者群体中变异较大，尤其是新生儿/儿童及接受肾脏替代治疗患者、中重度心力衰竭、体重过低及肾功能亢进患者。当肾功能不稳定患者发生肾功能改变时，万古霉素清除率会相应地发生变化，因此有必要考虑开展万古霉素血药浓度监测，以改善万古霉素的临床疗效并降低不良反应的发生风险。

3. 影响血药浓度的因素

（1）特殊人群：相较于健康人，在肾功能损害患者中，万古霉素的半衰期延长，AUC升高，因此有必要根据肾功能损害的程度调节万古霉素的给药剂量和给药间隔。对于低出生体重儿（特别是体重1kg以下），万古霉素半衰期明显延长，血药浓度长时间内维持在高值水平。老年患者（＞65岁）肾功能随年龄增加会出现衰退，进而可能影响万古霉素的分布及排泄情况。

（2）疾病：和普通人体内代谢情况相比，万古霉素在体重过低、中重度心力衰竭及肾功能亢进患者体内的分布和排泄有较大差异，易导致血药浓度偏高或偏低。

（3）药物相互作用：万古霉素与具有肾毒性的药物如氨基糖苷类抗生素、两性霉素B等合用时，可引起肾功能的损害加重，进而影响万古霉素的血药浓度。

（4）药物基因多态性：*HLA-A*32：01*与以欧洲血统为主的人群中万古霉素诱导的嗜酸性粒细胞增多症及全身症状的药物反应（DRESS）密切相关。染色体6q22.31与万古霉素治疗期间血清肌酐水平升高相关（最显著的变异rs2789047）。

五、利奈唑胺

（一）检测方法

常用的检测方法有HPLC、LC-MS/MS及微生物法。

（二）标本采集

1. 采血要求

（1）下次给药前30分钟内，采集静脉血3～5ml，置于$EDTA-K_2$抗凝真空采血管中，及时密封送检。

（2）若需长时间放置，可将全血标本以4000r/min离心10分钟，取血浆放入1.5ml离心管中，于-80℃冰箱中保存。

2. 监测时间及频率

（1）连续使用利奈唑胺的情况下，建议可在用药3日后，下次给药前采血监测C_0。

（2）当患者肾功能情况发生改变或怀疑出现药物不良反应（如血小板减少症）时，须进行血药浓度复测；对于疗程较长的患者，建议在治疗周期内重复监测。

（3）重复监测血药浓度时机与首次监测时机相同，即应在调整方案3日后进行。

（三）结果解读

1. 参考范围

（1）C_0：$2 \sim 7\mu g/ml$。

（2）AUC_{0-24h}/MIC（AUIC）：AUIC为PK/PD靶值。有文献报道，该药在$80 \sim 120$范围内时，预测治疗后可获得良好疗效。

2. 临床意义　利奈唑胺（Linezolid）抗菌谱与万古霉素类似，其作用于细菌50秒核糖体亚单位，阻碍mRNA与核糖体连接，从而抑制70秒复合物形成，进而抑制细菌蛋白质合成，发挥抗菌作用，不易与其他抑制蛋白质合成的抗菌药物发生交叉耐药，现已广泛应用于临床。但利奈唑胺也会出现一些不良反应，其中血小板减少症发生率较高且较为严重。已有研究发现，患者长疗程使用利奈唑胺（≥14天）时或用药后的C_0过高时，容易发生血小板减少，特别是重症患者，进而导致治疗中断，感染加重。此外，治疗过程中利奈唑胺浓度不足也是需要关注的因素，特别是对于那些需要进行连续性肾脏替代治疗的患者，因药物清除增加，可导致血药浓度降低。或者对于MIC较高的细菌感染，可能需要更高的血药浓度。利奈唑胺属于一种抗生素后效应较长的时间依赖型抗生素，除C_0这一监测指标外，AUIC也常作为评价利奈唑胺的PK/PD指标。国内外已有多项研究肯定了TDM在利奈唑胺个体化给药中的作用，借助TDM和PK/PD等专业工具有利于提升疗效或降低不良反应的发生，同时具有显著的成本效益，是提高利奈唑胺抗感染治疗有效性和安全性的有效手段。

3. 影响血药浓度的因素

（1）饮食：与高脂食物同时服用时，峰浓度约下降17%，但$AUC_{0-\infty}$无差异，故口服给药时无须考虑食物对浓度的影响。

（2）特殊人群：利奈唑胺的药品说明书提示，其血药浓度轻微受患者生理功能影响，针对特殊人群没有明确的剂量调整建议。但随着研究的深入，发现年龄、体重、性别等也会影响利奈唑胺在体内的处置过程，应注意进行血药浓度监测。

（3）疾病：轻至中度肝功能损害患者（Child-Pugh A和B）的药物代谢动力学特征无显著变化，因此无须调整剂量，重度肝功能损害患者（Child-Pugh C）暂无用药安全性数据。虽然肾功能损害患者无须调整给药剂量，但国内有研究发现，影响利奈唑胺C_0的主要因素为用药剂量和估算肾小球滤过率（eGFR），肾功能不全时eGFR降低，将可能导致利奈唑胺C_0增加，建议肾功能损害患者加强利奈唑胺C_0的监测。

（4）药物基因多态性：国外研究发现转运蛋白家族中的 *ABCB1*（3435T＞C）基因多态性可显著影响利奈唑胺的半衰期、表观分布容积和清除率，鉴于该基因位点在中国人群中的突变概率为39.5%，建议将该位点基因多态性作为利奈唑胺个体化给药的影响因素进行检测。

六、替考拉宁

（一）检测方法

常用的检测方法有HPLC、LC-MS/MS、免疫分析法及微生物检定法等。

（二）标本采集

1. 采血要求

（1）下次给药前30分钟内，采集静脉血$3 \sim 5ml$，置于EDTA-K_2抗凝真空采血管中，及时密封送检。

（2）若需长时间放置，可将全血标本以3000r/min离心10分钟，取血浆放入1.5ml离心管中，于-80℃冰箱中保存。

2．监测时间及频率

（1）说明书中推荐替考拉宁（Teicoplanin）应用负荷剂量后的第3～5天进行首次监测C_0，结合现有国内外临床研究，建议在患者使用替考拉宁第6剂（或第6剂以后的某次给药）给药前采血。

（2）建议每周监测血药浓度。在进行剂量调整或患者肾功能发生明显变化的情况下，均须进行血药浓度监测，避免浓度过高或不足。

（三）结果解读

1．参考范围

（1）中国专家共识：对于大多数革兰阳性菌感染，C_0应至少达到10μg/ml（HPLC测定）或15μg/ml（荧光偏振免疫分析法测定）；对于心内膜炎或其他重度感染，C_0应至少达到15～30μg/ml（HPLC测定）或30～40μg/ml（荧光偏振免疫分析法测定）。

（2）日本传染病协会：C_0范围为10～30μg/ml。

（3）欧洲说明书：重度感染＞15μg/ml（荧光偏振免疫分析法测定）；血流感染、重症肺炎及感染性心内膜炎≥20μg/ml（荧光偏振免疫分析法测定）。

（4）英国儿童处方集：C_0范围为15～60μg/ml。

（5）C_0上限：虽然目前尚无明确的C_0上限，但已有一些临床研究发现，C_0超过60μg/ml时可能引发肾毒性，尤其是联用了其他具有肾毒性的药物，如氨基糖苷类、两性霉素B等。

2．临床意义　替考拉宁是一种由游动放线菌属发酵产生的糖肽类抗生素，通过阻断细菌细胞壁的肽聚糖合成达到抑制和杀灭细菌的效果，是我国临床常用的重要抗革兰阳性菌感染药物，广泛用于治疗耐药革兰阳性菌所致的各类感染。近年来在研究及临床实践中发现，替考拉宁存在临床应用个体差异大、因剂量不足致血药浓度达标率低的情况，尤其是替考拉宁半衰期较长，若不能及时达到有效的治疗浓度，对于重症感染患者可能存在治疗失败的风险，因此建议对其进行血药浓度监测。AUC/MIC（AUIC）被认为是与糖肽类抗菌药物疗效最相关的PK/PD指标，但对于多数医院而言，对多个标本同时计算AUC的可行性较差，已有多项研究发现C_0是替考拉宁更实用的TDM指标。

3．影响血药浓度的因素

（1）药物相互作用：替考拉宁与其他可引起肾损害的药物（如氨基糖苷类、两性霉素B、环孢素、他克莫司）合用时，可能增加肾损害的风险，应常规进行血药浓度监测，以便及时调整剂量。

（2）负荷剂量：替考拉宁的半衰期较长，负荷剂量对其快速达到稳态血药浓度至关重要，采取负荷剂量给药能够保证在早期快速达到目标血药浓度。研究发现适当提高负荷剂量，不仅能快速到达稳态血药浓度，C_0达标率也更高。

（3）老年人群：老年人随着年龄增长，会出现极性药物分布容积下降、药物代谢能力和机体对药物清除能力下降、药物半衰期延长等问题，导致老年患者药动学参数变异较大，比成人更快、更易达到有效C_0，标准成人剂量的替考拉宁可能会使其C_0远远超过目标值。

（4）儿童人群：新生儿和儿童总清除率高于成人，消除半衰期较短。大量的文献分析表明，目前说明书推荐的剂量方案并不能使大多数患儿达到所需的目标C_0，须根据血药浓度制订个体化给药方案。

（5）肾功能不全患者：肌酐清除率与患者血药浓度达标情况密切相关。肾功能损害患者前3日无须调整剂量，自第4日起，轻度和中度肾功能损害（Ccr为30～80ml/min）患者的维持剂量减半，重度肾功能损害患者（Ccr＜30ml/min）和血液透析患者的剂量减为常规推荐剂量的1/3。

（6）低白蛋白血症患者：人体内血浆白蛋白水平是导致替考拉宁C_0＜10μg/ml的又一重要因素，低白蛋白血症还可能导致药物峰浓度降低，延长达到治疗浓度的时间，进而影响治疗效果。

七、达托霉素

（一）检测方法

目前常用的检测方法有HPLC、LC-MS/MS。

（二）标本采集

1. 采血要求　同替加环素。

2. 监测时间及频率

（1）达托霉素在用药3天后即达稳态，可于下次给药前30分钟内采血监测C_0，以及静脉输注结束后5分钟内采血监测C_{max}。

（2）在调整剂量、合用有相互作用的药物、患者生理病理状况发生改变或出现不良反应时均须进行监测。

（三）结果解读

1. 参考范围

（1）AUC_{0-24h}/MIC：为达托霉素PK/PD指标，根据现有文献研究，在治疗革兰阳性菌脓毒症时推荐$AUC_{0-24h}/MIC \geqslant 666mg/L$。

（2）C_0：根据现有文献研究，推荐$C_0 > 3.2mg/L$；安全性研究则提示，当$C_0 \geqslant 24.3mg/L$时，达托霉素所致肌酸磷酸激酶（CPK）水平升高的风险较高。

2. 临床意义　达托霉素（Daptomycin）是从玫瑰孢链霉菌发酵衍生得到的一种新型环脂肽类抗生素，对绝大多数革兰阳性菌都有很强的抗菌作用，主要用于高致病性革兰阳性耐药菌的感染。达托霉素血浆蛋白结合率大于90%，半衰期为8～9小时，抗生素后效应长达6.8小时，且在大剂量应用时会增加不良反应发生的风险。研究表明，C_0与肌酐清除率和白蛋白浓度呈正相关，与剂量间隔呈负相关。达托霉素是浓度依赖型抗生素，C_0/MIC和AUC_{0-24h}/MIC是预测疗效的PK/PD指标。达托霉素PK/PD具有高度个体间变异性，特别是对于血液系统恶性肿瘤患者，常见的低白蛋白血症和肌酐清除率增加，均会改变达托霉素的PK参数。因此，对达托霉素进行TDM有助于实现其PK/PD目标，保障临床用药安全、有效。

3. 影响血药浓度的因素

（1）药物相互作用：他汀类药物、贝特类药物、秋水仙碱、羟氯喹及齐多夫定等药物，会影响达托霉素的血药浓度。尤其是在合用他汀类药物时，CPK水平升高和横纹肌溶解症的发生率均有所升高。

（2）特殊人群：对于败血症、肥胖、肾功能受损、低蛋白血症的患者，因其病理生理状况发生改变，导致血药浓度个体差异明显。在这些患者中，达托霉素治疗失败或发生不良反应的风险较高，均须监测血药浓度，以最大限度地发挥疗效，保障患者用药安全。

（3）药物基因多态性：*ABCB1* 3435C＞T基因多态性可对标准剂量达托霉素的AUC_{0-24h}和清除率产生影响（PharmGKB证据级别3），研究显示TT基因型患者的AUC_{0-24h}较高，清除率较低。

八、伏立康唑

（一）检测方法

常用的检测方法有HPLC、LC-MS/MS及EMIT。

（二）标本采集

1. 采血要求 同利奈唑胺。

2. 监测时间及频率

（1）在给予伏立康唑负荷剂量情况下，2日可达稳态，故首次采血时间不宜早于第5次给药前（即第3日）；若未给予负荷剂量，则需要4～7日达稳态，建议在用药达稳态后监测C_0。

（2）当患者病生理状况发生改变、调整用药剂量或给药途径、加用或停用CYP同工酶抑制剂或诱导剂、疗效不佳或有疑似不良反应等情况下，均须重复进行血药浓度监测。

（3）重复监测血药浓度时机与不给予负荷剂量时的首次监测时机相同，即应在调整方案后第4～7日重复监测伏立康唑血药浓度。

（三）结果解读

1. 参考范围

（1）中国指南：C_0为0.5～5μg/ml。

（2）日本指南：C_0为1～5μg/ml。

（3）英国指南：建议对于预后不佳的某些真菌感染，如播散性感染、中枢神经系统感染、多发感染灶等，推荐C_0为2～6μg/ml。

2. 临床意义 伏立康唑（Voriconazole）为第二代广谱三唑类抗真菌药，通过抑制真菌CYP介导的14α-甾醇的脱甲基作用，从而抑制真菌细胞膜必需组成部分麦角固醇的合成，主要用于治疗侵袭性曲霉病、对氟康唑耐药的念珠菌病、不能耐受其他药物或其他药物治疗无效的足放线菌和镰刀菌引起的严重感染。伏立康唑在体内的代谢呈非线性药代动力学特征，血药浓度个体差异大，这种差异可能由多种因素导致，包括性别、年龄、种族、代谢酶基因多态性、疾病以及药物相互作用等。国内外TDM研究结果均提示其疗效及肝功能异常等不良反应和患者血药浓度有明显相关性。若浓度过高时，伏立康唑的不良反应发生率较高，如视觉异常、幻觉、肝损害等，偶也可见正常剂量下，患者血药浓度过低造成其治疗或预防失败。因此，基于TDM给药方案的设计与调整，可提高药物治疗有效率且避免严重不良反应发生，实现真正意义上的个体化用药。

3. 影响血药浓度的因素

（1）饮食：食物可影响伏立康唑口服制剂的吸收，特别是高脂肪食物，可降低C_{max}和AUC，应至少在餐前1小时或者餐后1小时后服用。

（2）药物相互作用：伏立康唑主要经CYP2C19代谢，其抑制剂或诱导剂可升高或降低伏立康唑的血药浓度。如利福平、卡马西平、利福喷丁可显著降低伏立康唑的血药浓度，禁止联合使用；质子泵抑制剂可升高伏立康唑的血药浓度。伏立康唑是CPY3A4抑制剂，与CYP3A4的底物如环孢素、他克莫司、西罗莫司、依维莫司、维奈克拉等合用时，会显著升高上述药物的浓度，如需合用，注意调整剂量并及时监测血药浓度。

（3）特殊人群：伏立康唑在儿童中的血药浓度变化波动较大，需注意其用法与成人的差异。

（4）疾病：轻至中度肝硬化患者（Child-Pugh A和B）伏立康唑的负荷剂量不变，但维持剂量减半。目前尚无伏立康唑应用于重度肝硬化患者（Child-Pugh C）的研究，对于这类患者不推荐首选伏立康唑。轻至重度肾功能损害者应用伏立康唑无须调整剂量。肌酐清除率低于50ml/min的患者推荐首选口服剂型，使用静脉制剂须充分权衡利弊后使用。伏立康唑可经血液透析清除，但4小时的血液透析仅能清除少许药物，无须调整剂量。

（5）药物基因多态性：伏立康唑主要代谢酶CYP2C19具有基因多态性，常见的突变有的 *CYP2C19*2*（rs12769205）、*CYP2C19*3*（rs4986893）和*CYP2C19*17*（rs11188072）。有研究表明，*CYP2C19*超快代谢型患者使用常规剂量可能难以达到目标血药浓度，建议增加剂量或更换药物。而

*CYP2C19*弱代谢型患者使用常规剂量应注意监测血药浓度和不良反应，必要时建议减少剂量或更换药物。

九、泊沙康唑

（一）检测方法

常用的检测方法有HPLC、LC-MS/MS。

（二）标本采集

1. 采血要求　同利奈唑胺。

2. 监测时间及频率

（1）用药7日后监测C_0；考虑到泊沙康唑达稳态的时间较长，有文献提出对于预防用药的患者，也可监测用药后48小时血药浓度，但使用不同的目标值（见参考范围）。

（2）在治疗确诊的侵袭性真菌病（尤其是对三唑类药物敏感性较差的真菌）、患者伴有腹泻等胃肠吸收功能障碍的疾病、治疗效果欠佳需排除泊沙康唑剂量不足、出现药物相关不良反应怀疑与泊沙康唑有关、合用其他可能影响泊沙康唑血药浓度的药物时，须重复进行血药浓度监测。

（3）重复监测血药浓度时机与首次监测时机相同，即在调整方案1周后可重新监测浓度。

（三）结果解读

1. 参考范围

（1）用于预防侵袭性真菌病：C_0应维持在0.7μg/ml以上；48小时浓度应维持在0.35μg/ml以上。

（2）用于治疗侵袭性真菌病：C_0应维持在1.0μg/ml以上。

（3）C_0上限：与药物不良反应相关的泊沙康唑血药浓度上限，目前尚不统一，欧洲药监局建议C_0不超过3.75μg/ml。

2. 临床意义　在深部真菌病的预防治疗中，基础疾病、合并用药、饮食情况、诊疗措施等多种因素都会对三唑类抗真菌药物的吸收、分布、代谢和清除产生影响。泊沙康唑（Posaconazole）属于第二代三唑类抗真菌药物，其药物代谢过程有别于其他三唑类药物。泊沙康唑存在吸收具有饱和性、影响吸收的因素较多、不同个体间药动学差异显著、有非线性药动学特征等影响因素，合用其他药物容易发生相互作用。多项临床研究表明，泊沙康唑血药浓度与临床疗效、不良反应发生率之间存在关联性。以上这些都说明在使用泊沙康唑时须对其血药浓度进行监测。

3. 影响血药浓度的因素

（1）饮食：泊沙康唑口服混悬液在空腹给药时吸收较差，为确保达到适当的血药浓度，建议在进餐期间或进餐后（20分钟内）立即服药。无论是口服混悬液还是肠溶片，当与食物尤其是高脂肪食物、营养液或酸性的碳酸饮料同服时均可以提高泊沙康唑的吸收，显著增加血药浓度。

（2）药物相互作用：泊沙康唑的吸收易受胃肠功能影响，抑制胃酸的药物（如H_2受体拮抗剂、质子泵抑制剂或抗酸剂等）、胃肠动力药（如甲氧氯普胺等）可影响泊沙康唑口服混悬液的吸收，使血药浓度显著降低。泊沙康唑是P-gp底物，该清除途径的抑制剂或诱导剂可以对泊沙康唑的血药浓度产生影响，如诱导剂利福平可显著降低泊沙康唑的血药浓度。此外，反转录酶抑制剂（如依非韦伦等）也可降低泊沙康唑血药浓度，应避免合用。

（3）特殊人群：目前尚无泊沙康唑在13岁以下儿童中使用的适应证和推荐剂量；65岁及65岁以上老年人无须调整剂量，但不排除部分老人对泊沙康唑更敏感。

（4）疾病：轻、中、重度肝功能损害（Child-Pugh A、B和C）者无须调整剂量，若为泊沙康唑导致的肝功能损害，则建议更换为其他药物。肾功能损害者应用泊沙康唑通常无须调整剂量，对于重度肾功能损害者建议监测血药浓度，及时调整给药剂量。

（5）药物基因多态性：泊沙康唑主要经尿苷二磷酸－葡糖醛酸基转移酶代谢。有研究表明在血液恶性肿瘤患者中，通过对*UGT1A4*3*位点的检测，发现*UGT1A4*3*遗传多态性是泊沙康唑口服混悬液体内血药浓度＜0.2μg/ml的独立危险因素。

十、艾沙康唑

（一）检测方法

常用的检测方法有HPLC、LC-MS/MS。

（二）标本采集

1. 采血要求　同利奈唑胺。
2. 监测时间及频率

（1）艾沙康唑在采用负荷剂量给药方式（即每次200mg，每8小时1次，连续给药6次，然后转为维持剂量每次200mg，每日1次）时，可在第3天快速达到稳定状态，故首次监测C_0时间不宜早于第3天给药前。

（2）对于使用体外膜肺氧合（extra corporeal membrane oxygenation，ECMO）的危重患者、合用CYP同工酶抑制剂或诱导剂、疗效不佳或有疑似不良反应等情况下，建议进行血药浓度监测。

（三）结果解读

1. 参考范围　C_0：推荐$C_0 > 3μg/ml$。
2. 临床意义　艾沙康唑（Isavuconazole）为第二代广谱三唑类抗真菌药物，通过抑制CYP介导的14α-羊毛甾醇去甲基化，真菌细胞膜麦角固醇合成受到抑制，毒性中间产物羊毛固醇蓄积，导致真菌细胞膜结构和功能紊乱、通透性增加、细胞死亡。与其他唑类药物相比，艾沙康唑特殊的分子结构，使三唑环定向与真菌CYP51蛋白的结合袋结合，从而赋予其较广的抗真菌谱，包括对其他三唑类（如伏立康唑、泊沙康唑等）耐药的真菌均具有良好的抗菌活性。虽然有的研究未发现艾沙康唑药物浓度和疗效之间的联系，并提示用药期间无须常规进行TDM。然而，有报道称，在接受肾脏替代治疗（renal replacement therapy，RRT）或ECMO的侵袭性真菌病患者中，艾沙康唑中位血药浓度均小于1μg/ml。此外，在艾沙康唑治疗失败或治疗中出现肝功能损害，以及年龄小于18岁、肥胖、中度肝衰竭的患者中，艾沙康唑血药浓度亦存在差异，这些都提示在使用艾沙康唑的特定人群中进行TDM具有必要性。
3. 影响血药浓度的因素

（1）饮食：食物对艾沙康唑的吸收影响较小，可与或不与食物服用。

（2）药物相互作用：艾沙康唑是CYP3A4的底物，其抑制剂（酮康唑、高剂量利托那韦等）或诱导剂（长效巴比妥类药物、利福平、卡马西平等）可升高或降低艾沙康唑的血药浓度，与这些药物合用时需注意监测C_0并调整剂量或换用其他药物。

（3）肝功能不全：说明书中提到，轻至中度肝功能损害患者（Child-Pugh A和B）使用艾沙康唑时无须调整用药剂量，但尚无严重肝功能损害患者（Child-Pugh C）的研究数据。有研究通过建立基于生理学的药代动力学（PBPK）模型，预测严重肝功能损害患者的CL下降约60%，建议对这类患者的给药剂量减少50%。

（4）肾功能不全：肾功能损害（包括轻至重度肾功能损害、终末期肾病）者无须调整用药剂量。

（5）接受ECMO生命支持：艾沙康唑具有亲脂性和蛋白结合率高的特点，使用ECMO期间可能会导致艾沙康唑被循环管路截留、出现药物丢失，使血药浓度不能达到靶值，有学者建议将艾沙康唑的维持剂量增加至每次200mg，每日2次，必要时进行TDM并依此进行个体化药物治疗方案调整。

十一、卡泊芬净

（一）检测方法

目前常用的检测方法为LC-MS/MS。

（二）标本采集

1. 采血要求　同利奈唑胺。
2. 监测时间及频率

（1）在给予卡泊芬净负荷剂量情况下，首次采血时间不宜早于第5次给药前，测定药物C_0。

（2）在调整剂量后，与药物清除诱导剂合用，疗效不佳或有疑似不良反应等情况下，可重复进行血药浓度监测。

（三）结果解读

1. 参考范围　C_0达到$1\mu g/ml$。
2. 临床意义　卡泊芬净（Caspofungin）为棘白菌素类抗真菌药，通过抑制真菌和酵母菌细胞壁的β（1，3）-D-葡聚糖合成而导致真菌细胞破坏及溶解。主要用于经验性治疗中性粒细胞减少伴发热患者的可疑真菌感染，治疗念珠菌感染和对其他治疗无效或不耐受患者的侵袭性曲霉菌病。卡泊芬净呈浓度依赖型，体内药动学过程受诸多因素影响，表观分布容积的快速改变、多器官功能衰竭以及药物间相互作用等均会导致重症感染患者体内卡泊芬净血药浓度个体间差异大，肝损伤、低白蛋白血症等同样会影响卡泊芬净血药浓度。国内外TDM研究结果均提示卡泊芬净的C_{max}与AUC_{0-24h}/MIC是评价其疗效的合理参数。因此，基于TDM给药方案的设计与调整，可降低药物的毒副作用，同时提高疗效。
3. 影响血药浓度的因素

（1）药物相互作用：卡泊芬净不影响CYP450酶，也不是P-糖蛋白的底物，药物相互作用较少。当与药物清除诱导剂如依非韦伦、奈韦拉平、利福平、地塞米松、苯妥英或卡马西平合用时，卡泊芬净血药浓度下降。与他克莫司合用时，他克莫司血药浓度AUC_{0-24h}降低，建议监测他克莫司血药浓度。

（2）特殊人群：由于危重症患者的生理状态和基础代谢的变化导致药物PK改变，在肝损伤重症患者实施剂量调整时需加强药物浓度监测。

（3）病理生理因素：卡泊芬净血药浓度与患者体重及血浆白蛋白水平密切相关。对于儿童或患者体重＞75kg，建议进行药物浓度监测。

（王晓丹　李晋文　苗文娟）

第五节｜其他药物

一、艾曲泊帕

（一）检测方法

目前常用的检测方法为LC-MS/MS。

（二）标本采集

1. 采血要求

（1）给药后2小时，采集静脉血3～5ml，置于EDTA-K$_2$抗凝真空采血管中，及时密封送检。

（2）若需长时间放置，可将全血标本以3000r/min离心10分钟，取血浆放入1.5ml离心管中，于-80℃冰箱中保存。

2. 监测时间及频率　给药达稳态后（建议给予稳定剂量至少2周后），测定给药后2小时的血药浓度（C$_2$）。

（三）结果解读

1. 参考范围　尚无具体的浓度范围推荐。国内单中心研究对难治/复发再生障碍性贫血患者推荐艾曲泊帕（Eltrombopag）的C$_2$有效浓度阈值为12.5μg/ml。

2. 临床意义　艾曲泊帕为口服非肽类促血小板生成素受体激动剂，适用于既往对糖皮质激素、免疫球蛋白等治疗反应差的成人和12岁及以上儿童慢性免疫性（特发性）血小板减少症（ITP）患者，可使血小板计数升高并减少或防止出血。另外，FDA批准的其他适应证还包括：①用于治疗对免疫抑制疗法反应不充分的重度再生障碍性贫血；②用于治疗慢性丙型肝炎患者的血小板减少；③与标准免疫抑制疗法联用于重度再生障碍性贫血的一线治疗。艾曲泊帕的PK/PD模型显示血小板生成率的增加与血浆艾曲泊帕浓度呈线性相关。过量使用艾曲泊帕可能会增加血小板计数、产生血栓以及栓塞并发症、停药后有出血现象并有可能导致骨髓纤维化等，且艾曲泊帕个体间的疗效与不良反应差异大，因此有必要对患者进行血药浓度监测，以保证安全性和有效性。有国内单中心研究报道，对艾曲泊帕用于难治/复发再生障碍性贫血的患者血药峰浓度进行监测（服药后2小时），结果显示艾曲泊帕血药浓度与疗效呈显著正相关，有效浓度阈值为12.5μg/ml。

3. 影响血药浓度的因素

（1）饮食：合用含奶制品的高热量、高脂饮食可使艾曲泊帕暴露量显著降低。使用前应至少间隔2小时或使用后间隔至少4小时服用。

（2）药物相互作用：艾曲泊帕可与多价阳离子发生螯合作用，抗酸药、乳制品或含有多价阳离子（如铝、钙、铁、镁、硒和锌）的矿物质补充剂使艾曲泊帕暴露量显著降低。艾曲泊帕经多种途径代谢，包括CYP1A2、CYP2C8、UGT1A1、UGT1A3，抑制多种酶的药物氟伏沙明可能增加艾曲泊帕浓度，诱导多种酶的药物利福平可能减少艾曲泊帕的浓度。

（3）疾病：肝功能损伤患者艾曲泊帕暴露量显著增加。

二、海曲泊帕

（一）检测方法

目前常用的检测方法为LC-MS/MS。

（二）标本采集

1. 采血要求　同替加环素。

2. 监测时间及频率

（1）给药达稳态后（建议给予稳定剂量至少10天后），测定药物C$_0$、给药后2小时血药浓度（C$_2$）、给药后5小时血药浓度（C$_5$）及给药后8小时血药浓度（C$_8$）。

（2）在进行剂量调整、疗效不佳或有疑似不良反应等情况下，均须重复进行血药浓度监测。

（三）结果解读

1. 参考范围　尚无推荐范围，健康受试者多剂量给药达稳态时 C_{max}（2.5mg组：4.1～8.6ng/ml，5mg组：19.1～41.6ng/ml，7.5mg组：35.7～57.7ng/ml）。

2. 临床意义　海曲泊帕（Herombopag）是一种口服非肽类血小板生成素受体激动剂，用于治疗对糖皮质激素和免疫球蛋白等治疗反应不佳的成人慢性原发性ITP、用于治疗免疫抑制治疗不佳的SAA。健康受试者血药浓度－时间曲线中观察到双峰，具有较小的峰（1～2小时）和第二个大峰（7～8小时），而ITP患者达 C_{max} 中位时间为2～5小时，可考虑在此时间范围合理采点。浓度与剂量呈非线性药动学特点且个体间变异大。PK/PD模型显示，海曲泊帕对血小板增加呈剂量依赖性和时间依赖性，血小板生成反应在单次和多次给药研究中，与海曲泊帕的血浆暴露水平显著相关。过量使用海曲泊帕会增加血小板计数的水平，产生血栓并发症，停药后可能有出血现象等，海曲泊帕剂量使用不足，也可导致治疗疗效不佳，因此有必要对患者进行血药浓度监测以保证安全性和有效性。

3. 影响血药浓度的因素

（1）饮食：高脂高热量饮食会导致海曲泊帕暴露量的减少，影响疗效，建议空腹服用海曲泊帕。

（2）药物相互作用：海曲泊帕可与多价阳离子发生螯合作用，抗酸药、乳制品或含有多价阳离子（如铝、钙、铁、镁、硒和锌）的矿物质补充剂使海曲泊帕暴露量显著降低。建议服用海曲泊帕至少2小时后方可使用含多价阳离子的矿物质补充剂。

（廖应熙　何　帅）

参 考 文 献

［1］国家药品监督管理局. 化学药物临床药代动力学研究技术指导原则. 2005.

［2］李好枝. 全国高等医药院校药学类规划教材：体内药物分析［M］. 北京：中国医药科技出版社，2011.

［3］吴永佩，蒋学华，蔡为民，等. 临床药物治疗学总论［M］. 北京：人民卫生出版社，2017.

［4］陈潇潇，沈树红. 巯嘌呤的药物基因组学研究进展［J］. 中国当代儿科杂志，2017，19（9）：7.

［5］中国药理学会治疗药物监测研究专业委员会. 治疗药物监测工作规范专家共识（2019版）［J］. 中国医院用药评价与分析，2019，19（8）：897-898，902.

［6］中国药理学会治疗药物监测研究专业委员会，中国药学会医院药学专业委员会，中国药学会循证药学专业委员会，等. 治疗药物监测结果解读专家共识［J］. 中国医院药学杂志，2020，40（23）：2389-2395.

［7］张相林，郭瑞臣，肇丽梅，等. 治疗药物监测临床应用手册［M］. 北京：人民卫生出版社，2020.

［8］中国药理学会治疗药物监测研究专业委员会. 泊沙康唑临床应用专家共识［J］. 国际呼吸杂志，2020（4）：241-261.

［9］国家卫生健康委员会. 新型抗肿瘤药物临床应用指导原则（2019年版）［J］. 肿瘤综合治疗电子杂志，2020（1）：16-47.

［10］张昕怡，侯珂露，贾月萍，等. 治疗药物监测指导下达沙替尼个体化给药的病例分析［J］. 中国临床药理学杂志，2020，36（3）：341-343.

［11］首都医科大学附属北京胸科医院，《中国防痨杂志》编辑委员会，陆宇，等. 抗结核药治疗药物监测临床应用专家共识［J］. 中国防痨杂志，2021，43（9）：867-873.

［12］董柳含，蔡芸. 脑脊液中药物浓度测定方法研究进展［J］. 中国新药杂志，2021，30（7）：617-622.

［13］徐金慧，唐莲，石璐，等. 亚胺培南用于重症肺炎患者的血药浓度监测及临床疗效评估［J］. 药物流行病学杂志，2021，30（3）：164-169.

［14］何娜，苏珊，翟所迪，等.《中国万古霉素治疗药物监测指南（2020更新版）》解读［J］. 临床药物治疗杂志，2021，19（1）：12-16.

［15］武玺坤，李亚前，吴瑕，等. 危重患者ECMO生命支持期间抗真菌药物TDM与剂量调整［J］. 中国医院药学杂志，2021，41（12）：1239-1243.

［16］姚远，卢伟，吕光辉. UPLC-MS/MS法同时测定人血浆中5种抗真菌药物的血药浓度［J］. 中南药学，2021，19（8）：1590-1594.

［17］NISHIDA A，KUBOTA T，YAMADA Y，et al. Thiopurine S-methyltransferase activity in Japanese subjects：metabolic activity of 6-mercaptopurine 6-methylation in different TPMT genotypes［J］. Clin Chim Acta，2002，323（1-2）：147-150.

［18］FALCONE M，RUSSO A，CASSETTA MI，et al. Variability of pharmacokinetic parameters in patients receiving different dosages of daptomycin：is therapeutic drug monitoring necessary？［J］. J Infect Chemother，2013，19（4）：732-739.

［19］GILES FJ，YIN OQ，SALLAS WM，et al. Nilotinib population pharmacokinetics and exposure-response analysis in patients with imatinib-resistant or -intolerant chronic myeloid leukemia［J］. Eur J Clin Pharmacol，2013，69（4）：813-823.

［20］PAI MP，RUSSO A，NOVELLI A，et al. Simplified equations using two concentrations to calculate area under the curve for antimicrobials with concentration-dependent pharmacodynamics：daptomycin as a motivating example［J］. Antimicrob Agents Chemother，2014，58（6）：3162-3167.

［21］YU H，STEEGHS N，NIJENHUIS CM，et al. Practical guidelines for therapeutic drug monitoring of anticancer tyrosine kinase inhibitors：focus on the pharmacokinetic targets［J］. Clin Pharmacokinet，2014，53（4）：305-325.

［22］MIURA M. Therapeutic drug monitoring of imatinib，nilotinib，and dasatinib for patients with chronic myeloid leukemia［J］. Biol Pharm Bull，2015，38（5）：645-654.

［23］YE ZK，CHEN YL，CHEN K，et al. Therapeutic drug monitoring of vancomycin：a guideline of the division of therapeutic drug monitoring，Chinese Pharmacological Society［J］. J Antimicrob Chemother，2016，71（11）：3020-3025.

［24］OU Y，DOSHI S，NGUYEN A，et al. Population pharmacokinetics and exposure-response relationship of carfilzomib in patients with multiple myeloma［J］. J Clin Pharmacol，2017，57（5）：663-677.

［25］SALEM AH，DUNBAR M，AGARWAL SK. Pharmacokinetics of venetoclax in patients with 17p deletion chronic lymphocytic leukemia［J］. Anticancer Drugs，2017，28（8）：911-914.

［26］MARANO M，SERAFINELLI J，CAIROLI S，et al. Eltrombopag-Induced Acute Liver Failure in a Pediatric Patient：a pharmacokinetic and pharmacogenetic analysis［J］. Ther Drug Monit，2018，40（4）：386-388.

［27］CHEN K，ZHANG X，KE X，et al. Individualized medication of voriconazole：A practice guideline of the division of therapeutic drug monitoring，Chinese Pharmacological Society［J］. Ther Drug Monit，2018，40（6）：663-674.

［28］LAHMER T，BATRES BAIRES G，HEILMAIER M，et al. Influence of Sustained Low-Efficiency Dialysis Treatment on Isavuconazole Plasma Levels in Critically Ill Patients［J］. Antimicrob Agents Chemother，2019，63（11）：e01162-19.

［29］YASU T，MOMO K，YASUI H，et al. Simple determination of plasma ibrutinib concentration using high-performance liquid chromatography［J］. Biomed Chromatogr，2019，33（3）：e4435-e4440.

［30］ABDUL-AZIZ MH，ALFFENAAR JC，BASSETTI M，et al. Antimicrobial therapeutic drug monitoring in critically ill adult patients：a Position Paper［J］. Intensive Care Med，2020，46（6）：1127-1153.

［31］YANG Q，ZHANG T，ZHAO D，et al. Factors influencing caspofungin plasma concentrations in kidney transplant patients with high incidence of invasive fungal infections［J］. J Clin Pharm Ther，2020，45（1）：72-80.

［32］OU YC，LIU L，TARIQ B，et al. Population pharmacokinetic analysis of the BTK inhibitor zanubrutinib in healthy volunteers and patients with B-cell malignancies［J］. Clin Transl Sci，2021，14（2）：764-772.

［33］GAO T，LIU X，SHEN Q，et al. Pharmacokinetics and bioequivalence evaluation of lenalidomide in Chinese patients with multiple myeloma［J］. Chin Med J，2021，135（2）：250-252.

［34］MUELLER-SCHOELL A，GROENLAND SL，SCHERF-CLAVEL O，et al. Therapeutic drug monitoring of oral targeted antineoplastic drugs［J］. Eur J Clin Pharmacol，2021，77（4）：441-464.

［35］STEFFENS NA，ZIMMERMANN ES，NICHELLE SM，et al. Meropenem use and therapeutic drug monitoring in clinical practice：a literature review［J］. J Clin Pharm Ther，2021，46（3）：610-621.

第十七章
临床实验室质量管理体系

17

　　血液系统疾病的诊断实验大都属于实验室自建检测（LDT），因此，室内质控和室间质评显得尤为重要。本章首先结合国际、国内有关标准，介绍医学实验室的质量管理体系（quality management system，QMS）模式，其次对LDT的质量管理现况和基本要素进行阐释，最后结合我们的实际工作，对流式细胞术性能验证指南（CLSI-H62）中的分析方法验证部分进行解读。

第一节 | 医学实验室的质量管理体系模式

　　2016年，国家卫生健康委员会参考ISO和美国临床医学实验室改进修正案（CLIA'88），在《医疗机构临床实验室管理办法》中明确了医疗机构临床实验室的定义：对取自人体的各种标本进行生物学、微生物学、免疫学、化学、血液免疫学、血液学、生物物理学、细胞学等检验，并为临床提供医学检验服务的实验室。一个高效的实验室的目标是始终如一地提供适当的检查服务，及时地出具准确的结果并合理地使用资源。这一目标确保检查有序进行、结果正确发布。由于实验室服务具有复杂性，因此迫切需要一种系统的方法来保证高水平、高质量的服务，而实验室质量管理体系即属于一种行之有效的系统方法，它描述、记录、实施、测量和监测实验室操作的有效性，来满足监管和认可要求，促进资源有效利用，最终满足实验室服务对象（客户）的要求。

　　几十年来，医学实验室的质量体系从最初对检查方法实施的质量控制（QC），到对过程性能实施的质量保证（QA），发展为最近的对整个实验室的质量实施系统综合方法的QMS（表17-1-1）。实验室为了减少错误的发生及其带来（或可能带来）的伤害，较好的做法是理解并记录每一个过程、培训人员来执行过程、识别有问题的过程，并改进存在问题的过程。一个集成的质量管理系统有助于实验室提供一致的、高质量的、具有成本效益的服务。

表 17-1-1　医学实验室的质量演变

元素	QC	QA	QMS
重点	方法控制	过程管理	实验室范围的系统
范围	通过以下方式控制经过验证的检查方法以确保产生正确的结果： 仪器的内部控制 制造商的材料控制 采购外部控制材料	准确性和有效性： 检验前过程、检验过程和检验后过程	支持和推动实验室工作的管理和技术流程的有效性和可持续性
局限性	不能防止检验前和检验后过程的错误	不能防止以上工作流程之外的错误	无局限性
演变水平	QC是医学实验室质量测量的开始	QA的过程重点比QA的方法重点更广泛	QMS的系统管理比QC的方法管理和QC的过程管理的重点都要广泛

　　本节内容在参考国际标准/指南CLSI文件的基础上，结合国内现行的ISO 15189：2012标准，对医学实验室质量管理体系模式及其要素进行阐述，不仅可以帮助实验室实施QMS以实现高质量的实验室服务，还可以满足国际标准和监管及认证/认可要求，可在各类临床实验室参考实施。

一、术语

1. 认可　权威组织正式承认实验室有能力执行特定任务的过程。

2．评估　收集和分析数据以确定组织、个人或项目的过去、现在和未来的系统过程。

3．审核　系统的、独立的和形成文件的过程，以获取客观证据并对其进行客观评价，以确定满足审核标准的程度。

4．校准　将未经验证精度的测量仪器或系统与已知精度的测量仪器或系统进行比较，以检测与所需性能规范的任何变化。

5．校准验证　以与患者标本相同的方式对校准品进行化验，以确认仪器、试剂盒或测试系统的校准在患者测试结果的整个测量范围内保持稳定。

6．能力　展示应用知识和技能以实现预期结果的本领。

7．一致性　满足要求。

8．持续改进　不断提高能力的活动。

9．纠正措施　消除原因并防止不合格或其他不良情况再次发生的措施。注：不合格或不良情况的原因可能不止1个。

10．不合格事件（NCE）　不符合实验室政策、流程和/或程序或不符合适用的法规或认证要求或可能影响（或已经影响）患者、供者或人员安全的事件。

11．操作认证（OQ）　确认设备或过程符合制造商对其预期用途的规范的过程。注：OQ可由制造商的技术服务工程师执行。

12．改进的机会（OFI）　改进后应显著提高组织效率和有效性和/或客户满意度的条件。

13．客户　可能或确实收到该人或组织预期或要求的产品或服务的个人或组织。注：客户可以是组织内部或外部的，可以包括患者和医疗保健提供者，如医生、护士、实验室工作人员。

14．文件　信息及其包含的媒介。注：文件可以是纸质的或电子的。

15．有效性　实现计划活动和实现计划结果的程度。

16．外部评估　由实验室外部组织为收集和分析数据以确定是否符合规定要求而进行的系统过程。

17．管理　指导和控制组织的协调活动。

18．管理评审　由领导对质量体系的状态、充分性和有效性进行定期、正式的评价。

19．组织　具有自己的职能、职责、权限和关系以实现其目标的个人或群体。

20．性能鉴定（PQ）　确认设备或过程将按照组织自身规定的需求和预期用途执行的过程，在正常操作条件下产生可接受的结果。注：PQ必须由组织的人员执行。

21．预防措施　消除潜在的不合格或其他不良情况原因的措施。注：潜在的不合格可能不只1个原因；采取预防措施以防止发生，而采取纠正措施以减少或消除再次发生。

22．程序　执行活动的指定方式。

23．过程　将输入转化为输出的一组相互关联或相互作用的活动。

24．过程控制　将特定过程的输出保持在所需参数范围内的机制。

25．能力验证（PT）　通过实验室间比对，根据预先确定的标准评估参与者的表现。

26．计划　一组相互关联的活动，以持续实现特定结果。

27．质量　一组固有特性满足要求的程度。

28．质量保证（QA）　质量管理的一部分，专注于提供满足质量要求的信心。注：包含所有程序和活动的实践，旨在确保达到和保持特定的产品或服务质量。

29．质量控制（QC）：旨在监控测试方法和结果以确保适当的测试系统性能的一套程序。注：QC包括测试QC、材料以及制图和分析结果。

30．质量管理体系（QMS）　以系统和面向过程的方式指导、控制和改进组织的质量的组织结构、职责、政策、过程、程序和资源。

31．质量手册　对组织质量管理体系的描述。

32．质量计划　设定质量方针和目标并确定相关流程和资源的活动。

33．质量方针　组织领导层正式表达的与质量相关的组织总体意图和方向。注：一般而言，质量方针与组织的总体方针一致，并为设定质量目标提供框架。

34．质量体系要素（QSE）　支持任何医疗保健组织或服务的工作流程路径所必需的管理基础设施组件。

35．记录　取得的成果或开展的活动的证据。注：记录可用于证明可追溯性并提供验证或纠正措施的证据；一般来说，记录不需要进行修订控制。

36．规范　产品、过程、服务或其他活动必须符合的任何要求。

37．供应商　提供产品或服务的组织或个人。

38．确认　通过提供客观证据确认特定预期用途或应用的要求已得到满足。

39．验证　提供给定项目满足规定要求的客观证据。例如，使用与制造商完全一致的检验方法获得的结果，没有任何偏差。

二、质量管理体系模式（QMS模式）

（一）QMS模式介绍

将质量管理要素贯穿到血液学、免疫学、遗传学等临床实验室工作流程中，可构建质量管理体系模式（图17-1-1）。

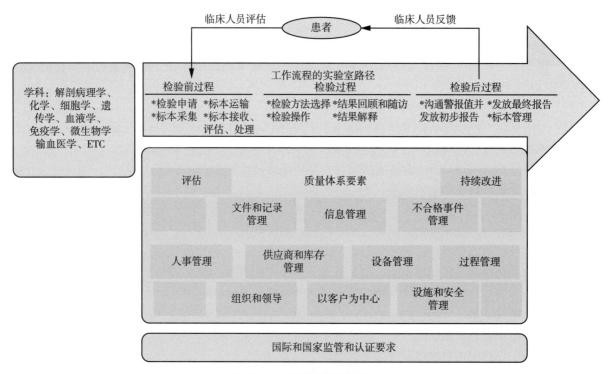

图17-1-1　质量管理体系模式

质量管理体系是实验室通过工作实现既定质量目标所需的一组基本构建模块的相互关系，它为实验室客户和用户提供交互过程和资源来实现价值和结果。本节描述的QMS模式，首先将国际和国家法规与标准中的单个要求以及已发布的医学实验室认可要求按不同主题进行分类，即确定对单个主题的所有要求。其次，每个主题的要求按照新组建实验室时出现的顺序排列。由此产生的要求主题就是质量的基本组成部分，称为质量体系要素（QSE）。本节描述的QMS模式包括组织和领导、以客户为中心、设施和安全管理、人事管理、供应商和库存管理、设备管理、流程管理、文件和记录管理、信息管理、不合格事件管理、评估和持续改进等12个QSE。

在图17-1-1中，国际标准、国家法规和已发布的医学实验室认证/认可要求的文件犹如质量管理体系的"基石"，而每个QSE从左到右、从底层到顶层排列，就像在地基上砌砖。QSE可作为各类医学实验室或医疗保健服务机构的通用管理基础。首先，在QMS组织和领导中，实验室定义其新的或修订的使命、愿景、价值观、目标和组织结构。在QMS的以客户为中心的要素中，实验室确定其外部和内部客户，确定他们各自的需求，并评估它是否有能力提供足够的物理、人事、物质和财务资源来满足这些客户的需求。在QMS设施和安全管理中，实验室提供新服务或变更服务的大小和范围的物理空间，并确保该空间的设计符合所有适用的安全要求。在QMS人员管理中，实验室确定新服务或变更服务所需的人力资源，并获得具有必要资格的人员。分配设施和人员后，根据QMS的供应商和库存管理要素，实验室采购必要的设备、材料、其他产品和服务，以执行新的或更改的服务。在采购所需的设备后，根据设备管理要素，实验室安装新设备，执行操作认证和性能认证，并在实验室的整个运行周期内维护设备。对新服务或变更服务的实际需求得以满足后，过程管理要素指导实验室按预期工作起草相关的过程、程序和表格或模板文件，以正式确定新的或变更的过程。之后，实验室对工作人员培训这些新的或修订的流程和文件，并对其能力进行初步评估。根据文件和记录管理要素，在所有新的或变更的质量手册、程序文件、标准操作规程、记录和表格文件被批准并输入文件管理系统后，新的或更改的实验室服务才能开始实施。根据信息管理要素，实验室将标本检测产生的结果和报告输入信息管理系统，从而维护受保护健康信息的机密性和数据访问的安全性。根据不合格事件管理要素，当发生不符合要求事件和/或任何投诉时，实验室立即生成报告，调查投诉或问题，并分析这些报告来识别任何可能的问题趋势。根据评估要素，实验室通常使用外部评估或内部监控来验证新的或更改的实验室流程是否满足要求，并确定这些流程的运行情况。根据持续改进要素，实验室定期管理审查过程的性能信息，发现需要改进之处，并采取措施消除问题的根源。

QSE的通用管理基础功能支撑实验室的技术操作，即工作流程路径。实验室的工作流程路径包括检验前、检验和检验后过程，从实验室检查申请开始，到发放报告和标本存档，如图17-1-1所示。只有在QSE到位并正常运行时，检验前、检验和检验后过程才能有效运行。每个QSE都支持工作流程路径的相应部分。工作流程路径将在第四部分详细讨论。

各类实验室国际标准、国家或地区法规或标准认可文件中的要求均可在通用QMS模式中得以反映。医学实验室中的每个学科，如血液学、免疫学、临床化学、细胞病理学、输血等的工作流程路径都具有共性。

将实验室客户纳入之后，该模式才算完整。实验室的存在目的是服务客户，主要是临床人员和患者以及其他实验室和组织。在整个实验室的工作流程路径中都需要考虑患者。例如，在路径的"输入"过程中，临床医生在评估患者的临床状况后安排实验室检查。检查结果和诊断报告的出具是路径的"输出"过程，医生使用实验室的输出为患者做出诊断并选择治疗方法，从而让患者获得最佳的治疗效果。临床人员和患者是大多数医学实验室的主要客户。一些组织机构（如疗养院）也可以是实验室客户。在这种情况下，组织通常会进行预检活动，如标本采集和运输准备。当委托实验室收到其检查单和标本时，这些申请就进入委托实验室"标本接收、评估和处理"的工作流程路径。

QMS模式的运作过程中，将12个要素在下列所有情况中的工作流程路径纳入考虑：①开发新实验室，如启动一个新实验室；实验室的一个新部分，如标本接收区；一门新的实验室学科（如分子遗传学）；新建筑物中的实验室操作；现有结构中的新实验室设施；②实施新的仪器或方法进行实验室检查；③在实验室的任何地方更改现有流程；在上述情况下，实验室应考虑计划的变更对满足每个要素及工作流程路径的要求的影响。在不影响服务质量的情况下，采用这种方法大大增加了新的或更改的流程和程序满足要求的可能性。此外，实验室人员可以采取必要的措施来准确及时地生成记录，并确保满足客户的要求。

（二）记录质量管理体系

实验室所有人员都应了解、理解并能够描述与各自工作职责相关的每个QSE的活动。为了实现这一目标并满足QMS的共同要求，需要记录QSE的质量目标、程序、操作规程以及工作流程路径。该文件向人员和客户表达了实验室在每个QSE和工作流程路径中对质量和相关活动实施的意图。通常，QMS中有4种类型的文档：质量手册、程序文件、作业指导书、记录。

1. 质量手册　政策是实验室意图或承诺的陈述，并回答"我们做什么？"的问题。质量方针说明了实验室满足要求的意图。实验室需要一个书面的整体质量方针。实验室应建立并维护一份质量手册，包括：

（1）质量方针。

（2）质量管理体系的范围。

（3）实验室组织和管理结构及其在母体组织中的位置。

（4）确保符合本部分的实验室管理层（包括实验室主任和质量主管）的作用和职责。

（5）质量管理体系中使用的文件的结构和相互关系。

（6）为质量管理体系而制定的文件化政策并指明支持这些政策的管理和工作路径活动。

2. 程序文件　程序文件描述实施政策所需的活动，并回答"如何满足实验室的要求？"的问题。程序文件应该描述以下内容：

（1）实现质量手册所需的活动。

（2）成功实现目的所需的正确活动顺序。

（3）负责流程中每项活动的实体或个人。

（4）过程描述应包括所采取的行动，并指出负责人或职能以及使用或生成的任何支持文件，如操作规程或表格。

（5）这些过程应该被定义、记录和实施。

（6）实验室可以以各种形式记录质量过程。

流程图可以直观地描述活动是如何排序的。图17-1-2以流程图的形式提供了文档管理流程的示

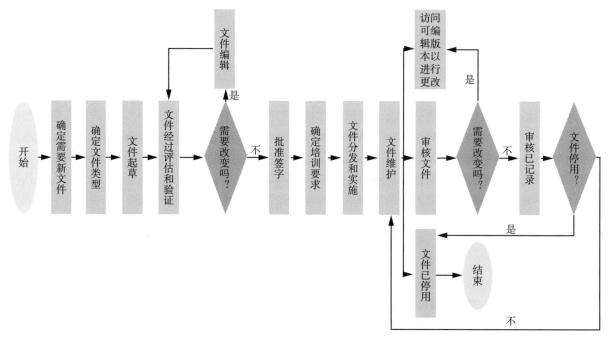

图17-1-2　文档管理流程

例。示例流程适用于各类实验室操作，以确保在需要开发或修订任何实验室文件时，所有人员可以了解正确的活动顺序。此流程显示在文档的整个使用周期中执行的活动和做出的决策。

3. 作业指导书/操作规程　操作规程提供了执行特定流程活动的逐项说明，并回答"我如何进行此活动？"的问题。这些规程应形成文件并加以实施，因为它们是实验室执行和记录符合要求的活动的手段。

4. 记录/表格　QMS文件还包括用于在执行质量程序时记录数据、信息或结果的表格。表格可以是记录数据、信息或结果的空白页，也可以是标签或计算机存储介质。

三、质量体系要素

（一）组织和领导

组织和领导要素描述实验室成功实现和维持系统的质量方法以及满足法规、认证、客户和内部要求所不可或缺的关键领导职责。

1. 伦理行为　伦理行为有助于与客户和公众保持信任关系。例如，ISO 15189：2012要求，实验室管理层应做出适当安排以确保：

（1）不卷入任何可能降低实验室在能力、公正性、判断力或诚信性等方面的可信度的活动。

（2）管理层和员工不受任何可能对其工作质量产生不利的不正当的商业、财务或其他压力和影响。

（3）利益竞争中可能存在潜在冲突时，应公开且适宜地做出声明。

（4）有适当的程序确保员工按照相关法规要求处理人类样品、组织或剩余物。

（5）维护信息的保密性。

2. 质量方针　实验室需要在质量方针中定义其质量文化的意图。该总体方针包括描述：

（1）实验室以客户为中心的意图。

（2）实验室管理层的服务标准声明。

（3）实验室对良好专业实践、服务质量并遵守其质量管理体系的承诺。

（4）实验室管理层对遵守所有适用要求和标准的承诺。

（5）质量方针被记录、保存在质量手册中并传达给所有人员。

3. 实验室服务范围　实验室需要以书面形式定义其提供或计划提供的服务范围，来满足实验室客户的需求。当实验室对所提供的服务进行更改时，需要修改范围说明。

4. 组织结构　实验室或其所在组织应是能为其活动承担法律责任的实体。即需要文件证明实验室作为法人实体的存在，以及它与母公司或子公司的关系（如适用）。

（1）当影响实验室法律地位的条件发生变化时，需要对文件进行修订。

（2）实验室人员需要定义、记录和理解质量管理、技术操作、支持服务和/或辅助附属服务之间的关系。

（3）需要定义和记录质量管理体系和实验室操作人员的职责：实验室需要任命1名质量主管，直接负责监督QMS要求的遵守情况。质量主管的职能应在工作描述中被定义并应具有以下职责和权限：①确保建立、实施和维持质量管理体系所需的过程。②就质量管理体系运行情况和改进需求向负责实验室方针、目标和资源决策的实验室管理层报告。③确保在整个实验室组织推进理解用户需求和要求的意识。

5. 质量管理体系的实施　实验室应采用结构化的方法来设计、开发、实施和持续改进其QMS。下列特定QMS活动不属于QSE，但对QMS实施至关重要。

（1）质量手册：质量手册是定义实验室如何运作和满足适用要求的文件化信息的集合，是组织各种实验室管理政策、程序、指令和备忘录中包含的信息的有用方式。它将实验室质量管理和文件系统的结构和细节传达给自己的人员、外部客户和外部评审员。

（2）质量管理体系活动的整合：应持续关注QMS过程和活动的设计、实施和持续改进。适当的集成广度和深度取决于实验室的规模和复杂性，以及它是否存在母体组织。应考虑整合的常见流程和/或活动与QSE直接相关。

6．资源分配　实验室管理层应确保有足够的资源来开展实验室的活动。为实现质量目标，应确定并分配质量活动、实验室运营和持续改进计划所需的资源。包括但不限于设施、人力、资本和物质资源、计划内运营变更和计划外变更（例如设备故障）的资源。

7．质量计划　为提供优质服务，实验室领导层需要对质量进行长期和短期规划。质量计划涵盖实验室服务的所有方面，其设计应满足患者、临床人员和其他客户的需求。计划应与实验室的质量方针和质量目标保持一致。

（1）质量目标：质量目标是质量计划的输出，需要定期建立和记录质量目标。它与实验室的质量方针保持一致，是指定团队或个人在规定时限内完成的可衡量的结果。

（2）质量目标定期评审：定期审查实验室文件化的质量目标的状态有助于识别已经完成的目标和剩余的未完成目标。实验室应使用监测数据和信息来确定新目标的优先级，从而朝着持续改进的方向发展。

（3）质量计划决定质量方针的实现：通过质量计划，将质量方针转化为具有可衡量的质量目标，质量目标的相关数据和信息为质量方针是否得到履行提供了客观证据。

8．管理评审　需要过程来对实验室的QMS、质量方针和质量目标进行结构化和有组织的计划审查，来确保其持续适用性、充分性、有效性和对患者医疗的支持。

（1）审核输入：供审查的数据和信息应以清晰、简洁和可操作的形式提交给实验室领导。最常见的形式是质量报告：①质量报告应总结性能数据和信息，突出实验室已建立的质量管理体系与其规定的目标之间的差距。②总结国际、国家、认证、当地和组织的要求及客户的要求。③报告的信息应足以让实验室管理人员确定已识别的差距对实验室服务质量、患者安全和实验室实现其既定目标的能力的影响，并尽可能确定不合格性能对实验室运营的影响（即问题及其解决的成本）。

（2）评审活动：质量报告的管理评审应至少包括：先前管理评审的后续行动；风险识别和管理；供应商的表现；审查持续改进计划的状态；审查重大运营变化；审查评审程序的请求和适用性，以及标本要求；实验室人员和客户对质量和安全问题的反馈，以及任何满意度信息；验证QMS是否按设计实施；识别OFI；考虑到任何已识别的风险，选择改进计划并确定其优先级；为后续行动分配必要的资源，保证持续改进。

（3）审核输出：审查的书面记录应证明实验室执行管理层的存在和积极参与。

9．沟通　实验室应考虑内部和外部的沟通方式。实验室管理层应有与员工进行有效沟通的程序；并且应在沟通和会议中保留讨论事项或沟通的记录。

ISO 15189：2012要求，实验室管理层应确保在实验室及其利益方之间建立适宜的沟通程序，并确保就实验室检验前、检验、检验后过程以及质量管理体系的有效性进行沟通。

（二）以客户为中心

以客户为中心要素描述实验室应识别客户的需求，正式签订协议以提供服务，设计工作以满足需求，并寻求客户的意见以确认需求得到持续满足。

1．识别客户及其需求　客户是与实验室有联系的个人或团体。实验室客户包括外部客户和实验室内部客户。实验室需要确定特定类型客户现在和将来的需求。

（1）外部客户：外部客户分为直接客户和间接客户。病理学家、临床医生、护士和其他医务人员通常是实验室结果和报告的主要直接客户。间接客户是实验室结果和报告的接收者或用户，他们不直接参与及时的患者决策。

（2）内部客户：实验室的工作流程路径中的人员包括从事标本采集、处理和分发等检验前职能的人员、从事检验职能（如实验室学科）和检验后职能的人员。实验室负责的实验室管理和支持职能（如库存管理）也是内部客户。

（3）识别需求：实验室需要了解其外部和内部客户各自的需求，能够区分必要服务和非必要服务，并愿意保持密切的客户关系。监控实验室服务的方式是否提供了可用于未来服务战略规划的信息。

2．满足客户需求的实验室能力 实验室能力评估的结果应传达给客户，并就服务条款和质量的适当期望达成一致并传达。

3．提供实验室服务的协议 实验室需要与使用其服务的客户保持协议。这些协议需要定义各方的要求：

（1）实验室需要保持能力和资源来满足商定的条款和提供服务所需的专业知识。

（2）实验室客户需要被告知可能影响实验室检查的协议偏差。

（3）需要确定受委托实验室的工作。

（4）提供实验室服务的协议需要进行定期审查，并在实验室和客户同意的情况下更新、修改或终止。

（5）需要保存协议、审查和任何修改的记录。

4．与客户沟通 为了促进高效地使用其服务，实验室需要与申请检查并根据结果采取行动的客户积极沟通。这些沟通涉及检查的选择和频率、所需的标本类型、临床适应证和检查程序的局限性以及对检查结果解释和建议。

5．监测客户满意度 实验室需要积极寻求外部和内部客户的正、负面反馈。通过确定内部人员的看法，实验室有机会识别浪费和额外的OFI。客户反馈信息应该上报给实验室管理层，以便制订纠正措施并确定其优先级。

6．记录和处理投诉 实验室应随时鼓励员工收集所有内部和外部客户的投诉。投诉需要立即记录和报告，以便及时调查有效性和原因。调查投诉的过程应及时，并确保已通过数据确认的服务问题在适当时传达给实验室管理、行政和政府或认证组织。

（三）设施和安全管理

设施和安全管理要素提供有关实验室物理环境以及支持该环境所需的维护和安全计划的信息。

1．设施管理 实验室应与其组织的设施规划部门合作，制订实验室建设和改造项目的流程。实验室需要建议方法来确保满足国际、国家认证、地方和组织要求。

（1）设施设计和访问修改：①实验室分配的空间需要进行组织，以便在不影响工作质量、人员安全或患者服务的情况下执行其工作。②实验室设计需要支持高效的操作和质量检查，优化使用者的舒适度，提供足够的存储空间，并将受伤和发生职业病的风险降至最低。③实验室需要根据感染风险、使用者需求和对实验室服务至关重要的系统，对其公用系统的所有或选定的操作组件保留书面清单。④实验室（或组织）需要在首次使用之前和之后定期检查库存的公用系统，包括应急电源系统，并保存结果记录。

（2）设施访问：应对需要生物安全和记录保护的区域进行受控访问，并在访问时进行适当的标识。

（3）设施使用和维护：实验室需要根据需要或在环境条件可能影响检查结果或实验室服务质量时进行监测、记录和控制。此类条件包括无菌、温度、湿度、通风等。

（4）通信系统：实验室需要一个适合其规模和复杂性的通信系统。该系统通常为电话。

2．安全管理

（1）实验室需要证明其已为所有人员提供安全培训，包括适当培训的文件和提供任何所需的个人防护设备。

（2）实验室需要根据其提供的服务来识别其感染风险。实验室需要完成工作流程的风险评估，记录任何已识别的风险，并优先考虑获得和传播感染的风险。

（3）需要完成并记录安全工作实践的定期审查（通常称为"安全审核"），以识别和减少任何危害或危险实践。

（4）需要进行监控以确保人员根据需要遵守所有必要的安全预防措施，并记录任何必要的不合规纠正措施。

3．安全管理　实验室安全问题主要涉及以下几方面。

（1）生物安全：实验室领导需要为实验室服务分配感染预防和控制活动的管理责任。每个实验室都需要制订和实施适合其服务的感染控制计划。在开展感染预防和控制活动时，实验室应使用以证据为基础的国家指南或专家共识（无指南时使用）。实验室的感染预防、控制和监测活动需要最小化、减少或消除与实验室服务相关的感染风险。

实验室的书面感染预防和控制目标应基于其优先风险，并应包括：①限制无保护地病原体暴露。②限制操作程序相关的感染传播。③限制与使用实验室仪器、设备和用品相关的感染传播。④提高对手卫生指南的遵从性。

（2）化学卫生和危害通报：实验室需要制订书面化学卫生计划，评估所用化学品的潜在危害，并向工作人员传达危害信息和适当的保护措施。

（3）职业健康：每个实验室都需要制订程序来调查、记录和报告所有实验室伤害、事故和实验室获得的疾病。也需要向上级组织以及地方、区域和国家机构报告。

（4）危险废物管理：每个实验室都需要制订和实施符合国家和地区要求的危险废物管理和处置计划；包括人员培训；并提供创建、保留和评估从获取到处置的危险废物管理记录的流程。

（5）防火：每个实验室都需要制订火灾预防和控制计划，包括灭火器培训和相关人员培训记录。鼓励实验室根据国家计划或当地要求来设计实验室防火程序。

（6）应急管理：每个实验室都需要制订应急管理计划，描述其应对内部和外部灾难的方法。实验室应首先进行危害脆弱性分析，以确定可能影响其服务需求或提供这些服务能力的潜在紧急情况。该计划应确定准备、响应、缓解、恢复、行动和责任的具体过程和相关活动。

（7）辐射安全：每个涉及放射性伤害的实验室都需要制订书面的辐射安全计划。

（8）安全培训：每个实验室都需要针对以下安全计划中的所有人员进行新人培训和进修培训的书面流程：①感染控制（如BBPs、结核分枝杆菌和其他空气传播病原体、克雅病等）。②标准预防措施。③个人防护装备。④化学卫生和危害沟通。⑤危险废物处理。⑥生物标本和有害物质的运输。⑦应急准备（如火灾、疫情、地震等）和响应。⑧生物安全。⑨辐射安全。⑩安全工作实践。

（四）人事管理

人事管理要素包括聘任和维持足够数量的具备资质、训练有素和具有相应职称的实验室人员来执行和管理实验室活动。

1．任职资格　实验室管理层需要确定每个职位所需的教育、培训、技能、经验情况，以及是否需具备相应的认证和执照。对诊断检查或解释做出专业判断的人员需要适用的理论和实践经验及背景。这些资格需要记录保持在最新的文件（如职位描述）中。在制订此类文件时，需要考虑国家、地区、专业或组织级别所需的资格。

2．人员培训管理　实验室需要对所使用的培训过程进行书面描述：

（1）对于新聘、调动、晋升、临时和合同人员。

（2）实施新流程和程序时。

（3）当流程和程序发生变化时。

（4）每当确定需要额外培训时（如能力评估不通过时）。

所有人员都需要接受以下培训：质量管理体系、安全、政府报告要求、计算机系统、工作流程和程序。

3．能力评估 需要确定标准来评估人员能力。这些标准需要与适用的法规和要求保持一致。评估时机可以为：

（1）初步培训后和独立工作前。

（2）在整个工作期间定期。

（3）当有新的或更改的流程或程序时。

（4）每当工作职责发生变化时。

（5）任何再培训后。

能力评估适用于在工作流程和管理路径中履行职责的所有人员。当评估不符合既定标准时，需要对根本原因进行评估，启动并记录再培训。

4．继续教育和专业发展 实验室需要为各级人员参与继续教育进行规划和提供机会。

5．终止雇佣 实验室需要建立符合适用要求的终止雇佣流程。个人应归还任何属于组织或实验室的材料。需要立即撤销对所有计算机系统和建筑物的访问授权。

6．人事记录 实验室需要建立方法来维护记录管理系统中的以下人员记录：正规教育；专业资格；事先培训；经验；职位描述；与工作相关的培训；能力评估；继续教育；专业发展；人员识别。此类适用的记录可以保存在多个位置。实验室需要特殊指定某个人可以访问这些机密记录。

（五）供应商和库存管理

供应商和库存管理要素描述了实验室与从其获得设备、材料、其他产品和服务的实体签订的协议，以确保始终满足对关键设备、供应和服务的规定要求。实验室应与供应商沟通、设定期望、建立和保持良好的关系。

1．供应商的资格和选择 在实验室可以充分选择设备、材料、其他产品和服务的供应商之前，应该确定供应商、承包商或顾问必须满足的最低要求。实验室需要识别关键设备、材料和其他产品和服务，并为每个产品和服务定义必要的特性或功能要求。

实验室需要维护一份其使用的所有委托实验室和顾问的列表、发送给每个受委托实验室和顾问的所有标本或标本材料（如组织学块、载玻片）的日志，以及每个委托实验室和顾问收到的结果记录寄来的标本。所有参考标本的请求、原始结果和收到的检查结果都需要保留预定的时间。

实验室需要制订流程来向提出原始请求的人提供受委托实验室的结果和发现。当实验室创建自己的报告时，受委托实验室报告中的所有基本要素都需要包括在内，不得进行可能影响临床解释的更改。结果报告需要包括受委托实验室的名称和地址。实验室需要建立方法来确保其使用的任何受委托实验室和顾问的表现符合所有监管和认证要求。

2．设备、材料、其他产品和服务 选择供应商后，实验室需要采购设备、材料、其他产品和服务的流程，或者需要在上级组织的既定采购流程中工作。

（1）协议：实验室需要与供应商、承包商和顾问签订正式协议，明确实验室的期望和责任以及供应商的期望和责任。协议的批准应形成文件，以保护实验室和供应商的利益。协议受文件控制。

（2）采购：实验室应与组织的采购部门合作，制订和记录采购过程中的角色和责任。

（3）协议审查和修改：需要审查获取设备、材料、其他产品和服务的协议，以确保定义各方的要求。任何修改或其他变更也需要记录并由双方审查和批准。对协议的修改需要记录和批准。协议的审查受文件控制。

3．供应商、受委托实验室、承包商和顾问评估 实验室需要建立流程，向供应商、受委托实验室、承包商和顾问提供反馈，说明他们是否达到了实验室的要求，以及是否需要对协议进行任何修改。实验室需要制订系统计划来管理采购设备、材料和其他产品的接收、存储、处理和使用。

（1）收货验收：实验室需要流程来接收来自常规订单、长期订单和特殊订单（例如设备）的采购项目并将其输入库存。实验室需要验证收到的材料是否与原采购文件相符。

收到的影响实验室服务质量的供应品（如试剂、检测试剂盒、校准和控制材料）必须经过验证，确认符合规定的验收标准或要求，包括检查和测试，才能使用。

（2）材料的储存和处理：实验室需要指定的供应品和试剂储存区，以保护它们免受损坏或变质。这些材料的储存和处理需要符合制造商的建议和任何适用的安全要求。

（3）维护库存：实验室需要流程来维持充足数量的最新供应品的库存。对于已识别的关键材料，需要记录接收日期、批号、是否满足验收标准以及任何后续行动、材料投入使用日期或不使用时的处置日期。

4. 关键材料和服务的识别和跟踪　实验室需要识别可能影响实验室结果报告质量的材料和服务以及任何添加的评论、解释或信息。

实验室需要建立流程来确保关键材料和服务在整个工作中的可追溯性。此过程需要包含记录所用关键材料的名称、批号和有效期的要求。

对于每个关键测量，用于校准测量设备的材料需要具有适当的范围并且可追溯到测量标准。该测量标准的可追溯性证书需要保留在实验室中，并在需要时可取用。可追溯性证书受记录控制。

（六）设备管理

设备管理要素描述了设备的选择和安装、设备维护和校准、设备相关问题的记录以及记录的维护，以确保设备按预期用途运行。

1. 选择资格和采购　实验室还需要流程来确定供应商资格、做出选择决定和采购设备。这个过程通常被称为选择资格（SQ）。

2. 设备资质　实验室需要有一个设备认证流程，包括识别、安装资质（IQ）、经营资质（OQ）和性能鉴定（PQ）过程。

（1）识别过程：实验室需要识别影响患者安全的仪器和设备，收到设备后，实验室需要为每台设备和每台仪器分配一个唯一标识。实验室还应维护一份设备主清单，包括设备日志，实验室设备的数量、类型和现成参数，以及所需维护和更换的总体计划。设备主清单受文件控制。

（2）安装资质流程：实验室需要建立一个过程来安装仪器或设备，安装要符合预定的环境和制造商的要求。需要实验室对IQ计划进行执行前批准、执行后批准以及任何必要的结果跟进。在现场环境中使用仪器或设备之前，需要执行IQ。

当制造商执行IQ时，实验室需要在执行IQ之前和之后验证IQ计划是否符合操作手册的说明。需要记录与操作手册说明的任何偏差。

当IQ和OQ在不同时间进行时，实验室需要保留IQ结果的副本并在进行OQ之前对其进行批准。

（3）操作资质流程：实验室需要确认设备在其位置和制造商的预期用途上是可操作的。

需要实验室对OQ计划进行执行前批准、执行后批准以及任何必要的结果跟进。OQ需要在仪器或设备在现场环境中使用之前进行。

实验室需要保留OQ结果的副本并在进行PQ之前对其进行批准。OQ可以与IQ同时进行。

当设备发生位置移动或在进行任何修改后，实验室需要确定性能规格是否受到影响。这可以通过识别移动引起的风险并执行和记录基于风险的IQ和OQ来实现。

（4）性能鉴定过程：在PQ中，实验室制订必要的计划，以确保仪器或设备在其设施、人员及其过程和程序文件中按照实验室的预期运行。

PQ需要由实验室人员执行，而不是由制造商执行。需要对PQ计划进行执行前批准、执行后批准以及对结果进行任何必要的跟进。

　　PQ确认设备在正常操作条件和功能下以符合国际、国家认可、当地和组织要求的方式产生可接受的结果，并且与制造商的声明一致。实验室需要为可接受的性能设定标准，记录执行计划的结果，并评估结果的可接受性。在满足标准并完成计划之前，仪器或设备无法使用。

　　（5）计算机系统资质：根据其他设备的要求，实验室需要在其使用的计算机系统上执行IQ、OQ和PQ。包括实验室信息系统、文件管理系统和管理其他质量活动的系统。

　　（6）设备使用：实验室需要授权和培训选定的人员使用仪器和设备。实验室人员需要遵循设备的书面操作说明。使用说明需要保持最新版本并随时可供人员使用。设备和仪器需要防止调整或篡改，并在处理、维护和存储过程中防止损坏或变质。

　　3. 校准程序　实验室需要为涉及测量的仪器和设备制订校准计划。校准计划需要包括：

　　（1）校准和校准验证的时间表，遵循制造商的建议或其他频率要求。

　　（2）预定职责的分配。

　　（3）校准标准的可追溯性。

　　（4）校准和校准验证的性能和记录。

　　（5）分析校准和校准验证的结果。

　　（6）记录校准或校准验证不符合预定标准时采取的措施。

　　（7）记录校准状态和到期日期。

　　（8）发布任何需要调整或容忍的误差。

　　在进行任何校准或调整后，在恢复使用之前，实验室需要验证设备是否按预期运行。实验室需要有一个校准验证的书面程序，其中至少包括：仪器制造商制定的要求；校准验证水平的数量；使用的校准验证材料类型；校准验证材料的赋值；校准验证频率；校准验证的可接受性能限制。

　　当QC材料用于校准时，实验室需要确保用作校准材料的批号与用作常规QC检测的批号不同。

　　4. 维护计划　实验室需要制定仪器和设备的维护计划，包括：

　　（1）根据制造商的建议或其他频率要求，指定执行维护活动的频率的时间表，维护计划需要与操作手册一致。

　　（2）预定职责的分配。

　　（3）维护活动的执行和记录。

　　（4）记录执行的例行服务的过程。

　　（5）记录非常规服务和维修的过程。

　　在任何维修、调整或重大维护之后，以及在恢复使用之前，实验室需要重新（如在书面程序中）验证设备是否按预期运行措施（如留样再测）。

　　5. 报废和最终处置　当仪器或设备不再用于实验室活动时，需要记录报废日期。与生物危害物质接触的仪器和设备需要进行净化。任何机密信息（如仪器固有内存中的患者检查结果）都需要移动到替代存储介质中。设备的最终处置（如转移、出售、回收、销毁）也需要记录。

　　6. 设备档案和记录　实验室需要保存上述仪器设备的记录。为每个仪器或设备保留一个主文件，保留其所有信息，跟踪给定仪器或设备从选择到报废的历史。

（七）过程管理

　　QSE过程管理涉及12个QSE，因为流程将每个QSE的政策转化为行动。QSE过程管理还涵盖了整个工作流程路径。

　　1. 实验室工作流程路径和质量体系要素活动的分析、设计和记录

　　（1）实验室流程分析与设计：在规划期间，实验室应将质量要求纳入其流程、产品和服务，并利用现有知识审查适当的信息来源。确定任何要求的规格、已知或潜在风险、确定成功的措施、新流程和/或变更流程与其他流程的相互关系的流程、所需资源（即财务、设施、环境、人力、设备、材料）

和需要的文件和记录。

（2）实验室过程文件：文档可以采用用户需求和规范、手册、流程图、程序和记录的形式。

流程图：理想情况下，为每个QSE中的所有活动和实验室工作流程中的所有操作制作流程图。

程序：实验室人员能够理解和使用的有据可查的工作程序和说明是沟通过程要求和确保性能一致性、结果记录和记录保留的关键。适用的程序需要适用于所有工作区域的所有人员。

记录：程序需要包括在执行工作时获得的结果的说明。说明应解释如何将结果手动记录到表格和标签上，并在适用时以电子方式记录到信息系统中。

2. 过程确认和验证　确认和验证过程适用于所有设备、仪器、分析系统、检查方法、试剂盒、完整的计算机系统和功能，以及用于新过程或更改过程以确认它们能够实现之前所需性能的文件化程序。新的计算机系统和计算机程序的更改也需要在实施之前进行确认或验证。

（1）确认：①确认包括人员计划，以建立任何实验室开发或修改的过程或检查方法（一般指LDT）的性能规范并记录结果，以确保该过程或方法在实施前按预期工作。②需要满足客户需求和所有其他适用的法规、认证和组织要求。③所有确认研究的验证计划和结果都需要记录、评估和批准。④需要维护确认记录。⑤当有更改时，需要重新确认修改后的过程或方法，以确保其继续满足实验室及其客户和所有相关方的需求，以及所有适用的法规、认可和组织要求。⑥实验室还应考虑定期重新确认某些关键过程，以确保未将可能影响其确认状态的意外更改引入过程。

（2）验证：虽然验证（由制造商、其他开发人员或实验室执行）涉及建立性能指标，但验证需要评估先前建立的性能指标，以确认实验室在遵循其定义的过程或方法时实现可重复的可接受性能的能力。①所有验证都需要记录、评估和批准。②需要保留验证记录。③每当进行更改时，都需要重新验证修改后的过程或方法，以确保其继续满足实验室、客户和所有相关方的需求，以及所有适用的监管、认证和组织的要求。

（3）检查过程的确认：当检测方法由实验室自行开发或由制造商修改时，或者如果性能参数在已发表的文献中不可用或由制造商提供，则实验室需要验证该方法。检查方法的确认计划通常包括以下类型的研究，以确认方法的性能参数：①测量的正确性（又称准确度）。②重复性和再现性（又称精密度）。③分析灵敏度（即检测能力）。④分析特异性。⑤并排分析和结果比较使用：旧程序与新程序、新程序与参考方法等。⑥分析测量范围和临床可报告范围。⑦线性范围。⑦样品稳定性。⑧试剂稳定性。⑨残留和交叉污染。⑩临床声明（即临床敏感性、临床特异性、预测性值）。

（4）检验过程的验证：对于已发布或未修改的商业检验方法（也得到相关政府组织的批准），实验室需要验证其可以执行该方法并获得与开发者声明的方法一致的结果。

实验室需要证明和验证使用新仪器、试剂盒或系统进行检查的性能参数与制造商制订的参数相当。进行这些比较的研究包括测量的正确性、可重复性和再现性，以及检查结果的分析测量范围，或适用于适用要求的任何其他性能参数。当制造商的参考区间（即正常值）不适合实验室的患者群体时，实验室需要建立自己的参考区间范围。

（5）非检验过程的确认和验证：确认和验证也适用于检验前、检验后和其他非检验实验室过程。是否需要确认或验证取决于是否有针对相关过程的预设性能参数。

确认或验证非检查过程的其他方法可以包括：①新流程与旧流程的并行分析和比较过程。②对于流程变更的潜在影响实施客户满意度调查。

在识别、分析和设计其检查过程时，实验室需要考虑测量变异性或不确定性对检查结果的影响。许多因素和活动均会导致测量不确定性，不应忽视。

3. 过程控制　过程控制需要识别对过程输出质量至关重要的活动，并设计过程以防止不正确的性能或包括检测问题的方法。需要控制为实验室工作流程路径识别和记录的所有过程，以确保最大效率和有效性。正确使用控制可以防止错误或及时发现错误。过程控制还包括记录、审查和评估获得的结果。

（1）通用过程控制活动：工作过程路径中的过程控制活动示例包括但不限于：①标本采集前验证患者身份。②患者在场的情况下采集标本后进行标记。③将申请与标本匹配。④将等分样品链接到原始标本。⑤在执行前立即验证标本标识检验。⑥使用自动移液站。⑦使用全自动测试系统。⑧发布前验证结果。⑨使用失败标准自动验证结果（当失败发生时，需要进行特殊审查）。⑩在报告发布前评估血液制品申请单报告使用的适当性。

（2）检验方法的质量控制：质量控制（QC）是实验室最熟悉的过程控制活动。执行QC以确定检验过程是否正常工作。

对于每种检查的分析物，都需要一个明确的并记录在案的QC计划，该计划：①符合适用的法规、认证和组织要求。②包括要使用的特定QC材料和水平。③指定已建立的QC绩效计划。④包括未达到预期结果时采取的行动说明。⑤包括经常审查QC结果和任何需要的后续行动的时间表。⑥包括带有容忍限制的检验方法。

通过评估和数据分析，实验室可以定义足以防止患者检查结果出现临床显著错误的QC种类和频率。QC计划需要基于风险并随分析系统和被测量而变化。

4. 变更管理　实验室需要评估和记录其工作流程的结果，以发现改进的契机并持续改进已建立的流程。对已建立流程的任何更改都需要在实施前验证其是否能有效满足意图和客户需求，并且还需要评估更改对其他流程、部分或服务的影响。在实施全面变更之前，对小规模变更进行初步评估以确定其有效性可能是有利的。验证后，需要对人员进行培训并评估他们在变更过程中的能力，以准备实施。需要培训和能力评估的记录。在实施更改的流程后，实验室需要确保性能继续产生预期的结果。

5. 风险管理　风险管理是一个持续的过程，它使用既定的政策、流程和程序系统地识别、分析、确定优先级、控制和监控风险。

（1）风险识别和优先级：在新流程的设计、开发或实施过程中，实验室需要进行风险评估以识别风险。失败导致伤害的概率或可能性与伤害的严重程度相结合，用于评估对患者的风险。评估应考虑测试的医疗益处以及在当前的技术状态下可实现的目标。可接受的风险可以通过持续的文献审查、专家咨询、当地经验以及与临床提供者和风险管理人员的合作评估来确定。实验室在与医疗保健提供者协商后，负责确定在实施了所有降低风险的尝试后，残留的伤害风险是否在临床上是可接受的。可接受风险的标准应根据试验结果的临床应用来确定。之后根据影响和概率对风险进行优先级排序，即影响越显著（即损害的严重性）和影响发生的可能性（即概率）越大，风险就越高。

（2）风险缓解：在识别出风险并确定其优先级后，实验室应通过重新设计流程使风险不再存在或通过插入流程控制来减轻风险，以防止错误地执行流程活动。鼓励实验室审查失效模式，以验证残余风险已尽可能地降低。如果残留风险在临床上不可接受，实验室将需要确定额外的控制措施，以将残留风险降低到临床可接受的水平。对风险分析中确定的每种潜在故障模式重复此过程，直到测试的总体剩余风险降低到尽可能低并在临床上可接受。

实验室主任负责实验室过程的质量。在批准程序并参与有关风险接受的决策时，实验室主任应该了解风险和缓解措施。

（3）风险过程监控：在新流程的实施过程中，设计和开发过程中没有意识到的风险可能会变得明显。如果可能，需要记录和减轻这些风险，并且需要就风险级别的可接受性做出决定。同样，随着流程的变化，也需要评估可能引入流程的新风险。再次做出风险的缓解和关于风险可接受性的决定。

在持续的基础上，实验室需要监控其流程中以前未发现的风险。报告、跟踪趋势和客户投诉、NCE、质量指标和审计结果的流程有助于识别此类风险，

在整个风险管理过程中，需要保存已识别风险及其处置的记录。

（4）基于风险的实验室的质量控制计划（QC计划）：据CLSI文件EP23-A™描述，一旦剩余风险被认为是可接受的，那么实验室就将控制措施作为实验室QC计划的一个组成部分。每个控制或用户要求的操作都添加到实验室风险评估和QC计划表中，作为实验室QC计划的一个元素，用于特定被

测量（分析物）的测试过程。

各个QC元素可以组合成一个连贯的集合，构成QC计划。在实施之前，实验室应确认QC计划符合适用的法规和/或认证要求，或两者兼而有之，并且遵循制造商的使用说明。如果不是，请相应地修改QC计划。一旦实验室确定所有已识别的风险已降低到临床可接受的水平，并且QC计划满足最低监管和/或认证要求并满足制造商的建议说明，实验室就可以实施QC计划。

（八）文件和记录管理

文档和记录管理要素描述了QSE和工作流程路径的政策、流程、程序和表格文档和记录的创建、管理和保留。

ISO 15189：2012对于该部分有明确的规定，实验室应控制质量管理体系要求的文件，并确保防止意外使用废止文件。

注：①宜考虑对由于版本或时间而发生变化的文件进行控制，如政策声明、使用说明、流程图、程序、表格、校准表、生物参考区间及其来源、图表、公告、软件、画图、计划书、协议和外源性文件（如法规、标准和提供检验程序的教科书）等。②记录包含特定时间点获得的结果或提供所开展活动的证据信息，并按照"记录控制"的要求进行维护。

实验室应制订文件化程序确保满足以下要求：

1. 文件管理

（1）组成质量管理体系的所有文件，在发布前必须经授权人员审核并批准。

（2）所有文件均具有识别性，包括标题，每页均有唯一识别号，当前版本的日期和/或版本号，页码和总页数，授权发布。

（3）以清单方式识别现行有效版本及其发放情况。

（4）在使用地点，只有适用文件的现行授权版本。

（5）如果实验室的文件控制制度允许在文件再版前对其进行手写修改，则规定修改程序和权限；在修改之处清晰标记、签名并注明日期；修订的文件在规定期限内发布；文件的修改可识别。

（6）定期评审并按期更新文件。

（7）对受控的废止文件标注日期并标记为废止。

（8）在规定期限或按照适用的规定要求，至少保留一份受控的废止文件。

2. 记录管理 实验室应制订文件化程序用于对质量和技术记录进行识别、收集、索引、获取、存放、维护、修改及安全处置。应在对影响检验质量的每一项活动产生结果的同时进行记录。

注1：只要易于获取并可防止非授权的修改，记录可以是任何形式或媒介。

应能获取记录的修改日期（相关时，包括时间）和修改人员的身份识别。

实验室应规定与质量管理体系（包括检验前、检验和检验后过程）相关的各种记录的保存时间。记录保存期限可以不同，但报告的结果应能在医学相关或法规要求的期限内进行检索。

注2：从法律责任角度考虑，某些类型的程序（如组织学检验、基因检验、儿科检验等）的记录可能需要比其他记录保存更长时间。

应提供适宜的记录存放环境，以防损坏、变质、丢失或未经授权的访问。

注3：某些记录，特别是电子存储的记录，最安全的存放方式可能是用安全媒介和异地储存。

记录应包括但不限于以下方面：供应商的选择和表现，以及获准供应商清单的更改；检验用试剂和材料信息；员工资格、培训及能力考核记录等；检验项目申请单；实验室样品接收记录；实验室的实验记录；仪器打印结果以及保留的数据和信息；检验结果和报告；仪器维护记录，包括内部及外部校准记录；质量控制记录；事件和事故记录及采取的措施；风险管理记录；采取的预防措施；识别出的不符合及采取的应急或纠正措施；投诉及采取的措施；内部及外部审核记录；实验室间比对结果；质量改进活动的记录；涉及实验室质量管理体系活动的各类决定的会议纪要；管理评审记录等。

（九）信息管理

信息管理要素为管理生成和输入纸质或电子记录保存系统（如患者人数统计、检查结果和报告、解释）并以电子或其他方式传播给用户或其他计算机系统（如口头请求、打印、自动传真、电子邮件、接口）的信息提供指导。

信息管理要素将实验室对质量和保密性的承诺融入信息流中。该要素包括评估信息需求、规划和设计以满足这些需求、维护数据和信息的安全性和完整性，以及在满足保密要求的同时及时准确地传播信息。

1. 规划信息需求　信息，特别是检查结果和报告，是实验室的最终产品。实验室需要确保其拥有有效的信息管理系统，以实现患者信息的机密性和可访问性、准确性、及时性和安全性。

每个实验室都需要记录纸质和电子信息如何通过工作流程路径移动。还应记录与QSE相关的信息流。

当实验室规划和开发纸质和/或电子信息管理系统的关键要素时，需要考虑的一些重要因素包括：

（1）患者和标本的唯一标识符。

（2）防止数据和信息丢失或未经授权更改。

（3）请求表格和计算机的格式屏幕。

（4）维护受保护患者信息的机密性。

（5）用于记录执行过程或程序所有必需结果的日志和工作表，包括修正和更正的结果。

（6）实验室人员的唯一标识符。

（7）确保手动数据输入、数据记录和传输（包括日期和时间）准确性的流程。

（8）报告系统的有效性。

（9）准确有效的纸质和/或电子报告。

（10）根据实验室程序记录有效和及时的沟通。

2. 信息保密　实验室需要将患者相关信息的保密承诺纳入其流程，以管理传入和传出的信息。实验室需要建立流程来处理内部来源以及政府机构和认证组织等外部来源的患者信息请求。这些流程和程序需要包括以下所有内容：

（1）填写保密表格。

（2）从内部或外部接收患者记录和其他材料来源。

（3）处理内部或外部来源的请求。

（4）向内部或外部来源发布和传输患者的信息或记录。

（5）管理临床试验信息（如适用）。

（6）确保通过公共网络和互联网进行的所有文件和信息的电子传输具有适当的安全加密。

3. 数据访问安全　为了保护数据和信息免遭未经授权的访问和使用，实验室需要为以下所有内容建立和记录流程和程序：

（1）确定哪些个人或团体有权访问和使用数据和信息。

（2）响应外部信息发布请求。

（3）更改访问级别。

（4）定义如何识别安全漏洞以及防止漏洞所需的行动。注：安全漏洞被视为NCE。

（5）定义审计追踪：实验室需要考虑所有可以进入实验室的人员（如清洁和维护人员）的记录的机密性。需要额外考虑访问所有场外实验室和记录存储位置的记录。

除上述信息外，每当使用电子数据系统时，实验室还需要建立并记录以下流程和程序：①识别可能在信息系统中执行特定功能的人员。②为每个职位或个人用户建立适当的计算机访问安全级别。③建立密码配置和更改频率。④更改计算机访问密码。⑤更改和管理安全级别。⑥更改计算机程序或界面。⑦修改软件数据文件。⑧修改验证结果或解释，或补充附加物。

为避免潜在的网络安全或机密性泄露，不应允许使用个人电子邮件开展业务。

4. 数据转移和传输的完整性　实验室经常与其他纸质或电子系统交换数据。数据交换可以是转移或传输。

除对数据完整性的持续定期审查外，在以下每种情况下都需要对数据交换和传输进行验证和记录，并审查对患者数据执行的计算：初始安装时、设备维护或实验室（或其他设施）系统停机后、装备变更后、对于电子系统数据文件恢复后和软件更新后。

每当对参考区间、单位和主机代码等实验室检查参数进行更改时，都需要验证历史数据保护。当参考区间或其他实验室也在医院信息系统中维护时，任何实验室更改都需要在医院系统中进行验证。

5. 提供计算机停机期间的信息可用性　应安排电子信息系统的日常维护，以尽量减少对患者护理的干扰。需要建立一些流程来确保实验室的工作操作，以及患者结果和报告的可用性在发生硬件或软件故障时不会受到影响。此类停机过程和程序需要记录在案并定期实施。这些过程应包括开发：

（1）备份实验室数据的安全系统。

（2）标记和存储数据备份介质的方法，以保护它们免受损坏或未经授权的访问和使用。

（3）归档和检索数据的方法。

（4）在发生重要硬件或软件停机时向组织发出警报的通知流程。

（5）在软件或硬件故障时维持日常操作的流程。

（6）确定系统停机原因的方法（如使用系统日志文件来识别问题）。

（7）处理其他系统停机的流程。

实验室的停机过程需要整合到整个组织的事故准备计划中。

（十）不合格事件管理

不合格事件（NCE）管理描述了检测和记录不合格、管理不符合规定要求的产品和服务、对不合格进行分类以进行分析以及纠正所代表的问题的过程。

当检测到其运营的任何方面不符合法规和认可要求、其自身的程序或QMS要求或商定的客户要求时，实验室需要维护和使用流程和程序。报告还包括在任何伤害发生之前识别和纠正的NCE（即"未遂事件"）。

有效的NCE管理计划记录和分析来自NCE的信息，以确定系统性问题，这些问题可以优先考虑持续改进计划、分配资源和实施改进。每个实验室都需要流程来检测和记录NCE，对其进行分类以进行分析，并纠正它们所代表的问题。

1. 不合格事件报告和调查流程

（1）管理单个不合格事件，可以通过以下任何一种方式来识别不符合项：①从业者、患者、捐赠者或客户投诉。②不合格的QC或校准结果。③不合格的PT结果。④不合格的患者检查结果和报告。⑤不合格的仪器、试剂或耗材。⑥人事意见或投诉。⑦服务警报、制造商召回或现场更正。⑧内部或外部审计的结果。⑨管理评审。

实验室中的每个人都有责任报告已识别的NCE。使用规定的纸质或电子表格提供统一报告。NCE报告包括：①追踪号码。②NCE发生的日期和时间。③发现NCE的日期和时间。④发现NCE的人的身份。⑤描述发生的事情。⑥立即采取的行动。⑦调查NCE发生的方式和原因。⑧评估所采取行动的有效性。⑨事件分类。

电子表格或数据库有助于记录、分类、跟踪NCE。市售的NCE管理软件也可供实验室使用。

（2）与制造商产品相关的不合格事件：外部生成的医疗器械危害和召回通知需要特殊的处理流程和程序。处理这些通知的过程类似于单个NCE。一旦实验室发现问题，就需要一个流程来召回实验室的产品或服务。

实验室发现的设备或其他医疗器械问题需要报告给制造商，并在适用时报告给适当的政府或认可组织。若设备需要停止使用，应添加停用标识，并在发货前进行去污处理，并且需要记录操作。

2. 数据和收集信息的分类、分析和跟踪 识别、调查和分类NCE可以快速识别：缺乏成文的流程、程序或说明，未遵循记录的流程或程序，造成最大影响的QSE或工作流程的路径问题。

实验室管理人员需要定期审查从分析NCE中得出的信息报告。实验室需要记录在这些管理评审中做出的决定和采取的行动。所需的决策包括确定要解决问题的优先级和为解决问题所做的工作资源分配。

（十一）评估

评估要素描述使用外部和内部监控和评估来验证实验室流程是否满足要求，并确定这些流程的运作情况。

1. 外部评估 外部评估是由实验室外部来源（例如监管和认可组织）进行的活动，以评估实验室QMS的有效性。每个监管和认证组织都有自己的特定计划要求，并且可以根据不同的标准进行评估。具体的项目要求可以从每个外部评估机构获得。

（1）外部评估和检查：鼓励实验室尽可能参与国家或地区实验室认可计划。实验室应有文件化的流程来管理监管和认可组织进行的外部评估。

实验室管理外部评估的过程（可包括监管或认可调查、检查和/或审核）应包括以下职责和活动：调度、完成预评估文书工作、接收评估员、进行评估、参与总结、回应缺陷和不利的发现、实施任何需要的纠正措施、验证所采取措施的有效性、在整个评估周期内为评估做好准备。

实验室需要确保提供给外部认可组织的所有信息都是真实的。实验室还需要确保其不会就其认可奖励进行任何虚假或误导性广告，并且准确反映认可计划和服务的范围。实验室需要报告认可申请中提供信息的任何变化以及外部评估之间的任何变化。以指定的时间间隔进行实验室认可的评估。

（2）能力验证（PT）：医学实验室、血气检测实验室和即时（POC）检测计划需要参与PT计划或其他外部评估活动，这些活动提供外部手段来验证检查方法和结果的准确性和可靠性。实验室需要确定其订阅的PT计划的要求。实验室应制订PT材料接收、处理、测试和结果报告的政策、流程和程序。实验室管理层需要对每份PT提供者进行报告及时审查，采取任何必要的纠正措施，并评估这些措施的有效性。

（3）检验方法的替代评估（检验结果准确性的验证）：当执行不存在于正式PT程序或没有校准或控制材料的检查程序时，实验室需要建立方法来验证检查结果的真实性（即准确性）。需要选择替代评估程序。

2. 内部评估 内部评估是实验室本身进行的活动，旨在回答"我们是否符合要求？"和"我们做得怎么样？"的问题，通过持续的风险评估为评估实验室的QMS过程的持续改进提供一种方法。实验室和/或其上级组织通常进行的两种内部评估是内部审核和通过质量指标测量来监控实验室能力。

（1）内部评审计划：QMS审核确定实验室是否满足适用要求的意图、响应客户需求以及遵循既定流程和程序以确保患者安全。可以通过审查QMS文件和进行直接观察和访谈来审核实验室的QMS，以验证实验室人员是否遵循QMS。实验室需要明确内部审核的频率和范围。内审员检查实验室是否已定义其政策、记录其流程和程序，并与员工充分沟通。在观察性审核中，内审员需观察人员是否遵循既定的流程和程序。

使用的技术包括直接观察、人员访谈和记录审查。在记录审核中，内审员检查实验室记录、外部评估报告、满意度调查结果和NCE报告，以确定从规定的过程和程序产生的服务是否符合规定的意图、任何适用的要求以及客户的需求。

任何实验室人员都可以进行内部QMS审核，但需要接受审核职能方面的特殊培训。

在审核结束时，内审员应及时向实验室管理层出具报告，描述记录在案的QMS与内审员在记录审核、访谈和观察中发现的任何差异。

需要对审计结果进行根本原因分析和纠正措施，以及对纠正措施有效性的评估。记录需要审核计划、报告、纠正措施和纠正措施评估。

（2）质量指标：实验室需要建立一个程序，通过使用由实验室管理层选择的质量指标来测量和监控过程性能，以提供实验室满足其质量目标的证据。质量指标是对给定工作流程相对于预定目标的性能的衡量。

需要在检验前、检验和检验后过程中识别和监控影响实验室满足客户需求和实现既定质量目标的能力的指标。

当来自指标的信息表明性能不可接受或朝该方向发展时，实验室需要制订和实施改进性能的行动计划。需要重新评估所采取的行动以确保其有效。当来自指标的信息表明实验室随着时间的推移持续可接受的性能时，可以调整目标以鼓励持续改进，或者可以选择新指标来识别潜在的新OFI。

（3）定期向实验室管理层报告：QSE组织和领导包括要求实验室和组织管理层定期审查实验室QMS的状态，以确认其有效性并确定持续改进的机会。因此，管理层需要有关实验室在内部和外部评估、客户反馈和NCE方面表现的数据和信息。

（十二）持续改进

持续改进要素描述了识别OFI和使用已定义策略进行持续改进的方法。

1. 使用定义的策略进行持续改进　通过定义持续改进的策略，实验室可以确保改进的一致性，并增加持续改进的可能性。定义此策略后，首先要采取措施识别OFI。

（1）识别改进机会：OFI固有地存在于所有流程中。实验室管理层需要向所有人员传达持续改进计划和相关目标。实验室需要考虑分析和评估的结果、人员建议以及管理评审的输出，以确定是否存在持续改进需求或出现了OFI。

（2）持续改进策略：实验室需要对OFI采取行动并参与其中。改进活动需要基于风险评估的最高优先级领域。实验室选择方法应至少包含以下要素：识别OFI、选择机会、生成解决方案、实施解决方案、评估解决方案的效果、整合和持续改进。

2. 根本原因分析和纠正措施　对提交给管理评审的NCE信息的分析通常会揭示趋势或模式，这些趋势或模式突出了对根本原因分析和纠正措施的需求。

持续改进策略通常包括执行根本原因分析以识别和消除过程问题的根本原因，以及修改或重新定义过程以减少或重新定义过程，消除复发。需要制订与问题的严重程度相适应并与遇到的风险相称的纠正措施计划。行动计划应包括评估纠正措施有效性的方法。

实验室需要以预定的时间间隔报告其持续改进活动、进展和发现。实验室还可能需要向组织的质量管理部门报告其改进活动和结果。

四、实验室工作流程路径

实验室的技术工作统称为工作流程路径。

实验室的工作流程路径包括检验前、检验和检验后过程，从实验室检查、组织分析或血液成分的申请单开始，一直到提供报告，任何必要的后续咨询均有助于患者医疗或血液成分的管理。

质量体系要素的要求指定了政策、流程和程序，实验室必须具备并向调查员、评估员、检验员和检查员提供客观证据，证明已满足要求。

理想情况下，实验室管理人员和指定人员应为实验室检查前、检查和检查后过程制订流程图。该流程图确定将输入转化为输出的活动顺序，并确定需要书面说明的领域。在流程图上概述流程后，可以识别包含风险并导致问题或效率低下的活动。然后实施修订的流程和程序，使流程不易出错，从而提高性能。

（一）检验前流程

检验前过程包括从申请实验室检查到标本处理和运送到实验室检查地点或运送到受委托实验室。

1. 检验排序 在了解患者的状况后，临床医生或相关人员申请进行实验室工作流程路径的检查。实验室检查申请，无论是纸质还是电子格式，都需要包含识别患者和申请者的信息，并提供相关的临床信息。

实验室需要为申请实验室检查的人员提供以下指导和说明：哪些实验室检查可用以及何时可用；哪些实验室检查可以被安排为紧急或优先级；哪些实验室检查需要患者同意文件（如基因检测）；哪些实验室检查需要患者进行特殊准备（如禁食、早晨采集标本、服药后一定时间采集标本）；如何使用所有必需信息正确完成实验室检查请求；如何将化验单输入电子信息管理系统（如化验室、医院、委托实验室）。

实验室还应向申请检查的临床人员提供说明，包括适用时的附加信息，如患者的临床信息（如初步或疑似诊断、用药剂量和时间），患者的初步诊断、鉴别诊断或最终诊断，标本来源指示，手术标本标记的方向，定时检查的收集时间表。

还需要为输血服务请求提供说明，包括血液成分或产品的名称和要求的单位数量，治疗程序的名称（如治疗性静脉切开术或治疗性单采术），自体血的采集或输血等。

2. 标本采集 申请进行检查后，从患者身上采集适当的标本。无论采集者来自实验室还是非实验室人员，都适用正确采集标本的要求。

（1）患者准备和预采集评估：需要向患者提供信息和指导，以便在采集标本前自行准备（如门诊禁食检查、24小时尿液采集）。在采集标本之前，应对患者进行评估，以确保满足所有采集要求以及任何可能影响患者安全的情况。

（2）采集说明：实验室内外的所有标本采集区域都需要针对标本采集活动的具体采集说明。

（3）标签说明：实验室内外的所有标本采集区域都需要针对标本采集容器的特定标签说明。

3. 标本运输 实验室需要提供有关将标本从采集点运送到实验室所需的任何特殊标本保存、处理、包装或运输要求的说明。

4. 标本接收、核收和处理 要及时接收、评估可接受性、准确核收并进行适当处理。在进行检查之前，实验室需要提供关于处理和储存标本和组织的明确说明。说明需要指定在实验室常规接收区域不开放的几个小时内不同类型标本的存储位置和方式。

需要建立一个跟踪机制确保提交给实验室的所有标本都被及时签收、核收和处理。实验室需要追踪等分标本到原始（即来源）标本并将原始标本追踪到来源个体的方法；当标本缺乏正确识别时采取的行动流程；当来源存在不确定性时采取的行动流程。

不可替代或关键标本的身份，如脑脊液或活检组织，更正标本容器信息的成文政策标签。

对于使用气动管系统在物理设施内运输生物标本的人员，需要具体说明。

实验室需要验证标本是否被运送到实验室：在适合请求性质的时间范围内检验，在收集说明规定的温度范围内，以符合所有适用的运输和安全要求的方式。

（二）检验过程

实验室工作流程路径中的关键检查过程包括检查性能、检查结果可靠性的验证以及结果的解释。在解剖病理学和细胞病理学专业中，关键检查过程包括载玻片的诊断检查、必要时的同行评审以及记录结果。

每个实验室或临床学科，无论其组织方式如何，都应确定其自动和手动检查过程。

1. 检验方式选择 在选择要执行的检查和方法时，实验室需要考虑客户的需求。实验室需要确认（即建立性能参数）所有LDT项目。对于所有其他检查方法，实验室需要验证制造商规定的性能参数是否能够满足实验室的流程、人员、设备和电子系统的要求。确认和验证事件需要记录。

为确保结果的有效性，实验室需要遵循所有适用的法规、认证和制造商对QC、测量不确定度、测量系统校准和可追溯性的要求。

2. 检验操作　在实验室进行的检验操作过程需要形成文件化的说明。实验室的说明需要：

（1）与制造商编写的使用说明（如包装说明书、操作手册）或方法开发人员一致。

（2）能够为工作人员理解和遵循，没有个人理解上的偏差。

（3）可在相关工作站使用。

实验室需要建立系统来识别执行或完成某项活动的人员身份；履行日期；任何重要的环境条件、患者特征或其他细节都可以确定。该系统应包括整个工作流程路径上的活动执行，而不仅仅是实验室检查。

实验室需要制订QC计划，其中包括时间表、要使用的QC材料、记录的检查方法性能、QC过程和程序、定义的容忍限制和纠正措施。实验室应制订相应的符合本领域实验特点建立质控参数、制定质控规则：①定性检测项目每次检测必须设置阳性质控（弱阳性）、阴性质控、空白对照、内对照。②定量检测项目绘制质控图对实验过程进行评估、监控和判断，保证检测结果的可靠性。

3. 结果审查和跟进　实验室需要制订流程将当前检查的结果与任何以前的检查结果相关联。

审查结果只能由授权人员进行。在数据输入或传输到电子信息系统之前，自动和手动检查结果都需要审查说明。一些仪器系统允许将患者结果与预先批准的标准（"自动验证"）进行自动比较，以加快检查结果的传递，但此功能需要在使用前进行验证。在发布任何患者结果之前，需要评估对照结果（如QC结果）以确保检查按预期进行。该评估程序需要包括控制结果超过可接受的限度。如果检查结果低于或高于已验证的检查方法，则需要额外说明限制。

4. 实验室结果解读　实验室需要记录并提供：

（1）评价定性检查结果的客观标准程序。

（2）解释数据的比较（如参考区间、特定年龄信息、警报或临界值）。

（3）形态学解释。

（4）解释所需的任何其他相关或解释性信息。

检验操作解剖病理学服务需要制订一个流程来验证肉眼和显微镜检查的结果是否支持病理学诊断，并且病理学发现和诊断与患者的临床信息相关。

（三）检验后过程

实验室工作流程路径中的关键检验后流程包括危急值的沟通、初步报告的发布、最终报告的发布以及结果和标本材料的存档。

1. 危急值的沟通和初步报告的发布　人员需要明确说明何时及如何将实验室预先确定的"危急"或"关键"范围内的检查结果和被视为关键的检查结果通知对方，以及如何进行记录。

在向指定人员提供口头报告前，实验室需要建立流程来确认患者身份，并确保其正确听取结果。生成最终报告的过程需要包括已发布的任何初步报告。

2. 发布最终报告　最终报告由实验室向其客户提供。其格式（即纸质和电子形式的内容和外观）应在与适当的实验室客户讨论后确定。报告应使用标准化的描述性术语。实验室需要有流程来确保最终报告清晰、可解释且没有传输错误。实验室需要定期审查其报告的内容和格式，以确保持续有效地传达检查结果。报告至少需要包括：

（1）所有必需的元素：①患者姓名、唯一标识符、性别和病床。②进行检查的授权人的唯一标识符。③开单项目。④标本采集的时间。⑤标本来源。⑥标本核收时间。⑦带有计量单位和参考区间的检查结果。⑧结果解释（如适用）。⑨报告的日期和时间。

（2）实验室的名称和地址，包括受委托实验室。

（3）所有必需的签名，可以是电子形式。

（4）包括获得的任何咨询。

（5）任何特定专业的监管或认证意见或免责声明。

此外，还需要流程来验证检查结果和报告的准确传输，并将报告包括在患者的医疗记录中。尽管报告本身没有要求，但需要提供以下信息：审查报告并授权发布的人员的身份。

（1）报告周转时间：实验室需要为每次执行的检查定义预期的周转时间。当可能影响患者护理的检查被延迟时，实验室需要告知请求者。此外，实验室需要一个流程来监控周转时间，以确定报告是否符合要求和商定的参数。

（2）更正的报告：实验室需要建立方法来更正实验室报告中的错误结果，以标识修正后的结果以及更正的日期和时间。原始报告和更正报告都需要由实验室维护和检索。更正报告的程序需要包括纸质和电子报告的说明。

3．标本管理

（1）标本储存：检查后，实验室需要在确保稳定性的条件下储存标本，以便可以重复检查或根据需要进行额外检查。实验室需要指定可以重复检查或将检查添加到保留标本的时间段。

（2）标本保留：实验室需要在检查后保留所有标本的流程和程序，包括：①血液（全血、血清或血浆及来自血液的任何等分标本）。②体液（如羊水、脑脊液、心包液、腹膜液、胸膜液、唾液、痰液、滑液、尿液）。③提交实验室检查的组织：外科病理学大体标本、组织块和载玻片。④骨髓涂片。⑤外周血涂片。⑥阴性、不满意和阳性细胞病理学载玻片。⑦异常细胞遗传学病例的玻片或图像。⑧献血者和输血者的血液标本。

标本、组织和载玻片保留的程序应包括基于法规和认证要求以及当地、客户和组织要求的保留时间计划。

建议保留一组表现出特殊特征（如异常高、低或临界结果或罕见疾病）的稳定标本，这些标本可用于验证本次结果或验证新方法，引入新批次或批次诊断检查试剂盒，验证校准材料的变化，或评估人员能力。对于这些样品，实验室应确定确保储存稳定性的条件（如温度、光照）和保留时间。实验室需要遵守监管、认证、当地和/或组织要求，以获得患者同意使用这些标本，具体取决于目的。

（3）标本索引：保留的标本、组织块和载玻片的存储过程需要便于访问。实验室需要从短期和长期储存以及现场和非现场储存中检索标本、组织块、载玻片和涂片的程序。

实验室需要建立一个接收、借出、寄出和归还原始标本、组织块、载玻片和涂片的流程和程序。

4．检查结果应用于患者护理的咨询　实验室的工作流程路径还包括为检查结果应用于患者医疗护理提供咨询。实验室主任或经批准的指定人员应当为医疗保健从业人员提供咨询，以便其询问有关检验结果或其他任何问题，或讨论检查结果对患者具体情况的意义，以及获取有关任何适当的附加或后续行动的检测信息。

（四）利用工作流路径改善实验室服务

了解和记录实验室工作流程路径中的政策、流程和程序是提高实验室服务质量的一种手段。记录在案的实验室流程简化了培训和能力评估计划的开发。

从工作流程路径的角度来看，国际标准和法规、认证、本地、客户和组织要求可以有效地融入实验室运营，有助于大大提高实验室的质量服务水平、持续保持高效的检测能力，不断为患者医疗服务作出积极贡献。

（宋　鸽）

第二节 | 实验室自建检测的质量管理体系

实验室自建检测（laboratory developed test，LDT）指医疗机构检验部门自行研发、验证和使用的检测方法，仅在医学检验部门内部使用，不作为商品出售给其他医学检验部门、医院及个人。

LDT与体外诊断有证产品一样，均属体外诊断的范畴。体外诊断注册的产品一般按IVD（In Vitro Diagnostic device）模式进行监管，指从研发、临床验证、注册审评、GMP生产到上市后管理等全程进行严格的质量控制和风险控制，并且接受系列法规监管的产品。而LDT有所不同，指医学检验部门自行开发的检测方法，它是为鼓励创新和新技术应用、针对罕见病例，在各自实验室完成并验证后投入使用的一类方法和试剂。

随着科学技术的不断发展，人类基因组计划的完成，基因组学和分子生物学领域取得巨大进步，这将我们带入精准医疗时代。临床医生和患者对疾病诊断和治疗的需求不断增长，这有助于推动实验室检验新技术方法的临床转化。从体外诊断领域发展情况来看，已经注册的体外诊断试剂和程序不能满足目前新项目、新技术、新方法发展的需要。近年来，包括基因检测、蛋白和多肽检测等在内的临床检验技术发展迅猛，相应的技术方法不断革新，给我国体外诊断试剂监管领域带来前所未有的挑战。另外，检测项目的多样性、个体检测的差异性、操作方法的复杂性，造成一些新技术、新项目无法第一时间在临床获得应用，大大限制了临床实验技术的创新和发展。

临床上开展LDT的需求主要体现在2个方面：第一，有相当一部分临床疾病属于少见或罕见疾病，如诸多的单基因遗传病、罕见肿瘤和其他疾病等，针对该类型疾病的新的检测方法不断涌现。一方面，由于相应的患者人群少，诊断试剂的临床试验很难完成，难以达到国家对有证试剂临床性能验证的要求，进而无法获得上市监管的批准；另一方面，体外诊断商家无法获利或获利甚少，他们不愿投入资金进行产品注册促使之商业化。这些方法的共有特点是特异性强、检测仪器复杂、检测试剂通常需要根据不同需求个性化配制，因为标准化固定配方的有证试剂难以满足需求。而LDT模式是由经过认可或认证的实验室按需求自行研发并使用，具有更大的灵活性，能完成从实验室到临床的快速转化，从而更好地满足患者需求。第二，医学研究日新月异，临床诊疗指南不断更新，检测项目和指标的临床意义不断加码，加之精准医学概念和高通量基因测序技术的出现，使基因测序检测趋向多基因化（数十到数百个基因不等），导致商品试剂盒的审批和应用与目前的发展状况在一定程度上脱节，为满足临床需求、协助选择更为有利的精准治疗方式、预测疾病风险，迫切需要从法律法规层面保障医疗机构的自制试剂的开放使用。

一、国际LDT发展现状

美国、欧盟、日本等国均有区别于商品化体外诊断试剂的实验室自制试剂（In-house test）管理的规定。美国临床病理学会和临床实验室改进咨询委员会对实验室自建检测有明确的定义：实验室内部研发、验证和使用，采用生物化学、细胞遗传学、分子生物学等试验方法，以诊断为目的，分析DNA、RNA、线粒体、蛋白组和代谢组等疾病生物标志物的体外诊断项目，仅能在研发的实验室使用，可使用购买或者自制的试剂，但不能销售给其他实验室、医院或医生。

近年来，随着LDT项目逐渐向基因检测领域扩展，潜在风险与日俱增。基于此，FDA于2014年发布了《LDT监督管理框架草案》，拟对LDT产品参考现行体外诊断试剂管理规范进行监管。FDA的初心是保护患者、促进创新，但拟监管LDT事宜遭到多个利益相关方的强烈反对。经过之后两三年的多轮讨论和研究，多方认为FDA有必要对LDT实行监管。2017年，FDA为实验室开发的检测提出监管框架，该监管范围基本与美国临床医学实验室改进修正案（CLIA'88）的规定互补，将FDA的监管优势发挥到极致。即使LDT不完全符合FDA的质量体系的要求，FDA同样利用认证来满足CLIA要求。对于在CLIA认证的实验室中制造的LDT，它的评估只集中在FDA的3个质量体系要求上，具体为：①设计控制（设计控制允许实验室监测和控制他们的试验设计，确保它们在分析和临床上是有效的）。②验收活动（即确保产品在进入实验室和整个测试过程中符合规定要求的机制）。③实施纠正和预防措施（CAPA）的程序（即确保特定质量问题，包括通过验收测试发现的问题，得到纠正并进行更改以防止其在未来发生的活动）。实验室需要扩大现有的CAPA活动，需要涵盖设计和开发阶段。该互补方法得到了最广泛的利益相关者的支持。

欧盟最新体外诊断试剂法规（IVDR）规定，对于临床急需且无已上市同性能产品的，医疗机构的实验室可以自制试剂，豁免IVDR中的部分要求。因此，欧盟对于LDT的监管处于没有明确规定的状态，日本也是同样的状况。这种情况下，LDT的发展呈现出多种多样的问题式发展。

二、我国LDT发展现状

我国LDT的发展经历了一个曲折的过程。《医疗器械监督管理条例》（2000年版）第10条首次提出LDT的概念，这表明已在产品层面允许LDT的存在。2013年9月，国家卫生计生委医政管理局批准成立"国家卫生计生委个体化医学检测试点单位"，委托试点单位开展相关管理办法及技术指南验证的制定、对实验室开发的个体化医学检测项目进行验证、评价及先期试行等工作。2016年3月，国家卫生计生委办公厅下发的《关于临床检验项目管理有关问题的通知》要求，医疗机构建立和完善临床检验项目管理制度，对于未列入《医疗机构临床检验项目目录》（2013年版），但临床意义明确、特异性和敏感性较好、价格效益合理的临床检验项目，及时论证，以满足临床需求。要求医疗机构在引入新的临床检验项目过程中，合理设置审核程序，优化流程，提高效率，便于符合临床需求的检验项目及时得到应用。上述规定或文件都不同程度涉及了LDT，但从法规层面均未对LDT的准确定义、范围界定及管理给予全面的规定，使LDT一直处于"无监管状态"。受此影响，具有资质的医疗机构因没有明确的法规依据，未能真正开展检测工作，而一些没有资格出具临床检测报告的机构反而以科研的形式避开监管开展服务，导致了市场混乱，这在一定程度上阻碍了LDT的发展，为LDT的发展营造了很多负面影响。因此，在2017年发布的《医疗器械监督管理条例》中删除了有关LDT的条款，给LDT的推进造成一定程度的制动。

精准医疗时代，我国实验室自建检测迎来新发展。2021年6月1日起施行的新修订的《医疗器械监督管理条例》第53条规定：对国内尚无同品种产品上市的体外诊断试剂，符合条件的医疗机构根据本单位的临床需要，可自行研制，在执业医师指导下在本单位内使用。这一条款的意义在于我国的LDT有了正式的法律依据，真正进入合法化阶段。新《医疗器械监督管理条例》明确了LDT的定义、范围界定及管理模式，解除了医疗机构的后顾之忧。LDT终于可以名正言顺地开展了。新《医疗器械监督管理条例》规定，LDT的建立和应用要符合3个条件：①国内尚无同品种产品上市的体外诊断试剂。②符合条件的医疗机构。③根据本单位的临床需要，可以自行研制，在执业医师指导下在本单位内使用。从如上条件看，我国LDT在临床属性、自研自验自用、不外销三大特征上与美国FDA的规定有相似之处。

复旦大学专家潘柏申教授建议，LDT合理选择试点单位，同时实行适当的质量监管，以取得经验，为LDT在更大范围内的科学合理运用创造条件。由于我国不同医学检验机构的技术水平与服务能力良莠不齐，人员素质和能力、检测设备和系统也是高低不等，LDT在各级医院医疗机构同时开展并不现实。只有采用由点及面渐进性的发展模式，通过试点取得经验进而推广，同时制订相关管理办法和技术要求，实行适当的质量监管，才能保证LDT顺利实施。随后，《中共中央国务院关于支持浦东新区高水平改革开放打造社会主义现代化建设引领区的意见》发布，授权浦东新区有条件的医疗机构按照相关要求开展自行研制体外诊断试剂试点，这表明我国医疗机构LDT试点正式拉开了序幕，并将掀开新的篇章，铸就新的发展宏图。

2022年全国政协委员陈赛娟提交提案《关于大力推进基于"第二代测序"临床实验室自建项目（LDT）开展的建议》，她强调下一代测序技术（NGS）包括全外显子组测序、全转录组测序、全基因组测序以及靶向高通量测序等方法，以通量高、速度快、精度高、成本低的技术优势在临床疾病分子诊断方面发挥了独特的功能。血液恶性肿瘤分子分型复杂，应用全转录组测序等方法，建立了精细的分子分型，并进行精准治疗，临床上取得了非常好的治疗效果。她建议国家相关职能部门"以临床需求为导向""以解决临床问题为出发点"，帮助医疗机构解决成果转化"最后一公里"的"卡脖子"关键问题，为LDT在临床开展检测创造良好条件，指导医疗机构开发NGS检测项目，并应用于临床实践。实现临床应用合规合法，促进领域健康发展；制订国家NGS行业相关规范和标准，并建立临检示范基地；示范基地制订NGS基因检测的应用指导和质量评价，并对相关疾病基因检测的适用范围、检查方法、数据分析、报告解读等进行业务指导，共同推进临床基于NGS的LDT同质化、高水平、高质量发展。由此可见，基因层面的测序技术在临床LDT的需求迫切且广泛。相信在不久的未来，我国将制订更加详细的法规来指导和监督临床检测部门LDT的实施。

三、美国FDA的LDT质量体系法规及简要说明

LDT需要在规范的质量管理体系指导下，科学而积极地开展，这对医学检验部门的自我管理提出了更高的要求。试点的医学检验部门负责人对开展LDT负主要责任。试点的医学检验部门应与临床医生深入沟通，了解检测项目在临床疾病诊疗中的实际需求，并在每项LDT正式开展前完成3个方面的工作：性能确认与临床应用评估；建立完善的医学检验部门内质量控制体系；编写从标本采集到结果解释全过程的规范化操作规程。由于我国尚缺乏详细的相关规定、标准和指导，因此，依据国际标准执行和完善自身管理体系，并切实落实标准中的各项要求，尤其是新的要求，对于不断提升实验室能力和服务水平，保证LDT检验结果的公正性和准确性至关重要。本部分以美国FDA的第820部分质量体系规定（CFR § QSR 820）为蓝本，结合有关LDT的CLSI相关文件进行阐述，供有LDT需求的实验室进行参考，重点说明LDT的设计控制和过程控制部分，因为此部分内容主要涉及LDT的性能评估和室内质控，是LDT的核心。

（一）本文所用术语

1. Ⅰ、Ⅱ或Ⅲ类　如果对错误的结果采取行动，FDA将实验室检测按新颖性和对患者伤害的风险进行分类。具有很低风险的特征良好的检测通常是Ⅰ类；中等风险的检测通常是Ⅱ类；风险高或未知的新检测通常是Ⅲ类。通常，FDA计划首先对风险较高的测试进行监管。

2. 制造　制备LDT以供使用的过程，如测量和混合化学物质制成试剂。

3. 制造商　制备和使用LDT的实验室。

4. 产品　LDT的组成成分，如试剂。

5. 确认和验证　制造商确认检测，实验室在使用前验证其性能特征。对于LDT，实验室是制造商，必须确认（证明）测试符合其目的。确认可能包括对患者标本进行研究（临床研究），并将LDT结果与患者结果或其他与患者相关的参数进行比较。然后验证每一批新批号LDT试剂的功能是否正确。

（二）质量体系要求

1. 管理责任

（1）质量方针：负有执行责任的管理层（实验室主任）应制订质量方针和目标，并对质量做出承诺。应确保质量方针在组织的各级得到理解、执行和维护。此部分的要求请参考本章第一节QMS相应的内容。

（2）组织：每个制造商应建立并保持适当的组织结构，以确保设备的设计和生产符合要求。此部分的要求请参考本章第一节QMS相应的内容。

1）责任和权限：每个制造商应为管理、执行和评估影响质量工作的所有人员建立适当的责任、权限和相互关系，并提供执行这些任务所需的独立性和权限。

实验室应建立岗位描述，明确说明谁负责LDT要求的哪一个方面。该组织结构应确保评估LDT质量的人员独立于制造LDT的人员，并有决定权拒绝和报告不符合质量规格的产品。

2）资源：每个制造商应为管理、工作业绩和评估活动（包括内部质量评审）提供足够的资源，包括指派受过培训的人员。

3）质量主管：实验室主任应任命一名质量主管并记录其任命，无论其他职责如何，该成员应具有以下方面的权力和责任：确保质量体系按照要求执行；向负有执行审查责任的管理层报告质量体系的运行情况。

4）管理审查：实验室主任应按照既定程序和频率审查质量体系的适用性和有效性，以确保质量体系满足本部分的要求和制造商既定的质量方针和目标。质量体系评审的日期和结果应形成文件。

5）质量规划：每个制造商应制订质量计划，定义与设计和制造的器械相关的质量实践、资源和活动。制造商应确定如何满足质量要求。

6）质量体系文件：每个制造商应建立质量体系文件和说明。适当时应建立质量体系中使用的文件结构大纲。

2．质量审核 每个制造商应建立质量审核程序并进行此类审核，以确保质量体系符合既定的质量体系要求并确定质量体系的有效性。质量审核应由对被审核事项不直接负责的个人进行。必要时应采取纠正措施，包括重新审核有缺陷的事项。应就每次质量审核和重新审核的结果做出报告，并由负责审核事项的管理层审查此类报告。质量审核和再审核的日期和结果应形成文件。

3．人员

（1）总则：每个制造商应有足够的人员，具有必要的教育、培训和经验，以确保正确执行本部分要求的所有活动。

（2）培训：每个制造商应建立确定培训需求的程序，并确保所有人员都经过培训以充分履行其指定的职责。培训应形成文件。

（3）作为培训的一部分，应让员工了解可能因不当执行特定工作而导致的设备缺陷。

（4）执行验证和确认活动的人员应了解在其工作职能中可能遇到的缺陷和错误。

在这种情况下，"设备缺陷"指LDT试剂或仪器的问题，导致设备不安全和无效。培训必须证明员工有能力识别预期的缺陷类型。

（三）设计控制

1．设计控制

（1）总则：任何Ⅲ类或Ⅱ类设备以及部分Ⅰ类设备，如导管、气管支气管吸引、放射性核素、使用计算机软件自动化的仪器等的每个制造商都应建立和维持程序来控制设备的设计，以确保指定的设计要求得到满足。

由于没有太多关于特定分析物的先验知识，分类通常基于发生错误结果时对健康的风险，同设备分类一样，FDA基于风险也将分析物分类为Ⅱ类或Ⅲ类，因此LDT也受到该法规的约束。对于设备和/或已经分类的分析物的危险分类可以在FDA官网查询。一旦实验室确定其LDT将受到设计控制要求的约束，则需要制订程序来证明满足指定的设计要求。以下部分将帮助定义此要求，并描述程序中必须包含的内容。

（2）设计和开发规划：每个制造商都应建立和维护计划，描述或参考设计和开发活动并定义实施责任。计划应识别和描述提供或导致不同部门或者活动的接口用来输入设计和开发过程。随着设计和开发的发展，计划应得到审查、更新和批准。

设计和开发计划描绘LDT的整个设计和开发阶段，从生产前（预生产，FDA术语）到验证阶段，最后到在实验室中使用。我们逐个介绍以下每个元素，包括开发LDT并准备好用于患者测试所需的所有活动。该计划包括对所有活动的描述和每个步骤的负责人（人员、组或职能）的要求。

（3）设计输入：每个制造商应建立和维护程序，确保与设备相关的设计要求相适应，并解决设备的预期用途，包括用户和患者的需求。程序应包括处理不完整、模棱两可或相互矛盾的要求。设计输入要求形成文件，并由指定人员审查和批准。批准也应形成记录，包括批准日期和批准人签名。

在设计输入阶段，产品特性应被定义。注：在定义产品要求时要小心。所有产品要求（设计输入）必须是可测量和可测试的。文件必须能够显示成功实现每个产品要求的客观证据。

设计输入阶段包括LDT的物理和性能要求，并解决医生、患者和用户对新测试的要求。对于LDT，这包括对实验室、患者、医生的要求、FDA监管要求以及可能需要的任何其他监管要求。

需求通常分为3类：①功能需求：这些需求指定测试的操作和处理内容。细节包括试剂的最大数量、试剂的有效时间或分析仪的允许占用空间。②性能需求：这些要求规定测试将执行（如准确性、精确度和可靠性），并且还包括环境规范和安全要求。③接口需求：这些要求规定用户如何与测试交接，以及测试如何与计算机系统连接。

一旦确定，要求就会变成"验收标准"，并按照目标和限制列出。例如，所需的测定精密度可能会列出4%CV的目标和5%CV的限制。这意味着4%是最理想的，而5%是可接受的最大CV。最好通过询问客户对测试的需求来创建设计输入，而不是通过猜测。当然，性能也可能取决于测试方法、采样限制和/或用于执行分析的测量设备。对于实验室、患者和医生，可以通过调查收集尽可能多的信息。

（4）设计输出：CFR § QSR 820要求，每个制造商应建立和维护用于定义和记录设计输出的程序，允许对设计输入要求的符合性进行充分评估。设计输出程序应包含或参考验收标准，并应确保识别那些对设备正常运行至关重要的设计输出。设计输出应在发布前进行记录、审查和批准。批准应形成记录，包括批准输出的个人签名和日期。

在设计输出阶段，确定产品的技术方面并进行产品开发。在此阶段结束时，实验室的产品已被证明"有效"（满足其要求）。设计输出包括来自测试、确认和验证、制造记录等的所有文档输出。设计输出文件包括从决定开发设计控制计划的时间点到开发结束的时间点的文档。

在设计输出期间，设计输入元素被转换为可以测试的设计规范。设计输出包括制造规范和表征新测试的材料的描述。它还包括用于检验、生产、测试、包装和标签以及安装和维修测试（如适用）的最终技术文件。

用于构建和测试LDT的最终程序包括设备主记录（DMR）。此外，设计输出包括经过测试以确定产品性能声明的性能规范。

（5）设计审查：每个制造商都应建立和维护程序，确保在设备设计开发的适当阶段计划和执行对设计结果的正式书面审查。该程序应确保每次设计评审的参与者被审查，包括与正在评审的设计阶段有关的所有职能的代表、对正在评审的设计阶段没有直接责任的个人以及所需的任何专家。设计评审的结果，包括设计的识别、日期和进行评审的人员，应记录在设计历史文件（DHF）中。

在准备设计和开发计划时，应在进行这些审查之前指定进行设计审查的设计阶段。例如，在确定初始试剂配方之后，在该配方的实验室测试完成之后，在开始广泛的验证或临床测试之前，进行设计审查是合适的。设计评审必须包括独立于开发团队但具有技术知识并且能够理解所呈现的概念和数据的人员。此外，应邀请特定技术领域的专家参与。设计评审实际上提供了反思LDT的开发并确定它是否按计划进行的一个好机会。

设计评审包括评审设计要求（设计输入）、迄今为止的进度以及与该进度相关的所有信息和/或数据。随后的设计审查也从审查设计要求开始，然后审查自上次设计审查以来生成的所有信息和/或数据。参与者有充分的机会提问。每次设计评审时要回答的问题包括到目前为止生成的信息和/或数据是否表明产品可能满足其设计要求，以及设计和开发计划的进展是否应该继续。此外，设计评审的结果将决定设计要求的充分性。应讨论和记录与实现设计要求相关的任何风险，并尽可能确定缓解措施。如果无法缓解，请指明要采取的措施。这是对设计和开发计划进行任何必要调整的最佳时机。任何变更的审查和批准都必须记录在案，一旦初始设计审查获得批准，所有变更都必须遵循进行这些更改的程序。所有更改都需要所有职能代表的新签名。

（6）设计确认：每个制造商应建立和维护确认设备设计的程序。设计确认应确认设计输出满足设计输入要求。设计验证的结果包括设计识别、方法、日期和执行验证的人员，应记录在DHF中。

实验室必须通过设计确认实验表明每个设计输入元素的目标或限制都已得到满足。首先，实验室必须确定需要对每个设计输入元素进行何种测试。应生成正式报告以显示每个设计输入元素的测试结果。这些报告显示设计输出满足每个设计输入要求的证据。例如，试剂处理报告包括试剂制备说明，并表明测试符合验收标准。在临床相关的情况下，报告将是一份全面的临床试验报告，描述试验方案、地点、获得的数据、如何分析它们以及随后的结果，结论表明设计确认接受标准已经满足。正式报告始终包括被确认的设计、用于确认的方法、执行确认测试的个人的签名和日期，以及所报告的任何数据的获取日期。

确保收集的数据（称为源数据）可访问且安全。任何用于执行计算的数据文件都必须准确反映源数据，并且应该是受控文件。根据变更控制程序，对数据文件的任何编辑都应清楚地识别和理解，包括编辑人员和时间，以及编辑的理由。所有的测试协和测试报告都放在DHF的设计控制部分。

将设计输出（测试结果）与先前建立的设计验证验收标准进行比较。如果没有满足任何验收标准（即设计输出与设计输入不匹配），并且可以编写说明说明为什么可以继续并接受设计输出的理由，这种情况下，设计确认可能仍然可以被认为是可以接受的。理由必须记录在案，并有个人签名和日期。应该更新设计确认文档来反映新的、商定的验收标准，确保对设计确认文档的任何更改都经过更改控制程序，并在所有适当的文件中记录更改。必须记录对任何变更的审查和批准。如果无法证明合理，则该设计是不可接受的。记录不可接受的设计元素。确定设计是否需要修改和重新测试，直到可以证明满足最低可接受标准。

（7）设计验证：如果是IVD，每个制造商应建立和维护验证设备设计的程序。但由于LDT是实验室自研自验自用检测、不外销，因此无须设计验证环节。如果实验室自建检测有商业化可能，则需要进行设计验证。设计验证应在定义的操作条件下对初始生产单元、批号或批次或其等效物进行。设计验证应确保设备符合定义的用户需求和预期用途，并应包括在实际或模拟使用条件下对生产单元进行测试。适当时，设计验证应包括软件验证和风险分析。设计验证的结果包括设计识别、方法、日期和执行验证的人员，应记录在DHF中。

在设计验证这个阶段，实验室通过客观证据确认产品的设计要求已经得到满足。软件验证也在这个阶段完成。设计验证必须在实验室实施分析之前完成。对于Ⅲ类设备，还需要在FDA设备批准之前完成。在寻求FDA批准Ⅱ类设备之前，不需要完成设计验证。

设计验证提供了测试安全有效使用、符合用户需求并满足其预期用途的最终证明。任何所需的临床测试通常在设计验证阶段进行。对于此测试，在严格控制的情况下并由专业的测试系统操作员执行测试是不够的。该测试旨在在正常运行的实验室中进行，实验室工作人员通常会在日常工作中进行测试。该测试通常包括在实验室中进行的性能测试（如精密度、线性度、正常范围），历时数天（以及多个校准周期），并且可能包括与另一个类似测试的相关性测试，或测试结果的临床测试与患者的临床状况进行比较。制造的试剂、仪器和最终测试系统软件应用于此测试阶段。

对于大多数测试，监管机构希望看到统计上稳健的非临床和临床数据，并且在某些情况下，如果适用，来自多个人员和/或多个测试系统。测试应该代表测试的计划使用。

应为测试编写正式程序。这些程序应确认已满足要求，并且在理想情况下应具有统计稳健性。CLSI有多个标准和指南可供参考，帮助建立测试性能。

除性能测试（非临床测试）外，实验室可能还需要进行临床测试。这种类型的测试是在实际患者标本上进行的，需要与另一种方法进行比较，或与患者诊断或结果进行比较。如果软件是其LDT的一部分，实验室可能还需要执行软件测试。一旦编写了上述所有测试的协议和程序，就需要由适当的负责人签署，并在文档控制系统中进行维护。

（8）设计转让：如设备设计有望正确地转化为生产规格，每个制造商都应建立和维护程序。创建工作说明（操作程序）和批次记录，以描述如何以量生产用于测试的试剂和/或仪器，生产过程的实施、包装、标签、安装、维护以及制造的所有其他方面测试。工作说明指定创建试剂和执行测试要遵循的程序。为每个组件的每个批次生成批次记录，包括试剂、仪器、标签、包装等。确保包含用于记录每个组件遵循的过程的空间。

（9）设计变更：每个制造商应在设计变更实施前建立和维护设计变更的识别、记录、验证或适当的验证、审查和批准程序。

设计变更包括对试剂、仪器、软件、包装、标签或任何流程（包括制造、测试和/或质量控制）所做的任何变更。设计变更需要确认或验证数据（在适当的情况下）。所需的测试量取决于变更的程度和影响。例如，导致不同性能（更好或更差）的变化需要建立新的性能声明和新的风险评估，以记录新的性能是否满足临床需求。性能变化可能需要新的FDA申请。此外，实验室需要确定变更是否会产生任何未预料到的影响。

另一个需要考虑的重点是累积变化的潜在影响。通常，小的变化本身不会产生足够的影响来重新测试性能声明。但随着时间的推移，许多小的变化会累积起来，从而产生需要新确认或新验证数据的重大变化。对变更、任何累积变更以及对测试本身或其他测试的任何潜在影响的风险评估有助于实验室确定需要执行和记录的测试。

（10）设计历史文件：每个制造商应为每种类型的设备建立和维护DHF。DHF应包含或引用必要的记录，以证明设计是按照批准的设计计划和本部分的要求开发的。

在LDT的设计和测试期间生成的所有记录和数据都必须得到维护和被有效访问（以电子或纸质形式）。记录的保存方式必须确保它们不会丢失或以不受控制的方式更改任何信息。DHF的组织方式应易于遵循设计过程和所有测试的逻辑和数据流。DHF通常会有一份详细的目录，包括所有设计计划、测试协议、测试报告以及在LDT设计阶段生成的任何其他文档。DHF可以是纸质文件，也可以是电子文件。

文件永远不会从DHF更改或删除。当对设计进行修订时，更改会记录在DHF中。以往的数据/信息不会被删除、擦除或划掉；它们作为以往的数据保留在DHF中。当然，DHF中的所有文件都应该有接受签名和日期。

（四）文件控制

每个制造商应建立和维护程序来控制本部分要求的所有文件。程序应规定以下内容。

1. 文件批准和分发 每个制造商应指定一名人员在发布所有符合本部分要求的文件之前对其充分性进行审查和批准。批准应记录在案，包括批准文件的个人签名和日期。为满足本部分要求而建立的文件应在指定、使用或其他必要的所有位置可用，所有过时的文件应立即从所有使用点移除或以其他方式防止意外使用。

2. 文件更改 除非另有特别指定，否则对文件的更改应由执行原始审查和批准的同一职能或组织中的个人审查和批准。批准的变更应及时传达给适当的人员。每个制造商应保存文件更改的记录。变更记录应包括变更说明、受影响文件的标识、批准人的签名、批准日期以及变更生效的时间。

（五）采购控制

采购控制每个制造商应建立和维护程序，以确保所有购买或以其他方式收到的产品和服务符合规定的要求。本部分要求请参考本章第一节相关内容。

1. 评估供应商、承包商和顾问 每个制造商应建立并保持供应商、承包商和顾问必须满足的要求，包括质量要求。每个制造商应：

（1）根据潜在供应商、承包商和顾问满足特定要求（包括质量要求）的能力来评估和选择他们。评估应形成文件。

（2）根据评估结果，确定对产品、服务、供应商、承包商和顾问实施控制的类型和程度。

（3）建立和维护可接受的供应商、承包商和顾问的记录。

2. 采购数据 每个制造商应建立和维护清楚描述或引用特定要求的数据，包括质量要求，用于购买或以其他方式接收的产品服务。在可能的情况下，采购文件应包括供应商、承包商和顾问同意将产品或服务的变化通知制造商的协议，以便制造商可以确定这些变化是否会影响成品器械的质量。

（六）识别和可追溯性

1. 识别每个制造商应建立和维护在接收、生产、分销（如适用）和安装的所有阶段识别产品的程序，以防止混淆。

2. 可追溯性预期用于外科手术植入体内或支持或维持生命的设备的每个制造商，如果按照标签中提供的使用说明正确使用时未能执行，可以合理地预期会对人体造成重大伤害。用户应建立和维护程序，以控制编号识别每个单元、批号或批次的成品设备以及适当的组件。这些程序应便于采取纠正措施。此类标识应记录在DHR中。

（七）生产和过程控制

在开始制造LDT之前，实验室必须定义所有制造步骤和必要的控制，包括：①试剂配方和制备步骤：每个组分允许有多少变化，同时试剂是否仍然可以使用，为每个组分建立了规格上限和下限，如缓冲液pH＝6.2，±0.1单位。生产和过程控制应与最初建立许多控制的设计和开发阶段联系起来，以确保LDT符合其设计规范。②要使用的设备：首先，必须控制设备，使其每次使用时都能提供相同的性能。再次，建立可变性限制，例如，移液器必须精确到0.01ml。③环境条件：通常室温和/或湿度会影响LDT的制造。设定理想的环境参数。④确保LDT符合规范的任何其他要求：生产和过程控制的主要目标是确保已定义制造程序制造用于患者测试的LDT。遵循这些程序可确保LDT受到控制并符合其设计规范，并且是一致、可靠和可重复的，不会生产不合格产品。一旦了解制造过程的每个步骤并定义规范，每个规范的允许变化量就会通过称为"过程验证"的程序记录下来。进行过程验证，确保使用该过程可以制造产品以满足规范，并且该过程是受控的。过程验证完成后，实验室开始准备制造其LDT，始终确保控制制造过程以保持在验证测试期间确定的每个限制范围内。每次使用经过验证的流程和设备制造产品时，都应执行为产品建立的验收标准。

1. 生产和过程控制

（1）总则：每个制造商都应开发、实施、控制和监控生产过程，以确保设备符合其规范。如果制造过程可能导致设备规格的偏差，制造商应建立和维护过程控制程序，描述确保符合规格所需的任何过程控制。过程控制应包括：

1）定义和控制生产方式的书面说明、标准操作程序（SOP）和方法：准备（制造）LDT过程中的每一步都需要形成文件的程序。每次都应使用受控和可重复的设备和方法，以相同的方式完成这些步骤。

2）生产过程中过程参数和设备、设备特性的监测和控制：一旦了解每个过程变量，并通过上述验证测试确定其限制，则必须控制每个变量以确保其保持在可接受的范围内。例如，如果室温必须在15～25℃，则必须在LDT制造期间记录温度，并将文件与LDT批次记录一起保留。

3）符合规定的参考标准或规范：确定此LDT是否有任何适用的参考标准或规范。对于某些专业，需要采用监管机构已经认可的共识标准或规范。如果在建立LDT建立时没有任何可以参考的此类体外诊断设备标准或规范，将来如果有标准或规范可依时，则必须建立合规性并维护文档。

4）过程和过程设备的批准：流程和设备被正式"批准"用于制造LDT必须有成功的验证，文件应记录验证结果，表明特定过程和设备部件的批准。

5）流程标准应在文件化标准中或通过识别和批准的代表性样品表示：确定当前批次的产品是否符合其所有制造验收标准。通常，通过检查/测试重要性能标准（如准确度、精密度、可报告范围、分析灵敏度和特异性）。最好通过测试生产的初始产品或其等效产品来执行此活动（具体的性能参数的确认建议参阅本节"（十五）统计技术"部分）。

总之，过程控制可能包括但不限于：监测和控制生产中的区域环境条件；监控所有使用的设备；监测和控制准备试剂所需的时间；监测和控制试剂制备过程中的室温或其他温度，如加热和冷却步骤期间的温度。

控制生产过程的所有要求都必须在操作程序或工作说明中定义。过程验证通常是在过程控制范围内执行，以证明该过程在整个过程参数范围内始终如一地产生可接受的产品。必须在制造过程中监控过程，确保它们保持在定义的条件下，并且必须验证最终的LDT产品或结果以满足规范。监控生产过程的一种方法是使用统计过程控制。这种方法允许监控过程是否有新的或不寻常的变化原因。必须定义并记录LDT的最终验收标准（acceptance criteria）。

（2）生产和过程变更：每个制造商都应建立和维护规范、方法、过程或程序变更的程序。此类变更应在实施前根据"过程确认"部分进行确认或在适当情况下进行验证，并且应形成记录。变更应根据"文件控制"部分获得批准。

必须有用于更改生产规范、方法、过程或程序的既定程序。必须评估所有变更对流程和产品的影响，并且必须在实施前进行验证或确认。如果没有适当的测试和批准，就不能修改生产流程。在实施之前，必须将批准的变更通知相应的人员。

（3）环境控制：如果可以合理地预期环境条件会对产品质量产生不利影响，则制造商应建立并保持程序以充分控制这些环境条件。应定期检查环境控制系统，以验证该系统（包括必要的设备）是否足够且功能正常。这些活动应形成文件并进行审查。

生产过程的环境条件可能包括但不限于：水质、过滤、温度（房间和冰箱）、湿度、单向流、室内增压及生物负载和颗粒物水平等。如果在不保持这些条件的情况下对产品质量有潜在的不利影响，则必须定义这些条件的适当限制。必须监测条件和环境控制。

（4）人员：如果可以合理地预期此类人员与产品或环境之间的接触会对产品质量产生不利影响，则每个制造商都应建立并保持对人员的健康、清洁、个人行为和服装的要求。制造商应确保需要在特殊环境条件下临时工作的维护人员和其他人员得到适当的培训或受过培训的人员的监督。

设备制造商，包括制造LDT的实验室，必须建立程序，确保制造人员的安全以及所制造产品的质量。当人员与环境、生产材料或制成品的接触影响可能对人员造成伤害或损害产品质量时，必须采取防护措施。这些要求通常包括个人防护设备，如实验室工作服、手套、安全眼镜或面罩等。还可以包括人员在工作环境中单向移动的说明或必须在生物安全柜或化学通风柜等专门环境中进行的活动的定义。需要对人员进行培训，确保员工了解访问受限的区域。

（5）污染控制：每个制造商都应建立和维护程序，防止设备或产品被合理预期会对产品质量产生不利影响的物质污染。尽量减少对标本、设备、仪器、试剂和用品的污染。这些程序应确保对LDT的污染保护进行记录并定期检查。

（6）建筑物：建筑物应具有适当的设计并包含足够的空间来执行必要的操作，防止混淆并确保有序处理。

FDA的质量管理规定和CLIA均对设施设计和布局有相应的要求，以适应在设施中进行的操作，促进过程流程，并防止污染或混淆。实验室应确保这些程序有足够的设施设计和布局，以执行LDT制造和LDT测试的操作。

（7）设备：制造商应确保在制造过程中使用的所有设备都符合规定的要求，并经过适当的设计、构造、放置和安装，以便于维护、调整、清洁和使用。

1）维护计划：制造商应制订和维护设备调整、清洁和其他维护的时间表，确保满足制造规范。维护活动，包括执行维护活动的日期和人员，应形成文件。

2）检查：制造商应按照既定程序进行定期检查，确保遵守适用的设备维护计划。检查，包括日期和进行检查的人员，应记录在案。

3）校准：制造商应确保将规定的限制或容许的误差明显张贴在需要定期校准的设备上或附近，或其他可读的方式以便这些调整的人员使用。

（8）制造材料：如果可以合理地预期制造材料会对产品质量产生不利影响，则制造商应建立并维持使用和去除此类制造材料的程序，确保将它去除或限制在不会对产品质量产生不利影响的范围内。此类制造材料的去除或减少应记录在案。

制造材料由材料规格控制。材料规格通常定义批准的供应商和零件编号；材料必须随附文件，如分析证明及检验和测试要求等。收货后，根据规格对材料进行检查或测试。符合所有要求的材料将被放行使用。不符合规范的材料通常根据公司的不合格材料程序进行处理。所有材料的处置，无论是可接受的还是不可接受的，都必须记录在案。

（9）自动化流程：当计算机或自动化数据处理系统用作生产或质量体系的一部分时，制造商应根据既定协议验证计算机软件的预期用途。所有软件变更均应在批准和发布之前进行验证。这些验证活动和结果应形成文件。

FDA质量管理规定验证生产过程中使用的自动化系统/计算机系统或支持质量系统（如电子文档管理系统）的要求。所有验证都需要一个协议，并且验证要在实施前完成和批准。实验室应确保LDT制造所使用的软件程序经过了验证，而不仅仅是对使用LDT获得的测试结果进行验证。

FDA强调制造商应对软件的充分性和用于生产产品的活动负责。使用现成软件时，制造商必须确保其在所选应用程序中按预期运行。

2. 检查、测量和测试设备

（1）检查、测量和测试设备的控制：每个制造商应确保所有检查、测量和测试设备，包括机械、自动化或电子检查和测试设备，适用于其预期目的并能够产生有效结果。每个制造商都应建立和维护程序，以确保定期校准、检查、检查和维护设备。该程序应包括对设备的处理、保存和储存的规定，以保持其使用的准确性和适用性。这些活动应形成文件。

（2）校准：校准程序应包括准确度和精密度的特定方向和限值。当未达到准确度和精密度限制时，应制订补救措施以重新确定限值并评估是否对器械质量产生任何不利影响。这些活动也应形成文件。

1）校准标准：用于检查、测量和测试设备的校准标准应可追溯至国家或国际标准。如果国家或国际标准不实用或不可用，制造商应使用独立的复现性标准。如果不存在适用的标准，制造商应建立和维持自己的内部标准。

2）校准记录：设备标识、校准日期、执行每次校准的人员和下一次校准日期应记录在案。

3. 过程验证

（1）如果一个过程的结果不能通过后续的检查和测试得到充分验证，则该过程应以高度确定的方式进行重新验证，并根据既定程序进行批准。验证活动和结果，包括批准验证的个人的日期和签名，以及在适当情况下验证的主要设备，应形成文件。

（2）制造商应建立和保持程序，以监测和控制已验证过程的过程参数，确保继续满足规定的要求。①制造商应确保由具有资质的人员执行经过验证的过程。②对于经过验证的过程，监视和控制方法和数据、执行日期，以及在适当情况下，执行过程的个人或使用的主要设备应形成文件。

（3）当发生变更或过程偏差时，制造商应审查和评估过程，并在适当时进行重新验证。这些活动应形成文件。

（八）验收活动

1. 验收、处理和完成的设备验收

（1）总则：制造商应建立和维护验收活动程序。验收活动包括检查、测试或其他验证活动。

（2）接收验收活动：制造商应建立和维护进货产品（incomingproduct）验收程序。进货产品应进行检查、测试或以其他方式验证是否符合规定的要求。接受或拒绝应记录在案。

（3）中间品（in-process）的验收活动：制造商应在适当的情况下建立和维护验收程序，以确保满足对中间产品的规定要求。此类程序应确保在完成所需的检查和测试或其他验证活动，或收到必要的批准并记录在案之前，对中间产品进行控制。

（4）最终验收活动：制造商应建立和维护成品器械验收程序，以确保每个生产运行、批号或批次的成品器械符合验收标准。成品器械应被隔离或以其他方式进行充分控制，直至放行。在以下情况之前，成品设备不得发布以供分发：①完成设备主记录（DMR）中要求的活动。②审查相关数据和文件。③经指定人员签字授权的。④授权日期。

（5）验收记录：制造商应记录本部分要求的验收活动。这些记录应包括：①开展的验收活动。②验收活动的开展日期。③结果。④接受活动的个人签名。⑤适当时使用的设备。这些记录应成为DHR的一部分。

2. 验收状态　制造商应通过适当的方式识别产品的验收状态，以表明产品是否符合验收标准。验收状态的识别应在产品的整个制造、包装、标签、安装和维修过程中保持，以确保只有通过了要求的验收活动的产品才能被分发、使用或安装。

（九）不合格产品

1. 不合格品的控制　制造商应建立和维持程序来控制不符合规定要求的产品。这些程序应解决不合格产品的识别、记录、评估、隔离和处置。对不符合项的评估应包括确定调查的必要性并通知对不符合项负责的个人或组织。评估和任何调查都应记录在案。

2. 不合格审查和处置

（1）制造商应建立和维持程序，定义审查责任和处置不合格产品的权限。程序应规定审查和处置过程。不合格品的处置应形成文件。文件应包括使用不合格产品的理由和授权人的签名采用。

（2）制造商应建立和维持返工程序，包括对返工后的不合格产品进行重新测试和重新评估，以确保产品符合其当前批准的规范。返工和重新评估活动，包括确定返工对产品的任何不利影响，应记录在DHR中。

（十）纠正和预防措施

1. 制造商应建立并保持实施纠正和预防措施的程序。该程序应包括以下要求：

（1）分析过程、工作操作、条件放行、质量审核报告、质量记录、服务记录、投诉、退回产品和其他质量数据来源，以识别不合格产品或其他质量问题的现有和潜在原因。必要时应采用适当的统计方法来检测反复出现的质量问题。

（2）调查产品、过程和质量体系不合格的原因。

（3）识别纠正和防止不合格产品和其他质量问题再次发生所需的措施。

（4）验证或确认纠正和预防措施，以确保该措施有效且不会对成品器械产生不利影响。

（5）实施和记录纠正和预防已发现的质量问题所需的方法和程序的变化。

（6）确保将与质量问题或不合格品有关的信息传达给直接负责保证该产品质量或预防该问题的人员。

（7）将已发现的质量问题以及纠正和预防措施的相关信息提交管理评审。

2. 本节要求的所有活动及其结果均应记录在案。

（十一）标签和包装控制

1. 设备标签　制造商应建立和维护控制标签活动的程序。

（1）标签完整性：标签的印刷和粘贴应确保在加工、储存、搬运和适当使用的常规条件下保持清晰和粘贴。

（2）标签检查：在指定人员检查标签的准确性之前，不得放行标签以供存储或使用，包括（如适用）正确的唯一设备标识符（UDI）或通用产品代码（UPC）、有效期、控制编号、存储说明、处理说明和任何附加处理说明。发放，包括执行检查的个人的日期和签名，应记录在DHR中。

（3）标签存储：制造商应以提供适当标识并旨在防止混淆的方式存储标签。

（4）标签操作：制造商应控制标签和包装操作，以防止标签混淆。

用于每个生产单元、批号或批次的标记和标签应记录在DHR中。

（5）控制编号：如果要求控制编号，则该控制编号应在设备上或随设备一起分发。

2. 设备包装　制造商应确保设备包装和运输容器的设计和构造能够保护设备在加工、储存、搬运和分销的常规条件下不被更改或损坏。

（十二）搬运、储存、分发和安装

1. 搬运　制造商应建立和维护程序，以确保在处理过程中不会发生混淆、损坏、变质、污染或对产品的其他不利影响。

2. 存储

（1）制造商应建立和维护对产品的存储区和储藏室进行控制的程序，防止在使用或分销过程中出现混淆、损坏、变质、污染或其他不利影响，并确保不会出现过期、拒收或变质的产品被使用或分发。当产品质量随时间恶化时，应以便于库存周转的方式储存，并酌情评估其状况。

（2）制造商应建立和维护程序，描述授权从存储区和储藏室接收和发送的方法。

3. 分发

（1）制造商应建立和维护成品器械的控制和分销程序，确保仅分发批准放行的器械，并审查采购订单，确保在放行器械前解决歧义和错误。如果设备的使用期限或质量随着时间的推移而恶化，程序应确保不分发过期的设备或劣化超过可接受的使用期限的设备。

（2）制造商应保存分销记录，其中包括或提及以下位置：①初始收货人的名称和地址。②出货设备的标识和数量。③发货日期。④使用的任何控制编号。

4. 安装

（1）需要安装设备的制造商应制订并维护适当的安装和检查说明，以及适当的测试程序。说明和程序应包括确保正确安装的说明，以便设备在安装后按预期运行。制造商应随设备分发说明和程序，或以其他方式提供给安装设备的人员。

（2）安装设备的人员应确保按照制造商的说明和程序进行安装、检查和任何要求的测试，并应记录检查和任何测试结果以证明安装正确。

（十三）记录

1. 总则　本部分要求的所有记录应保存在制造商负责官员和指定进行检查的药监局员工可合理访问的制造机构或其他地点。此类记录，包括未存储在被检查企业的记录，应随时可供药监局员工审查和复制。此类记录应清晰可辨，并应妥善保存以尽量减少变质和防止丢失。应备份存储在自动数据处理系统中的记录。

（1）保密性：制造商认为机密的记录可能会被标记，以帮助药监局确定是否可以根据公共信息法规披露信息。

（2）记录保留期：本部分要求的所有记录应保留与设备的设计和预期寿命相当的时间，但在任何情况下不得少于制造商发布商业分销之日起2年。

（3）例外情况：本节不适用于管理审查、质量审计和用于满足供应商、承包商和顾问评估要求的供应商审计报告要求的报告，但适用根据这些规定建立的程序。应药监局指定员工的要求，负责执行的管理层员工应以书面形式证明本部分要求的管理评审和质量审核，以及适用的供应商审核已执行并记录在案的日期已执行，并且已采取任何必要的纠正措施。

2. 设备主记录　每个制造商都应维护设备主记录（DMR）。每个制造商应确保每个DMR均按照"文件控制"部分进行准备和批准。每种设备的DMR应包括或提及以下信息的位置：

（1）设备规格，包括适当的图纸、组成、配方、组件规格和软件规格。

（2）生产工艺规范，包括相应的设备规范、生产方法、生产程序和生产环境规范。

（3）质量保证程序和规范，包括验收标准和使用的质量保证设备。

（4）包装和标签规范，包括使用的方法和过程。

（5）安装、维护和维修程序和方法。

3. 设备历史记录　每个制造商都应维护设备历史记录（DHR）。每个制造商应建立和维护程序，确保维护每个批次、批号或单元的DHR，证明设备是按照DMR和本部分的要求制造的。DHR应包括或提及以下信息的位置：制造日期；制造数量；分发的数量；证明设备是按照DMR制造的验收记录；每个生产单元使用的主要识别标签和标签；任何唯一设备标识符（UDI）或通用产品代码（UPC），以及使用的任何其他设备标识和控制编号。

4. 质量体系记录　每个制造商应保持质量体系记录（QSR）。QSR应包括或参考本部分要求的非特定类型设备的程序和活动文件的位置。每个制造商应确保按照"文件控制"部分准备和批准QSR。

5. 投诉文件

（1）每个制造商应保存投诉文件。每个制造商应建立和维护由正式指定的单位接收、审查和评估投诉的程序。此类程序应确保：①所有投诉均以统一和及时的方式处理。②口头投诉在收到后记录在案。③对投诉进行评估以确定投诉是否代表"医疗器械报告"要求向FDA报告的事件。

（2）每个制造商应审查和评估所有投诉以确定是否有必要进行调查。如果未进行调查，制造商应保留一份记录，其中包括未进行调查的原因，以及对不进行调查的决定负责的个人姓名。

（3）任何涉及设备、标签或包装可能未能满足其任何规格的投诉都应进行审查、评估和调查，除非已经针对类似投诉进行了此类调查，并且没有必要进行其他调查。

（4）根据FDA医疗器械第803部分的规定，需要向FDA报告的事件的任何投诉必须由指定的个人迅速审查、评估和调查，并应保存在投诉文件的单独部分中或否则明确标识。

（5）根据进行调查的要求，调查记录应由投诉文件指定的正式指定单位保存。调查记录应当包括：①器械名称。②收到投诉的日期。③任何UDI或UPC，以及使用的任何其他设备标识和控制编号。④投诉人的姓名、地址、电话。⑤投诉的性质和内容。⑥调查日期和结果。⑦采取的任何纠正措施。⑧对投诉人的任何答复。另外，调查记录还应确定以下内容：①设备是否不符合规范。②设备是否用于治疗或诊断。③设备与报告的事件或不良事件的关系（如果有）。

（6）当制造商正式指定的投诉单位位于与制造企业不同的地点时，被调查的投诉和调查记录应便于制造企业合理访问。

（十四）服务

1. 当维修是一项特定要求时，制造商应建立并保持说明和程序，以执行和验证维修是否符合特定要求。

2. 制造商应使用适当的统计方法分析服务报告。

3. 根据美国FDA医疗器械第803部分的规定，需要向药监局报告的服务报告，每个制造商应自动将该报告视为投诉，并应"投诉"的要求对其进行处理。

4. 服务报告应形成文件，并应包括：

（1）服务设备的名称。

（2）任何UDI或UPC，以及使用的任何其他设备标识和控制编号。

（3）送达日期。

（4）维修设备的个人。

（5）提供的服务。

（6）试验和检验数据。

（十五）统计技术

理想情况下，LDT应该使用统计有效的测试进行确认和验证。

1. 统计技术

（1）在适当的情况下，制造商应建立和维护程序，识别建立、控制和验证过程能力和产品特性的可接受性所需的有效统计技术。

（2）抽样计划在使用时应以有效的统计原理为基础进行编写。制造商应建立和维护程序，确保抽样方法适合其预期用途，并确保在发生变化时审查抽样计划。这些活动应形成文件。

这些对有效统计程序和技术以及有效抽样计划的要求适用于任何使用统计数据的地方。两个主要领域是：①建立、确认和验证LDT的临床和分析性能。②建立、确认和验证制造过程的能力，以便持续制造LDT试剂和/或仪器（如适用）。有关确认和验证LDT生产过程的更多信息，请参阅本节"（七）生产和过程控制"部分。

CLIA要求实验室建立LDT的产品性能声明。这些声明包括（如适用）：准确性、精密度、分析灵敏度、包括干扰物质的分析特异性、测试系统的可报告范围、参考区间（正常值）、测试性能所需的任何其他性能特征。

FDA期望所有抽样计划和所有计算都具有可靠的统计计算和统计有效性的书面证据。对于没有统计支持的实验室，FDA已经认可CLSI的许多用于建立性能声明的文件，见表17-2-2，了解用于上述声明的适当CLSI文件。

表17-2-2　用于建立性能声明的CLSI文档

性能声明	CLSI文件
准确性	EP09—Measurement Procedure Comparison and Bias Estimation Using Patient Samples EP21—Estimation of Total Analytical Error for Clinical Laboratory Methods EP24—Assessment of the Diagnostic Accuracy of Laboratory Tests Using Receiver Operating Characteristic Curves

续　表

性能声明	CLSI文件
精密度	EP05—Evaluation of Precision of Quantitative Measurement Procedures
分析灵敏度	EP17—Evaluation of Detection Capability for Clinical Laboratory Measurement Procedures
分析特异性	EP07—Interference Testing in Clinical Chemistry
可报告范围	EP06—Evaluation of the Linearity of Quantitative Measurement Procedures：A Statistical Approach EP17—Evaluation of Detection Capability for Clinical Laboratory Measurement Procedures
参考区间（正常值）	EP28—Defining，Establishing，and Verifying Reference Intervals in the Clinical Laboratory
干扰能力	EP07—Interference Testing in Clinical Chemistry
矩阵效应	EP14—Evaluation of Commutablity of Processed Samples
内部质控	EP23—Laboratory Quality Control Based on Risk Management
稳定性	EP25—Evaluation of Stability of In Vitro Diagnostic Reagents
用作校准物的参考物质的互换性	EP30—Characterization and Qualification of Commutable Reference Materials for Laboratory Medicine

　　以上文件均提供了确定相关性能声明所需要的样品类型和数量的详细建议。

　　2. 本文选择CLSI文件EP19Ed2E中的相关规定和建议对所需要的测量程序（检测项目）的性能参数进行简要说明，供有需要的实验室进行参考。

　　性能确认建立在单个验证研究的基础上，以确定最终设计测量程序的性能是否满足预期的临床用途和用户需求。至少，为了验证定量测量程序的分析性能，可以根据CLSI文件进行以下研究：精密度、正确性、线性测量范围、参考区间、分析灵敏度、分析特异性、诊断灵敏度和特异性，以及试剂和样品的稳定性。分析和临床性能的验证可能需要调查其他问题，具体取决于测量程序和被测量的性质。需要确保在与设计规范比较之前准确估计参数，这决定了测试的范围。如果使用软件来处理数据，重要的是要知道软件是否有足够的功能来完成为测量程序设计的任务。

　　不同的样品类型以及不同的抗凝剂和防腐剂可能对测量程序的性能产生不同的影响。因此，根据设备的预期用途，评估不同样品类型、不同收集介质或使用不同抗凝剂或防腐剂的性能非常重要。无论使用何种样品类型，在评估开始之前，测量程序开发人员都必须评估样品在相关储存条件下的稳定性。例如，如果在测量验证中使用冷冻样品，则包括反复冻融的影响程序性能。

　　（1）精密度：根据CLSI文件EP05，需要在测量程序所针对的样品或基质中进行精密度研究。由于精密度可能在分析范围内有所不同，为精密度研究选择的浓度需要跨越设备测量范围的绝大部分，并且浓度尽可能接近"医学上重要的决策水平"。如果制造商需要获得对测量程序的再现性估计，测量程序可以在不同的仪器（如果适用）上运行，在不同的位置，每次运行使用不同的操作员。

　　（2）正确性：正确性在计量学意义上被正式定义为测试结果的期望值与使用参考方法获得的公认参考值之间的差异。CLSI文件EP09提出了一种评估正确性声明的常用技术。该文件建议在测量间隔内使用至少100个患者标本，在不同的日期进行，使用不同的校准和试剂批次。该文件建议对跨越线性测量范围的40个患者标本进行比较。

　　（3）线性测量范围：对于定量测量程序，需要建立定量测量的线性区间。对于非定量测量程序，如"半定量"测量的定性方法，不需要线性评估。基本的研究设计需要使用不同浓度的多次测量，可通过稀释标本完成。如果允许测试不同的样品类型，则需要对每种样品类型进行线性评估。

　　（4）参考区间：对于定量测量程序，参考区间需要由制造商或实验室建立，并由进行测试的实验室确认。建议测试至少120个来自合格（健康）参考个体的标本，以允许在95%置信区间（CI）的限制附近确定90%的范围为参考区间。可以使用更大的参考个体标本来提高参考区间估计的精度。建议用于建立参考区间的个人参考人群（对于该被测量）来自预期使用人群，需要包括不同年龄组和不同性别，并来自具有代表性的地理位置。

（5）分析灵敏度：可以用空白限（LoB）、检测限（LoD）和/或定量限（LoQ）来表征。根据CLSI文件EP17，在确定测量的分析性能特征时需要考虑不同的变异来源，如不同的天数（至少3天）和不同的重复（每次至少运行2个重复）。在设计研究时，建议制造商考虑使用2批或更多批试剂进行LoD研究，尝试捕捉不同仪器/试剂系统的预期变异性。标本和测量的数量与估计的LoB的不确定性和标本测量之间的变异性（SD）有关。

LoQ可以可靠地检测到满足实验室要求的准确度（正确度和精密度）的分析物的最低浓度。CLSI文件EP17规定最小设计是2个试剂批次、1台仪器、3天、每个样品3个重复、4个已知浓度的独立低水平样品，或者每个试剂批次总共36个低水平样品（涵盖所有样品、仪器和天数）。样品和测量数量与估计的空白极限的不确定性和样品测量之间的变异性（SD）有关。

（6）分析特异性：分析特异性是测量程序存在干扰现象/影响的情况下正确识别或量化被测量的能力的度量：①在定量测试中，结果是浓度，测量程序仅确定其声称存在于标本中要测量的组分的能力或测量程序仅对特定分析物而不对其他物质有响应的程度。②对于定性测试，例如，是否存在细胞类型，在存在干扰现象（如高背景白细胞计数）的情况下测试患者标本时，测量程序获得正确结果的能力。因此，根据测量程序，可接受的分析特异性的验证可能包括干扰研究和交叉反应性研究。然而，基质也可能影响测量程序的性能。基质效应指样品本身的特性对分析物测量值的影响，如黏度、表面张力、浊度或离子强度。验证需要包括确定用于校准、QC测试和/或PT的预期材料中是否存在基质效应。残留/交叉污染研究在技术上不是分析特异性的，但需要对可能容易出现样品或试剂残留的测量系统进行。

（7）干扰研究：在验证期间，有必要使用在预期环境中测试患者时可能遇到的潜在干扰物浓度进行综合干扰研究。CLSI文件为制造商提供了建立溶血、黄疸和脂血症/浊度指数的建议。通常，首先使用高水平的干扰物质，在分析物的医学决策浓度下对每种潜在的干扰物质进行测试。如果初始测试表明干扰，需要进行额外的测试来确定该测定法能够耐受的干扰物质的最高浓度水平，并表征干扰。如果没有观察到显著的临床效果，则不需要额外的测试。

（8）交叉反应：交叉反应性是在免疫化学或酶促方法中可能与反应性成分发生交叉反应的在结构上与目标被测量物（例如抗原、抗体、代谢物或核酸）相似的同源物的作用。对于分子测量程序，与被测量密切相关的一组相似核酸序列和/或生物体的交叉反应性可能导致分析特异性差。目前尚没有解决交叉反应性评估的CLSI文件。每个实验室需要根据当地监管机构的要求验证自己的测量程序。

（9）交叉污染：在某些测量程序中可能会发生残留。它可以以不同的方式表现出来，其中之一就是交叉污染。在基于核酸的测量过程中，来自先前阳性反应的扩增子很容易传播，并可能在测试前污染其他样品，导致假阳性结果。交叉污染通常出现在高通量实验室中，其中污染从高阳性孔到附近的低阳性或阴性孔发生。目前，没有CLSI文件来解决交叉污染问题。一般来说，为了评估交叉污染，建议对高阳性标本进行系列测试，与阴性交替进行，模式取决于测量系统的操作功能。

（10）试剂稳定性：在开发阶段，制造商可以进行初步稳定性测试，确保产品满足所有设计输入要求，并在规定的试剂储存和处置条件下保持适合其预期用途。试剂稳定性通常衡量保质期稳定性和使用稳定性。由于稳定性测试是实时进行的，最终稳定性声明通常在验证步骤中确定。如果不修改试剂和储存条件，使用商业试剂生产LDT的实验室可能能够依赖制造商对这些试剂的声明。

在特定时间段内重复测量稳定的被测量制剂（即QC材量）是定量测量程序试剂或具有定量或顺序测量能力的定性测量程序试剂稳定性评估的指标。使用合适的样品在预定时间点测试试剂。此外，样品是在受控和假定稳定条件下储存的试剂上测量的。被测量漂移（measurand drift）根据绝对浓度计算，或作为与假定稳定条件下储存的试剂相比的相对浓度或百分比浓度，或通过观察到的测量含量（y轴）与时间（x轴）的回归分析在研究中的所有时间点。用于评估被测量漂移的样品可以包括相关的校准物和至少3个处于低水平、处于任何医疗决策水平和处于高水平的附加样品。

（11）保质期稳定性：试剂保质期通常通过实时稳定性测试来评估，试剂储存在指定的储存温度下。CLSI建议实时稳定性研究的测试计划需要超出所需的持续时间声明，以确保稳定性声明持续时间完全包含在测量程序数据中，无须外延。

（12）使用中稳定性：使用中稳定性研究用于确定IVD试剂在投入使用后保持其性能特征的时间量。LDT不涉及。

（宋　鸽）

第三节 | 《流式细胞术的分析性能确认指南》解读

多参数流式细胞术是当代最先进的细胞定性、定量分析技术之一。通过流式细胞仪对悬浮于液流中的单个细胞或生物粒子进行高通量、多参数检测，在现代医学实验室及药物开发领域等发挥重要作用。

随着流式细胞术在各领域应用层面日益拓宽及深入，对该技术的质量和有效性的要求也日益增加。长期以来，未有官方指南规范流式细胞术的全流程质量确认。在此前提下，2021年10月由国际临床和实验室标准化协会（CLSI）制定了《流式细胞术的分析性能确认指南》（简称《指南》），旨在给出共识性的流式检测全流程方法学确认指导建议。该指南内容包括流式细胞术分析方法确认、仪器鉴定及标准化、分析项目的建立及优化、测量中及测量后质量控制几大部分。其中，分析方法确认是本指南的重点，也是本解读的论述主题。

一、确认工作流程和质量体系要素

（一）流式细胞术确认流程（图17-3-1）

（二）流式细胞术确认的质量体系要素概述

流式分析物质为单个细胞而非可溶性物质，通用的质量管理体系并不完全适用。《指南》着重介绍了人事、设备、流程以及文件记录四项需结合流式特性区别于通用QMS的质量要素。全部要素管理均应首先明确预期用途并符合法规要求，均应留有记录。①人事：《指南》强调需建立符合流式实验室要求的人员资质、培训、继续教育和能力评估体系，以保证实验室正常运行及可持续发展。②设备：流式所有仪器均应进行安装认证（installation qualification，IQ）、运行认证（operational qualification，OQ）和性能认证（performance qualification，PQ）；均应进行完善的校准、确认、维护。③流程：应对流式检测全流程进行规划设计及确认。流式以活体细胞为标本，稳定性有限。根据此特性规定确认标准和标本量是确认重点。流程维护监测及定期评估也很重要。流程如有变更应进行变更后评估。④文件记录：有必要建立完整的文件管理系统。流式文件还应包括分析布局/模板（设门数据之外的原始数据）、安装确认计划及报告、确认计划和总结。

二、流式细胞术分析确认的适用分析方法

性能确认指通过检测并提供客观证据，确认该项目达到了预期用途的质量标准。适用分析（fit-for-purpose，FFP）方法指根据数据的预期用途及相关监管要求调整性能确认方法。其建立的第一步是充分了解检测项目当前及未来的应用背景（context of use，COU）及法规要求。确认数据的预期用途

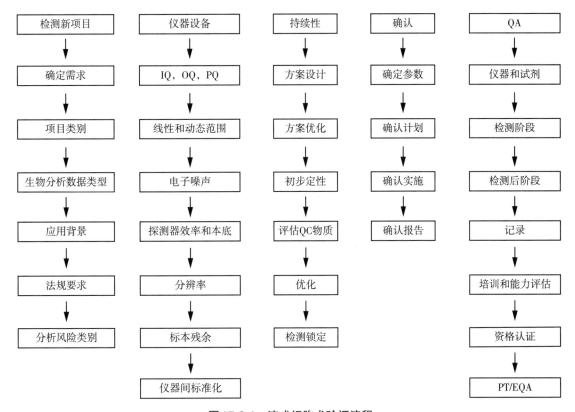

图 17-3-1 流式细胞术验证流程

注：IQ.安装认证；OQ.运行认证；PQ.性能认证。

决定了确认水平，当预期用途发生变化需进行额外确认来确定检测的适用性。额外确认范围取决于检测的变化程度。需进行额外确认的原因包括但不限于关键试剂改变、设门策略改变、数据分析软件变化及技术平台改变。

要根据特定 COU 逐一分析哪些是纳入确认计划的重要参数，也即 FFP 方法。必须根据化验类型、生物分析数据类型、COU、法规要求、风险类别来建立确认要求体系（包括验收标准、确认标本要求等）。

性能确认需对准确度、线性、选择性、检测能力、精确度、稳定性和参考区间进行评估。由于公认参考标准的缺失、细胞检测的复杂性以及数据类型的特殊性，以活体细胞为标本的流式检测无法完全获得上述参数。选择性、精密度、检测能力、参考区间和稳定性相对容易确认。准确性和线性确认具有挑战性。

流式确认难度在于：细胞检测的复杂性、多种疾病状态下标本背景差异、缺乏参照物、数据并非来源于校准曲线。缺乏参照物和校准曲线，使流式不能复制生化等可溶性检测物的准确性及线性确认方法。现将参照物、校准曲线和生物分析数据类型如何影响准确度和线性参数确认能力阐述如下。

（一）生物分析数据类型

生物分析数据类型影响每个参数的评估方法。生物分析数据类型包括绝对定量、相对定量、半定量/准定量和定性。

1. 绝对定量及相对定量数据 用于确定未知标本绝对数值，有明确参考标准。绝对定量检测常不完善，其不确定性与被测物质相关。绝对定量和相对定量的关键区别是参考标准对内源待测物的代表程度以及一级校准品的溯源性。由于缺乏校准曲线或可溯源的一级标准品，多数流式数据不是绝对定量数据。

2. 准定量/半定量数据　来源于缺乏校准曲线和参考标准的检测。数据是连续性的，以测试标本特征表示，无须外部标准化、无须校准或溯源，如某一特定细胞群的相对百分比或细胞浓度。在没有参考标准的情况下，准定量/半定量分析的准确性和线性无法直接评估。

3. 定性数据　描述性数据，用于确定测试标本的特性。数据以名称词（如是/否）格式报告。

（二）流式细胞术参考标准

由于试剂和靶细胞类别的增加，流式检测的参考标准物质非常少。可计数的等效参考荧光（equivalent reference fluorophores，ERF）校准微球可为荧光强度检测建立准确性、线性和标准化。生物来源质控物质常不能视为真正的参考标准，因为绝大多数生物参考物质即使提供了靶值其范围也非常广且没有得到独立计量组织认证。

三、分析方法确认

（一）确认计划

分析方法确认应在检测建立和/或优化完成后开始。确认应充分涵盖检测方法全部应用条件，包括所有标本基质和目标标本。制定确认计划/确认方案是确认的第一步。确认计划应描述确认期间所有工作步骤、充分说明整体确认策略，并指定每个确认参数的验收标准。《指南》中讨论的确认策略不能涵盖全部COU，如若确认需提交过审，建议研究者与评审机构一起审核确认策略。

1. 通用确认计划应包括　①分析目的及相关背景信息。②确认执行人员名单。③确认范围，包括影响确认实验设计的问题以及应讨论哪些参数，若不评估特定确认参数，则应提供说明。④完整描述确认方法/SOP/参考源文件。⑤所有关键试剂清单，包括制造商和产品目录号。⑥所有设备清单，包括制造商、型号和序列号/设备标识。⑦所有软件列表，包括制造商和版本号。⑧确认标本的详细说明，包括采集程序（抗凝剂和储存温度）、疾病状态和来源（如已知）。⑨质控品说明（如适用）。⑩每个参数确认的标本量、重复次数、运行次数和操作员。⑪适用的统计方法和验收标准。

（1）验收标准：是否应该有验收标准，标准应该是什么，验收标准是否会影响创新，这些问题没有统一答案。确定验收标准应综合考虑化验类型、生物分析数据类别、COU、法规要求及风险类别。

数据性质（如细胞亚群计数、抗原表达水平）及系统能力会影响检测的精密度水平。在临床应用中，包括LDT和体外诊断技术（in vitro diagnosis，IVD），应首先考虑错误结果给患者带来的风险，其次根据该类方法的预期精密度来确定可接受的精密度限值。

精密度测量的能力越高，获得有意义结果的能力越高。精密度往往代表了其他参数验收标准的基准，是验收标准的最初重点。有文献报告CV≤10%的批内精密度界值，表明流式检测可达到较高精度。如果检测的不精密度高，建议重新设计和/或重新优化方案。

（2）确认标本：必须在当前COU，使用预期标本（即规定了标本基质、采集管和疾病状态）进行确认。如额外增加标本基质或疾病指征则应进行额外确认。如果标本来源于罕见疾病（细胞数量少）或标本容量有限（如脑脊液）不能够应用该预期标本完成全部确认，确认计划必须依据临床需求和科学原理提供使用备选或替代标本的理由。确认计划还应清楚说明每种确认实验的标本类型，能进行哪些补充确认实验，以及临时确认（尚未评估预期标本需求量）时如何报告数据。

2. 定量（相对定量或半定量）数据确认计划

（1）准确度/真实性：指从大量检测结果中获得的平均值与真实值之间的相近程度。多数流式数据是半定量或定性数据，其准确度确认的挑战在于缺少标准参考物质（standard reference material，SRM）的标准曲线，且其他生物标准物质应用有限。

评估方法包括：①检测参照标准或参照物。建议采用此方法，但因可用材料有限较难实施。②实验室间比对。采用此方法时建议使用预期标本。③使用替代方法确诊的患者标本进行确认。④不同方法学比较。监管许可/批准常通过与其他方法学（当可用时）比较和/或使用预期标本与临床事实比较。半定量方法的准确度常通过检测备选方法性能及方法间的相关性，同时计算与医疗决策点的偏差来评估。流式数据与其他方法相关性差的情况并不罕见，多由流式增加了检测的特异性和敏感性造成。出现此情况时实验室应对差异提供可能的解释。⑤替代参照物（临床实验室不适用）：对于特殊分析（如新型生物标志物检测），上述评估方法可能不可行，可创建内部"替代"参照物。

（2）选择性：指一种检测方法能够完成对目的物质的检测，同时避免交叉反应或干扰导致错误评估的能力。对流式而言，即检测方法能够检测预期细胞群和目的抗原，同时排除特定门中由于补偿错误、结合物降解、细胞粘连或表达相同表位细胞的污染。溶血、脂血或凝血标本会影响选择性，此外，靶细胞表面分子免疫治疗（如抗CD20、CD38等）也会对选择性造成干扰。此时应确定非竞争性检测抗体或从检测组中排除药物特异性抗原。当疾病状态临床标本可能存在异常（或异常表达）细胞群或可溶性因子等干扰物质时，应在初始分析确认或补充确认阶段评估其对选择性的影响。

当检测需应用在多种疾病状态及健康个体时，确认可以从预期标本开始，后续研究新的疾病状态时再通过额外确认来修正。建议每个疾病状态至少评估3个标本。当使用临床替代物时，应向监管机构咨询可接受的标本数量。如果标本稀少或难以获得，应在确认计划中解释所用标本数量的合理性。

如果化合物有可能干扰检测，应在确认中包含干扰测试。最常见的例子是流式方案包含药物靶向抗原产生免疫治疗化合物以及治疗化合物表现出荧光特性。这种情况建议进行治疗化合物稀释实验。联合治疗方案患者的稀释标本应包含全部相关治疗。一般在3个疾病状态或健康供者标本中至少添加3个梯度的化合物。稀释实验应使标本尽可能模拟预期的临床标本。稀释浓度范围应涵盖化合物的预期PK水平。标本应重复测试，以确定对平均值和精密度的影响。

评估非特异性干扰物可以采用评估治疗化合物的类似方法。关键是要检查设门图，确保细胞群分布不受影响。验收标准应以风险评估为基础，兼顾数据受干扰程度。初步确认结果应能进一步确定数据受干扰程度。

（3）检测能力：检测能力包括检测下限LLOD（区分信号与背景的能力）和空白限LOB（不存在被测量物时预期的最高信号）。对于定量/半定量数据，检测能力指精确、正确检测并定量细胞频率、绝对计数或荧光强度低值的能力，即定量下限（LLOQ）。对于量化分析罕见细胞事件，应进行LLOQ检测以证明COU的可接受性。

以下情况细胞频率检测能力评估尤为重要：①监测稀有细胞群，如CD34$^+$外周造血干细胞。②在白血病/淋巴瘤免疫分型中识别可测量的残留病（MRD）。③监测细胞消耗疗法的治疗情况。④监测治疗依赖的信号改变（如磷酸信号）。

以下情况荧光强度检测能力评估具有价值：①监测模糊表达的抗原。②评估阴性和阳性细胞群分离不清的抗原表达。③检测白血病/淋巴瘤免疫表型抗原表达强度的微小变化。

通常，定量方法应结合准确度和精密度来确定LOB/LLOD和LLOQ。无须准确度确认的检测可单独通过精密度来确定检测能力。目标细胞群数量不会低于预期时，除证明检测方法在预期最低分析物水平有足够性能外，没必要确认检测能力。如果在确认期间未评估检测能力，确认计划应提供理由。低于检测能力的数据如何报告应遵循实验室政策。

LOB/LLOD确认的目的是确定在缺少被测物的标本中每个可报告结果的检测水平。寻找或生成用于检测能力确认的合适标本具有挑战性。无论采用哪种方法获得标本，都必须在确认计划中加以说明。

临床前/非临床（其报告结果预计在疾病状态和健康人群中都存在）检测生成LOB/LLOD标本的方法有：①通过使用非标记的竞争性抗体阻断标本来制作空白标本（即同克隆阻断）。这些抗体为一个或多个关键位点标记的单克隆抗体（mAb），用于待测mAb加入前的门控分级。此方法相关风险：由于标记好的mAb在染色后方案中溢出（溢出播散模式 spillover spread matrix，SSM），阴性细胞群可能会略有不同。此方法监管：FDA批准/CE认证的IVD测试接受此方法，因为此预期应用情况下用于定义敏感度的最终分析/方案没有改变。②通过省略抗体对标本进行部分染色，使目的细胞群或抗原不被检测到，从而产生空白标本。包括使用FMO或FMX（荧光减去若干抗体/荧光团）管省略一个以上的抗体/荧光团。此方法相关风险：同方法①。此方法监管：FDA批准/CE认证的IVD测试不接受此方法，因省略一个或多个抗体将视为最终分析/方案发生了改变。③对于受体占位（RO）测定，空白标本由未在体外添加药物化合物的基质标本组成。④使用免疫磁珠来去除靶细胞群。当目的细胞为初级细胞群，如B细胞群和可被抗CD19耗尽的细胞群时，靶细胞去除可行。目的细胞为B细胞亚群时不适用，因为细胞亚群很可能与母细胞群一起被均匀（即非选择性地）耗尽，不可能修改每个亚群的LLOQ。此方法风险：靶细胞群可能不会100%耗尽，因为消耗程度随抗体亲和力和选择珠类型而变化；另外，一些选择珠可引起目标抗体的空间位阻。此方法监管：同方法①。

临床检测生成LOB/LLOD标本的方法全部可被FDA批准/CE认证的IVD测试接受，列举如下：①用一个或多个关键标记的mAb预先阻断标本来评估非特异性结合信号。不存在分析物时检测到的信号量度（即LOB）在报告罕见事件时对检测的准确性特别重要，非特异性结合可能是此类信号的重要来源。此方法风险：同非临床检测生成LOB/LLOD标本方法①。②未患病人群（相比较白血病/淋巴瘤患者）不存在待测物，因此，可将健康供者标本作为空白标本。白血病/淋巴瘤检测依赖于建立正常模式/只存在疾病细胞的"空白空间"，如MRD检测。此方法风险：可能存在混淆因素，如少量再生正常细胞或死亡/濒死细胞的非特异性染色，此时方法③更适用。③某些情况下，用于建立正常模式/"空白空间"的病理状态对照品可能更适合作为空白标本。如B细胞急性淋巴细胞白血病MRD监测，其最好的"阴性"标本是另一个包含再生和非活细胞的治疗后骨髓。

临床前/非临床检测生成LLOQ样本方法如下，其中有部分因改变了最终分析/方案而不被FDA批准/CE认证的IVD测试接受：①在加入染色单克隆抗体之前，使用未标记的竞争性抗体，如同克隆对照。然后与不同水平的完全染色样本混合以产生系列稀释液。②通过省略抗体对样本进行部分染色，使目的细胞群或目的抗原不被检测到。然后与不同水平的完全染色样本混合以产生系列稀释液。③部分耗尽目标细胞群。④使用与基质样本混合的细胞系。此方法风险是细胞系的自发荧光和光散射特性与细胞群有显著差异，不是可靠的替代物。只有在其他方法均不可行的情况下才使用细胞系。

临床检测生成LLOQ标本方法如下，除方法②外，其余方法均可被FDA批准/CE认证的IVD测试接受：方法①②③同临床前检测生成LLOQ标本方法①②③。④将不同水平的目的细胞群混合到缺少该细胞群的样本中。该方法可用于报告半定量数据，如白血病/淋巴瘤免疫表型分析。应尽量减少可能的干扰因素，如血型不相容反应，这可能在使用全血样本时发生，并影响复原。

流式检测能力-细胞群频率和荧光强度测量的空白限/检测限：LOB限值＝空白样本/多样本重复测量的平均值＋1.645SD，95%阴性结果≤LOB限值。LLOD＝LOB＋1.645SD或空白平均值＋3×SD，假设95%低水平测量数据＞LOB。

临床前/非临床检测可通过"空白"标本获得设门区域内细胞数或其百分比来测量LOB并估计LLOD。建议至少3个供者标本进行至少2次分析运行，至少收集10个数据点。使用适当空白标本后，确认数据可通过不同供者标本进行不同运行获得。

医学实验室LDT/CE检测建议采用5个阴性和5个低阳性标本重复检测来确认LLOD。染色后样本可多次获取以增加统计可靠性。该方法可生成125个数据点（5个供者×5次重复×5次获取）。建议样本至少在3个独立日通过至少2台或更多仪器测量，以涵盖仪器和每日变化的影响。验收标准：≤5%的空白重复值高于低阳性LOB值，≤5%的低阳性样本重复值低于LLOD值。申请IVD/CE或

CDx检测监管可采用上述方法，每个疾病指征至少20个阴性和20个低阳性标本。

计算荧光强度的LOB/LLOD，应使用阴性（空白）标本的MDFI（平均荧光强度）值。另一种流式特有的方法是计算SW（staining window）：

$$SW = \frac{(Median_{pos} - 2 \cdot rSD_{pos}) - (Median_{neg} - 2 \cdot rSD_{neg})}{2 \cdot rSD_{pos}}$$

将MDFI转换为替代单位，如MESF（等效可溶性荧光染色料分子）或ERF（等效参考荧光）也是合适的。医学实验室使用的另一种方法是检测含低水平测量物的单个标本以及单个阴性荧光减一（fluorescence minus one，FMO）标本，分别完成5个重复来估计LLOD。只有当细胞数量或其百分比＞LLOD时，才评估荧光强度。

流式检测能力－定量下限：LLOQ可通过检测水平接近LOB/LLOD的标本来确定。确定LLOQ在检测发生频率 ≤1/1000，即罕见细胞分析中非常重要。建立临床前/非临床检测LLOQ时，为保证结果涵盖疾病状态和健康人群，建议检测3个供者标本，每个供者标本至少检测5个水平，重复3次。标本分析见表17-3-1。医学实验室使用另一种方法是检测5个或更多接近LLOQ的临床标本，至少重复3次。确定LLOQ后，除评估可报告结果外，还必须评估门中细胞数量。研究者应确定目的灵敏度所需的最低门内细胞数量。文献建议门中至少有20个细胞，这个建议具有统计学意义，即此时随机分布对方差的贡献可根据细胞数量来估计。当满足以下条件时，LLOQ可确定为测量物的最低水平：①全部目的细胞位于门内，并且细胞群稳定。②每次重复检测结果都≥LLOD。③事件的最小值出现在所有重复检测中。④有证据表明存在滴度效应。⑤达到可接受的/确认计划中定义的精密度。

表 17-3-1　LLOQ建立方法

①事件数 ②相对百分比 ③绝对细胞计数 μl	标本1						标本2						标本3					
	rep1	rep2	rep3	Mean	SD	%CV	rep1	rep2	rep3	Mean	SD	%CV	rep1	rep2	rep3	Mean	SD	%CV
未稀释																		
1∶03																		
1∶09																		
1∶27																		
1∶81																		

注：%CV，变异系数百分比；rep，重复；SD，标准差。本表一式三份（分别记录事件数、相对百分比、绝对细胞计数），在单次运行中对不同水平标本进行检测每个标本和每个可报告结果，计算平均值、SD和%CV平均相对百分比的数据用于确定LLOQ，LLOQ是在每个可报告结果的最低水平上确定的，至少获得20个事件，≤35%的CV可接受。

（4）精密度：评估流式精确度的难点一是精密度评估跨越的测量范围大，一般包括低、中、高三个水平。而流式报告包含多种细胞类型，通常不能同时获得具有低、中、高细胞水平的标本。应对方案是采用不同供者的标本进行确认。理想状态下这些标本将跨越预期分析范围，但也有例外。将LLOQ评估标本作为精密度评估的低水平标本可能部分此解决问题。难点二是临床化学确认精密度一般采用多天（$n = 20$用于批间分析）评估多次重复（$n = 20$用于批内分析）。由于流式标本可用性、体积、稳定性以及试剂成本的限制，上述确认方法无法复制到流式确认中。

1）实验设计：流式细胞术方法分析建议采用析因设计策略。即在单个实验设计中评估多个因素，而不是每个因素单独进行实验评估。建议至少检测3个标本来确定精密度。应使用与预期相匹配的标本进行精密度评估，并在标本稳定窗口期内测试。如果预期标本量少或难以获得，使用少量预期标本并适当的替代标本即可。建议将预期标本用于重复性（批内）和再现性（批间）。

如果标本稳定性有限，如新鲜全血和骨髓标本，可在同一天的多次分析运行中测定标本来完成分析间实验，以涵盖仪器设置、标本制备和试剂制备的影响。另外，储存的代用标本（如适用的质控物）在某些情况下可用于评估批间精密度。设计精密度实验时，应考虑标本稳定性、QC物与实际标本的接近程度。

2）统计分析：应根据预期用途确定统计方法。多数流式实验室应用的是简便统计方法，然而根据预期用途有时需要更可靠的统计方法（如混合效应方差分析ANOVA、方差成分分析和双因素精密度等）。如果确认将提交认证机构审查和/或批准，研究者最好与该机构一起审查确认策略和统计方法。在许多情况下（包括但不限于新诊断/新CDx测试提交认证）有必要寻求统计学家指导确定适当的统计方法。

通过分析每个标本批内重复变异性并计算平均值、标准差和CV%来确定重复性，见表17-3-2。尽管每个标本只要求进行一次批内实验，但确认时通常会进行多次分析测试。研究者可以总结所有可用结果，以增加数据集的范围和能力。

表17-3-2　使用精密度评估析因设计策略计算可重复性

标本编号	运行次数	rep1	rep2	rep3	Mean	SD	%CV	CV2
1	1							
2	1							
3	1							
整体可重复性					最小%CV			\
					最大%CV			
					x CV^2			
					$\sqrt{(x\overline{CV}^2)}$			

注：CV^2，变异系数的平方；Mean，平均值。

$$总体方差公式\ S^2_{repeatability}=\frac{(n_1-1)\,s_1^2+(n_2-1)\,s_2^2+(n_k-1)\,s_k^2)}{(n_1+n_2+\cdots+n_k-K)}$$

其中，S^2是一次/多次运行的第1/n个标本方差，n是一次/多次分析运行第1/n个标本数据点的总数。

总体重复性可报告为所有标本CV%范围（最小～最大值CV%）或单个值（CV^{2}平均值的平方根）。

计算再现性的方法有2种。第一种方法更接近方差分析，并说明了析因设计策略。在多次运行中分析单个标本的重复值，并计算每次运行的平均值。计算运行平均值的均值、标准差和CV%，以确定再现性CV%。与ANOVA一样，该方法允许研究者使用简单的汇总统计来评估每次运行的检测性能，并确定由不同因素贡献的方差分量，见表17-3-2和表17-3-3。第二种方法更简便，是忽略数据结构（析因设计）。通过合并所有运行数据来计算总体再现性，以计算每个标本的平均值、标准差和变异系数百分比，见表17-3-4。总体再现性公式：

$$S^2_{repeatability}=\frac{\sum x_i}{N-1}$$

其中，x_i为来自精密度研究的所有数据，N是数据点总数。

可报告为所有标本的CV%范围（最小～最大值CV%）或单个值（CV^2平均值的平方根）。

表17-3-3　使用精密度评估析因设计策略计算再现性

标本编号	运行次数	rep1	rep2	rep3	内部运行			内部运行平均值			
					Mean	SD	%CV	Mean[a]	SD	%CV	CV2
1	1										
	2										
2	1										
	2										
3	1										
	2										
整体可再现性					最小%CV						\
					最大%CV						
					xCV^2						
					$\sqrt{(x\overline{CV^2})}$						

注：[a]（运行1平均值＋运行2平均值）/2。

表17-3-4　使用精密度评估简单方法计算再现性

标本编号	运行1			运行2			Mean	SD	%CV	CV^2
1	rep1	rep2	rep3	rep1	rep2	rep3				
2	rep1	rep2	rep3	rep1	rep2	rep3				
3	rep1	rep2	rep3	rep1	rep2	rep3				
整体可重复性							最小%CV			\
							最大%CV			
							xCV^2			
							$\sqrt{(x\overline{CV^2})}$			

3）验收标准：当结果的精密度目标值和检测预期用途确定后，应确定细胞群的频率和报告门内获取的事件数量。对于包括LDT和IVD在内的临床应用，可接受精密度限值主要依据错误结果风险，其次依据方法类别预期精密度确定。任何技术测定精密度的理想目标是CV＜10%。当目的细胞丰富且定义明确，流式可达到此精密度水平。当细胞数量少或标志物非双向表达且细胞数量接近LLOQ时，可接受较高的不精密度。细胞数量稀少或难以测量时，可接受较高的不精密度但须提供理由。理由应包括：尽管存在不精密度，但该检测方法如何充分量化被测物。

（5）线性：可通过分析不同水平目标细胞标本来评估线性。可对分类为定量（绝对定量或相对定量）的数据进行真实线性确认。如有需要可创建不同水平目标细胞标本并分析线性回归图的数据来评估半定量数据的线性。线性评估概述如下：

半定量数据的线性：绘制LLOQ实验数据中观察到的预期值进行线性评估是有效的。由于缺乏校准品/参考标准，将根据创建标本的方案估计预期值。相关系数（R2）接近1表明整个分析测量区间有良好的相关性。

受体占位（RO）和受体调控分析的线性：RO和受体调控分析目的是描述药物与其靶标之间的关系。治疗化合物可作为参考标准评估浓度对测量目标影响程度的线性。确认RO结果或其组成指标之一的线性度需使用适当标本，用至少5种药物浓度进行体外培养，药物范围从目标受体部分饱和到完全饱和。在开发或确认过程中，应使用高药物浓度标本来评估检测方法对前带或钩状效应的敏感性。可以用各种统计方法对这些数据进行回归线拟合，以便计算线性偏差。

相对定量数据的线性：如果荧光校准微球与活性试剂上的荧光团标记出现光谱不匹配，则整个可报告范围内的线性和偏差特别重要，需纳入确认计划。这类检测应证明校准品的线性。应评估几次分析运行的校准曲线，使用精密度评估或确认实验中产生的数据比较方便。验收标准是曲线符合制造商的线性规范。

（6）稳定性

1）标本稳定性：建议稳定性评估包括3～6个标本。对于包括LDT和IVD在内的临床应用，稳定性试验应延长到至少有一个时间点超过可接受限度。其他适应证建议将稳定性测试延长到实验室预计收到标本的时间点。应在采集2小时内测试基线，如不能实现应在确认计划中说明理由。稳定性标本应单次或以SOP中规定的重复次数进行测试。应对报告的每个结果进行稳定性评估，最好涵盖整个可报告范围。稳定性的验收标准因预期用途而异，精密度值和医疗决策点（如适用）等因素可用于确定验收标准的可接受性。

对于IVD等临床应用，标本数量和稳定性标准应满足检测在限定范围内进行，该范围主要取决于错误结果风险，其次取决于方法类别的预期精密度。稳定性应设定在可接受标准的最近时间点，细胞活力明确且之前全部时间点均满足接受标准。

对临床前/非临床生物标志物方法，与基线测量相比20%的变化通常可以接受。由于这些测定的最终COU通常并不确定，每个细胞亚群的生物学意义也不确定，因此这类检测验收标准更广泛。如果可报告结果不精密度较高，则批内或批间精密度结果变化也可以接受。为了允许在临床和其他环境中实施新的生物标志物检测以及供体间的变异性，没必要要求100%的标本符合验收标准（正如临床研究允许排除性标准）。因此，稳定性可以设定在至少80%的标本位于批间精密度范围和/或在20%基线值变化的时间点范围。

所有单个可报告结果的稳定性限度可能不相同。每个实验室必须遵循机构指南以处理和报告超出稳定性限度的测试标本。建议始终测试不可替代的标本，如骨髓，并报告有注释的数据。当确定标本稳定性时，应计算每个时间点的百分比变化和相对于基线的方差。

2）处理后标本的稳定性：必须评估染色后获取前标本的稳定性。建议评估至少3个标本。处理标本的时间点（如染色后30～60分钟内获取、保持6小时或保持过夜）和储存条件（如室温或冷藏）应反映实验室中可能发生的实际情况。重要的是为每个条件（包括基线）和每个待测试的时间点单独制备标本以模拟实际条件并确保储存条件保持不变。标本应单次或以SOP中规定的重复次数进行测试。如需要还应对不同疾病状态标本进行评估。处理后标本的数据评估和验收标准与一般标本相同。

3）预混抗体稳定性：预混抗体稳定性可通过比较第0天制备的初始预混抗体与新鲜制备的预混抗体标记配对标本的检测结果来确认。或将初始预混抗体与单独移液抗体标记配对标本的检测结果进行比较。建议将未患病和患病标本（如适用）纳入比较。在预混抗体稳定性研究期间，应每周或每两周对预混抗体进行评估，并应考虑预混抗体使用的实际情况（如反复从冰箱移至工作台）。

（7）检测残余：除机器残余评估，当建立新的检测方法或对现有检测方法进行修改时，如增加新染料或适应证（如评估高细胞频率或灵敏度要求低的检测），也应评估检测残余。评估检测残余即在下一个标本获取之前评估标本探针和线路清洗过程是否充分清除了碎片、残留细胞、血小板、荧光试剂或其他物质。试剂类型和浓度、标本浓度和黏度可能会影响残余。

使用两种方法来评估检测残余。一种方法是先运行3个高水平标本，再运行3个低水平标本；另一种方法是在标本获取之间采集空白标本，如果使用这种方法，调查人员在采集空白标本时必须注意模仿标本采集条件。如仪器采集模板设定为获取确定数量事件后停止，那空白标本的获取时间将比实际标本获取时间长很多，会过度代表残余事件数量。因此，应控制空白标本采集时间与实际标本的采集时间相同。

在评估残留对最终可报告结果的影响时，检测灵敏度是首要考虑因素。与其他检测类型相比，报告低水平目标细胞或罕见细胞的检测将更容易受到残余影响。如果检测残余过高，应进行检查以确保仪器正常运行。如有必要可在每个标本采集后常规获取洗涤管。还应考虑高残余对整个实验室工作流程的影响。如果实验室的标准做法是按不确定的顺序采集多种检测类型，则必须采取措施减轻高残余检测的影响。例如，在每个高残余检测标本之后或在每个高灵敏度/罕见细胞检测类型之前常规获取洗涤管。

（8）参考区间：要根据预期用途设计确认策略。临床实验室用以辅助临床诊断、其他患者护理或治疗决策，其检测确认通常需要建立参考区间。临床前/非临床实验室使用的许多生物标志物测定可能没有相同的要求。参考区间通常在分析方法确认完成后确定。

3. 定性数据的确认计划 定性数据是描述性的而不是数值，用于确定测试标本的特性。数据以名称词（如是/否）或顺序（如＋、＋＋、＋＋＋）格式报告。定性检测的确认目标是确定是否能在统计范围内识别疾病的存在。如白血病/淋巴瘤免疫表型分析，疾病的存在与否由异常/肿瘤细胞群的存在与否来指示。定性检测的确认方法与定量检测相比有很大不同，它依赖于与确诊诊断的比较（表17-3-5）和/或与公认参考标准或对比方法的比较（表17-3-6）。定性试剂分析残留（仪器）和参考区间性能确认未包含在此解读中。

（1）白血病/淋巴瘤免疫分型检测的确认计划：定性流式检测的一个实例是白血病/淋巴瘤免疫分型，通常用于辅助血液系统肿瘤（如白血病、淋巴瘤和骨髓瘤的诊断及分类），是流式的常见检测类型。该检测分析依赖于不同标本类型中正常或反应性血液细胞组成和免疫表型知识，以及识别异常细胞群的能力。对肿瘤细胞群的存在与否进行分类报告，并对异常细胞群的免疫表型进行描述。

白血病/淋巴瘤免疫分型检测的确认标本：标本选择重要的是考虑可能影响特异性和敏感性的情况，如免疫疗法（即单克隆抗体疗法）可能会改变反应性和肿瘤性细胞的免疫表型或完全阻断设门必需的关键标志物。标本选择还应考虑疾病之间的预期差异，如检测慢性淋巴细胞白血病CD20和其特有的表面免疫球蛋白弱染色的能力，以及体液等缺乏表面免疫球蛋白特异性染色的标本类型。

白血病/淋巴瘤免疫分型的检测限：肿瘤细胞的相对百分比并不用于临床决策，而是作为定性（阳性/阴性）的界值（LLOD）。因此，白血病/淋巴瘤免疫表型被认为是定性分析。通常白血病/淋巴瘤免疫表型分析的LLOD与每群细胞获取数量有关。例如，如果需要0.1%的B细胞检测水平，应至少获取50 000个白细胞，并且应存在超过50个CD19$^+$淋巴细胞确保获取率。除外MRD监测的白血病/淋巴瘤免疫表型分析，不同细胞谱系的最佳LLOD推荐值如下：骨髓单核细胞0.5%，T细胞1%，B细胞0.1%，浆细胞0.1%。

作为灵敏度评估的一部分，有必要确认每个细胞谱系和肿瘤细胞的预期LLOD可以在检测时复原。可以将异常细胞（T细胞、B细胞、骨髓单核细胞或浆细胞）以接近目标LLOD的稀释度掺入正常标本中。应获得适当数量的白细胞以获得目标LLOD，并且应在目标LLOD处收获感兴趣的细胞谱系。确认标本选择应考虑可能导致假阴性结果的情况，如检测生发中心B细胞淋巴瘤的CD10弱染色。

（2）准确性/诊断一致性（准确性、特异性和敏感性）：当临床确诊标本可用时，定性确认可以依赖诊断一致性方法，见表17-3-5。使用该方法生成的数据将应用表17-3-5公式1～5计算。该方法更接近"临床准确度"，而不是"分析准确度"，因此也可用于确定测定的诊断/临床准确度。定性结果验收标准应达到≥95%的一致性。最小标本量为20，应包括正常和异常标本，且异常标本占多数。当选择这些标本时，避免偏倚很重要（即异常标本应代表预期疾病类型谱系）。

表17-3-5 诊断概率

备选方法	确诊		总数
	阳性	阴性	
阳性	A（真阳性）	B（假阳性）	A＋B
阴性	C（假阴性）	D（真阴性）	C＋D
总数	A＋C	B＋D	A＋B＋C＋D

公式1 诊断一致性＝（A＋D）/（A＋B＋C＋D）100%
公式2 诊断特异性＝D/（B＋D）100%
公式3 诊断灵敏度＝A/（A＋C）100%
公式4 阳性预测值PPV＝A/（A＋B）100%
公式5 阴性预测值NPV＝D/（C＋D）100%

（3）参考或对比方法/一致性（准确性、特异性和灵敏度）：当无法获得疾病状态的临床确诊标本时，应使用参考或对比方法一致性进行定性确认，见表17-3-6。使用该方法生成的数据将应用表17-3-6中公式1～公式5计算。

表17-3-6 参考或对比方法

备选方法	对比方法或实验室		总数
	阳性	阴性	
阳性	A（真阳性）	B（假阳性）	A＋B
阴性	C（假阴性）	D（真阴性）	C＋D
总数	A＋C	B＋D	A＋B＋C＋D

公式1 分析一致性＝（A＋D）/（A＋B＋C＋D）100%
公式2 特异性吻合度＝D/（B＋D）100%
公式3 灵敏度吻合度＝A/（A＋C）100%
公式4 阳性预测值PPV＝A/（A＋B）100%
公式5 阴性预测值NPV＝D/（C＋D）100%

白血病/淋巴瘤免疫表型分析推荐采用参考或对比方法一致性方法进行确认，该方法是与同实验室经确认的流式、其他实验室经确认流式或形态学进行分离标本检测结果对比。进行比较时应使用各种预期的疾病类型（肿瘤和非肿瘤/反应性）并涵盖预计使用的所有标本类型（如外周血、骨髓、组织或体液）。准确性比较应在两个参数上进行：肿瘤细胞存在与否和每个标志物的表达（即CD19$^+$＝淋巴细胞群的CD19$^+$）。对于这两个参数，应使用对照表来确定准确性，如表17-3-6所示。如果标记物在疾病中不是普遍表达（如CD49d在CLL中），应对每个具体案例/实验的结果进行一致性比较。

定性结果验收标准应达到≥95%的一致性。最小标本量为20，应包括正常和异常标本，且异常标本占多数。当选择这些标本时，避免偏倚很重要（即异常标本应代表预期疾病类型谱系）。尽管该评估是定性的，但如果与经确认的流式进行比较，则目的细胞群百分比及其染色强度应具有意义，这些数据有助于明显区别分析之间的差异，这些差异可能是某些疾病/标本类型的诊断难点。例如，特定标志物弱表达时与正常细胞差异不易检测到。

（4）精密度：为了确认导致检测可变性的重要因素，包括但不限于测试多个标本、多次运行、试剂批次和操作员，必须进行精密度测试。对于白血病/淋巴瘤标本，由于标本的稳定性有限，不建议分多天运行标本，应在同一天或在证明的稳定性期内（如24/48小时）进行多次运行。如果适用应进行其他可变性来源测试，如多个仪器和多个测试地点。表17-3-7显示了白血病/淋巴瘤免疫表型分析的5个标本进行20次运行（5×4条件/变量）的再现性评估。在该例中，具有不同免疫表型的2个非恶性病例和3个恶性病例由2名操作员在同一天的2次运行中进行分析。由于每轮免疫表型的最终诊断是相同的，在统计学上20次单独运行的所有结果一致（$n = 20$），一致性＝（20/20）×100＝100%，确定再现性一致。应使用客观证据和统计阈值来证明验收标准的合理性，在这种情况下，应用与重复结果的一致性来确认再现性。

表17-3-7 定性再现性

标本编号	运行1		运行2		一致性
	操作员1	操作员2	操作员1	操作员2	
1	异常CLL λ	异常CLL λ	异常CLL λ	异常CLL λ	是
2	正常	正常	正常	正常	是
3	异常B-ALL	异常B-ALL	异常B-ALL	异常B-ALL	是
4	异常AML	异常AML	异常AML	异常AML	是
5	正常	正常	正常	正常	是

注：B-ALL，急性B淋巴细胞白血病；AML，急性髓系白血病；CLLλ，含λ轻链的慢性淋巴细胞白血病。

（5）线性：由于线性不适用于定性方法的确认，因此本指南不包括线性。

（6）稳定性：评估定性检测的标本稳定性应至少包括5个标本在采集后不同时间点进行检测。应至少有一个超过声明/预期标本稳定性时间点数据。如有可能，对患病和未患病标本均进行评估。可接受标准应通过一致性来确定，见表17-3-8。

表17-3-8 定性数据稳定性的吻合度

标本编号	基线	时间点1	时间2	时间3	时间4	一致性
1	正常	正常	正常	正常	正常	是
2	异常CLL λ	异常CLL λ	异常CLL λ	异常CLL λ	异常CLL λ	是
3	骨髓瘤CK	骨髓瘤CK	骨髓瘤CK	骨髓瘤CK	骨髓瘤CK	是
4	正常	正常	正常	正常	正常	是
5	AML	AML	AML	AML	AML	是
6	异常T-ALL	异常T-ALL	异常T-ALL	异常T-ALL	异常T-ALL	是

注：T-ALL，T淋巴母细胞白血病；AML，急性髓系白血病；CK，细胞角蛋白；CLL λ，含λ轻链的慢性淋巴细胞白血病。

对于定性检测应确认预混抗体的稳定性。可接受标准取决于分析方法及一致性或MDFI变化。

（7）分析残留（仪器）：请参见定量数据相关内容。

（8）参考区间：请参见定量数据相关内容。

（二）确认实施

实施确认计划中所述实验，所有涉及实验室均应妥善保存全部确认过程详细记录。必须记录试剂批号、仪器采集详细信息、负责每项任务的人员等信息。在创建最终SOP以及对失败运行/错误数据进行故障排除时，此信息至关重要。

（三）确认报告

确认报告应提供确认数据的完整摘要，以及检测方法对其预期用途适用性的结论。应准备一个确认文件夹，其中包括最终的设门数据、适用试剂和标本文件的副本。确认文件夹和确认报告的执行和签署要求取决于实验室的监管要求、数据的预期用途和机构政策。通常，确认报告应遵循与确认计划类似的结构，并包含以下信息：①与程序或确认计划的任何偏差。②进行各项确认的工作人员名单。③所有试剂清单，包括制造商、目录和批号。④所有设备清单，包括制造商、型号和序列号。⑤所有软件列表，包括制造商和版本号。⑥确认标本、校准方法和QC材料的说明。⑦确认计划中所述的预期验收标准列表。⑧每个确认参数评估结果的清晰摘要（如文本、图表和数据表）。⑨单独结果应在附录中列出。⑩如适用，应提供异常值的统计说明。当发现异常值时，必须提供理由及原始数据。⑪应提供不符合验收标准的数据说明以及应对措施。

4. 基于预期用途和法规要求的确认计划　流式细胞术方法的预期用途广泛，单一确认策略是不合适的，应采用适合预期用途的确认策略。

如果医技科室实施用于IVD/CE的化验，需进行方法确认而非确认。因为检测/设备制造商已经完成了全面确认并被监管机构接受，实验室的目标不是建立检测的性能参数，而是确认已建立的性能参数是否可重复。确认要求实验室遵循制造商所述的从标本采集到分析的所有书面程序。

在某些预期使用情况中确认并非一次完成的。例如，在药物开发和基础研究等临床前环境，数据预期用途可能会发生变化，进而需要额外确认来检测适用性。补充确认范围取决于变更程度。在临床环境中，用于临床诊断和纵向监测的检测数据预期用途不会改变，因此适当的确认水平也不会改变。但如果临床环境中检测方法发生变化，则需要补充确认以提供该变化不影响检测性能的证据。

（段浩清　王慧君）

参 考 文 献

［1］潘柏申．我国医学检验实验室自建检测方法发展与管理的期望［J］．中华检验医学杂志，2016（1）：1-3.

［2］潘柏申．我国医学检验部门自建检测方法发展与管理建议［J］．中华检验医学杂志，2017，40（4）：162-164.

［3］施一然，梁毅．我国临床实验室自建检测方法管理优化及对策建议［J］．中国药业，2019，28（12）：92-95.

［4］CLSI. Laboratory Quality Control Based on Risk Management；Approved Guideline. CLSI document EP23-A™. Wayne，PA：Clinical and Laboratory Standards Institute，2011.

［5］MILLER WG，EREK A，CUNNINGHAM TD，et al. Commutability limitations influence quality control results with different reagent lots［J］. Clin Chem，2011，57（1）：76-83.

［6］CLSI. Evaluation of Detection Capability for Clinical Laboratory Measurement Procedures，2nd ed. CLSI report EP17. Wayne，PA：Clinical and Laboratory Standards Institute，2012.

［7］FDA. US Food and Drug Administration Quality System Regulation-21 CFR Part 820，2014.

［8］CLSI. Evaluation of Precision of Quantitative Measurement Procedures，CLSI document EP05. Wayne，PA：Clinical and Laboratory Standards Institut，2014.

［9］CLSI. Quality System Regulation for Laboratory-Developed Tests：A Practical Guide for the Laboratory. CLSI document QSRLDT. Wayne，PA：Clinical and Laboratory Standards Institute，2015.

［10］CLSI. A Framework for Using CLSI Documents to Evaluate Clinical Laboratory Measurement Procedures. 2nd ed. CLSI report EP19. Wayne，PA：Clinical and Laboratory Standards Institute，2015.

［11］CLSI. Using Proficiency Testing and Alternative Assessment to Improve Medical Laboratory Quality，3rd ed. CLSI guideline QMS24. Wayne，PA：Clinical and Laboratory Standards Institute，2016.

［12］CLSI. A Quality Management System Model for Laboratory Services. 5th ed. CLSI.

［13］guideline QMS01. Wayne，PA：Clinical and Laboratory Standards Institute，·2019.

［14］CLSI. Validation of Assays Performed by Flow Cytometry. CLSI guideline H62. Clinical and Laboratory Standards Institute，2021.

附录A 缩略语表

英文缩写	英文全称	对应中文
AA	aplastic anemia	再生障碍性贫血
ACP	acid phosphatase	酸性磷酸酶
AGLT	acid glycerol lysis test	酸化甘油溶解试验
aGVHD	acute graft versus host disease	急性移植物抗宿主病
AIHA	autoimmune hemolytic anemia	自身免疫性溶血性贫血
AITL	angioimmunoblastic T cell lymphoma	血管免疫母细胞性T细胞淋巴瘤
AL	acute leukemia	急性白血病
Alb	albumin	白蛋白
ALG	anti lymphocyte globulin	抗淋巴细胞球蛋白
ALL	acute lymphoblastic leukemia	急性淋巴细胞白血病
allo-HSCT	allogeneic hematopoietic stem cell transplantation	异基因造血干细胞移植
ALP	alkaline phosphatase	碱性磷酸酶
AML	acute myeloid leukemia	急性髓系白血病
ANA	antinuclear antibody	抗核抗体
ANCA	antineutrophil cytoplasmic antibody	抗中性粒细胞胞质抗体
APL	acute promyelocytic leukemia	急性早幼粒细胞白血病
APTT	activated partial thromboplastin time	活化部分凝血活酶时间
ARPA	anti-ribosomal P-protein autoantibody	抗核糖体P蛋白抗体
AST	antimicrobial susceptibility test	抗菌药物敏感性试验
ATG	antithymocyte globulin	抗胸腺细胞球蛋白
B-ALL	B-lymphoblastic leukemia	B淋巴母细胞白血病
B-LBL	B-lymphoblastic lymphoma	B淋巴母细胞淋巴瘤
BA	bile acid	胆汁酸
BASO	basophilic granulocyte	嗜碱性粒细胞
Bil	bilirubin	胆红素
BL	Burkitt lymphoma	伯基特淋巴瘤
BPDCN	blastic plasmacytoid dendritic cell neoplasm	母细胞性浆细胞样树突状细胞肿瘤
BT	bleeding time	出血时间
C	complement	补体
CAD	cold agglutinin disease	冷凝集素病
CAR-T cell therapy	chimeric antigen receptor T cell therapy	嵌合抗原受体T细胞治疗

续　表

英文缩写	英文全称	对应中文
CAS	cold agglutination syndrome	冷凝集素综合征
CEL	chronic eosinophilic leukemia	慢性嗜酸性粒细胞白血病
CFT	capillary fragility test	毛细血管脆性试验
cHL	classical Hodgkin lymphoma	经典型霍奇金淋巴瘤
CLIA	chemiluminescence immunoassay	化学发光免疫分析法
CLL	chronic lymphocytic leukemia	慢性淋巴细胞白血病
CMIA	chemiluminescent microparticle immunoassay	化学发光微粒子免疫分析法
CML	chronic myelogenous leukemia	慢性髓细胞性白血病
CMML	chronic myelomonocytic leukemia	慢性粒－单核细胞白血病
CMV	cytomegalo virus	巨细胞病毒
CNL	chronic neutrophilic leukemia	慢性中性粒细胞白血病
CNSL	central nervous system leukemia	中枢神经系统白血病
Cr	creatinine	肌酐
CRBSI	catheter related bloodstream infection	导管相关血流感染
CRP	C-reactive porotein	C反应蛋白
CRS	cytokine release syndrome	细胞因子释放综合征
Cys-C	cystatin C	胱抑素C
DAT	direct antiglobulin test	直接抗球蛋白试验
DBil	direct bilirubin	直接胆红素
DIC	disseminated inravascular coagulation	弥散性血管内凝血
D-L test	Donath-Landsteiner test	冷热溶血试验
DLBCL	diffuse large B-cell lymphoma	弥漫大B细胞淋巴瘤
EBVAb	Epstein-Barr virus antibody	EB病毒抗体
EDTA	ethylenediamine tetraacetic acid	乙二胺四乙酸
EIA	enzyme immunoassay	酶免疫分析法
EMIT	enzyme-multiplied immunoassay technique,EMIT	酶放大免疫分析法
ENA	extractable nuclear antigen	可溶性抗原
EOFT	erythrocyte osmotic fragility test	红细胞渗透脆性试验
EOS	eosinophilic granulocyte	嗜酸性粒细胞
EPO	erythropoietin	促红细胞生成素
ESR	erythrocyte sedimentationrate	红细胞沉降率
ET	essential thrombocythemia	原发性血小板增多症
FA	Fanconi anemia	范科尼贫血
FCM	flow cytometry	流式细胞术
FDP	fibrinogen and fibrin degradation products	纤维蛋白（原）降解产物

英文缩写	英文全称	对应中文
Fe	ferrum	血清铁
Fer	ferritin	铁蛋白
F-Hb	free hemoglobin	游离血红蛋白
FISH	fluorescence in situ hybridization	荧光原位杂交
FL	follicular lymphoma	滤泡性淋巴瘤
FLC	free light chain	游离轻链
FPIA	fluorescence polarization immunoassay	荧光偏振免疫法
G6PD	glucose-6-phosphate dehydrogenase	葡萄糖-6-磷酸脱氢酶
GBMAb	anti-glomerular basement membrane antibody	抗肾小球基底膜抗体
GGT	Gamma-glutamic acyltransferase	γ-谷氨酰基转移酶
Glb	globulin	球蛋白
Glu	glucose	葡萄糖
GOT	glutamic-oxaloacetic transaminase	谷草转氨酶
GPI	glucose phosphate isomerase	葡萄糖磷酸异构酶
GPT	glutamic-pyruvic transaminase	谷丙转氨酶
GVHD	graft versus-host disease	移植物抗宿主病
GVL	graft versus leukemia	移植物抗白血病
HA	hemolytic anemia	溶血性贫血
HAdV	human adenovirus	人类腺病毒
Hb	haemoglobin	血红蛋白
HBcAb	hepatitis B core antibody	乙型肝炎病毒核心抗体
HBeAb	hepatitis B e antibody	乙型肝炎病毒e抗体
HBeAg	hepatitis B e antigen	乙型肝炎病毒e抗原
HBsAb	hepatitis B surface antibody	乙型肝炎病毒表面抗体
HBsAg	hepatitis B surface antigen	乙型肝炎病毒表面抗原
HBV	hepatitis B virus	乙型肝炎病毒
HCL	hairy cell leukemia	毛细胞白血病
HCT	hematocrit	红细胞压积
HCV	hepatitis C virus	丙型肝炎病毒
HCVAb	hepatitis C virus antibody	丙型肝炎病毒抗体
HE	hereditary elliptocytosis	遗传性椭圆形红细胞增多症
HE staining	hematoxylin and eosin staining	苏木精－伊红染色
HHV-6	human herpesvirus 6	人类疱疹病毒6型
HIVAb	human immunodeficiency virus antibody	人类免疫缺陷病毒抗体
HL	Hodgkin lymphoma	霍奇金淋巴瘤

续　表

英文缩写	英文全称	对应中文
Hp	haptoglobin	结合珠蛋白
HPLC	high performance liquid chromatography	高效液相色谱法
HPyVs	human polyomaviruses	人类多瘤病毒
HS	hereditary spherocytosis	遗传性球形红细胞增多症
HSCT	hematopoietic stem cell transplantation	造血干细胞移植
HSt	hereditary stomatocytosis	遗传性口形红细胞增多症
HSV-1	herpes simplex virus type 1	单纯疱疹病毒1型
IAT	indirect antiglobulin test	间接抗球蛋白试验
IBil	indirect bilirubin	间接胆红素
IDA	iron deficiency anemia	缺铁性贫血
IFCC	International Federation of Clinical Chemistry and laboratory medicine	国际临床化学和实验室医学联盟
IFE	immunofixation electrophoresis	免疫固定电泳
Ig	immunoglobulin	免疫球蛋白
IHC	immunohistochemical staining	免疫组织化学染色
INR	international normalized ratio	国际标准化比值
ISI	international sensitivity index	国际敏感度指数
ITP	primary immune thrombocytopenia	原发免疫性血小板减少症
JMML	juvenile myelomonocytic leukemia	幼年型粒-单核细胞白血病
LC	liquid chromatograph	液相色谱
LDH	lactate dehydrogenase	乳酸脱氢酶
LDT	Laboratory Developed Test	实验室自建检测
LPL	lymphoplasmacytoid lymphoma	淋巴浆细胞淋巴瘤
LY	lymphocyte	淋巴细胞
MA	megaloblastic anemia	巨幼细胞贫血
MCH	mean corpuscular hemoglobin	平均红细胞血红蛋白含量
MCHC	mean corpuscular hemoglobin concentration	平均红细胞血红蛋白浓度
MCL	mantle cell lymphoma	套细胞淋巴瘤
MCV	mean corpuscular volume	平均红细胞体积
MDS	myelodysplastic syndromes	骨髓增生异常综合征
MGUS	monoclonal gammopathy of undetermined significance	意义未明单克隆丙种球蛋白血症
MIC	minimal inhibitory concentration	最低抑菌浓度
MM	multiple myeloma	多发性骨髓瘤
mNGS	metagenomic next generation sequencing	宏基因组二代测序
MONO	monocyte	单核细胞
MPN	myeloproliferative neoplasms	骨髓增殖性肿瘤

英文缩写	英文全称	对应中文
MPO	myeloperoxidase	髓过氧化物酶
MS	mass spectrometer	质谱
MZL	marginal zone lymphoma	边缘区淋巴瘤
NAE	naphthalene acetate esterase	醋酸萘酚酯酶
NAP	neutrophil alkaline phosphatase	中性粒细胞碱性磷酸酶
NAS-DCE	naphthol AS-D chloroacetate esterase	氯乙酸AS-D萘酚酯酶
NBE	naphthalene butyrate esterase	丁酸萘酚酯酶
NEUT	neutrophil	中性粒细胞
NGS	next generation sequencing	二代测序
NMZBCL	nodal marginal zone B-cell lymphoma	淋巴结边缘区B细胞淋巴瘤
NT-proBNP	N terminal B type natriuretic peptide	N末端B型钠尿肽原
PAS stain	periodic acid Schiff stain	过碘酸希夫染色
PBS	phosphate buffered saline	磷酸盐缓冲液
PCH	paroxysmal cold hemoglobinuria	阵发性冷性血红蛋白尿症
PCNSL	primary central nervous system lymphoma	原发中枢神经系统淋巴瘤
PCR	polymerase chain reaction	聚合酶链反应
PCT	plateletcrit	血小板压积
PIC	plasmin-α2-antiplasmin inhibitor complex	纤溶酶－抗纤溶酶复合物
PK	pyruvate kinase	丙酮酸激酶
PLL	prolymphocytic leukemia	幼淋巴细胞白血病
PLT	platelet	血小板
PNH	paroxysmal nocturnal hemoglobinuria	阵发性睡眠性血红蛋白尿症
PPP	platelet poor plasma	乏血小板血浆
Pro	protein	蛋白质
PRP	platelet-rich plasma	富含血小板血浆
PT	prothrombin time	凝血酶原时间
PTCL	peripheral T-cell lymphoma	外周T细胞淋巴瘤
PV	polycythemia vera	真性红细胞增多症
RBC	red blood cell	红细胞
RDW	red cell volume distribution width	红细胞体积分布宽度
RET	reticulocyte	网织红细胞
RPI	reticulocyte production index	网织红细胞生成指数
SAAG	Serum ascites albumin gradient	血清腹水白蛋白梯度
SBH	sea blue histiocytosis	海蓝组织细胞增生症
SLL	small lymphocytic lymphoma	小淋巴细胞淋巴瘤

续　表

英文缩写	英文全称	对应中文
SLS	sodium lauryl sulfate	十二烷基硫酸钠
SMZBCL	splenic marginal zone B-cell lymphoma	脾边缘区 B 细胞淋巴瘤
SMZL	splenic marginal zone lymphoma	脾边缘区淋巴瘤
SOP	standard operation proceldure	标准作业程序
SPE	serum protein electrophoresis	血清蛋白电泳
T-ALL	T-lymphoblastic leukemia	T 淋巴母细胞白血病
T-LBL	T-lymphoblastic lymphoma	T 淋巴母细胞淋巴瘤
TBA	total bile acid	总胆汁酸
TBil	total bilirubin	总胆红素
TCR	T cell receptor	T 细胞受体
TG	triglyceride	甘油三酯
TIBC	total iron binding force	总铁结合力
T-LGLL	T-cell large granular lymphocyte leukemia	T 细胞大颗粒淋巴细胞白血病
TP	total protein	总蛋白
tPAI · C	tissue plasminogen activator/plasminogen activator inhibitor- I complex	组织纤溶酶原激活物/纤溶酶原激活抑制物 -1 复合物
TRAP	tartrate resistant acid phosphatase	抗酒石酸酸性磷酸酶
TRF	transferrin	转铁蛋白
TT	thrombin time	凝血酶时间
TTP	thrombotic thrombocytopenic purpura	血栓性血小板减少性紫癜
TTV	torque teno virus	细环病毒
UA	uric acid	尿酸
UIBC	unsaturated iron binding force	未饱和铁结合力
VZV	varicella-zoster virus	水痘－带状疱疹病毒
WBC	white blood cell	白细胞
WM	Waldenström macroglobulinemia	瓦尔登斯特伦巨球蛋白血症
β_2-MG	β_2-microglobulin	β_2 微球蛋白

彩　　插

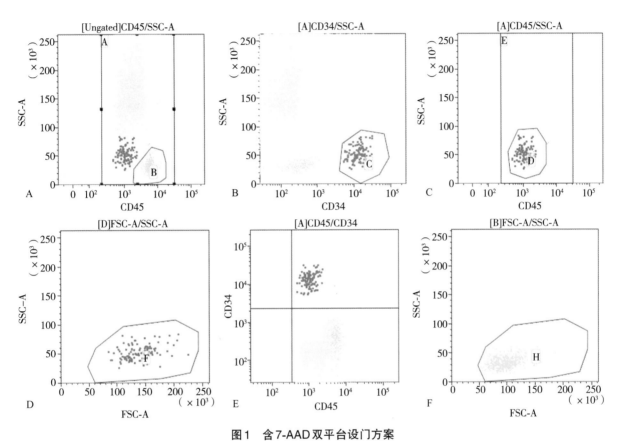

图1　含7-AAD双平台设门方案

注：A.显示红细胞、碎片在内的所有细胞。A门内包括所有的CD45$^+$和CD45dim的细胞，B门内为成熟淋巴细胞；B.显示A门内所有细胞，C门内为所有CD34$^+$细胞；C.显示C门内所有细胞，D门内为所有CD45dimSSC小的CD34$^+$细胞；D.显示D门内所有细胞，F门内为所有FSC大于淋巴下限的CD34$^+$细胞，E.显示A门内所有细胞，十字线用来确定CD45阳性细胞的左边界。F.显示B门内所有细胞，H门用来确定淋巴细胞的下限，H门与F门联动，用于去掉比淋巴细胞还小的CD34$^+$碎片或聚集的血小板。

（正文见388页）

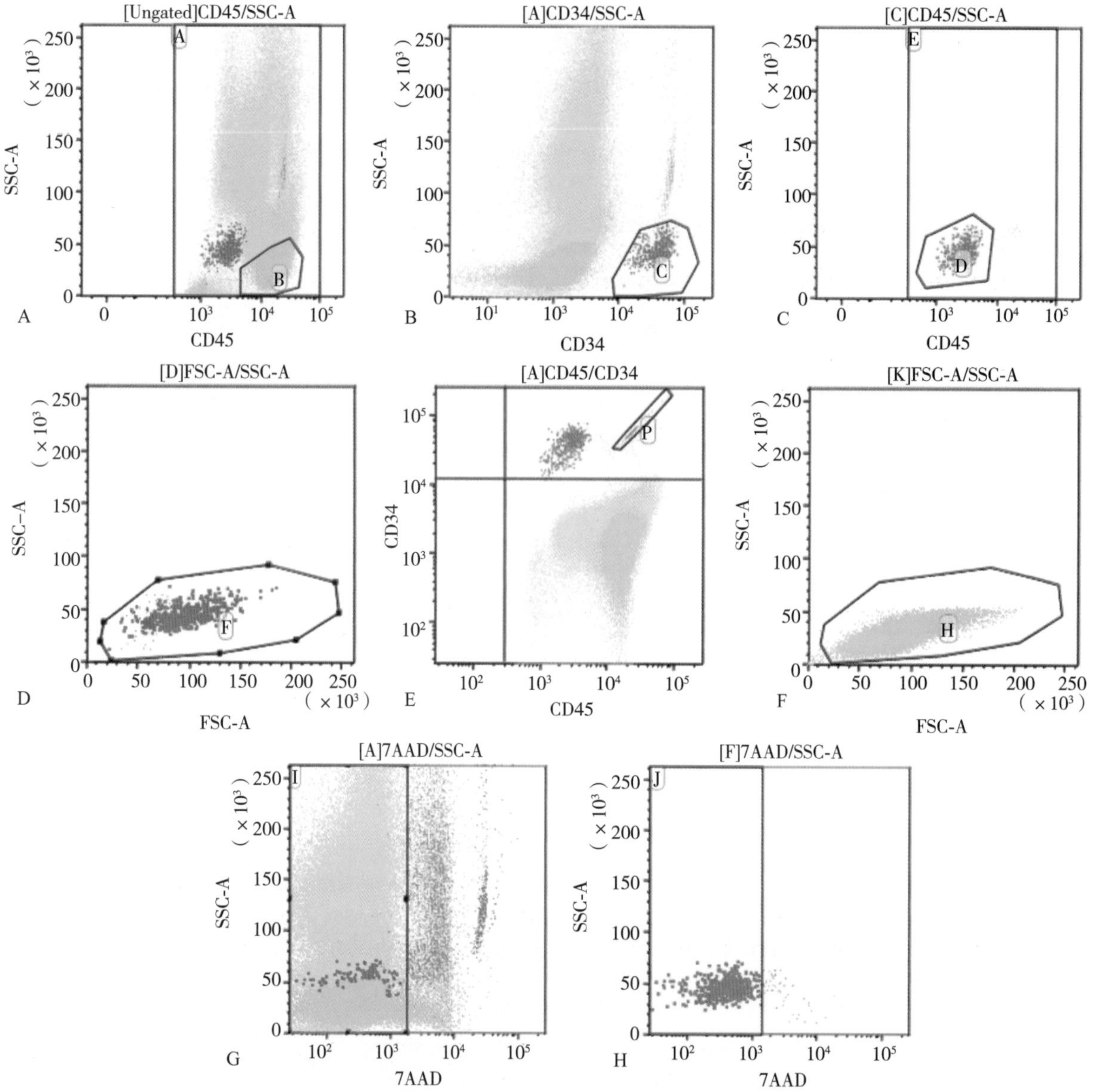

图2 含7-AAD单平台设门方案

注：A.显示红细胞、碎片在内的所有细胞。A门内包括所有的CD45⁺和CD45dim的细胞，B门内为成熟淋巴细胞；B.显示A门内所有细胞，C门内为所有CD34⁺细胞；C.显示C门内所有细胞，D门内为所有CD45dimSSC小的CD34⁺细胞；D.显示D门内所有细胞，F门内为所有FSC大于淋巴下限的CD34⁺细胞；E.显示A门内所有细胞，十字线用来确定CD45阳性细胞的左边界，P门内为荧光微球；F.显示B门和I门交集内所有细胞，H门用来确定淋巴细胞的下限，H门与F门联动，用于去掉比淋巴细胞还小的CD34⁺碎片或聚集的血小板；G.显示A门内所有细胞，I门内为7-AAD阴性活的CD45⁺和CD45dim白细胞；H.显示F门内所有细胞，J门内为7-AAD阴性活的CD34⁺细胞。

（正文见388页）

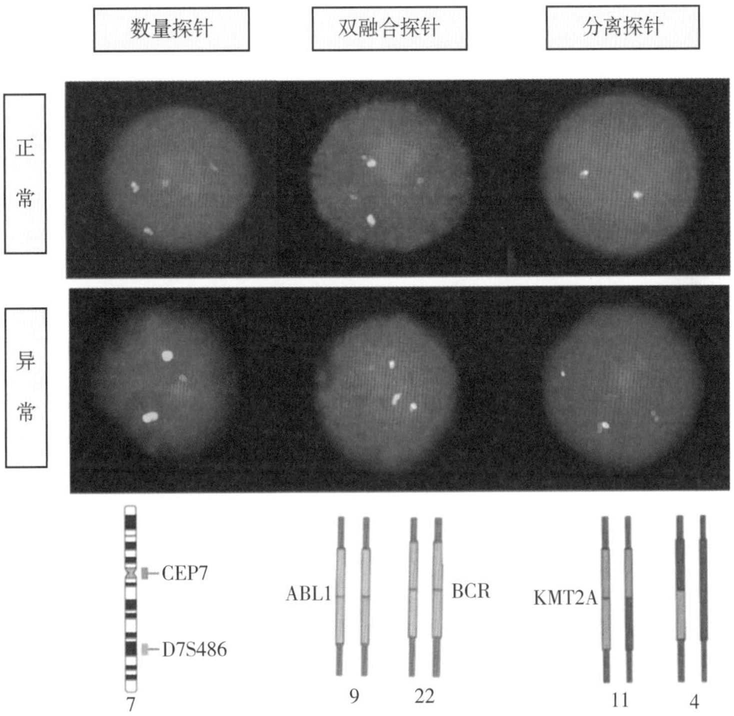

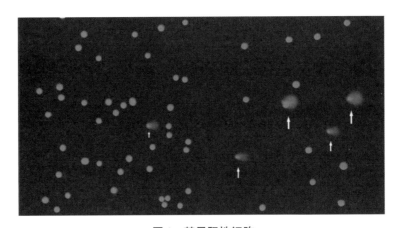

图3　数量探针、双融合探针和分离探针信号展示图

（正文见403页）

图4　彗星阳性细胞

注：箭头所指为彗星阳性细胞。

（正文见414页）

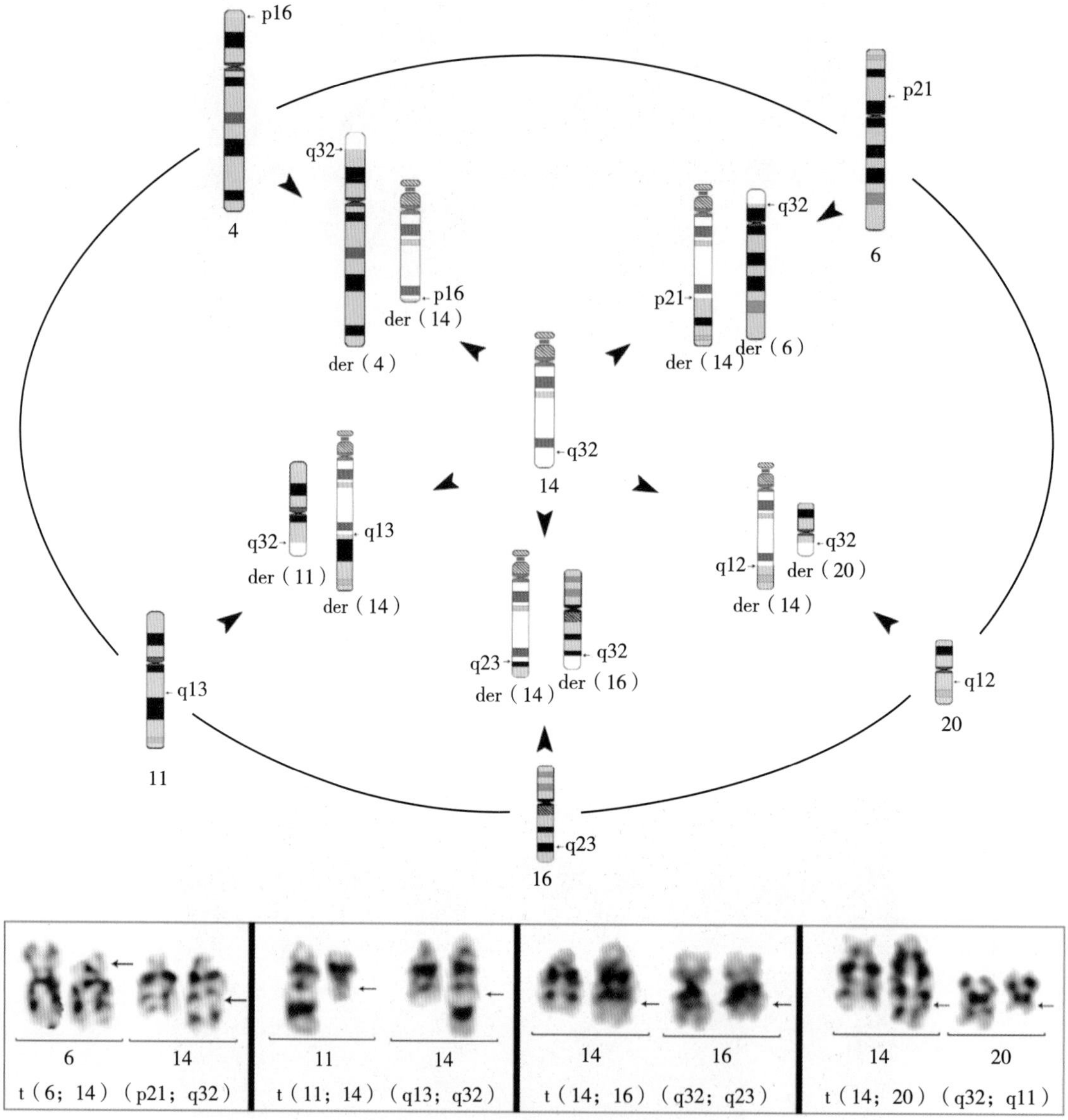

图5　MM常见IGH相关易位及模式图

（正文见428页）

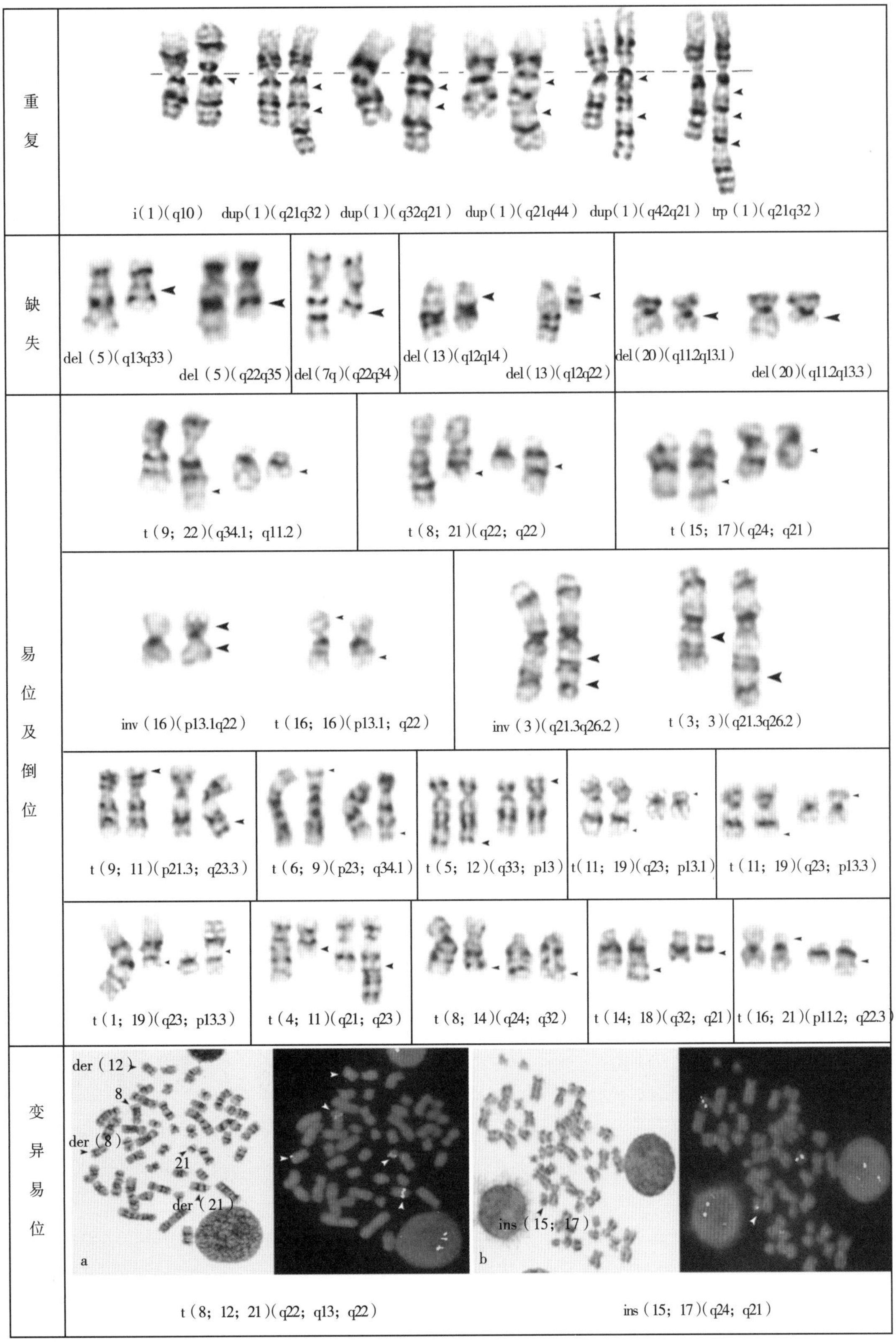

重复	i（1）（q10）　dup（1）（q21q32）　dup（1）（q32q21）　dup（1）（q21q44）　dup（1）（q42q21）　trp（1）（q21q32）
缺失	del（5）（q13q33）　del（5）（q22q35）　del（7q）（q22q34）　del（13）（q12q14）　del（13）（q12q22）　del（20）（q11.2q13.1）　del（20）（q11.2q13.3）
易位及倒位	t（9；22）（q34.1；q11.2）　t（8；21）（q22；q22）　t（15；17）（q24；q21） inv（16）（p13.1q22）　t（16；16）（p13.1；q22）　inv（3）（q21.3q26.2）　t（3；3）（q21.3q26.2） t（9；11）（p21.3；q23.3）　t（6；9）（p23；q34.1）　t（5；12）（q33；p13）　t（11；19）（q23；p13.1）　t（11；19）（q23；p13.3） t（1；19）（q23；p13.3）　t（4；11）（q21；q23）　t（8；14）（q24；q32）　t（14；18）（q32；q21）　t（16；21）（p11.2；q22.3）
变异易位	der（12）　8　der（8）　21　der（21）　ins（15；17） a　　　　　　　　　　b t（8；12；21）（q22；q13；q22）　　　　ins（15；17）（q24；q21）

图6　血液肿瘤常见异常图

注：a.t（8；21）复杂易位中期FISH对照图，ETO标记红色（R），AML1标记绿色（G），融合信号为黄色（F），阴性信号模式2R2G，经典阳性信号2F1R1G，图示复杂易位信号为1F2R2G。b.隐匿插入型变异t（15；17）中期FISH对照图（图片来源于参考文献8），PML标记红色（R），RARA标记绿色（G），融合信号为黄色（F），阴性信号模式2R2G，经典阳性信号2F1R1G，图示插入易位信号为1F1R2G。

（正文见431页）

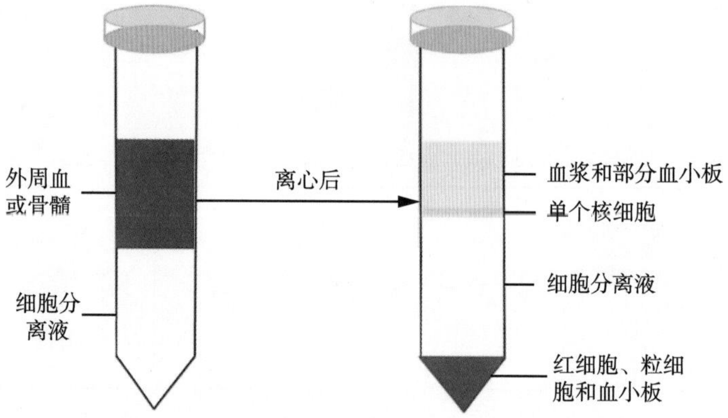

图7 密度梯度离心法分离血液或骨髓单个核细胞

（正文见438页）

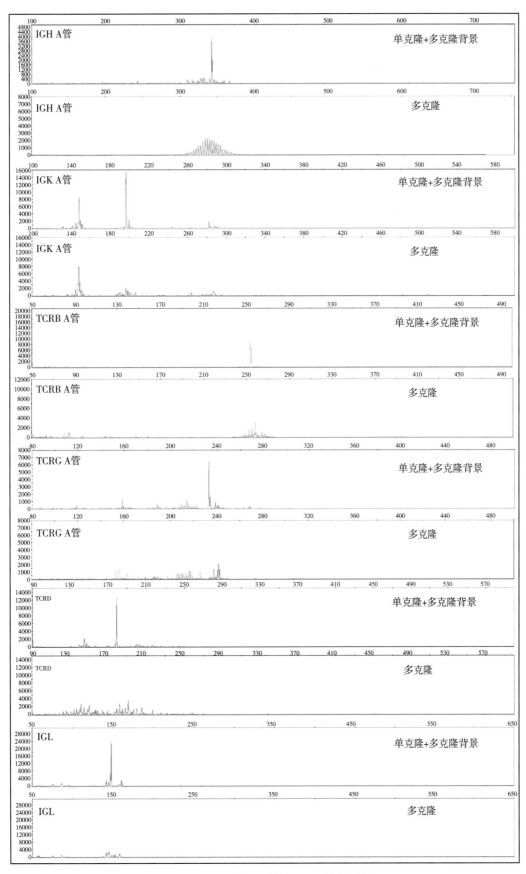

图8　*IG* 和 *TCR* 基因重排的阴、阳性结果展示

（正文见447页）

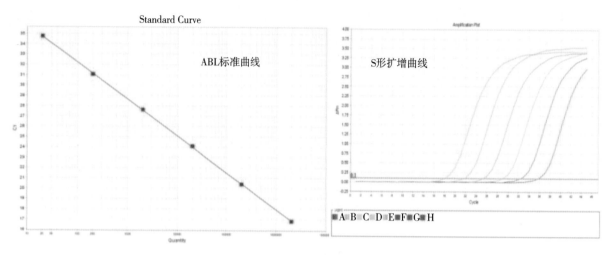

图9　*ABL* 基因的标准曲线和S形扩增曲线

（正文见454页）

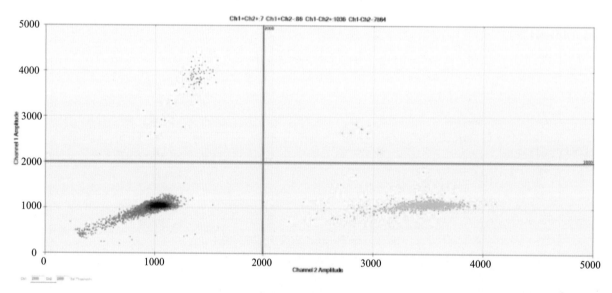

图10　微滴分析软件中2D散点图

（正文见458页）

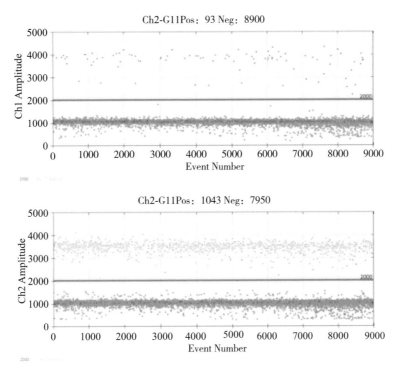

图 11 微滴分析软件中 1D 散点图

（正文见 458 页）

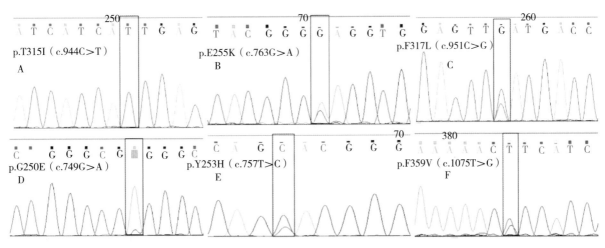

图 12 BCR-ABL1 激酶常见突变类型

注：A.*BCR∷ABL1* 融合基因 *ABL1* 激酶区第 315 位苏氨酸突变为异亮氨酸；B.*BCR∷ABL1* 融合基因 *ABL1* 激酶区第 255 位谷氨酸突变为赖氨酸；C.*BCR∷ABL1* 融合基因 *ABL1* 激酶区第 317 位苯丙氨酸突变为亮氨酸；D.*BCR∷ABL1* 融合基因 *ABL1* 激酶区第 250 位甘氨酸突变为谷氨酸；E.*BCR∷ABL1* 融合基因 *ABL1* 激酶区第 253 位酪氨酸突变为组氨酸；F.*BCR∷ABL1* 融合基因 *ABL1* 激酶区第 359 位苯丙氨酸突变为缬氨酸。

（正文见 465 页）

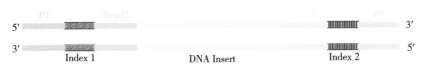

图 13 双端测序完整文库片段示意图

（正文见 485 页）

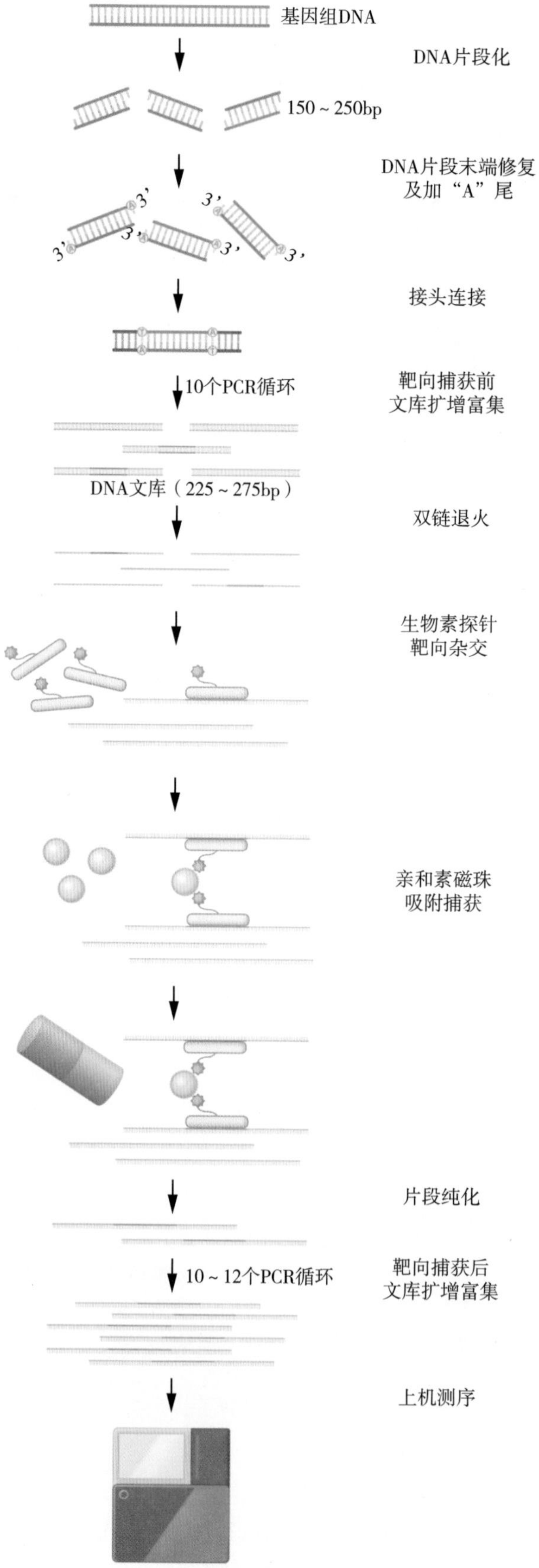

基因组DNA

DNA片段化

150～250bp

DNA片段末端修复
及加"A"尾

接头连接

10个PCR循环

靶向捕获前
文库扩增富集

DNA文库（225～275bp）

双链退火

生物素探针
靶向杂交

亲和素磁珠
吸附捕获

片段纯化

10～12个PCR循环

靶向捕获后
文库扩增富集

上机测序

图14　靶向杂交捕获文库构建流程

（正文见486页）

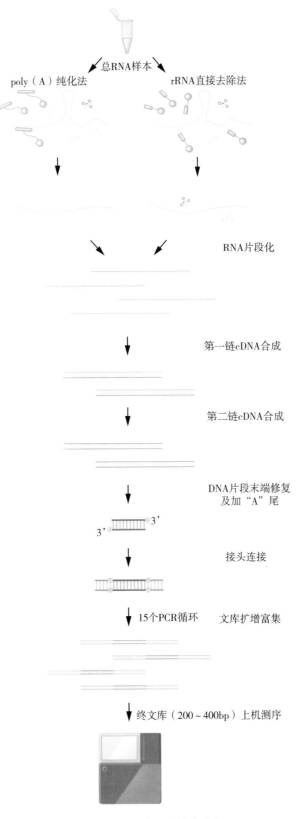

总RNA样本

poly（A）纯化法　　　　rRNA直接去除法

RNA片段化

第一链cDNA合成

第二链cDNA合成

DNA片段末端修复
及加"A"尾

3'　　　　3'

接头连接

15个PCR循环　　文库扩增富集

终文库（200～400bp）上机测序

图15　转录组测序文库构建流程

（正文见487页）

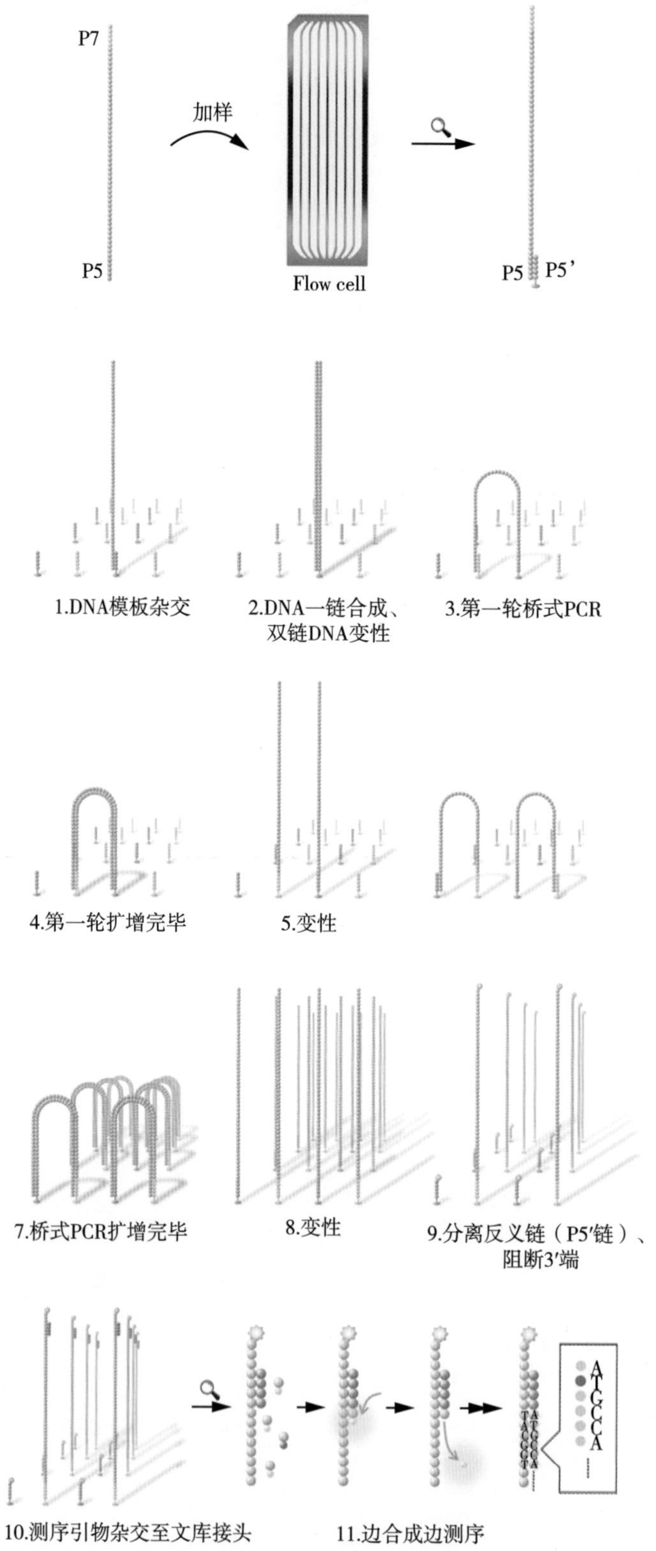

P7

P5

加样

Flow cell

P5 P5'

1.DNA模板杂交　　2.DNA—链合成、　　3.第一轮桥式PCR
　　　　　　　　　　　双链DNA变性

4.第一轮扩增完毕　　5.变性

7.桥式PCR扩增完毕　　8.变性　　9.分离反义链（P5'链）、
　　　　　　　　　　　　　　　　　　阻断3'端

10.测序引物杂交至文库接头　　11.边合成边测序

图16　Illumina测序原理示意

（正文见488页）

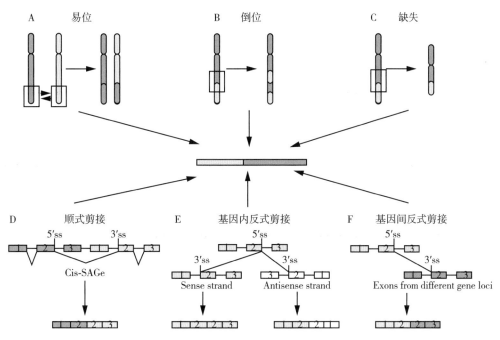

图17 融合基因产生方式

注：A.易位。来自两条非同源染色体的部分重排可以连接两个分离的基因发生融合。B.倒位。同一条染色体上跨越两个基因的染色体片段端对端颠倒，导致融合基因的形成。C.缺失。同一条染色体上两个独立基因之间的大片段缺失导致基因融合。D.相邻基因间的顺式剪接。两个相邻的基因以相同的方向转录后，经顺式剪接将不同基因的外显子拼接在一起，产生嵌合RNA。E.基因内反式剪接。来自同一基因组位点的两个前体mRNA转录本参与了这一过程。这两个前体mRNA转录本可以从同一条链转录，也可以从不同的正反义链转录。基因内反式剪接可导致正义或反义融合的外显子复制。F.基因间反式剪接。来自两个不同基因组位点的两个前体mRNA转录本拼接在一起形成。

（正文见502页）

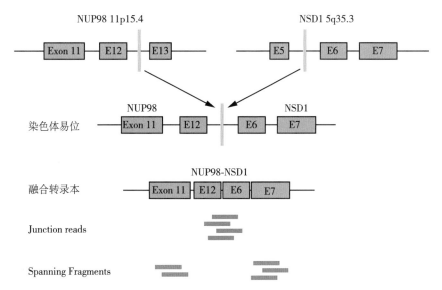

图18 融合基因的融合reads（*NUP98 :: NSD1*）示例

注：11号染色体p15.4区域与5号染色体q35.3区域分别发生断裂易位进而在DNA水平形成融合基因，经转录和剪接成熟后在RNA水平形成*NUP98-NSD1*融合基因，提取细胞总RNA经过富集建库测序及生物信息注释后得到相应的融合基因信息，包括Junction reads及Spanning reads。Junction reads：双端测序的read 1和read 2，有一端的Read跨越融合断裂点；Spanning reads：双端测序的read 1和read 2，本身都没有覆盖到融合断裂点，只是其在参考基因组上比对的位置位于两个不同的基因上。

（正文见503页）

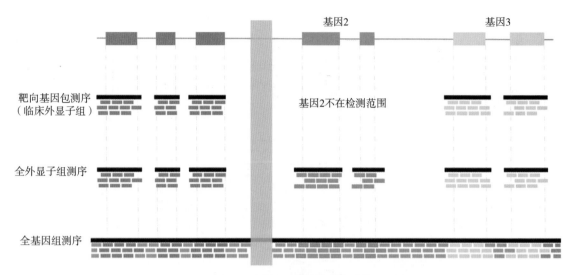

图19　不同二代测序项目的检测范围示意图

（正文见504页）

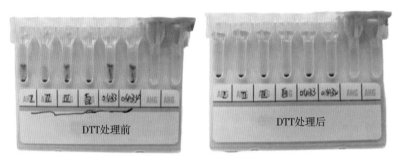

图20　CD38配血DTT处理前后实验结果对比

（正文见554页）

图21　HLA特异性抗体检测结果判读

（正文见582页）